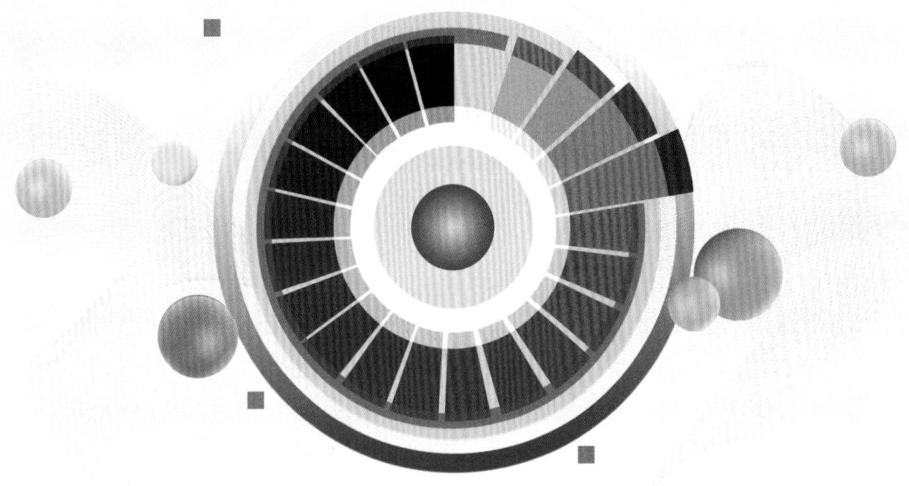

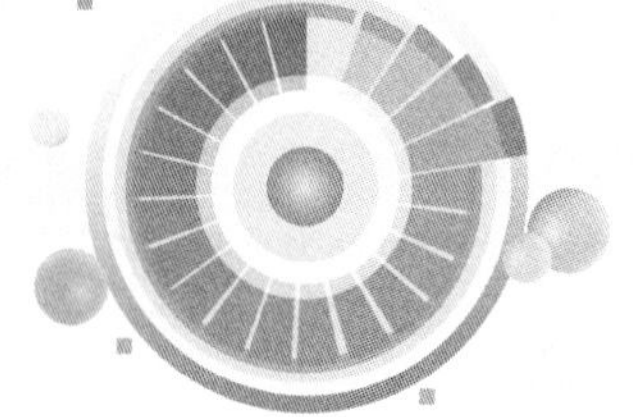

干　　眼
相关疾病

主　编　吴护平
主　审　谢立信　刘祖国
副主编（按姓氏笔画排序）
方　颉　李　程　张昊志　林志荣
罗顺荣　金奇芳　黄　丽　董　诺
编　者（按姓氏笔画排序）
王芬琴　王晓波　方　颉　孔　洁
史小玲　付培燕　刘　昳　刘昭升
李　炜　李　程　李学治　李建东
李晓峰　肖显文　吴　媛　吴东海
吴护平　何雪洪　张广斌　张昊志
陈　跃　林志荣　林育安　欧尚坤
罗顺荣　金奇芳　钟艳琳　夏　芹
黄　丽　商旭敏　揭黎明　董　诺
蒋红英　谢智文　蔡　琳　潘美华

人民卫生出版社
·北　京·

图书在版编目（CIP）数据

干眼相关疾病 / 吴护平主编 . -- 北京 ：人民卫生出版社，2024. 7. -- ISBN 978-7-117-36667-0

Ⅰ. R591.41

中国国家版本馆 CIP 数据核字第 2024MH6431 号

人卫智网	www.ipmph.com	医学教育、学术、考试、健康，购书智慧智能综合服务平台
人卫官网	www.pmph.com	人卫官方资讯发布平台

干眼相关疾病

Ganyan Xiangguan Jibing

主　　编：吴护平
出版发行：人民卫生出版社（中继线 010-59780011）
地　　址：北京市朝阳区潘家园南里 19 号
邮　　编：100021
E - mail：pmph @ pmph.com
购书热线：010-59787592　010-59787584　010-65264830
印　　刷：北京瑞禾彩色印刷有限公司
经　　销：新华书店
开　　本：889 × 1194　1/16　　印张：29
字　　数：982 千字
版　　次：2024 年 7 月第 1 版
印　　次：2024 年 8 月第 1 次印刷
标准书号：ISBN 978-7-117-36667-0
定　　价：229.00 元
打击盗版举报电话：010-59787491　E-mail：WQ @ pmph.com
质量问题联系电话：010-59787234　E-mail：zhiliang @ pmph.com
数字融合服务电话：4001118166　E-mail：zengzhi @ pmph.com

主编简介

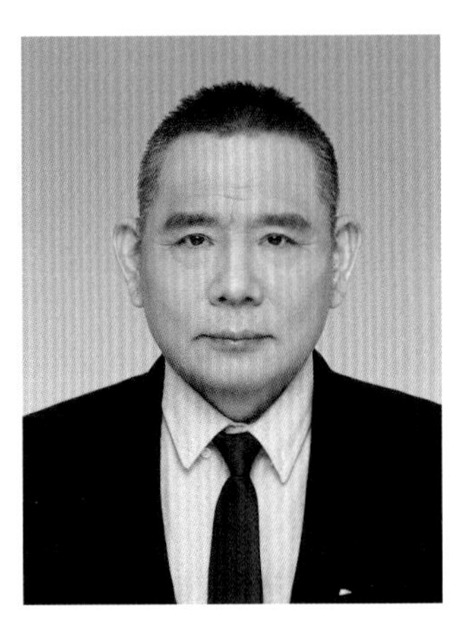

吴护平，医学博士，主任医师，教授，硕士及博士后研究生导师，现任厦门大学附属厦门眼科中心副院长，福建省眼表与角膜疾病重点实验室主任，厦门大学医学院眼科教研室主任。

1995年毕业于山东第二医科大学，获眼科学硕士学位，并于同年分配至厦门大学附属厦门眼科中心工作至今。长期奋斗在眼科临床第一线，在眼表与角膜手术创新、疑难眼表疾病诊治及相关基础研究方面具有丰富的经验。每年完成各类眼表和角膜手术2 000余例。作为学科带头人，领导科室成为厦门市医学重点专科、厦门市医学领先学科、福建省眼表与角膜疾病重点实验室。作为第一或通讯作者，已在国内外专业杂志上发表论文60余篇，其中在*IOVS*、《中华眼科杂志》等一流杂志发表论文20余篇，专利2项，主编专著4部。主持国家自然科学基金、福建省及厦门市各类科技计划项目10项，厦门市重大科技创新平台项目1项，总经费超千万元。先后10次以第一完成人获得省市科技进步奖，2019年，获得由中华医学会眼科学分会授予的“中华眼科学会先进工作者”称号。

现任海峡两岸医药卫生交流协会眼科学专业委员会常委，中华医学会眼科学分会眼免疫学组委员，中国医师协会眼科医师分会葡萄膜炎与免疫专业委员会委员，中国医学装备协会眼科专业委员会委员，海峡两岸医药卫生交流协会眼科学专业委员会眼表与泪液疾病学组委员，福建省医学会眼科学分会角膜病学组副组长，厦门市医学会眼科学分会主任委员，国家科学技术进步奖评审专家，国家自然科学基金评审专家，《中华眼科杂志》通讯编委，《中华眼科医学杂志》(电子版)编委。曾为厦门市第十二届人大代表，获厦门市第五批及第七批拔尖人才、厦门市首届十佳青年医师、厦门市优秀共产党员等称号。

谢立信院士

序

我国是世界人口第二大国。据不完全统计，我国干眼患病率高达30%。在我国，有1.17亿糖尿病患者，约50%患者患有干眼。干眼不仅影响了患者的生活质量，而且已经成为影响我国全民健康的重大社会问题之一。

因为干眼的患病群体庞大，初始主要症状并不突出，又不直接致盲，患者和医生都不认为有多么严重，但是随着病程延长，眼表干燥、焦灼感及疼痛症状愈加严重，特别是角膜感染、视物模糊和角膜上皮剥脱等并发症严重影响生活质量。近几年，眼科医生对干眼的认识逐步加深，研究方面有了长足的进步。全身病和相关干眼联系在一起的研究，在眼科界已经引起越来越多的重视。吴护平教授及其团队编写的《干眼相关疾病》，从干眼的基础理论出发，以不同的视角，重点讲述了干眼相关眼部疾病及全身性疾病。这部分干眼不止是单纯干眼，多会导致角结膜病变，严重者出现角膜穿孔即致盲性干眼。吴护平教授团队在临床中对这类疾病进行总结，将临床治疗经验分享，从基础理论到临床实践，从简单疾病到致盲性疾病，从眼局部到全身，从常见病到罕见疾病，让我们看到了"不一样的干眼"，让更多的眼科同道早期认识该类疾病，早期诊治。

吴护平教授是一位很有学术追求的医生，他始终有自己努力的方向。近年来，他带领的团队把角膜病的临床做得有声有色，同时还力所能及地进行科学研究并取得进展。我非常高兴有机会对《干眼相关疾病》先睹为快，并为吴教授的新著作序。

谢立信

中国工程院院士

山东第一医科大学终身教授

山东第一医科大学附属青岛眼科医院院长

2023年9月25日

黎晓新教授

序

《干眼相关疾病》终于和读者见面了。这部专著记录了吴护平主任医师和他的团队多年的研究成果和宝贵的临床经验。

有症状的干眼人群很大，于厦门大学附属厦门眼科中心就诊人群的17%有干眼症状。干眼虽然不是主要的致盲性眼病，但它给患者造成了很大的痛苦，影响了人们正常的工作和生活。近几年，干眼的诊断治疗技术取得了很大的进展。吴护平主任医师三十余年耕耘在眼表疾病领域，为眼表疾病患者解除病痛，取得了骄人的成就。这部《干眼相关疾病》是他举全科之力编纂，内容十分丰富。著作共分三部分：第一部分是干眼相关疾病的发病机制，诊断和治疗原则、手段；第二部分各章分别描述了干眼相关的全身和眼局部病变；第三部分阐述了重症干眼的治疗。其中主要的亮点有：①对睑缘相关性疾病的新认识，包括多发性儿童睑板腺囊肿的强脉冲光治疗（OPT）、睑板腺罕见恶性肿瘤等；②眼科各种手术围手术干眼的预防及个体化治疗建议；③干燥综合征、类风湿性关节炎、慢性移植物抗宿主病等常见全身免疫性疾病导致的不同严重程度的干眼临床病例分析及其个体化治疗方法，如Stevens-Johnson综合征、高IgE综合征等少见免疫性疾病相关干眼的诊治；④先天性痛觉缺失综合征等全身性罕见疾病的干眼表现；⑤重症干眼的相关治疗，如角膜缘干细胞体外扩增移植术、唾液腺移植术、人工角膜移植术等。

全书40万字，570余幅插图，从基础理论到临床实践，从简单疾病到致盲性疑难疾病，从眼局部到全身，从常见病到罕见病，让我们看到了“不一样的干眼”。这是一部不可多得的眼表疾病专著。这部专著能够帮助年轻眼科医师成长，应该成为眼科医生诊桌上经常查阅的参考书。专著的出版将进一步推动国内眼表疾病的防治，帮助更多的眼表疾病患者摆脱病痛、恢复正常生活和工作。

在此，我要衷心感谢吴护平医师和他的团队为出版这部专著所付出的辛勤劳动。

黎晓新

眼科教授、国际眼科科学院院士

厦门大学附属厦门眼科中心

2023年9月30日于厦门

赵堪兴教授

序

在吴护平教授主编的《干眼相关疾病》一书即将问世之际，受作者邀请，我非常高兴为此书作序。

我们在临床工作中也经常遇到儿童干眼患者，诊断和处理有一定的特殊性。由于电子视频终端的过度使用，干眼有明显低龄化倾向。干眼看似寻常的眼表疾病，实际上蕴含着十分复杂的病理生理机制。数十年来，在干眼的发病机制和诊断治疗领域不断地有新认识和新理论出现。近年来，角膜病学组也陆续发布了中国的干眼专家共识和诊疗指南。然而，由于干眼本身的复杂性，常有疗效不及预期的情况出现，许多具体问题国内外都还没有找到标准答案。在临床实践中还存在一些隐蔽性强、特殊类型或者具有致盲风险的干眼，容易误诊和漏诊。

《干眼相关疾病》这本书的出版，正是对当前诊疗理论和实践体系的有力支持和重要补充。吴护平教授带领的团队系福建省重点学科团队，一直专注于眼表角膜疾病领域的临床和应用基础研究，多年前就已经开展了干眼专科门诊，积累了丰富的临床经验。本书是他们多年实践和研究的梳理总结，不仅详细介绍了干眼的基础理论和前沿进展，也分享了从轻度到重度乃至致盲性干眼的丰富的真实病例，是兼具科学性和实用性的一本参考书。尤其是各案例处理过程中缜密的临床思维和后续的深刻反思，十分值得临床医师借鉴，具有重要临床指导意义。

再次衷心祝贺本书的出版，感谢吴护平教授及其团队为科学规范治疗干眼病作出的不懈努力！

2024年夏

刘祖国教授

序

干眼是多因素引起的慢性眼表疾病，同时会导致一系列眼表问题。其不仅发病原因多样，发病机制也十分复杂，既有共同的发病机制，也有不同原因引起的特殊发病机制。在干眼治疗过程中，准确判断发病原因、发病机制、疾病类型及严重程度对于选择合适的治疗方法与策略十分重要。要达到这个目标，医师不仅需要丰富的理论知识，以及对干眼共识与指南的理解，同时也需要丰富的临床实践经验。因而临床很需要一本融合理论与实践于一体的专著。吴护平教授主编的《干眼相关疾病》应运而生，我很高兴为这本书作序。

《干眼相关疾病》由吴护平教授带领的厦门大学附属厦门眼科中心眼表角膜病科团队完成，是整个团队在干眼及相关疾病领域多年临床实践和科学研究的结晶。书中既有基础理论和临床实践规范，亦有大量从简单到复杂、疑难甚至高难的案例。他们以尽可能贴合临床场景的方式详细介绍了个性化诊疗过程和思考要点。厦门大学附属厦门眼科中心是国内最早开展干眼专科门诊的医院之一，治疗了大量干眼和相关疾病患者；本书绝大部分作者还具有丰富的科学研究经验。因此，本书很好地保持了内容的科学性、系统性和实用性，将理论与实际有机地结合在一起。我相信，本书的出版将为干眼及相关疾病的研究与临床诊治注入新的活力和动力，成为广大眼科医师、研究人员和医学生的得力助手。本书也涉及非常多的干眼相关性全身疾病，因此对非眼科专业的医生也具有一定参考价值。

衷心祝贺本书的出版！愿举世皆“一眸春水，一寸秋波”，再无“眼涩书难读，心摇梦易惊”之烦恼。

2024甲辰年春

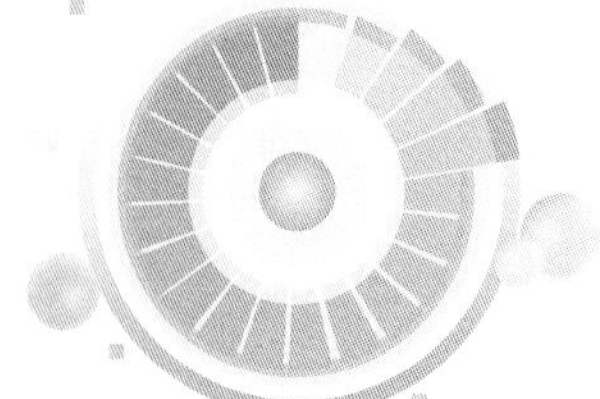

前言

干眼，这一在现代医学中逐渐凸显的眼表疾病，在过去的十几年里经历了具有里程碑意义的发展，愈来愈受到眼科医生的关注。随着循证医学的兴起，我们对干眼的认知日益加深，不断涌现的医学证据为我们揭示了干眼领域的诸多争议与未知。这种进步不仅体现在干眼的诊断标准和分类上，更在于干眼治疗方法的不断创新与完善。

纵观我国干眼的发展历程，不得不提到被誉为我国干眼之父的刘祖国教授。作为我国干眼学科的奠基人，刘教授不仅建立了国际领先的干眼基础与临床研究团队，还牵头制定了中国干眼指南与专家共识10余部，系统地为我国干眼的定义、分类、诊断和治疗提供了明确的标准，使我国干眼的临床诊治有了明确可依循的标准。在刘教授的引领下，我国的干眼诊疗水平实现了跨越式发展，跻身国际先进行列。

我和刘教授因干眼而结缘，这份缘随着时间的推移越来越深厚。刘教授既是我的领导，也是我的同事，更是我的老师。我的团队有三人是刘教授培养的博士研究生，刘教授始终坚定躬耕、潜心育人的职业情怀，深深地影响着我及周围同事们。在刘教授的带领下，我们的团队不仅在干眼发病机制研究上取得了显著成果，还积累了丰富的临床经验，成为了全国规模最大的干眼中心之一。在干眼诊疗领域，特别是干眼相关疾病的治疗方面，积累了丰富的临床经验。

饮水思源，我深知编写《干眼相关疾病》这本书不仅是对自己学术成果的总结，更是对刘教授和众多前辈们辛勤付出的致敬。我要特别感谢谢立信院士对我的鼓励和支持，他的睿智和热情始终是我前进的动力。厦门眼科中心是谢教授国内唯一的院士工作站，谢教授每次来院指导工作，常废寝忘食，门诊、病房、科研指导、学术厅讲座处处都有他的身影。谢教授渊博的知识、开阔的视野，每次都让我们有醍醐灌顶、茅塞顿开之感。看着谢教授不顾年事已高且忙碌的身影，我多次开玩笑说："谢教授，下次您来的时候，不给您这么多的任务。"但每次我都食言了，因为谢教授每次来后一下飞机就立即投入工作中。谢教授总是说："厦门眼科中心作为我唯一的院士工作站，为厦眼学科建设、人才培养、科研水平的提高，做点儿力所能及的事情是我的心愿。"在谢教授的悉心指导下，我们依托谢立信院士的知识平台，学科建设迅速发展，我科在疑难角膜病方面的思维诊治能力及技术服务能力极大提高。编写《干眼相关疾病》这本书，我记得是2018年在向谢教授汇报我们干眼中心建设的时候，谢院士语重心长地教导我们：干眼，除人们常规的蒸发过强干眼外，我们角膜病医生尤其要关注特殊类型干眼，比如自身免疫性疾病所致干眼、慢性移植物抗宿主病所致干眼等。遵照谢教授的嘱咐，我开始着手编写《干眼相关疾病》这部书。

撰写此书的作者大部分为厦门眼科中心眼表专科的医生，他们在繁重的临床工作中抽出时间，将各自丰富的临床经验融入书中。本书最大的特点就是文字简洁，叙述简明扼要，注重临床实战，以全面、新颖、图文并茂、典型病例剖析充分呈现，做到知识性、科学性与实用性兼具。本书附有570余幅图，全面展示干眼相关疾病不同程度的典型病例和个性化治疗，既有简单的术式，也有较难的和最先进的术式。本书可为有一定实战经验的眼科同仁规避风险、改进技术提供参考。作为一部参考书，对干眼相关疾病临床诊治具有很强的实用性和指导性。

在编写此书的过程中，谢立信院士、刘祖国教授高瞻远瞩，给本书提供了许多宝贵意见，衷心感谢黎晓新教授、赵堪兴教授百忙之中为本书亲自作序，为本书添加了光彩。我们期待本书的出版能够得到同仁的欢迎和认同，也可为干眼事业贡献绵薄之力。

由于经验有限，本书难免有疏漏之处，敬请同仁指正！

2024年3月

目　录

第一篇
基础理论

第一章　泪膜功能单位

一、泪膜的重要性

泪膜是眼表用以保护自身的关键屏障，亦是眼表健康的重要标识。在睁眼状态下，暴露于外的角膜与巩膜表面会被一层泪膜所遮盖，这层泪膜构建起了光线进入视觉系统的主要屈光界面，并且还具有营养滋润及保护的效用。伴随睁眼时间的拉长，泪膜的厚度会由于蒸发作用而逐渐变薄，长时间的持续睁眼状态或许会致使泪膜破裂，从而让眼表上皮细胞直接袒露于空气之中。泪膜破裂时间（BUT）属于判断视功能是否正常的重要临床参数。临床上往往会忽略对眼表保护的另一个重要因素——瞬目运动。正常状态下，泪膜破裂的发生相对较少，因为当眼表处于干燥状态时，瞬目反射迅速发生。瞬目运动能够帮助清除泪膜表面的有害物质，促进睑板腺的脂质分泌物进入泪膜，最重要的是促进泪膜在眼表形成与分布。然而在临床上，部分患者 BUT 正常，但由于长时间使用计算机、手机或其他视觉终端，当注意力集中时瞬目频率会减少，泪膜可能在 2 次眨眼之间破裂，眼表上皮未得到有效的泪膜保护，出现眼表损伤的风险大大增加。

为了定量化泪膜与瞬目在眼表保护中的关系，国际学者提出全新概念——眼表保护指数（ocular protection index，OPI）。OPI 就是将瞬目间隔时间（interblink intervals，IBI）与 BUT 结合考虑，是衡量眼表能否得到泪膜保护的指标，计算方式为：OPI=BUT/IBI。干眼患者泪膜破裂后不能立即通过瞬目形成新的泪膜，OPI 值通常小于 1。

二、泪膜的位置和范围

当眼睛睁开时，眼泪分布在 3 个区域：穹窿部（位于穹窿结膜和睑板后区域）、泪河泪湖和泪膜。泪膜是泪液均匀分布在眼表面暴露的区域，通常用于描述覆盖在角膜表面和睑缘间的液膜（图 1-0-1）。实际上，还应该包括覆盖在暴露的巩膜部分的液膜。然而，由于这部分表面粗糙且不规则，而研究角膜部分的方法常基于反射率，使用该方法来研究巩膜部分较为困难，因此该区域经常被忽略。就目前所知，甚至不能肯定地认为暴露在外的巩膜部分都被均匀且连续的泪膜覆盖。然而，这个部分的泪膜在眼球向上注视中不可忽略，它可以占总暴露面积的 60% 或更多。巩膜部分被忽略的另一个原因是它在视觉形成过程中比角膜的重要性低得多，并且因其具有自身的血液供应，其更容易从损伤和感染中恢复。目前，巩膜镜治疗干眼的主要依据就是巩膜镜曲率的特殊设计，足以储留足量的巩膜泪液和角膜泪液，对各种原因造成的干眼有很好的治疗作用。

眼部暴露的区域面积与上下眼睑间的距离密切相关，而后者又由注视方向决定（向上看时的暴露面积要显著地大于向下看时，因为向上看时上眼睑跟随眼球运动）。因此，向下注视时，角膜并非全部暴露在外，巩膜也只暴露小部分。而在向上注视时，可以看到全部角膜加上暴露区域可变的巩膜暴露在外，暴露的巩膜部分包括角膜缘上方和下方，以及更大的侧面区域的巩膜。常用的表示眼部暴露面积与眼睑间距离的粗略线性关系方程是：面积（cm^2）=0.28 × 睑间距离（距离以 mm 计）-0.44。通过对眼睛图像的计算机分析可以获得更加精

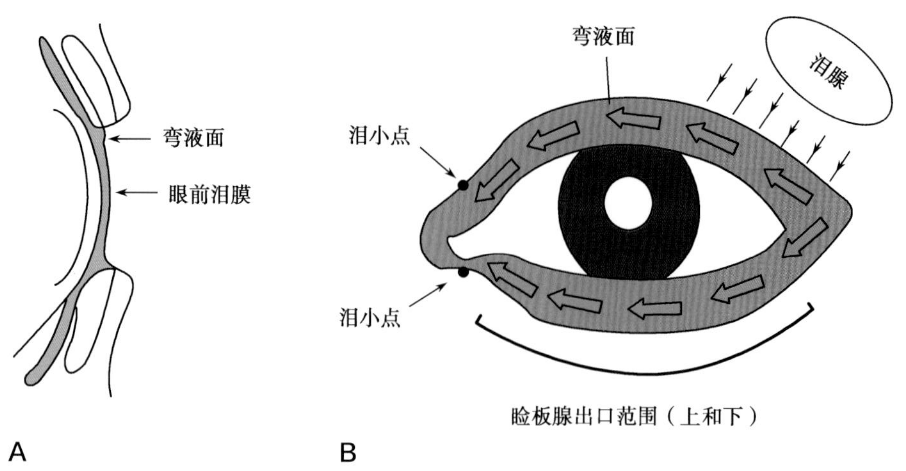

图 1-0-1 泪膜的位置示意图

A. 箭头所示为泪膜的不同区域；B. 正视图显示主睑板腺的位置和影响泪膜的其他结构。

确的值，并且可单独计算暴露的角膜或巩膜面积。在正常水平注视时，眼部暴露面积的平均值是 2~3cm^2，其中 45%~55% 的面积是角膜。这些数字有助于提高经常从事计算机工作人群的眼部健康，建议他们最好采用下视 10°~15°的视角，以最小化眼部的暴露面积和因眨眼频率降低而导致的眼部干燥。

人类结膜囊的总面积约为 16cm^2。如果这些表面都被一层含水量约为 90% 的凝胶状黏液所覆盖，平均厚度为 1μm，则结膜囊内将含有 1.44μL 的液体。当眼睑覆盖在眼球上时，可能出现这两层相对的表面接触而形成 2μm 的有效流体厚度。尽管眨眼时通过“雨刮器”机制可发生流体输送，但是这种情况下似乎不可能存在流体的自由流动(例如新鲜泪液通过泪液导管进入上结膜囊)。

三、泪膜的形成

正常人中央泪膜很薄，约为 2~5.5μm，传统观点认为泪膜有脂质层、水液层和黏蛋白层 3 层结构。但近年来研究发现，水液层和黏蛋白层并无明显的界限，两层结构呈凝胶样混合在一起，越接近角膜上皮越黏稠。

泪膜的形成和维持是通过眼睑的瞬目活动，毛细管运动（液体在毛细管中，由于表面张力以及液体和毛细管内壁之间的附着力等作用，使得液体在毛细管内上升或下降的现象）和脂质层上移的组合作用分布在眼表。自发性瞬目运动能将泪液均匀地分布于整个眼表，并促进泪液和睑板腺分泌的脂质清除，保持眼表湿度的动态平衡。一般认为下睑力量比上睑小，下睑也只覆盖大约 1/4~1/3 的角膜面积，所以上睑的运动对泪膜的形成起到更加重要的作用。泪膜的形成类似肥皂泡，泪膜水分子间的相互吸引力比水分子与空气之间的吸引力强，降低了水的表面张力，不受重力的影响，进而形成稳定的薄膜。

瞬目动作主要分为 5 个部分，包括眼睑逐渐闭合期、闭合期、早期睁开期、晚期睁开期、瞬目间隔期（IBI）。在眼睑闭合期，上、下睑板就像挡风玻璃雨刮器，被推向眼前部横扫眼表液体，形成眼表液体膜。在眼睑睁开期，上睑上移，因毛细管作用吸引泪河中的泪水，加以眼球上转（Bell 现象）和上下睑的运动，黏液再分布，更新了黏液层，黏蛋白通过与水的高分子糖基化结合帮助稳定并在黏液层表面形成稳定的水液层。这时，睑酯因突然形成的泪液-空气界面的高表面张力而扩布至水液层表面，形成脂质层，降低了泪液的表面张力，避免薄膜的塌陷，且可能有助于减少泪液蒸发。少量睑酯可与黏液混合，形成黏液线，积聚于穹窿部。另有少量睑酯，移行到泪液-眼表上皮交接处，引起局部交接处张力增高。

泪膜水液层在不断自泪河吸水的过程中，逐渐增厚，开睑 2s 后，泪膜最厚，可达 8~10μm。此后，逐渐变窄的泪河负压渐增，反自泪膜水液层吸水，加以蒸发作用，水液层逐渐减薄，开睑 30s 后的泪膜厚度，可减至 4.5μm。这一减薄过程是缓慢而等速的，要达到水层完全消失，至少需 10s。只要眼睑运动，眼表泪液就会扩散，但是当眼睑静止时，泪液会在 0.3~1s 内存在沉降或重排，从而泪膜的液体被拉回到泪河中，而扩展开的泪膜大部分保持完整。

正常来说，人每分钟要眨眼 10~15 次，每次眨眼耗时 0.3~0.4s，每两次眨眼之间相隔的时间约为 2.8~5s。泪膜破裂时间约为 15~40s，一般应大于 10s，所以正常人泪膜一般是完整的，只偶然出现破裂现象。泪膜变薄和破裂主要是水分从泪膜中蒸发所致，在眼睑睁开超过 10s 后，常因脂质层存在的表面张力差，导致泪膜厚度不一，加以眼表上皮表面的不规则性，泪膜将在这些较薄或交接处张力较高的区域首先破裂，出现干斑。在干斑区，睑酯直接与黏液层接触，瞬目能将混合有脂质的黏液一并擦除。而水液缺乏型干眼的泪膜破裂时间通常是正常速度的 2 倍。

水液层可以长期保持一定的均匀厚度，水液层因黏液层而存在，脂质层因水液层而存在，因此泪膜的形成主要取决于黏液层。脂质层对泪膜的形成并无影响，如用生理盐水冲洗眼表后，无脂质层的盐水仍能在角膜表面形成一定厚度的水层，只是蒸发快了，而在擦去角膜表面的黏液层后，角膜表面不能形成水层，这表明黏液层对于泪液形成至关重要。

然而，最靠近泪河的泪膜明显变薄，并且如果在眼表点荧光素钠，可观察到在泪膜的边缘周围存在“黑线”。这条黑线上的泪膜过薄，使得其含有太少的染料和荧光，并且在瞬目运动间期会成为液体扩散或流入流出泪膜的屏障。因此，当睁眼期间，泪膜可有效地与泪液系统的其余部分隔离，并且在这段时间受到不同因素的影响，例如蒸发损失。

四、泪液体积

我们可以将泪膜中液体分为 3 个区域：泪膜本身，位于睑缘之间；泪河，位于睑缘周围的线状连续的弯液面；泪湖，在外眼角处和泪阜周围相汇，以及在穹窿部（位于穹窿结膜和睑板后区域）的泪液。

我们仍然不清楚位于眼睑下方的泪液的体积，该部分是否该纳入泪膜的一部分还无定论。在正常眨眼期间，睑缘与眼球滑动接触，并且认为上眼睑的边缘向内略微弯曲以形成类似“挡风玻璃雨刮器”动作，从而在眼睑闭合时，将泪膜向前扩展，这意味着暴露的部分和眼睑下的部分保持分离。但 King-Smith 等人讨论了 2 个隔室连接的可能性，在眨眼时，上弯液面改变位置，由移动的眼睑缘向下扩展。

最近，对严重干眼患者眼表点生理盐水的实验显示，在任一眼睑边缘弯液面出现前，眼表液体即被吸收（推测可能是眼睑下面的液体），这意味着 2 个区域可能存在连接。计算出的眼睑下液体体积平均值为 5~6μL。若假设上、下弯液面的轮廓为 1/4 圆，则可以从它们的总长度（约 50mm）和横截面积计算出上、下弯液面中的泪液体积；若使用平均值为 0.365mm 的曲率半径计算，正常的弯液面体积约为 2.9μL。眼表前泪膜的体积无疑取决于其厚度（见下文），但采用公认的是 3μm 和 10μm 界值和 $2cm^2$ 的面积，其体积为 0.6~2.0μL，平均值可能约为 1.0μL。因此，外眼中泪液的总体积大约为 10μL。这个值不包括一些其他量较小的部分，例如在泪阜上的泪液。

显然，上述值中存在相当多的个人差异：眼睑边缘形状的差异、眼睑相对于眼球轻微向内或向外的转动、泪小点的位置和眼睑开口的高度都可以影响到容纳的泪液体积。

五、泪膜的厚度

泪液体积的估算涉及泪膜厚度的测量。虽然近几年已经使用了多种方法，但泪膜的厚度仍难以准确测量。简单的方法包括通过将广口注射器的端部压在眼睛上来分离出一块泪膜区域并测量吸出的液体体积，或者通过将吸收面积已知的圆形吸水纸片放在眼睛上，或是将已知量的荧光素滴入泪膜后测量荧光强度。最近，利用光反射强度的变化来测量泪膜厚度，主要通过 3 种方式：角度的变化、光的波长或频率。King-Smith 等人对上述方法进行了总结，表 1-0-1 中给出了通过这些方法测量泪膜厚度的估计值。角膜接触镜（隐形眼镜）前表面上的泪膜厚度通常比眼前泪膜薄，并且不太稳定，其厚度随着隐形眼镜材料的不同而变化，并且受诸如隐形眼镜表面被泪液成分污染的程度等因素影响。

表 1-0-1 各种方法测出的泪膜厚度

方法	厚度/μm	方法	厚度/μm
吸水性圆片	7	波前条纹	2.7
荧光测定法	4	相干光断层扫描	3.3
随角度变化的条纹	34~45		

六、流入和流出泪液体积流量

任何时刻，外眼中的泪液容积是泪腺、副泪腺组织产生的液体量和角膜上皮中通过水通道蛋白控制的渗透出的液体量间的平衡。泪液的排出主要是在每次眨眼后通过泪小点流出，以及睁眼时泪液的蒸发损失。当眼睑闭合时，上下泪小点彼此挤压并防止泪液流出，但是当眼睑打开时，泪小管压力下降泪液从边缘泪湖吸入泪小点。尽管有人提出流经泪小管的泪液在到达鼻部之前已被部分或全部吸收，尚缺乏角膜或结膜上皮吸收水分的证据。

泪液产生速率变异度大。通常认为安静状态下泪液的产生有一个"基础速率"，这一速率随刺激程度的增加而增加。其中，一种观点是副泪腺组织（约总数的 10%）产生基础分泌，主泪腺产生刺激反射性或心理性泪液分泌，但并无确切的证据。另一种观点是所有分泌物均由刺激而产生，安静状态下泪液的分泌由睁眼刺激而产生。临床上对大多数泪液流速的估计是基于 Schirmer 试验及其变体，这些在下文中"临床试验"部分做详细描述。公开发表的"非刺激性的"泪液流速值通常约为 1.2μL/min 或 1.2mL/d（假设 16h 为睡眠清醒周期，因为泪液输出在睡眠期间被很大程度抑制），更新率为 16%/min。然而，使用 Fluorotron Master 仪器测量这一值大幅度降低，约为 0.15μL/min（每只眼约为 0.15mL/d），相应的更新率为 8.2%/min。刺激性泪液分泌量大得多，高出基础分泌量的 50 或 100 倍以上。已有报告称在鼻部给予氨刺激，泪液小于 1min 的分泌量为 40~50μL。由于在该过程中围绕泪腺腺泡的肌上皮细胞收缩，释放出的一部分泪液是预先生成的，并且实际分泌过程可能会比起初分泌过程慢。目前，尚不清楚是否存在"最大"分泌速率。而持续分泌速率通常小于上述提到的 40~50μL/min。

七、泪液产生的调节

泪腺的神经支配十分复杂。泪液分泌的反射弧尤为重要，包括来自角膜、结膜或周围组织中的第Ⅴ对脑神经的纤维。还受副交感神经和交感神经系统的神经支配，二者分别对泪腺分泌进行正负调控。副交感神经所控制路线具有一定的复杂性：起自面神经（第Ⅶ对脑神经）在脑干中的催泪神经核，副交感神经纤维跟随岩大神经到翼腭神经节；通常认为泪腺神经的分泌纤维是从那里跟随颧颞神经一起加入到第Ⅴ对脑神经在眼部分支的泪腺神经并进入泪腺。然而有证据表明许多眶支从翼腭神经节穿过，其中一些直接行进到泪腺。

副泪腺组织的神经支配目前尚未完全清楚，但是通常假定它与主泪腺的调控方式相同，因为它们在组织学上非常相似。

八、结膜囊中泪液的组成成分和分泌起源

临床上已有多种收集泪液的方法，通常收集的泪液来自下泪河，有时也来自轻微外翻的眼睑结膜表面，甚至在下穹窿的折叠处。一些人使用放置在下穹窿中的吸水性海绵来收集泪液，这种方法虽然有效，但是缺点是同时收集了黏液和新产生的泪液。仍未有方法能从真正的泪膜中收集泪液，即印迹眼表面的同时对上皮细胞没有任何损伤或是收集的泪液中没有细胞内容物的污染。收集者应该明确目标是收集刺激的还是未刺激状态下的泪液。刺激泪液分泌的因素可以是亮光、角膜上的冷空气流、鼻子内发痒或扭拧鼻毛，或是通过暴露于特定的刺激泪液分泌的物质例如洋葱蒸气、氨或氯苯乙酮等。如果需要在裂隙灯下收集未刺激的泪液（例如，测量泪液渗透压），收集者必须避免使光束通过瞳孔。我们可以将分泌物的各种组分按照来源分为固有的或附属的成分。

（一）固有分泌物

固有分泌物产生于主泪腺中（并且可能也来自副泪腺组织，因为两者之间没有明显的组织学差异）。

（二）水性成分

泪液的水性成分组成泪腺分泌物的大部分；水性成分为主动分泌，并与蛋白质的分泌有关（参见下文"主要蛋白质"）。虽然通过角膜或结膜上皮中的水通道蛋白控制通道有一些水分输入，其主要来源仍是泪腺组织，由腺泡上皮产生并由泪腺小管收集。在经由主泪小管递送到外上穹窿之前，原始分泌物在泪腺小管中进行修饰和再吸收。通过翻转上睑的颞部并用手指按压使泪腺略微下垂入穹窿可以看到 1 个或 2 个孔。如果加入荧光素，则可清晰看出荧光着色的泪液流动的痕迹，进而指示出孔的位置。在睡眠或长期闭眼期间，来自泪腺的蛋白质和水性成分都将发生变化（参见下文"主要蛋白质"）。

泪液的分泌速率在安静状态下和主动刺激时有着显著的不同（参见"流入和流出眼睛的泪液体积流量"）。老化的泪腺由于进行性纤维化和功能性腺泡组织损失等影响，其分泌功能逐渐下降，产生类似于水样泪液缺乏

型干眼早期阶段的泪膜状态。

(三) 无机盐类

电解质是由泪腺的腺泡和导管上皮主动分泌,并且可以从泪液中不同离子的相对比例(表 1-0-2)看出,其并非血浆的超滤液。泪液的 pH 通常在 7.2~7.6 的范围内,但是长时间睁眼状态下,由于 CO_2 的丢失而使得泪液的 pH 升高;新生儿的泪液 pH 约为 6.8。泪液中的碳酸氢根离子、蛋白质和其他成分可发挥缓冲作用,同时泪液更新率也被证明是应对 pH 变化反应的一部分。

由于泪液中主要蛋白质的摩尔浓度比较低,泪液的渗透压浓度几乎完全由其电解质的含量决定。对于正常未受刺激状态下的泪液,其渗透压浓度值一般为(302 ± 6)mOsm/kg。

表 1-0-2 正常人泪液中的离子组成

离子	浓度/mmol·L^{-1}	离子	浓度/mmol·L^{-1}
Na^+	128.7	Mg^+	0.35
K^+	17	HCO_3^-	12.4
Ca^{2+}	0.32	Cl^-	141.3

(四) 主要蛋白质

泪液中含有 4 种主要蛋白质(每种蛋白质占泪液总蛋白质的 15%~20% 或更多),包括溶菌酶、乳铁蛋白、脂质运载蛋白和分泌型 IgA(表 1-0-3)。以前被称为"眼泪特异性前白蛋白"的未知功能的蛋白质现在被称为泪脂质运载蛋白,是具有脂质结合特性的小分子蛋白质,属于脂质运载蛋白超家族成员。有证据表明脂质运载蛋白与溶菌酶和乳铁蛋白间都存在相互作用。溶菌酶、乳铁蛋白和脂质运载蛋白均由泪腺的腺泡组织分泌。分泌型 IgA(sIgA)与前三者不同,是由泪腺中的间质浆细胞产生,该细胞在腺体中但在腺泡外部,2 个单体 IgA 分子由 J 链或连接片连接在一起组成 IgA 二聚体,再通过腺泡运输并且在腺泡内添加了完整 sIgA 的特征性分泌成分(图 1-0-2)。泪腺蛋白分泌的调控可能与水分的分泌相关:当水分的输出下降时,蛋白质的产生也下降,泪液中溶菌酶、乳铁蛋白和脂质运载蛋白的浓度相当恒定。如上所述,在睡眠期间,泪液分泌量下降,并且在大约 2h 后可接近零。然而,sIgA 持续分泌,因为产生这种蛋白质的浆细胞不处于与泪腺相同的控制之下,所以在大大降低的泪液体积中分泌量不变的 sIgA 表现为陡峭的浓度升高。同时,多形核白细胞积累,结果在封闭的眼睑下泪膜体积大大减少,变得黏稠且混浊,被描述为处于亚临床炎症状态。

有报道称泪液中也含有 IgG 和血清白蛋白,但是由于它们的含量随着疾病或刺激的严重程度而变化,因此认为这些蛋白质不是泪液的正常组分,而是从结膜血管渗漏入泪液中的。

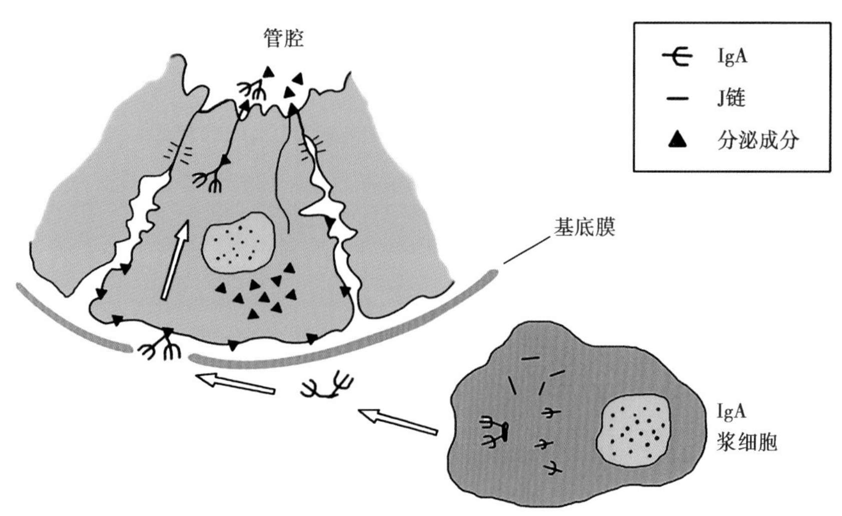

图 1-0-2 sIgA 在泪腺中的组装过程

IgA 和 J 链在浆细胞中合成并组装在一起,接着运输至泪腺上皮细胞内,在那里获得分泌成分并被分泌到泪腺导管腔;此过程独立于导管上皮细胞分泌水分、电解质和泪液的过程。

副泪腺占所有泪腺组织的10%，分布在结膜组织的多个部位。它们曾被命名为Wolfring腺、Krause腺等腺体，但在组织学上与主泪腺相同，并具有相似的神经支配。通过免疫组织化学的方法发现所有主要的泪腺蛋白也存在于副泪腺组织中。虽然对刺激的反射反应不太明显，但副泪腺组织可以产生足够的泪液。安静状态下，即使在不存在主泪腺的情况下，也可维持足够量的泪膜。

表1-0-3 正常人泪液中的蛋白质组成

蛋白质	大约分子大小/Da	浓度/mg/mL
溶菌酶	14 000	2.07
脂蛋白(泪液特异前白蛋白)	17 500	1.55
乳铁蛋白	90 000	1.65
sIgA	385 000	1.93
白蛋白	68 000	0.04
IgG	53 000	0.004

(五) 辅助分泌物

在结膜囊内，一些成分分泌入水样泪液中，正是所有这些成分的组合形成有生理功能的泪膜，并且这些成分影响着泪膜的状态和稳定性。

(六) 脂类

复杂的脂质混合物从睑板腺开口处释放，睑板腺开口位于眼睑边缘的黏膜与皮肤交界处。这些腺体为粗大的、管状腺泡结构，位于睑板内并与皮肤的皮脂腺相关。虽然睑板腺周围组织具有丰富的神经支配，但目前还未找到特定的快速神经刺激，并且睑板腺似乎能够自由分泌，持续不断地分泌脂质。与皮肤的皮脂腺一样，系统性激素状态的改变可能会影响睑板腺的脂质输出，但是这种调节反应的时间是以月来衡量的。眨眼时对睑板的挤压可导致少量的脂质从腺体中挤出，但重复的、用力的或强制的眨眼可能耗尽腺体管道内的供应，使得输出减少，直到脂质合成的速度超过输出的速度。相反，在睡眠期间，睑板腺未收到挤压，当弹性管道被脂质填充直至达到临界压力，大量脂质渗出到闭合的眼睑边缘，这些脂质分泌物从睑缘流出或被擦掉，或是在睫毛上形成薄片状物。

在瞬目后的眼睑睁开阶段，很快产生新的气-液界面，脂质(或至少是更多的表面活性成分)扩散到泪膜上，可能形成主要为单分子的膜。研究者认为之后的第二阶段将含有较少表面活性部分的流体覆盖在第一阶段的单分子膜之上以产生多层脂质结构。人们可以根据脂质层的干涉色来估计其厚度(如利用干眼仪所见)，正常脂质层厚度在40~90μm。这种铺展在泪膜内所产生的表面张力梯度可引起马朗戈尼流动，使得水性泪膜受到从上、下半月板方向产生的牵拉力并增加整个泪膜的厚度。

睑板腺脂质含有的几种磷脂主要是磷脂酰胆碱和磷脂酰乙醇胺。磷脂中含有的少量的游离脂肪酸和胆固醇构成表面活性部分。非极性部分主要由蜡酯(脂肪酸+长链脂肪醇)和胆固醇酯组成，在许多酰基链中的分支确保了脂类混合物的熔点接近睑缘温度。它们一起形成一层脂膜，起到阻止水分从泪膜表面蒸发的作用。最近研究者提出了一种用于描述这层脂膜结构的模型。

在泪液中也发现了非睑板腺来源的脂质，虽然还未形成完整的学说，但是已经描述了这部分脂质中的非极性脂质(主要是三酰基甘油酯)、少量磷脂和相当大比例的未鉴定的糖脂混合物。由于在泪液中没有发现游离脂质，推测它们可能与脂质运载蛋白结合，脂质运载蛋白是泪液主要蛋白质中唯一具有强脂质结合特性的蛋白质。

(七) 黏蛋白

黏蛋白是一类复杂的糖蛋白，具有含量非常高的碳水化合物。它们的主要特征是一个多肽主链上具有许多“串联重复”的氨基酸序列组成“瓶刷”结构，其中丝氨酸、苏氨酸和脯氨酸所占的比例高，大量的寡糖侧链O-糖苷连接到丝氨酸或苏氨酸上。它们是MUC基因家族的产物，具有2种主要类型：分泌型或“可溶性”黏蛋白，在眼睛中最重要的是MUC5AC和上皮黏蛋白。MUC5AC是在结膜杯状细胞中产生的凝胶形成的黏蛋白。上皮黏蛋白(如MUC1)的多肽骨架将其锚定到角膜或结膜的上皮细胞质膜的膜跨区域(图1-0-3)。上皮黏蛋白(主要是 MUC1、MUC4 和 MUC16)形成的糖萼在眼表的透射电子显微照片中是可见的，其主要功能可能是充当分泌型黏蛋白凝胶状层的锚定点，在眨眼或眼球运动期间使存在相互摩擦的各个表面得以润滑。黏蛋白通常含有超过 50% 的碳水化合物，黏蛋白凝胶中的水分含量超过 90%。

(八) 次要成分和小分子

眼泪含有大量的小分子和次要组分，可以保护角膜表面或是为应答特殊状态而产生，例如炎症。已经在正常眼泪中鉴定出几种与炎症相关的细胞因子(IL-1α 和 IL-1β，IL-6 和 IL-8)。然而，这些因子是来源于泪腺还是由结膜上皮分泌，或由周围血管渗出，至今没有统一清楚的认识。尽管相应蛋白质的量可能非常低，但在泪液中仍可以检测到各种类型的酶活性。因此，已报道泪液中含有过氧化氢酶、超氧化物歧化酶和谷胱甘肽过氧化物酶等，并且据此推测它们具有抗氧化保护作用。

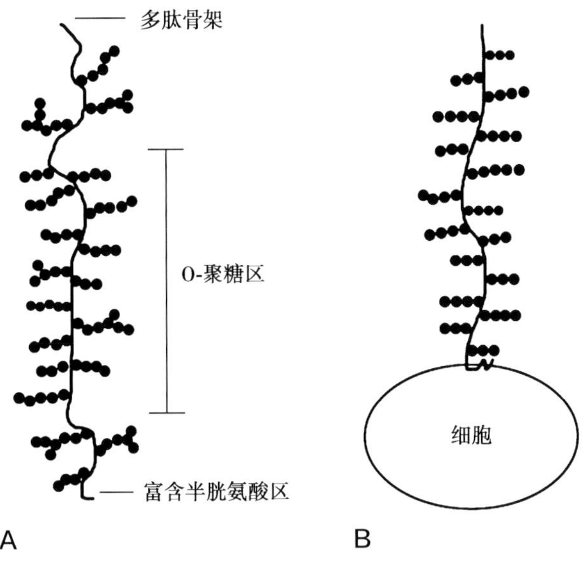

图 1-0-3 不同种类黏蛋白的结构示意图

A. 可溶型(如 *MUC5AC* 基因产物)；中央区域由串联重复的氨基酸和 O-聚糖形成“瓶刷”结构，末端有富含半胱氨酸区，与其他分子形成交叉连接来构建凝胶；B. 跨膜上皮结合型，此型不形成凝胶。

在泪液中可以检测到许多全身用药的药物成分，并清楚每种药物的实际来源(结膜血管渗漏、通过角膜上皮的运输或泪腺分泌)。如果其来源为角膜，这可能意味着角膜上皮存在特定的膜相关的运输机制使药物通过紧密的细胞间连接，后者被认为与药物的脂溶性相关。因此，苯巴比妥、卡马西平和甲氨蝶呤等都具有一定的脂溶性，其在泪液中的含量与其在血清中的含量相当，而脂溶性较低的氨苄青霉素在泪液中的含量就低得多。对乙酰氨基酚以与血清含量相当的水平在泪液中排出。已知全身性应用阿糖胞苷可引起角膜炎，这被认为是因为阿糖胞苷跟随分泌物一起进入到泪液中。利福平及其代谢物出现在泪液中，可使泪液带有红橙色，并且可导致隐形眼镜着色。

九、泪膜的功能

(一) 营养作用

由于对透明度的要求，角膜没有血液供应。通过角膜缘处血管扩散而获得气体和营养物质的速度太慢，因此角膜直接从泪膜中获得气体和营养物质，泪膜充当来自空气的氧的耦合介质(从具有不同 D_k 值的隐形眼镜的性能比较中可以清楚地看出)。前房的房水在角膜内皮侧发挥类似的功能。睁眼状态下与空气接触的泪液被假定是处于氧饱和状态(即 155mmHg)，然而，在闭眼状态下，氧气必须通过结膜血管中的血液扩散提供(55mmHg)，因此角膜上皮的代谢情况在 2 种状态下变化显著。应当注意，闭眼时，角膜的耦合介质实际上一定是填充在眼睑下方空间的泪膜，这层泪膜的确切厚度还未知，由于覆盖角膜和睑结膜的黏液层并存，还假定存在相对较厚的黏液层填充了大部分的空间。

泪膜将氧运输至角膜上皮，并带走代谢产生的二氧化碳。除了氧气，未发现其他营养成分在泪膜中大量存在。有学者提出葡萄糖完全从后部或内皮侧供应至角膜，并且角膜和结膜上皮是不可渗透的。泪液中葡萄糖含量低，并且糖尿病患者的泪液葡萄糖含量几乎没有变化，较高水平的葡萄糖含量的报告可能是由于局部组织损伤而释放的葡萄糖所导致。在泪液中还发现了乳酸盐和丙酮酸盐，代表角膜组织的代谢活性。同时还检测到生长因子 EGF 和 TGF-α。

(二) 保护作用

这些作用可被简单归纳为 2 类。

1. 物理保护

通过快速眨眼反应或危险规避动作(头部翻转或低眉)可避免许多对眼睛的威胁性伤害，一些质量较轻的入侵物质如空气中的灰尘、毛发或细菌可能会从泪膜的表面反射，特别是已观察到亲水性颗粒从泪膜的脂质层反弹。眼表面的黏液凝胶层会限制、吸收和固定许多颗粒和微生物，作为被扫入下穹窿黏液的一部分，最终被挤压到内眼角的皮肤,从而从眼睛中移出。黏液层的润滑作用还可防止快速(高达 20cm/s)眨眼对上皮表面的剪切损伤。

脂质运载蛋白是泪液中主要的脂质结合蛋白,有研究者提出该蛋白具有从眼表面或黏液层表面清除过量脂质的功能,可避免不可湿润的斑块的形成,从而避免泪膜破裂。上述结论至今仍未得到分析性研究的支持。

2. 抗菌功能

泪液的几种成分具有抗菌功能。众所周知,溶菌酶具有胞壁酰胺酶活性,可溶解革兰氏阳性细菌外细胞壁,而乳铁蛋白和脂蛋白都具有铁-螯合特性,可抑制嗜铁细菌。在浆细胞受特定微生物和病毒的启动激活后,泪液中的分泌型 IgA 可发挥免疫防御作用。浆细胞的启动激活可以通过结膜或其他地方的黏膜相关淋巴组织。最近,通过免疫化学手段,在泪液中发现了一组可发挥防御作用的短肽,即防御素。一些防御素的 α 和 β 家族成员已在正常泪液、泪腺和发炎的结膜中被鉴定出来,它们具有广谱的抗微生物活性(细菌、真菌和病毒),研究者称其可加速上皮愈合。

所有这些因素都需要考虑到眼科手术中,特别是泪液的物理保护作用,如放置流入小管和泪小点/小管来引流,避免眼睑覆盖、眼球表面变形或结构改变,以及结膜的去除或重塑。

十、泪膜的结构和稳定性

在过去的 50 年中已经提出了许多眼前泪膜的结构模型。这些模型主要是基于 Wolff 的三层结构理论。三层结构包括:凝胶状的黏液层与上皮表面接触(后来主要基于电子显微镜的证据而改为包括表面糖萼)、由蛋白质和其他水溶性分子组成的水溶液层构成了泪膜厚度的大部分和睑板腺分泌的脂质表面层。最近,有学者提出适用于大鼠的泪膜模型仅涉及两层,其中膜的主体是水性黏液层加脂质层,没有分出水溶液层和黏液层。在小鼠眼部的研究中也提出了一个类似的泪膜结构模型。目前还不清楚这些模型是否适用于人类。字数所限,本文不便对所有模型的各个方面做展开的综述。尽管对人类和许多物种的泪膜做了很多研究,但还没有形成一个一致的模型可以圆满地阐释泪膜的结构、稳定性和功能的各个方面。

鉴于泪膜的营养和保护作用,显然,泪膜应该在整个睁眼期间都覆盖在眼睛的暴露表面。蒸发量可以测量,但是应该注意,大部分的蒸发损失来自泪膜,然而大量的可用泪液是在泪河弯液面或眼睑下,并且收集得到的用于分析的泪液样品也来自这些部位。所以,泪膜渗透压的改变值可能要比想象的高,相应的对泪膜稳定性的影响可能会被掩盖。

测定泪膜稳定性的主要试验是测量 BUT,即最后一次完整眨眼后出现泪膜破裂和干斑所用的时间。测试分为侵入性的(滴注荧光素以显示破裂黑点,fluorescein break up time,FBUT)和非侵入性的(检测来自角膜的反射网格图像的畸变,noninvasive break up time,NIBUT)。用于指示正常、不稳定或干眼之间的边界值,依据试验方法而不同:5~180s(对于 FBUT 约 5~20s,对于 NIBUT 约 10~30s)。然而,一些其他因素,例如重复测量的次数,一日中的测量时间或测试者的种族特征也可影响结果。也许 BUT 最可靠的用处是评估临床治疗的有效性。FBUT 被公认为重复性差,这可能取决于点入的荧光素量,因为荧光素本身就可以影响泪膜稳定性。当同一受试者接受连续测量或同一日进行重复测量时,NIBUT 也显示出相当大的变异度,这可能是由于长时间睁眼导致泪膜破裂增加。尽管如此,BUT 仍是评价泪膜稳定性的有价值的指标,取 3 次连续测量的平均值最为理想(在进行 FBUT 时,加入尽可能少的荧光素)。

十一、泪液相关检测

许多测试可用于评估泪膜的组成或功能。这些测试可以被分类为主观的,需要由观察者作出一些判断,例如在某些预定尺度上对体征的程度或严重性进行分级,例如 0~4、-/+ 或 +~+++;或为客观的,包括使用一些手段和设备来给出更精确的值。这些试验可进一步划分为可以在临床条件下进行的试验(试验结果可在临床以外进行分析解读),以及在实验室中对样品进行检测的试验或者在诊所对患者进行检查的试验。

(一)临床检查

除了基本的泪膜破裂试验,泪液的临床试验还包括 Schirmer 试纸评估泪液体积的测试。推荐的 Schirmer 试纸是 Whatman 41 号滤纸,宽 5mm、长 35mm、末端 5mm 的弯曲钩在眼睑边缘。该测试可以存在多种应用形式来测量不同的方面,但命名比较混乱。测试可以使用或不使用麻醉剂。Schirmer 的原始测试(Schirmer Ⅰ)没有麻醉,除了插入的滤纸外不包括其他刺激;5min 浸润时间来表示基础未刺激状态下的泪液量。润湿长度为

15mm 以上，表示泪液量正常。Schirmer Ⅰ的一个变种试验是琼斯试验，该试验也是测量基础分泌量，但使用麻醉，并在柔和的照明条件下进行以最小化反射性的泪液分泌。正常值是 10mm 或更长的润湿长度。如果基础量是正常的，但对刺激的反射性反应可能存在缺陷，可以应用 Schirmer Ⅱ，在使用麻醉剂的情况下，用氨蒸气、洋葱蒸气或棉花来刺激鼻部，诱发反射性的泪液分泌。在 5min 内 5mm 或更小的读数指示为水样缺乏型干眼。有很多原始 Schirmer 测试的变体，尽管对这些试验的意义存在争议，但仍认为其可以提供有用的信息。棉线试验是 Schirmer 试验的另一变种，使用一条松捻线，对眼睛的刺激较小（不太可能引起反射性分泌），评估泪腺在稳定状态下的输出量，没有麻醉剂（在有纸条的插入刺激下），可探测泪腺的反射反应。棉线试验的缺点是不会刺激泪液分泌，仅测量结膜囊内已有的泪液。

泪液体积是否正常也可通过泪河高度或泪河曲度来评估，泪河曲度是从一个条纹目标的反射来计算得出的泪河弯曲面的曲率。

蒸发本身的测量在临床条件下可以实现，但相关的测量仪器尚未市场化。目前在临床上有一种仪器可根据眼罩内湿度的上升速率计算蒸发速率，用于干眼患者的评估。

在上述“流入和流出眼睛的泪液体积流量”部分已提到可应用 Fluorotron Master 来测量泪液更新时间和泪液清除率。

脂质层的厚度可借助干眼仪等仪器测量，通过泪膜反射光中的干涉色来评估。睑板腺脂质测量是利用透明胶带粘贴眼睑边缘，然后测定因沾有油脂而造成的胶带透明性变化，以此给出关于睑板腺分泌油脂的可用性信息，判断睑缘是否在第一时间被清除了油脂和油脂在腺体中的输送信息，这实际上是目前评价睑板腺分泌的唯一可用的客观测量。

（二）实验室检查

比起临床检查，实验室检查通常更耗时或涉及更复杂的检测设备。首先必须收集泪液或其他分泌物样品，且应注意收集场所或条件。这样，蛋白质成分就可以通过高效液相色谱法得到分析，但此方法仅显示主要蛋白质而不显示微量组分，微量组分可能必须通过测定收集的柱流出部分物质的酶活性或其他功能来检测，或者利用聚丙烯酰胺凝胶电泳可以给出关于泪液蛋白质组成的详细信息。

泪液渗透压是衡量高蒸发损失率的良好指标，并且可以在收集的泪液样品中测量。尽管还是有许多实际的困难，纳米渗透压计（凝固点降低原理）仍然被认为是“金标准”方法；蒸汽压渗透压计更简单，可用于临床，但当泪液样品<1μL 时，存在相当大的测量误差，使用时必须避免收集期间的反射流泪和泪液稀释。一款简单、快速和灵敏度高的商业渗透压测量仪器已成功上市，并已进入临床应用阶段。

（三）质量检测

虽然可以通过检测与正常组成的偏差来得出泪液样品是否具备保持稳定性和功能所需的品质，但是难以设计测试以确定整个泪液样品的品质是否合格。唯一的类似测试是泪液蕨样结晶试验。将少量泪液样品（约 2μL）滴在干净的显微镜载玻片上，使其干燥，然后在显微镜下检测。以 50~100 倍观察，可以看到羽状的盐晶体，并且这些结晶结构的复杂程度与其他衡量泪液质量或性能的测量指标之间存在很好的相关性。虽然通常被称为“泪液蕨样结晶”试验，但事实上其对黏液含量的依赖性小于电解质的平衡，但是需要进行更多的研究才能确认该试验是否完全可靠。

“实验室检查”中所示的成分测试，可以用来说明一些所谓的“好的”或“正常”的泪液组成成分存在于被检测样品中。但是这种检测很复杂，而且这些组分在一定程度上也会随着年龄或其他生理状态（例如月经周期）而变化。活体染色也可以提供关于泪膜完整性的信息：荧光素用于显示上皮表面的缺损；虎红染色可看出覆盖于眼表面的黏液层的断裂缺损，显示出下面未受保护的和可能未润滑的上皮表面。

如果泪液体积足够大，就可以测量泪液的物理性质如黏度或表面张力，并且可以判断泪液是否正常。

十二、总结

正常泪膜具有代谢、保护和营养作用。如果其稳定性受到解剖学因素的影响则会出现问题，例如眼睑的不正常闭合或与眼球贴合不紧密、泪液排出路径阻塞、眼表面粗糙或上皮损伤。炎症状态下，组织或血清来源的炎性因子进入结膜囊中，这些物质可以极大地改变泪液的生理功能。因此，在进行外科手术时，必须考虑到这些因素。

（李　程　吴护平）

参考文献

[1] WOLFFSOHN JS, ARITA R, CHALMERS R. TFOS DEWS Ⅱ. The Ocular Surface, 2017, 15(3): 269-510.

[2] ROLANDO M, REFOJO M F. Tear evaporimeter for measuring water evaporation rate from the tear film under controlled conditions in humans. Exp Eye Res, 1983, 36(1): 25-33.

[3] TIFFANY J M, TODD B S, BAKER M R. Computer-assisted calculation of exposed area of the human eye. Adv Exp Med Biol, 1998, 438: 433-439.

[4] EHLERS N. On the size of the conjunctival sac. Acta Ophthalmol, 2010, 43(1): 205-210.

[5] MILLER K L, POLSE K A, RADKE C J. Black-line formation and the "perched" human tear film. Curr Eye Res, 2002, 25(3): 155-162.

[6] KING-SMITH E, FINK B, HILL R, et al. The thickness of the tear film. Curr Eye Res, 2004, 29(4-5): 357.

[7] YOKOI N, BRON A J, TIFFANY J M, et al. Relationship between tear volume and tear meniscus curvature. Arch Ophthalmol, 2004, 122(9): 1265-1269.

[8] BRON A J, TIFFANY J M, YOKOI N, et al. Using osmolarity to diagnose dry eye: a compartmental hypothesis and review of our assumptions. Adv Exp Med Biol, 2002, 506(Pt B): 1087-1095.

[9] NORN M S. The conjunctival fluid. Its height, volume, density of cells and flow. Acta Ophthalmol, 1966, 44(2): 212.

[10] MATHERS W D, DALEY T E. Tear flow and evaporation in patients with and without dry eye. Ophthalmology, 1996, 103(4): 664-669.

[11] FULLARD R J, TUCKER D L. Changes in human tear protein levels with progressively increasing stimulus. Invest Ophth Vis Sci, 1991, 32(8): 2290.

[12] GASYMOV O K, ABDURAGIMOV A R, YUSIFOV T N, et al. Interaction of Tear Lipocalin with Lysozyme and Lactoferrin. Biochem Bioph Res Co, 1999, 265(2): 322-325.

[13] SACK R A, BEATON A, SATHE S, et al. Towards a closed eye model of the pre-ocular tear layer. Prog Retin Eye Res, 2000, 19(6): 649-668.

[14] ALLANSMITH M R, KAJIYAMA G, ABELSON M B, et al. Plasma cell content of main and accessory lacrimal glands and conjunctiva. Am J Ophthalmol, 1976, 82(6): 819-826.

[15] GILLETTE T E, ALLANSMITH M R. Histologic and immunohistologic comparison of main and accessory lacrimal tissue. Am J Ophthalmol, 1980, 89(5): 724-730.

[16] CHEW C K S, HYKIN P G, JANSWEIJER C, et al. The casual level of meibomian lipids in humans. Curr Eye Res, 1993, 12(3): 255-259.

[17] MCCULLEY J P, SHINE W. A compositional based model for the tear film lipid layer. Trans Am Ophthalmol Soc, 1997, 95(95): 79.

[18] STUCHELL R, SLOMIANY B, JOSWIAK Z, et al. Lipid composition of human tears. Invest Ophthalmol Vis Sci, 1984, 25: 320.

[19] GOUVEIA S M, TIFFANY J M. Human tear viscosity: An interactive role for proteins and lipids. Biochim Biophys Acta, 2005, 1753(2): 155-163.

[20] CORFIELD A P, SHUKLA A K. Mucins: Vital components of the mucosal defensive barrier. Genomic/Proteomic Technology, 2003, 3: 20-22.

[21] LIFSHITZ M, WEINSTEIN O, GAVRILOV V, et al. Acetaminophen (paracetamol) levels in human tears. Therapeutic drug monitoring J Med, 1999, 21(5): 544.

第二章 干眼的基础理论

第一节 干眼的发病机制

干眼是由多因素引起的慢性眼表疾病，是由泪液的质、量及动力学异常导致的泪膜不稳定或眼表微环境失衡，可伴有眼表炎性反应、组织损伤，以及神经异常，造成眼部多种不适症状和/或视功能障碍。从这一定义可以看出，凡是影响泪膜稳定性和眼表微环境的因素，都可能诱发干眼。然而，它的发生机制是非常复杂的，目前的临床和基础研究都还没有对其完全认识。

一般认为，角膜、结膜、主副泪腺、睑板腺，以及它们之间的神经连接组成了泪液功能单位，共同发挥着调控泪膜的作用，其中任一环节的损害均可导致泪膜完整性和正常功能的破坏。引起干眼的起始因素在尚未引起眼表改变时消失，则泪膜可以恢复正常；如果这些因素不能消失，则可引起眼表面的病理改变，如眼表或泪腺的炎症、上皮细胞的凋亡、相关神经调节的异常等。但是，这些病理改变反过来也能诱导或加重干眼。同时，它们之间也存在错综复杂的相互影响或连锁反应，如炎症能引起凋亡，凋亡也可加重炎症反应等。所以，它究竟是作为启动的病因，或仅是干眼发生发展过程中的表现，仍是非常值得商榷的问题。泪液的生成、分布、蒸发及排出的各个环节出现异常，或泪液脂质层、水样层或黏蛋白层，以及眼表上皮细胞的任何结构发生异常均可导致干眼，因此干眼是所有发生在泪液-眼表面异常的多种疾病的总和。干眼不仅有多种临床类型，而且导致干眼发生的影响因素极为复杂，即使是同一类型，其病因也多种多样。对每位干眼患者而言，其病因、发病机制可能都不同，而且可能是由多种发病机制共同作用的结果，这些问题给此病的研究及治疗带来了极大困难。

干眼的发病机制是一个极其复杂的过程，它与内因、外因都有关系。其中共同的机制是各种原因引起泪膜的稳定性改变从而导致症状以及眼表面改变。数十年来，各国的学者一直在此领域进行探索，从多角度、多个学科领域对其发病机制进行了大量研究，包括免疫学、神经解剖学、遗传学、病原生物学、内分泌学等。每个学科领域都提出了各自的解释和证据，认为干眼可能由以下原因引起，包括自身免疫性疾病、泪液蒸发过强、维持眼表和泪腺功能的激素水平变化、对泪液造成过度刺激、病毒或其他病原感染、睑缘炎等。每一种解释均经过大量的研究，并有相应的证据支持各自的假说。具体如下：

一、自身免疫性疾病

包括影响泪腺等分泌腺和眼表细胞的自身免疫性疾病。前者主要指 Sjögren 综合征（Sjögren's syndrome，SS），后者则包括类风湿性关节炎、Stevens-Johnson 综合征等主要累及眼表的免疫性疾病。SS 患者的唇腺、泪腺活检可以发现大量的淋巴细胞，其泪腺、结膜活检标本，以及泪液中均发现有免疫性细胞和部分炎症反应标志物（如 CD3 阳性细胞、HLA-DR、CD54、ICAM1 等），且炎症反应与干眼的严重程度呈正相关。在一些干眼动物模型中，其泪腺内也有大量淋巴细胞及炎症因子。淋巴细胞及其相关的炎症因子可损伤甚至破坏泪腺上皮细胞，影响其分泌功能，造成对刺激无反应。另一方面，随泪液排出的炎症因子则进一步对眼表上皮产生炎性损害。

二、基于免疫的非感染性炎症

炎症因子水平升高降低了角膜神经敏感度。感觉功能的减退使上述反馈机制受损，导致泪腺分泌减少和瞬目频率下降，进而引起或加重干眼，这与角膜病毒感染和准分子屈光手术后引起的急性干眼机制相似。结膜炎症如过敏性结膜炎可导致类似的结果，这也从另一角度辅证了眼表炎症与干眼的密切关系。创伤、感染及自身免疫等造成眼表炎症反应后，角膜及结膜上皮本身还能产生多种炎症诱导和趋化因子，进一步扩大眼表免疫反应。炎症发展的不同阶段，对眼表功能单位都会有不同形式和不同程度的损坏，如上皮鳞状化生、角膜缘干细胞功能障碍，甚至泪腺功能失代偿等，这些眼表损害又反过来加重炎症，形成恶性循环。因此，炎症与泪液功能系统异常密切相关，既是干眼的重要起因，又是其结果和表现。

与干眼有关的眼表炎症既包括局部因素引起的急性反应性炎症，又包括免疫系统介导的慢性淋巴细胞浸润。反应性炎症的起因常见有环境干燥、泪液高渗、理化损伤、神经营养因子缺乏等，一般症状较轻，多表现为一过性的或短、中期的泪膜不稳定或眼表上皮点状损伤。前弹力层受损时也可发生角膜瘢痕，泪腺功能多不受影响。慢性淋巴细胞浸润多继发于其他全身性自身免疫性疾病或角膜免疫耐受失衡，容易在病毒感染、接触镜刺激、防腐剂使用等外因作用下被诱发及加重，这类炎症往往持续时间长、局部症状明显、结膜充血、角膜水肿等体征显著，多合并泪腺功能障碍，治疗常需要局部联合全身给药。合并的泪腺功能障碍既使泪液中生长因子含量下降，也影响了眼表代谢产物的转移，间接加重了眼表炎症。无论是急性炎症还是慢性自身免疫性反应，均能破坏正常的泪液分泌反馈机制，并参与各泪液功能单位的结构与功能破坏。

三、应激

应激包括干燥、高渗，以及其他因素引起的机体应激反应。国内外研究者均建立了基于干燥环境（如高空气流速、低湿度等）诱导的干眼动物模型，并在此基础上进一步研究了干燥应激相关的结膜上皮鳞状化生、杯状细胞减少、炎症，以及细胞凋亡增加现象。人角膜缘组织应用气-液界面培养模拟干燥环境，可诱导体外鳞状上皮化生模式。这些都说明单纯的干燥应激可引起眼表上皮细胞出现部分类似于干眼的病理变化。实际上，应激是非感染性炎症的另一个重要原因,两者密不可分。

四、细胞凋亡

凋亡在干眼发生中的作用主要体现在2个方面,首先是对泪腺和结膜杯状细胞的影响,其次是对炎症细胞尤其是淋巴细胞的影响。正常状态下,角结膜上皮只发生极少量的凋亡现象,但在干眼状态下,眼表上皮凋亡显著增加。在一些动物模型中,干眼动物的结膜上皮细胞和泪腺腺泡细胞的凋亡显著增加,表现为p53、Fas和FasL表达增加,进而导致泪液分泌减少。此外,泪腺和结膜内炎症细胞凋亡的减少则可导致炎症反应的持续发展。实际上,炎症与凋亡是密切相关的,在干眼的发病中存在十分复杂的相互作用。

五、性激素作用

雄激素降低是泪腺分泌功能下降的重要原因。SS患者雄激素水平降低是影响其泪腺功能的主要原因之一。人的泪腺组织中存在雄激素受体,雄激素即是通过这些受体发挥作用,其机制可能是下调免疫活性。雄激素全身给药可以抑制免疫反应,因此其可有效抑制泪腺的免疫反应。也有研究表明,单纯雄激素下降并不引起泪腺自身免疫反应,却对泪腺的自身免疫有很强的促进作用。此外,角结膜上皮和睑板腺细胞中也存在雄激素受体。雄激素还可促进上皮细胞某些基因的表达,对某些分泌过程和细胞增殖有促进作用;还可促进睑板腺的脂质代谢和转运,抑制角化。也有研究发现,催乳素对泪腺分泌有一定作用,但具体机制和作用强度尚存在争议。

数十年前即有研究发现绝经后妇女干眼的发病率显著升高,因而推测干眼与雌激素水平下降有关。然而,大多数临床研究发现接受雌激素替代治疗的绝经后妇女干眼发病率反而高于未接受雌激素替代治疗的患者。若干体外研究发现,一定水平的雌激素可通过诱导炎症等途径破坏角结膜上皮细胞和泪腺细胞功能,抑制睑板腺细胞的脂质代谢和腺泡细胞成熟,从而加剧干眼的症状和体征。故理论上妇女绝经后雌激素的下降应该有利于形成更好的眼表稳态。但实际上,妇女绝经后体内血液循环中雌激素和雄激素水平均下降,其中雄激素水平下降造成的眼表改变更为显著。也有少量的研究发现,雌激素替代治疗能够增加泪液分泌量并提高泪膜稳定性。由于雌激素替代治疗涉及治疗前性激素水平、卵巢功能状态、治疗方案等诸多因素,其对干眼的作用尚存争议,还需要更多大样本、高质量的临床研究来阐明。

六、神经支配或功能异常

一般认为,支配泪腺的神经冲动减少或功能异常,均可导致泪液分泌减少,加重眼表炎症。反之,眼表的损害可进一步减少传入神经冲动,从而使泪液-眼表-神经中枢-泪腺陷入恶性循环。也有学者提出泪腺过度刺激的假说,即任何导致泪液分泌增加的因素均可导致泪腺的过度刺激,而这种刺激会使泪腺腺泡产生异常的细胞信号,这些因素可能改变其细胞表面的抗原性,从而诱发针对该细胞的免疫反应。虽然已知主泪腺由自主神经和副交感神经支配,其支配反过来受到来自眼表感觉神经元反射影响的调节。然而,对副泪腺的神经元控制,目前我们一无所知。此外,当前只有一项研究显示感觉或自主神经或其神经介质在睑板腺的调节中发挥作用。

另一方面,当组织有实质性损伤或即将出现损伤时,会出现伤害性疼痛,而神经源性疼痛的发生是由于病变位于感觉神经系统内。感觉神经包括多模式痛觉受体神经元。多模式痛觉受体对化学性、机械性和热刺激做出反应,被炎性介质活化。机械性受体对机械性力做出反应。在正常的眼表温度下,寒冷性温度受体(cold thermoreceptors)持续性释放神经脉冲,对温度的升降和渗透压的增高做出反应,可能作用于基础泪液分泌和眨眼的反射控制。目前为止,研究提示针对寒冷受体探索治疗策略具有潜在的益处,能缓解干眼症状。这也是目前为止唯一较为确定的通过影响神经而缓解干眼的报道。有研究显示,大鼠角膜感觉神经的刺激能实现杯状细胞的分泌,但这一反射的传出神经类型尚未确定。炎症导致多模式和机械受体的活化及寒冷受体活动的抑制。然而,最突出的神经异常是寒冷受体,提示干燥所致的神经损伤重于炎症,这再次强调了需要关注涉及寒冷受体的治疗策略。

七、衰老

机体所有的组织器官均有随年龄增长而出现老化衰退的现象。流行病学结果同样也支持泪腺功能随年龄增长而缓慢下降这一观点,在女性中尤其常见。但也有学者发现老年人群的干眼患病率与年轻人群中差别不大。因此，年龄对干眼发生的作用仍存在一定争议，激素水平的下降和泪腺的慢性炎症损伤可能是其实际发生机制。

【干眼的核心机制】

从上述干眼的发病学说来看，每一种解释都有十分充分的证据，每一种假说都可以部分解释干眼的发生。但是，其中的任何一种假说均不能完全、彻底地解释干眼的发病机制，也不能解释所有类型干眼的发生。因而，近年来越来越多的学者开始寻找各种干眼之间的内在联系，寻找其共同的发病机制。各种干眼可能存在一种或几种相同或相似的发病机制或病理过程。干眼存在更加核心的发病机制。纵观所有的干眼类型，其启动机制均包括两大方面：泪液高渗透压和泪膜不稳定。各种各样的干眼病因或危险因素，都通过这两大核心机制，逐渐诱发并最终形成干眼。

（一）泪液高渗透压

泪液高渗透压被认为是引起眼表炎症、上皮损伤，以及一系列代偿反应的关键机制。在泪膜水样层缺乏或者泪液蒸发过强的情况下，泪膜明显变薄，泪液中的晶体/胶体分子在泪液中的摩尔浓度大大增加，造成渗透压的升高。泪液高渗的直接后果是诱导眼表上皮细胞的一系列炎症反应，包括调控炎症的信号通路的激活，以及各种炎症因子的分泌，使眼表进入炎症状态。而炎症恰恰是进一步诱导干眼的关键环节。

在正常情况下，眼表组织、泪腺、眼睑和相关的中枢神经作为一个功能整体，具备一定的反馈机制维持眼表的湿润：角结膜湿润程度的感觉经过三叉神经眼支传递至大脑，经过一系列神经回路，刺激泪腺分泌泪液，并通过瞬目动作使泪膜均匀涂布，完成一个反馈回路。眼表炎症首先大大降低了角膜的神经敏感度。感觉功能的减退使泪液反馈机制受损，导致泪腺分泌反射性减少以及瞬目频率下降，进而引起或加重干眼。其次，炎症还直接引起眼表上皮凋亡。许多炎症因子本身即具有促细胞凋亡的特性，使得能将泪膜锚定在眼表的上皮细胞微绒毛的数量明显下降，泪液流失加快，同时分泌黏蛋白的杯状细胞数量也下降，进一步加剧了泪液流失。再者，长期的炎症会引起结膜上皮内的副泪腺功能发生障碍，引起泪液基础分泌量下降。炎症还可通过许多复杂的途径诱导并加重干眼。

至此，不难理解各类干眼的病因是如何通过泪液高渗透压这一机制诱发干眼的。例如，泪腺功能障碍（如各种自身免疫性疾病时的泪腺损伤）使得泪膜水样层缺乏，泪液变薄且渗透压升高。围绝经期妇女由于性激素水平下降，引起睑板腺功能障碍，睑板腺分泌脂质减少或成分异常，使泪膜脂质层受损，泪液蒸发过强，也可导致泪液高渗。在干燥环境（如北方低空气湿度、空调环境等）中，或由于长时间阅读、使用计算机时眨眼频率下降，也会导致泪液的蒸发增加，同样可进入泪液高渗状态，继而进入上述的连锁反应，产生干眼。而在角结膜病原感染、化学烧伤等本身即存在明显炎症反应的情况下，炎症既可直接通过后续反应诱导干眼，其产生的大量炎症因子也可反过来增加泪液渗透压，又进入上述的循环中。再如，存在神经功能障碍时（如三叉神经损伤时传入感觉缺失，或面神经损伤时闭眼不能），影响了正常泪液刺激信号的产生和泪膜的涂布，加速了泪液蒸发，同样也可引起泪膜变薄、渗透压升高。

（二）泪膜不稳定

在许多干眼的发病过程中，泪膜不稳定是不依赖于泪液高渗透压的另一核心机制。泪膜的不稳定表现为泪膜容易破裂，破裂时间<10s，而正常人的泪膜破裂时间应≥10s。存在泪膜不稳定的人群，在同等强度的眼表应激条件下，更容易发生干眼。假如泪膜破裂时间小于10s，但仍然长于两次眨眼的间隔，这种情况可认为存在泪膜不稳定。假如泪膜发生破裂的时间小于两次眨眼的间隔，则可引起眼表干燥、泪液高渗透压、上皮细胞损害，以及杯状细胞和黏蛋白损伤等，进入诱发干眼的恶性循环。

多种干眼病因中均存在泪膜不稳定的因素。维生素A缺乏时，眼表上皮和杯状细胞分泌的黏蛋白明显减少，使得泪膜的物理性质发生改变，张力和黏滞力均下降，此时泪膜易破裂。这种情况下的早期，泪液的渗透压还没有发生明显的改变。在变应性结膜炎或季节性角结膜炎的患者中，存在IgE介导的眼表Ⅰ型变态反应和细胞介导的Ⅳ型变态反应，不仅直接导致上皮和杯状细胞分泌黏蛋白的功能被抑制，发生泪膜稳定性下降，还可使泪液中的IgE和各种炎症因子的含量明显升高，进入泪液高渗和炎症的循环。这是泪膜不稳定与泪液高渗同时发挥作用的例子。

临床上，除泪液本身的物理性质变化外，许多患者的泪膜不稳定则是由泪膜分布不均匀引起的。各种导致眼表面不平整的结构（如翼状胬肉、睑裂斑、各种瘢痕、纤维组织、角膜接触镜等）的最高点，泪膜往往无法完全覆盖，而其与正常角结膜形成夹角的部位，更易发生泪膜破裂。泪膜的不稳定和其他因素一起共同诱发了这些患者的干眼。此外，泪膜的流失过强，也可表现为泪膜不稳定，如各种原因导致上皮损伤时（如机械损伤、化学损伤、长期使用含去垢剂类防腐剂的滴眼液等），上皮细胞用于锚定泪膜的微绒毛和黏蛋白受损，泪液在眼表的停留时间缩短，造成泪膜不稳定。若瞬目的频率没有足够增加，则易于发生干眼。眼部手术的操作损伤了与泪液相关的眼部结构，可使泪液在眼表分布不均造成干眼，也可能通过暂时损伤眼表知觉，诱发泪液渗透压升高。

干眼的病因种类繁多，它们均可通过影响泪液渗透压和泪膜的稳定性逐渐诱发并最终导致干眼（图2-1-1）。在这一过程中，一个病因可能会以多种形式，通过这两种核心机制或其中之一起作用。对于特定的病因，具体的机制往往是非常复杂的，有时仍难以定论。因此，关于干眼发生机制的研究，还有许多未知需要探索。

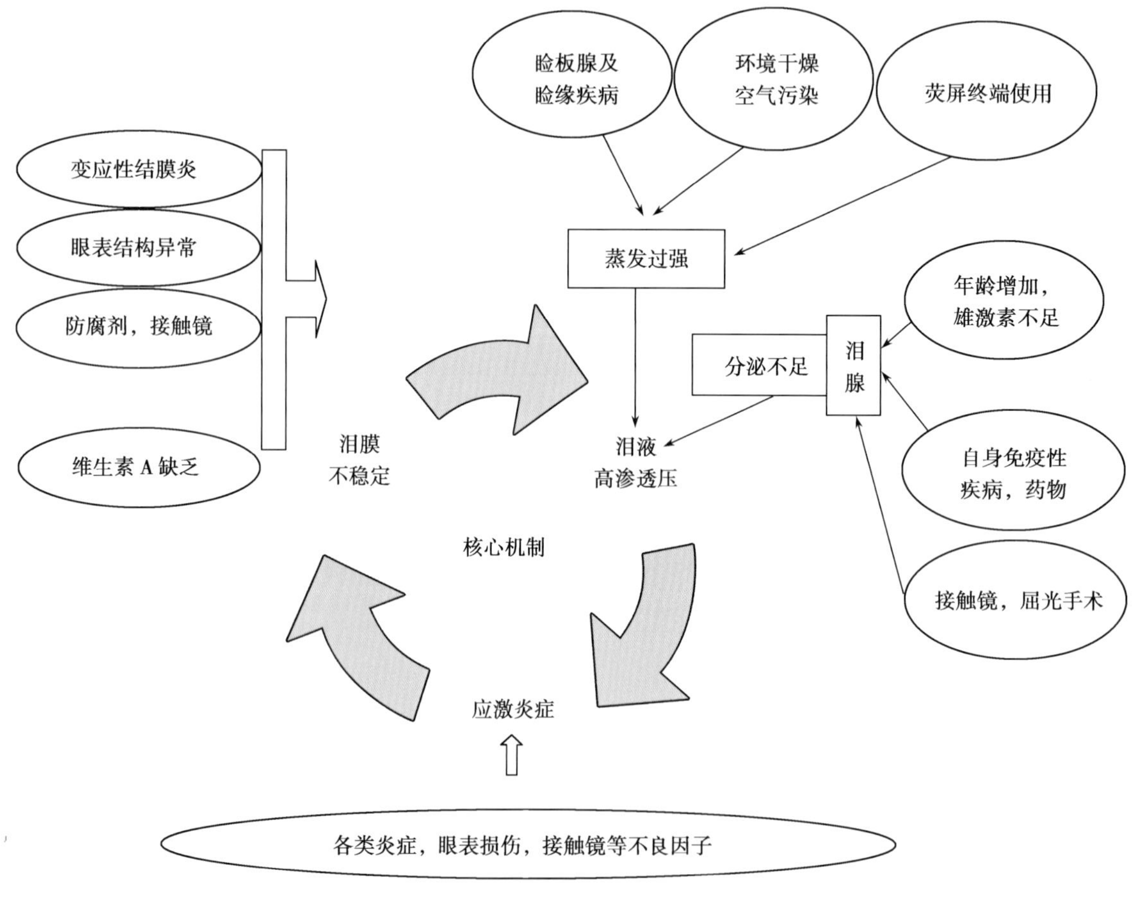

图 2-1-1 干眼的基本发病机制

（林志荣 罗顺荣 吴护平）

参考文献

[1] MICHAEL A L. Report of the international dry eye workshop (DEWS). Ocul Surf, 2007, 5(2): 179-193.

[2] DEAN C, ITO M, MAKARENKOVA H P, et al. Bmp7 regulates branching morphogenesis of the lacrimal gland by promoting mesenchymal proliferation and condensation. Development, 2004, 131(17): 4155-4165.

[3] MAKARENKOVA H P, ITO M, GOVINDARAJAN V, et al. FGF10 is an inducer and Pax6 a competence factor for lacrimal gland development. Development, 2000, 127(12): 2563-2572.

[4] GRISHINA I, LATTES B. A novel Cdk2 interactor is phosphorylated by Cdc7 and associates with components of the replication complexes. Cell Cycle, 2005, 4(8): 1120-1126.

[5] FERNANDEZ-VALENCIA R, GOMEZ PELLICO L. Functional anatomy of the human saccus lacrimalis. Acta Anat, 1990, 139(1): 54-59.

[6] BRON A J. Lacrimal streams: the demonstration

of human lacrimal fluid secretion and the lacrimal ductules. Br J Ophthalmol, 1986, 70(4): 241-245.

[7] SEIFERT P, SPITZNAS M, KOCH F, et al. The architecture of human accessory lacrimal glands. Ger J Ophthalmol, 1993, 2(6): 444-454.

[8] BERGMANSON J P, DOUGHTY M J, BLOCKER Y. The acinar and ductal organisation of the tarsal accessory lacrimal gland of Wolfring in rabbit eyelid. Exp Eye Res, 1999, 68(4): 411-421.

[9] ALLANSMITH M R, KAJIYAMA G, ABELSON M B, et al. Plasma cell content of main and accessory lacrimal glands and conjunctiva. Am J Ophthalmol, 1976, 82(6): 819-826.

[10] SEIFERT P, SPITZNAS M. Vasoactive intestinal polypeptide (VIP) innervation of the human eyelid glands. Exp Eye Res, 1999, 68(6): 685-692.

[11] WIECZOREK R, JAKOBIEC F A, SACKS E H, et al. The immunoarchitecture of the normal human lacrimal gland. Relevancy for understanding pathologic conditions. Ophthalmology, 1988, 95(1): 100-109.

[12] DARTT D A. Regulation of tear secretion. Adv Exp Med Biol, 1994, 350: 1-9.

[13] DARTT D A. Neural regulation of lacrimal gland secretory processes: relevance in dry eye diseases. Prog Retin Eye Res, 2009, 28(3): 155-177.

[14] KNOP E, KNOP N. The role of eye-associated lymphoid tissue in corneal immune protection. J Anat, 2005, 206(3): 271-285.

[15] DARTT D A. Signal transduction and control of lacrimal gland protein secretion: a review. Curr Eye Res, 1989, 8(6): 619-636.

[16] JAGER K, WU G, SEL S, et al. MUC16 in the lacrimal apparatus. Histochem Cell Biol, 2007, 127(4): 433-438.

[17] JUMBLATT M M, MCKENZIE R W, STEELE P S, et al. MUC7 expression in the human lacrimal gland and conjunctiva. Cornea, 2003, 22(1): 41-45.

[18] PAULSEN F, LANGER G, HOFFMANN W, et al. Human lacrimal gland mucins. Cell Tissue Res, 2004, 316(2): 167-177.

[19] MIRCHEFF A K. Lacrimal gland fluid and electrolyte secretion: A review. Curr Eye Res, 1989, 8(6): 607-617.

[20] MIRCHEFF A K. Water and electrolyte secretion and fluid modification. //ALBERT D, JAKOBIEC F. Principles and practice of ophthalmology: Basic sciences. Philadelphia: WB Sanders Company, 1994: 466-472.

[21] MAKARENKOVA H P, DARTT D A. Myoepithelial cells: their origin and function in lacrimal gland morphogenesis, homeostasis, and repair. Curr Mol Biol Rep, 2015, 1(3): 115-123.

[22] LEESON T S, LEESON C R. Myoepithelial cells in the exorbital lacrimal and parotid glands of the rat in frozen-etched replicas. Am J Anat, 1971, 132(2): 133-145.

[23] BOTELHO S Y. Tears and the lacrimal gland. Sci Am, 1964, 211: 78-86.

[24] SIBONY P A, WALCOTT B, MCKEON C, et al. Vasoactive intestinal polypeptide and the innervation of the human lacrimal gland. Arch Ophthalmol, 1988, 106(8): 1085-1088.

[25] HODGES R R, DARTT D A. Regulatory pathways in lacrimal gland epithelium. Int Rev Cytol, 2003, 231: 129-196.

[26] GUPTA A, HEIGLE T, PFLUGFELDER S C. Nasolacrimal stimulation of aqueous tear production. Cornea, 1997, 16(6): 645-648.

[27] BERTHONG M. Pathologic changes secondary to radiation. World J Surg, 1986, 10(2): 155-170.

[28] ACKERMANN P, HETZ S, DIECKOW J, et al. Isolation and investigation of presumptive murine lacrimal gland stem cells. Invest Ophthalmol Vis Sci, 2015, 56(8): 4350-4363.

[29] SHATOS M A, HAUGAARD-KEDSTROM L, HODGES R R, et al. Isolation and characterization of progenitor cells in uninjured, adult rat lacrimal gland. Invest Ophthalmol Vis Sci, 2012, 53(6): 2749-2759.

[30] ZOUKHRI D. Mechanisms involved in injury and repair of the murine lacrimal gland: role of programmed cell death and mesenchymal stem cells. Ocul Surf, 2010, 8(2): 60-69.

[31] ZOUKHRI D, FIX A, ALROY J, et al. Mechanisms of murine lacrimal gland repair after experimentally induced inflammation. Invest Ophthalmol Vis Sci, 2008, 49(10): 4399-4406.

[32] ZOUKHRI D. Effect of inflammation on lacrimal gland function. Exp Eye Res, 2006, 82(5): 885-898.

[33] THIERY J P, ACLOQUE H, HUANG R Y, et al. Epithelial-mesenchymal transitions in development and disease. Cell, 2009, 139(5): 871-890.

[34] MANI S A, GUO W, LIAO M J, et al. The epithelial-mesenchymal transition generates cells with properties of stem cells. Cell, 2008, 133(4): 704-715.

[35] YOU S, AVIDAN O, TARIQ A, et al. Role of epithelial-mesenchymal transition in repair of the lacrimal gland after experimentally induced injury. Invest Ophthalmol Vis Sci, 2012, 53(1): 126-135.

[36] KNOP E, KNOP N, MILLAR T, et al. The

international workshop on meibomian gland dysfunction: report of the subcommittee on anatomy, physiology, and pathophysiology of the meibomian gland. Invest Ophthalmol Vis Sci, 2011, 52(4): 1938-1978.

[37] FOULKS G N, BRON A J. Meibomian gland dysfunction: A clinical scheme for description, diagnosis, classification, and grading. Ocul Surf, 2003, 1(3): 107-126.

[38] ANDERSEN H, EHLERS N, MATTHIESSEN M E. Histochemistry and development of the human eyelids. Acta Ophthalmol (Copenh), 1965, 43(5): 642-668.

[39] JESTER J V, NICOLAIDES N, KISS-PALVOLGYI I, et al. Meibomian gland dysfunction. Ⅱ. The role of keratinization in a rabbit model of MGD. Invest Ophthalmol Vis Sci, 1989, 30(5): 936-945.

[40] KNOP E, KNOP N, ZHIVOV A, et al. The lid wiper and muco-cutaneous junction anatomy of the human eyelid margins: an in vivo confocal and histological study. J Anat, 2011, 218(4): 449-461.

[41] COX S M, NICHOLS J J. The neurobiology of the meibomian glands. Ocul Surf, 2014, 12(3): 167-177.

[42] KAM W R, SULLIVAN D A. Neurotransmitter influence on human meibomiangland epithelial cells. Invest Ophthalmol Vis Sci, 2011, 52(12): 8543-8548.

[43] SULLIVAN D A, LIU Y, KAM W R, et al. Serum-induced differentiation of human meibomian gland epithelial cells. Invest Ophthalmol Vis Sci, 2014, 55(6): 3866-3877.

[44] SCHIRRA F, SUZUKI T, RICHARDS S M, et al. Androgen control of gene expression in the mouse meibomian gland. Invest Ophthalmol Vis Sci, 2005, 46(10): 3666-3675.

[45] DING J, KAM W R, DIECKOW J, et al. The influence of 13-cis retinoic acid on human meibomian gland epithelial cells. Invest Ophthalmol Vis Sci, 2013, 54(6): 4341-4350.

[46] DING J, LIU Y, SULLIVAN D A. Effects of insulin and high glucose on human meibomian gland epithelial cells. Invest Ophthalmol Vis Sci, 2015, 56(13): 7814-7820.

[47] DING J, SULLIVAN D A. The effects of insulin-like growth factor 1 and growth hormone on human meibomian gland epithelial cells. JAMA Ophthalmol, 2014, 132(5): 593-599.

[48] GIDFAR S, AFSHARKHAMSEH N, SANJARI S, et al. Notch signaling in meibomian gland epithelial cell differentiation. Invest Ophthalmol Vis Sci, 2016, 57(3): 859-865.

[49] KHANDELWAL P, LIU S, SULLIVAN D A. Androgen regulation of gene expression in human meibomian gland and conjunctival epithelial cells. Mol Vis, 2012, 18: 1055-1067.

[50] LIU S, HATTON M P, KHANDELWAL P, et al. Culture, immortalization, and characterization of human meibomian gland epithelial cells. Invest Ophthalmol Vis Sci, 2010, 51(8): 3993-4005.

第二节 干眼的定义、流行病学、分类与诊断

泪液是眼睛得以滋润和视物清晰的基本保证。泪液的成分中98.2%是水，1.8%是固体，呈弱碱性，固体中除了蛋白质、无机盐以外，还含有细胞生长因子，如乳铁蛋白、溶菌酶、乳化过氧化物酶、表皮生长因子、内皮素-1、碱性成纤维细胞生长因子等。蛋白质可降低泪液的表面张力，盐分可维持一定的渗透压，使眼泪能够均匀地分布在眼球表面，形成一层透明而光滑的保护薄膜。但如果因各种原因造成泪液质和量或动力学异常致使泪膜不稳定，导致眼表组织慢性病变，就会造成眼部出现干涩等不适症状，这种眼表疾病就是临床常见的干眼。

一、干眼的定义

干眼作为一类涉及眼表多部位的多病因疾病，可单独存在，也可合并于其他病症，虽然一般不会导致患者失明，但却严重影响患者的生活质量。眼科临床对于干眼的定义一直在不断的修改与完善中，1995年国际干眼协会将干眼定义如下：干眼是指任何原因引起的泪液质和量的异常或动力学异常导致泪膜稳定性下降，造成眼表损伤和眼部不适症状的一类疾病。2007年国际干眼组织（The International Dry Eye Workshop，DEWS）将干眼统一定义为一种多因素的泪液和眼表疾病，可引起眼部不适、视觉紊乱、泪膜不稳定、眼表损害，并伴有泪膜渗透压增加和眼表炎症。2013年中华医学会眼科学分会角膜病学组干眼临床诊疗专家共识将干眼定义为由于泪液的量或质或流体动力学异常引起的泪膜稳定性和/或眼表损害，从而导致眼部不适症状及视功能障碍的一类疾病。2017年，国际泪膜与眼表协会（Tear Film and Ocular Surface Association，TFOS）在第1版国际干眼指南（International Dry Eye Workshop Ⅰ，DEWS Ⅰ）的基础上，以循证医学的方法，结合近十年对干眼的新认识，

重新修订了干眼的定义：干眼是以泪膜稳态失衡为主要特征并伴有眼部不适症状的多因素眼表疾病。泪膜不稳定、泪液渗透压升高、眼表炎性反应和损伤，以及神经异常是其主要病理生理机制。

1995年国际干眼协会将不适定义为干眼相关的主要症状反应，2007年的定义扩大了症状的概念，将视觉障碍包括在内。不同语言和文化之间的术语不同，例如在中文中"异物感"或"刺痛"并不常被报道或理解。与最初的DEWS Ⅰ报告相同，DEWS Ⅱ也认为眼部不适和视功能障碍均非常重要，认为患者所述的瞬间模糊与泪表质量的破坏相关，但为了避免局限性和使全球相关性最大化，目前的定义选择了"合并眼部的多种症状"这一短语，以涵盖与干眼相关的更广泛的可能症状。DEWS Ⅱ不但强调了干眼的临床表现，而且首次提出了泪膜稳态失衡的概念。泪膜在润滑和保护眼表中起重要作用，并为最佳视觉效果保持光滑的屈光面。生理上，稳态描述了机体中与其各种功能以及体液和组织的化学组成有关的平衡状态。在干眼中，泪膜稳态失平衡这一概念肯定了泪膜和眼表可能发生许多不同的变化。其对应1个或多个干眼的潜在病因。稳态失衡被认为是描述干眼发展基础过程的统一特性，既包括泪液量的异常，也包括质的异常和动力学的异常。此外，DEWS Ⅱ眼表被定义为由眼和眼附属器组成，包括角膜、结膜、眼睑、睫毛、泪膜、主和副泪腺，以及睑板腺。与以往眼表定义相比，DEWS Ⅱ将泪膜、眼睑和睫毛一并纳入了眼表范畴。因此，泪液，包括在生成时作为单独成分而言，或者作为眼表的泪膜，都被纳入在"眼表"术语中。

2018年11月，美国眼科学会（American Academy of Ophthalmology，AAO）发布了干眼综合征临床指南（Preferred Practice Pattern，PPP），将干眼定义为干眼综合征，指由于泪液分泌减少或者泪液蒸发过多引起的与眼部不适和/或视觉症状相关，并可能引起眼表疾病的一组泪膜异常的疾病。此定义更加突出了干眼的一系列症状和体征，如眼部刺激症状、眼红、黏液分泌物、不稳定的视力和泪河减少或泪膜破裂时间缩短的所有年龄的人。

2020年，由亚洲干眼协会中国分会、海峡两岸医药卫生交流协会眼科学专业委员会眼表与泪液疾病学组、中国医师协会眼科医师分会眼表与干眼学组全体委员讨论并修改，根据我国干眼诊治的特点，形成一份新的中国干眼专家共识。此共识中，干眼的定义为：多因素引起的慢性眼表疾病，是由泪液的质、量及动力学异常导致的泪膜不稳定或眼表微环境失衡，可伴有眼表炎性反应、组织损伤及神经异常，造成眼部多种不适症状和/或视功能障碍。

实际上，国际泪膜与眼表协会和亚洲干眼协会对干眼定义的表述各有侧重。2种定义均强调了干眼为多因素疾病，泪膜不稳定是干眼的核心特征，以及干眼症状呈多样性。不同点在于，DEWS中提出的定义更注重病理生理学的改变，包括泪膜不稳定、泪液的渗透压升高、眼表炎性反应和损伤，以及神经感觉异常等；而亚洲干眼协会给出的定义则更为宽泛，强调干眼可能出现的症状和/或导致视力损伤。

由于我国各级眼科医师对于干眼的认识及诊疗水平存在差异，因此2020年的专家共识在参考DEWS和亚洲干眼协会对干眼的定义和分类基础上，以我国临床实际应用为主，更侧重临床症状和体征，以便临床医师更好地诊断和治疗干眼。该共识对干眼的定义强调了"多因素"和"慢性"，引入了"眼表微环境"和"神经异常"的概念。"多因素"是指导致干眼的发病因素较多，即使同一患者也可能由多种因素联合引起，体现干眼病因的复杂性，因而在诊断中找出病因及在治疗中对因治疗十分重要。干眼是呈现"慢性"过程的疾病，强调了疾病形成的积累性及治疗过程的长期性，明确了干眼属于慢性疾病。"眼表微环境"则为首次提出的概念，强调眼表是统一整体，是依靠泪液、细胞、神经及免疫等综合因素维持平衡，一旦某个或多个因素失衡，可能会造成眼表出现一系列连锁反应，导致眼表功能失衡。"神经异常"指眼表的感觉神经异常，是临床部分干眼患者症状与体征分离的重要原因，如糖尿病等因素造成角膜神经功能障碍，使干眼体征明显而症状较轻或缺如等。

新共识的提出具有划时代的意义，既与时俱进，又有自身的特色和优势，十分有助于我国干眼诊治的进一步系统化、精细化和规范化，也为干眼的慢病管理提供了参考。

二、干眼的流行病学

近年来，随着人口的老龄化、环境污染的日益加重，以及各种显示屏的大量使用，干眼患者的数量呈明显增加的趋势。由于国内外对干眼的疾病定义、纳入标准、分类和研究目的不同，患病率差异较大，因此针对干眼流行病学研究结果的解读也较为复杂。

目前，世界范围内关于干眼发病率的报道不等，大约在5.5%~33.7%不等，但一般认为女性高于男性，老年人高于青年人，亚洲人高于其他人种。2018年AAO的干眼综合征临床指南显示，在接受综合检查的2 127例门诊患者中，有17%被诊断患有干眼，跟我们的总体临床印象相符，但这个结果可能无法代表总体人口的患病情况，因为不同的标准可能带来不同的结果。DEWS Ⅱ于 2015 年 9 月使用 PubMed 对已发表的、同行审评的眼病患病率报告文献进行了检索，纳入最近 10 年（2005—2015 年）发表的人群研究结果。结果显示基于女性健康研究（women's health study，WHS）标准的干眼患病率为 4.3%~24.0%，女性患病率高于男性。基于干眼症状（伴或不伴体征）为诊断标准的干眼患病率范围约为 6.5%~52.4%，原因不仅在于人口特征，如年龄和性别的差异，还与不同研究依据的干眼定义差别有关。总体结果是症状性干眼的患病率女性高于男性，其数值约为男性的 1.33~1.74 倍，亚洲人高于高加索人。基于干眼体征（泪膜破裂时间或 Schirmer 试验或荧光素染色评分）的干眼患病率变异度相当大 5.8%~85.6%，这些患病率结果差异可能与常规干眼检查的可重复性较差、诊断临界值的缺乏有关，也与研究人群的特征（包括年龄、性别、种族，以及诊断时的眼睛状态、用药情况、生活方式或环境因素）有关。同时，基于干眼症状和体征的干眼患病率相对较低，为 8.7%~30.1%，女性干眼患病率为男性的 1.3~1.5 倍。基于睑板腺功能障碍（meibomian gland dysfunction，MGD）的 40 岁以上人群干眼患病率为 38%~68%，且亚洲人的患病率高于高加索人。

根据我国现有的流行病学研究显示，干眼在我国的患病率与亚洲其他国家类似，在 21%~30%，较美国及欧洲高。按照这个比例计算，我国干眼罹患人群约在 3 亿左右。韦振宇等通过对 PubMed、Ovid、Elsevier 等英文数据库及中国生物医学文献数据库、中国学术文献总库、万方及重庆维普等我国重要医学文献数据库的检索，收集我国 2000—2015 年干眼流行病学的研究数据，结果显示我国干眼的患病率不同地区差异较大，分布于 6.1%~59.1%。农村人群患病率高于城市人群（21.3% vs. 15.3%），但差异并无统计学意义。我国北方地区干眼患病率略高于南方地区（17.9% vs. 16.1%）；西部地区、中部地区及东部地区的患病率，分别为 31.3%、10.3% 及 12.8%。提示我们干眼的患病率和地域有密切的关系，高海拔是干眼的重要危险因素之一。

最新的干眼综合征临床指南（PPP 2018）指出老龄、女性、绝经期后使用雌激素治疗、食物中 Ω-3 脂肪酸低摄入、抗组胺药物、结缔组织病、角膜屈光手术、放射治疗、造血干细胞移植、维生素 A 缺乏、丙型肝炎感染和雄激素缺乏被一致认为是干眼的危险因素；而亚裔人、药物（如三环类抗抑郁药、选择性血清素再摄入抑制剂、利尿剂和 β-受体阻滞剂）、糖尿病、人类免疫缺陷病毒（HIV）/人类嗜 T 细胞病毒-1（HTLV-1）感染、全身化疗、大切口白内障囊外摘出术（ECCE）、穿透性角膜移植、异维 A 酸、低湿度的环境、结节病和卵巢功能障碍被认为有限证据支持的危险因素；至于吸烟、西班牙裔人、药物（如抗胆碱能药物、抗焦虑药物、抗精神病药物）、饮酒、更年期、肉毒素注射、粉刺、痛风、口服避孕药和妊娠则尚不清楚是否为危险因素。

三、干眼的分类

干眼的分类方案是为了指导诊断和最终通过合适的治疗来改善患者护理。国际上尚无统一的干眼分类标准，目前存在多种分类方法。干眼发病机制的复杂性是目前分类尚不完善的主要原因。在我国早期遵循的是美国 1995 年国立眼科研究所制订的干眼分类：泪液缺乏型和蒸发过强型 2 种类型，而目前临床上应用较为广泛的分类方法是将干眼分为水液缺乏型和脂质缺乏型。2 种分类方法的核心和原则一致，均对指导治疗有很大的参考意义，任何一种形式都与眼表损害和眼表不适症状相关。

2013 年中华医学会眼科学分会角膜病学组对我国现有基于眼表面泪膜结构与功能的干眼分类标准进行改进，同时基于 Delphi 小组报告提出了我国干眼严重程度的分类标准，根据不同类型的发病机制将干眼分为 5 类。2020 年的新共识保留了 2013 年共识的 5 种类型，仅将“蒸发过强型干眼”修改为“脂质异常型干眼”，使分类进一步科学规范。

1. 按照泪液主要成分或功能异常分类

①水液缺乏型干眼：由水液性泪液生成不足和/或质的异常而引起，如 Sjögren 综合征和许多全身性因素引起的干眼。②脂质异常型干眼：由于脂质层质或量的异常而引起，如睑板腺功能障碍、睑腺炎、睑缘炎、眼睑的缺损或异常、视频终端综合征等（表 2-2-1）。③黏蛋白异常型干眼：为眼表上皮细胞受损而引起，包括眼表的药物毒性损伤、化学伤、热烧伤、角膜缘功能障碍等。④泪液动力学异常型干眼：由泪液的动力学异常引起，包括瞬目异常、泪液排出延缓、结膜松弛引起的眼表炎症而导致动力学异常等；部分视频终端综合征及各种原因导致的神经麻痹性或暴露性眼睑闭合不全亦属于这个类型。⑤混合型干眼：临床上最常见的干眼类型，为 2 种或 2 种以上原因所引起的干眼。

2. 按干眼的严重程度分类

一旦干眼的诊断成立，我们同时应当对其进行严重程度的分类，这对于评估病情和临床药物治疗效果均有

表 2-2-1　干眼的分类及具体病因

分类	病因
水液缺乏型干眼	
非 Sjögren 干眼	1. 泪腺疾病　原发性泪腺疾病、类肉瘤、HIV、移植物抗宿主疾病等
	2. 泪腺阻塞　沙眼、瘢痕性类天疱疮、多形性红斑、烧伤等
	3. 缺乏反射性泪液分泌　神经麻痹性角膜炎、面瘫、配戴角膜接触镜等
	4. 全身应用导致泪液分泌减少的药物　三环类抗抑郁药、抗帕金森病药、某些抗高血压药及抗心律失常药、口服避孕药等
Sjögren 干眼	1. 原发性 Sjögren 综合征
	2. 继发性 Sjögren 综合征　自身免疫性疾病(类风湿性关节炎、系统性红斑狼疮、系统性硬化等)
脂质异常型干眼	
内源性	1. 睑板脂质或黏蛋白缺乏
	2. 眼睑位置异常
	3. 瞬目异常
	4. 药物反作用
外源性	1. 维生素 A 缺乏
	2. 局部用药中防腐剂的影响
	3. 角膜接触镜等
	4. 眼表相关疾病,如过敏性结膜炎、睑板腺功能障碍、睑缘炎等
黏蛋白异常型干眼	眼表药物毒性损害、化学伤、热烧伤、角膜缘功能障碍、长期配戴角膜接触镜等
泪液动力学异常型干眼	瞬目异常、泪液排出异常、结膜松弛、眼睑异常、视频终端综合征相关干眼
混合型干眼	2 种或 2 种以上上述原因,临床最常见,通常为中重度

很大帮助。目前国际上尚无具有实用性的干眼严重程度分类的方法。临床上干眼的症状与体征常不一致,考虑到症状的主观性较强,并受生理、心理及神经感觉的影响,干眼严重程度分类主要依据干眼的体征。根据症状的严重程度进行分类也具有临床价值,评分标准可以干眼症状评分表为依据。若症状与体征分离,则以体征为主。

按照 2020 年的中国干眼专家共识,根据体征的严重程度,干眼可分为以下几类。

(1) 轻度:裂隙灯显微镜下检查无明显眼表损伤体征(角膜荧光素染色点<5 个),荧光素染色泪膜破裂时间(tear break-up time,BUT)在 6~10s。

(2) 中度:裂隙灯显微镜下检查角膜损伤范围不超过 2 个象限和/或角膜荧光素染色点≥5 个且<30 个,BUT 在 2~5s。

(3) 重度:裂隙灯显微镜检查角膜损伤范围达 3 个象限和/或角膜荧光染色点≥30 个,BUT<2s 或无完整泪膜。重度者角膜荧光素染色点常融合成粗点、片状或伴有丝状物。

泪液分泌量是判断水液缺乏型干眼严重程度的重要指标,由于泪液分泌试验检查的稳定性及重复性不佳,故未将其结果作为干眼严重程度分类的指标。但是在有些情况下,其也可作为参考指标,如 Schirmer 试验结果为 0,即可认为是重度干眼。

3. 按干眼症状的严重程度分级

表 2-2-2 参照 2007 年国际干眼组织及 2011 年 AAO 干眼指南对干眼严重程度的分级标准为:①轻度,眼部刺激症状、痒感、疼痛、烧灼感或间歇性视力模糊。此阶段往往很难诊断为干眼,因为症状和体征的不一致性。依靠多次的观察和患者对症状的描述(有症状,没有体征)。②中度,眼部不适感和其发生的频率增加,对视觉功能有不良影响(有症状,有体征)。③重度,眼部不适症状出现的频率增加以致成为经常性,有视力损伤的潜在危险(有症状,有体征,有视功能障碍)。医生从而可以在其病因、分类,以及分级的基础上,进行个体化的有效治疗。

表 2-2-2 干眼严重程度分级

严重程度	Ⅰ级	Ⅱ级	Ⅲ级	Ⅳ级
不适症状	轻度/阶段性/有环境影响	中度/阶段性/有-无环境影响	重度/频繁/无环境影响	重度/持续/视觉障碍
刺激症状	无/阶段性疲劳	阶段性/令人烦恼	慢性持续性/影响正常生活	持续性视觉功能障碍
结膜充血	无/轻微	无/轻微	+/−	+/++
结膜染色	无/轻微	不稳定	中度 ~ 显著	显著
角膜染色	无/轻微	不稳定	中央明显	重度糜烂
角膜/泪液体征	无/轻微	轻度碎屑/泪河下降	黏液团块、泪液碎片、丝状角膜炎	溃疡
眼睑/睑板腺	不确定	不确定	常有异常	倒睫/角化
BUT	不稳定	<10s	≤ 5s	瞬间
Schirmer 值	不稳定	<10mm	≤ 5mm	≤ 2mm

四、干眼的病因

干眼症的病因十分复杂，可以说是内因与外因共同作用的结果（详见图 2-2-1）。最常见的水液缺乏型干眼为非 SS 相关干眼，在老年人中的发病率为 15%，其主要原因为 T 细胞浸润泪腺从而导致分泌功能的下降。非 SS 可以由诸如移植物抗宿主病（graft-versus-host disease，GVHD）、结节病，以及导致泪管堵塞的相关疾病（如类天疱疮、Stevens-Johnson 综合征、沙眼）等所致，从而导致泪腺功能的明显下降。SS 是次常见原因，发病率为 0.2%~0.5%。SS 不仅会导致干眼，还会出现口干甚至影响神经系统，原发性 SS 是由于结缔组织紊乱，而继发性 SS 常由于风湿性关节炎、系统性红斑狼疮或韦氏肉芽肿病。总的来说，SS 干眼通常较非 SS 干眼发病早，而且病情更严重。

睑板腺阻塞，这与痤疮、特异性皮炎（颜面部）和脂溢性皮炎相关的皮肤病有关是最常见的蒸发过强引起干眼的危险因素。蒸发过强型干眼还与眼球位置异常（如眼球突出）、配戴角膜接触镜、职业，以及环境相关。因此，干眼可能与空气的湿度较低、使用显微镜时瞬目减少，以及使用视频终端电器时睑裂增宽等有关，这也就是我们平常所说的办公室综合征。

目前关于干眼发病的危险因素普遍认可的包括：衰老、女性、药物过敏、结缔组织病、造血干细胞移植、雄激素缺乏、绝经后雌激素治疗、准分子激光手术、维生素 A 缺乏、ω-3 必需脂肪酸摄入低等。另外相关报道的危险因素还包括：低湿度环境、全身化疗、糖尿病、角膜移植术后、眼表烧伤、白内障等内眼手术、结节病、卵巢功能障碍、全身应用药物（如三环抗抑郁药、利尿剂、口服避孕药、抗精神病药、β-受体阻滞剂）等。

干眼由多因素导致，在病情进展过程中可能另有因素加入，部分患者发病很难用 1 种病因完全解释。在临床工作中，找到始动因素或最主要因素，会给临床治疗提供方向或在治疗中抓住主要矛盾。根据 2020 年的中国干眼专家共识，干眼按具体发病原因和危险因素可细分为以下几类。

1. 全身因素性 很多全身性疾病，尤其免疫系统疾病及内分泌系统失衡会导致干眼，如 Sjögren 综合征、Stevens-Johnson 综合征、移植物抗宿主病、各种结缔组织和胶原血管病、严重的肝功能异常、甲状腺功能异常、糖尿病及痛风、更年期后的女性较为普遍，其他如维生素 A 缺乏、雄激素缺乏等疾病也易导致干眼。

2. 眼局部因素性 包括局部感染及免疫相关疾病（如感染性结膜炎、过敏性结膜炎、角膜上皮基底膜下神经纤维丛密度异常），泪腺、睑板腺、眼表上皮细胞（杯状细胞）及角膜神经功能异常，螨虫性睑缘炎、睑缘结构异常等；各种原因引起的泪液动力学异常，如眼睑皮肤及结膜松弛症、泪阜部增生、眼睑痉挛、眼型痤疮等。

3. 环境因素性 环境因素包括空气污染、光污染、射线、高海拔、低湿度及强风力等。

4. 生活方式相关因素性 如长时间操作视频终端、户外活动少、长时间近距离平面固视、睡眠不足、使用空调、吸烟、长期配戴角膜接触镜、眼部化妆及长时间驾驶等。

5. 手术相关因素性 包括各种手术导致泪腺、副泪腺、睑板腺、眼表上皮细胞、角膜上皮基底膜下神经纤

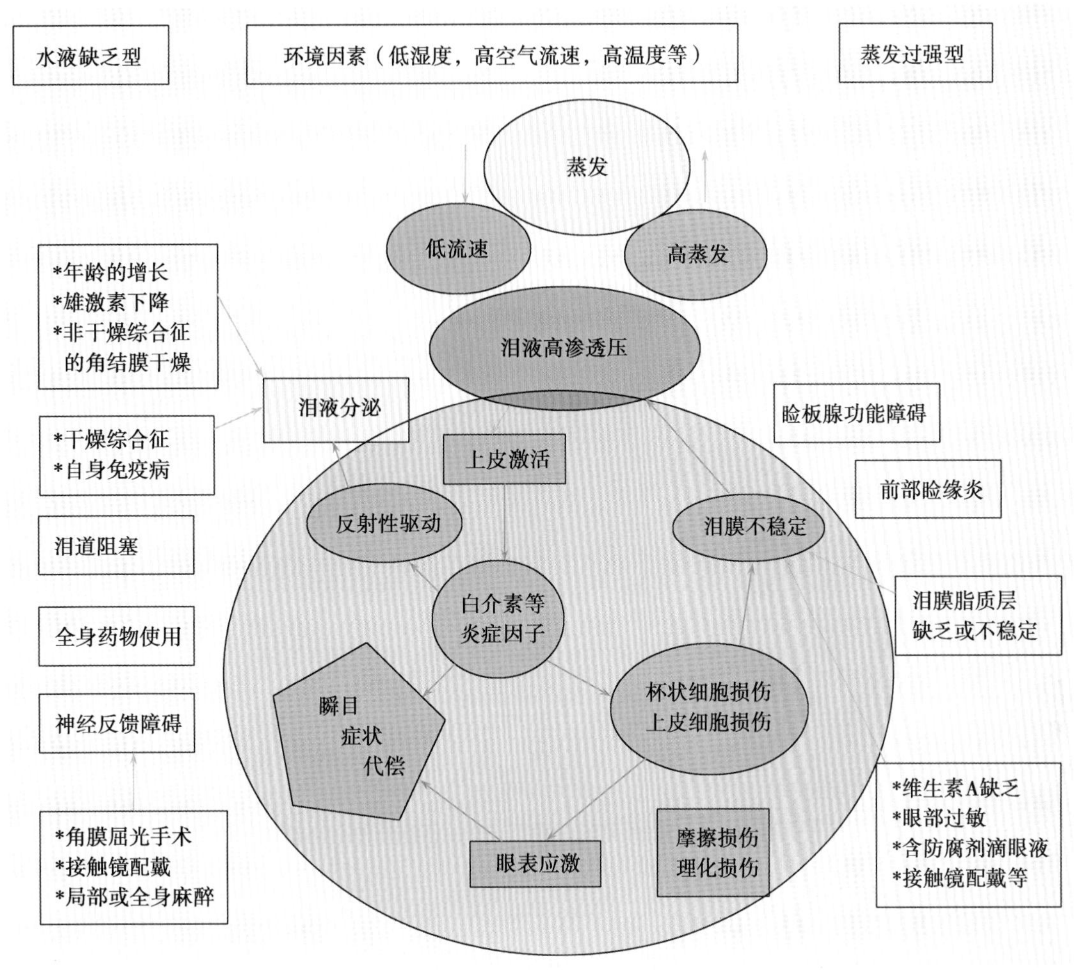

图 2-2-1 干眼的发病机制

维丛损伤及缺失；各种手术引起泪液动力学异常，如眼表面光滑程度改变或曲率变化、泪道管径扩大、泪小点位置异常、睑缘缺损等。激光角膜屈光手术、白内障摘除手术等导致干眼的发生率较高，大部分患者于术后 3~6 个月恢复，但少数患者可以持续较长时间。

6. 药物相关因素性 包括全身及局部用药。全身用药，如更年期补充激素，服用抗抑郁、抗组胺、抗胆碱、抗精神病药物，以及异维 A 酸药物、利尿剂、避孕药物、全身化疗药物等；局部用药，如眼部使用消毒剂、抗病毒药物、抗青光眼药物（受体阻滞剂等）及含防腐剂滴眼液、眼膏等。

7. 其他因素性 除了以上因素，还有其他因素，如焦虑、抑郁等情绪也会导致干眼。

所以《2020 中国干眼专家共识》，将干眼按照上述病因进行了分类，从而更利于指导我们下一步的治疗。

五、干眼的诊断

目前关于干眼的诊断尚无统一的标准，且各个国家及地区的诊断标准亦不同，而我国也没有统一的诊断标准。干眼的定义中强调了以下几个特点：①眼干症状；②眼表损害；③泪膜不稳定；④泪液渗透压增高。刘祖国等在此基础上并结合大量临床观察，建议干眼的诊断标准为：①主观症状（必需），干燥感、异物感、疲劳感、不适感；②泪膜不稳定（必需），泪膜破裂试验；③泪液分泌减少，泪河高度、Schirmer 试验；④眼表面损害（加强诊断），荧光素染色、虎红染色、丽丝胺绿染色；⑤泪液渗透压增加或乳铁蛋白减少（加强诊断）。在上述几项诊断标准中，排除其他原因后有①+②（≤5min）或①+②（≤10min）+③或④可作出干眼的诊断。如有④及⑤则加强诊断。

干眼诊断的测试很多，测试方法及先后顺序的选择都很重要，因为有些检查会影响后续检查的结果，一般首先选择无创或创伤较小的检查，最后进行创伤较大的检查，并最终通过对多种检查结果进行综合评估，从而尽可能地确定干眼的诊断、分类、分级，以及给予最恰当的治疗方法。

1. 症状和病史

临床病史和眼部症状的记录是非常必要的。目前国际上有多种评估干眼的问卷调查，以下为我院目前采用的干眼问卷调查表即眼表疾病指数评分（ocular surface disease index，OSDI）（框 2-2-1）。OSDI 总分为 0~100 分，分值 13~22 者为轻度干眼，23~32 者为中度干眼，33~100 者为重度干眼。

框 2-2-1 干眼问卷调查

眼表疾病指数

请回答下面 12 个问题，在最合适的答案上画圈

在过去的一周您是否有过下述症状　　问题 1~5 总分

	持续这样	大部分时间	约一半时间	偶尔出现	从未有过	
1. 眼睛畏光	4	3	2	1	0	不适用
2. 异物感	4	3	2	1	0	不适用
3. 眼痛不适	4	3	2	1	0	不适用
4. 视物模糊	4	3	2	1	0	不适用
5. 视力不良	4	3	2	1	0	不适用

在过去的一周，您的眼睛是否限制了你生活的以下方面　　问题 6~9 总分

	持续影响	大部分时间	约一半时间	偶尔影响	从未影响	
6. 阅读	4	3	2	1	0	不适用
7. 开夜车	4	3	2	1	0	不适用
8. 用电脑工作	4	3	2	1	0	不适用
9. 看电视	4	3	2	1	0	不适用

在过去的一周，当处于以下环境中时您的眼睛会出现不适吗　　问题 10~12 总分

	持续不适	大部分情况会出现不适	约一半情况会出现不适	偶尔出现不适	从未出现过不适	
10. 在遇到风沙时	4	3	2	1	0	不适用
11. 在干燥，低湿度的地区时	4	3	2	1	0	不适用
12. 在有空调的地方	4	3	2	1	0	不适用

右边哪个表情最能描述目前您眼睛的状况

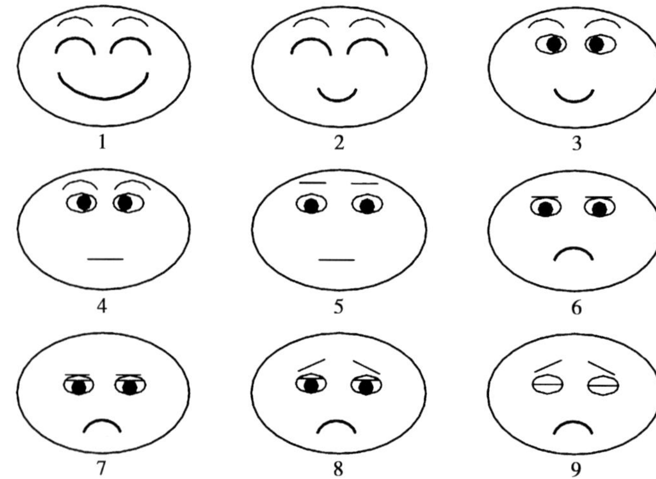

询问患者病史时，应包括以下几个重要方面：①症状，眼干、异物感、畏光、烧灼感等（表 2-2-3 示干眼症状分级评分标准）；②症状开始以及持续的时间；③昼夜节律；④生活以及工作环境（抽烟、风、湿度）；⑤角膜接触镜相关问题；⑥化妆品；⑦全身疾病；⑧过敏性疾病；⑨皮肤用药；⑩药物史。

表 2-2-3 干眼症状分级评分标准（注：以下项目分级中编号分别代表相应的分值）

1）眼干
0-无眼干
1-轻度：有轻度眼部干涩感
2-中度：有中度眼部干涩感，不妨碍日常生活
3-重度：眼部明显干涩感，感到痛苦，对日常生活有一定程度的妨碍
4-极重度：眼部干涩感非常明显，感到非常痛苦，对日常生活有明显的妨碍

2）异物感
0-无眼部异物感
1-轻度：似有粉尘或灰沙进入眼部，无流泪或疼痛感
2-中度：似有灰沙或尘土、一热煤渣进入眼部感觉，有中度流泪或眨眼
3-重度：似有一热煤渣进入眼部感觉，有明显的流泪
4-极重度：异物感非常明显，有持续的流泪或眼睑痉挛

3）畏光
0-无畏光
1-轻度：轻微的畏光感，主要强光下畏光，尚可以忍受
2-中度：在室内光线或阳光下偶有眼球不适，戴太阳镜或调暗灯光才能部分缓解症状
3-重度：在室内光线下偶有明显的眼球不适，有时戴太阳镜后这种症状也持续存在
4-极重度：经常或持续的眼部剧痛，戴太阳镜也无改善，只有完全遮盖眼睑才能缓解

4）烧灼感
0-无眼部烧灼感
1-轻度：有轻度眼部烧灼感
2-中度：有中度眼部烧灼感，不妨碍日常生活
3-重度：眼部明显烧灼感，感到痛苦，对日常生活有一定程度的妨碍
4-极重度：眼部烧灼感非常明显，感到非常痛苦，对日常生活有明显的妨碍

2. 眼睑检查

眨眼时的动力学以及眼睑位置应该在采集病史时详细观察，从而可以避免有意识的改变。重点包括以下：①眨眼的频率；②眨眼间歇的持续时间；③睑裂的面积；④眼睑闭合程度。眼睑位置将直接影响泪液的更新，所以须注意以下几方面位置异常：①睑内翻；②睑外翻；③泪小点外翻；④瘢痕性异位；⑤皮肤松弛；⑥颞上方眼睑肿胀，包括泪腺增大。

3. 裂隙灯检查

（1）眼睑异常：睑板腺功能障碍是产生干眼的重要原因，所以尤其注意睑板腺开口有无堵塞，压迫腺体有无脂质分泌物排出，或排出过量的形态异常的脂质，一般将挤压出的睑板腺分泌物分为 4 级，其评分标准为：0 级清亮；1 级轻混；2 级混浊、黏稠，有颗粒（介于 2 级和 3 级之间）；3 级牙膏状（图 2-2-2）。另外须注意睑缘有无充血、毛细血管扩张、瘢痕、角化、溃疡、泪液残渣、化生、鳞屑、增厚、形态异常等慢性睑缘炎改变。睑板腺与灰线的位置关系对干眼的诊断亦有临床意义。

（2）睫毛：异位、错位、鳞屑、螨虫等。

（3）泪河高度（tear meniscus height，TMH）：能够反映总的泪液量，裂隙灯下可以通过主观观察对干眼患者进行初步评估。

（4）结膜改变：充血、水肿、增生性改变（乳头、滤泡）、结膜鳞化、结膜松弛、睑裂斑等。

（5）角膜改变：角膜缘血管网情况、角膜上皮缺损、角膜浸润溃疡、白斑、变性、角膜结膜化、血管翳、翼状胬肉等。

（6）眼部常规检查：对整体病情进行评估，决定患者的病情严重程度以及下一步的治疗方案。

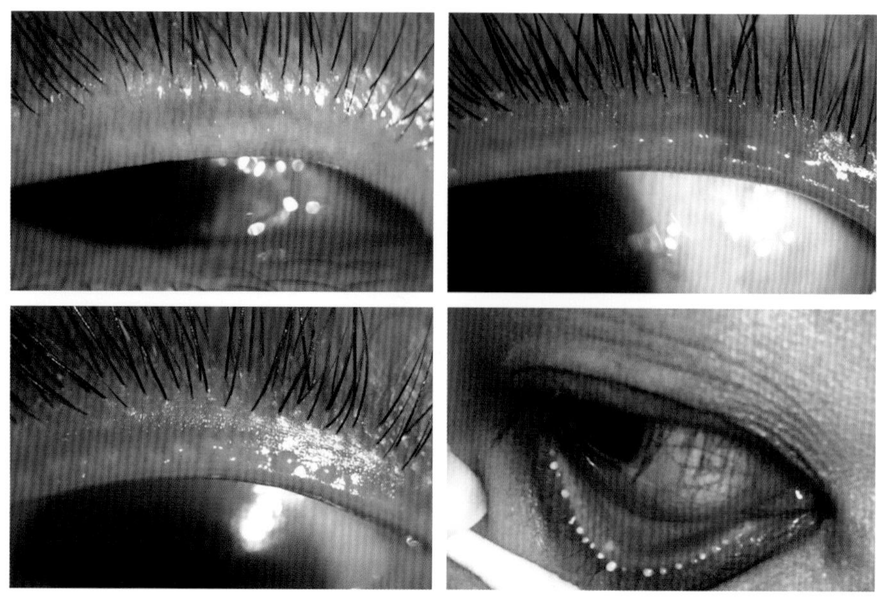

图 2-2-2 睑板腺分泌物评分分级

左上为 0 级，分泌物清亮；右上为 1 级，分泌物轻度混浊；左下为 2 级，分泌物明显混浊，部分伴有细小颗粒；右下为 3 级，分泌物呈膏状，部分患者为无分泌。

4. 泪膜破裂时间（BUT）

BUT 反映泪膜稳定性，该方法为非侵袭性操作，简单易行，无须染色，一般可在裂隙灯下进行评估，亦可通过泪液镜进行观察，该种方法尤其对评估蒸发过强型干眼非常重要。正常一般大于 10s。

5. 泪膜干涉成像方法（tear film interferometry）

泪膜干涉成像方法具有无创伤、方便快捷、直观等特点，可以观察泪膜脂质层的形态，对干眼的诊断及客观反映病情的严重程度具有重要价值。它是根据镜面反射的原理，白色的光源通过镜子的折射入眼内，然后通过晶状体聚焦，使得泪膜的表面被照亮，最后通过图像采集系统，记录从泪膜表面反射回来的图像，可以清楚观察泪膜表面，特别是脂质层的变化。它通过图像的颜色来进行分级，具体如下：1 级，泪膜图像呈灰色，分布均匀；2 级，泪膜图像呈灰色，但分布不均匀；3 级，泪膜图像有少量的其他色彩，且分布不均匀；4 级，泪膜图像有较多的其他色彩，且分布不均匀；5 级，部分角膜表面暴露。目前仍然采用 1996 年 Yokoi 的 5 级分级法：1、2 级为正常，3 级为可疑干眼，4、5 级为干眼。

6. 角膜荧光素染色

荧光素染色阳性反映角膜上皮缺损（不连续），其操作方法为将少量荧光素溶液滴于结膜囊内，嘱患者轻轻眨眼数次，使荧光素在角结膜上均匀分布。将角膜分为 4 个象限，12 分制，每个象限 3 分，评分如下：0 分为无染色；1 分为<5 个点；2 分为介于 1 分、3 分之间；3 分为出现片状染色或丝状物。

7. Schirmer 试验

临床常用的反映泪液分泌量的检查方法（图 2-2-3），包括 SchirmerⅠ试验（反映泪液的基础分泌）以及 SchirmerⅡ试验（反映泪液的反射性分泌），一般认为正常为 10~15mm，<10mm 为低分泌，<5mm 为干眼。

近年国际上出现了一种利用虹吸原理制作的快速泪液检测滤纸条（strip meniscometry tube）。操作时无需表面麻醉，将该滤纸条的一端放置到下眼睑外侧 1/3 处的泪河边缘，注意避免接触角结膜。该滤纸检测应用于干眼检测的主要优点是测量时间短，每只眼仅需 5 秒，且刺激性小、灵敏性和特异性均较高。这种滤纸吸收的泪液量极少，因此在完成该检测之后短时间内即可进行其他检测。该方法引入国内后逐渐推广应用，其对国人干眼的诊断价值还有待进一步观察。

8. 睑板腺照相仪

睑板腺功能障碍是干眼的重要病因之一，睑板腺照相仪是利用睑板腺红外照相技术，从睑板腺数量、形态、走行、长短等方面对睑板腺功能进行评估。将睑板腺的形态与功能进行综合评价，可对睑板腺功能障碍进行如下分级。睑板腺形态分级（图 2-2-4）：0 级，睑板腺无丢失；1 级，睑板腺丢失在全睑板腺面积的 1/3 以内；2 级，

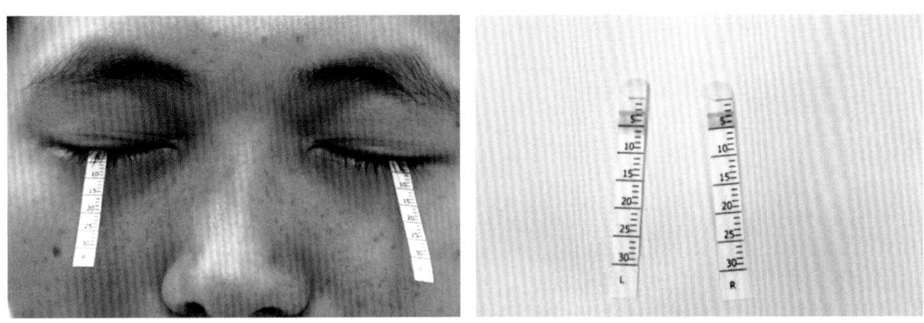

图 2-2-3　Schirmer 试验

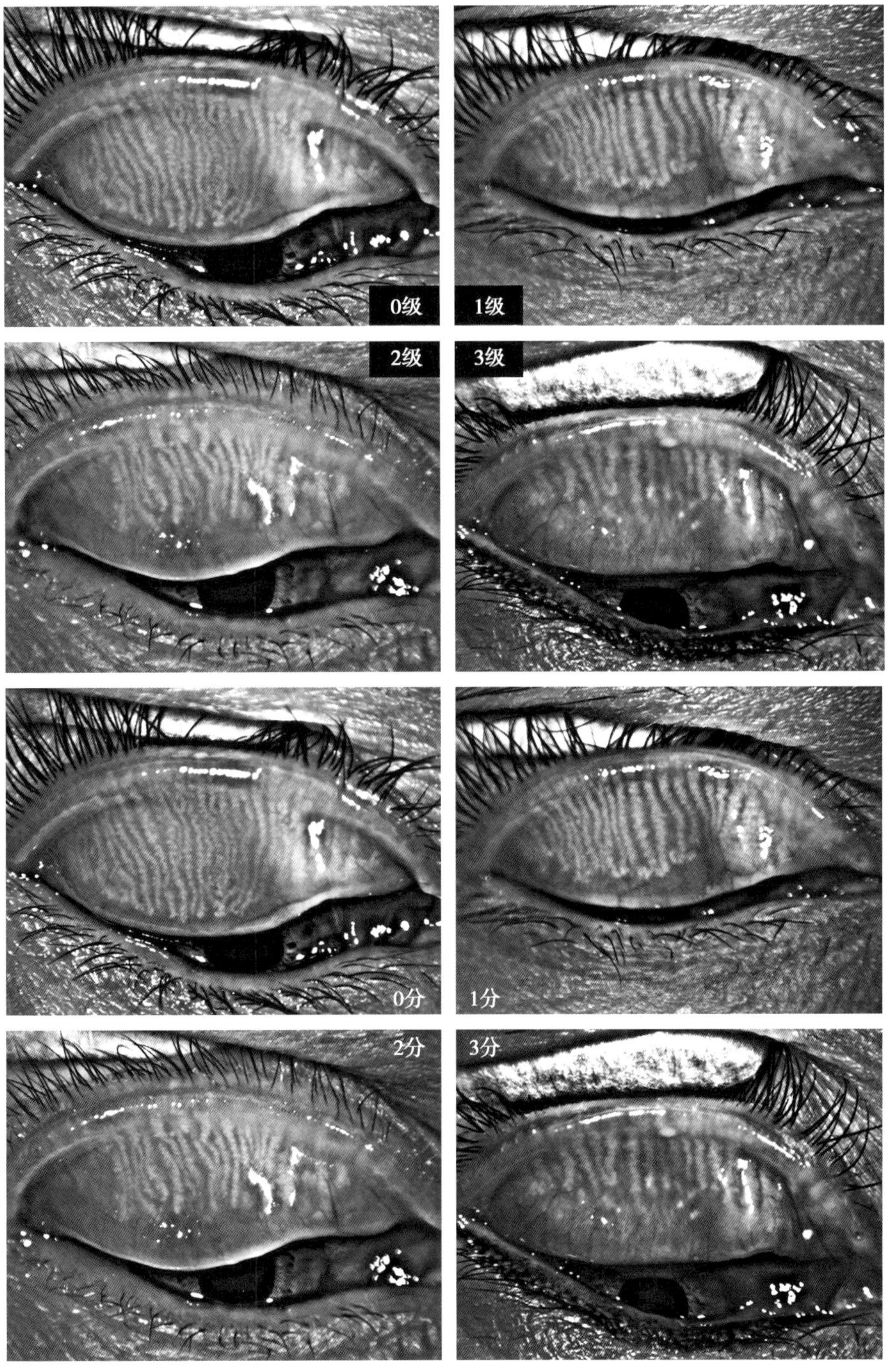

图 2-2-4　睑板腺分级标准（红外线成像图）

左上、右上、左下、右下分别为 0、1、2、3 级。

睑板腺丢失面积在全睑板腺面积的 1/3~2/3;3 级,睑板腺丢失面积超过全睑板腺面积的 2/3。睑板腺分泌物评价标准:0 级,分泌物透明蛋清样;1 级,分泌物奶黄样;2 级,分泌物颗粒状;3 级,分泌物牙膏状。将每只眼睛的上下眼睑分别按照上述评级标准评价,然后将各自两项结果所得分数相加可得出该眼睑睑板腺的分级。该技术将影像学与临床检查相结合,通过睑板腺功能障碍分级标准使我们对睑板腺功能障碍疾病有了更深的认识,从而进一步指导我们对干眼患者进行治疗。

然而,上述分级系统无法反映出临床工作中睑板腺异常的所有情况。一些患者的睑板腺红外图像可能存在特殊情况,如瘢痕、腺体断续或结构不清、扭曲或排列不规则等(图 2-2-5)。这也印证了睑板腺形态功能异常的影响因素和病理生理机制的复杂性。

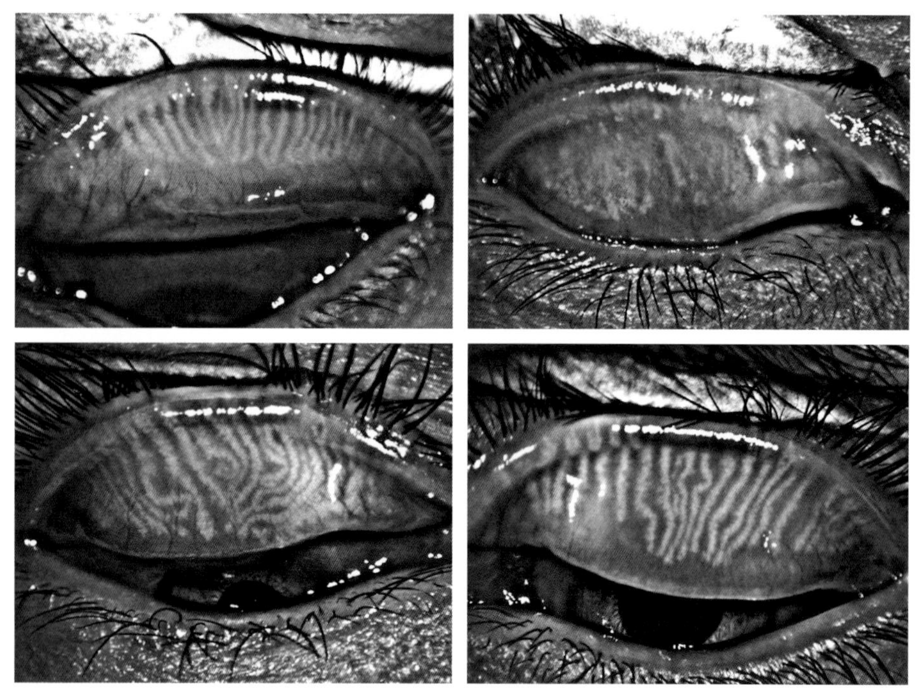

图 2-2-5 4 例不同特殊状态的患者睑板腺照相

左上腺体缺失伴睑结膜瘢痕;右上为腺体缩短伴形态模糊不清;左下为腺体扭曲,排列紊乱;右下为腺体缩短且排列稀疏。

9. 眼前节相干光断层成像(optical coherence tomography,OCT)

随着 OCT 技术的发展,近期推出的眼前节 OCT(即第 4 代 OCT),对眼前节成像具有更深的穿透力和更高的分辨率,它主要通过测量泪河高度(图 2-2-6)、泪河深度及泪河横截面面积来客观地反映泪河情况,从而为临床干眼的诊治提供客观依据。第 4 代眼前节 OCT 不仅能够清晰显示泪河,同时还可进行精确测量,在后期处理程序中还可放大采集的图像,使其更加适用于严重水液缺乏型干眼患者泪河的清晰成像及精确测量。

虽然是非接触性操作,然而环境温度、湿度、光照度、泪河自身的昼夜变化等因素都可造成泪河测量值的波动,同时被测量者睑裂宽度、睁眼时间,以及测量者个人操作方面的因素都可能造成测量值的改变。因此,OCT 用于泪河测量时应注意对环境因素的控制,统一测量条件,对测量者进行统一的培训,以减少测量值的波动。另外,眼前节 OCT 测量值为量化指标,不能对泪液质量进行分析,所以也限制了它在临床的应用。

10. 泪膜脂质层检测

(1)眼表干涉仪:目前临床应用的是眼表面干涉仪(ocular surface interferometer),用于临床检测与计算泪膜脂质层厚度(lipid layer thickness,LLT)。其工作原理是白光干涉,通过镜面反射,直接对泪膜进行干涉光颜色的评估,得到表观数值(interference color unit,ICU)。因此,其仪器报告数值单位为 ICU 而非 LLT。目前认为,LLT 越薄,患有睑板腺功能障碍的可能性越大。如以 60~70nm 为参考的临床值,则诊断的敏感度和特异度均较高(75nm 下分别为 72% 和 62%)。再综合其他诊断指标,可明确诊断。该仪器的另一功能为记录瞬目过程,评估不完全瞬目的比例。由于自发性瞬目是将泪液均匀涂布于眼表的重要环节,不完全瞬目可能导致泪液蒸

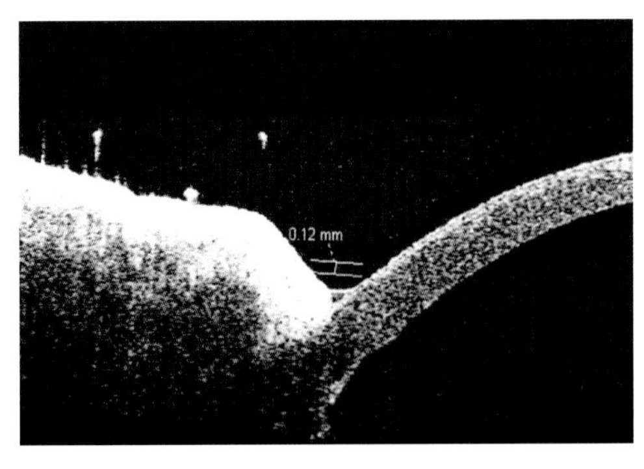

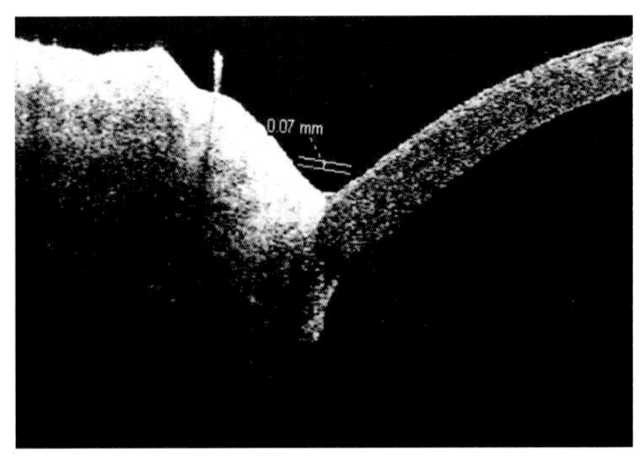

图 2-2-6　眼前节 OCT 测泪河高度

使用眼前节 OCT 测量时，泪河高度<0.2mm 即认为泪液分泌不正常，存在水液缺乏型干眼可能；图中两例患者泪河高度分别为 0.12mm（左图）和 0.07mm（右图）。

发过强，尤其是中下方局部泪膜蒸发异常而导致或加重干眼。不完全瞬目的诊断和处理是干眼慢病管理的重要环节。

近年也陆续出现了兼具脂质层分析和前述一种或多种非侵入式指标检测功能的一体化检测仪，可以对眼表各种参数进行快速、高效、综合测量，进一步提高了检测效率。其中一部分仪器还集成了结果自动判读和分析软件（如睑板腺形态功能量化分析），为临床医师提供了新的诊断依据。这类一体化检测仪的优势之一是使用 LED 冷光源，不对眼表产生刺激，检查数据更为精准；另外，同一设备可以进行不同眼表参数同步测量，减少不同检查之间的相互影响，确保泪膜的真实状态，节约检查和诊疗时间。这些优势在一些特定患者群体（如儿童和其他不能长时间配合检查的患者）中尤为明显。

（2）干眼仪：是一种泪膜干涉成像仪，已应用数十年。利用白色照射光在脂质层前表面和后表面形成双折射光干涉条纹的原理，通过影像显示终端观察角膜中央的脂质形态。其分级与干眼严重程度呈正相关。但目前该仪器已较少应用。主要原因是实际应用中患者图像与参照图像常有较大差异，评级的可重复性较差。此外检查时间与患者瞬目时间二者的间隔长短也影响数值。

11. 共聚焦显微镜

共聚焦显微镜（图 2-2-7）能够从细胞水平活体观察眼部组织，尤其是对角膜及结膜进行无创、实时动态和四维观察，它主要从以下几个方面对干眼进行综合评估：①泪膜，包括泪膜杂质、泪膜干燥斑、脂质层相对厚度，以及脂质层干涉条纹类型；②眼表上皮细胞，干眼患者一般表现为不同程度的鳞状上皮细胞增生、上皮细胞呈应激状态、细胞体积增大，以及细胞核突出等特点；③角膜上皮下神经改变，常表现为神经增粗、迂曲、走行不规则、分支增多等；④结膜杯状细胞的形态和数量的观察；⑤眼表免疫状态的观察，角膜树突状细胞、朗格汉斯细

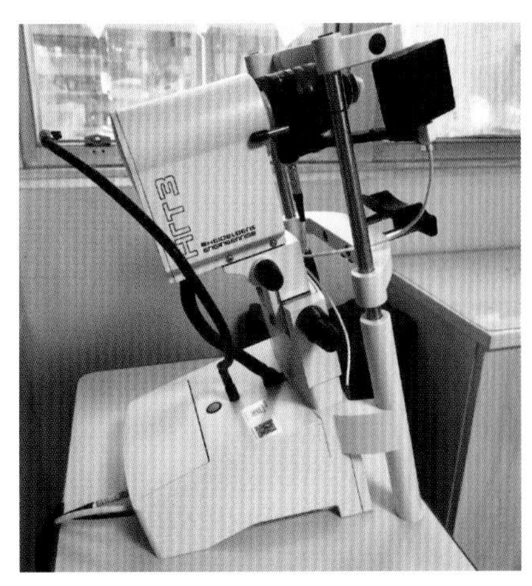

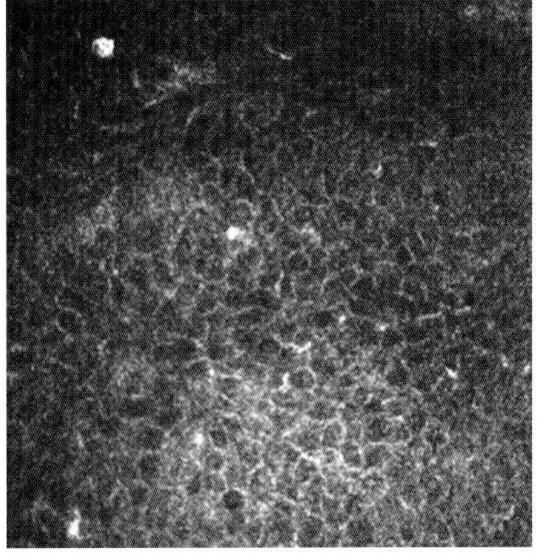

图 2-2-7　共聚焦显微镜

左图示我院所用共聚焦显微镜设备，右图示干眼患者共聚焦显微镜下角膜上皮细胞体积增大，排列不整齐。

胞等免疫细胞的形态和分布数量，尤其是对风湿、Sjögren 综合征等免疫相关的干眼评估。

12. 泪液渗透压

2007 年国际干眼组织将泪液渗透压的升高列为干眼产生的核心机制，并且随着泪液渗透压检测技术的突破和发展，该方面的研究与报道也越来越多。泪液渗透压的检测方法包括冰点降低法、电导率法，以及 2009 年获得美国食品药品管理局（FDA）审批通过的泪液渗透压测量系统，该系统目前在临床应用最为广泛。Jacobi C 等报道了通过该系统测得的干眼患者渗透压为：320mOsmol/L（301~324mOsmol/L），而正常人群为 301mOsmol/L（298~304mOsmol/L），但国内目前尚无相关报道。

13. 角膜地形图

角膜地形图仪，利用 Placido 盘原理，测量角膜的曲率、屈光度，并经软件分析获得角膜表面规则指数（surface regularity index，SRI）、表面不对称指数（surface asymmetry index，SAI）、角膜预测视力（potential visual acuity，PVA），可以作为诊断干眼的客观指标，并可用于评价干眼的严重程度及人工泪液的疗效。刘祖国曾报道：正常人的 SRI、SAI 及 PVA 值分别为 0.31 ± 0.22、0.30 ± 0.16 及 20/17.89 ± 20/3.04，而干眼患者分别为 1.28 ± 0.73、1.05 ± 1.17 及 20/33.45 ± 20/13.99，即干眼患者的 SRI 和 SAI 值较正常人明显升高，PVA 值则明显降低。

14. 结膜印记细胞学

结膜印记细胞学是一种有创性的组织学检查方法，可以通过光学显微镜、电子显微镜，以及免疫组织化学法完成。干眼在印记细胞学中的主要表现为鳞状化生、杯状细胞的减少和炎症细胞的增加。超微体征包括核/浆比率的改变以及“蛇样”染色质的增加。

15. 血清学检查

全身的免疫状态可导致或加重干眼，因此了解自身抗体的存在十分重要，对干燥综合征、类风湿性关节炎等特殊患者更加重要。前者相关的抗体包括抗核抗体、抗 DNA 抗体，抗 ENA 抗体如 SSA/SSB/uRNP 等，后者相关的有类风湿因子、C 反应蛋白等。

对干燥综合征、类风湿性关节炎的早期诊断而言，传统的血清学自身抗体检查存在明显局限性。例如，抗核抗体检测敏感性高（70%~90%），但特异性很低（仅约 30%）；SSA/SSB 抗体的敏感性较低（33%~46%）；类风湿因子的特异性低（30%~40%）。此外，有 30% 的干燥综合征患者血清学自身抗体呈阴性。近年国际上发现有 3 种组织特异性抗体（tissue specific antibodies，TSAs）可作为干燥综合征的新型早期诊断血清标志物，包括：

（1）碳酸酐酶 6（carbonic anhydrase 6，CA6）：唾液腺上皮细胞胞浆和分泌颗粒中的酶，可调节唾液的酸碱缓冲能力。

（2）唾液蛋白 1（salivary protein 1，SP1）：颌下腺和泪腺中高表达。

（3）腮腺分泌蛋白（parotoid secretory protein，PSP）：在腮腺结合并清除病原体过程中出现的分泌型蛋白。

既往研究表明 TSAs 的变化可能与干燥综合征早期的局部组织损伤直接相关。

2019 年美国眼科学会《干燥综合征临床指南》明确指出，对怀疑存在干燥综合征的患者，应在传统自身抗体（SSA、SSB、类风湿因子、抗核抗体）的基础上，联合检测三种 TSA 抗体（CA6，SP1，PSP）。将经典自身抗体和新型组织特异性自身抗体的血清学诊断组合可显著提高干燥综合征患者的早期诊断灵敏度（由 70% 提升至 93%）。对传统血清学检查阴性的且仅有 1 至 2 年干眼病史的早期干燥综合征患者，平均可提前 2~3 年确诊干燥综合征。国外临床上多同时对这 3 种标志物的 IgA、IgM 和 IgG 抗体（又称为 TSA 9 项）进行筛查。

16. 特殊成分检查

包括乳铁蛋白、基质金属蛋白酶、炎症因子如白介素、蕨样物检查等。大多数为实验室检查，临床应用较为局限。近年国内已批准了数种泪液快速检测试纸（如淋巴毒素-α，基质金属蛋白酶-9）等用于泪液特殊成分的临床检测，显示了较好的应用前景。

淋巴毒素-α（lymphotoxin-alpha，LT-α）通过与调节性 T 细胞相互作用从而维持眼表的免疫平衡。在干眼疾病中，LT-α 参与组织修复、介导杯状细胞分化及黏蛋白的正常分泌。既往研究已发现，大多数干眼患者泪液中 LT-α 的表达水平显著降低，提示眼表细胞增殖与组织修复能力降低，杯状细胞数量与功能降低，黏蛋白分泌减少。而一些干眼患者的泪液 LT-α 水平异常升高，提示眼表免疫过激以及相应的组织损伤。LT-α 已逐渐成为诊断干眼及其相关疾病的生物标志物之一。由于泪液 LT-α 检测试纸操作简单，无需处理泪液样本即可进行检测，大多在 15 分钟内可得检测结果，使得临床工作中泪液 LT-α 免疫指标快速检测成为可能，同时也有助于疾病诊断、分型以及预后判断。

六、干眼的诊断流程

对于初次就诊的可疑干眼患者,需要选择一部分检查,尤其是无创的检查如干眼问卷调查、症状和病史询问、裂隙灯检查,都是对于干眼的基本检查。考虑到患者的舒适程度和经济因素,也需要做一些其他检查。这些检查将为诊断干眼提供更可靠的信息。干眼问卷调查的灵敏度为77%,特异度为81%,如果同时联合其他无创性检查,其灵敏度和特异度都会得到提高。例如,裂隙灯检查到灰线的不规则或充血,可将灵敏度和特异度分别提高到92%和81%。所以这些简单的无创检查方法是干眼测试的基础。

考虑到部分干眼的检查手段有一定的创伤性,有必要确定检查的顺序,避免上一个检查可能对下一个检查产生影响。一般干眼的检查须由创伤最小的开始,最后行创伤最大的检查。有些检查是互相影响的,也就是说只能选择其中一个检查。对于有创的检查,每个检查之间应至少间隔5min。

患者进行了相关检查以后,我们须对检查结果进行充分分析,从而对干眼患者进行分类、分级以指导治疗。对于蒸发过强型干眼患者,无创的BUT检查和睑板腺照相对于诊断就至关重要,而对于水液缺乏型干眼患者,泪河高度检查和Schirmer试验非常重要。

七、干眼的发展病程

干眼的严重程度、持续时间和病因在不同患者之间的变异很大。近十年的干眼研究仍然缺乏对已治疗或未治疗干眼自然病程的研究报道。干眼的发生发展是一个慢性经过的自然病史,患者常常需要配合医师共同建立一个对于有效治疗的客观的预期值。在多数情况下,干眼并不损害视力,主要引起刺激症状和视力波动。一部分患者存在一些使病情加重的因素,如系统用药导致泪液分泌减少或环境因素导致泪液蒸发增加,使得症状迅速加重,消除这些因素后,症状常可明显缓解,甚至完全消失。那些由于不可逆的泪液分泌减少或者由于睑缘炎等慢性病变引起的泪液蒸发过强的患者,疾病可表现为慢性病程,症状时轻时重,最终随着时间而发展为中重度干眼。在中度和重度干眼患者中,可出现可逆性结膜鳞状化生或者角膜点状糜烂。极少数重度干眼患者可出现眼表角化、角膜溃疡、角膜瘢痕化、角膜变薄或者新生血管化,甚至角膜穿孔等并发症,从而致使视力严重下降。

Bron等根据临床病例的上述表现提出了干眼自然病程的理论模型:①初始阶段;②反射性代偿阶段;③失代偿阶段。并非所有的患者均经历这3个阶段,也可能稳定在某一个时期,例如,在许多临床上明显的干眼患者中,可以发生可逆性结膜鳞状化生和角膜的点状糜烂。但如果不进行干预,干眼可能恶化,且随着时间推移,水液缺乏型干眼可能会出现蒸发过强型干眼的临床体征,反之亦然。例如,在少数情况下,重度干眼患者可以出现下述并发症,如眼表角质化,角膜瘢痕、变薄或新生血管,微生物感染或无菌性角膜溃疡,并有可能发生穿孔,以及严重的视力下降。

有关干眼自然病程尚需要进一步的前瞻性研究来确定不同程度干眼的临床病程、影响疾病进展的预后因素,以及治疗在减少体征和症状方面的作用。

八、干眼的个人以及社会经济影响

1. 干眼的生活质量影响

研究显示,干眼对生活质量(quality of life,QoL)具有不利影响。该疾病可引起疼痛和刺激感,并影响全身和眼部的健康、患者的幸福感,以及视觉功能。随着干眼评估方法的完善,临床医生可更全面地了解干眼对QoL的影响程度。一些现有的评估方法可针对干眼或视觉功能进行测定,它们有些可全面评估,有些则针对工作生产效率或焦虑/抑郁进行测定。干眼相关疼痛可对患者的身心产生影响,而视物模糊可能限制人们的日常生活活动,如阅读、驾驶、看电视和操作智能手机。此外,干眼的治疗费用和干眼症状的长期性/难治性也会对患者的社会生活造成影响。总的来说,所有这些因素都会影响QoL,并对公共卫生造成影响。实用性评估表明,轻度和重度干眼对患者QoL的影响程度,与轻度银屑病患者和中重度心绞痛患者相似。干眼患者在日常生活中(如驾驶、阅读、开展专业工作、使用电脑和看电视)的不适感,是非干眼患者的3倍。

2. 干眼对视觉质量的影响

泪膜具有重要的光学作用。角膜上皮干燥可引起泪膜不稳定和角膜表面不规则,从而导致屈光质量发生变化,该变化可使用一系列技术进行量化。标准测量结果显示多数干眼患者的视敏度正常,然而,泪膜不稳定引起的高阶像差可导致视觉质量下降。有早期研究使用双通道法评估光学波动,从而了解眨眼运动后调制传递函数的变化。此外,还可使用连续的角膜地形图影像,或角膜测量视频,来反映泪膜变化引起的不规则散光。在日常生活中,干眼患者常因自觉视物不适而引起 QoL 下降,这些变化常可导致抑郁和焦虑。

视觉相关性 QoL 评估方式共分为 2 类,通用方式常用于评估宽泛的视觉障碍和眼部疾病,而疾病特异性方式则用于评估特定眼部疾病。通用方式可提供更广泛和更常见的视觉相关信息,而疾病特异性方式则可提供更敏感的视觉相关 QoL 结果。在大多数评估干眼患者的视觉相关性 QoL 研究中,均使用通用方式(如 NEI-VFQ-25 量表)和疾病特异性方式(如,视觉相关功能和 OSDI 的限制分量表)。

3. 干眼的心理健康影响

大量研究认为干燥综合征相关性干眼可影响心理健康状态,但仍缺乏更为全面的研究。除了干燥相关症状外,干燥综合征患者还会出现疲劳、自主神经功能障碍及过度嗜睡症状。研究认为,这些症状对患者机体功能的影响,可对心理健康产生显著负面作用。由于之前针对自身免疫相关干眼的大部分研究均未将干眼的不适与干燥综合征的其他全身症状和体征分开,因此,有关干眼对心理健康影响的信息较少。Hackett 团队研究发现,与对照组相比,原发性干燥综合征患者在各个方面受到的功能损伤均更多,包括躯体疲劳、疼痛、抑郁、全身症状负担、全身性疾病活动、生活质量、干燥、日间嗜睡、焦虑评分和 C 反应蛋白水平。Zung 自评焦虑/抑郁量表结果显示,原发性干燥综合征患者的评分结果与全身性红斑狼疮患者相似。最近,以人群为基础的研究结果表明,抑郁/焦虑和干眼之间存在相关性,无明确泪膜受损的眼部疼痛和不适也可能与抑郁、焦虑和心理压力有关。干眼通过泪膜相关像差改变影响视觉质量,视功能受损同样可导致抑郁和 QoL 受损。虽然干眼与心理健康相互影响的确切机制仍不清楚,但一种可能的解释为干眼可引起神经性疾病,导致慢性疼痛并对患者的 QoL、功能、日常活动和工作带来负面影响,最终导致抑郁症和/或焦虑。此外,亦有观点认为,这些疾病的用药可能会增加患干眼的风险。

4. 干眼的社会经济考虑

20 世纪 90 年代以来,中国老龄化进程加快,65 岁及以上老年人口从 1990 年的 6 299 万增加到 2000 年的 8 811 万,占总人口的比例由 5.7% 上升为 6.6%。第七次人口普查数据显示 2020 年 65 岁以上人口已达 19 064 万人,占总人口的 13.5%。目前中国已经进入老龄化社会,甚至接近"深度老龄化社会"(联合国标准为 14%)。性别间的死亡差异使女性成为老年人口中的绝大多数。预计到 2040 年,65 岁及以上老年人口占总人口的比例将超过 20%。同时,老年人口高龄化趋势日益明显:80 岁及以上高龄老人正以每年 5% 的速度增加,到 2040 年将增加到 7 400 多万人。干眼属于常见病,且发病率随年龄增长而增加。由此可见,我国干眼的发病率还会呈现升高的趋势。因此,对干眼致残率的研究将有助于评估其对公共健康的影响。

干眼是最常见的寻求眼部医疗护理的病因,可直接或间接地提高健康成本,降低人们的工作生产效率,因此干眼可造成显著的经济负担。

自从 TFOS DEWS 流行病学报告问世以来,越来越多的研究对医疗保健系统中的干眼有关费用进行了定量研究。许多大型队列研究和以人群为基础的研究对干眼的治疗费用及其对工作效率的影响进行了成本计算。尽管成本分析无法就特定治疗或策略的有效资源分配提供直接结论,但其可为特定疾病的资源使用模式提供信息,从而可以更合理地作出资源分配决策的框架。尽管各国的医疗保险费用和卫生保健系统各不相同,但所有报告均一致认为,干眼显著增加了医疗资源的利用率。干眼对数千万人造成了困扰,并显著影响着社会经济,既包括药物和门诊相关费用,还对日常社会和身体功能造成了影响。此外,增加治疗时间和避免工作场所中某些会加重干眼症状的环境都会导致工作、生产效率降低。医疗保健直接支出费用、工作生产效率的降低和对生活质量的影响都造成了干眼患者的经济负担。

在美国,干眼治疗的年度总成本估计为 38.4 亿美元,新加坡为 15 亿美元。欧洲干眼患者年度总成本为每 1 000 例 27 万美元(法国)~110 万美元(英国)不等。在日本,每例确诊干眼患者的年度工作生产效率损失约为 6 160 美元。虽然各国的医疗保险费用和卫生保健系统各不相同,但干眼显著增加了医疗资源的使用率已得到公认。在我国,人民群众对干眼的认识还远不及发达国家,主动寻求有效治疗的比例很低;另外医疗保健机构对干眼的认识、诊断和处理也仍不完善,应将干眼作为慢性疾病进行管理的理念还未普及。随着群众认知水平和医疗卫生技术的发展,干眼对我国社会经济的影响无疑将逐渐增大。今后的干眼研究中将逐渐涉及成本分析以及资源配置问题。

(林志荣　董　诺　吴护平)

参考文献

[1] MICHAEL L A, BAUDOUIN C, BAUM J, et al. The definition and classification of dry eye disease: Report of the definition and classification subcommittee of the international dry eye workshop (2007). Ocul Surf, 2007, 5(2): 75-92.

[2] SMITH J A, ALBEITZ J, BEGLEY C, et al. The epidemiology of dry eye disease: Report of the epidemiology subcommittee of the international dry eye workshop (2007). Ocul Surf, 2007, 5(2): 93-107.

[3] BRON A J, ABELSON M B, OUSLER G, et al. Methodologies to diagnose and monitor dry eye disease: Report of the diagnostic methodology subcommittee of the international dry eye workshop (2007). Ocul Surf, 2007, 5(2): 108-52.

[4] TSUBOTA K, ASBELL P, DOGRU M, et al. Design and conduct of clinical trials: Report of the clinical trials subcommittee of the international dry eye workshop (2007). Ocul Surf, 2007, 5(2): 153-162.

[5] PFLUGFELDER S C, GEERLING G, KINOSHITA S, et al. Management and therapy of dry eye disease: Report of the management and therapy subcommittee of the international dry eye workshop (2007). Ocul Surf, 2007, 5(2): 163-178.

[6] GIPSON K I, ARGÜESO P, BEUERMAN R, et al. Research in dry eye: Report of the research subcommittee of the international dry eye workshop (2007). Ocul Surf, 2007, 5(2): 179-93.

[7] BENELLI U, NARDI M, POSARELLI C, et al. Tear osmolarity measurement using the TearLab Osmolarity System in the assessment of dry eye treatment effectiveness. Cont Lens Anterior Eye, 2010, 33(2): 61-67.

[8] SUZUKI M, MASSINGALE M L, YE F, et al. Tear osmolarity as a biomarker for dry eye disease severity. Invest Ophthalmol Vis Sci, 2010, 51(9): 4557-4561.

[9] LEMP M A, BRON A J, BAUDOUIN C, et al. Tear osmolarity in the diagnosis and management of dry eye disease. Am J Ophthalmol, 2011, 151(5): 792-798.

[10] UTINE C A, BICAKCIGIL M, YAVUZ S, et al. Tear osmolarity measurements in dry eye related to primary Sjogren's syndrome. Curr Eye Res, 2011, 36(8): 683-690.

[11] WALSH N P, FORTES M B, ESMAEELPOUR M. Influence of modest changes in whole-body hydration on tear fluid osmolarity: Important considerations for dry eye disease detection. Cornea, 2011, 30(12): 1517.

[12] JACOBI C, JACOBI A, KRUSE F E, et al. Tear film osmolarity measurements in dry eye disease using electrical impedance technology. Cornea, 2011, 30(12): 1289-1292.

[13] 亚洲干眼协会中国分会，海峡两岸医药卫生交流协会眼科学专业委员会眼表与泪液学组，中国医师协会眼科医师分会眼表与干眼学组．中国干眼专家共识：定义与分类(2020)．中华眼科杂志，2020，56(6)：418-422.

[14] 刘祖国．干眼的诊断．中华眼科杂志，2002，38(5)：318-320.

[15] 刘祖国．干眼的治疗．中华眼科杂志，2006，42(1)：71-74.

[16] 刘祖国，王华．干眼的泪道栓塞治疗．中华眼科杂志，2011，47(5)：478-480.

[17] 刘祖国，李炜．与眼科手术相关的干眼．中华眼科杂志，2009，45(6)：483-485.

[18] 张梅，刘祖国，罗丽辉，等．Sjögren 综合征和非 Sjögren 水液缺乏性干眼患者角膜上皮基底层下神经的异常改变．中华眼科杂志，2005，41(10)：936-939.

[19] 刘祖国，杨文照．干眼症的发病机制．眼科，2005，14(5)：342-345.

[20] EL M A, BAUDOUIN C. Tear meniscus in Visante OCT. J Fr Ophtalmol, 2007, 30(5): 559.

[21] VERES A, TAPASZTO B, KOSINA-HAGYO K, et al. Imaging lid-parallel conjunctival folds with OCT and comparing its grading with the slit lamp classification in dry eye patients and normal subjects. Invest Ophthalmol Vis Sci, 2011, 52(6): 2945-2951.

[22] TAPASZTO B, VERES A, KOSINA-HAGYO K, et al. OCT Imaging of lid-parallel conjunctival folds in soft contact lens wearers. Optom Vis Sci, 2011, 88(10): 1206-1213.

[23] BUJAK M C, YIU S, ZHANG X, et al. Serial measurement of tear meniscus by FD-OCT after instillation of artificial tears in patients with dry eyes. Ophthalmic Surg Lasers Imaging, 2011, 42(4): 308-313.

[24] TITTLER E H, BUJAK M C, NGUYEN P, et al. Between-grader repeatability of tear meniscus measurements using Fourier-domain OCT in patients with dry eye. Ophthalmic Surg Lasers Imaging, 2011, 42(5): 423-427.

[25] MCCANN L C, TOMLINSON A, PEARCE E I, et al. Effectiveness of artificial tears in the

management of evaporative dry eye. Cornea, 2012, 31(1):1-5.

[26] 高子清，曲洪强，洪晶. 干眼患者睑板腺状况的分析. 中华眼科杂志，2011，47(9):834-836.

[27] KASHKOULI M B, PAKDEL F, AMANI A, et al. A modified Schirmer test in dry eye and normal subjects: Open versus closed eye and 1-minute versus 5-minute tests. Cornea, 2010, 29(4):384-387.

[28] MCCANN L C, TOMLINSON A, PEARCE E I, et al. A clinical alternative to fluorophotometry for measuring tear production in the diagnosis of dry eye. Cornea, 2010, 29(7):745-750.

[29] WATSON S L, DANIELS J T, GEERLING G, et al. Clinical trials of therapeutic ocular surface medium for moderate to severe dry eye. Cornea, 2010, 29(11):1241-1246.

[30] QIU X, GONG L, SUN X, et al. Age-related variations of human tear meniscus and diagnosis of dry eye with Fourier-domain anterior segment optical coherence tomography. Cornea, 2011, 30(5):543-549.

[31] SU M Y, PERRY H D, BARSAM A, et al. The effect of decreasing the dosage of cyclosporine A 0.05% on dry eye disease after 1 year of twice-daily therapy. Cornea, 2011, 30(10):1098-1104.

[32] LEMP M A, CREWS L A, BRON A J, et al. Distribution of aqueous-deficient and evaporative dry eye in a clinic-based patient cohort: A retrospective study. Cornea, 2012, 31(5):472-478.

第三章　干眼的基础治疗

第一节　干眼的治疗原则

干眼的基本治疗原则为改善患者眼部不适症状与保护视功能，通常补充或恢复泪液正常成分，恢复眼表面的正常解剖结构，抑制眼表炎症，最终达到恢复眼表和泪膜的正常解剖及生理功能。

一、对因治疗

病因治疗是疾病治疗的关键。不管何种干眼，避免继续暴露于有害因素下都是治疗的必要措施，如回避干燥环境，远离灰尘、烟雾及强气流，改善生活方式及工作节奏，注意用眼习惯，以减轻眼部疲劳等。对于这些诱因十分明确的干眼，及时有效解除诱因或针对诱因进行治疗，通常可以收到确切疗效。如生活工作环境相关、视频终端综合征相关的干眼，积极改善工作环境，调整视频终端的使用强度，疗效通常立竿见影。此外，常见的容易明确的病因还包括长期局部或全身使用某些药物、使用眼部化妆品、睡眠不足、情绪压力波动等也易引起干眼。此外，应同时治疗引起或加重干眼的眼部疾病，常见如过敏性结膜炎、感染性结膜炎等。

二、全身病的治疗

如确诊为全身疾病相关干眼，应积极配合相关专科进行原发病治疗。然而，由于干眼病因复杂，全身疾病相关干眼者往往难以在第一时间被及时发现，更有一部分患者始终无法确定有无全身因素。在一些具有明确全身因素的干眼患者中，其全身治疗在目前的医疗水平下仍欠理想。对于这些患者，缓解干眼症状是其重要的治疗目标。

三、分级治疗及个性化治疗

分级治疗是规范化治疗的基础。对于轻度干眼，应改善饮食及环境、作息等，减少或停用具有潜在不良反应的全身或局部药物，进行适当的眼睑物理治疗并使用人工泪液。对于中度干眼，上述治疗基础上可增加湿房镜、泪道栓塞等治疗，存在眼表炎症者酌情使用抗炎药物。对于重度干眼，则可能需要使用全身抗炎药、促泪液分泌药，在适当的时机使用自体血清或治疗性角膜接触镜，严重者考虑手术治疗（如羊膜移植术、永久性泪小点封闭、颌下腺移植、睑缘缝合、眼睑手术等）。在规范化治疗的基础上，根据患者的个体特点，制订适合个人病情的方案。根据干眼严重程度，2017 年的国际干眼工作小组报告（DEWS Ⅱ）给出了分级管理和治疗建议（表 3-1-1）。

表 3-1-1 干眼的分级管理和治疗建议(DEWS Ⅱ)

第 1 级
对患者进行病情、疾病管理、治疗和预后的教育
改变生活环境
关于改善膳食的教育(包括口服必需脂肪酸补充剂)
排查并更改/停用可能对患者造成潜在影响的全身和局部使用药物
各种类型的眼部润滑剂(如果存在 MGD,则考虑使用含脂质的药物)
各种类型的眼睑清洁法和热敷疗法
第 2 级
如果上述选择的疗效不佳,则考虑:
使用不含防腐剂的眼部润滑剂,以尽量减少防腐剂导致的毒性
使用茶树油治疗螨虫(如果存在)
保留泪液(泪小点栓塞、湿房镜或护目镜)
夜间治疗(如软膏或湿房装置)
在医院内给予患者物理加热并挤压排空睑板腺的治疗
强脉冲光疗法治疗 MGD
治疗干眼的处方药
局部抗生素或抗生素/类固醇复方制剂治疗前睑缘炎(如果存在)
局部糖皮质激素(控制用药时间)
局部的促分泌剂
局部的非糖皮质激素的免疫调节药物(如环孢素)
局部的淋巴细胞功能相关抗原-1(LFA-1)拮抗剂
口服大环内酯类或四环素类抗生素
第 3 级
如果上述选择的疗效不佳,则考虑:
口服促分泌剂
自体/同种异体血清滴眼液
治疗性角膜接触镜(软性绷带镜、硬性巩膜镜)
第 4 级
如果上述选择的疗效不佳,则考虑:
延长局部糖皮质激素的使用时间
羊膜移植
泪小点封闭
其他手术方法(如睑缘缝合术、唾液腺移植术)

四、不同类型干眼的治疗原则

(一) 脂质异常型干眼

又称蒸发过强型干眼(evaporative dry eye,EDE)。泪膜脂质层的不足导致水分从眼表迅速蒸发,而泪腺又未能及时产生充足的泪液分泌,则形成蒸发过强型干眼。泪膜脂质层为双层结构,其外层主要为非极性脂类,包括蜡酯、胆固醇酯及甘油三酯,是降低泪液水分蒸发速率的主要屏障,而内层主要为极性脂类如脑磷脂、鞘磷脂,可通过离子键与氢键连接脂质层外层与水样层,完成脂质层的正常分布。因为,极性与非极性脂类的异常均可导致泪液蒸发加快,EDE 亦被称为“脂质性泪液不足”。

大量临床调查表明,在干眼的构成比中,EDE 的比例远高于水液缺乏型干眼(aqueous-deficient dry eye,ADDE),占临床以“眼不适”就诊患者的 60% 以上。EDE 常见原因包括睑板腺功能障碍、瞬目减少、眼表暴露及睑球配合不良、配戴角膜接触镜、视频终端综合征、环境因素等。在治疗过程中,正常的诊断、明确蒸发过强的病因非常重要。对于暴露过度引起的干眼,应采取相应措施减少暴露,轻者可应用人工泪液、晚间使用眼膏,无效时须考虑睑缘缝合。角膜接触镜所致的蒸发过强常为角膜敏感性继发降低、瞬目次数减少所致,停止配戴接触镜并补充人工泪液即可缓解。由于睑板腺功能障碍（meibomian gland dysfunction，MGD）是 EDE 的最主要原因，故以下简述 EDE 综合治疗策略，主要包括：

1. 物理治疗 如清洁、按摩与热敷。

物理治疗是眼睑疾病的传统治疗方法。眼睑及睫毛的清洁可除去部分微生物及其产物，有利于减轻局部炎症及睑板腺开口堵塞程度。而睑板腺的按摩及热敷均能增加睑板腺分泌、泪膜脂质层厚度，提高泪膜稳定性。通常每日至少 1 次，持续数周。热敷的时间每次 5~10min，可使温度高于睑板腺脂质的熔点以增加流动性。近年来，有一些新型外用装置用于眼睑热敷，如热度脉动睑板腺治疗系统，其加热模块位于睑结膜面，使热量更多地直接作用于睑板腺，且其有规律的电子按摩系统可以促进腺体内分泌物排出。各类按摩的主要目的是促进腺体内分泌物的排出，如手工操作时，可用手指在睑缘做旋转动作。清洁睑缘一般选用刺激性小的清洁液，如强生婴儿沐浴露，各类新型的睑缘清洁液或清洁湿巾产品。使用清洁液的方法为用一棉签蘸少许清洗液沿睑缘进行擦洗。物理治疗应同时配合全身及局部药物治疗。

2. 泪液替代

常规人工泪液对脂质层功能不良的患者仍具有改善泪膜稳定性、减轻角膜上皮着色、缓解干眼症状的作用。由于蒸发过强型干眼中泪液成分渗透压均较高，故低渗人工泪液较等渗人工泪液更优，有利于稀释眼表的炎症因子。对炎症严重者宜使用不含防腐剂的人工泪液（有关人工泪液的特点及使用详见本章第二节）。治疗蒸发过强型干眼的理想泪液产品中应含有脂类，并能模拟生理状态下的极性与非极性脂质层。但目前尚无相关产品问世。对于需要长期滴用人工泪液或每日滴用次数较多的患者，应选择泪小点栓子植入。

3. 抗感染及抗炎治疗

感染引起的眼睑炎症需局部使用抗生素油膏或滴眼液，如氧氟沙星、妥布霉素、庆大霉素等，每日 2~4 次。局部应根据引起睑缘及睑板炎症的致病菌种类选择相应的抗生素进行治疗。一般不局部使用糖皮质激素，因其可能引起或加重细菌和真菌感染。对眼表炎症较重者可短期应用糖皮质激素，炎症减轻后即停药。除睑板腺炎外，一般也不需要全身应用抗生素。如有脂溢性皮炎等皮肤病，应行相关治疗。如合并螨虫性睑缘炎，可使用茶树油或松油醇类杀螨制剂。

口服四环素类药物除可作用于眼表菌群外，尚能减轻睑板腺的炎症。它通过抑制细菌脂肪酶的生成而减少脂肪酸的合成。另外，四环素可减少胆固醇酯的生成，而胆固醇酯是睑缘炎发生的必要因素。四环素亦可抑制胶原酶、基质金属蛋白酶活性，具有抑制角膜新生血管形成以及抗趋化的作用。四环素的有效剂量比治疗细菌感染要低，可低剂量长期服用。一般用法为四环素 250mg 口服，每日 4 次，3 个月内逐渐减量；或多西环素 100mg，每日 2 次连用 2 个月，再逐渐减量至 50mg 每日 1 次。多西环素的优点在于其吸收受食物影响小，半衰期更长，没有合成代谢效应，可以在肾病患者中使用，长期依从性较好。近年来发现，口服阿奇霉素亦具类似作用，基础研究发现阿奇霉素尚有促进睑板腺腺泡细胞分泌的作用。使用时应向患者说明此药须连续服用数周才起效，而且须连续服用数月。此药应用的同时应注意眼睑的物理治疗。此外还应注意药物副作用及与其他药物的配伍禁忌。

4. 性激素与营养治疗

睑板腺是雄激素的靶器官之一，睑板腺脂质的分泌很大程度上受雄激素调控。雄激素水平低下时可造成睑板腺分泌的脂质成分紊乱，引起泪膜不稳定。虽然目前已有全身及局部补充雄激素治疗 MGD 获得良好疗效的报道，但考虑全身应用雄激素存在较多副作用，不建议长期使用。目前安全有效的治疗方法仍在研究中。亚油酸和油酸存在于正常睑板腺中，并可抑制睑板腺细胞的角化。Ω-3 是一组人体必需的多不饱和脂肪酸，最早在深海鱼油中发现，部分研究发现其可用于蒸发过强型干眼。一些临床报道显示，饮食中补充亚油酸和亚麻酸可部分改善 MGD 症状，显示了营养治疗的前景。

5. 并发症的处理

长期慢性的睑板腺炎症可导致眼睑变厚变钝，瘢痕改变可引起睑内翻、倒睫等，可极大加重症状。必要时，需要相应的手术治疗。

（二）水液缺乏型干眼

水液性泪液不足型干眼主要由于各种原因导致泪膜中水样层缺乏而引起的干眼。此类患者除明确的眼干燥症状及眼表染色外，还具备泪液分泌不足的表现，如 Schirmer 试验数值减小、泪膜破裂时间（BUT）缩短、泪河窄等。此种干眼的治疗原则为：

1. **人工泪液** 根据患者的特点局部应用人工泪液。

2. **泪小点栓子植入** 对需长期应用人工泪液或每日点眼次数超过3次者，应选择临时性或永久性泪小点栓子植入。

3. **免疫调控与抗炎药** 对眼表炎症较明显者应根据其严重程度，应用免疫调控剂或激素。炎症控制后，激素应及时减量至停用，免疫抑制剂可依情况应用数周至半年以上。非甾体抗炎药应用时，亦须注意其应用时限并随访。

4. **促泪液分泌药** 对人工泪液及泪小点栓子植入效果不佳者，可使用促泪液分泌药物，如毛果芸香碱、环戊硫酮等。地夸磷索钠滴眼液可能具有一定的促进泪液分泌的效果。

5. **自体血清** 对常规药物治疗无效而角膜上皮愈合不佳者，应尝试自体血清。

6. **相关全身疾病治疗** Sjögren综合征常伴有自身免疫性疾病，如患者有相关疾病史或典型症状应联系内外科、风湿科或皮肤科等会诊治疗。相关自身免疫性疾病主要包括：类风湿性关节炎、系统性红斑狼疮、多发性肌炎、多发性结节性动脉炎、甲状腺炎、血小板减少性紫癜、高丙种球蛋白血症、巨球蛋白血症、雷诺现象、系统性硬化、间质性肾炎等。近年来，屡有角膜移植术后发生移植物抗宿主排斥反应进而诱导干眼表现的报道，在诊疗过程中应加以注意。

7. **使用巩膜镜** 对于药物疗效不佳的重度干眼，巩膜镜是一种有效治疗方案。

8. **手术治疗** 对保守治疗均无效的严重ADDE患者，可行自体颌下腺、唾液腺移植等治疗。

（三）黏蛋白异常型干眼

主要为眼表上皮细胞受损引起。常见原因包括眼表化学伤、热烧伤、角膜缘干细胞功能障碍、长期慢性眼表炎症、维生素A缺乏等。例如在眼表化学伤中一些患者的泪液量正常，但此类患者仍然存在泪液蒸发过强，主要是由于黏蛋白缺乏引起。黏蛋白缺乏导致泪膜主体不易锚接于眼表上皮细胞，易出现泪膜异常分布和过度丢失。

轻症者局部应用不含防腐剂的人工泪液，或使用含羟丙基瓜尔胶（hydroxypropyl-guar，HP-guar）的人工泪液以促进泪膜与上皮之间的结合，同时行泪小点栓子植入，眼表有炎症者如过敏性结膜炎可应用免疫调控及抗炎药。严重者需要进行相应手术，以恢复眼表的正常结构与功能，如角膜缘干细胞移植、羊膜移植、眼表重建等。术后使用的人工泪液不应含防腐剂。另外，维生素A缺乏可导致眼表杯状细胞分泌黏蛋白减少以及泪腺腺泡破坏。故存在维生素A缺乏者应全身补充维生素A，同时可应用含维生素A的眼用凝胶。

（四）泪液动力学异常型干眼

泪液动力学包括泪液生成、分布及清除过程。泪液动力学异常的原因有很多，如原发及继发性瞬目异常、泪液排出障碍、结膜松弛、配戴角膜接触镜等，常伴有眼表的炎症。结膜松弛征是常见的引起泪液动力学异常的原因，是一种因球结膜松弛、堆积于穹窿部甚至暴露于睑缘以外并引起眼部刺激征的疾病。轻度结膜松弛可导致泪膜不稳定，引起轻微干眼症状等；中度的改变可通过阻碍下泪湖泪液的收集和排出及阻塞下泪小点吸收泪液而导致泪液清除延缓，泪液清除延缓可导致眼表炎症及间歇性流泪；重度的改变可因结膜的暴露而导致眼痛、边缘角膜溃疡及结膜下出血。泪液动力学异常型干眼的治疗原则包括：

1. **人工泪液** 主要是稀释和冲洗眼表的炎症介质。

2. **免疫抑制及抗炎药** 泪液动力学异常均伴有眼表炎症，同样应根据其严重程度应用免疫抑制剂或激素。炎症控制后，激素及免疫抑制剂应及时减量至停用。非甾体抗炎药有利于控制眼表中重度反应性炎症，可酌情使用，注意随访。

3. **相关全身疾病** 如神经系统异常引起的瞬目频率异常等，应与相关专科协同治疗。

4. **手术治疗** 对因结膜松弛引起的严重泪液动力学异常者，有眼部刺激症、疼痛、溃疡、结膜下出血时可先给予人工泪液、局部抗炎药，睡前可配戴治疗性角膜接触镜。如以上方法无效，则须考虑手术治疗，如各种形式的多余结膜切除，可联合羊膜移植术，以解除结膜的解剖异常。

翼状胬肉、假性胬肉、角膜移植术后植片与植床表面不契合等，均可因泪膜分布不均匀及泪膜不稳定而导致眼表局部炎症，引发干眼症状。可先给予人工泪液，局部炎症明显者可给予抗炎药物，同时应明确病因，有手术指征者进行相应手术，以去除泪膜分布不均匀的因素。

（五）混合型干眼

干眼的病因分类常有交叉，较少单独存在。由上述2种或2种以上原因引起的干眼称为混合型干眼，是临床最常见的干眼类型。治疗前应明确相关病因。临床上,绝大多数混合型干眼存在蒸发过强的问题,因此应特别注重睑板腺功能障碍及其物理治疗(如前所述)。此外,建议按以下方法综合治疗。

1. 人工泪液 常规人工泪液的使用见前述。有黏蛋白缺乏时可应用含维生素 A 或 HP-guar 的人工泪液,存在脂质异常时,可选用黏稠度较高者。需长期使用或频率给药时,可先尝试用不含防腐剂的人工泪液。

2. 泪小点栓子植入 对需要长期使用人工泪液或每日滴眼超过 3 次者,应行泪小点栓子植入。

3. 免疫调控与抗炎药 多数干眼中存在炎症反应。对于眼表反应性炎症,可应用非甾体抗炎药,重者可用激素控制。对有免疫异常如 Sjögren 综合征、移植物抗宿主排斥反应等情况,可应用激素及免疫抑制剂。同时注意这些药物的应用时限及并发症,密切随访。

4. 促泪液分泌药 对人工泪液及泪小点栓子植入效果不佳者,可使用促泪液分泌药物,如毛果芸香碱、环戊硫酮等。

5. 自体血清 对常规药物治疗无效而眼表损害仍较重者,可应用自体血清。

6. 相关全身疾病治疗 各种可引起或加重干眼的全身疾病,应视情况协同相关专科处理。如神经系统异常所致瞬目异常、各种自身免疫性疾病等。

7. 性激素 雄激素应用尚存在一些并发症及安全问题。当雄激素低下致睑板腺功能障碍为干眼的主要原因,其他治疗效果不佳时,可考虑使用。

8. 手术治疗 目的是去除原发病因,处理并发症。如自体颌下腺移植、松弛结膜切除、羊膜移植术、角膜缘干细胞移植术,甚至是眼表重建术等。注意各种手术的适应证。

干眼的病因复杂,国内外的诊断标准实际上并不统一,病情严重程度的判断也有不同,因此其治疗的选择和效果存在一定的差异。目前,干眼的规范治疗策略越来越受重视,针对干眼的发病机制和致病环节,达到标本兼治。随着对干眼发病机制的认识逐渐深入,新的药物和治疗仪器逐渐涌现,干眼的治疗将由目前的对症治疗为主逐渐发展到对因治疗。

(林志荣 罗顺荣 张昊志)

参考文献

[1] JONES L,DOWNIE L E,KORB D,et al. TFOS DEWS Ⅱ management and therapy report. Ocul Surf,2017,15(3):575-628.

[2] TOMLINSON A,BRON A J,KORB D R,et al. The international workshop on meibomian gland dysfunction:report of the diagnosis subcommittee. Invest Ophthalmol Vis Sci,2011,52(4):2006-2049.

[3] 中华医学会眼科学分会角膜病学组. 干眼临床诊疗专家共识(2013 年). 中华眼科杂志,2013,49(1):73-75.

[4] 中华医学会眼科学分会角膜病学组. 我国角膜上皮损伤临床诊治专家共识(2016 年). 中华眼科杂志,2016,52(9):644-648.

[5] 亚洲干眼协会中国分会,海峡两岸医药交流协会眼科专业委员会眼表与泪液病学组. 我国睑板腺功能障碍诊断与治疗专家共识(2017 年). 中华眼科杂志,2017(9):657-661.

[6] RONCONE M,BARTLETT H,EPERJESI F. Essential fatty acids for dry eye:A review. Cont Lens Anterior Eye,2010,33(2):49-54.

[7] FOULKS G N,NICHOLS K K,BRON A J,et al. Improving awareness,identification,and management of meibomian gland dysfunction. Ophthalmology,2012,119(10 Suppl):S1-12.

[8] KIM S J,FLACH A J,JAMPOL L M. Nonsteroidal anti-inflammatory drugs in Ophthalmology. Survey of Ophthalmology,2010,55(2):108-133.

[9] ARAGONA P,STILO A,FERRERI F,et al. Effects of the topical treatment with NSAIDs on corneal sensitivity and ocular surface of Sjogren's syndrome patients. Eye(Lond),2005,19(5):535-539.

[10] LEKHANONT K,PARK C Y,SMITH J A,et al. Effects of topical anti-inflammatory agents in a botulinum toxin B-induced mouse model of keratoconjunctivitis sicca. J Ocul Pharmacol Ther,2007,23(1):27-34.

[11] AVUNDUK A M,AVUNDUK M C,VARNELL E D,et al. The comparison of efficacies of topical corticosteroids and nonsteroidal anti-inflammatory drops on dry eye patients:A clinical and immunocytochemical study. American Journal of Ophthalmology,2003,136(4):593-602.

[12] ISAWI H,DHALIWAL D K. Corneal melting and

perforation in Stevens Johnson syndrome following topical bromfenac use. Journal of Cataract & Refractive Surgery, 2007, 33(9): 1644-1646.
[13] PERAL A, DOMINGUEZ-GODINEZ C O, CARRACEDO G, et al. Therapeutic targets in dry eye syndrome. Drug News Perspect, 2008, 21(3): 166-176.
[14] BECKMAN K A. Characterization of dry eye disease in diabetic patients versus nondiabetic patients. Cornea, 2014, 33(8): 851-854.
[15] CHOI S M, LEE Y G, SEO M J, et al. Effects of DA-6034 on aqueous tear fluid secretion and conjunctival goblet cell proliferation. J Ocular Pharmacol Ther, 2009, 25(3): 209-213.
[16] SCHAUMBERG D A, DANA R, BURING J E, et al. Prevalence of dry eye disease among US men estimates from the physicians' health studies. Arch Ophthalmol, 2009, 127(6): 763-768.
[17] SCHAUMBERG D A, BURING J E, SULLIVAN D A, et al. Hormone replacement therapy and dry eye syndrome. JAMA-J Am Med Assoc, 2001, 286(17): 2114-2119.
[18] 何欢, 肖启国. 普拉洛芬治疗苯扎氯铵诱导小鼠干眼的研究. 中华眼科杂志, 2012, 48(1): 33-40.
[19] DENG Y Q, CHEN W, XIAO P, et al. Conjunctival microvascular responses to anti-inflammatory treatment in patients with dry eye. Microvasc Res, 2020, 131: 104033.
[20] KAISERMAN I, RABINA G, MIMOUNI M, et al. The Effect of therapeutic meibomian glands expression on evaporative dry eye: a prospective randomized controlled Trial. Curr Eye Res, 2021, 46(2): 195-201.
[21] DÜZGÜN E, ÖZKUR E. The effect of oral isotretinoin therapy on meibomian gland morphology and dry eye tests. J Dermatolog Treat, 2022, 33(2): 762-768.
[22] BECKMAN K, KATZ J, MAJMUDAR P, et al. Loteprednol etabonate for the treatment of dry eye disease. J Ocul Pharmacol Ther, 2020, 36(7): 497-511.

第二节 干眼的药物治疗

人类药物治疗干眼的历史已经有 3 000 多年，早在罗马人或印度人之前，如果一个人的眼睛受干燥影响，巴比伦的眼科医师就会采用“擦拭洋葱，在啤酒中加洋葱食用，并在眼睛上涂油”或者“将黄色的青蛙脱皮产生的凝乳中混合半乳糖涂在眼睛上”等方法治疗。古埃及人曾使用可能有治疗干眼作用的包含锑、铜或锰等元素的眼膏。我国中医对于泪液的描述，最早见于《黄帝内经》《素问·宣明五气篇》记载了“五脏化液，肝为泪”；《灵枢·口问》中也记载了“宗脉感则液道开，液道开故泣涕出焉”“故上液之道开则泣，泣不止则液竭，液竭则精不灌，精不灌则目无所见矣”。明崇祯年间，傅仁宇辑眼科专书《审视瑶函》记载“不肿不赤，爽快不得，沙涩昏朦，名曰白涩”，首次将干眼作为一种疾病“白涩症”提出，并认为病机关键是“肝肾不足、津液亏损、湿热内蕴”，治疗多以“滋补肝肾、养阴生津、清利湿热”为主。

根据文献记载，一般认为近代干眼 19 世纪初开始出现较为系统的科学研究，当时即有人工泪液的雏形。从早期作用极为短暂的生理盐水，到具有较长眼表留存时间的纤维素类人工泪液，再到各种具有特殊作用的人工泪液，数十年来已经取得了较大进展。

一、治疗干眼的常用药物

(一) 人工泪液

过去，干眼通常被认为是因为泪液分泌不足造成的，因此临床上跟患者解释干眼时，常常把眼睛比作一个生态系统，眼表面基质微环境是土壤，泪液是雨水，角结膜细胞就是植物，植物生长离不开肥沃的土壤和充沛雨水。土壤如果缺水，生长于土壤上的植物吸收不到足够的水分去补充蒸腾，就会出现干旱，严重的会萎蔫、死亡。眼表如果缺水，也类似土壤，会使整个生态系统遭到破坏，导致眼部不适、视力模糊等现象。

正是基于上述传统认识，临床上认为使用眼表润滑剂进行泪液替代治疗是治疗干眼的最主要方法，由此出现了大量的眼表局部制剂，如非处方类的“人工泪液”，正如其名，是模拟人体泪液成分通过不同工艺制成替代品，并发挥以下几类基本作用：润滑眼表、补充或替代缺少的泪液、稀释眼表可溶性炎症介质、降低泪液渗透压并减少高渗透压引起的眼表应激反应等。

人工泪液制剂的发展大致可分为 5 个阶段第一阶段（20 世纪 70 年代）的人工泪液主要是润滑剂加保存剂，如右旋糖酐、甲基纤维素等，其目的仅在于润滑眼表，因此也可称为润滑药；第二阶段主要是针对人工泪液的毒性进行改良，包括不含防腐剂人工泪液的引入及离子成分的均衡，进而减少角膜上皮细胞的破坏；第三阶段出现低张性人工泪液，主要是能够更好地维持杯状细胞的密度；第四阶段是促泪液分泌药物的研制；第五阶段则主要是各种特殊成分的添加应用，如脂质、细胞因子、微量元素和营养成分等，以及多种新型的无防腐剂人工泪液的出现，使得人工泪液的品种愈发丰富，对患者个体的针对性也越来越强。目前市场上也有几款产品将脂质乳剂引入人工泪液组分。近年也出现了一些具有特殊作用机制的人工泪液，例如具有影响杯状细胞数量和功能的海藻糖、地夸磷索钠等，部分已在国内上市。当前，人工泪液临床制剂已是百家争鸣，尚有不少具有潜在作用的药物处于研究开发之中。

人工泪液制剂种类繁多，在成分上各有特点，主要包括以下几个方面。

1. 黏稠度

人工泪液主要成分的黏稠度是影响人工泪液疗效及主观使用感受的关键因素。较高的黏稠度有利于延长泪液在眼表的停留时间并保护眼表，且增加使用的舒适度。绝大多数人工泪液的主要成分为润滑剂，不同的润滑剂还有各自的特殊作用。润滑剂种类与黏稠度高低密切相关。常见润滑剂主要包括：

（1）甲基纤维素类：常用的有羧甲基纤维素（carboxymethylcellulose，CMC）及羟丙基甲基纤维素（hydroxypropyl methylcellulose，HPMC）。HPMC 的常用浓度为 0.3%~2.0%，CMC 则常用 0.5% 或 0.1%。甲基纤维素的黏稠度较高，其中，0.5% HPMC 较 0.1% 透明质酸钠可更明显地降低眼表泪液蒸发率，尤其适用于蒸发过强型或部分重症干眼的治疗。

（2）黏多糖：常见的黏多糖类润滑剂包括透明质酸（hyaluronic acid 或 hyaluronate，HA）和硫酸软骨素（chondroitin sulfate）。其中透明质酸常用浓度为 0.1% 或 0.3%。透明质酸盐除可吸收水分、润滑眼表外，尚可与纤维蛋白结合，通过后者的作用促进角膜上皮的胞间连接与移行，进而促进上皮修复，因此在作为人工泪液的主要成分之外，临床上常将其作为促上皮修复制剂。它还有一定的抗炎作用及抗凋亡作用。透明质酸钠是第三代人工泪液，其高度集中在玻璃体和房水中，相比之前的产品更能增加泪液的稳定性，对角膜上皮起保护作用。因此，减少了很多轻度干眼症状，成为目前最主要的治疗方法。硫酸软骨素分子中带大量负电荷，保水性较强，对角膜有较强的亲和力，能在表面形成一层透气保水膜，促进角膜创伤的愈合及新陈代谢，改善眼部干燥症状。常用浓度 1%~3%。

（3）聚乙烯醇（polyvinyl alcohol，PVA）：为水溶性高分子化合物，浓度为 1.4%，与生理状态泪液具有相同渗透压，具有良好的成膜性和保水性。聚乙烯醇在保护泪膜脂质层、减少泪液蒸发的同时，不伴有眼部发黏或视矇等现象。缺点是黏稠度较低，在眼表留存时间较短。

（4）聚乙二醇（polyethylene glycol，PEG）：同属高分子物，具有亲水性和成膜性。能较长时间黏附于眼表，减少泪液蒸发。到了 20 世纪 90 年代初，人工泪液发展迅速，将聚乙二醇、聚丙醇、甘油、透明质酸等作为活性成分加入人工泪液中，增加了黏度，使得其在眼睛里保留的时间更长。

（5）聚丙烯醇（polyvinylalcohol，PVA）：高分子聚合物，亲水性强。常用浓度为 1.4%，与 0.1% 透明质酸钠的疗效相似。

（6）聚乙烯吡咯烷酮（polyvinylpyrrolidone，PVP 或 polyvidon）：常用浓度为 2%，可促进角膜上皮细胞间连接的修复、恢复上皮屏障功能。

（7）丙二醇（propylene glycol，PG）及聚丙二醇（polypropylene glycol，PG）：常用浓度为 0.3%~0.4%，黏性与保湿性均较好。

（8）聚丙烯酸（polyacrylic acid，PAA）：又名卡波姆（carbomer）。常用浓度为 0.1%~0.3%。聚丙烯酸为水溶性高分子聚合物，由固相基质和水相分散层组成，类似泪膜的黏液蛋白胶层，不易被吸收，临床多使用凝胶剂。聚丙烯酸可被泪液中的盐分破坏并释放出水分，可以较长时间黏附于眼睛表面，滞留时间大约为 2h。聚丙烯酸与 0.1% 透明质酸钠对中度干眼的症状改善效果相当，但凝胶剂易引起短暂和轻度的视物模糊。使用前应摘除隐形眼镜，而驾驶或工业操作等环境中慎用。

（9）羟丙基瓜尔胶（hydroxypropyl-guar，HP-guar）：较新型的润滑剂。HP-guar 与正常泪液相接触后，在泪液 pH 环境中可形成一层生物黏附性凝胶网，锚接于非亲水的角膜上皮细胞表面，类似于正常泪膜的黏蛋白层，可延长泪液的眼表停留时间，保护眼表。

（10）右旋糖酐（dextran）：常用浓度为 0.1%，一般与其他润滑剂配伍使用。

（11）壳聚糖（chitosan）：又称甲壳素、几丁糖等，属天然多糖，虽不溶于水但具有亲水性，常用浓度为 0.5%。除较强的增黏和润滑作用外，尚有止血、抗炎、抑菌等多种作用。其生物相容性好，易降解。但目前应用壳聚糖的眼科药品尚少。

2. 电解质

含有适当电解质的人工泪液可更有效地治疗干眼。在泪液相关的各种电解质中，钾离子与碳酸氢盐最为重要。钾离子是维持角膜厚度的重要离子，而碳酸氢盐与角膜上皮细胞屏障功能的恢复密切相关，且可维持正常的细胞超微结构和泪膜黏蛋白层。早期的人工泪液中电解质成分较少，后经改进，离子成分较均衡，近似正常泪液（如表 3-2-1 中的 1）。后期调整钠、钾等关键离子的浓度与比例，使其对角膜上皮的破坏性大大降低（如表 3-2-1 中的 2）。之后再度调整离子浓度使其成为低张溶液，使杯状细胞的密度及对角膜上皮的保护进一步得到改善（如表 3-2-1 中的 3）。

表 3-2-1 人工泪液中电解质的含量 单位：g/100mL

人工泪液	NaCl	KCl	$NaHCO_3$	NaH_2PO_4	$CaCl_2$	$MgCl_2$
1	116.4	18.7	25.9	0.7	0.4	0.6
2	128.7	17.0	12.4	0	0.3	0.35
3	99.0	24.0	32.0	1.0	0.8	0.6

3. 渗透压

由于干眼患者的泪液渗透压高于正常（316mOsm/L），故人工泪液一般为低渗或等渗溶液，其中低渗溶液更佳。需要注意的是，较高的胶体渗透压有利于细胞内液向胞外转运从而减轻上皮细胞的水肿，故总渗透压不可过低。而目前常用人工泪液的渗透压范围为 181~354mOsm/L。研究证明，长期暴露于轻度升高的渗透压环境中，不会造成相应炎症反应。

4. 相容性溶质（compatible solutes）

在干眼状态下，泪液渗透压升高，暴露于高渗透压环境中的角膜上皮细胞将丧失胞内部分水分，随后细胞内的离子浓度代偿性升高，最终可造成细胞损伤。相容性溶质是一类非离子型分子，可被上皮细胞吸收，进而提高胞内渗透压而不影响细胞代谢。因此，含有相容性溶质的人工泪液可在一定程度上抵抗胞外高渗透压造成的细胞应激损伤。常用为 0.9% 或 1% 甘油（glycerin）、赤藓醇（erythritol）、左卡尼汀（levocanitine）等。

5. 防腐剂

瓶装滴眼液因其结构特点，通常要加入特定的保存液或防腐剂以减少微生物污染率、增加使用次数与时限。但防腐剂可能加重干眼患者的眼表炎症，对中重度患者更加明显。常用防腐剂包括去垢剂和氧化剂两大类。苯扎氯铵（benzalkonium chloride，BAC）是去垢剂类防腐剂的代表，在滴眼液中最为常用，浓度为 0.002%~0.04%。它通过改变细菌胞膜的通透性而发挥抗菌作用，但同时也影响了正常眼表上皮细胞的结构。故去垢剂类防腐剂的抗菌作用虽较为突出，但眼表毒性也较明显。流行病学调查早已显示使用含苯扎氯铵的滴眼液者可出现各种眼表不适，且干眼的发病率增加。氧化剂类防腐剂可穿过细菌胞膜，通过影响胞体内代谢而发挥作用。由于其接触可见光或与泪液接触前后即迅速分解，故对眼表的刺激和损害较去垢剂类防腐剂小，但相应的抗菌效果亦稍逊于去垢剂类。氯氧复合物（stabilized oxychloro complex）是此类防腐剂的代表，但主要见于国外产品。近年一些特殊的低毒或无毒的防腐剂已广泛应用于人工泪液中，如聚铵盐类的 polyquad 等。

轻度干眼患者对含防腐剂的人工泪液耐受较好，但每日应用不应多于 4~6 次（此原则也适用于其他类型滴眼液的情况，如使用抗青光眼药物）。若因病情需要，须长期或高频率使用时，不含防腐剂的人工泪液是首选。目前，主要通过采用小剂量封装实现此类滴眼液的长期保存，每支滴眼液含量相当于单次滴眼使用量，用毕即弃，但该形式增加了药物制造成本，一部分患者依从性也有所下降。

6. 特殊成分

在干眼状态下，多种泪液成分明显减少，包括多种生长因子、乳铁蛋白、各种酶类、特殊蛋白、维生素 A 及脂质成分等。近年，人工泪液中特殊成分的作用越来越受重视，含 1 种或多种特殊成分的人工泪液相继出现。

（1）维生素 A：即视黄醇（retinol）。大多数干眼患者全身并不缺乏维生素 A，但推测干眼与眼表局部维生素 A 缺乏有关。部分研究表明，尽管局部滴用棕榈酸视黄醇对眼表炎症无明显改善，但能使结膜杯状细胞密度部分增加，逆转细胞角化和鳞状上皮化生。视黄酸即维 A 酸是维生素 A 的羧酸形式，可促进细胞表面糖蛋白的合成，刺激上皮细胞表皮生长因子合成等促进上皮愈合。锌离子可通过参与维生素 A 代谢间接发挥作用。

（2）细胞因子：如重组碱性成纤维细胞生长因子（basic fibroblast growth factor，bFGF）、重组人表皮生长因子衍生物（recombinant human epidermal growth factor，rhEGF）等均已有相关产品，其中 rhEGF 的安全性相对更高。神经生长因子（nerve growth factor，NGF）可用于神经麻痹性角膜溃疡的患者，但 NGF 在单纯干眼中的应用仍存争议。

（3）P2Y2 受体激动剂：P2Y2 受体广泛存在于角结膜上皮、杯状细胞、睑板腺腺体等。外源性 P2Y2 受体激动剂可促进结膜组织黏蛋白的表达，这种作用具有剂量依赖性。地夸磷索钠（diquafosol sodium）是稳定的 P2Y2 受体激动剂，与 P2Y2 受体结合后，通过改变细胞内钙离子浓度、激活蛋白激酶 C 等多种机制发挥作用，包括水液分泌量增加和可溶性黏蛋白分泌增加，并调节角膜上皮细胞跨膜蛋白的表达。在动物模型中可促进泪液分泌，提高杯状细胞密度和功能。

（4）特殊蛋白：干眼时泪液乳铁蛋白含量显著下降。动物实验显示补充 1% 乳铁蛋白可改善受损角膜上皮的完整性。

（5）脂质：含有脂类的人工泪液可通过重塑泪膜脂质层而减少泪液蒸发，特别适用于蒸发过强型干眼（如睑板腺功能障碍者）。泪膜脂质层分为极性与非极性两层。极性层主要为磷脂（phospholipid），非极性层则包括蜡酯、固醇酯、甘油三酯等。睑板腺分泌的脂质中，磷脂约占 8%，蜡酯 44%，固醇酯 33%，甘油三酯 2%。这些脂质成分有利于泪膜脂质层的重分布，增加泪膜稳定性。

必需脂肪酸（essential fatty acids，EFA）理论上可通过减轻炎症和改变睑板腺脂质构成而减轻干眼症状，可能与局部的激素样作用有关，如 ω-3 型脂肪酸（如亚麻酸）和 ω-6 型脂肪酸（如亚油酸、花生四烯酸）。部分研究显示 ω-3 型脂肪酸可发挥局部抗炎及抗凋亡作用，而 ω-6 有轻度促炎作用，ω-6/ω-3 比值过高者发生干眼的概率较高。然而美国国家眼科研究所资助的一项研究（2018 年，27 个中心，共 535 名中度至重度干眼患者）显示，使用口服 ω-3 补充剂与使用口服安慰剂橄榄油几乎没有区别。

目前，国内常用的人工泪液有十余种。

1. 常规人工泪液

（1）玻璃酸钠滴眼液：主要成分为 0.1% 或 0.3% 透明质酸钠，保水性较强，舒适度较佳。此外，由于透明质酸尚可与纤维蛋白结合，通过后者的作用促进角膜上皮的胞间连接与移行，进而促进上皮修复。临床上常将玻璃酸钠作为促上皮修复制剂来使用，其中以 0.3% 者更佳。玻璃酸钠滴眼液不但有瓶装、小包装无防腐剂装，还有使用专利瓶口和瓶身结构设计的大包装无防腐剂品种，后者可在数月内避免滴眼液污染。

（2）聚乙二醇滴眼液：保存剂一般为 polyquad。滴眼液主要成分为 0.4% 聚乙二醇 400 和 0.3% 丙二醇。其特殊成分 HP-guar 具有双亲特性，即亲脂性和亲水性，能够与疏水的角膜上皮细胞结合，并与硼酸盐形成生物交联网状保护层，使润滑剂聚乙二醇与丙二醇更易于滞留。其最大的特点是增加泪液总厚度，且在眼表留存时间较长，用于治疗严重干眼时，可在一定程度上增加杯状细胞数量，延长泪膜破裂时间，减少角膜荧光素钠染色的严重程度和结膜充血程度。常用于相对低湿度状态（如长时间空调环境）的正常眼或亚临床干眼。

（3）羧甲基纤维素钠滴眼液：不含防腐剂，每小支约 0.4mL，单次用完即弃。主要成分为 0.5% 或 1% 羧甲基纤维素钠及氯化钙、氧化镁、氯化钾、氯化钠、乳酸钠等电解质。较温和，保湿力较强。

（4）羟丙基甲基纤维素滴眼液：主要成分为 0.5% 羟丙基甲基纤维素，保存剂为 0.01% 苯扎氯铵。

（5）右旋糖酐及羟丙基甲基纤维素复方滴眼液：主要成分为 0.1% 右旋糖酐 70 及 0.3% 羟丙基甲基纤维素。瓶装滴眼液的保存剂为 0.001% 专利保存剂 polyquad（polyquaternium-1），一部分产品还额外加入甘油，进一步减少了泪液蒸发。亦有不含防腐剂的独立包装版本。

（6）聚乙烯醇：多为不含防腐剂的独立小包装非处方药品，聚乙烯醇浓度通常为 1.4%，为每支 0.8mL、0.4mL 或 0.5mL 的独立包装。聚乙烯醇为高分子聚合物，具有长链结构，可以模拟黏蛋白层从而形成亲水层，在适宜浓度下发挥人工泪液作用。此外，聚乙烯醇入眼后具有成膜性，发挥类似脂质层作用，从而具有延长人工泪液于眼表面存留时间的作用。本品为无色微黏稠澄清液体，温和且刺激性极小。

（7）硫酸软骨素：为 3% 硫酸软骨素滴眼液，辅料一般含玻璃酸钠、维生素、尿囊素等。规格为每支 5mL 或 10mL。

2. 眼用凝胶类

（1）卡波姆眼用凝胶：主要成分为 0.2% 卡波姆，规格一般为 10g/支装，可黏附于角膜的表面并可以贮留液体。凝胶结构会被泪液中的盐分破坏，释放出其中的水分，戴隐形眼镜时不宜使用。注意使用后可有短暂视物模糊。其中，部分卡波姆凝胶含有脂质成分（甘油三酯），整体制剂可模拟泪膜三层结构，效果更为理想。

（2）小牛血去蛋白提取物眼用凝胶：一般为含 20%（亦有 50% 者）脱蛋白质的小牛血去蛋白血清提取物，包括多种游离氨基酸、羟基酸、低分子肽类、寡糖等，基质成分为乙二醇酯细胞纤维素或羧甲基纤维素钠等。可促进细胞内线粒体对氧和葡萄糖的摄取和利用，促进代谢与修复。另有制剂从红细胞中提取上述活性成分，称为小牛血去蛋白红细胞提取物。

（3）维生素 A 棕榈酸酯眼用凝胶：其品种很少，辅料含卡波姆。该凝胶有利于增加结膜杯状细胞的数量，促进角膜修复。

（4）硫酸软骨素凝胶：复方硫酸软骨素眼用凝胶有利于促进角膜修复，缓解眼疲劳。

3. 生长因子类

（1）牛碱性成纤维细胞生长因子（basic fibroblast growth factor，bFGF）：含重组牛碱性成纤维细胞生长因子，滴眼液规格为 21 000IU/5mL，凝胶剂型的规格为 21 000IU/5g，为 bFGF 加卡波姆，有利于局部药物浓度的保持。目前亦有单支无防腐剂包装产品。

（2）人表皮生长因子（epidermal growth factor，EGF）：为重组人表皮生长因子衍生物制剂，规格为 15 000IU/3mL，并使用甘油及甘露醇作为生物保存剂，不易污染，不含常规防腐剂。EGF 的性质较稳定，安全性相对而言较 bFGF 高。一般认为无产生角膜新生血管、基质瘢痕化等潜在危险。

（3）神经生长因子（nerve growth factor，NGF）：目前我国获批可以用于眼表治疗的神经生长因子药物为重组人源神经生长因子（recombinant human nerve growth factor，rhNGF）。这是一种通过基因工程重组的、与人同源的神经生长因子。海外临床研究表明，局部使用 rhNGF 可以促进角膜神经修复，提高角膜敏感性，帮助损伤的角膜组织修复，增加泪液分泌。其眼表使用的安全性也得到验证。NGF 对眼表具有营养作用。NGF 是一种内源性的蛋白质，可与细胞表面的 Trk A（酪氨酸受体激酶 A）受体及 p75 受体结合，Trk A 受体是 NGF 的高亲和力受体，介导细胞存活、迁移、增殖、分化，p75 是 NGF 的低亲和力受体，可以帮助 Trk A 结合 NGF，并且促进结合的特异性。Trk A 受体广泛存在于人体的组织中，在眼表，分布于角膜结膜神经、角膜上皮细胞、角膜基质细胞、泪腺等多种组织中。局部使用 NGF 可以修复角膜神经末梢，恢复角膜敏感性，修复受损的角膜，从而改善泪液质量。

4. 其他 如一些含珍珠、冰片等中药的滴眼液等，眼科临床中较少用。

迄今为止，还没有一种人工泪液是完美的。有的黏稠度高，保湿性能好；有的能补充泪膜脂质层，减少泪液蒸发；有的能促进上皮修复，逆转鳞状上皮化生；有的能恢复杯状细胞密度；有的具有一定的抗炎效果；有的仅含低毒防腐剂，甚至不含防腐剂等等。人工泪液的品种日益丰富，临床医生应熟悉每一种药品的成分、含量、主要作用机制、优缺点甚至价格，并根据患者的特点进行个体化选择。每位干眼患者的病因、眼表损害类型、严重程度及经济条件等均不同，只有根据患者的具体情况，合理选择人工泪液的种类，才有可能达到预期的效果。原则上，一般轻症干眼选择黏稠度低的人工泪液，而重者及伴蒸发过强者多选择黏稠度高或含脂质者；须频繁或长期给药时，应首先选择含低毒防腐剂或不含防腐剂的人工泪液。另外，过度频繁给药会破坏正常泪膜，反而加快泪液蒸发，故一日内给药次数最多不要超过 6 次。而部分眼用凝胶的赋形剂黏于角膜表面可致视矇，故除了重症干眼以及合并暴露性角膜溃疡外，一般不主张在日间常规使用眼膏或凝胶。

（二）自体血清

自体血清除了含有高浓度的蛋白质如白蛋白和纤连蛋白之外，还含有特异性上皮营养因子（如表皮生长因子、神经生长因子等），以及转化生长因子、维生素 A、多种免疫球蛋白、细胞外基质相关蛋白等。自体血清不仅可以直接促进上皮细胞的增殖和迁移，而且可以通过结合和中和炎性细胞因子而间接增强上皮活性。大多数临床试验和病例系列报告表明，自体血清可以有效地治疗继发于干眼的眼表疾病，并在数日至数周内显著改善患者的症状和体征，这些治疗效果可能与自体血清的抗炎、上皮营养和神经营养功能密切相关。自体血清对重症干眼如 Sjögren 综合征、角膜上皮缺损，以及其他免疫相关性眼表疾病的疗效最佳。尽管具体成分上不同之处较多，但自体血清制备的人工泪液在生化和物理性质上与正常泪液非常相似。绝大多数研究显示，自体血清较一般人工泪液能更迅速、有效地减轻干眼的症状和体征，且无明显并发症，但在治疗停止后，眼表疾病仍可能复发。

在患有活动性全身炎症或无法进行静脉取血的患者，或在婴儿、高龄患者或慢性贫血患者中，自体血清的取材较为困难。部分干眼患者血清中存在自身抗体，理论上仍存在局部用药后发生炎症反应的可能性。同种异体血清对于这些患者而言是一个替代治疗方案。由于同种异体血清可以从已储存的血液中制备，生产过程迅速，因此可能是一种更方便的治疗方法。但理论上，使用同种异体的蛋白质可能会引起免疫反应，因此对同种异体血清的使用仍然存在一定争议。目前关于同种异体血清治疗干眼效果的临床资料非常有限。实际上，自 2007 年以来新西兰一直使用非匹配的 AB 血型献血者的血清，且献血者不分性别，目前为止尚没有不良事件报告。迄今为止，也还没有因为局部使用血型不匹配的同种异体血清而造成重大并发症的报道。

由于患者人种、自体血清制备方法及保存方式，还有治疗方案的不同，自体血清治疗干眼的疗效在不同研究中差异较大。使用同一瓶药物的时间超过 30 天后，自体血清发生污染的概率增高，但实际由污染引起的并发症极少。然而，由于标准制备方法的缺乏和污染问题，自体血清治疗法迟迟得不到监管部门的批准，同时这也限制了这种治疗方法在临床的广泛采用。

国际干眼组织（DEWS）报告中认为较好的制备方法如下（所有步骤均需无菌）：抽取患者静脉全血 100mL，室温静置 2h 后取上清液，3 000g 离心 15min，一般可获得约 35mL 上清液，再用平衡盐液（balanced salt solution，BSS）稀释至所需浓度（为 20%~100%，常用 20%），振荡均匀后分装于避光无菌瓶中。由于每日滴眼次数 6~8 次，故应根据每日使用量分装，并保存于 -20℃。制备好的自体血清在 -20℃下可保存 3 个月，故长期使用时患者每年须采自体血 4 次左右。开瓶使用后应保存于 4℃下，使用时间不超过 16h。

（三）抗炎及免疫抑制剂

近年，炎症在干眼发生、发展中的作用越来越受重视，既可以是病因，也可以是继发表现，其与干眼的严重程度呈正相关。实际上，炎症贯穿于整个干眼的病程，且与干眼的几大重要病理过程密切相关，如泪腺及眼表上皮的凋亡、结膜鳞状上皮化生、杯状细胞减少等。此种炎症为非感染性，既可以是局部因素引起的急性反应性炎症，又可以是自身免疫相关的慢性淋巴细胞浸润。

由于常规人工泪液并不能从根本上缓解炎症，故抗炎治疗是干眼治疗中的重要方面。

目前应用的药物包括以下几大类：

1. 免疫抑制剂

环孢素 A（cyclosporine A，CsA）能以滴眼液的形式眼部给药，自 1994 年始有报道，由于其在水中的溶解度较低，因此采用橄榄油或玉米油作为制剂的载体则能提高药物的穿透力。环孢素 A 对干眼的治疗作用更多体现在免疫调控而不仅仅是免疫抑制或抗炎方面。环孢素 A 可降低眼表白介素 -6 水平、减少活化的淋巴细胞数、减轻眼表及泪腺的炎症反应及凋亡率，同时可增加结膜杯状细胞的数量，并增加泪液分泌量，在众多临床报道中显示了较好的疗效。其并发症主要包括眼部不适、结膜充血、继发感染等，但程度轻，发生率低，局部用药对全身情况无明显影响。至于口服环孢素 A 是否对干眼有治疗作用及其是否必要，尚无定论。

环孢素 A 常用浓度为 0.05% 和 1%。由于浓度为 0.05% 及 1% 环孢素 A 的治疗效果基本相同，且低浓度者眼部刺激小，并发症概率相对较低，故推荐 0.05% 为最佳治疗浓度。2003 年在美国上市的一种水包油阴离子型环孢素乳剂滴眼液是第一个批准用于中重度干眼的药物，它以免疫抑制剂环孢素作为主要成分用于水液缺乏型干眼。尽管在Ⅲ期试验中仅显示比对照组有微弱的优势，但环孢素乳剂有增加泪液产生的能力，需要注意的是，环孢素滴眼液起效较慢，需要使用可能长达 6 个月才开始起效，某些患者用药频率也会从标准的每日 2 次，增至每日 3~4 次；其次是局部刺激或灼热感发生率较高，因此重度干眼患者在治疗数月后可能会因不良反应和或不适而停止用药。需要寻求更好的药物递送系统，以维持或增加角结膜中环孢素浓度的同时，减少不良反应。

国外开发并上市了 0.09% 纳米胶束水溶液，配方中使用非阳离子表面活性聚合物。该剂型增加了环孢素的浓度（是迄今美国批准的环孢素浓度最高的干眼药物），还提高了在亲水组织的环孢素生物利用度，起效速度加快。在欧洲已有环孢素阳离子乳剂，可使环孢素在泪膜上有更好的生物利用度和长效性。亦有将环孢素搭载在半氟化烷类新载体上，不使用水、油、表面润滑剂或防腐剂，提高角膜的局部生物利用度。

我国已经上市的 0.05% 环孢素滴眼液已用于临床，采用创新 Ailic-Tech 专利技术，为纳米微乳剂，药物粒径更小、更均匀，制剂更稳定，并采用 1 日 2 次无防腐剂单独包装。

他克莫司（FK506）抑制眼表炎症的机制与环孢素 A 基本相同，但抑制作用更强，副作用较小，适用于环孢素 A 治疗无效的严重干眼患者。

2. 局部糖皮质激素

糖皮质激素可抑制磷脂酶 A2 进而干扰脂类的过氧化和前列腺素类的合成，进而改变粒系与淋巴细胞的反应；亦可抑制炎性因子及趋化因子的生成，干扰炎症相关基因的转录等。糖皮质激素类药物仍是目前效果最好的抗炎药物，FDA 认可其滴眼液用于对类固醇敏感的角结膜及其他眼前节疾病。尽管人们已经认识到炎症在干眼中的作用，多数临床报道证实，短期局部使用糖皮质激素确可明显减轻干眼的症状与体征。关于新型的局部类固醇药物和非甾体抗炎药 NSAID 对干眼治疗的长期作用仍然缺乏Ⅰ级研究。人们还需要进一步研究冲击剂量的类固醇药物或 NSAID 在打破干眼恶性循环中的作用，并整理出适当的给药方案。

常用包括甲泼尼龙、可的松、地塞米松、氯替泼诺混悬滴眼液等，浓度一般为 0.1%，极重症者亦有学者使用 0.5% 浓度。点药次数及用药时间须视干眼的严重程度而定，每日 1~4 次，炎症减轻时须逐渐减量至停用，以避免激素相关并发症，如眼部感染、激素相关性青光眼及白内障等。

3. 口服四环素类

四环素类药物是一类经典的广谱亲脂性抗生素，常见包括四环素、金霉素、多西环素、米诺环素等。睑板腺感染时，由于细菌分泌的脂类分解酶和脂肪酶类等抑制了睑板腺脂质的正常分泌与涂布，而四环素同时具有抑菌及抑制脂肪酶生成的作用，故有利于睑板腺功能恢复并在一定程度上重建泪膜脂质层。这种减少脂肪酶分泌的作用在耐四环素的葡萄球菌感染中同样存在。另外，四环素可降低基质金属蛋白酶活性，减少如白介素-1 和肿瘤坏死因子（TNF-α）等炎性介质的表达，减轻炎症反应，是治疗干眼的另一重要机制。由于口服四环素类药物的并发症相对较多，如骨髓毒性及一些配伍禁忌，因此，多应用于合并睑缘及睑板腺感染的干眼患者（详见关于“蒸发过强型干眼”治疗的章节）。8 岁以下儿童、孕妇及哺乳期妇女禁用。

4. 非甾体抗炎药（non-steroidal anti-inflammatory drugs，NSAID）

NSAID 的应用是近年干眼治疗的重要尝试。NSAID 原是许多眼前节疾病及各种眼部术后常用的抗炎药物，国内常用如 0.1% 普拉洛芬（pranoprofen）、0.1% 溴芬酸钠（bromfenac sodium）、0.1% 双氯芬酸钠（diclofenac sodium）等。NSAID 通过选择性或非选择性抑制环氧化酶（cycloxygenase，COX），从而抑制花生四烯酸生成前列环素、前列腺素和血栓素 A2，进而改变粒细胞与 T 淋巴细胞反应，降低粒细胞与单核细胞的迁移与吞噬作用，亦有研究显示其有清除氧自由基的作用。干眼患者的角膜和结膜中存在粒细胞与淋巴细胞的浸润，故理论上，NSAID 可经减轻眼表炎症而达到治疗干眼的目的，但目前相关研究仍较少。2000 年，国外有学者报道双氯芬酸钠用于合并丝状角膜炎的干眼患者，能较对照组更快缓解干眼及丝状角膜炎症状。酮咯酸（ketorolac）、溴芬酸、奈帕芬胺（nepafenac）、氟比洛芬（flurbiprofen）等多种非甾体类药物则相继见于一些动物实验和临床报道。多数研究显示，NSAID 类滴眼液对于中重度干眼及眼表炎症较重者存在明显治疗效果，可缓解眼部不适，减轻上皮损伤，但未见明显增加泪液分泌量和杯状细胞数量的作用。由于 NSAID 长期局部应用仍存在一些并发症，如上皮缺损、角膜敏感性下降及融解穿孔等，故部分学者认为 NSAID 应用于干眼患者时，须注意其适应证及应用时间，密切随访。目前，有关非甾体抗炎药在干眼中的应用方法仍须更多研究。

（四）局部及全身促分泌药物

促泪液分泌药物根据泪膜目标成分的不同，可分为促水样液分泌药、促脂质分泌药、促黏蛋白分泌药，以及具备多重作用的药物。但目前常用药仍是促水样液分泌药。主要包括：

1. 局部促分泌药物

（1）P2Y2 受体激动剂

前已述及，P2Y2 受体广泛存在于眼表细胞，乃至睑板腺腺体细胞、泪腺导管上皮等。P2Y2 受体激动剂与其受体结合后，通过改变细胞内钙离子浓度、激活蛋白激酶 C 等多种机制发挥作用，包括水液分泌量增加和可溶性黏蛋白分泌增加，并调节角膜上皮细胞跨膜蛋白的表达，可促进泪液分泌，提高杯状细胞密度和功能。

地夸磷索（diquafosol）是于 2010 年在日本推出的一种 P2Y2 受体激动剂类干眼治疗药，上市前临床研究结果显示，地夸磷索对日本干眼患者角膜荧光素染色评分的改善效果非劣于玻璃酸钠。在现有的针对 P2Y2 受体激动剂即 3% 地夸磷索钠滴眼液的随机对照临床研究中，所有研究均显示局部应用地夸磷索钠滴眼液后眼表染色评分下降，泪膜破裂时间延长，40% 的研究发现泪液分泌试验结果有提高，且无严重不良反应报道。进一步的研究也显示该药对不同干眼类型的患者均有效。新近有研究将其用于准分子激光原位角膜磨镶术（LASIK）术后及白内障术后患者，也显示了较好的应用前景。

（2）瑞巴派特滴眼液

瑞巴派特（rebamipide）是一种喹啉酮衍生物，可促进胃黏膜黏蛋白的分泌，其胶囊制剂广泛应用于治疗胃溃疡及慢性胃炎。研究发现瑞巴派特可增加干眼动物模型的眼表黏蛋白表达。有随机双盲对照临床试验发现其能促进角膜、结膜分泌黏蛋白，减轻角结膜上皮损伤，显著缓解干眼患者的不适症状。

在日本，已开发出 1% 或 2% 瑞巴派特眼用混悬液用于治疗干眼。瑞巴派特滴眼液是由一种强效的抗氧化剂与自由基清除剂，通过增强泪液分泌并提高覆盖结膜与角膜表面的黏液素的水平而发挥治疗干眼的作用，有望成为治疗严重干眼及其他眼表疾病的理想药物之一。上市前临床试验证实，瑞巴派特可显著改善干眼患者的症状与体征，其中，对角膜荧光素染色评分的改善效果非劣于玻璃酸钠，而对结膜丽丝胺绿染色评分的改善效果优于玻璃酸钠。

2. 全身促分泌药物

（1）胆碱能受体激动剂

泪腺分泌受植物神经支配，毛果芸香碱（pilocarpine）、新斯的明（neostigmine）及西维美林（cevimeline）等拟胆碱药作用于胆碱能受体，可促进腺体分泌。其中口服毛果芸香碱及西维美林是 FDA 认可用于 Sjögren 综合征相关的口腔干燥症，而数个多中心的随机对照临床试验证实二者亦可显著缓解干眼眼部症状，减轻上皮着色，在增加泪液分泌方面西维美林优于毛果芸香碱。部分研究提示拟胆碱药尚有轻度的促黏蛋白分泌的作用。一般剂量毛果芸香碱为 5~7.5mg，每日 4 次口服；西维美林 15~30mg，每日 3 次，连续 4~12 周。而新斯的明 15mg 口服，每日 3 次，对轻症患者有一定效果。此类药物副作用主要是轻中度胆碱能神经紊乱症状，如出汗、头痛、恶心、腹泻等。

环戊硫酮（anethol trithione）是 M3 型胆碱能受体激动剂，能显著增加 M3 受体数量，提高外分泌腺分泌量。多用于干燥综合征的口、眼干燥，对促进泪腺分泌有一定效果。国内产品每片含环戊硫酮 25mg，每日 3 次口服，连用 1 个月，其效果与进口同类药品相当。

（2）磷酸二酯酶抑制剂 3-异乙酸-1 甲基黄嘌呤（3-isobutyl-1-methylxanthine，IBMX）

相关研究始于 20 世纪 90 年代初，它可通过增加细胞内 cAMP 或 cGMP 水平而刺激副泪腺分泌泪液，明显降低泪液渗透压，且作用呈剂量依赖。但目前国内尚无相关产品。

（3）必嗽平（溴苄环已胺，bromhexine）

通过 cAMP 途径达到增加泪液分泌的作用，口服剂量为 16mg，每日 3 次，连续用药 2~3 个月，但临床评价疗效不一，应用较少。

此外，多种促黏液分泌药及黏蛋白分泌药物在动物实验及Ⅱ、Ⅲ期临床试验中显示了极好的应用前景，其中有些可特异性促进黏蛋白的分泌，有些可同时促进泪液全层成分分泌，有些尚有增加杯状细胞密度的作用等。但相关产品的应用尚需时日。

（五）性激素治疗

泪腺、睑板腺、角膜上皮中均存在雄激素受体（androgen receptor，AR）。正常的雄激素水平对于泪腺的水样液分泌、睑板腺脂质分泌及角膜上皮的保水性均有重要作用。雄激素介导的变化包括转化生长因子、强效免疫调节、抗炎因子水平的增强，以及泪腺中炎性细胞因子前体如白介素与肿瘤坏死因子的 mRNA 抑制。雄激素下降后，泪腺可发生凋亡，而凋亡片段可成为潜在自身抗原，发生自身免疫反应。妇女绝经后，体内雌激素及雄激素的水平均下降，而这些血清内的激素是局部组织敏感性激素的前体，再加上 AR 受体密度女性低于男性，故绝经后妇女干眼的发病率明显升高。动物去势亦可诱导干眼表现。雄激素水平降低是导致睑板腺功能障碍及 SS 患者全身和眼部改变的原因之一。

雄激素的补充替代是干眼治疗的重要方面，如脱氢表雄酮（dehydroepiandrosterone，DHEA）等。但由于雄激素的补充替代可引起多毛症、男性化及肝损害等，需内分泌科密切随访，故目前仍较少在女性干眼患者中应用雄激素替代，一些治疗方案仍处于临床试验过程中。需要指出的是，雌激素对雄激素存在一定的拮抗作用，对于绝经后应用雌孕激素替代（hormone replacement therapy，HRT）治疗绝经期综合征的妇女，应用 HRT 3 年后干眼的发病率较非 HRT 组高约 15%，并可加重原有干眼症状。而如何优化 HRT 的方案，使其既不降低原有疗效，又不增加干眼发生风险，则须进一步研究。

（六）生物制剂

全氟己基辛烷（perfluorohexyl octane）：这种独特的润滑剂是不含水和防腐剂的亲脂性液体，可以快速在眼表面扩散，形成稳定的脂质层，主要用于改善睑板腺功能障碍（meibomian gland dysfunction，MGD）相关的蒸发型干眼的症状和体征。目前已在欧洲、澳大利亚和美国上市。

色素上皮衍生因子（pigment epithelium-derived factor，PEDF）：不同于其他药物增加泪液量或质量的作用机制，PEDF 主要可以促进角膜缘上皮干细胞的生长和扩增，并抑制干眼引起的炎症。在完成的Ⅱ期试验中虽然没达到角膜修复的主要终点，但是对延长泪膜破裂时间和减少治疗灼热感的次要疗效终点均显示有统计学差异。之后可能还会用于肌肉再生、骨关节炎适应证的开发。

催泪蛋白：在干眼患者中发现催泪蛋白缺失，合成的催泪蛋白片段，通过重建泪液系统来减少炎症。目前尚处于研究之中，主要用于原发性干燥综合征相关干眼。

胸腺素 β-4：通过刺激角膜上皮细胞迁移并减少炎症细胞因子来促进眼表愈合，具有广泛的保护、修复和再生功能，RGN-259 是以胸腺素 β-4 为活性成分的无菌、无防腐剂新型治疗肽滴眼液，目前正在进行Ⅲ期临床试验 ARISE-3。

siRNA：Tivanisiran 是一种瞬时电位通道香草醛亚型-1（transient receptor potential vanilloid 1，TRPV1）的小分子 siRNA 基因疗法，角膜受三叉神经的传入纤维支配，其中 TRPV1 蛋白在这一过程中充当疼痛传感器，其受体与应激产生的炎症和纤维增生有关。目前处于Ⅲ期试验，是开发的最快的针对神经性疼痛干眼的 siRNA 疗法。

上皮钠通道阻断剂：通过抑制眼表钠离子和水的重吸收，来重建泪膜液量，SHP-659 是针对这一机制并且临床进展最快的小分子药物。在 2014 年处于早期临床研究阶段时，获得了美国国立卫生研究院（National Institutes of Health，NIH）支持非盈利或小企业的项目资助，目前处于临床Ⅱ期。

Lubricin（蛋白聚糖-4）是一种具有润滑性的黏蛋白样糖蛋白，最先发现于关节滑液中。2013 年加拿大卡尔加里大学的研究者首次发现眼表上皮细胞可产生保护性润滑剂 lubricin，lubricin 的存在可显著减少角结膜之间的摩擦，具有抗炎作用，透明质酸钠或小牛血清白蛋白并不能代替 lubricin 的这一作用，而 lubricin 缺乏则导致眼表剪切应力和角膜染色增加。目前，以重组 lubricin 为原料的润滑剂还没有商业产品应用于眼科临床。通过减少摩擦，它可以打断炎症级联反应，并有助于在治疗区域恢复正常功能。Lambiase 等研究比较重组人 lubricin 滴眼液与 0.18% 的透明质酸钠滴眼液治疗 39 名患有中度干眼患者的效果，结果显示，与透明质酸钠相比，使用重组人 lubricin 滴眼液为期 2 周的患者干眼的体征和症状均有显著改善。

立他司特（lifitegrast）是一种淋巴细胞功能关联抗原-1（lymphocyte function associated antigen-1，LFA-1）拮抗剂。LFA-1 是存在于白细胞表面的一种蛋白，属于白细胞黏附受体成员。在干眼中，LFA-1 的同源配体胞间黏附分子-1（intercellular cell adhesion molecule-1，ICAM-1）在角膜和结膜组织中过量表达。LFA-1/ICAM-1 相互作用促进免疫突触的形成，导致 T 细胞增殖/活化并迁移至靶组织。立他司特治疗干眼的作用机制主要包括以下几个方面：①可模拟 ICAM-1 与 LFA-1 相连部位的结构，抑制人 T 细胞系中 T 细胞与 ICAM-1 的黏附，从而有效阻断两者的相互结合作用；②抑制人外周血单核细胞中炎性细胞因子、炎症介质、趋化因子、肿瘤坏死因子-α（tumor necrosis factor-α，TNF-α）和白细胞介素-1（interleukin-1，IL-1）的分泌，抑制 T 细胞介导的炎症反应的发生，继而达到治疗干眼症状和体征的目的。目前国内已开展立他司特治疗干眼的Ⅲ期临床研究。

二、小结

干眼治疗的药物种类繁多，应结合患者具体的情况，予以恰当的治疗，方能达到良好的疗效。在药物的选择上，全世界的眼科医生必须充分认识到干眼全方位治疗的必要性，必须把患者的症状、睑板腺的生理状况、泪膜脂质的质与量、睑板腺的开口是否通畅，以及泪液的生成、减少和缺失均纳入干眼治疗的评判标准中去。如果只是眼表疾病两大类型（蒸发过强型干眼和水液缺乏型干眼）中的一类得到治疗（而另一类被忽视），患者仍然可能会继续饱受病痛折磨并且对治疗方案产生不满。

从根本上找到治疗干眼更为有效的治疗方式，为干眼的治疗方向提供基础依据，初次诊断的精确性至关重要，在制订出治疗方案之前，必须要对干眼背后隐藏的主要病因进行深入探查，仍需眼科医师将更多的目光和精力投入到该病发病机制和新治疗方式的探索和研究中去。

（林志荣 董诺 孔洁 吴护平）

参考文献

[1] HIRAI S，KAWAHARA M，SAKAMOTO K，et al. Effects of various lubricants on corneal surface regularity in rabbits. J Ocul Pharmacol Ther，2005，21（5）：376-381.

[2] MOON J W, LEE H J, SHIN K C, et al. Short term effects of topical cyclosporine and viscoelastic on the ocular surfaces in patients with dry eye. Korean J Ophthalmol, 2007, 21(4): 189-194.

[3] JOHNSON M E, MURPHY P J, BOULTON M. Carbomer and sodium hyaluronate eyedrops for moderate dry eye treatment. Optom Vis Sci, 2008, 85(8): 750-757.

[4] HARTSTEIN I, KHWARG S, PRZYDRYGA J. An open-label evaluation of HP-guar gellable lubricant eye drops for the improvement of dry eye signs and symptoms in a moderate dry eye adult population. Curr Med Res Opin, 2005, 21(2): 255-260.

[5] PETRICEK I, BERTA A, HIGAZY M T, et al. Hydroxypropyl-guar gellable lubricant eye drops for dry eye treatment. Expert Opin Pharmacother, 2008, 9(8): 1431-1436.

[6] FOULKS G N. Clinical evaluation of the efficacy of PEG/PG lubricant eye drops with gelling agent (HP-guar) for the relief of the signs and symptoms of dry eye disease: a review. Drugs Today (Barc), 2007, 43(12): 887-896.

[7] PFLUGFELDER S C, GEERLING G, KINOSHITA S, et al. Management and therapy of dry eye disease: report of the Management and therapy subcommittee of the international dry eye workshop (2007). Ocul Surf, 2007, 5(2): 163-178.

[8] JONES L, DOWNIE LE, KORB D, et al. TFOS DEWS Ⅱ Management and Therapy Report. Ocul Surf, 2017, 15(3): 575-628.

[9] FELT O, CARREL A, BAEHNI P, et al. Chitosan as tear substitute: A wetting agent endowed with antimicrobial efficacy. J Ocul Pharmacol Ther, 2000, 16(3): 261-270.

[10] HONGYOK T, CHAE J J, SHIN Y J, et al. Effect of chitosan-N-acetylcysteine conjugate in a mouse model of botulinum toxin B-induced dry eye. Arch Ophthalmol, 2009, 127(40): 525-532.

[11] LIU H, BEGLEY C, CHEN M, et al. A link between tear instability and hyperosmolarity in dry eye. Invest Ophthalmol Vis Sci, 2009, 50(8): 3671-3679.

[12] YANCEY P H. Organic osmolytes as compatible, metabolic and counteracting cytoprotectants in high osmolarity and other stresses. J Exp Biol, 2005, 208(Pt 15): 2819-2830.

[13] SCHILLING H, KOCH J M, WAUBKE T N, et al. Treatment of the dry eye with vitamin A acid—an impression cytology controlled study. Fortschr Ophthalmol, 1989, 86(5): 530-534.

[14] KIM E C, CHOI J S, JOO C K. A comparison of vitamin a and cyclosporine a 0.05% eye drops for treatment of dry eye syndrome. Am J Ophthalmol, 2009, 147(2): 206-213.

[15] FUJIHARA T, NAGANO T, NAKAMURA M, et al. Lactoferrin suppresses loss of corneal epithelial integrity in a rabbit short-term dry eye model. J Ocul Pharmacol Ther, 1998, 14(2): 99-107.

[16] PETERS K, MILLAR T. The role of different phospholipids on tear break-up time using a model eye. Curr Eye Res, 2002, 25(1): 55-60.

[17] RONCONE M, BARTLETT H, EPERJESI F. Essential fatty acids for dry eye: A review. Cont Lens Anterior Eye, 2010, 33(2): 49-54.

[18] LIU L, HARTWIG D, HARLOFF S, et al. An optimised protocol for the production of autologous serum eyedrops. Graefes Arch Clin Exp Ophthalmol, 2005, 243(7): 706-714.

[19] KIM S J, FLACH A J, JAMPOL L M. Nonsteroidal anti-inflammatory drugs in ophthalmology. Survey of Ophthalmology, 2010, 55(2): 108-133.

[20] ARAGONA P, STILO A, FERRERI F, et al. Effects of the topical treatment with NSAIDs on corneal sensitivity and ocular surface of Sjogren's syndrome patients. Eye (Lond), 2005, 19(5): 535-539.

[21] LEKHANONT K, PARK C Y, SMITH J A, et al. Effects of topical anti-inflammatory agents in a botulinum toxin B-induced mouse model of keratoconjunctivitis sicca. J Ocul Pharmacol Ther, 2007, 23(1): 27-34.

[22] AVUNDUK A M, AVUNDUK M C, VARNELL E D, et al. The comparison of efficacies of topical corticosteroids and nonsteroidal anti-inflammatory drops on dry eye patients: a clinical and immunocytochemical study. American Journal of Ophthalmology, 2003, 136(4): 593-602.

[23] ISAWI H, DHALIWAL D K. Corneal melting and perforation in Stevens Johnson syndrome following topical bromfenac use. Journal of Cataract & Refractive Surgery, 2007, 33(9): 1644-1646.

[24] PERAL A, DOMINGUEZ-GODINEZ C O, CARRACEDO G, et al. Therapeutic targets in dry eye syndrome. Drug News Perspect, 2008, 21(3): 166-176.

[25] GAMACHE D A, WEI Z Y, WEIMER L K, et al. Corneal protection by the ocular mucin secretagogue 15(S)-HETE in a rabbit model of desiccation-induced corneal defect. J Ocular Pharmacol Ther, 2002, 18(4): 349-361.

[26] CHOI S M, LEE Y G, SEO M J, et al. Effects of DA-6034 on aqueous tear fluid secretion and conjunctival goblet cell proliferation. J Ocular Pharmacol Ther, 2009, 25(3): 209-213.

[27] SCHAUMBERG D A, DANA R, BURING J E, et al. Prevalence of dry eye disease among US men estimates from the Physicians' Health Studies. Arch Ophthalmol, 2009, 127(6): 763-768.

[28] SCHAUMBERG D A, BURING J E, SULLIVAN D A, et al. Hormone replacement therapy and dry eye syndrome. JAMA-J Am Med Assoc, 2001, 286(17): 2114-2119.

第三节　干眼的物理治疗

物理治疗学(physical therapy, PT)是应用自然界和人工的各种物理因子,如声、光、电、磁、热、冷、矿物质和机械、运动等作用于人体,并通过人体神经、体液、内分泌等生理机制的调节,用以达到保健、预防、治疗和康复目的的方法。

我国自古以来就有熨目、运目等物理治疗的方法,达到养睛明目的目的。现代物理治疗对眼部疾病可达到消炎、消肿、镇痛、抗菌、缓解痉挛、软化瘢痕、消散粘连、加速伤口愈合等效果。近年来,涉及机体各种生理功能的物理治疗在干眼的临床治疗上展现了极好的疗效及发展潜力。

受困于对干眼认知的局限,目前在临床上干眼的物理治疗多针对伴睑板腺功能障碍的蒸发过强型干眼,通过对睑板腺进行物理治疗,改善或去除睑板腺管阻塞,进而改善或恢复腺体的功能。

然而随着对干眼的最新理解,尤其2017年国际泪膜与眼表协会(TFOS)首次在干眼定义中提出神经异常是干眼的重要病理生理机制,干眼的物理治疗随之在临床上被赋予了类似传统全身物理治疗的全新价值。其中之一有说服力的理论是:干眼不适症状是由眼表、神经、肌肉、腺体及泪液的神经反馈环路异常引起的,眼部的局部物理通过应用眨眼训练、手法、电、光、声、磁、冷、热和水等物理学因素干扰这个反馈环路,使三叉神经、面神经、交感与副交感神经等神经反应发生不同程度的变化,以达到减轻眼部不适症状,促进泪液循环,最大限度恢复患者的眼表稳态。

为了缩短病程、提高疗效,临床上常常把两种以上的物理治疗和/或药物综合应用,常常起到事半功倍的效果,本章节将一一介绍我院干眼治疗中心物理治疗的方法。

一、眼睑皮肤清洁

眼睑皮肤厚度约0.5mm,是全身皮肤最薄的部位,因此,其柔软、纤细和平滑、富有弹性和光泽,通过覆盖眼睑起到对眼球及附属器的保护作用。

眼睑对于细菌的侵入起着解剖和机械性屏障作用。皮肤能够阻挡外界异物以及病原体的入侵,同时还能够防止体液丢失,避免皮肤干裂,这便是眼睑皮肤最重要的屏障保护作用。

Elias等提出的"砖块-泥浆"模型解释了角质层的复杂结构和功能。"砖块"位于表皮最外面的角质层角质细胞(每个月更新一次)及其细胞内相关蛋白(角蛋白,如丝聚合蛋白)。"泥浆"则由细胞间脂质,如神经酰胺、游离脂肪酸、胆固醇等构成。此外,类似眼表的泪膜,皮肤表面也覆盖有一层水脂膜(hydro-lipid film),其水分包含皮脂腺、汗腺分泌的皮脂和汗液,以及透过表皮的水分蒸发两部分,其脂类主要成分为鲨烯、蜡酯、甘油三酯和游离脂肪酸。皮肤表面的水脂膜和角质层的"砖块-泥浆"共同构成了皮肤屏障。

当眼睑皮肤暴露在紫外线、低湿度和低温等环境中的各种刺激因素下,以及随着年龄的增长,诱发炎症,角质层的含水量减少,使皮肤柔韧性下降,从而导致皮肤易干燥甚至出现微细皲裂。而灰尘、细菌以及其他污染物易附着在皮肤之上,对眼睑皮肤和腺体产生一定的破坏作用,久而久之,会影响眼表的结构和功能。

眼睑清洁是保持眼表健康和日常护肤的基础。清洁眼睑皮肤类似面部皮肤护理,必须考虑到人体皮肤的生理作用。单纯用水清洁的次数越多,皮肤外层的水脂膜会遭到破坏,眼睑皮肤变得越来越干燥。

一般而言,中性及油性皮肤一般早晚各进行一次眼睑皮肤清洁,干性皮肤则每天清洁一次。水温不宜过冷或者过热,应和体温保持一致。此外,含有Ca^{2+}和Mg^{2+}的硬水水质可以和肥皂中的脂肪酸形成不可溶解的沉积物沉积于皮肤中,即便自来水连续冲洗3min,仍有约80%残留在皮肤表面,给皮肤屏障带来一定的损害。

为了达到更好的清洁效果,很多人会选用清洁效果较强的洁面产品。然而,使用不合适的洁面产品会造成对水脂膜的损害,从而刺激皮肤的皮脂腺分泌油脂增加,导致油脂分泌失衡,破坏皮肤微生态环境,皮肤可出现红、痒、爆皮以及易过敏等。

目前，市场上最常见的清洁剂配方是由现代皂和合成洗涤剂组合而成，接近天然中性皮肤的 pH 值（弱碱性 5.5~7），使得细胞间脂质的去除程度较低，称为复合皂。复合皂可提供更好的清洁效果，同时对脂质破坏程度较小，对皮肤刺激性相对较低，用后皮肤感觉不那么干燥（表 3-3-1）。使用温和的清洁产品，如含有月桂酰羟乙磺酸钠的滋养美肤沐浴乳，能最大程度地降低对皮肤屏障功能的干扰，同时又能适度地清除皮肤表面多余的皮脂角质和污垢，使毛孔畅通，且不会破坏皮肤正常的脂质结构。

由于所有的皂和合成洗涤剂都有刺激性成分，它们不允许停留在皮肤上超过必要的时间，因此从皮肤上彻底去除清洁剂是很重要的。如果患者错误地认为保湿型清洁剂应该保留在皮肤上以达到最佳效果，就会发生刺激性接触性皮炎。

表 3-3-1 清洁剂的分类

清洁剂种类	成分	pH（酸碱性，相对皮肤来说）	皮肤问题	举例
传统皂	动物脂肪与碱（例如碱液）反应，得到脂肪酸盐	9~10，强碱性	过分去除细胞间脂质，角质层溶胀	自制肥皂
现代皂	动物油脂和坚果油或从这些产品中派生得到的脂肪酸混合物	9~10，强碱性	除去细胞间脂质，角质层溶胀程度较低	象牙皂（Ivory）
合成洗涤剂	月桂基硫酸钠、月桂酸钠、椰油酰羟乙磺酸钠	5.5~7，中性至微碱性	碱性较弱，减少蛋白质变性	多芬
复合皂	将现代皂和合成洗涤剂组合起来	7，微碱性	皮肤损伤程度介于皂和合成洗涤剂之间，包括大部分抗菌皂条	Dial

除了日常的眼睑皮肤清洁外，也可以考虑定时使用专业的面部清洁仪器，如水氧洁面仪和超细微气泡等，可将毛孔打开、毛囊疏通，将细微水分子渗透至角质层深处，达到强效清洁和紧致、嫩肤、补水、深层活化的功用。

眼睑皮肤清洁后宜涂抹含保湿剂的眼霜，通过使用保湿产品向皮肤角质层注入所需要的水分，从而保持皮肤持续处于湿润的状态，这有助于提升皮肤健康水平，减缓皮肤老化进程并防止出现皮肤问题。该类产品有些包含脂肪酸、凡士林、牛油果油等成分，在皮肤表面形成疏水性的薄层油膜，起到加固皮肤屏障的作用。也有产品包括甘油、丁二醇、多糖类、乳酸钠等，从环境中吸收水分，使皮肤角质层由内而外地形成水浓度梯度，以补充从角质层散发而丢失的水分。还有部分产品使用如天然保湿因子、神经酰胺、胶原蛋白等与表皮、真皮成分相同或相似的仿生原料，补充皮肤天然成分，增强皮肤自身保湿能力，具有修复皮肤屏障的作用。

二、睑缘清洁

睑缘是眼睑皮肤与睑结膜的移行交界处，宽约 2mm，表面平滑，结构致密，分前缘和后唇。

前缘以皮肤为界，睫毛于上、下睑缘前缘生出，为 2~3 排粗杆短毛，互不交织，眨眼时睫毛可扫除空气中的气溶胶物质，使其不能到达眼表面。毛囊周围有 Zeiss 腺（皮脂腺）、Moll 腺（变态汗腺）。睑缘的后唇则以睑结膜为界，在灰线后方可见一行排列整齐的睑板腺导管开口，是睑缘干、湿两部分的分界线，泪液的润泽作用终止于此。

睑缘后唇紧贴眼球，形成一毛细管样间隙，将泪液均匀涂布到眼表，还能冲刷掉眼表的灰尘、异物、微生物和汗水等，保持眼表的清洁，除了少量泪液蒸发外，大部分泪液经排出系统引流到鼻腔。

值得一提的是，灰线以前的睑缘皮肤表层为复层鳞状上皮，有角化。灰线以后则为复层柱状上皮，有时也为复层鳞状上皮，但通常不角化。此外，泪小点鼻侧的睑缘既没有睫毛，也没有睑板腺的开口。

睑缘的形状是不对称的。内外眦间连线的上半部分以内侧最高，下半部分则以外侧最低（图 3-3-1）。闭眼时，上、下睑缘闭合，其缝隙大致呈水平弯曲，通常外眦略低于内眦。睁眼时，外眦反较内眦稍高些（图 3-3-2）。

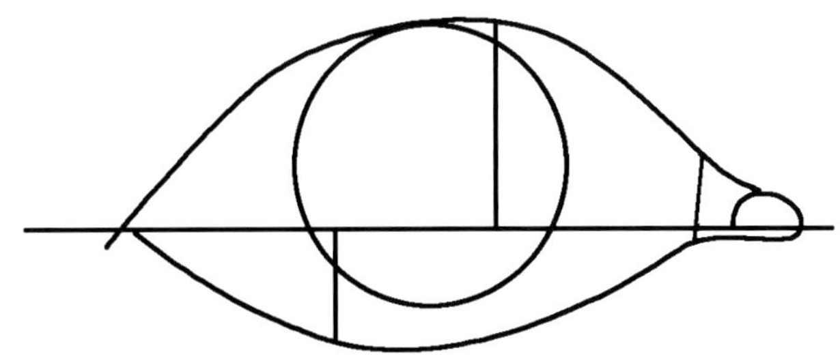

图 3-3-1　睑裂的形状:上半部分内侧最高,下半部分外侧最低

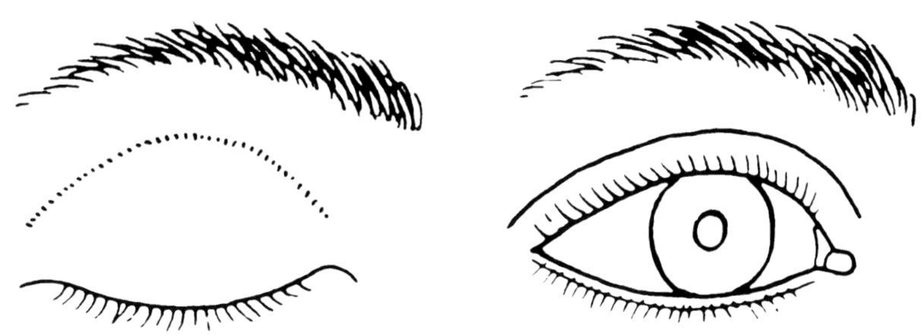

图 3-3-2　眼睑闭合和睁开时的位置示意图

睑缘组织结构相对复杂,富含睑板腺、Zeiss 腺和 Moll 腺等腺体组织和脂肪性分泌物,极易黏附各种刺激物、致敏物、微生物、化妆品及灰尘污垢,经常化眼妆(涂眼线/睫毛膏等)的人,易残留化妆品于此部位。

此外,清洁眼睑皮肤由于担心洗面清洁产品进入眼睛,清洗到眼边的时候会刻意回避,常导致睑缘处皮肤清洁不充分。

综合以上因素,残留在睑缘的碎屑一旦混入泪膜,会引起刺激症状,致细菌滋生,诱发睑缘炎、睑腺炎、接触性睑皮炎等一系列眼表疾病,最终导致泪膜不稳定。

做睑缘清洁之前,应当描述睑缘的改变或进行裂隙灯照相。

睑缘前缘:

- 充血
- 毛细血管扩张
- 角化
- 溃疡
- 囊泡
- 色素变动
- 血性渗出物
- 瘢痕形成
- 阴虱
- 肿块

睫毛:

- 位置不正或方向不正
- 缺失或断裂
- 圆柱形或袖套样改变
- 虱卵
- 化妆品积聚
- 纹眼线

睑缘后唇:

- 睑板腺开口异常,如赘生物、增生、后退、化生和阻塞

- 睑板腺分泌物的特征，如能否排出、黏稠度、混浊度、颜色
- 新生血管
- 角化
- 结节
- 增厚
- 瘢痕

睑缘清洁能有效去除睑缘及睫毛根部的菌落、碎屑、残妆及堵塞睑板腺导管开口的固化分泌物，改善睑板腺开口堵塞情况，有助于分泌物从腺管排出。此外，睑缘清洁还可保持皮肤柔软、睫毛毛孔通畅、Zeiss 和 Moll 腺腺体分泌，防止眼表泪膜不稳定，对干眼的预防和治疗非常重要，目前有临床研究支持睑缘清洁的积极作用，许多患者在进行睑缘清洁后能够立即感受到干眼症状的改善。

过去，临床上常用消毒棉签蘸取少量生理盐水，沿着睑缘进行擦洗，然而效果欠佳。睑缘清洁联合清洁剂的做法可以追溯到 20 世纪 50 年代，当时最初使用硫化硒基洗发水治疗眼睑的脂溢性皮炎。1990 年 Paugh 等报道了睑缘清洁和按摩会增加 MGD 患者的泪膜破裂时间，2 周的治疗可以有效地缓解临床症状。1996 年 Key 等研究发现使用低变应原性香皂、稀释的婴儿洗发水或商用睑缘清洁剂可治疗前睑缘炎。2008 年，两本 *Moorfields Manual of Ophthalmology* 和 *The Wills Eye Manual* 有关睑缘炎和睑腺炎治疗的手册都建议使用温和的婴幼儿洗发水和棉签清洁睑缘。

如今，无泪婴儿洗发香波已取代去头皮屑洗发水进行 MGD 治疗，并能缓解部分患者的症状。但是，仅靠这种疗法，大部分患者无法获得明显的改善。有些患者甚至可能对这些产品中添加的染料和香料产生过敏。2015 年 Thode 等研究发现其中的某些成分确实可引发过敏或眼部不适。

然而，有学者提出婴儿洗发香波有皂化作用，可能会加重炎症和自由脂肪酸对泪膜的损害。Sung 等的一项研究表明，长期使用婴儿香波进行睑缘清洁，可引起结膜杯状细胞 MUC5AC 表达的下降，导致泪液黏蛋白减少；而使用专用的睑缘清洁用品则对杯状细胞无明显影响，并且明显减少睑缘鳞屑，改善眼表炎症。

2011 年国际 MGD 研究小组率先建议使用眼睑卫生来治疗睑板腺功能障碍，其中眼睑加热、挤压按摩以及睑缘清洁是眼睑卫生的重要组成部分。Greiner 和 Kaido 等研究发现睑缘清洁或擦洗可帮助去除角化阻塞和坏死细胞，使睑板腺睑酯的分泌更顺畅。

2017 年亚洲干眼协会中国分会和海峡两岸医药卫生交流协会眼科学专业委员会眼表与泪液疾病学组结合国内外的研究进展，制定了我国 MGD 的诊断和分级治疗的专家共识，建议睑缘清洁可以使用稀释的婴儿洗发液或沐浴液（无泪配方），但临床更加推荐应用专用的睑缘清洁产品，一般每天 1 或 2 次，连续 1 个月。

2018 年美国眼科临床指南 PPP“睑缘炎”一章认为治疗患有睑缘炎患者的第一步是进行热敷和睑缘清洁。可以通过短暂、轻柔地按摩睑缘来完成睑缘清洁，从一侧向另一侧按摩睑缘，取出睫毛上的结痂。可以使用稀释的婴儿香波或购买市售的眼睑清洁棉签、棉球，或用干净的手指尖轻轻按摩睫毛根部来安全地完成眼睑清洁。

目前，国内外已有商品化的睑缘清洁湿巾和清洁液应用于临床。不同产品所含成分不同，包括次氯酸成分在内的明晞，主要应用于日常眼睑卫生护理、睑缘炎患者睑缘清洁，睑腺炎、睑板腺囊肿、MGD 患者眼睑及睑缘清洁、术前消毒等，起到了很好的清洁作用。

新开发的治疗方法包括 2016 年日本 Kobayashi 等配制眼睑洗发水（eye product shampoo long，ESL），ESL 是一种无刺激性的睑缘清洁剂，pH 值为 7.4，分子渗透压浓度为 300mOsm/L，接近泪膜的渗透压。该产品包含的成分具有抗炎（甘草酸双钾、胆钙化固醇）、保湿（神经酰胺混合物、曼陀螺提取物）和促进毛发生长（胆钙化固醇、人参根提取物、曼陀罗提取物和氨基酸）作用。与婴儿洗发水不同，该产品无须稀释，使用 ESL 8 周后，睑缘状况明显改善。MGD 和眼表的客观表现得到改善，主观干眼症状（例如，慢性眼部不适）减轻，睫毛长度增加。

油基化妆品的皮肤清洗提示为脂质不溶于水，但可溶于油。即相应清洁剂的油性成分可通过脂质溶解治疗 MGD。2017 年日本的 Kaido 将油性氧氟沙星软膏药物擦入眼睑边缘，较涂抹药物更有效地溶解 MGD 的油性阻塞，从而促进睑板腺分泌睑酯。

次氯酸眼部清洁湿巾是一种无刺激的眼睑清洁产品，其主要成分为次氯酸，呈弱酸性。该产品具有广谱杀菌效果，对葡萄球菌特别是表皮葡萄球菌杀菌效果显著，可有效降低眼表皮肤的细菌负荷，迅速降低眼表有害菌群的细胞数量，从而有利于眼表菌群恢复正常。此外，次氯酸具有降低皮肤炎症因子的作用，从而达到减轻

眼部不适。刘祖国教授研究发现,使用次氯酸眼部清洁湿巾 1 周后,睑缘炎患者的 OSDI 和睑缘充血得到明显改善,泪膜破裂时间延长。

具体清洁方法:

把眼睑清洁液泡沫涂抹在眼睑上(图 3-3-3A),左手用棉签轻压固定上睑(或下睑),右手持棉签旋转式擦拭上下眼睑睫毛根部(图 3-3-3B~D),清洁完毕后用生理盐水冲净(图 3-3-3E),再用医用纱布将脸部液体拭干(图 3-3-3F),此法步骤简单,不需额外的器械,在临床上易推广开展。

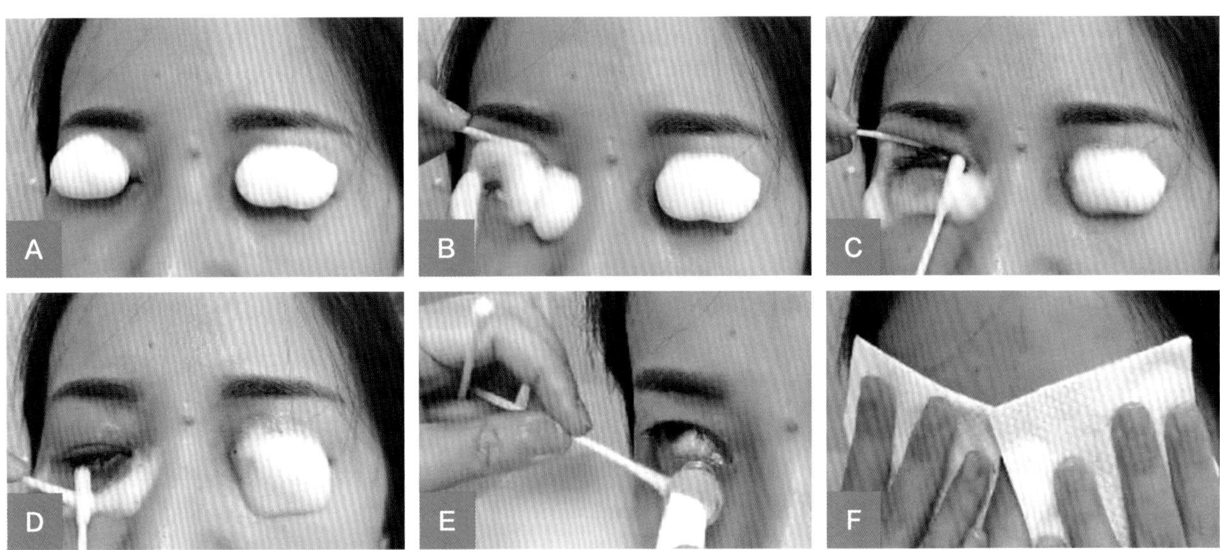

图 3-3-3 眼睑清洁

睑缘清洁可以像洗脸一样,在患者最方便的时候每日施行 1 次或 2 次。应当劝导患者长期坚持,以免中断清洁,症状常常会复发。并且也叮嘱患者过多的清洁会引起刺激反应。

为了能让患者更好地认识睑缘清洁的重要性,养成定期清洁睑缘的好习惯,James Rynerson 等将睑缘的角化比作牙齿上的菌斑。我们所有人都受到了"牙菌斑是牙病根源"的医学教育,但是我们很少知道眼睑边缘积聚类似牙菌斑。Rynerson 博士建议,由于眼睑边缘是我们身体中唯一不清洁的部分,因此该斑块的积聚从小就开始,并贯穿我们的一生。

三、深度清洁

尽管睑缘清洁在治疗干眼,尤其睑板腺功能障碍中起着重要的作用,但目前尚未建立安全有效的标准化方法。

此外,对于慢性睑缘炎患者,睑板腺开口常可见分泌物覆盖,睫毛根部常伴分泌物包裹,使用常规方法无法对眼睑及睑缘进行完整的清洁。

2015 年,Connor 等人使用专门针对眼睑清洁的自动清洁仪器 BlephEx 清扫眼睑边缘,发现睑缘清洁一个月后泪膜破裂时间增加了 60%~66%。2019 年,姚玉峰等使用深层清洁装置进行睑缘清洁治疗睑板腺功能障碍相关性干眼,结果显示治疗后 1 周标准干眼问卷调查(SPEED)评分显著下降,治疗组的泪膜破裂时间在治疗后第 1 周显著增加。

睑缘深度清洁方法如下:

眼睑深度清洁治疗前,在裂隙灯检查下观察到上睑和下睑的睑板腺孔阻塞,用眼睑皮肤清洁的方法做好眼睑皮肤清洁。

考虑到整个过程中没有明显的不适感,因此不建议必须应用表面麻醉剂。对于敏感的患者,在清洁前可使用表面麻醉药点眼。

深度清洁装置由电动清洁手柄和刷头组成。该设备的额定电压为交流 220V,额定频率为 50Hz,该设备的功率为 15W。

电动旋转手柄接通电源，操作者带口罩及无菌手套握住螺纹旋钮开关，向左旋开。撕开包装，露出刷头非棉签的底端，拇指压住刷头，把两根刷头分开。把刷头底端对准手柄接口，稍用力将刷柄完全插入手柄，旋钮开关向右扭上，轻轻拉动刷头，检查是否卡紧（图 3-3-4A）。

将刷头完全浸泡在眼睑清洁液内或者 0.9%（9g/L）的生理盐水至少 15s，使刷头完全润湿（图 3-3-4B）；当刷头移动时，控制器可以调节转速在 0~4 500r/min 之间。

患者取坐位，头部向后仰或者平躺于治疗床上，操作者坐在患者头侧（图 3-3-4C）。

根据睑缘的清洁度和参与者的舒适度来调整速度。刷头的顶部用于轻轻擦拭上下睑缘、睑板腺开口和睫毛根部。

要求患者在清洁上方睑缘时向下看，在清洁下方睑缘时向上看，每个盖都使用新的刷头。

在清洁上方睑缘嘱患者向下看，左手持无菌棉签，用棉签压住上眼睑向上轻拉，暴露出上睑缘，以避免接触角膜。先清洁睑缘及睑板腺开口，再清洁睫毛根部；右手"执笔式"握着清洁仪手柄前端，刷头顶端接触睑缘，从鼻侧到颞侧匀速移动，持续 15~20s，重复动作 2~4 次进行睑缘及睑板腺开口的清洁（图 3-3-4D）；同样方式清洁睫毛根部（图 3-3-4E），以彻底清除睑缘生物膜、过多油性分泌物、鳞屑、痂皮等异物。

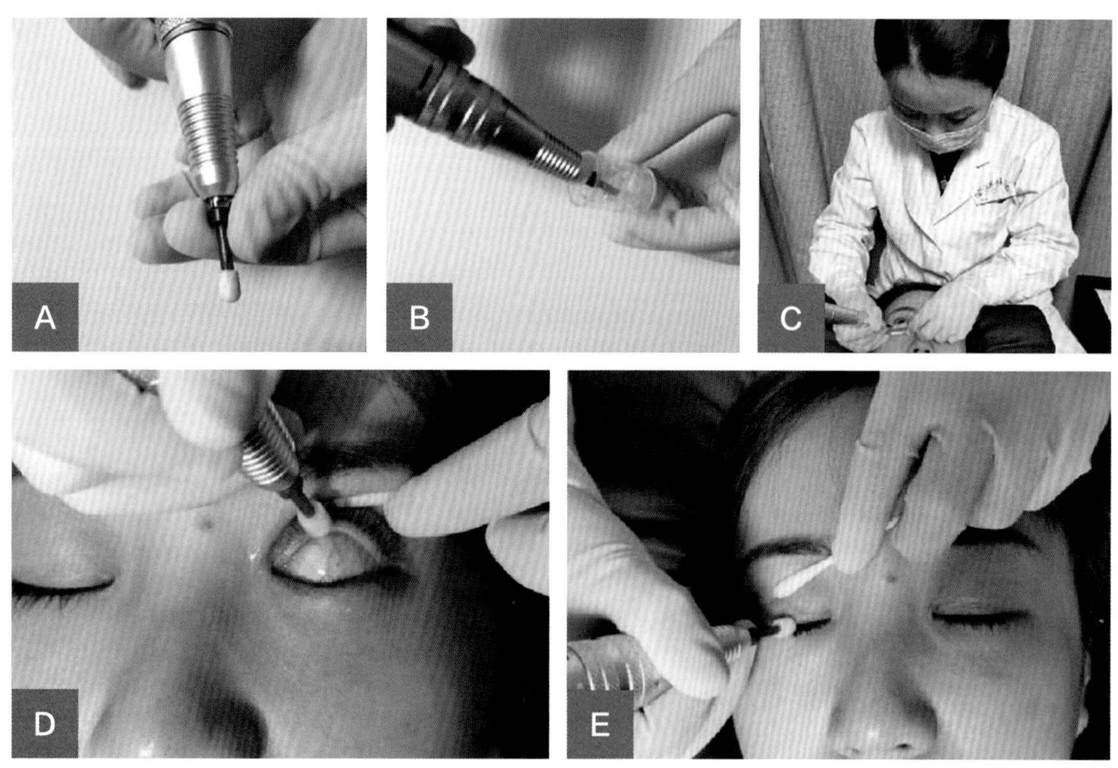

图 3-3-4 睑缘深度清洁的步骤

在清洁下方睑缘前关闭刷头，再次蘸取清洁液润湿刷头，嘱患者向上看，用棉签压住下眼睑向下轻拉，露出下睑缘，重复上述步骤清洁；完成一边眼睑清洁，取下使用过的刷头，更换清洁刷头，清洁对侧眼睑。

完成双眼睑缘清洁后，使用生理盐水冲洗眼睑皮肤，擦干后，再次在裂隙灯下观察睑缘，最后涂抹抗生素眼膏。

使用清洁仪进行眼睑深度清洁时，动作应轻柔，避免因压迫眼睑及眼球造成患者不适，清洁过程中应避免清洁刷头接触角膜造成上皮缺损。

四、冲洗结膜囊

眼表通过睑裂暴露于空气中，且与皮肤相连，极易侵入微生物，因此，眼表黏膜免疫功能以及屏障保护作用，对维持眼表稳态意义重大。

在生理情况下，眼表类似身体其他黏膜组织，如鼻腔、口腔及消化道，存在大量正常微生物群。眼表为菌群的生长、繁殖提供了适宜的环境及有利条件，而寄生的菌群在眼表生长、繁殖和活动，对保持眼表的微生态平衡承担一定的功能。

结膜组织为细菌的侵入提供了广泛的空间，泪液的机械冲刷作用与泪液的天然抗菌成分使得只有具有黏附和防御泪液抗菌成分的细菌才能侵入，因此，眼表寄居的微生物群落分布并不均匀，主要由表皮葡萄球菌、金黄色葡萄球菌和类白喉杆菌等需氧菌构成，使眼表维持正常的 pH 值和渗透压，保证眼表的稳定状态。

一旦眼表上皮细胞受损或者机体免疫力降低时，致病微生物就有可能乘虚而入引起菌群失调，随后启动一系列炎症反应，伴随着眼表黏膜上皮损伤以及屏障功能破坏，进而发生泪膜不稳定，出现干眼症状。2014 年 Zegans 等研究发现，干眼与眼表微生物群落的数量与结构的变化有关。

在干眼的治疗中，通过抗生素消灭或清除结膜囊的微生物，治疗菌群失调的眼表可行性不强，一种微生物菌群被消灭，立刻就会被其他菌群定植。而且，对于暴露于外界的眼表组织，实际上无法也无须与细菌隔绝，有菌、有序状态才是合理、正常状态。

冲洗结膜囊则借助于生理盐水对炎症分泌物、细菌、病毒等有害物的清洗，自身的抗炎作用及水流的冲击力，将结膜囊内的大量炎症介质及黏性分泌物排出，抑制致病菌或过盛菌，恢复眼表的正常微生物群落，使眼表得以在一定时间内免受刺激。

冲洗结膜囊的优点：

1. 机械性地冲洗出眼表中的致病微生物。
2. 机械性地冲洗出眼表中的花粉、灰尘以及空气中的其他污染物。
3. 软化并冲洗出眼表中形成的黏性或脓性分泌物。
4. 稀释、减少并清除眼表中的炎症介质。
5. 帮助黏膜上皮恢复屏障功能，促进或恢复眼表正常的生物微环境，从而可通过抑制致病微生物生长来促进疾病的自愈。

操作方法：

1. 向患者解释冲洗结膜囊的目的及方法，以取得其配合。
2. 认真核对医嘱、患者姓名、眼别。
3. 患者取坐位或仰卧位，头稍倾向患侧，嘱患者持受水器紧贴洗眼一侧面颊部，由患者自持。
4. 冲洗时先冲洗眼睑及周围皮肤，询问患者冲洗液的温度是否适宜，嘱患者睁开双眼，操作者左手拇指与示指轻轻分开上下眼睑，并嘱患者向各个方向转动眼球，同时操作者要不断牵动眼睑或翻转眼睑，以便冲洗结膜囊内各个部位。
5. 冲洗完毕，用消毒棉球擦干眼周围皮肤，取下受水器放入含氯消毒液浸泡桶内。

注意事项：

1. 洗眼时，注意不要将冲洗液弄湿患者衣服，要防止洗眼壶触及眼睑、睫毛，以免污染洗眼壶。
2. 洗眼壶冲洗时距离不宜过高或过低，冲洗液不宜直接冲洗于角膜上。
3. 冲洗液温度以 35~40℃为宜，一次冲洗液不少于 250mL。

眼球穿通伤或眼球破裂伤者严禁冲洗，以免造成眼球内容物进一步脱出，把细菌或异物带入眼球内，冲洗传染性眼病时用具应彻底消毒。

考虑人眼平均每分钟眨眼 10~20 次，泪液含有酶和免疫球蛋白等免疫物质，并通过眨眼均匀分布到角膜表面，能够抵御各种病毒、细菌等微生物的侵袭。

生理盐水冲洗结膜囊带来的缓解时间较短、缓解程度较低，尤其有炎症时，生理盐水洗眼效果弱，且频繁冲洗结膜囊会使眼睛产生被动和消极的依赖，使眼睛分泌的泪液减少，导致眼睛的自我防御系统受到破坏。

五、眼睑热敷及冷敷

睑板腺分泌物由多种脂质组成，各种脂质熔点不同，所以融化睑板腺管内阻塞物质所需的温度和时间目前尚未确定。多项研究显示，睑板腺内容物的熔点在 32~45℃之间，这在一定程度上表明睑酯是一种成分非常复杂的脂质混合物。睑板腺导管的堵塞程度、堵塞时间、睑板腺本身的分泌功能等都影响睑板腺管内内容物的熔点。所以一般临床建议，若想获得最佳的热敷治疗效果，需要将睑板腺加热到≥40℃的温度。而这里建议的 40℃是指睑结膜面和睑板腺腺体的温度，而不是与治疗设备接触部位的温度或眼睑外皮肤的温度。

眼睑热敷通常采用热敷眼贴或干净的湿热毛巾(约 40℃)敷于双眼 10min 以上。研究发现,对 MGD 相关的干眼患者用热毛巾(40℃)敷眼 5min 后,泪膜脂质层的厚度增加 80% 以上,而用常温(24℃)毛巾敷眼 5min,泪膜脂质层厚度未见增加,目前我国已有多种商品化的医用热敷眼贴上市。

眼部熏蒸:也可使用眼部雾化器进行眼部熏蒸,雾化器具有睑板腺热敷、超声雾化等多种功能。可根据患者的耐受程度,在适合的温度区间内设定熏蒸温度。部分雾化器还配备氧气驱动功能,附加氧疗功能,使用时可调节氧气浓度及流量。患者接受雾化熏蒸治疗的舒适度及体验感要强于热毛巾湿敷(图 3-3-5)。

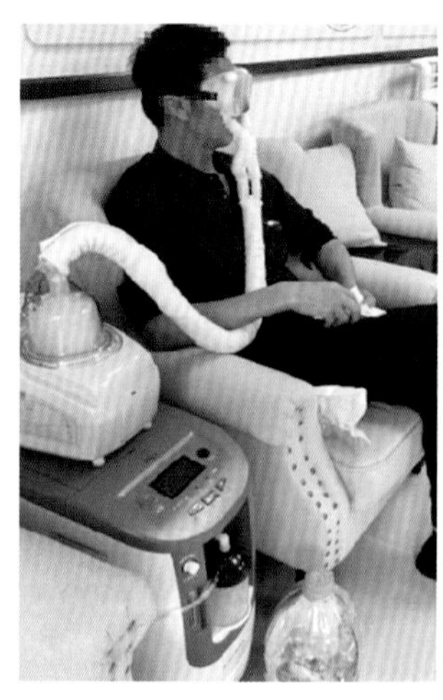
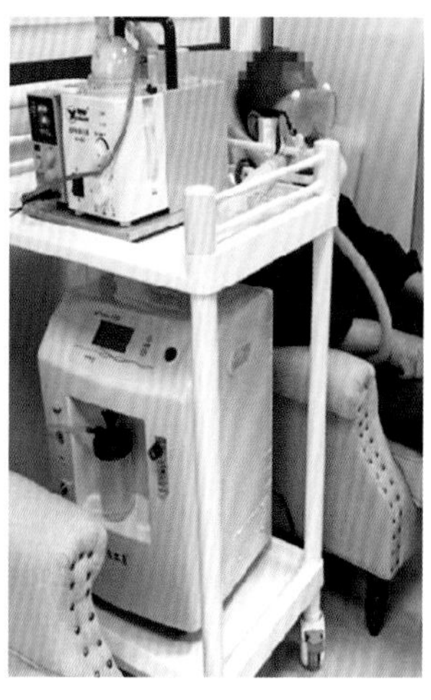
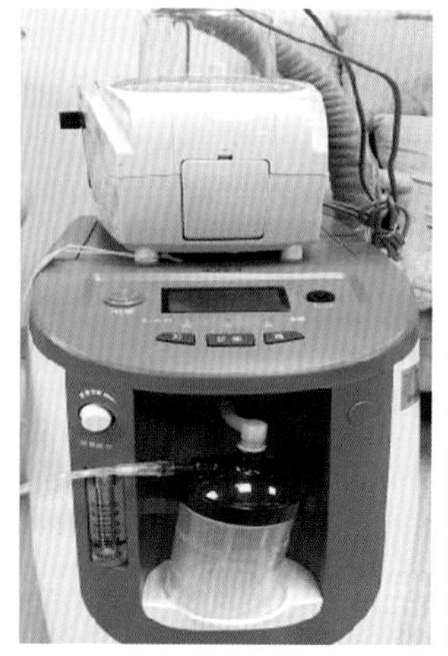
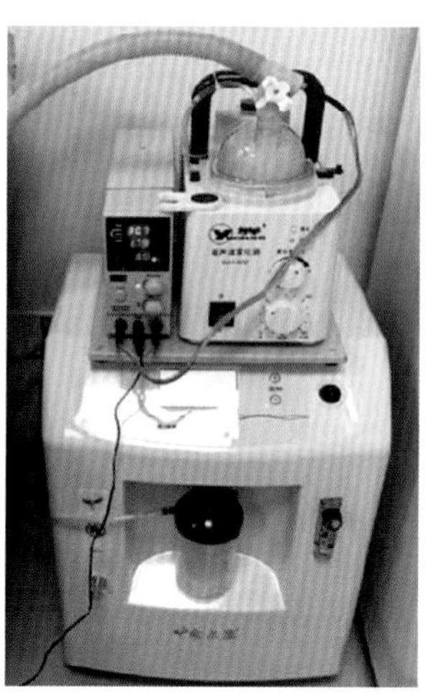

图 3-3-5 眼部雾化熏蒸治疗

眼睑热敷形式多样,总体原则是能够使睑结膜面和睑板腺腺体的温度达到 40℃,从而融化睑酯,这对于治疗蒸发过强型干眼尤为重要,临床应根据患者睑板腺堵塞程度,详细交代患者每天需热敷的频率以及时间,同时,在医院热敷的基础上,更易于睑板腺挤压的开展。

但对于有炎症活动或中重度睑缘炎患者,热敷可能会加重其原有症状,对于此类患者原则上不建议行睑板腺热敷按摩,可先行冷敷治疗,有助于减轻患者的症状。使用专门冷藏的或包有冰袋的干净毛巾进行眼睑冷敷,改善眼睑充血、红肿的症状。建议冷敷温度为 5~10℃,一天 2~3 次,一般冷敷持续时间为 5~10min。待眼睑炎症反应减轻或消退后再进行热敷、按摩治疗。

六、睑板腺按摩

睑板腺按摩的原理是通过增加压力促进睑板腺内稠厚的分泌物排出,从而消除睑板腺的阻塞,通常在眼睑清洁和热敷后进行。

在不加热的条件下,使用各种外力挤压睑板腺的方法有着较为久远的历史。这些方法包括:检查者用手指将需要挤压的眼睑掀起,然后通过指间施力来挤压眼睑,或者将坚硬的物体放置在内眼睑,然后通过拇指或其他手指,或另一放置在外眼睑处的坚硬物体对内眼睑施力以挤压眼睑。然而,因为疼痛限制了此种方法的临床开展,大多数患者会因为疼痛而拒绝该种方法治疗。而通过热敷,睑酯融化后再进行睑板腺挤压,患者通畅的腺体数目、睑板腺分泌物的质量和脂质层厚度均得到显著改善,患者眼部舒适度增加,干眼相关的症状减轻。

由于眼部的敏感性,按摩的方法多样,专业的按摩常须由医护人员操作,临床上常见的使用棉棒按摩法、玻璃棒按摩法、睑板腺夹疏通等方法,不同方法各有其优点。

(一) 棉棒按摩法

患者取坐位或仰卧位,按摩前结膜囊表面麻醉,在裂隙灯下使用专门的睑缘刮刀清洁睑板腺开口的堵塞物,然后用左手翻转眼睑后,用大拇指加压固定睑板,右手持经无菌生理盐水或抗生素滴眼液蘸湿的棉签,从睑结膜面近穹窿部睑板向睑缘挤压,挤压出睑板腺分泌物(图 3-3-6,图 3-3-7),按摩完毕后,将挤压出的睑板腺分泌物擦拭干净,滴左氧氟沙星滴眼液冲洗结膜囊,最后对睑板腺分泌物性状进行记录评分。棉棒按摩法需医护人员操作,该法按摩范围及力度较为彻底且易掌握,技巧在于按压过程中大拇指指腹对按压力度的掌控。按摩频率可视堵塞情况而定,严重者建议 1 周 1 次,治疗 4 周。

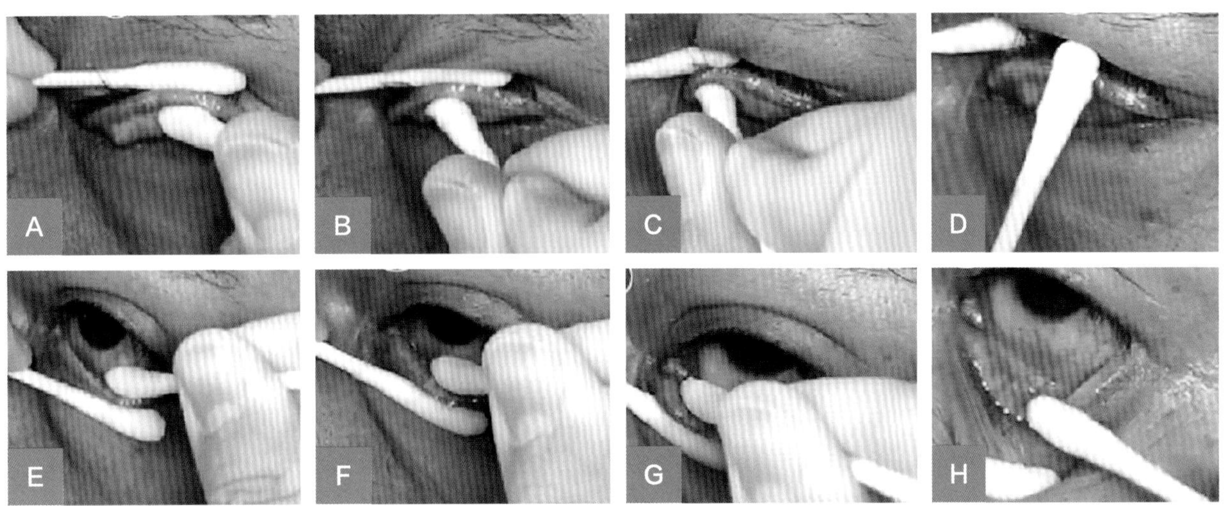

图 3-3-6 棉棒按摩法

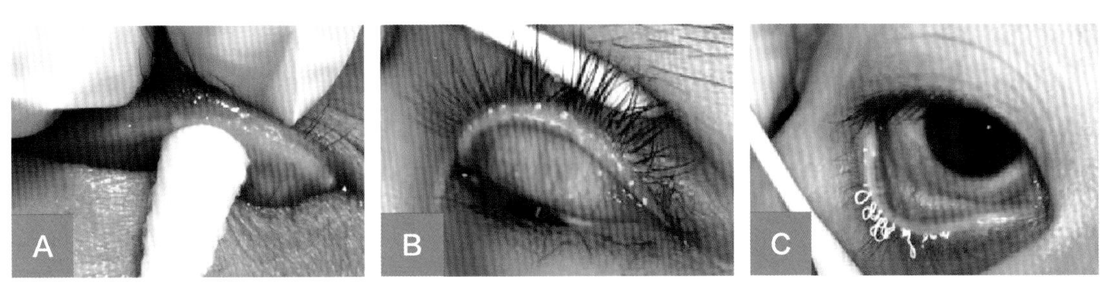

图 3-3-7 睑板腺分泌物性状

A. 睑酯呈黄色混浊；B. 睑酯呈颗粒状；C. 睑酯呈牙膏状。

(二) 玻璃棒按摩法

患者取仰卧位，点 2 次表面麻醉药，让患者闭目 2min，清洁睑板腺开口的分泌物。疏通上睑时使用棉签轻翻上睑，将玻璃棒轻贴上睑结膜，沿睑板腺方向向上轻压，见分泌物至睑板腺开口溢出。疏通下睑时使用棉签轻拉下睑，将玻璃棒轻贴下睑结膜，沿睑板腺方向向下轻压至分泌物从睑板腺开口溢出。由于玻璃棒较为细脆，操作时应动作轻柔以免损伤睑结膜。尤其需要注意避免用力过度，导致玻璃棒折断损伤结膜甚至角膜。

(三) 睑板腺夹按摩法

除上述使用的棉签、玻璃棒等传统的睑板腺挤压方法外，临床上也有专用于睑板腺按摩的器械，如使用睑板腺夹（图 3-3-8）进行疏通，具有操作简便、操控平稳等优点。但由于睑板腺夹头部的设计与睑缘处的外形更为贴合，因此在对深部睑板腺进行按摩时，疼痛感往往较强。

上述三种常用的睑板腺按摩方法各有优缺点。使用棉棒头部较大、棉棒与睑结膜接触面积较广，按摩时力度较大，部分患者在按摩疏通后有轻度异物感表现，但由于棉棒富有一定的弹性，对力度的掌控要优于其余两种方法，棉棒在治疗过程中不易对眼部其他组织造成损伤，因此对于眼睑松弛、小睑裂、结膜囊较狭窄的患者更易操作。玻璃棒较细，与睑结膜接触面积较小，按压力度弱于棉棒法，患者治疗后舒适感高于棉棒法，但仍须注意按摩时的手部力度及方向，避免因玻璃棒折断导致不必要的医疗纠纷。睑板腺夹主要是针对睑板腺开口粗大脂栓堵塞时使用，相较其他两种方法其能够提供持续压力，且操作者不易手酸。

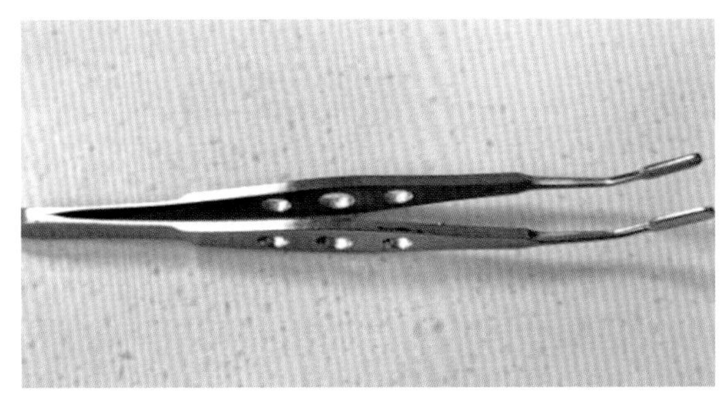

图 3-3-8 睑板腺夹

目前按摩眼睑压力尚无标准，但须以患者所能承受的疼痛为限，其最终目标是疏通阻塞的睑板腺、恢复正常的睑板腺功能。由于睑板腺功能障碍患者以中老年人为主,临床实践发现老年人痛觉敏感度低,在治疗过程中,适当延长按摩时间和力度可以增强疗效,患者反馈良好。而年轻患者痛觉敏感度高,首次按摩不适感较强,应予缩短按摩时间,控制力度,之后再逐渐增强按压力度。对于睑板腺堵塞严重的患者,建议持续、多次进行睑板腺挤压以改善 MGD。对于睑板腺挤压时间间隔目前亦无统一标准。根据临床经验给予患者连续 3 次(3 天/次)睑板腺挤压,睑板腺开口会变得通畅,眼部不适症状就会明显缓解。

对于不便定期到医院治疗的患者,也可使用简易办法自行按摩,按摩方法如下:示指指腹前端在睑缘做旋转的动作,或者牵拉外眦固定上、下眼睑,之后用对侧手向下或向上分别按摩上、下眼睑,也可使用软硅胶睑板腺夹自行按摩。

七、睑板腺管探通术

临床上常见部分 MGD 患者的睑板腺管开口被分泌物完全堵塞,甚至开口封闭,翻转睑结膜时可见呈黄白色或青灰色的扩张睑板腺管。常规睑板腺按摩疏通无法将堵塞的分泌物挤出,此时需要将封闭的腺管开口探通。探通时通常选择 34G 针头或者针灸针头。操作方法:使用表面麻醉药点眼后,一手使用棉签轻翻眼睑,一手持无菌探针,垂直于腺管开口缓慢插入阻塞的腺管中。探通时部分患者可出现睑板腺出血,可使用棉签加压片刻后,再涂妥布霉素地塞米松眼膏。也有研究报道,在探针内加入妥布霉素地塞米松滴眼液,可提高治疗效果。

八、Lipiflow 睑板腺热脉动治疗

Lipiflow 睑板腺热脉动治疗仪(Lipiflow thermal pulsation system,LTPS),热脉动系统是近年来在欧美普遍推广治疗睑板腺功能障碍的有效方法。2011 年 5 月美国食品药物管理局正式批准该仪器用于临床治疗。

(一) 工作原理

利用眼睑加热器与气压按摩眼杯之间产生的脉冲式压力间歇施加于眼睑上,同时使用眼睑加热器的特殊供热系统加热睑板腺组织,软化堵塞腺管,使睑酯的黏滞度下降,促进软化的睑酯从睑板腺排出。眼睑加热器内含精密的产热元件和多个温度传感器,可在 12min 内通过睑板腺内表面对上下眼睑的所有睑板腺组织加热,并将温度调控于 42.5℃。

(二) 仪器结构

Lipiflow 睑板腺热脉动治疗仪由主机部分和一次性热脉动激活头两部分组成。

1. 主机部分

触摸显示屏、电脑温度压力控制系统。温度压力控制系统是用于控制热脉动激活头温度和压力模式的重要部件,可根据患者的反应对治疗温度及压力模式进行调整(图 3-3-9A)。

2. 一次性热脉动激活头(图 3-3-9B)

一次性热脉动激活头由气压按摩眼杯和眼睑加热器构成。眼睑加热器形直径约 24mm,凹面由绝缘材料包被,使用时贴附于巩膜上,加热器与角膜间存在空隙,能有效防止热量传导到角膜和眼表组织;气压按摩眼杯含有膨胀性气囊,治疗时固定于眼睑皮肤表面,加热睑板腺的同时挤压睑板腺,促进睑酯分泌(图 3-3-10)。

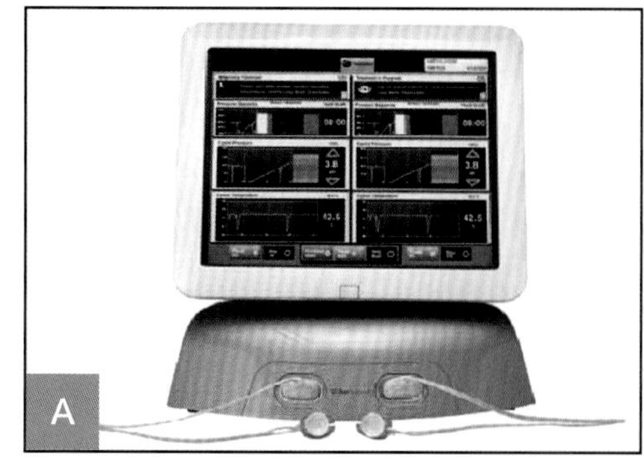

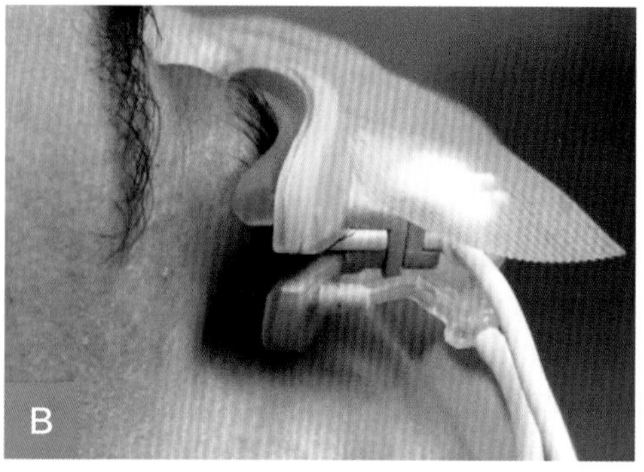

图 3-3-9 Lipiflow 睑板腺热脉动治疗仪
A. 主机部分;B. 一次性热脉动激活头。

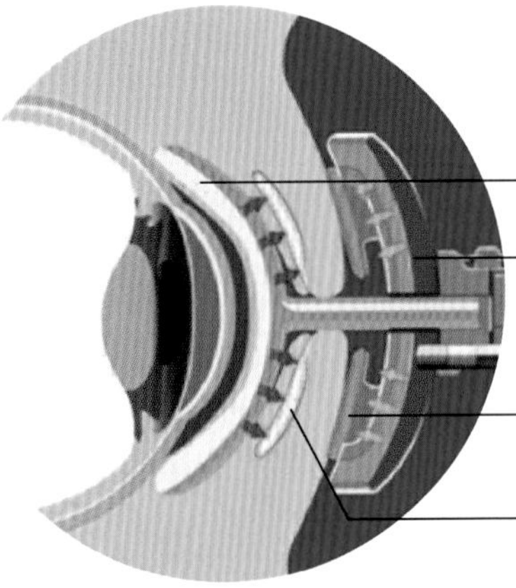

眼睑热敷器
定向热敷内眼睑
眼压盖
从外眼睑施加脉动式压力
充气囊板
热敷解除睑板腺堵塞
促使其重新分泌脂液

图 3-3-10　Lipiflow 激活头工作截面图

(三) 适应证

1. 确诊为睑板腺功能障碍的患者,蒸发过强型干眼。

2. 标准干眼问卷调查(SPEED)≥6 分、睑板腺体开口堵塞数量≥2/3 腺体开口、脂质层厚度≤60nm、睑板腺缺失程度≤2/3。

3. 对于有治疗要求,但睑板腺缺失程度≥2/3 的患者,在充分告知的情况下可行治疗。

(四) 禁忌证

1. 3 个月内动过眼部手术,包括眼内、眼睑、角膜或屈光手术。

2. 3 个月内眼部受伤史。

3. 3 个月内眼部或眼睑疱疹。

4. 急性眼部感染(例如:角膜、结膜、泪腺、泪囊或眼睑受到病毒、细菌、分枝杆菌、原虫或真菌感染,包括眼睑炎或针眼)。

5. 急性眼部发炎或有慢性病史,3 个月内眼部惯性发炎(例如:视网膜炎、黄斑炎、脉络膜炎、葡萄膜炎、虹膜炎、巩膜炎、巩膜外层炎、角膜炎)。

6. 眼睑异常影响功能(如:睑内翻、睑外翻、眼睑肿瘤、水肿、眼睑痉挛、眼睑闭合不全、严重倒睫毛、严重上睑下垂)。

7. 眼表异常可能导致的角膜完整性损害(如:化学性烧灼旧伤、角膜侵蚀、角膜上皮缺损、三级角膜荧光素染色或角膜营养不良)。

(五) 治疗前注意事项

1. 治疗前须确认患者未配戴角膜接触镜。

2. 患者采用斜躺或仰卧姿势,有助于治疗期间眼睑上治疗眼罩的固定。

3. 治疗前先滴表面麻醉眼药水。

4. 治疗眼罩内的角膜保护盖勿涂润滑物,以防止角膜接触不佳,并减少热传递。

5. 告知患者治疗前放入治疗眼罩可能会有些微异物感、热的感觉,治疗期间眼皮上会有些微压力感;治疗过程中随时可告知任何不适感,勿自行试图摘除治疗眼罩。

(六) 治疗

1. 治疗前准备

(1) 开机与登录:启动右侧控制面板电源,按开关键,系统启动直至屏幕显示系统就绪(system ready screen);触碰屏幕显示“Touch Screen to Continue”。

(2) 录入患者资料:输入患者数据,包含患者 ID、姓氏、名字、出生日期。

(3) 系统自检:即将进行治疗时,选择 Treatment 对话框,设备执行系统自检。

(4) 治疗眼罩自检:治疗前务必检查治疗眼罩的包装有效日期,打开治疗眼罩包装检查角膜盖、眼杯、手柄,确认边缘不粗糙或尖锐,如若出现损坏或表面粗糙,勿使用此眼罩。

(5) 将连接器连接至控制台后,应减少移动治疗眼罩避免拉扯管线,并再次确认治疗眼罩已固定;治疗眼罩连接控制面板再次显示系统执行自检。

2. 放置治疗眼罩

（1）将治疗眼罩包覆患者上下眼睑，将管线朝向耳外。将角膜保护盖置于内眼睑上，眼杯置于眼皮外。确认角膜保护盖的加热器接触内眼睑和眼杯与气囊于外眼睑上，放置后确认患者无不适感（图 3-3-11）。眼罩的放置是整个治疗的关键，直接影响治疗过程中患者的舒适度及治疗效果。

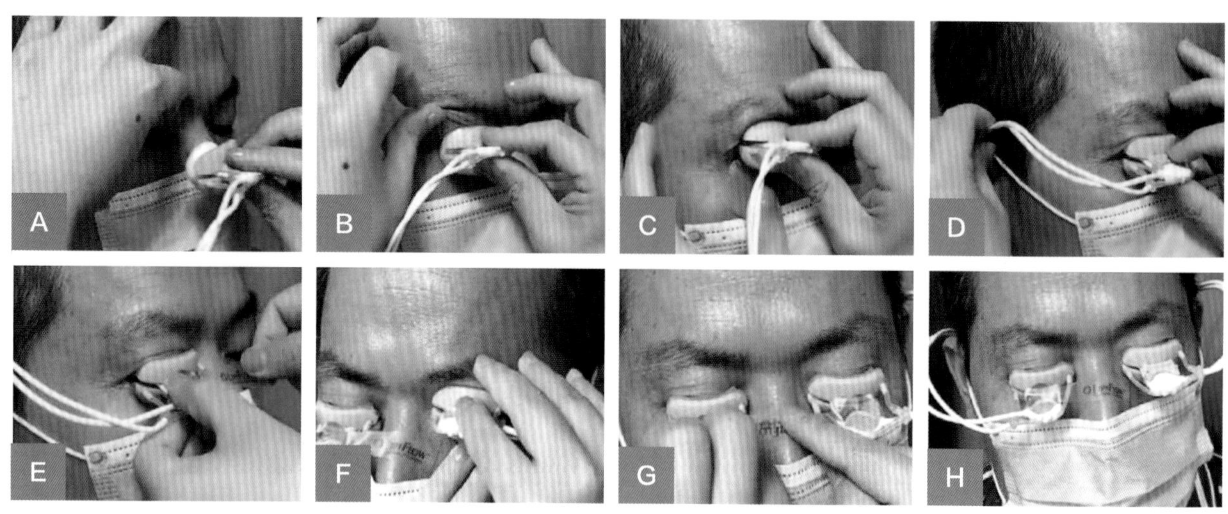

图 3-3-11 治疗眼罩的放置过程

（2）眼罩放置标准：从右眼颞侧观看眼罩中心轴位于上下眼睑之间。从左眼鼻侧观看上下眼睑接触中心轴，且上下眼睑会更靠近中心轴。若放置好治疗眼罩后无法观看到上下眼睑缘，表示治疗眼罩处于不正确的位置，须重新调整（除非患者为低穹窿和/或小眼睛深陷眼眶骨）（图 3-3-12）。

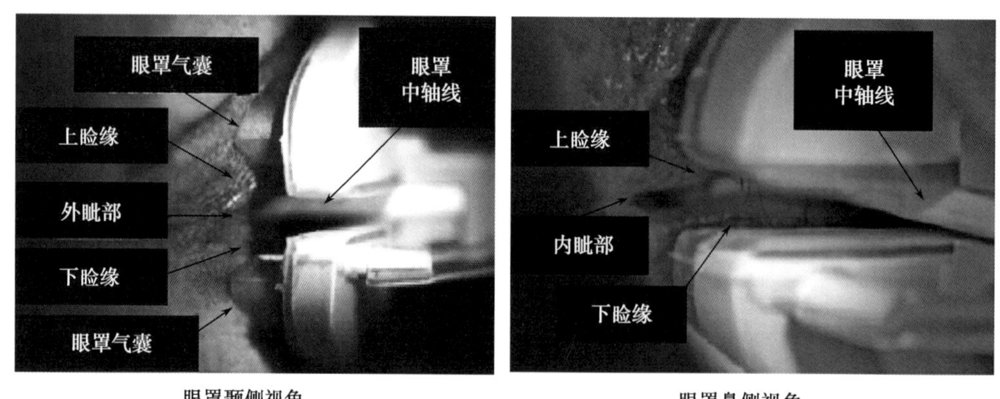

图 3-3-12 眼罩放置标准

（3）确认治疗眼罩是否集中于眼睛的内侧（眼头）和管线向眼角外侧；治疗眼罩管线呈 C 形，然后将管线用 3M 胶带固定于患者额头（眼睛正上方），以减轻治疗眼罩的重量与防止位移。

3. 治疗开始

（1）在开始治疗前，确认或更改显示的压力顺序。

（2）模式选择：Lipiflow 系统有三个不同的 2min 模式，固定的压力、压力加大、振荡压力。

（3）治疗前确认患者的眼睛是否闭合。如果患者的眼睛没有闭合时，治疗眼罩将不会在正确的位置，无法提供适当的治疗。提醒患者治疗期间保持眼睑闭合。

（4）按 Continue 开始治疗，根据需要选择治疗眼别。

（5）检测到内眼睑 30~38℃之间的温度，系统开始加热，温度上升至治疗范围温度，温度增加至 42.5℃治疗范围，最多需要 1min 时间；眼睑的温度达到治疗范围，定时器将开始倒计时，时间为 12min（图 3-3-13 患者正在接受治疗）。

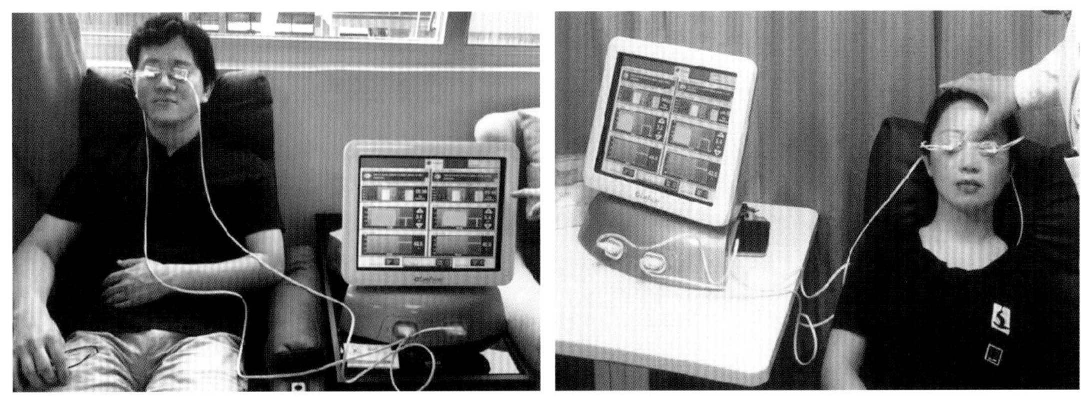

图 3-3-13 患者正接受 Lipiflow 睑板腺热脉动治疗

（6）整个过程中通过监控治疗屏幕查看眼部的温度、压力及时间；治疗过程中通过按上下键调整压力值（压力设定可每眼单独调整，增量可到 100%）。图 3-3-14 示：每平方英寸磅（PSI）、电流、眼睑压力通过数字和图形显示；温度为摄氏度（℃），通过数字和图形显示；剩余时间显示（例如 11:42 表示治疗时间剩余 11min42s）。

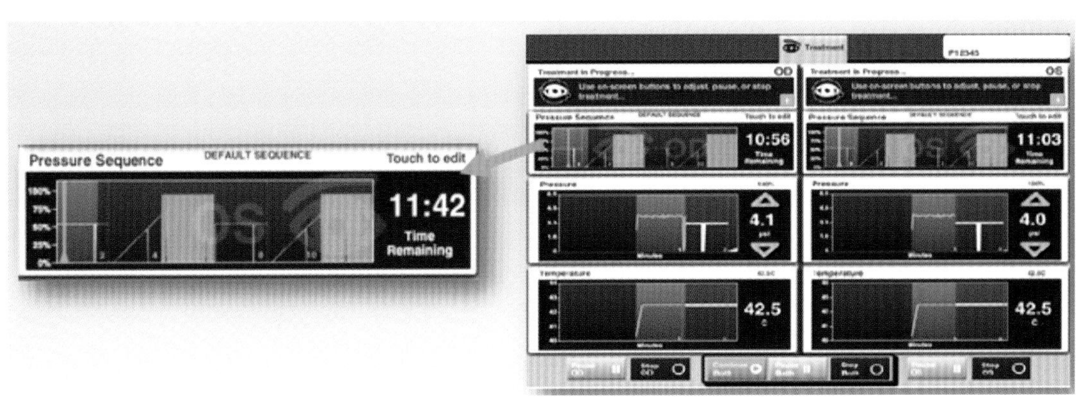

图 3-3-14 温度、压力、时间显示界面

（7）治疗过程，如患者不适时可暂停治疗。治疗暂停再按 Continue，可从暂停状态恢复治疗。若须终止治疗按下 Stop 后可终止，但要注意的是终止治疗后无法再继续治疗，若要再次执行治疗，须重新更换新的治疗眼罩且重新执行治疗。

4. 治疗完成

（1）自动停止加热和压力，并关闭连接周围的治疗眼罩发光器，Treatment Completed 的信息，显示治疗完成（图 3-3-15）。

（2）从控制台移除治疗眼罩的连接器，治疗眼罩为预防感染按标准应放置感染垃圾桶，且不能被重复使用。

（七）治疗后护理

1. 治疗后，眼部出现微红、湿润症状为正常现象，大部分患者约 4h 后均会获得改善。

2. 治疗后 3~7 天内觉得眼睛较干涩是正常现象，因为治疗过程中将睑板腺内的堵塞油脂溶解排除清空，睑板腺需要时间重新分泌健康油脂。

（八）优点

相较于以往治疗 MGD 的方式，如眼睑热敷、睑缘清洗、手工挤压按摩睑板腺等，睑板腺热脉动系统具有定位加热、脉冲式按摩的特点，治疗时能够提供 42.5℃的持续温度。临床研究显示，睑板腺热脉动治疗能够有

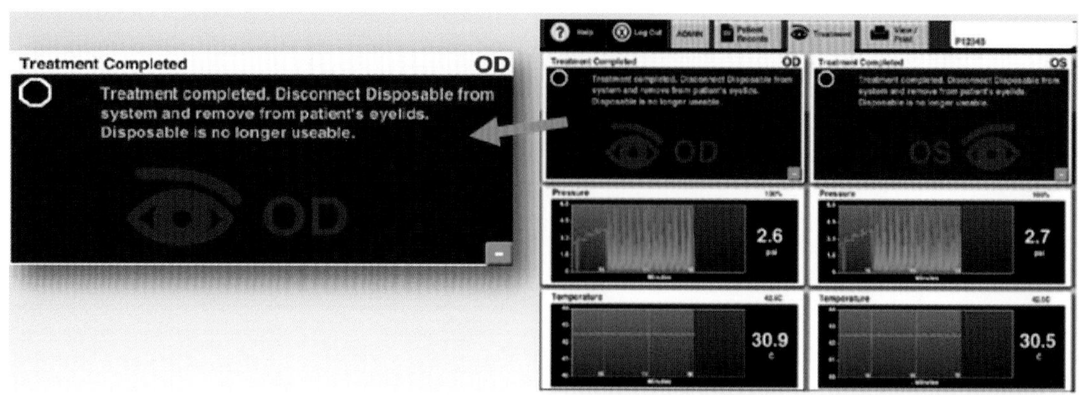

图 3-3-15 治疗结束时显示 Treatment Completed 信息

效增加 MGD 患者睑板腺开口数量、改善睑板腺分泌物质量、促进睑板腺睑酯分泌、改善泪膜脂质层。对缓解 MGD 患者的症状具有明显的临床意义。

九、强脉冲光治疗

强脉冲光（intense pulsed light，IPL）是通过电容器组及氙气产生和发射的一种高强度、宽波长、连续性、非相干性的宽谱光，波长范围在 500~1 200nm 之间，作用于皮肤组织，通过产生光热作用及光化学作用进行治疗。该无创技术在皮肤病治疗领域具有悠久历史并有良好的治疗效果，主要用于治疗酒糟鼻、鲜红斑痣、血管瘤、痤疮、色素病变、多毛等疾病。近年来在光子嫩肤，治疗皮肤细纹、皮肤色素沉积和皮肤松弛等美容领域方面也有不错的疗效。2002 年，Vora 等在使用 IPL 治疗面部红斑痤疮患者时发现，在经 IPL 面部治疗后部分患者的干眼症状及睑板腺功能障碍得到明显改善。眼科医师也逐渐将 IPL 用于治疗 MGD 等眼科疾病。

目前，MGD 患者在进行 IPL 治疗后症状和体征得到改善的机制尚不明确。有学者认为其发挥作用的主要机制是选择性光热解作用。IPL 在进行治疗时，能够被皮肤组织两种主要发色团（血红蛋白和黑色素）所吸收并将其转化为热。黑色素吸收 250~1 200nm 波长的光，随着波长的增加而吸收减少。氧合血红蛋白具有多个吸收峰，不同波长的光能透入皮肤深层，并起到有针对性的治疗应用。黄色光波可以穿过皮肤上皮层而不受黑色素过度吸收，因此可利用黄光诱导进行选择性光热作用。一旦黄光穿过皮肤表层，大部分可被氧合血红蛋白吸收并转化为热，从而使血管内皮细胞肿胀、血管痉挛、组织缺氧、凝固坏死，最后导致血管闭塞、萎缩和消退。IPL 还可通过选择性光热解作用消除睑缘新生血管。IPL 治疗 MGD 的另一机制可能是通过减少睑缘细菌的繁殖，蠕形螨是一种小型寄生螨类，寄生于睫毛毛囊和睑板腺内，与芽孢杆菌有着共生关系。蠕形螨可寄居在睑板腺中导致 MGD 的炎症反应。采用 IPL 对 MGD 患者进行治疗，可以杀灭蠕形螨和减少芽孢杆菌的繁殖。IPL 治疗产生的局部热效应也被认为是治疗 MGD 可能的机制。IPL 治疗后局部的热效应可以改善睑酯的性状，从而促进睑板腺的分泌，使得泪膜变得更稳定，从而改善 MGD 患者的症状和体征。

目前 IPL 用于治疗 MGD 的仪器主要有 Lumenis 强脉冲光系统 M22（图 3-3-16）、Solari 强脉冲光治疗仪以及 E-Eye 系列强脉冲光治疗仪。

1. OPT（optimal pulsed technology）优化脉冲光

OPT 强脉冲光系统 M22 于 2013 年引入中国，该系统采用了优化的脉冲技术（optimal pulse technology，OPT），消除了脉冲起始部分的能量高峰，又避免了脉冲末端能量衰减带来的无效治疗，使能量在整个治疗过程中平稳输出，脉冲重复性好，与传统 IPL 系统相比具有更好的稳定性及安全性。能够提供完全可控输出的、均一形状的、“方形”脉冲波，使能量在脉冲作用时间内均匀输出。

（1）原理：选择性光热作用，强脉冲光能够穿透皮肤，被皮肤中的色素和血液中的血红素优先选择吸收，在不破坏正常皮肤的前提下，使血管凝固，色素团破坏、分解，从而达到治疗毛细血管扩张、色素斑的效果。OPT 在治疗 MGD 性干眼中以血红蛋白为靶基，凝固血红蛋白，热量传导至血管内壁，导致血管损坏，达到封闭血管效果（图 3-3-17）。

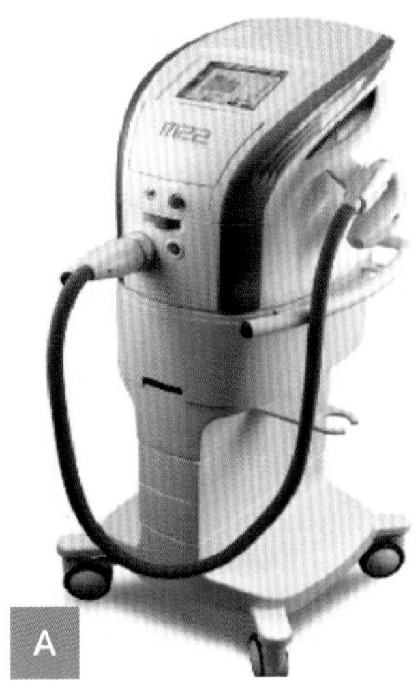
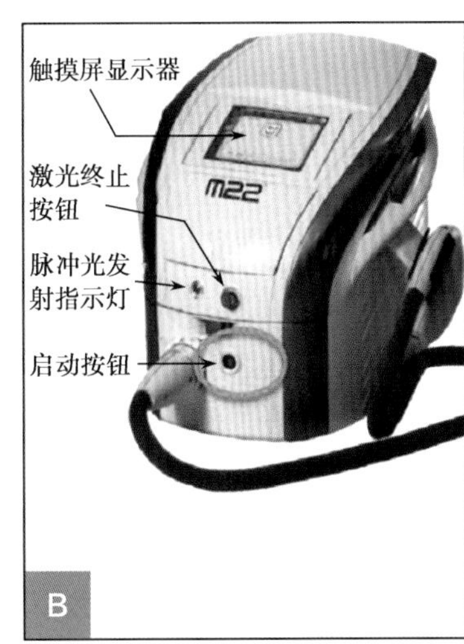

图 3-3-16 OPT 强脉冲光系统 M22

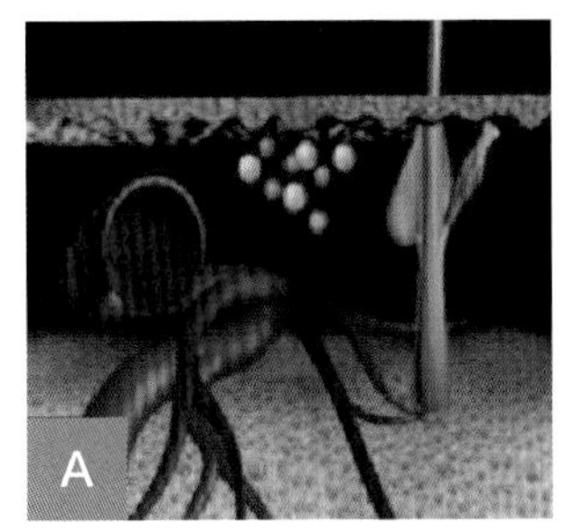
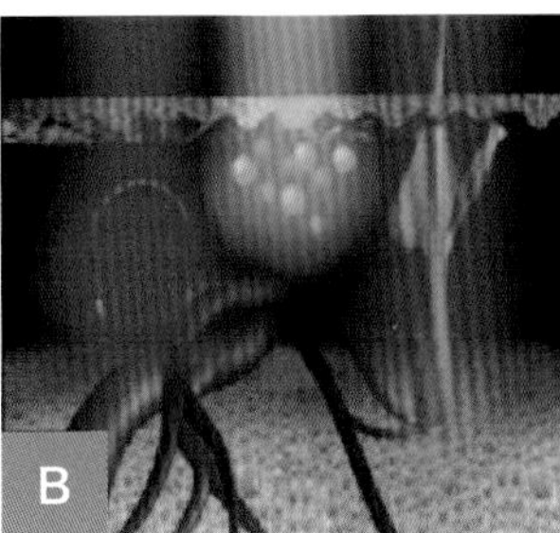
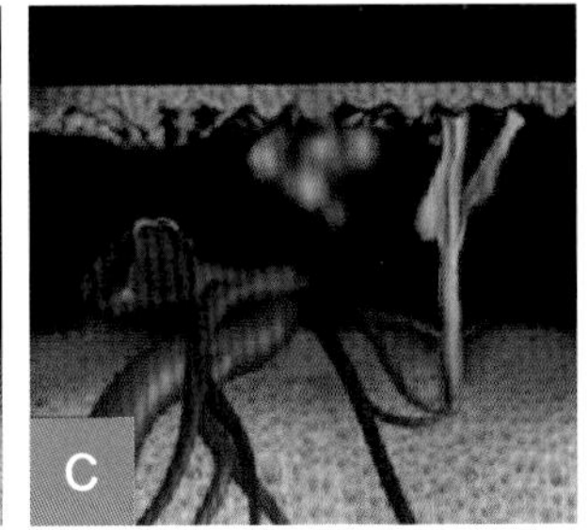
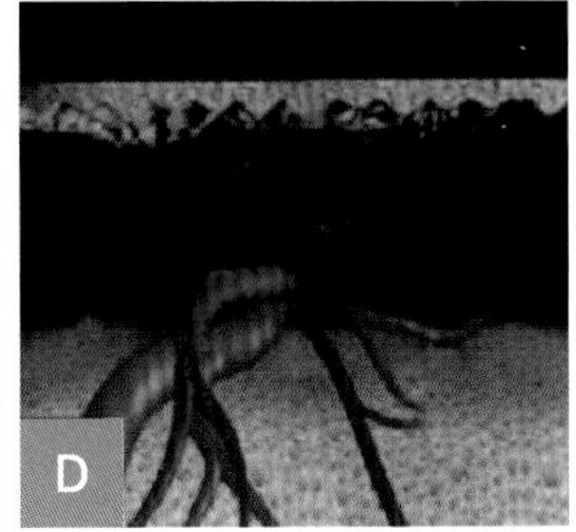

图 3-3-17 OPT 治疗 MGD 封闭血管机制示意图

（2）作用机制

1）消除睑板腺炎症的来源：MGD 与炎症有着密不可分的关系，炎症介质可改变睑板腺分泌物睑酯的成分，使蜡酯下降，胆固醇酯升高，增加黏度阻塞导管；睑酯黏度增加为细菌生长提供载体，细菌大量繁殖，产生毒性介质，使腺泡萎缩，睑酯分泌极少。而氧合血红蛋白吸收峰为黄光 578nm，减少睑缘扩张血管，改善睑缘充血并减少炎症介质。

2）防止蠕形螨增殖，减少上眼睑细菌负荷，防止睑酯凝固：蠕形螨携带细菌，对上皮细胞产生毒性作用，尤其是睑板腺细胞。并且细菌释放的毒性物质中含有一种酶能够修饰睑酯的组成，增加睑酯黏性。OPT 治疗可防止蠕形螨增殖，减少上眼睑细菌负荷，从而防止睑酯凝固，消除另一种炎症来源。

3）使眼睑局部温度升高：MGD 患者睑酯更黏稠，因此排出时可能会损伤睑板腺的腺体。OPT 治疗时能够使眼睑局部温度升高 1~2℃，使黏稠的睑酯液化，从而疏通堵塞的睑板腺，防止排出时对腺体产生机械损伤，是 OPT 治疗产生的短期作用效应。

（3）适应证：单眼或者双眼已经被诊断为 MGD 的患者。同时，一小部分睑板腺还有功能；皮肤类型为 Fitzpatrick 皮肤分型Ⅰ~Ⅳ型的患者；睑缘没有或者很少的瘢痕/角质化。

（4）禁忌证：Fitzpatrick 皮肤分型Ⅴ、Ⅵ型；治疗前 4 周内有过过度暴晒、晒黑或者美黑；治疗前 4 周内有敏感（皮肤干）或过敏症状；治疗前 4 周使用去角质化妆品；治疗前 8 周皮肤出现感染现象；预治疗区域有皮肤癌或色素性损伤，如单纯复发性疱疹、系统全身性红斑狼疮、紫质症；使用可以引起对 560~1 200nm 光提高敏感性的光敏剂和植物药，比如异维 A 酸和四环素等；怀孕以及哺乳期；过去一年头颈部接受过放、化疗或者 OPT 治疗后 8 周内打算行放、化疗。

（5）治疗步骤

1）治疗前准备

a. 医疗评估：评估患者的睑板腺和睑缘状态（使用裂隙灯或者其他手段），决定患者是否适合治疗。评估是否属于禁忌、基本健康状况和 Fitzpatrick 皮肤类型、目前以及最近使用的药物等。

b. 泪膜破裂时间(BUT)、泪河高度、裂隙灯红外线睑板腺照相、皮肤评估(色素、黄褐斑等)。

c. 设置机器脉宽、能量、选择皮肤分型(图 3-3-18、表 3-3-2)。

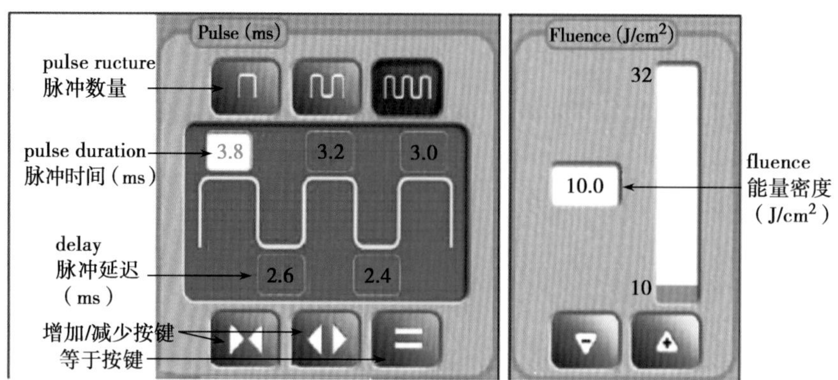

图 3-3-18 设置机器参数

表 3-3-2 不同皮肤类型对应的脉冲参数

皮肤类型	能量密度/(J/cm²)	滤光片/nm	脉冲数量/个	脉冲时间/ms	脉冲延迟/ms	冷却	大小/mm × mm
Ⅰ	19	560	3	3.5	10	开	15 × 35
Ⅱ	18	560	3	3.5	15	开	15 × 35
Ⅲ	17	560	3	3.5	20	开	15 × 35
Ⅳ	16	590	3	3.5	25	开	15 × 35

d. 防护眼罩:在进行 OPT 治疗之前,患者和出现在房间内的工作人员必须配戴防护眼镜(图 3-3-19A)或防护眼罩(图 3-3-19B、C)。即使在上次使用 OPT 后已经清洗过,防护眼罩在正式使用之前仍须使用香皂和水再次清洗。

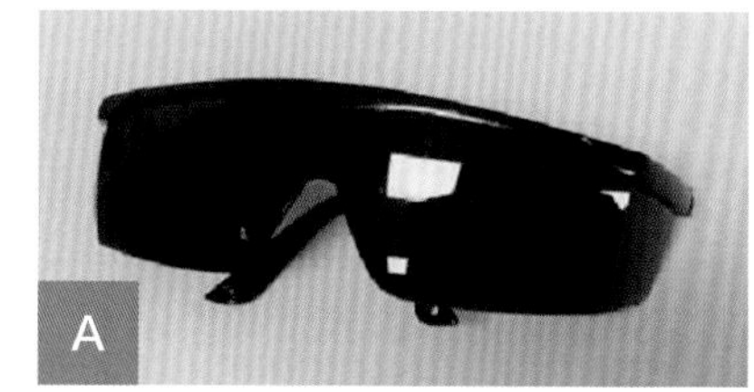
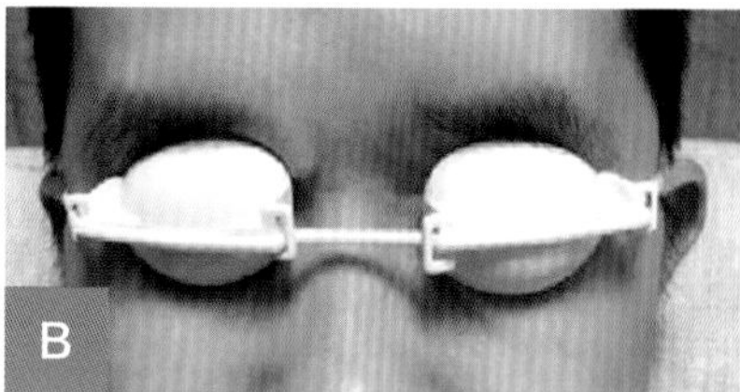
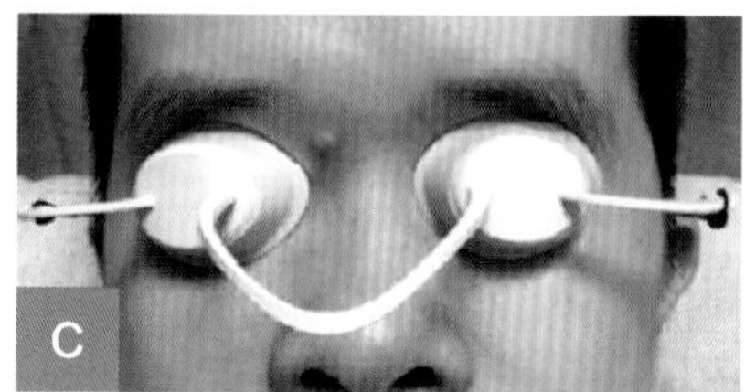

图 3-3-19 OPT 治疗前准备
A. 操作者配戴的防护眼镜;B、C. 患者配戴的不透光硅胶眼罩。

e. 在开始治疗前的 30min,基于医生的判断可以使用表面麻醉(7% 倍他卡因、7% 利多卡因和 20% 的盐酸丁卡因的混合乳膏,测试区不要使用)。

f. 马上开始治疗前,外用眼罩保护,然后在治疗的整个区域需要覆盖 1~2mm 厚的耦合凝胶(图 3-3-20),治疗从耳部到耳部,包含鼻部。

g. 治疗区域包括眼睛下面从两侧耳屏一直到鼻子。为防止 OPT 过于接近眼睛,可以把颧骨作为标志点,从耳到耳一般为 10~15 个光斑(图 3-3-21)。

2)治疗过程(图 3-3-22)

a. 调整光导晶体面积为 35mm × 15mm,贴近皮肤并且确保接触在这个区域内的耦合凝胶上。不能够使用

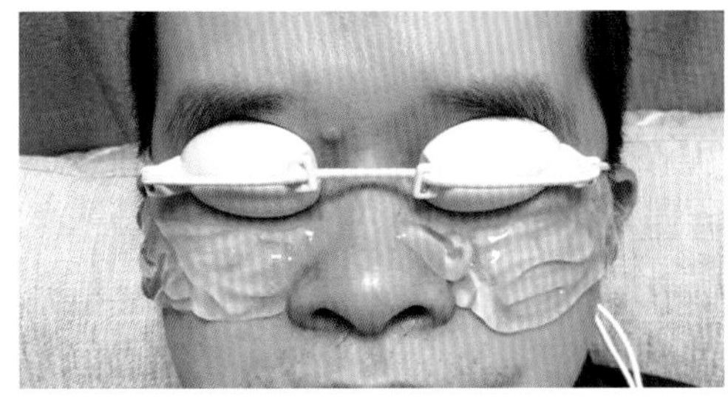

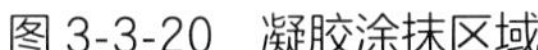
图 3-3-20　凝胶涂抹区域

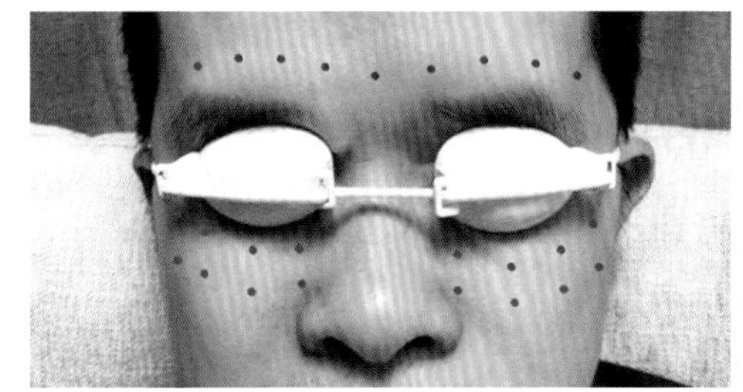
图 3-3-21　光斑治疗位置

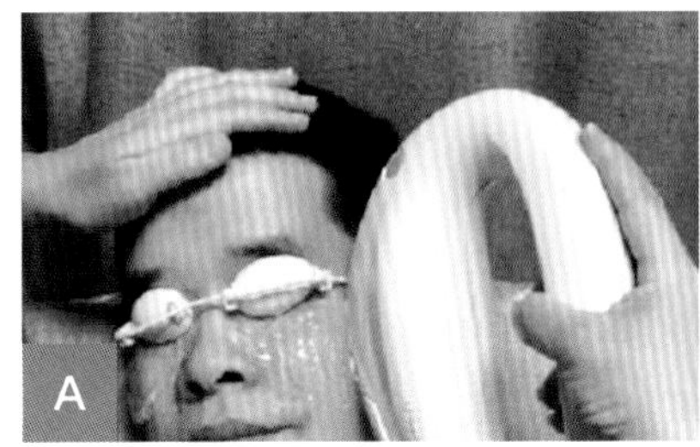

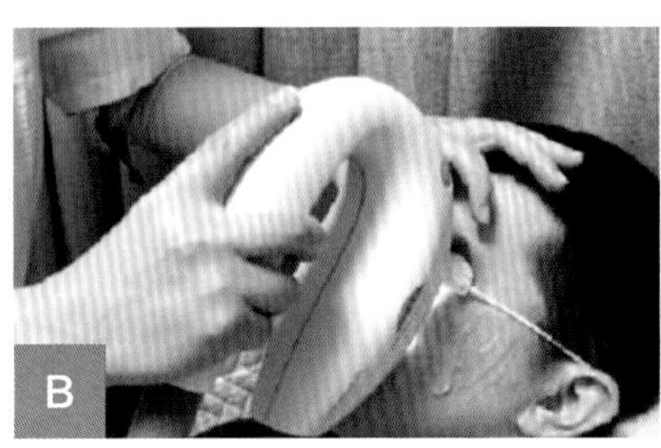

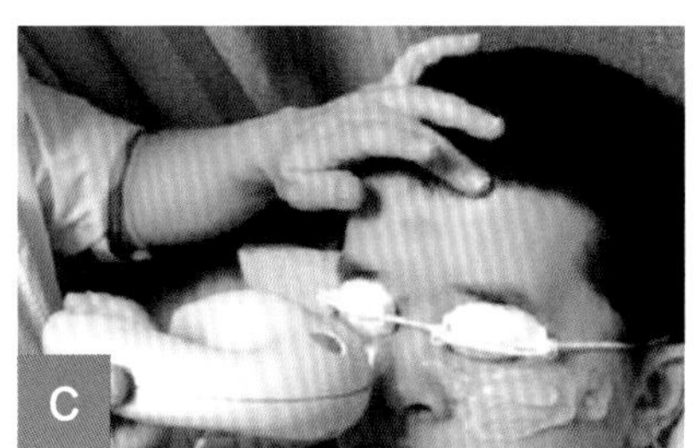

图 3-3-22　治疗流程示意图
A、B. 治疗头与睑缘垂直从耳屏往鼻侧治疗；C. 治疗头与睑缘水平治疗。

压力。

b. 按下治疗头上的激发按钮发出一个脉冲，每 1~2s 发射一个脉冲（有充电保护装置，设备 3s 内不允许重复打激光）。

c. 治疗区域要尽可能不能有重叠，任何情况下都不要重叠超过 1mm（看光导痕迹）。

d. 通常来说，自耳屏到鼻子整个治疗区域只需要 3~4 个脉冲即可。

对于皮肤类型Ⅰ~Ⅲ型，需要往返治疗（如从耳屏到鼻子，再从鼻子回到耳屏）。

对于皮肤类型Ⅳ型，推荐使用单程治疗（如，从耳屏到鼻子即可）。

e. 治疗完毕后，去除患者治疗部位的耦合凝胶。

f. OPT 治疗后立刻实施手工睑板腺按压。

下睑板按压：基于医生的经验，滴 1 滴 1% 丙美卡因滴眼液。使用无菌棉签，要求患者向上看，将棉签放置在睑板腺处睑结膜上，将手指放在同处睑板的皮肤上。使用棉签和手指在睑板上实施轻柔持续的压力，每个睑板都需要按压 30ds。在双眼的下眼睑整个长度都重复上述过程。

上眼睑按压：要求患者向下看，使用手指轻轻挤压睑板。如果上睑板对于上述挤压没反应，可以使用无菌棉签重复挤压。在睑板挤压之后，基于医生的经验可以滴 1 滴非甾体抗炎药。

3）治疗后护理

a. 冷洗：OPT 治疗以及睑板腺按压后，医生需要马上将冷敷毛巾敷于治疗区域 5~10min。禁用化学冷袋进行冷却。

b. 防晒：治疗后至少 1 个月需要防止阳光曝晒。患者需要使用帽子或撑伞，带口罩和太阳眼镜防晒，用于保护治疗区域。可使用防晒指数 SPF30 及 PA++ 以上的防晒霜。

c. 避免接触热水：治疗结束 48h 之内，治疗部位避免接触热水或高温，术后皮肤潮红、灼热或微痛感将不易退去甚至加重。

d. 防止继发感染：术后治疗区域避免外伤。若出现水疱不要自行弄破，待其自行吸收消退。若水疱治疗出现伤口，应每天涂 2 次抗生素软膏（如金霉素眼膏等）以防止继发感染。

e. 化妆品的使用：多数患者在治疗后可马上使用化妆品。但对于治疗区域出现脱皮或者结块，建议患者停止使用化妆品。由于术后 1 周内治疗区域皮肤容易出现干燥不适，适当建议使用医用级别保湿产品。

f. 眼罩的消毒：每个患者使用后需要用香皂和水清洗，再用消毒布清洁。

（6）不良反应

1）治疗时会有一定程度的灼热感和微痛感，可能出现红肿，通常约在1~2h后缓解。若患者所用治疗能量较大，可能会出现局部暂时的水肿、紫癜甚至水疱。

2）色斑和血管扩张部位治疗后的正常反应为色斑颜色加深，血管扩张处颜色发红，通常在7~14天内自然消退。

3）单纯性疱疹病毒发作，炎症性高血压，葡萄膜炎。

（7）疗程与随访：OPT治疗的疗程一般为3~4次，但目前临床研究显示部分严重病例可以进行更多次的OPT治疗，通常可以完全得到足够的疗效。如果需要额外的治疗，直到干眼获得足够改善时，还可以继续进行。推荐的治疗周期间隔为3~4周。建议任何情况下在第一次治疗1周后随访。在治疗终止后，建议在最后一次治疗后4周内进行至少一次随访。OPT治疗疗效一般可以持续10~12个月。建议OPT治疗后6个月到一年进行维持性治疗，每位患者一年至少随访两次，决定是否需要重复治疗。

2. E-Eye 强脉冲光治疗仪（图3-3-23）

（1）结构组成

光脉冲干眼治疗仪由主机、治疗头、护目眼罩、电源线组成。

a. 主机：5.8寸触摸液晶屏、治疗头底座、治疗头连接电缆。

b. 治疗头：治疗开关、石英晶体。

c. 护目眼罩上有：连条胶条，头带，锁紧装置。

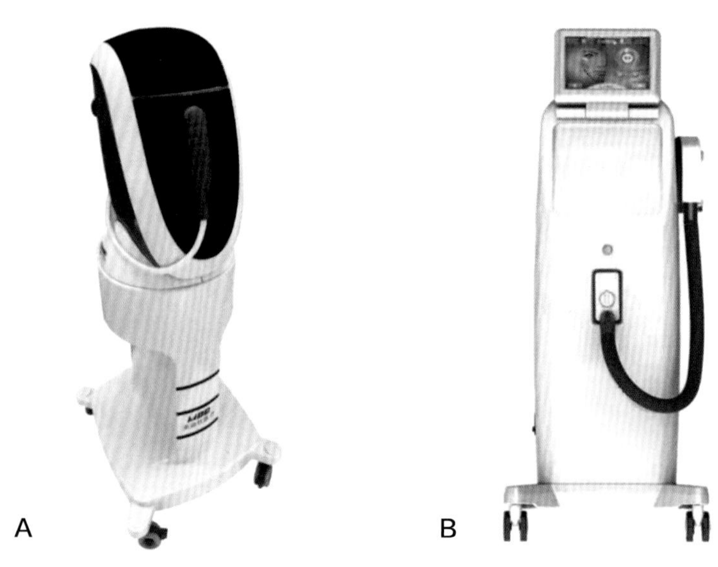

图3-3-23 E-Eye强脉冲光治疗仪
A. 第三代IPL干眼治疗仪E-Eye；B. 第四代IPL干眼治疗仪Eyesis。

（2）工作原理

1）消除非正常的毛细血管扩张、去除睑板腺炎症介质的传导：MGD非正常血管会释放炎症介质，进而影响睑板腺的正常功能。E-Eye光能够被非正常血管内的氧合血红蛋白优先选择吸收，并转化为热能在组织中升温。当光波脉宽低于靶组织的热弛豫时，非正常血管升温可达到非正常血管的损伤阈值，即刻破坏非正常血管，导致非正常血管闭塞退化，并逐渐被显微组织替代而达到治疗目的。

2）通过皮肤下的热传导加热睑板腺，改善睑板腺内脂质分泌的流动性，提高泪膜稳定性和眼表质量。睑板腺分泌物熔点为28~32℃，在眼睑温度下能够保持液态，疾病状态下分泌液分泌受阻，分泌液黏稠度增加。当眼睑温度提高到35~37℃，高于睑板腺脂质熔点后可以降低睑板腺分泌物的黏稠度，促进排出。E-Eye照射时产生的瞬间温度远高于37℃，但在安全范围。

3）E-Eye的可调节强脉冲光（IRPL）可以减少细菌及螨虫生长、减少炎症。蠕形螨携带细菌，细菌释放的毒性物质中含有能够修饰睑酯组成、增加睑酯黏性的酶，对上皮细胞尤其是睑板腺细胞产生毒性作用。同时细菌释放炎症物质还能够引发免疫反应。E-Eye 的 IRPL 能够防止蠕形螨，减少细菌，从而防止睑酯凝固。

（3）操作和治疗步骤

1）治疗前检查

a. 检查电源线确保没有折叠、挤压或损坏。

b. 检查治疗头连接电缆确保没有折叠、挤压或损坏。

c. 检查仪器的内部光学零件和外部光学零件：检查仪器的治疗窗口，注意治疗头石英晶体无磨损，如有磨损必须更换石英晶体。检查仪器内部光学零件，滤光片（红色镜片）应完好无损。

2）治疗步骤

a. 对患者皮肤的处理：皮肤必须清洁干燥，无化妆品覆盖，保证皮肤上没有膏状物、保湿水、油质物。

b. 使用激活卡：将激活卡插入插孔内（插孔在仪器底座背部）。在治疗过程中，激活卡要一直在插孔里。治疗结束后将卡取出，然后关机。

c. 启动仪器：接通电源，打开后置电源开关，几秒钟后仪器内部程序会被激活，仪器启动后，屏幕上会显示仪器的名称和软件的版本。点击右下角的程序启动/关闭按钮。

3）进行治疗

a. 检查耗材次数。

b. 选择睑板睑缘炎。

c. 选择界面所有注意事项，点击确认。

d. 能量操作界面，通过"+""–"按钮来选择的能量有 6 档：$9J/cm^2$、$9.8J/cm^2$、$10.6J/cm^2$、$11.4J/cm^2$、$12.2J/cm^2$ 和 $13J/cm^2$。选择需要的能量级别后，点击界面右侧的"√"（能量选择建议：根据临床试验过程的结论，对于一般人来说能量选择在 $13J/cm^2$，其安全性是有保证的，治疗效果较好；对于肤色较黑者，可酌情选择较低的能量档位；对于疼痛耐受较差的患者，可酌情选择较低的能量档位）。

4）确定安全措施

a. 医生在治疗过程中必须配戴护目镜，如果治疗过程中周围有其他人，也应配戴护目镜，或避免直视治疗头，确认后按下按钮。

b. 使用机器之前熟悉使用说明书，尤其是危险警告和注意事项，确认后按下按钮。

c. 患者在整个治疗过程中必须配戴护目眼罩，护目眼罩应严格保护患者双目、无漏光，确认后按下按钮。

d. 在患者所需要治疗的区域涂上凝胶（医用耦合剂），凝胶涂敷应均匀，约 5~10mm 厚，确认后按下按钮。

e. 患者在接受治疗前没有特殊的生理或医学情况（如：孕妇或正在服用光敏性药物等，）确认后按下按钮。

f. 保证所处环境干燥，确认后按下按钮。在做好各项安全防护后，分别点击六个安全图标，然后点击界面右侧的"√"确认。

5）治疗位置：从内眼角下端到外眼角下端，一般一只眼选 4~5 个位置，在所选位置的皮肤上均匀涂抹 5~10mm 厚的凝胶。

6）光脉冲治疗

a. 点击能量界面右侧的"√"确认后，治疗头进入充电等待过程，此时指示灯显示绿色。

b. 充电结束后，治疗头指示灯显示黄色（准备输出状态）。将治疗头的治疗窗口放在所选治疗位置的凝胶上，必须与凝胶完全接触，但是不能接触皮肤。

c. 按下治疗头上的治疗开关按钮，发射光脉冲，将治疗头移动到下一位置，重复操作，直至 4~5 个位置治疗完毕（注意：①如果一段时间内不使用仪器，仪器将进入休眠状态，点击界面"√"图标，重新激活仪器。②治疗头指示灯黄灯亮后，才可以按治疗头上的治疗开关按钮。如果黄灯未亮，不会有光脉冲射出。③护目眼罩必须原装配套使用，使用其他厂家提供的护目眼罩可能会导致患者皮肤烧伤以及损坏仪器。）

7）治疗结束：点击屏幕右下角的程序关闭按钮，再关闭机身上的电源开关。摘下护目镜，为患者摘下护目眼罩、擦掉皮肤上的凝胶，擦拭治疗头的治疗窗口。清洗治疗头底座，保证下次使用时是干燥的。

（4）禁忌证：孕妇；精神病；戴有心脏起搏器或心脏除颤装置的患者；有皮肤病史的患者；既往对日光过敏者、正在进行光敏处理的患者；有高风险部位（包括痣、扁平疣或尚未治愈的伤口）的患者；有皮肤痤疮、局部炎症、湿疹等的患者；受损、烧伤或感染的皮肤。

（5）不适宜使用人群：糖尿病患者；皮肤太黑的患者；有长期刺青的眼睑、抹了化妆品的眼睑；一些美观部位和雀斑，如果这些部位位于光脉冲的治疗区域内，需要事先将其覆盖，例如使用贴片覆盖；日晒造成皮肤损伤后 1 个月内的患者；10 天之内接受过高强度紫外照射的患者；2 个月内使用过皮肤增色产品的患者。

（6）疗程：建议疗程，两次疗程，间隔 7 天。在治疗前和每次治疗后 7 天由眼科医生检查治疗情况，安排后续治疗。

3. Solari 强脉冲光治疗仪（图 3-3-24）

Solari 强脉冲光治疗仪于 2016 年在中国正式上市，利用方波脉冲（TSP）技术保证能量输出稳定温和；内置双冷却系统，通过蓝宝石光头的接触冷却降低治疗部位的温度，再通过水冷循环系统，迅速排出热能，保护皮肤，提升患者的治疗舒适感；利用其独有的 420nm 波段，可有效杀灭皮肤和眼表的常见致病菌——痤疮丙酸杆菌。Solari 强脉冲光治疗仪用于干眼的主要作用机制是利用选择性光热作用、光化学作用及光调控作用来消除相关炎症，从病因上治疗 MGD。

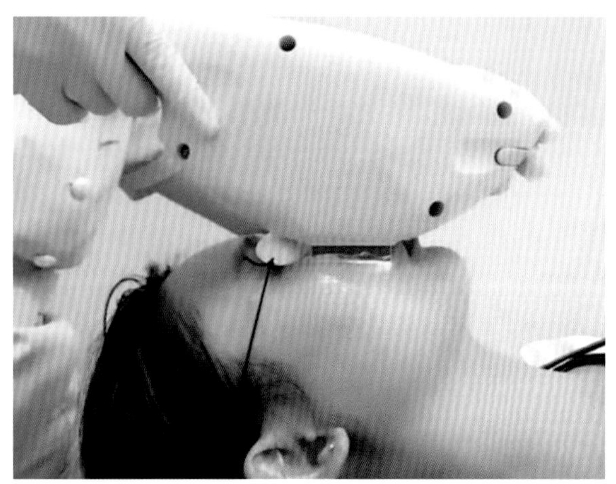

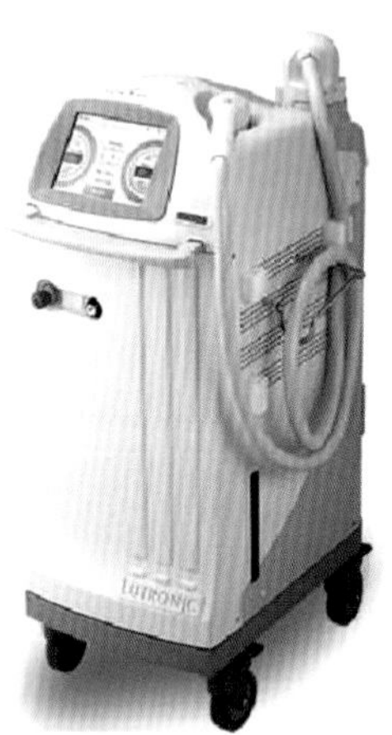

图 3-3-24　Solari 强脉冲光治疗仪

（1）治疗原理

1）有效抑制炎症：IPL 的光能被血管内的氧合血红蛋白优先选择性吸收，并转化为热能在组织中升温。当光波的脉宽小于靶组织的热弛豫时间时，血管温度可达到损伤阈值，导致血管凝固，闭塞退化，从而阻断炎症因子传播，有效抑制炎症（图 3-3-25）。

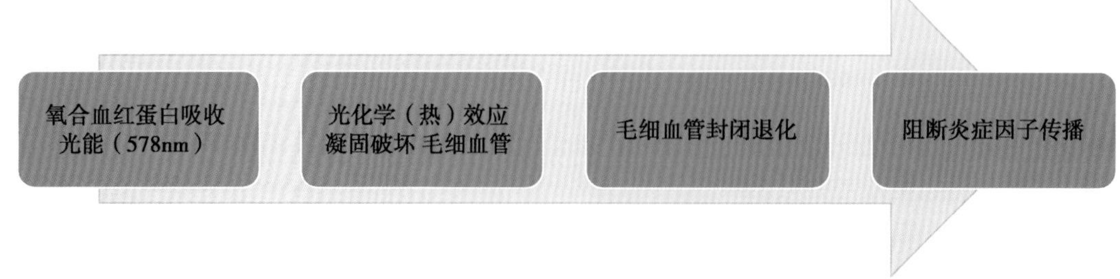

图 3-3-25　IPL 抑制炎症机理

2）杀灭致炎微生物：相关研究证明，患者在接受 IPL 治疗 1 周之后，螨虫的凝结物被发现。

3）疏通睑板腺：Solari 利用光热作用直接均匀加热睑酯，使其得到快速熔解，从而达到疏通睑板腺的作用，较睑板腺按摩无物理损伤。

4）恢复睑板腺功能：Solari 利用生物刺激作用，促进转化生长因子，增加胶原蛋白，减少胶原酶，从而使睑板腺腺体得到恢复。

（2）工作模式

1）专家治疗模式：具有更低能量、更高效能。

2）痤疮治疗模式：研究发现 60% 的 35 岁以下睑板腺炎患者检出痤疮丙酸杆菌（图 3-3-26）。

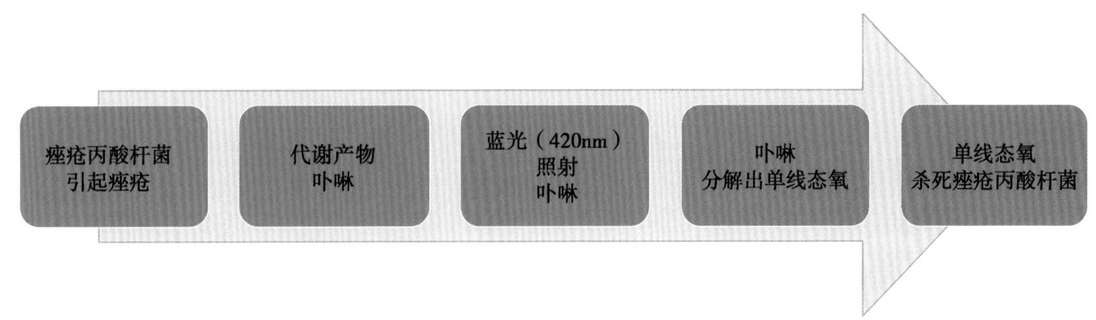

图 3-3-26 痤疮治疗模式

IPL 的总体安全性高，大部分患者对于治疗操作的耐受性好，多数患者在治疗中出现面部一过性灼热感，可根据患者耐受程度调整能量强度。有研究报道，部分患者接受 IPL 治疗后出现皮肤不良反应，如水肿、水疱、红斑、脱屑、色素沉着或色素减退等，这可能与治疗能量过高和皮肤敏感性有关，可用抗生素软膏或烫伤膏药外敷治疗。我中心在已接受治疗的患者中尚未发现严重并发症，仅少数患者在治疗后出现面部发红、肿胀。

IPL 治疗作为一种新兴的治疗方法，在治疗 MGD 方面具有明确的效果，由于激光波长、能量大小与密度等治疗参数的不同，均会影响临床疗效，因此仍需临床工作中不断探索适合国人的治疗参数。

十、iLux 睑板腺光热脉动复合治疗仪

（一）工作原理

iLux 睑板腺光热脉动复合治疗仪是基于光热原理，将光能在眼睑内转化为热能，通过快速有效融化睑酯，同时联合眼睑按压，将软化的睑酯排出，从而达到疏通堵塞睑板腺的作用。

（二）仪器结构

iLux 睑板腺光热脉动复合治疗仪由一次性使用患者接口、放大镜、显示屏、加热控制按钮和加热器控制开关、手柄、电源按钮组成（图 3-3-27）。

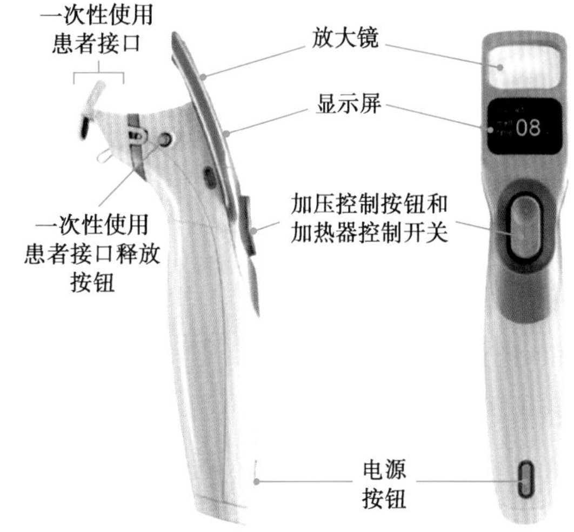

图 3-3-27 iLux 睑板腺光热脉动复合治疗仪

1. 一次性使用患者接口 接口内含精密温度传感器，通过持续监测内外眼睑温度，精准把控治疗温度，确保治疗期间的治疗热量水平，当温度达到 44 摄氏度时，设备自动停止加热，以避免高温损伤眼表组织。接口的宽度为 14mm，可针对性地用于睑板腺任一区域进行治疗。接口与眼表组织接触的内、外衬垫均覆盖有柔软的生物相容性硅胶材料，提高治疗时的舒适度，减少对眼表组织的损伤（图 3-3-28）。

2. 放大镜辅助 ECP 通过放大视窗及检查灯，操作者能够即时监测睑酯融化及排出情况，实时评估治疗效果，及时调整治疗策略（图 3-3-29）。

3. 主机显示屏 可显示内眼睑温度、高于治疗温度阈值的治疗时间、90s 加热计时、治疗模式（加热模式与疏通模式，操作医师根据屏幕滚动信息提示进行治疗）及电池状态（图 3-3-30）。

（1）加热模式：按下电源按钮（图 3-3-31A）；

（2）加热模式：重置加热 LED 计时器（图 3-3-31B）；

（3）疏通模式：按下电源按钮（图 3-3-31C）；

（4）疏通模式：返回加热模式（图 3-3-31D）。

4. 治疗开关 操作医师通过治疗按钮，能够根据每位患者的情况，灵活调整加热时间、热量强度、压力大小及按压次数。治疗前通过裂隙灯检查锁定重点治疗区域，针对该区域延长加热时间或加压力度及次数。若

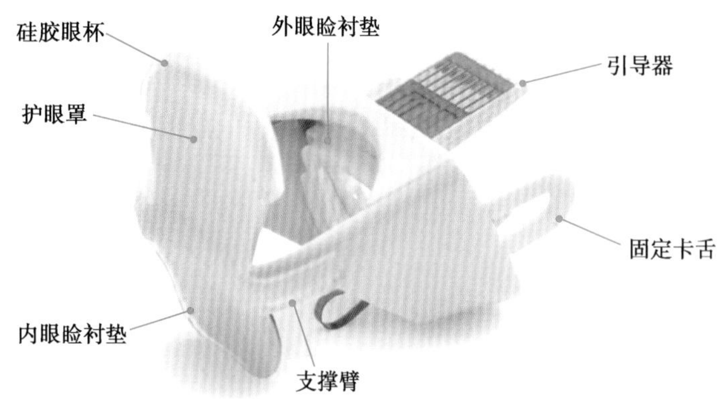

图 3-3-28 iLux 智能接口

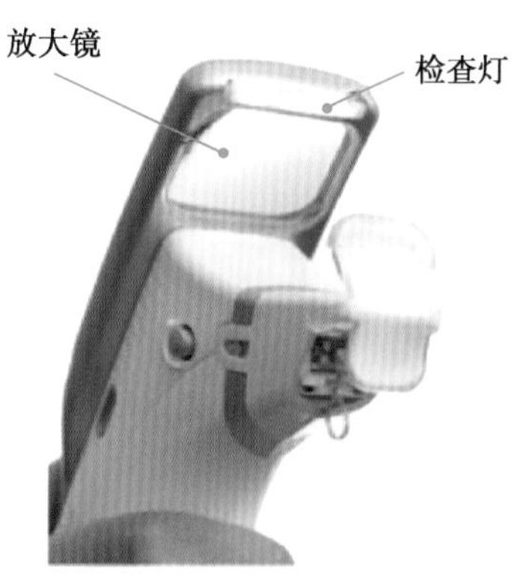

图 3-3-29 放大镜辅助 ECP

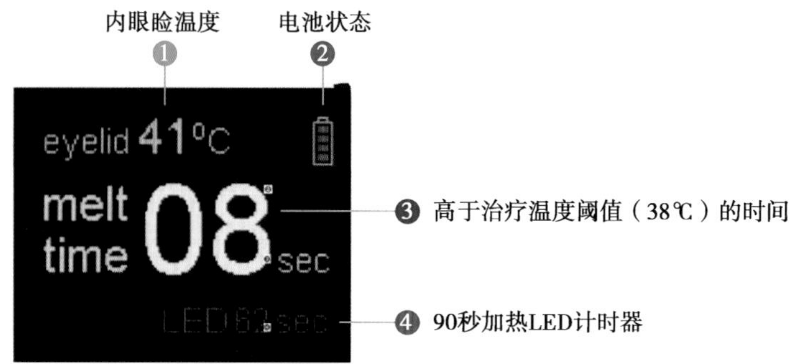

图 3-3-30 主机显示屏

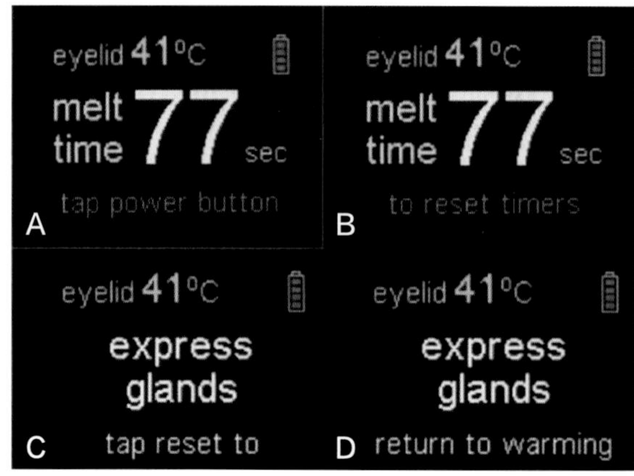

图 3-3-31 显示屏显示加热模式与疏通模式信息

需额外的加热时间，可随时按照滚动信息提示延长加热时间。

(三) 适应证

睑板腺光热脉动复合治疗仪适用于睑板腺功能障碍（MGD）患者的局部热压治疗。

(四) 禁忌证

1. 已使用药物散瞳的患者，因为厌光反应（即瞳孔迅速收缩）可能会减弱。
2. 3 个月内曾出现眼损伤或外伤、化学灼伤、角膜缘干细胞缺乏症。
3. 活动性眼部带状疱疹或单纯性疱疹病毒感染，或最近 3 个月内有此类病史。
4. 通过裂隙灯检查发现的瘢痕性睑缘疾病，包括类天疱疮、睑球粘连等。
5. 活动性眼部感染（例如角膜、结膜、泪腺、泪囊或眼睑的病毒、细菌、分枝杆菌、原虫或真菌感染，包括麦粒肿或睑腺炎)。

6. 治疗前3个月内曾发生活动性眼部炎症,或有慢性反复发作的眼部炎症病史(例如视网膜炎、黄斑炎症、脉络膜炎、葡萄膜炎、虹膜炎、巩膜炎、巩膜外角膜炎)。

7. 可能损害角膜完整性的眼表异常(例如既往化学灼伤、复发性角膜糜烂、角膜上皮缺损、3级角膜荧光素染色或地图-点状-指纹状营养不良)。

8. 影响双眼眼睑功能的眼睑表面异常(如内翻、外翻、肿瘤、水肿、睑痉挛、兔眼、严重倒睫、严重上睑下垂)。

9. 无晶状体患者。

10. 眼睑上有永久化妆或纹身的患者。

(五)治疗

1. 治疗前准备

患者在治疗前要先洗净眼睑的所有化妆品。临床医生通过裂隙灯显微镜观察及挤压睑板腺开口,以评估睑板腺的排出功能。治疗时患者采用坐位或仰卧位。如果正在治疗上眼睑,则要求患者斜躺在检查椅上可能更容易接近上眼睑。告知患者该治疗需要在眼睑的外侧和内侧放置光滑的衬垫,通过光照加热眼睑,并通过施加压力来疏通眼睑内的堵塞物。患者在治疗过程中出现任何不适或担忧应立即报告。操作者在治疗过程中将对设备进行任何调整或移除,应通知患者。为使患者感到舒适,治疗前眼部先滴入局部麻醉剂。

2. 一次性使用患者接口的安装

揭开接口外包装纸盖的一角,露出一次性使用患者接口(图3-3-32A)。通过将一次性使用患者接口上的导轨与睑板腺光热脉动复合治疗仪主机正面的顶部开口对齐,将接口加载到治疗仪主机尖端(图3-3-32B)。将主机牢固压入接口,直至其卡入到位(图3-3-32C)。移出与接口连接的治疗仪主机,并确保两个固定卡舌都锁定在治疗仪主机上,且外垫夹在导光板上(图3-3-32D)。按下加压按钮,将导光板一直向前滑动,将外垫完全固定在导光板上。如果两个固定卡舌均未牢固锁定在主机上,轻轻扭动并将接口推入主机,直至锁定为止,同时注意不要接触到内垫或外垫。如果外垫从导光板上被推出,请尝试将外垫重新固定到导光板上(图3-3-32E)。如果琥珀色条带从外垫中拉出,或者外垫未正确固定在导光板上,请勿使用一次性使用患者接口(图3-3-32F)。

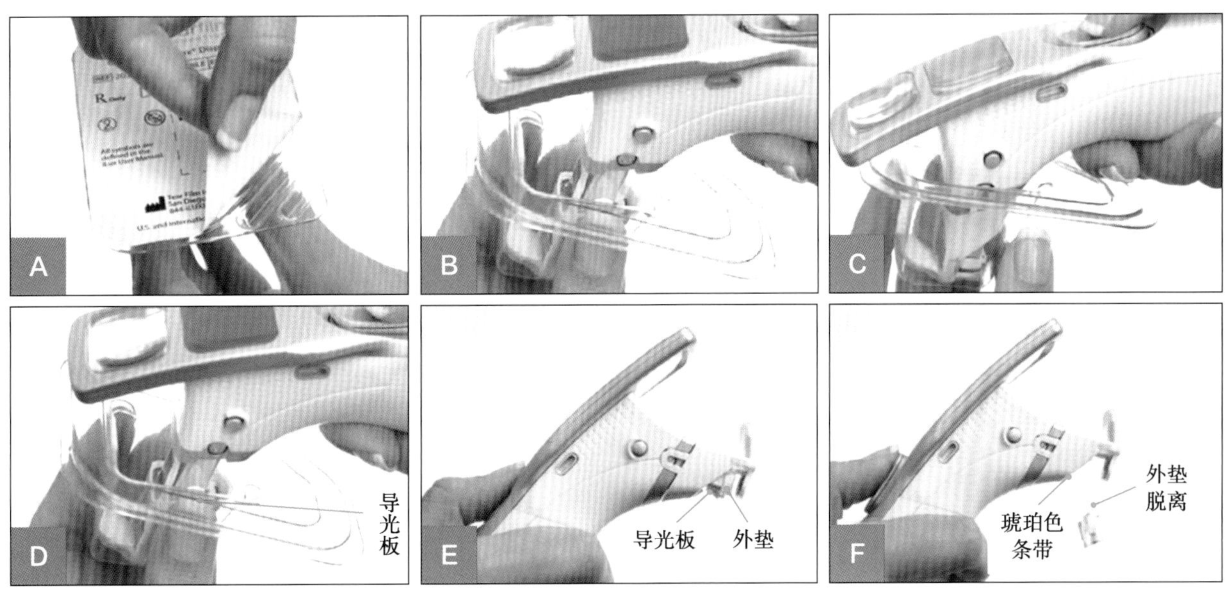

图3-3-32 一次性使用患者接口的安装

需要注意的是从无菌包装中取出一次性使用接口后,必须将其连接到主机上并立即使用。每个接口都有一个规定的使用时间(15min的累积加热/融化时间,以减少意外重复使用的风险)。超过此时间后,如果继续使用一次性接口,将出现“更换一次性使用患者接口”的错误提示。

3. 加压控制按钮的操作

按下加压控制按钮可使外垫向眼睑移动(图 3-3-33A)。当操作者的拇指或手指施加在按钮上的压力移除后,弹簧装置可将按钮和外垫恢复到其正常的缩回位置(图 3-3-33B)。

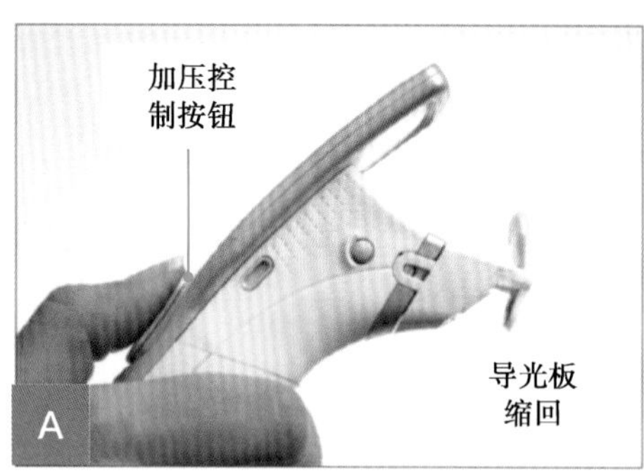

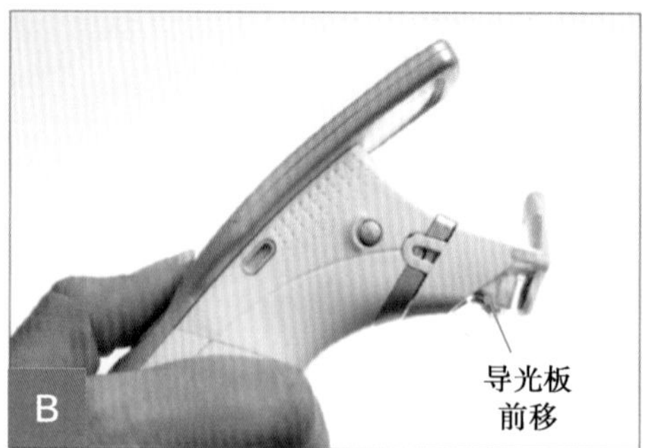

图 3-3-33 加压控制按钮的操作

4. 检查灯

打开睑板腺光热脉动复合治疗仪主机电源时,放大镜顶部附近的白色柔光将亮起,照亮视野(图 3-3-34)。这便于临床医生在加热前后检查眼睑边缘。当加热器控制开关激活时,检查灯熄灭。

5. 加热器控制开关的操作

加压控制按钮的顶部有一个滑动开关,为加热器控制开关。向前(朝向晶状体)滑动加热器控制开关,外垫接触到眼睑表面(或测试对象),会打开加热 LED 指示灯(图 3-3-35)。松开开关或按钮,或当外垫与眼睑表面失去接触时,加热器控制开关将返回其正常(关闭)位置。

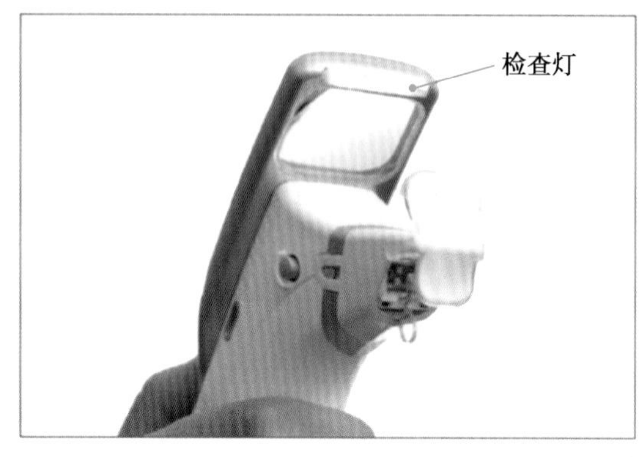

图 3-3-34 检查灯

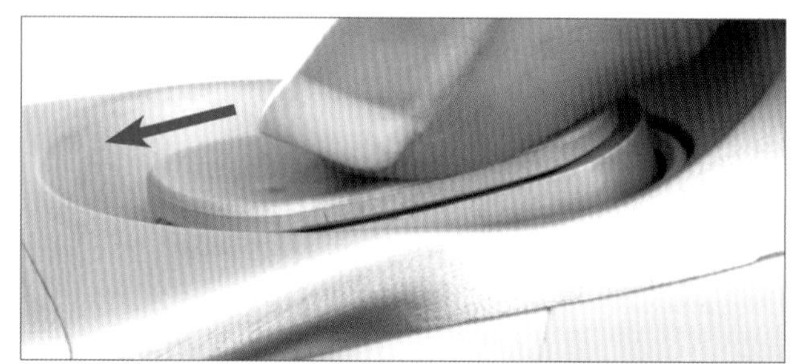

图 3-3-35 加热器控制开关的操作

6. 治疗过程

(1)治疗前确保电池有足够电量。连接新的一次性使用患者接口,然后按下电源按钮开机。睑板腺光热脉动复合治疗仪主机将执行自检程序。

(2)眼睑区

一次性使用患者接口可治疗宽度大约 14mm,称为眼睑区。每个眼睑包括两个区域:颞侧区和鼻侧区。操作者根据上述腺体评估结果确定哪些区域需要治疗。

1)下眼睑的治疗

a. 插入内垫并夹住眼睑指示患者向上看,轻轻下拉下眼睑(图 3-3-36)。然后将内垫滑到眼睑后,直到支撑臂的底部接触到睑缘,或直到内垫的底部到达结膜下穹窿的底部(图 3-3-37)。将内垫插入眼睑时,使内垫稍微远离眼睛,以免接触到眼球或角膜,此时显示屏显示于以下所示(图 3-3-38)。注意勿夹住外垫和眼睑之间的睫毛,因睫毛会吸收光线并被加热,从而导致眼部不适。

b. 用拇指或手指按下“加压控制”按钮,直到外垫接触到眼睑。仅对“加压控制”按钮施加足够的力,防止眼睑从两个护垫之间滑出；请勿挤压眼睑。显示将显示类似于以下内容（图 3-3-39）。此时屏幕显示的眼睑温度是内垫上两个测量温度中较高的一个。

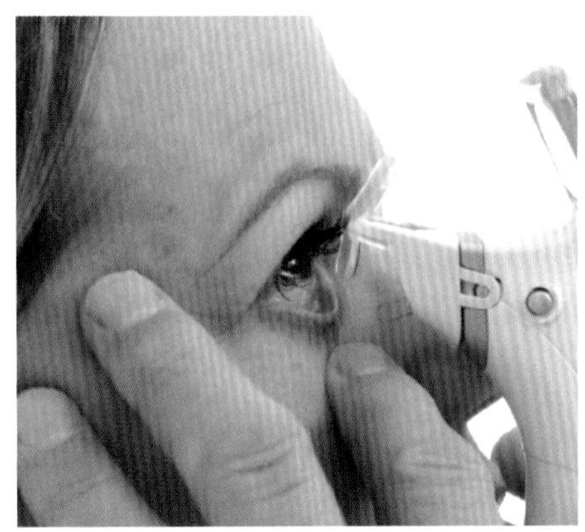

图 3-3-36 插入内垫并夹住眼睑指示患者向上看，轻轻下拉下眼睑

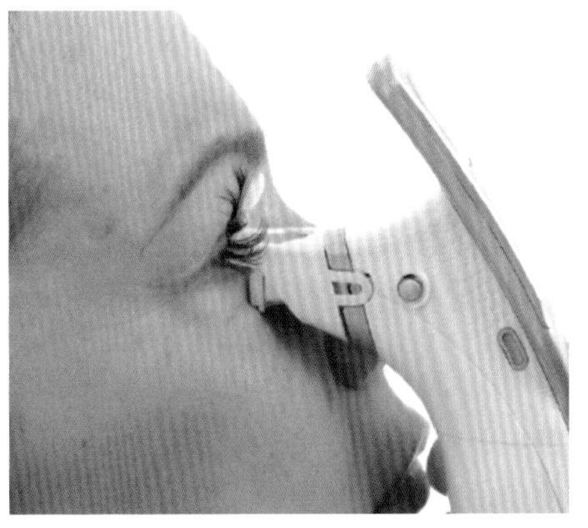

图 3-3-37 将内垫滑到眼睑后，直到支撑臂的底部接触到睑缘，或直到内垫的底部到达结膜下穹窿的底部

capture
eyelid

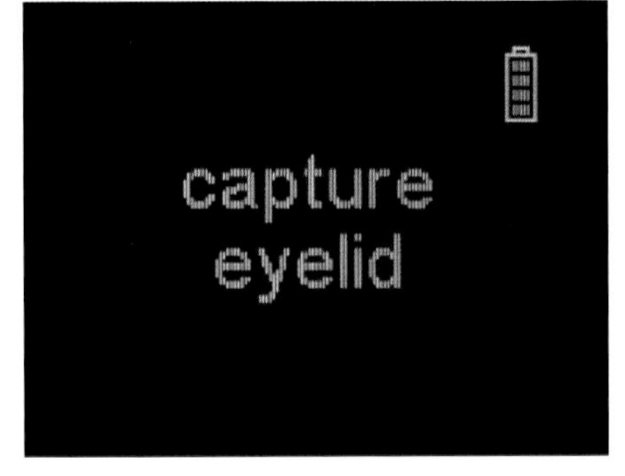

图 3-3-38 将内垫插入眼睑时显示屏显示

eyelid 33°C
ready to
warm
LED 90 sec

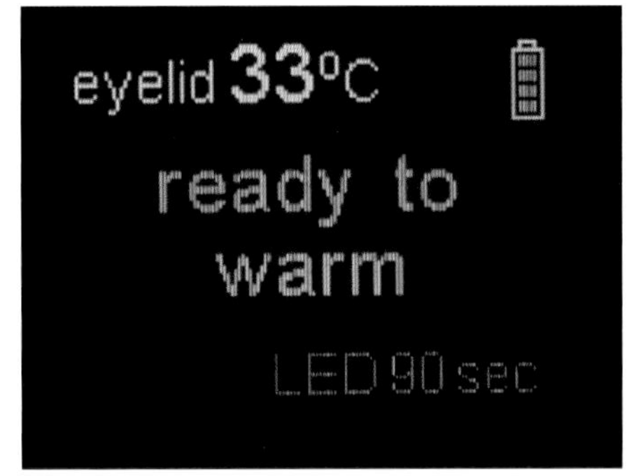

图 3-3-39 屏幕显示的眼睑温度是内垫上两个测量温度中较高的一个

c. 适当夹住眼睑后，将治疗仪主机稍微向上抬起，使其远离眼球和眼眶骨，以获得最大的舒适度。避免拉扯或挤压患者的眼睑。注意勿将内垫的背面靠在巩膜上。评估患者的舒适度，如果加压令患者感觉不适，请减轻施加于加压控制按钮上的压力。

d. 加热眼睑：在保持眼睑被轻轻固定在舒适位置的同时，向前滑动加热器控制开关以激活加热 LED。首次执行此操作时，“加热模式”信息将闪烁（图 3-3-40）。将加热器控制开关向前按住保持 3s 后，将进入“加热模式”，信息将停止闪烁。如未完全夹住眼睑，则意味着眼睑的上缘低于支撑臂的水平，那么通过放大镜可能会有强反射。在这种情况下，请重新放置内垫以完全夹住眼睑。

屏幕上显示的温度应开始迅速上升到 40~42℃的目标温度。在温度达到 38℃时，“融化时间”计数器开始计数，指示内眼睑已超过 38℃的累积时间。显示屏如下所示（图 3-3-41）。当加热 LED 工作时，90s 的加热 LED 计数器就会递减，如果达到 00，则以下信息将滚动，预热 LED 将被禁用。

如果需要额外的加热时间，可随时按下电源按钮以重置加热 LED 计时器，使 LED 再次工作。此操作会重置“融化时间”计时器。如果温度令患者感到不适，可减少加热。当内垫或外垫温度接近目标温度 40~42℃时，主机将熄灭加热 LED。如果内垫温度达到 44℃或外垫温度达到 45℃，主机将自动关闭加热 LED，并显示“最高 44℃，加热关闭”。此时请继续夹住眼睑，并将加热器控制开关保持在向前位置。当温度下降到 40℃以下后，加热 LED 将自动再次开始工作。

建议在“融化时间”超过至少 40s 后，就可以开始疏通腺体。注意只要眼睑温度高于 38℃，即使加热 LED 熄灭，融化时间也会持续增加。

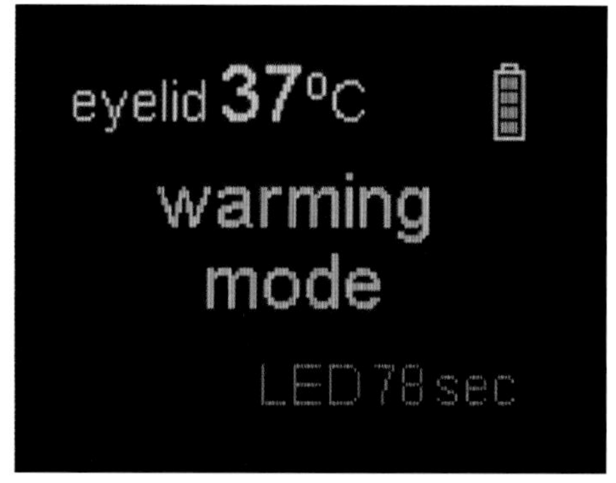

图 3-3-40 屏幕显示加热模式

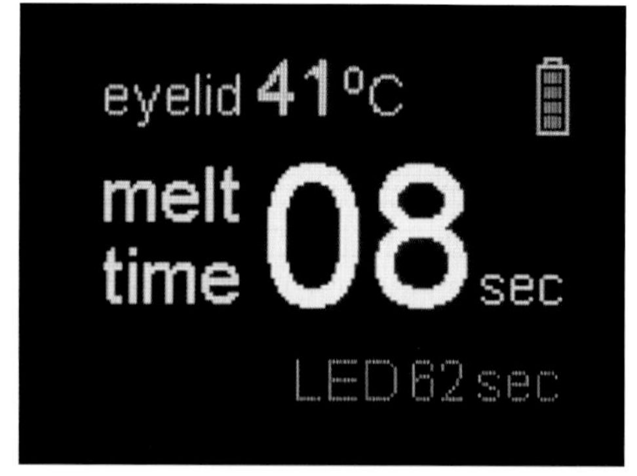

图 3-3-41 显示眼睑温度 41℃，融化时间 8s，LED 加热剩 62s

e. 疏通腺体：加热眼睑后，向后滑动加热器控制开关至少 3s，切换到“疏通模式”。最初 3s，显示屏将闪烁“正在切换至疏通模式”信息。如果在 3s 内将开关返回至向前位置，则治疗仪将保持在加热模式。进入“疏通模式”后，加热器控制开关将不再启用 LED。如需返回加热模式，请快速点击一次电源/重置按钮。缓慢增加所施加的压力，以通过腺体孔口排出睑酯。观察睑酯性状，如果睑酯黏稠，额外加热有助于促进更多的睑酯融化，额外加热时需注意保持患者舒适，眼睑为出现过度肿胀或发红迹象。交替进行压迫和放松可有效排出睑酯。疏通特定腺体所需的压力有所不同。操作者通过临床判断及患者反馈调整压力，通常持续至少 5s 的中等压力是有效的。疏通过程中关注患者舒适度。若加压时患者感觉不适，可减小力度。一旦有融化或透明的睑酯被排出，表明该眼睑区域的治疗完成，治疗可以停止。如果腺体未显示出融化或透明的睑酯，首先确认眼睑边缘是否紧贴在一次性使用患者接口上的支撑臂上，并卡在内垫和外垫之间。如果接口放置正确，但未排出睑酯，则最多进行三次额外的按压可能会有效果。如果患者保持舒适并且无眼睑过度肿胀或发红迹象，则再次加热也可能有所改善。如需返回加热模式，则点击电源/重置按钮。如果在第四次尝试后腺体仍未排出融化或透明的睑酯，则停止在该区域的治疗。完成在该区域的治疗后，小心从眼睑后面取下内垫，避免接触巩膜或角膜（图 3-3-42）。

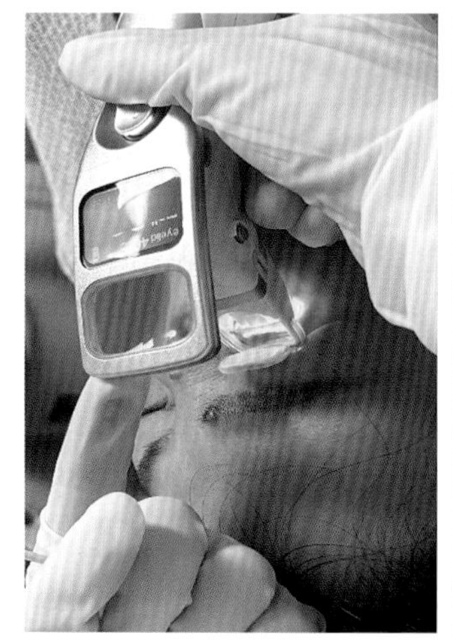

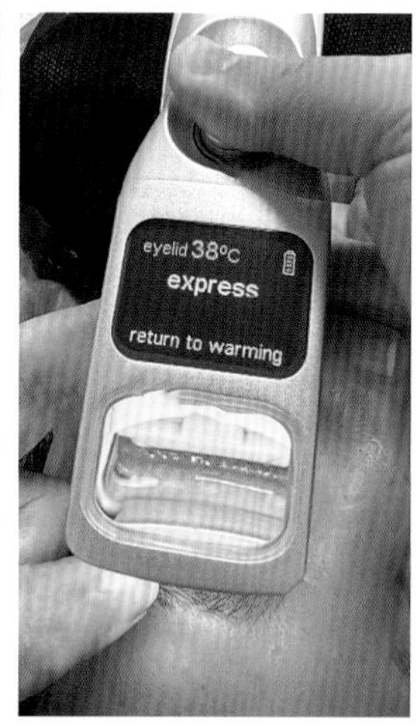

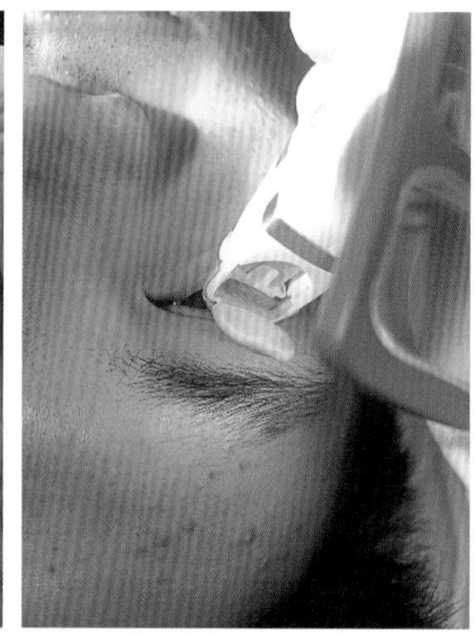

图 3-3-42 治疗过程：双波段 LED 灯加热后行睑板腺疏通

2）上眼睑的治疗

插入内垫并夹住眼睑，翻转睑板腺光热脉动复合治疗仪主机，使内垫朝上。显示屏上的信息将自动旋转到正确的方向（如果显示屏没有自动旋转，请尝试将主机重新定位到正常位置，然后再次翻转）。指示患者向下看。轻轻缩回上眼睑，然后将内垫滑到眼睑的后面，直到支撑臂的底部接触到眼睑边缘。注意避免与角膜和巩膜接触。后续操作过程与下眼睑的治疗相同。

3）眼睑其他区域的治疗

临床医生可根据患者病情需要，对其他眼睑区域重复必要的治疗过程。在两次治疗之间点击电源按钮，以重置融化时间和加热 LED 计时器。

4）治疗完成

完成治疗程序并从患者身上取下一次性使用患者接口后，请按住电源按钮 2s，然后松开，以关闭睑板腺光热脉动复合治疗仪主机电源。显示屏会关闭。通过同时按下睑板腺光热脉动复合治疗仪主机上的一次性使用患者接口释放按钮来拆下一次性使用患者接口。

十一、iTEAR 自身泪液促泌仪

（一）原理

泪液促泌仪通过一个特定频率和振幅的单向振动尖端发挥作用，能够在鼻硬骨和鼻软骨连接处的皮肤上进行刺激，激活鼻泪反射以促进泪液分泌。

（二）适应证

适用于刺激鼻外神经过程中，增加泪液生成，改善成人患者的干眼症状。

（三）以下患者人群中的安全性尚未确定

妊娠患者；18 岁以下患者；干燥综合征或其他风湿性疾病患者；有眼睑功能异常或面神经麻痹病史的患者；有神经肌肉疾病史的患者；有未经控制的眼部或全身性疾病史的患者；治疗部位出现具有临床意义的局部皮肤病（例如感染）患者。使用前 6 个月内接受过眼内手术的患者；使用前 6 个月内接受过眼内或眼周注射的患者；在使用前 30 天内，任一眼出现任何眼前段或眼后段的急性感染性或非感染性眼部疾病的患者；存在具有显著临床意义的角结膜瘢痕破坏性眼表疾病。若鼻部曾有手术史（包括但不限于：鼻整形、鼻外/鼻内/经鼻手术等），使用前应咨询相关专业人士关于术后使用本产品对术后效果的影响及安全性。

（四）结构组成

泪液促泌仪由可充电锂电池、振头、电机、控制电路和外壳组成（图 3-3-43）。

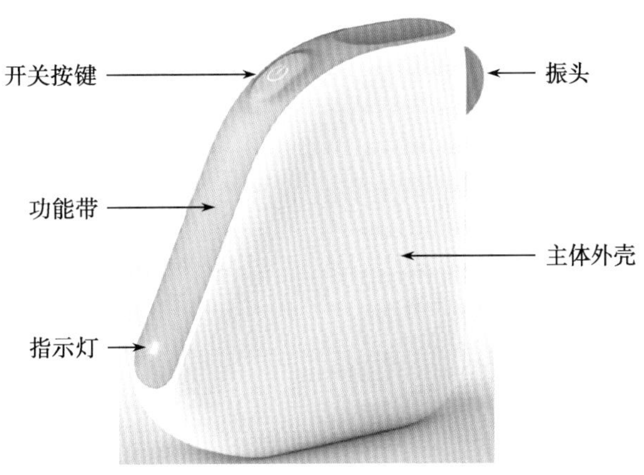

图 3-3-43 iTEAR 自身泪液促泌仪

（五）治疗操作

1. 练习

短按一次开关按键，自身泪液促泌仪会启动，并持续工作 30s 左右。在 30s 持续工作期间，每隔 10s，设备会短暂停止，帮助用户估计治疗时间。在 30s 内，再次按下开关按键，设备会立刻停止工作。建议采用一试、二探、三应用的步骤进行操作练习：

（1）一试：把启动的设备轻轻地放置在手掌大鱼际来提前感受下振头的刺激强度。不需要用力下压。

（2）二探：对着镜子，用食指寻找鼻翼的硬骨软骨交界处。

（3）三应用：启动设备，将振头沿着鼻软骨区向硬骨区轻柔地移动，到达软硬骨的交界处停住并进行刺激，可在图所示的圆圈范围内微调移动振头的位置，直至找到最佳刺激点位，感受到天然泪液的产生(可表现为流泪、流涕等反应)。

2. 治疗

操作练习熟练后，每日可按照如下步骤实施治疗：启动设备，将设备振头沿鼻翼移动到鼻翼软硬骨交接区域的刺激点位；可微调振头位置，以便找到最佳刺激点位，感受到天然泪液的产生。

(六) 治疗建议

建议每天治疗两次。一次完整的治疗流程包括双侧鼻部的使用，建议每侧鼻部的使用时间 30s。在一次完整治疗流程后，应等待至少 60min 方可进行下一次的使用。治疗开启后，自身泪液促泌仪可增加即刻的泪液分泌量，改善患者的干眼症状。使用者对本产品治疗的反应和敏感性可能具有个体差异。在使用过程中可能会出现鼻痒、打喷嚏等现象，这是正常的神经刺激反应。当设备从 -10℃或 40℃环境温度中回到 20℃左右的环境时，建议放置 15min 左右再行使用。

(方 颉 董 诺 黄 丽 蔡 琳 蒋红英 吴护平)

参考文献

[1] TOYOS R, MCGILL W, BRISCOE D. Intense pulsed light treatment for dry eye disease due to Meibomian gland dysfunction; A 3-year retrospective study [J]. Photomedicine & Laser Surgery, 2015, 33(1): 41-46.

[2] ZEGANS M E, BAN GELDER R N. Considerations in understanding the ocular surface microbiome. Am J Ophthalmol, 2014, 158(3): 420-422.

[3] 李雪颖，刘蕾，何聪芬. 过度清洁对皮肤的影响及产品防护成分分类. 中国化妆品. 2020, 3: 113-115.

[4] 许秀枝. 探析基础皮肤护理与角质层保护的问题. 世界最新医学信息文摘, 2018, 53: 200-202.

[5] 肖进新. 清洁类皮肤护理品背后的科学. 热点关注, 2019, 04: 12-14.

[6] STANGL S, HADSHIEW I, KIMMIG W. Side effects and complications using intense pulsed light (IPL) sources [J]. Medical Laser Application, 2008, 23(1): 15-20.

[7] KORB D R, BLACKIE C A. Case report: A successful Lipiflow treatment of a single case of Meibomian gland dysfunction and dropout [J]. Eye & contact lens, 2012, 39(3): E1-E3.

[8] BAUMANN A, COCHENER B. Meibomian gland dysfunction: A comparative study of modern treatments [J]. Journal Francais Dophtalmologie, 2014, 37(4): 303.

[9] FINIS DAVID, KONIG CLAUDIA, HAYAJNEH JASMIN, et al. Six-month effects of a thermodynamic treatment for MGD and implications of Meibomian gland atrophy. Cornea, 2014, 33(12): 1265-1270.

[10] FARRELL H P, GARVEY M, CORMICAN M, et al. Investigation of critical inter-related factors affecting the efficacy of pulsed light for inactivating clinically relevant bacterial pathogens [J]. Journal of Applied Microbiology, 2010, 108(5): 1494-1508.

[11] 我国睑板腺功能障碍诊断与治疗专家共识(2017年)[J]. 中华眼科杂志, 2017, 53(9): 657-661.

[12] LANE S S, DUBINER H B, EPSTEIN R J, et al. A new system, the Lipiflow, for the treatment of Meibomian gland dysfunction [J]. Cornea, 2012, 31(4): 396-404.

[13] AMESCUA G, AKPEK E K, FARID M, et al. Blepharitis Preferred Practice Pattern® [J]. Ophthalmology, 2019, 126(1): 56-93.

[14] 蔡宏媛，陈晓勇，洪晶. 睑缘清洁对白内障患者术前眼表菌群抑制作用的临床研究. 中华眼科杂志, 2018, 6: 445-451.

[15] AKETA N, SHINZAWA M, KAWASHIMA M, et al. Efficacy of plate expression of meibum on tear function and ocular surface findings in meibomian gland disease. Eye Contact Lens, 2019, 45(1): 19-22.

[16] BAUDOUIN C, MESSMER EM, ARAGONA P, et al. Revisiting the vicious circle of dry eye disease: A focus on the pathophysiology of meibomian gland dysfunction. Br J Ophthalmol, 2016, 100(3): 300-306.

[17] BLACKIE CA, SOLOMON JD, GREINER JV, et al. Inner eyelid surface temperature as a function

of warm compress methodology. Optom Vis Sci, 2008, 85(8): 675-683.

[18] BORCHMAN D, FOULKS GN, YAPPERT MC, et al. Human meibum lipid conformation and thermodynamic changes with meibomian-gland dysfunction. Invest Ophthalmol Vis Sci. 2011; 52(6): 3805-3817.

[19] BRON AJ, TIFFANY JM, GOUVEIA SM, et al. Functional aspects of the tear film lipid layer. Exp Eye Res, 2004, 78(3): 347-360.

[20] BRON AJ, DE PAIVA CS, CHAUHAN SK, et al. TFOS DEWS Ⅱ pathophysiology report. Ocul Surf, 2017, 15(3): 438-510.

[21] CHHADVA P, GOLDHARDT R, GALOR A. Meibomian gland disease: the role of gland dysfunction in dry eye disease. Ophthalmology. 2017; 124(11): S20-S26.

[22] CRAIG JP, NICHOLS KK, AKPEK EK, et al. TFOS DEWS Ⅱ definition and classification report. Ocul Surf, 2017, 15(3): 276-283.

[23] FINIS D, PISCHEL N, KONIG C, et al. Comparison of the OSDI and SPEED questionnaires for the evaluation of dry eye disease in clinical routine. Ophthalmologe, 2014, 111(11): 1050-1056.

[24] GEERLING G, TAUBER J, BAUDOUIN C, et al. The international workshop on meibomian gland dysfunction: report of the subcommittee on management and treatment of meibomian gland dysfunction. Invest Ophthalmol Vis Sci, 2011, 52(4): 2050-2064.

[25] GIPSON IK, ARGÜESO P, BEUERMAN R, et al. Research in dry eye: Report of the research subcommittee of the international dry eye workshop (2007) Ocul Surf, 2007, 5(2): 179-193.

[26] GREINER JV, LEAHY CD, GLONEK T, et al. Effects of eyelid scrubbing on the lid margin. CLAO J, 1999, 25(2): 109-113.

[27] JONES L, DOWNIE LE, KORB D, et al. TFOS DEWS Ⅱ management and therapy report. Ocul Surf, 2017, 15(3): 575-628.

[28] KAIDO M, IBRAHIM OMA, KAWASHIMA M, et al. Eyelid cleansing with ointment for obstructive meibomian gland dysfunction. Jpn J Ophthalmol, 2017, 61(1): 124-130.

[29] KNOP E, KNOP N, MILLAR T, et al. The international workshop on meibomian gland dysfunction: Report of the subcommittee on anatomy, physiology, and pathophysiology of the meibomian gland. Invest Ophthalmol Vis Sci, 2011, 52(4): 1938-1978.

[30] KOBAYASHI A, IDE T, FUKUMOTO T, et al. Effects of a new eyelid shampoo on lid hygiene and eyelash length in patients with meibomian gland dysfunction: A comparative open study. J Ophthalmol, 2016: 4292570.

[31] KORB DR, BLACKIE CA. Debridement-scaling: A new procedure that increases meibomian gland function and reduces dry eye symptoms. Cornea, 2013, 32(12): 1554-1557.

[32] LEE H, KIM M, PARK SY, et al. Mechanical meibomian gland squeezing combined with eyelid scrubs and warm compresses for the treatment of meibomian gland dysfunction. Clin Exp Optom, 2017, 100(6): 598-602.

[33] NASSER L, ROZYCKA M, GOMEZ RENDON G, et al. Real-life results of switching from preserved to preservative-free artificial tears containing hyaluronate in patients with dry eye disease. Clin Ophthalmol, 2018, 23(12): 1519-1525.

[34] NELSON JD, SHIMAZAKI J, BENITEZ-DEL-CASTILLO JM, et al. The international workshop on Meibomian gland dysfunction: Report of the definition and classification subcommittee. Invest Ophthalmol Vis Sci, 2011, 52(4): 1930-1937.

[35] NGO W, SITU P, KEIR N, et al. Psychometric properties and validation of the standard patient evaluation of eye dryness questionnaire. Cornea, 2013, 32(9): 1204-1210.

[36] NGO W, JONES L, BITTON E. Short-term comfort responses associated with the use of eyelid cleansing products to manage Demodex folliculorum. Eye Contact Lens, 2018, 44(Suppl 2): S87-S92.

[37] NICHOLS KK, FOULKS GN, BRON AJ, et al. The international workshop on Meibomian gland dysfunction: Executive summary. Invest Ophthalmol Vis Sci, 2011, 52(4): 1922-1929.

[38] PAUGH JR, KNAPP LL, MARTINSON JR, et al. Meibomian therapy in problematic contact lens wear. Optom Vis Sci, 1990, 67(11): 803-806.

[39] QI YY, ZHANG C, ZHAO SZ, et al. A novel

noninvasive ocular surface analyzer for the assessment of dry eye with meibomian gland dysfunction. Exp Ther Med, 2017, 13 (6): 2983-2988.

[40] SHIMAZAKI J, SAKATA M, TSUBOTA K. Ocular surface changes and discomfort in patients with meibomian gland dysfunction. Arch Ophthalmol, 1995, 113 (10): 1266-1270.

[41] STAPLETON F, ALVES M, BUNYA VY, et al. TFOS DEWS Ⅱ epidemiology report. Ocul Surf, 2017, 15 (3): 334-365.

[42] SUNG J, MTM W, LEE SH, et al. Randomized double-masked trial of eyelid cleansing treatments for blepharitis. Ocul Surf, 2018, 16 (1): 77-83.

[43] SYED ZA, SUTULA FC. Dynamic intraductal meibomian probing: A modified approach to the treatment of obstructive meibomian gland dysfunction. Ophthalmic Plast Reconstr Surg, 2017, 33 (4): 307-309.

[44] THODE AR, LATKANY RA. Current and emerging therapeutic strategies for the treatment of meibomian gland dysfunction (MGD) Drugs, 2015, 75 (11): 1177-1185.

[45] TOMLINSON A, BRON AJ, KORB DR, et al. The international workshop on Meibomian gland dysfunction: Report of the diagnosis subcommittee. Invest Ophthalmol Vis Sci, 2011, 52 (4): 2006-2049.

[46] WANG DH, LIU XQ, HAO XJ, et al. Effect of the meibomian gland squeezer for treatment of meibomian gland dysfunction. Cornea, 2018, 37 (10): 1270-1278.

[47] WILLCOX MDP, ARGUESO P, GEORGIEV GA, et al. TFOS DEWS Ⅱ tear film report. Ocul Surf, 2017, 15 (3): 366-403.

[48] WOLFFSOHN JS, ARITA R, CHALMERS R, et al. TFOS DEWS Ⅱ diagnostic methodology report. Ocul Surf, 2017, 15 (3): 539-574.

[49] ZHAO Y, VEERAPPAN A, YEO S, et al. Clinical trial of thermal pulsation (Lipiflow) in meibomian gland dysfunction with preteatment meibography. Eye Contact Lens, 2016, 42 (6): 339-346.

第四节 泪道栓塞术

一、概述

泪道栓塞术是通过泪道栓子阻塞泪道，减少泪液的流出，延长自身泪液在眼表的停留时间。泪液虽然绝大部分是水，但却含有大量的白蛋白、免疫球蛋白、生长因子、黏蛋白、脂质成分、溶菌酶、电解质、葡萄糖等重要因子，不仅起着滋润眼表的作用，还具有提供角膜所需营养物质、杀灭病原菌保护眼表、发挥免疫功能、启动眼表上皮的正常新陈代谢等多种功能。所以，尽管现在有多种人工泪液，却没有任何一种可以具备与自身泪液完全相同的成分。此外，泪道栓塞术亦可增加人工泪液在眼表作用维持时间。该技术操作方法简单，效果明显，安全可逆。近年，泪道栓子的材料及设计不断得到改良，更加符合临床需求，在国内外均取得快速发展和普及。

尽管泪道栓塞术在临床广泛应用，但其临床疗效尚存在一些争议。国内外大部分文献均报道了其积极的临床效果，包括改善患者不适症状、增加泪河高度、降低泪液渗透压等，但也有不少报道显示了其局限性。2017 年 DEWS Ⅱ指出，由于目前对泪道栓塞术治疗干眼的临床疗效缺乏高级证据，所以并不推荐将其作为初级治疗手段，而是建议作为次要选择方法，最好联合其他治疗方式，以达到更好的疗效。但该共识中，多种干眼相关疾病的治疗方法均提及泪道栓塞术。

二、手术适应证与禁忌证

泪道栓塞术的主要适应证为中、重度泪液缺乏型干眼，对于蒸发过强型干眼，其疗效尚未确定。2007 年国际干眼组织将其适应证归结如下（2017 年 DEWS Ⅱ未进一步进行相关修正）：①明确的干眼症状；②Schirmer Ⅰ <5mm/5min；③眼表染色阳性症状。由于其有效、无创、可逆，以及并发症少等优点，其适应证也在不断的更新与发展，刘祖国等将其中的适应证归结如下：泪液量减少、眼表面无炎症反应或已控制、手术后的预防措施、减少眼表面用药的措施、泪道通畅、对于移植材料不产生过敏反应、全身情况允许的干眼患者均可考虑行泪道栓塞术。在我们的临床工作中亦发现，对于确诊为泪液缺乏型的患者，即使是轻度干眼，在患者理解且自愿的情况下，亦可行泪道栓塞术，反而一些重症的干眼患者，泪道栓塞术的作用有限。

简单说来，任何可能受益于留存眼表泪液的病症都是单侧或双侧泪道栓塞术的合理指征。这些病症包括有症状的隐形眼镜配戴者、屈光手术相关性干眼、继发于各种全身性疾病（包括干燥综合征、移植物抗宿主病、自身免疫性疾病）的水液缺乏型干眼、短泪膜破裂时间型干眼、使用导致泪膜生成减少的全身性药物、上方的边缘性角结膜炎、任何影响眼泪稳定性的角膜形态不规则或瘢痕形成、眼睑麻痹或眼睑闭合障碍，以及毒性角膜上皮细胞病变等。

禁忌证：①对栓子材料过敏者；②泪道无输出作用者，如泪道不通，泪小点外翻等；③泪道感染者；④眼表急性炎症患者；⑤心理不健康患者。是否能在眼表慢性炎症存在的状态下进行泪道栓塞术是有争议的，理论上来说，阻止泪液流出会延长炎症因子在眼表停留的时间，因此建议在进行泪道栓塞术之前先治疗眼表的炎症。然而，对于中重度干眼，最近的一项研究发现，在使用泪小点封闭术 3 周后，观察到角膜荧光素染色和症状评分均减少，而细胞因子或基质金属蛋白酶（MMP）-9 的水平并未升高，因此，在短时间内使用栓子栓塞泪道是否会导致细胞因子水平升高仍待探讨。目前，我院的临床治疗体会是：炎症处于明显活动期时（例如类风湿疾病、干燥综合征等免疫相关炎症所继发的干眼），如行泪道栓塞术，术后炎性产物不能及时代谢，反而会加重局部炎症反应。所以建议对存在活动性炎症患者先予以抗炎治疗；待炎症减轻后再行临时性泪道栓塞术，同时继续联合抗炎治疗；待患者症状和体征均有明显好转，可再进一步考虑行永久性泪道栓塞术。

三、泪道栓子种类

临床上，根据栓塞部位的不同，分为泪小点栓子和泪小管栓子。根据存留时间不同，可分为临时性泪道栓子和永久性泪道栓子。其中，临时性栓子又包括 2~3 天、1 个月、3~6 个月等多种不同降解时间的栓子。根据制作材料不同，主要分为胶原、硅胶、丙烯酸聚合物、热变疏水性丙烯酸多聚体等。

以胶原为主要成分的泪道栓通常在 1~16 周内吸收，是最常用的可吸收型泪道栓。去端胶原蛋白是从动物真皮组织中提取的胶原溶液，在制备过程中使用胃蛋白酶消化了附着在胶原分子两端的抗原性端肽，在 4℃或更低的温度下，去端胶原蛋白可以溶解在中性磷酸盐缓冲溶液中。如果通过泪小点注射该溶液，它会在体温状态下变成白色的凝胶，该种可注射的去端胶原蛋白栓已在多项研究中被成功运用。另外，琥珀酰化胶原蛋白栓和 2% 羟丙甲纤维蛋白酶都可能被作为临时性泪小点栓塞的原料。

不可吸收（又称“永久”性）泪道栓通常是以硅胶为主要成分制成，且设计类型多样。其中，Freeman 型泪道栓是一个覆盖于泪小点开口处的由头部、颈部和宽基底部组成的硅胶栓，而 Herrick 型泪道栓则是锥形的置于泪小管内的硅胶栓。有一些硅胶栓在内部具有一个隧道，从而形成部分栓塞，这使得部分泪液能够通过隧道引流。圆柱形的 SmartPlug 是由热敏型聚合物制成，当它被插入泪小点时，在人体温的影响下，尺寸和形状都会发生改变，栓子缩短变粗以贴合小管的形状，嵌顿于泪小管中。

四、泪小点栓塞术

泪小点栓塞术即为将栓子直接放置在泪小点开口处，部分延长至泪道垂直部，从而阻塞泪小点，进而减少或阻止泪液的排出。其操作简单易行，泪小点栓子比较容易安装和移除，在裂隙灯下即可完成，部分厂家的泪点栓子还配备有专门的植入器，但是因为贴近眼表，有时也容易引起眼表刺激症状，或由于患者的误动而脱失。亚洲人睑裂较小，上下眼睑较紧，植入后相对更易脱落。泪小点栓子包括短效可降解型泪点栓子（植入后 48~72h 即自行溶解，图 3-4-1）和长效可降解型泪点栓子（可以留置几周到几个月的时间，临床较少应用）。可降解型泪点栓子往往在治疗时用作先期植入，以测试患者对该治疗的耐受性，并了解本操作对患者改善自觉症状及体征的效果，从而决定下一步是植入永久性不溶性泪点栓、泪道栓还是放弃该疗法。永久性泪点栓子临床种类较多（图 3-4-2），各有特点以满足患者最佳的舒适程度，下面介绍几种临床常用泪点栓。

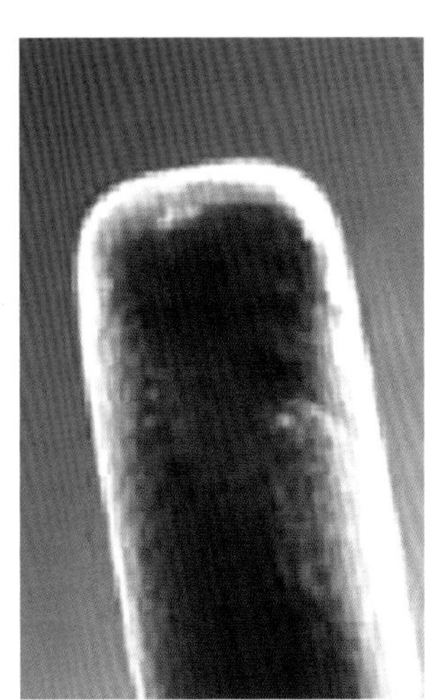
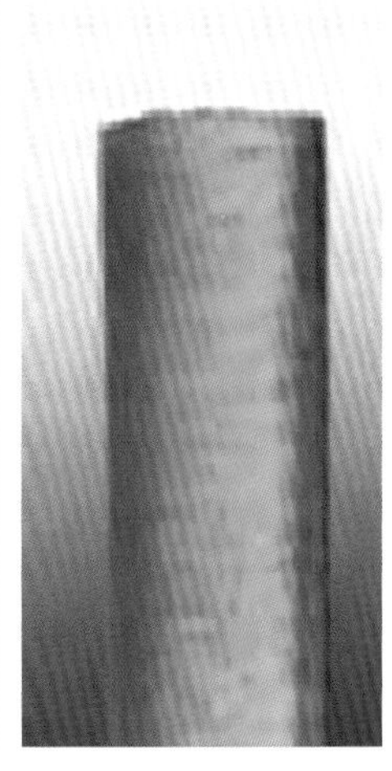

图 3-4-1　可吸收泪点栓

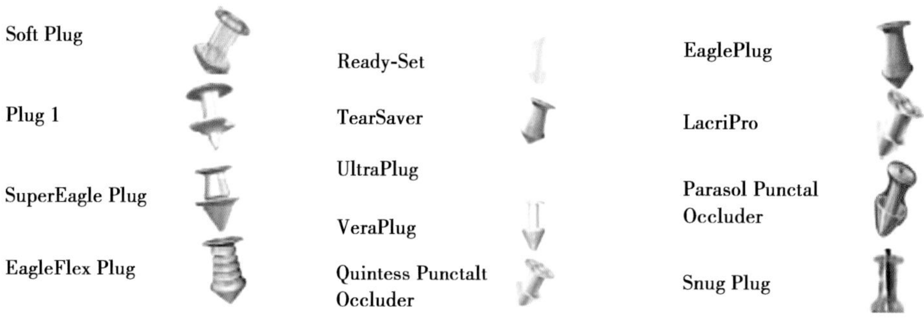

图 3-4-2 临床各种常见泪点栓

Flex Plug 为一种顶盖式泪点栓(图 3-4-3),以硅酮聚合物为材料,主体包括一个帽部(有时称领部)和一个杆部(或锚部),后者呈梭形或中央棱形突起,它在手术过程中能弹性收缩,当进到泪管停留部后即撑开,以阻止泪液的流通,顶盖部则落于泪点口。通常它有 0.5mm、0.6mm、0.7mm、0.8mm 的不同规格,往往选择以稍大于泪点直径为原则。其优点是治疗无效或有其他不适时极易取出。

Eagle Vision 永久泪点栓(图 3-4-4)形似一哑铃,旨在使其一部分置于泪点表面,一部分位于垂直段的泪小管内哑铃结构,包括圆柱形颈部、宽的基底部(倒钩)及宽的圆盘状头部,基底部置于泪小管水平部和垂直部交汇角处以维持栓子原位,头部置于泪小点开口表面以防止栓子完全移入泪小管内。产品有许多改良的型号,如光滑的或有棱纹的颈部、扁平或圆顶形的头部及垂直或成角的头部。该种泪点栓子具有可视性,容易观察到栓子是否引起刺激不适或产生其他副作用,并可及时将其取出。缺点是定位表浅及暴露部分易移位,还可能擦伤鼻侧球结膜引起眼表刺激不适。再者,暴露于表面的栓子可部分形成碎屑和生物膜,成为微生物的藏匿处,形成一潜在的感染源。

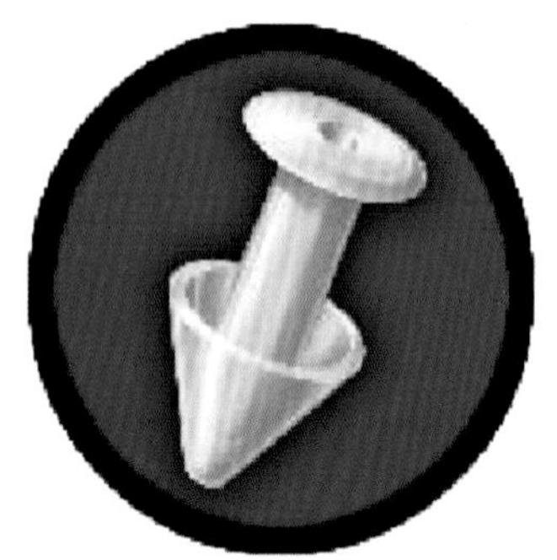

图 3-4-3 Flex Plug 永久泪点栓

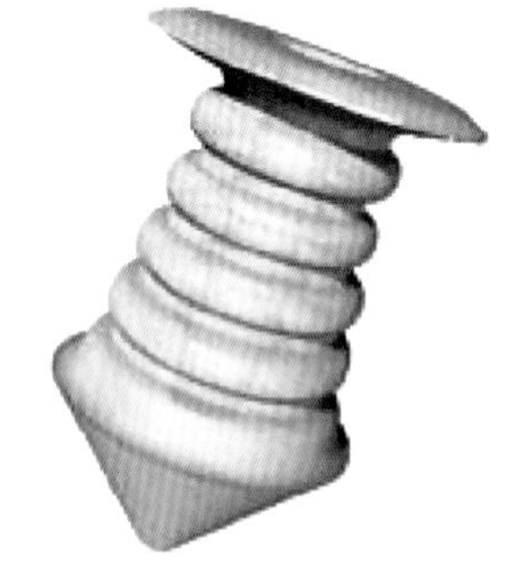

图 3-4-4 Eagle Vision 永久泪点栓

Painless Plug 型硅胶泪点栓(图 3-4-5)为改良型泪点栓子,配备有预装器,使操作更简单方便亦准确。Painless Plug 型硅胶泪点栓植入前其前端呈锥形,植入后可弹性收缩,在泪管停留部撑开,阻止泪液的流通,顶盖部露在泪点外。表面麻醉后进行泪道冲洗,在裂隙灯显微镜下观察泪点位置,让患眼轻度上转,操作者轻度

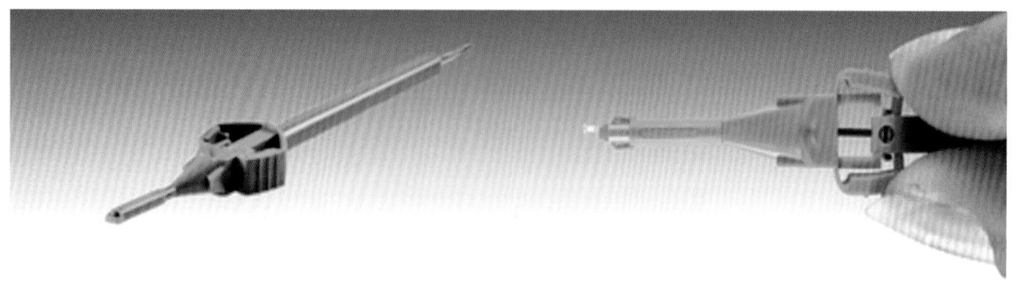

图 3-4-5 Painless Plug 永久泪点栓

外翻下眼睑，把持预装好泪点栓的装载头部，将其插入泪点，确认完全进入泪点后，拇指和示指挤压释放泪点栓，然后撤出预装器。在显微镜下可以观察到泪点栓顶盖正好盖在泪点口部（图 3-4-6）。其优点是无须扩张泪小点，可以适合所有大小的泪点；预装式植入器方便安装；软硅胶和头部特殊设计减轻了异物感；具有可见性及可逆性。但亦有相关的并发症，目前报道的并发症包括异物感、部分性泪点栓脱出、晨起溢泪，以及完全性泪点栓脱出等。

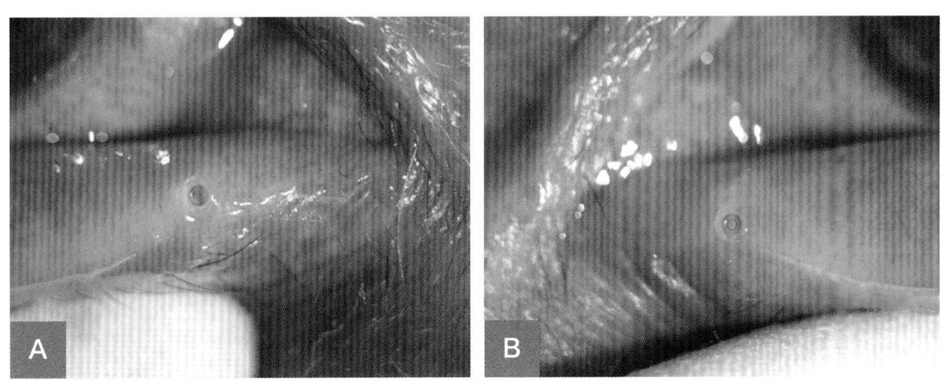

图 3-4-6 Painless Plug 永久泪点栓植入术后患者照片

五、泪小管栓塞术

泪小管栓塞术即将栓子放入泪小管从而阻塞泪液流出通道。该种栓子由于全部置于泪道里，减少了对结膜的局部刺激，因此没有异物感，也不易脱落。但最大的缺点就是取出相当困难，部分患者可继发泪小管炎症。目前，我院泪小管栓塞多选用临时性（2 周或 6 个月）栓子，利用其可逆性，从而规避了泪小管炎的发生，而永久性泪小管栓塞术的开展日渐减少。

泪小管栓塞术的手术方法：

（1）术前准备：术前冲洗泪道，确认泪道通畅；充分向患者及家属交代手术相关事项，签手术同意书；栓子应按照说明进行保存，如丙烯酸聚合物栓子需低温保存，遇高温则会膨胀变形而不能使用。

（2）手术操作（以植入永久性泪道栓子为例，图 3-4-7）：①表面麻醉：常用丙美卡因滴眼液每 5min 一次，点 3 次；②常规消毒铺巾；③泪小管扩张；④植入栓子，取泪道栓子，镊子夹持于栓子 1/4~1/3 交界处，沿泪小管走行方向植入栓子，植入长度约 2/3，栓子接触到体温后即遇热膨胀，长度缩短，宽度增加，外置的 1/3 将自行缩进泪小管，从而起到栓塞作用。

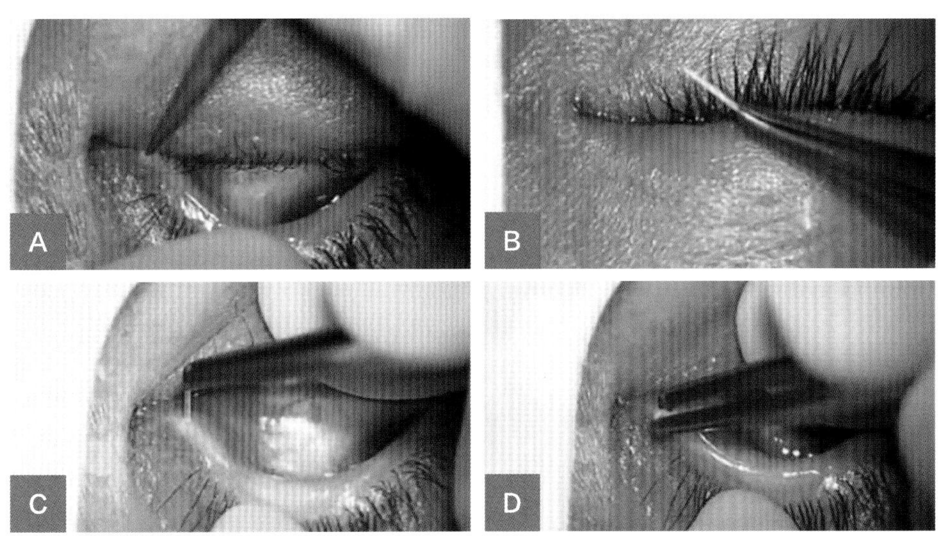

图 3-4-7 显微镜下 SmartPlug 泪小管栓子植入操作流程图

（3）术后处理：抗生素点眼，根据患者情况酌情使用人工泪液，一定要叮嘱患者栓子植入后不能行泪道冲洗。

（4）补充说明：对于临时性泪道栓子植入，可简化手术操作，一般可在裂隙灯显微镜下完成（图 3-4-8）。

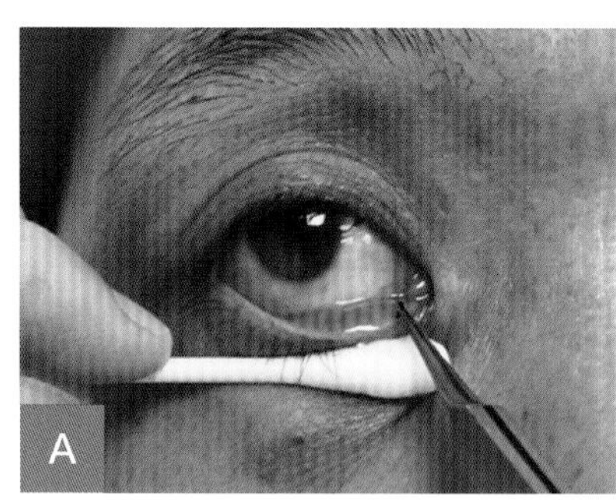

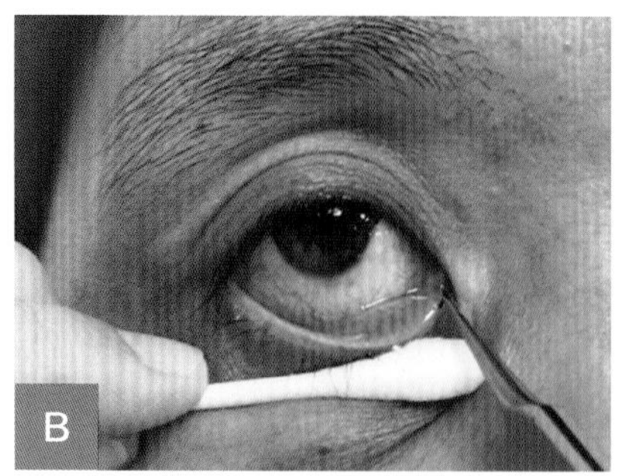

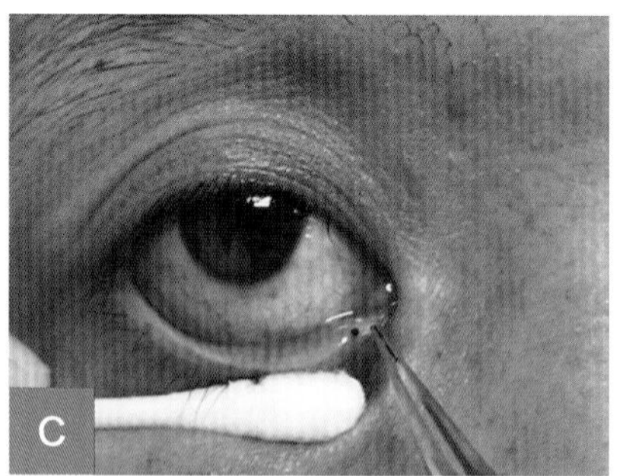

图 3-4-8 门诊行临时性泪小管栓塞手术过程图

六、并发症及处理

（1）栓子移位、脱出：最常见于泪小点栓塞术后，发生率高达 60%。可再次行泪小管栓塞术，此时应选择直径稍大的泪小管栓子。

（2）泪溢：轻者无须处理，重者可行泪道冲洗取出栓子，必要时可改行上泪小管栓塞。

（3）局部感染：包括泪小管炎、急慢性泪囊炎等，一旦发生感染，需泪道冲洗取出栓子，无法经泪道冲洗取出者可行泪小管切开，并局部和全身应用抗生素（必要时）。

（4）异物感：应充分向患者解释，酌情取出栓子。

（5）泪小点硬化、结节形成，有时甚至继发化脓性肉芽肿，患者反复出现眼红、分泌物增多，影响患者生活质量。此时，唯一的办法是取出栓子，但难度较大。

（6）其他：其他不太严重的并发症，包括结膜炎、结膜下出血、结膜水肿、泪小点红肿，则通常是由泪道栓机械压迫造成。罕见的可并发肿瘤。

当出现以下情况，可考虑取出栓子：①有明显溢泪；②继发泪道炎症；③患者要求取出。

七、泪小管栓塞术后继发泪小管炎的表现及处理

继发性泪小管炎是泪道栓塞最常见的并发症，也是最常见导致患者不能继续带栓的原因。其临床主要症状为：眼部刺激症状、溢泪、泪点黏脓性分泌物排出等。手术治疗为取出泪道栓，彻底清除泪道炎症病灶。可采用如下方法：

（1）泪道冲洗术：病情较轻者，一般行泪道冲洗，将泪道栓子冲至鼻腔，从而减小因手术治疗造成泪道狭窄的概率，但临床常见泪道冲洗通畅但炎症持续存在的情况。

（2）泪点扩张联合泪点栓取出法：泪小点扩张，逆行取出。理论上泪小管栓子一般置于泪小管初始段，但是栓子会向泪小管中末端游走，甚至破裂成碎片，难以完全取出。

（3）泪小管局部逆行按摩法：可以对患者的泪小管局部进行逆行按摩，如果能将栓子推至患者的泪点处，有利于栓子的取出，但是该方法的实际成功率并不高。

（4）内镜手术法，文献报道可应用内镜直视下明确栓子位置，并取出栓子，有条件者首先应在内镜导引下试行栓子冲洗排出术，但泪道内镜价格较昂贵，目前该方法较少使用。

（5）泪小管切开术，必要时联合人工泪小管置入术甚至鼻腔泪囊吻合术。

前些年由于植入性永久型泪小管栓的大量使用，临床出现多个继发性泪小管炎患者（图 3-4-9，图 3-4-10），这些患者出现反复脓性分泌物，局部结膜明显充血，而绝大部分患者简单行泪道冲洗基本不能冲出栓子，部分患者冲洗泪道通畅，但反复发生泪道炎症反应。为此，我院自创改良泪小管疏通术（图 3-4-11、图 3-4-12），首次成功率达到 40%，多次疏通后完全成功率达到 90% 以上。图 3-4-13~ 图 3-4-16 显示了其中几例患者的术后情况以及取出的栓子。该种方法相对简单易行，设备要求不高，具体操作如下：

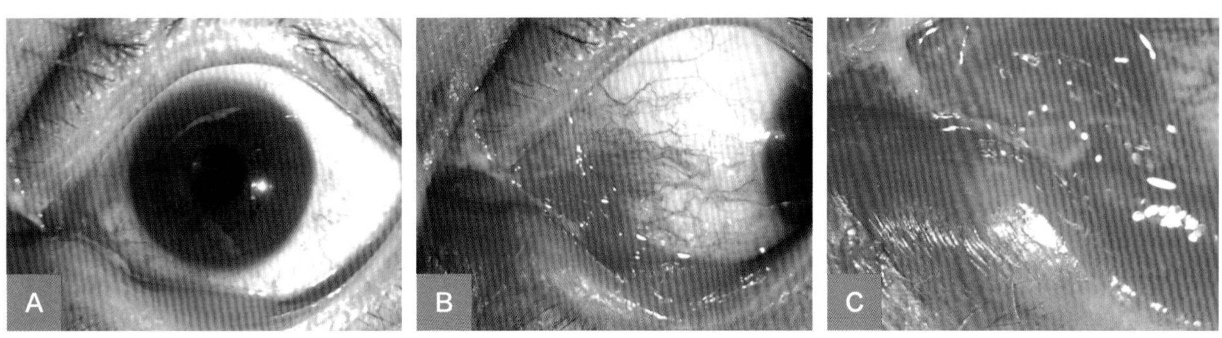

图 3-4-9　继发性泪小管炎及局部结膜炎症术前裂隙灯照相

A. 10 倍正面裂隙灯照相；B. 10 倍以局部炎症为中心裂隙灯照相；C. 16 倍以泪小点为中心裂隙灯照相。

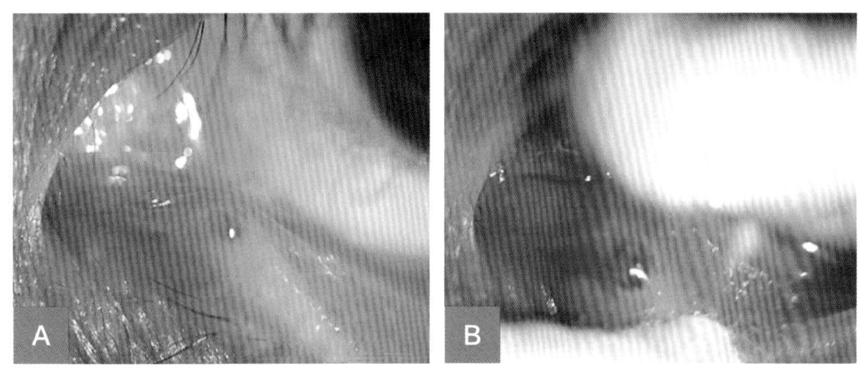

图 3-4-10　继发性泪小管炎术前裂隙灯照相

A. 继发性泪小管炎术前裂隙灯照相；B. 轻微挤压即可见脓血性分泌物流出。

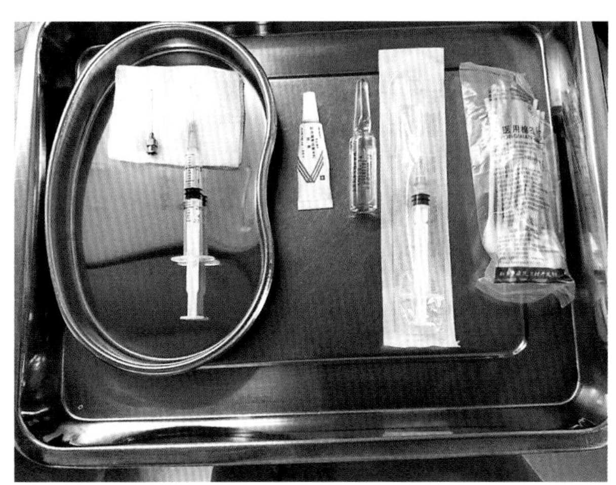

图 3-4-11　术前物品准备

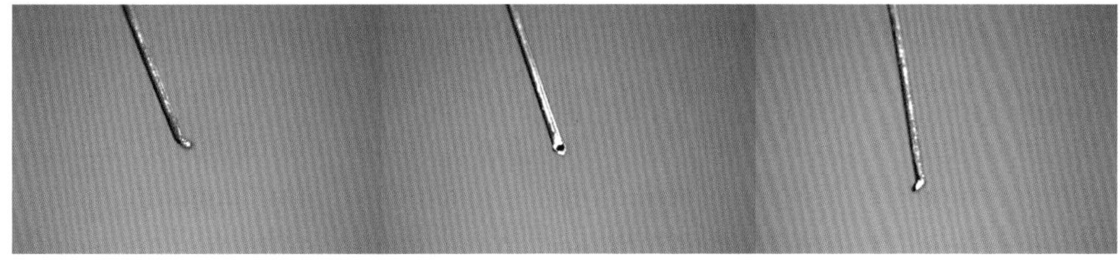

图 3-4-12　“泪小管疏通刮勺”

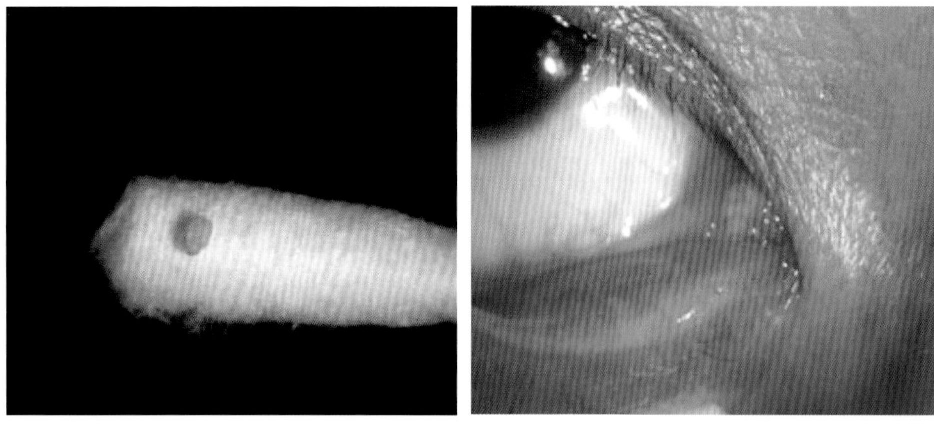

图 3-4-13 病例 1 患者取出的栓子及术后裂隙灯照相

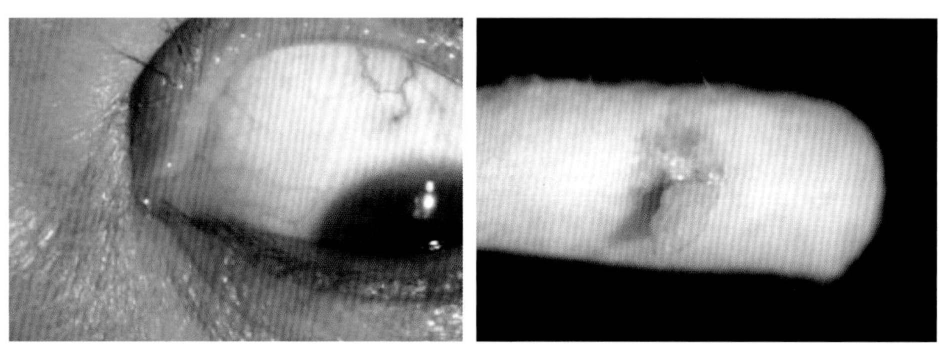

图 3-4-14 病例 2 患者取出的栓子及术后裂隙灯照相

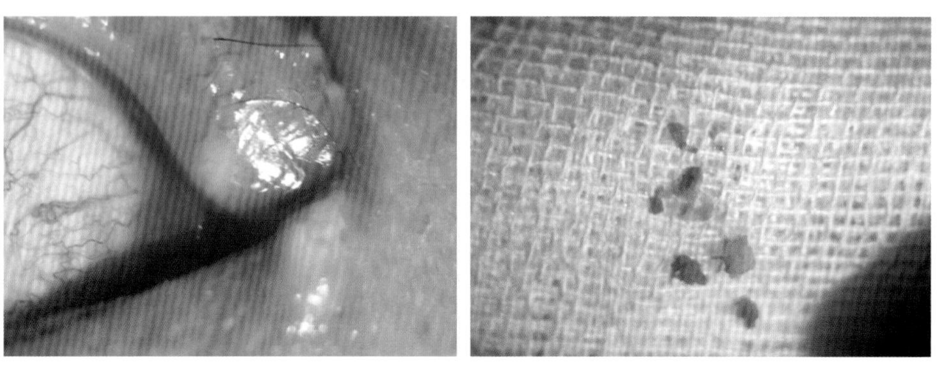

图 3-4-15 病例 3 患者术后裂隙灯照相及取出的栓子碎片

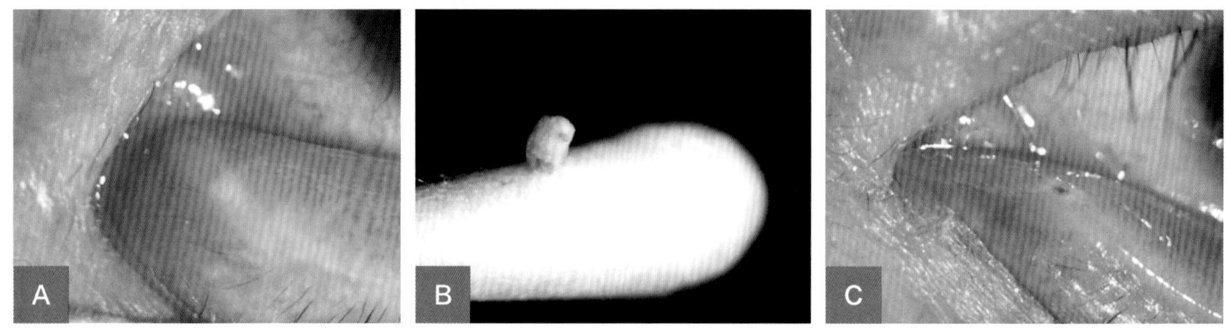

图 3-4-16 病例 4 患者裂隙灯照相
A. 术前;B. 术中取出的栓子;C. 术后裂隙灯照相。

（1）术前物品准备（图 3-4-11），关键器械是我院自制的“泪小管疏通刮勺”（图 3-4-12）。

（2）患者准备：表面麻醉，解释手术过程，患者心理准备。

（3）使用泪小管疏通刮勺疏通泪小管分泌物或者栓子。

（4）棉签挤压。

（5）泪道冲洗（可加用抗菌药物）。

八、泪小点封闭手术

永久性的泪小点封闭术通常用于不能使用或不能耐受泪道栓的患者。手术方法多种多样，包括全部或部分热凝法、泪小点的结膜瓣遮盖法或移植物遮盖法、泪小点缝合法、完全破坏性泪小管和泪小管结扎法。热凝法包括烧灼法、透热法和氩激光法，这些方法既可以作用于深处的泪小管，也可以作用于泪小点的浅表部位。目前，一次性手持式热灼烧器在临床上应用相对较多。

关于封闭泪小点术治疗干眼的疗效尚无 1 级研究证据支持，且只有少量 2 级研究证据。通过病例系列研究的对比发现，使用烧灼法永久性关闭泪小点可以显著改善 GVHD 和 Stevens-Johnson 综合征患者的症状和体征，包括 Schirmer 评分、角膜荧光素染色、虎红染色和泪膜破裂时间。

烧灼法很少有并发症被报告。如果上下泪小点都完全、永久性关闭，则可能会导致溢泪。为了避免这种情况发生，可以通过烧灼法来造成泪小点不完全性封闭。在干燥综合征患者中，这种部分封闭术可以使得患者的症状、泪膜破裂时间、结膜染色和角膜荧光素染色均得到改善。根据使用的术式不同和炎症反应程度不同，术后可能会发生泪小点的再通，在这种情况下，需要再次手术来使泪小点完全关闭。烧灼泪小点的浅层具有较高的再通率，而在泪小点更深处的手术操作可能会提高成功率。

（罗顺荣 付培燕 王芬琴 吴护平）

参考文献

[1] BURGESS P I，KOAY P，CLARK P. SmartPlug versus silicone punctal plug therapy for dry eye：a prospective randomized trial. Cornea，2008，27（4）：391-4.

[2] CHEN S X，LEE G A. SmartPlug in the management of severe dry eye syndrome. Cornea，2007，26（5）：534-8.

[3] SmartPlug Study Group. Management of complications after insertion of the SmartPlug punctal plug：a study of 28 patients. Ophthalmology，2006，113（10）：1859.e1-6.

[4] The definition and classification of dry eye disease：Report of the definition and classification subcommittee of the international dry eye workshop（2007）. Ocul Surf，2007，5（2）：75-92.

[5] 刘祖国，王华．干眼的泪道栓塞治疗．中华眼科杂志，2011，47（5）：478-480.

[6] 刘祖国，李炜．与眼科手术相关的干眼．中华眼科杂志，2009，45（6）：483-485.

[7] 刘祖国，彭娟．干眼的诊断与治疗规范．眼科研究，2008，26（3）：161-164.

[8] HORWATH-WINTER J，THACI A，GRUBER A，et al. Long-term retention rates and complications of silicone punctal plugs in dry eye. Am J Ophthalmol，2007，144（3）：441-444.

[9] 李学民，张君，王薇．泪道栓塞术治疗干眼症的临床效果．中华眼科杂志，2005，（12）：1098-1102.

[10] CHEN F，WANG J，CHEN W，et al. Upper punctal occlusion versus lower punctal occlusion in dry eye. Invest Ophthalmol Vis Sci，2010，51（11）：5571-5577.

[11] ALFAWAZ A M，ALGEHEDAN S，JASTANEIAH S S，et al. Efficacy of punctal occlusion in management of dry eyes after laser in situ keratomileusis for myopia. Curr Eye Res，2014，39（3）：253-254.

[12] BOURKIZA R，LEE V. A review of the complications of lacrimal occlusion with punctal and canalicular plugs. Orbit，2012，31（2）：86-93.

[13] IBRAHIM O M，DOGRU M，KOJIMA T，et al. OCT assessment of tear meniscus after punctal occlusion in dry eye disease. Optom Vis Sci，2012，89（5）：E770-776.

[14] KAIDO M，ISHIDA R，DOGRU M，et al. Visual function changes after punctal occlusion with the treatment of short BUT type of dry eye. Cornea，2012，31（9）：1009-1013.

[15] SABTI S，HALTER J P，BRAUN FRÄNKL B C，et al. Punctal occlusion is safe and efficient for the

treatment of keratoconjunctivitis sicca in patients with ocular GVHD. Bone Marrow Transplant, 2012,47(7):981-984.

[16] HOLZCHUH R,VILLA ALBERS M B,OSAKI T H,et al. Two-year outcome of partial lacrimal punctal occlusion in the management of dry eye related to Sjögren syndrome. Curr Eye Res,2011, 36(6):503-504.

[17] LI M,WANG J,SHEN M,et al. Effect of punctal occlusion on tear menisci in symptomatic contact lens wearers. Cornea,2012,31(9):1014-1022.

第五节 干眼的中医治疗

一、中医眼科文献中干眼的认识和发展

1. 干眼的病名演化

干眼的中医描述最早见于隋代医家巢元方的《诸病源候论》,其中载有"目涩候",曰:"若悲哀内动脏腑,则泪道开而泣下,其液竭者,则目涩。由风邪内乘其脏腑,外传于液道,亦令泣下而数见,泣竭则目涩。"元代医家倪维德在《原机启微》提出了"白涩""白眼"之名。明代医家王肯堂《证治准绳》记载了"干涩昏花"之名,"目自觉干涩不爽利,而视物昏花也。"明代医家傅仁宇《审视瑶函》中将"白涩症",描述为"不肿不赤,爽快不得,沙涩昏蒙,名曰白涩。"并提到白涩症的病机为"气分伏隐,脾肺湿热。"清代医家黄庭镜《目经大成》中描述了"干涩昏花"。从隋代到明清的文献记载中,可以看出中医对于干眼的认识是一个不断发展的过程,从症状到病因病机逐渐深入认识。

2. 古代中医对干眼病机的认识发展

隋唐时期《龙树菩萨眼论·目涩候》首次记载该病"其液竭者,则目涩",指出了津液的匮乏导致目珠干涩。《秘传眼科龙木论》记载:"目涩者何也?答曰:此乃动脏腑也,或啼哭泣出太过,冷泪不止,液通开而不闭,液道枯干,脏腑邪热传于卫,真气不荣于目,故目涩也。"指出该病是由于脏腑受损,津液枯竭导致。《证治准绳·目·白眼痛》:"亦有不肿不红,但沙涩昏痛者,乃气分隐伏之火,脾肺络有湿热,秋天多有此患。"指出了白涩症发病与季节的关系。傅仁宇在《审视瑶函》中对"白涩症"的病因病机、症状和治法方药进行了详细的描述,他的见解与《证治准绳·目》基本一致,但纠正了俗谓之"稻盲赤"的观点。与《证治准绳》另一不同之处则是把"干涩昏花症"于"目昏"一章中提出,与"白涩症"相区别。后世《眼科百问·目涩》载:"目涩者,何也?答曰:此肝之虚肺之所乘也。"对该病病因病机加以补充,王子固认为目涩为肝之虚肺之所乘,治法上提出应当补肝扶肺。陈国笃《眼科六要》载:"目涩者,如尘沙入目,开合不利也。其症有二:一因眼病上生翳或上下睑内生椒粟等疮……一者目珠干涩,神水不足以养睛,故亦涩痛,此肾虚水亏也,宜明目壮水丸。"陈老对目涩这一症状提出了两个病因,一则异物致目涩,一则神水不足以养眼致目涩。清·黄庭镜《目经大成·似因非症》提出该病多因劳瞻过虑,耽酒恣欲。清·刘松岩《目科捷径》用"目涩难睁"一名,书中记载"凡人目涩难睁者,约皆血虚也。目中全无他症,微有红线,不疼而胀。"中医眼科中对该病的病名称呼虽不是完全一样,但对"白涩症"的理解却不谋而合。

西方医学传入中国后提出"dry eye syndrome"和"keratoconjunctivitis sicca"(keratoconjunctivitis sicca 为 50 多年前 Henrik Sjögren 首次提出),1996 年美国国立眼科研究所干眼研究组将 dry eye 与 keratocon-junctivitis sicca 作为同一概念,均称为"干眼症",指代白涩症。但"白涩症"这一病名已沿用至今,早已被中医界接受,所以至今未变更其名。

二、干眼的发生与中医中五脏功能的关系

《灵枢·大惑论》云:"五脏六腑之精气,皆上注于目而为之精。"眼禀先天之精而成,受后天之精所养,是五脏六腑精气作用的结果。《审视瑶函·明目至宝论》曰:"大抵目窍于肝,生于肾,用于心,润于肺,藏于脾。"所以,干眼的发生与五脏是密切相关的。若五脏功能正常,气血运行如常,则化生有源,津液在目可化为神水,目珠得以充分濡润。若五脏功能失司,影响阴津化生,则直接导致泪液生成减少,目珠生燥,出现干眼。

1. 干眼与肝的关系

五脏之中肝与眼关系最为密切,肝主藏血,肝脏具有贮藏血液和调节血量的功能。《审视瑶函·目为至宝论》

中认为肝中“真血”为“轻清之血，乃滋目经络之血也。”目珠是否润泽与肝的功能及肝所藏真血是否充沛有关，若肝气调和、肝血充沛，则肝脏疏泄有度，肝所藏之真血可升运于目，化生泪液，滋润目珠。《灵枢·脉度》中对干眼的病因病机描述非常明确：“若肝失调和，肝所藏精血亏少，则泪液化生乏源，目珠失于濡润，日久致干燥之症。”另一方面“足厥阴肝脉连目系”（《灵枢·经脉篇》）。十二经脉中，唯有肝脉是本经直接上连目系的。肝脉在眼与肝之间起着联络眼与肝脏，为之运行气血的作用，从而保证了眼与肝在物质上和功能上的密切关系。

2. 干眼与肾的关系

目睛滋润光泽，不单依靠肝气之调和、肝血之充沛，还依赖于肾气的充盈、肾精的充实。肾主水，对体内水液的代谢和分布起着重要的作用。津液目化为泪，则为目外润泽之水；化为神水，则为眼内充养之液。眼居高位，如果肾气不足，水液不可上达于目，则眼珠干涩。肾主藏精，肾精不足，气化失司，津不上承，目失所润，也可见目珠干涩。因泪为肝之液，而肾为水脏，中医有肝肾同源之说。若肝肾不足，精亏血虚，阴虚火旺，灼耗津液，泪液生化之源受火热之邪扰乱，目睛失去津液的滋润，亦会导致干眼的出现。

3. 干眼与肺的关系

干眼病位在白睛，中医五轮学说根据眼与脏腑相关的理论，将眼之白睛分属于肺与大肠，因而干眼的发病与肺的功能失常相关，多以阴虚、肺燥为特征。《血证论·阴阳水火气血论》云：“水化于气”，表明气能生津，一旦肺气虚损，则导致一身之津化生不足，津液无法上承，则目失所养。干眼属燥证范畴，燥为阳邪，易伤津耗气，肺为娇脏，易为燥邪所伤。肺阴一旦耗损，则无法输布津液上达于目，从而表现出眼干、眼涩、眼疼等一系列目失濡养的症状。肺为娇脏，易患外感，若外感邪毒，或余邪未尽，客留肺经，化燥伤津，肺气郁而不宣，则致目之阴津亏乏，失于荣养，则目珠干燥，隐涩灼痛。

4. 干眼与脾的关系

脾居中焦，为水液升降输布的枢纽，脾气散精，经肺的宣发、肾的气化，使气血津液上行下达，畅通无阻。如若脾气虚弱，清阳不升，津液无以上承于目，可致目失滋润。脾主气机升降，过度思虑，思则气结，超过了机体的适应范围，导致气机紊乱、脏腑功能失调、五脏六腑之精气不能上承，目失濡养也可致眼干涩昏花。若偏食辛辣干燥，脾胃积热，耗伤脾阴，津液不能上承，可致眼干涩。

5. 干眼与心的关系

心主血脉，诸脉属目，脉中之血受心气推动，循环全身，上输于目，目受血养。心气充沛，目珠才能得到濡养。如若心气虚弱，心血亏虚，则目珠失养，发为白涩之症。

三、干眼的中药治疗

干眼的发病与五脏功能失常有关，脏腑功能失调，引起气血阴阳的过盛或不足，或复感外邪，影响气机升降，引起气机的结聚，均可导致干眼的发生。干眼常见的证型有肺阴不足证、肝经郁热证、气阴两虚证、邪热留恋证、脾胃湿热证、肝肾阴虚证等。中药治疗从辨证论治方面可分为滋补肝肾法、活血健脾法、养血润目法、补益气血法、润燥明目法、益气滋阴润目法、疏肝养阴法、润肝明目法、平肝育阴清热法、养阴清热法等，也有学者认为白涩症可兼有瘀滞之证。总结来讲，治疗可从补气、养阴、清热、活血几个方面进行理法方药。

1. 补气法　常用于气血不足、脾虚气弱症，此类证型多证见眼内沙涩感，白睛、黑睛无光泽，眼内微痒、轻度畏光，纳少，气短，便溏，舌淡苔白，脉弱。气血不足症，治法宜补益气血，用药参考八物汤，组成：黄芪、茯苓、川芎、熟地黄、当归、白芍、党参、菊花。脾虚气弱症，治宜健脾补气，方选异功散或归脾汤加减，常用党参、炒白术、扁豆、陈皮、淮山、茯苓、白芍、黄芪等补益健脾之品。

2. 养阴润燥法　常用于肺阴不足证、气阴两虚症、肝阴虚症，此类多证见目乏津液濡润，故眼干涩不爽，泪水减少。证见眼内干涩不爽，不耐久视，白睛微赤，口渴，舌苔薄白或少津，脉细无力。或证见眼干涩不舒，双眼频眨，羞明怕光，白睛隐隐淡红，不能久视，甚或视物昏朦，黑睛可有细小星翳，严重者呈丝状，久久不能痊愈，可伴口干少津易饮、头晕耳鸣、神疲乏力、腰膝酸软、夜寐多梦、舌淡红、苔薄、脉细沉。肺阴不足症治以滋阴润肺、润燥明目，常用养阴清肺汤加减。常用药物组成：生地、玄参、甘草、白芍、麦冬、薄荷、牡丹皮、玉竹、天花粉等。气阴两虚证治宜益气养阴，润肺滋补肝肾。可用生脉散合杞菊地黄丸加减，常用中药：党参、麦冬、五味子、枸杞、菊花、熟地黄、山茱萸、山药、泽泻、茯苓、密蒙花、丹皮等肝阴虚症可以滋肝润目，可用润肝明目汤加减，常用方药：熟地黄、党参、当归、川芎、香附、茺蔚子、枸杞子、牡丹皮、生甘草。

3. 清热法　常用于肝经郁热症、脾胃湿热症、肺经风热症、邪热留恋症、阴虚夹湿症。肝经郁热症，临床表现为眼珠干涩灼热刺痛,眦部有白色泡沫样眼眵,白睛稍有赤脉,不能久视,口苦咽干,烦躁易怒,便秘溲赤,舌红,苔黄,脉弦数。治宜清肝解郁,养血明目,常用丹栀逍遥散加减。常用方药:柴胡、当归、白芍、茯苓、白术、薄荷、牡丹皮、生地黄、菊花、密蒙花、甘草。肺经风热症,证见白睛微赤,难以消退,微畏光,眼内干涩微痛不爽,舌红、苔薄黄,脉浮。治宜疏风清热兼养肺阴,方选清肺益阴汤加减,常用方药:防风、荆芥、黄芩、麦冬、玄参、钩藤、知母、归尾、红花、芦根、六月雪、桑皮、甘草。脾胃湿热症,证见白睛干涩隐痛,胞睑重坠,开合乏力,白睛淡赤而污浊,头重,胸闷,纳差,恶心,便秘不爽,口黏臭,小便黄,舌苔黄腻,脉濡数。治宜清热化湿,宣畅气机,方用三仁汤加减,常用方药:滑石、藿香、法半夏、车前、薏苡仁、陈皮、厚朴、炒白术、防风、草决明、赤芍、芦根等。邪热留恋症,常为患风热眼疾或天行赤眼治疗不彻底,微感畏光流泪,眼眵少许,干涩不爽,白睛遗留少许赤丝细脉,迟迟不退,眼睑内轻度红赤,舌质红,苔薄黄,脉数。治宜清热利肺,常用桑白皮汤加减,常用方药:桑白皮、泽泻、玄参、麦门冬、黄芩、旋覆花、菊花、赤芍、地骨皮、桔梗、白茯苓、甘草。阴虚夹湿症,证见目珠干燥、干涩、疼痛、视物模糊,眼眵呈丝状,或有口臭,便秘不爽,尿赤而短,舌红或舌边齿印、苔微黄或黄厚腻略干,脉细濡数。治宜滋阴利湿,宣畅气机。方以三仁汤合二妙散加减,处方:苍术、牛膝、黄柏、丹参、法半夏、菊花、陈皮、炙甘草、薏苡仁。

4. 益精法 常用于肝肾不足证,主要证见眼内干涩而频频眨目、微痛、畏光,白睛微赤而干燥,头晕耳鸣,腰膝酸软,口干,舌红少津,脉细。治宜以滋阴为主,注意补益肝肾、填补精血。常用方药以杞菊地黄丸加减为主,组成:枸杞、菊花、熟地、山药、茯苓、丹皮、泽泻、山茱萸、麦冬、桑叶、淡竹叶。或用加减六味地黄汤,方药:熟地、生地、怀山药、枣皮、牡丹皮、茯苓、泽泻、枸杞、麦冬、石斛。

5. 活血法 常用于兼有血瘀表现的干眼,证见双目干涩,羞明少泪,常伴头痛,面色黯,经前腹痛,月经量少、色暗、有血块,舌紫暗有瘀点或瘀斑,脉涩。治宜活血化瘀行气,药用桃仁、枳壳、桔梗、姜黄、红花、当归、赤芍、白芍、川芎、柴胡。

四、干眼的中医外治

中医外治法传承和发扬了传统中医的特长和优点,中医辨证与物理疗法相结合,以其简、便、廉、无毒副作用的特点,在临床应用中被广大患者接受。目前,在干眼治疗中有明确改善患者症状的治疗方法主要有中药熏蒸、热奄包治疗、针灸治疗、睑板腺按摩、穴位按摩、刮痧等。

1. 中药熏蒸治疗

中药熏蒸是通过药物熏蒸起到促进血液循环、增强泪液分泌的作用,从而缓解干眼的不适症状。该方法直接作用于眼部周围,可以直接促进泪腺分泌泪液。中药熏蒸不仅可以将中药直接接触眼部,增加药力,又可通过中药的温热作用扩张睑板腺,清除沉积的脂质,改善泪液循环,促进泪液分泌,加快眼部的新陈代谢,改善眼部不适症状及体征,疏通经络、消炎止痒,对脂质代谢异常造成的干眼有着独特的优势。常用的中药有菊花、石决明、夏枯草、枸杞子、麦冬、生地、鬼针草、密蒙花、生地黄、菊花、桑叶等可以根据患者的证型辨证用药。

2. 热奄包

中药热奄包与干热敷及熨法类似,用布包裹加热的中药趁热敷熨患眼,能散寒湿通气血,已被广泛运用于临床。中药热奄包属药熨法,药熨是将治疗某种疾病特定的药物组成的处方,借助烫熨的热力使药性透入穴位或患处以发挥治疗作用,开始须时时提起,以免烫伤,待药袋温度稍降后可置于治疗部位不动,温度过低则用另一药袋更换,反复多次。热奄包综合了热效应与中药药效的双重作用,通过药与热的协同作用,使药物直达病所,加快药物的局部吸收,改善局部血液和淋巴循环,促进新陈代谢,增加局部组织营养供给,促进泪液分泌,加速物质吸收和转化,从而达到从外治内、内外兼治的目的。热奄包的药物选择同中药熏蒸,操作简单。

3. 超声雾化治疗

眼部中药超声雾化治疗是将有效的中药通过超声振动使药物雾化成微细的分子,形成雾滴充于眼罩,直接、持续、全面地作用于患眼的角膜、结膜。雾化疗法具有湿房作用,是一种无刺激疗法。超声雾化使药物变为极小微粒,能对角膜及结膜直接渗透,具有疏通经络、祛邪导滞的作用,并且可使中药直接作用于睑板腺上,加强局部治疗作用。

4. 敷贴治疗

敷贴疗法可以分为眼周敷贴和全身穴位敷贴。穴位贴敷是运用中医的透皮疗法,将药物通过穴位的局部皮肤导入体内,起到药效、穴位刺激的双重作用,达到治病目的。可以通过穴位刺激以及药膏的超导性,达到治疗目的。

以上中药熏蒸、热奄包、超声雾化、穴位敷贴均可根据患者情况辨证用药，常用的中药有密蒙花、菊花、枸杞子、霜桑叶、薄荷、银花、蔓荆子、青葙子、蒺藜、石决明等。

5. 针刺治疗

针刺作为中医的重要特色疗法，与药物治疗相比，更绿色、更安全。针灸不仅可以疏通经脉，调理脏腑功能，而且能够调节气血阴阳，扶正祛邪。辨证论治是针刺疗法的基础与特点，针刺的治疗作用有持续性，针刺可以刺激泪腺的主动分泌，因此泪液分泌升高，并且分泌的泪液质量明显提高，泪膜的稳定性增强，因此延长泪膜破裂时间。局部取穴眼周常用睛明、攒竹、四白、承泣、阳白等穴，可以调节眼部气血，促进眼周血流供应，改善眼部的干涩不适等症状。中取合谷，针刺合谷穴可加强面部气机的疏通，有助于津液上达于目。远端取穴常用三阴交、合谷、阴陵泉等，达到健脾益血、调补肝肾的功效，调节脏腑。治疗干眼不能仅局限于眼的治疗，还要配合全身调理，用全身的津液带动眼部津液的流通和输布，从而以整体带动局部的思想，彻底解决干眼的本质问题。

实验研究发现，针刺对干眼的治疗效应是多方面的，一方面可以调节性激素，减少泪腺及睑板腺细胞的凋亡并提高其修复的能力；另一方面促进泪液及黏蛋白分泌。充足的泪液不仅可以缓解眼部不适，增强眼表的抵抗力，减少刺激症状，还可以减少黏蛋白的降解。

6. 穴位埋线

埋线以脏腑经络辨证为取穴原则，同针刺取穴一样，穴位埋线以调节脏腑气血功能而治其本，可以滋阴益肾、养血生津，使津液上承于目，促进泪液分泌。能有效调节泪液乳铁蛋白含量，减少干眼所引起的眼部干涩、异物感、烧灼感、畏光及视疲劳等不适，从而改善眼表症状。

7. 推拿治疗

祖国医学推拿学中一直有循经治病一说，许多经络和穴位都与眼部密切相关。局部常用穴位：睛明、攒竹、鱼腰、瞳子髎、太阳、四白、承泣等。按摩可以通过均匀、持久、有力的渗透作用，不仅起到通络明目的功效，还直接刺激泪腺分泌泪液以改善诸症状。

8. 耳穴治疗

耳穴是全身经络的汇集之处，丰富的血管神经遍布于耳郭，与身体各个部位密切联系。刺激耳穴可以达到与针刺相同的效果。常用耳穴：肝、肾、脾、眼、内分泌、目 1、目 2 等。耳穴按压机理主要是通过调整经络、脏腑、气、血、津、液的功能，从而改善眼部经络的循环，增加干眼患者结膜杯状细胞的密度，能够改善干眼症状，促进泪液分泌，有效提高泪膜的稳定性。

9. 刮痧

眼部刮痧是一种常用的中医治疗手法，刮痧是以中医整体观为指导，可选用局部取穴与远端取穴相结合的方法，采用面部、头颈部平补平泻手法刮拭，配合穴位点揉及按摩，对相应的腧穴及皮部形成有效且长时间的刺激，激活经络系统，使经络通畅，气血津液上达，濡养泪泉及泪窍，使泪液源源不断。

（刘 昳）

参考文献

[1] 陈水龄，褚文丽，张丛青，等．亢泽峰辨治干眼的思路［J］．中华中医药杂志，2019，34（7）：3097-3100.

[2] 李云娇，易思豆，赵颖，等．"白涩症" 名词源流考［J］．湖南中医杂志，2019，35（11）：106-107.

[3] 李点．辨治干眼临证心得［J］．辽宁中医杂志，2020，47（6）：56-58.

[4] 欧晨，彭清华，陈向东．浅析《审视瑶函》论治干眼［J］．时珍国医国药，2019，30（4）：封 3- 封 4.

[5] 高妙然，矫红，张珊，等．从肺论治干眼［J］．中国中医眼科杂志，2020，30（9）：665-668.

[6] 王萍，张光荣．眼睛干涩并非都是阴虚［J］．江西中医药，2018，49（3）：28-29.

[7] 李大庆，艾民．辩证分析脏腑经络与眼的关系［J］．长春大学学报，2004，（6）：95-97.

[8] 李平山．干眼症中医临床研究概述［J］．环球中医药，2012，5（3）：237-240.

[9] 周珍，李点．李点治疗干眼验谈［J］．中医药临床杂志，2020，32（9）：1660-1663.

[10] 李点．干眼症从脏腑辨治临证体会［J］．新中医，2013，45（11）：177-178.

［11］陈建峰，冯燕敏，陈娇英．八物汤治疗干眼症的临床观察［J］．中国中医眼科杂志，2007，17（3）：163.
［12］谢文军，姜尚平．白涩症的辨证论治［J］．湖南中医药导报，2001，7（7）：380-381.
［13］梅冰逸．肺阴不足型干眼症的中医治疗［J］．内蒙古中医药，2013，32（8）：6.
［14］彭清华．中医眼科学［M］．北京：中国中医药出版社，2013：129-131.
［15］吕海江，裴玉喜．润肝明目汤治疗干眼症的临床观察［J］．中医学报，2010，25（2）：337-338.
［16］张彩霞．郝小波教授辨证治疗干眼症经验介绍［J］．新中医，2005，37（4）：23-24.
［17］王利民．试述从肝肾论治干眼病［J］．四川中医，2005，23（7）：13-14.
［18］王高，谷安琪，雷世奇．中药治疗干眼症的临床疗效观察［J］．中国中医眼科杂志，2003，13（3）：143-145.
［19］李社莉，周秦．辨证治疗眼干燥综合征 31 例［J］．陕西中医，2004，25（12）：1105-1106.
［20］吴海艳．中药熏眼配合玻璃酸钠滴眼液治疗干眼症的临床观察［D］．长春：长春中医药大学，2012.
［21］陈年姑，王燕．中药熏蒸治疗干眼症患者的护理［J］．护理学杂志，2011，26（7）：34.
［22］郭迪文，缪晚虹．中药熏蒸治疗蒸发过强型干眼的临床研究［J］．中国中医眼科杂志，2016，26（1）：13-17.
［23］吴海霞，傅燕，周海燕，等．西药联合中药热奄包外敷治疗干眼症的疗效观察［J］．中国中医急症，2018，27（6）：1071-1073.
［24］邢雁飞，宋小莉，王召英．化裁密蒙花散超声雾化治疗干眼症的临床观察［J］．哈尔滨医药，2012，32（6）：432-433.
［25］周蓓，李玉兰，曾玉莲，等．银耳雾化液眼超声雾化治疗干眼症临床观察［J］．新中医，2016，48（5）：195-197.
［26］吕慧验，张守英，秦桂娟，等．联合中药超声雾化治疗 MGD［J］．中国中医眼科杂志，2016，26（2）：93-96.
［27］宋伟，李业东，仲伟侗，等．穴位贴敷法治疗眼睛及火热之症引起疾病的临床疗效分析及标准制定［J］．世界最新医学信息文摘，2019，19（A2）：235-236.
［28］刘晓童．针刺联合皮肤埋针治疗肝肾阴虚型干眼的临床疗效观察研究［D］．沈阳：辽宁中医药大学，2018.
［29］龚岚，孙兴怀，马晓芃，等．针刺治疗干眼症临床疗效和安全性观察的初步研究［J］．中华眼科杂志，2006，42（11）：1026-1028.
［30］刘慧莹，彭清华，姚小磊，等．针刺治疗干眼症的临床研究［J］．中国中医眼科杂志，2009，19（3）：148-150.
［31］李馨源，郭梦虎，宗蕾．电针及耳尖放血疗法治疗干眼症疗效观察［J］．上海针灸杂志，2013，32（12）：1016-1019.
［32］谢汶璋，曾亮，陶颖，等．导气针刺法治疗干眼症临床疗效观察［J］．中国针灸，2018，38（2）：153-157.
［33］朱丹，高岑，仲远明．针刺治疗干眼症临床疗效观察［J］．中国针灸，2019，39（8）：837-840.
［34］刘婧，韩德雄，王超，等．埋线调节水液缺乏型干眼症泪液分泌状况的临床研究［J］．中华中医药杂志，2020，35（1）：476-479.
［35］刘婧，陆婷婷，韩德雄，等．穴位埋线治疗泪液生成不足型干眼症：随机对照研究［J］．中国针灸，2019，39（7）：721-725.
［36］李鹏飞，马玉忠，李东伟．推拿结合中药熏蒸治疗颈椎病合并干眼症疗效观察［J］．按摩与导引，2007，24（4）：8-9.
［37］沈爱明．一指禅推法配合火龙疗法治疗水液缺乏性干眼症的临床观察［D］．南京：南京中医药大学，2014.
［38］李琼，李青，吴文捷，等．耳穴压贴治疗围绝经期干眼症的临床观察［J］．海峡药学，2016，28（12）：71-73.
［39］施思思，洪献飞，郑宏飞．耳穴联合中药熏蒸及内服治疗轻中度水液缺乏型干眼［J］．浙江中西医结合杂志，2018，28（11）：964-966.
［40］王万杰，郑燕林，周绿绿．耳穴按压对干眼症患者结膜杯状细胞的影响研究［J］．四川中医，2015，33（8）：171-173.
［41］马素萍，杨宁，刘乐华．辨证刮痧联合背部拔罐对肝经郁热型干眼症患者的疗效［J］．齐鲁护理杂志，2020，26（14）：57-59.
［42］任芳，高宁，王静．滋阴润目方雾化联合头面部刮痧治疗肝肾阴虚型干眼临床观察［J］．辽宁中医药大学学报，2020，22（7）：136-139.

第二篇 干眼相关疾病

第四章 睑板腺功能障碍

一、概述

睑板腺早在 1966 年首次被 Heinrich Meibom 进行描述,因此也以他的名字而命名为 Meibomian 腺。睑板腺位于上下眼睑的睑板内,为全身最大的皮脂腺,腺体走向垂直于睑缘,并呈平行排列。上睑的睑板腺腺体细长,数量为 25~40 个不等,下睑的睑板腺相对粗短,数量约为 20~30 个。睑板腺由腺泡和导管两部分组成,导管部又由睑板腺侧管、中央导管和分泌导管三部分构成。每个睑板腺体包含一长的中央导管,通过多个侧导管与腺泡相连,每个睑板腺大约有 10~15 个腺泡,上睑较下睑多。导管近穹窿部的一端为盲端,另一端为终末导管,终末导管开口于睑缘后部,位于皮肤黏膜交界线与灰线之间。睑板腺的分泌物即为睑酯,正常有效的睑酯为透明的油状液体,在瞬目时眼轮匝肌和 Riolan 肌收缩,对睑板腺的压迫作用使睑酯排出参与泪膜的形成。另外,睑板腺有丰富的神经分布,睑板腺的分泌亦是一个复杂、多因素参与的神经体液调节过程。由于其发病机制复杂,多种因素未知,其治疗亦相当复杂且具有不确定性。

睑板腺疾病按病因学主要分为先天性和后天性两类,先天性主要见于无汗型外胚层发育异常的患者,而后天性根据受累范围的不同分为局灶性病变和弥漫性病变两类,前者包括急性细菌感染引起的睑腺炎、慢性局部肉芽肿性炎症引起的睑板腺囊肿等,后者主要是睑板腺功能障碍。睑板腺功能障碍(Meibomian gland dysfunction,MGD)一词最早是 Korb 和 Henriquez 在 1981 年提出的,MGD 近年来受到眼科医生的广泛关注,不仅眼表医生,包括屈光、白内障、眼底病医生亦逐渐重视 MGD 的诊治。

二、MGD 的定义与分类

MGD 是一种以睑板腺终末导管阻塞和/或睑酯分泌的质或量异常为主要特征的慢性、弥漫性睑板腺病变,临床上可引起泪膜异常和眼表炎性反应,从而导致眼部刺激症状,严重时可能损伤角膜而影响视功能。

临床上根据睑板腺分泌状态的不同将 MGD 分为睑酯低排出型与睑酯高排出型。低排出型又分为腺泡萎缩型和阻塞型,其中阻塞型 MGD 在临床上最为常见。

三、MGD 的病因

MGD 常见的病因可分为内部因素与外部因素(表 4-0-1)。内部因素主要包括眼部、全身及药物因素。外部因素主要包括环境和饮食因素。

(一) 内部因素

(1) 眼部因素:常见于前部睑缘炎、配戴角膜接触镜、蠕形螨感染、干眼、眼部手术等。

(2) 全身因素:年龄、雄激素缺乏、女性更年期、干燥综合征、胆固醇水平高、过敏性疾病、Steven-Johnson 综

表 4-0-1 各型睑板腺功能障碍（MGD）的危险因素

类型	危险因素
低排出型	（1）原发因素：如睑板腺发育障碍、年龄相关的 MGD （2）继发因素：药物、睑缘萎缩，睑板腺开口萎缩、闭锁，免疫相关性眼表疾病（如眼瘢痕性类天疱疮、干燥综合征、Stevens-Johnson 综合征、移植物抗宿主病），手术源性、外伤、长期配戴角膜接触镜等
高排出型	皮脂腺分泌旺盛、红斑痤疮及其相关全身性疾病等

注：摘自我国睑板腺功能障碍诊断与治疗专家共识（2017 年）

合征、红斑痤疮、睡眠障碍、吸烟等。

（3）药物相关因素：抗雄激素药物、治疗高血压的药物、绝经后激素治疗（如雌激素和孕激素药物的替代治疗）、抗组胺药物、抗抑郁药物、抗青光眼药物，以及长期应用维 A 酸药物等。

（二）外部因素

（1）环境因素：如长时间使用视频电子终端。

（2）饮食因素：高油高脂、高糖饮食习惯等。

四、MGD 的临床表现与检查

（一）症状

MGD 症状无特异性，早期症状隐匿，常与其他眼表疾病相似。使用干眼问卷量表可帮助筛查出潜在 MGD 患者。MGD 主要包括以下临床症状：

1. 眼干涩，尤其晨起较重，下午减轻。
2. 眼痛、眼磨、烧灼感、眼痒、异物感、搔抓感。
3. 视物模糊，视力波动，晨起明显。
4. 眼部分泌物增多，晨起眼睑发黏、睁眼困难、睑缘发红。

（二）体征

主要典型体征包括睑板腺开口、睑板腺分泌物性状、睑板腺排出能力和睑板腺腺体结构 4 个方面。次要体征则包括睑缘形态异常、泪膜异常。检测和分级标准按照《中国睑板腺功能障碍专家共识：诊断与治疗（2023 年）》分级评分时，一般采用每只眼上、下睑分别记录分数的方式进行。

1. 睑板腺开口异常

主要包括开口堵塞、狭窄、移位、先天性缺乏等。其中以开口堵塞最为常见，是 MGD 的特征性体征，表现为酯帽、隆起和酯栓，为睑板腺导管末端堵塞和分泌物与角化细胞碎片混合物堆积所致。

睑板腺开口堵塞分级评分标准：

- 0 分（正常）：无睑板腺开口堵塞
- 1 分（轻度）：少于 1/3 睑板腺开口堵塞
- 2 分（中度）：1/3~2/3 睑板腺开口堵塞
- 3 分（重度）：多于 2/3 睑板腺开口堵塞

而睑板腺开口移位主要继发于眼睑畸形或肿物牵拉或压迫等。睑板腺开口先天缺乏主要指睑缘未见睑板腺开口。

2. 睑板腺分泌物性状异常

- 0 分：清亮、透明的液体分泌物
- 1 分：混浊的液体分泌物
- 2 分：混浊呈颗粒状分泌物
- 3 分：浓稠呈牙膏状分泌物

每只眼的上下睑分别进行评分记录，0 分为正常，1 分及以上为异常。以所见最高分为该眼的检查结果。此外，还可以对睑板腺分泌物进行脂质成分分析、蛋白组学及炎性因子检测。

3. 睑板腺排出能力异常

于下睑睫毛线外侧、中央 5 个睑板腺开口范围内向眼球施力，观察可排出睑板腺分泌物的睑板腺开口个数。睑板腺检查器（Meibomian gland evaluator，MGE）的压力可模拟人眨眼的恒定压力（0.8~1.2g/mm^2），可用于标准化评估腺体功能。评分标准：

- 0分：5个腺体均具有分泌物排出能力
- 1分：3或4条腺体具有分泌物排出能力
- 2分：1或2条腺体具有分泌物排出能力
- 3分：无睑板腺腺体具有分泌物排出能力

4. 睑板腺腺体结构异常

临床上主要通过各种睑板腺成像技术对睑板腺结构进行观察和评估。睑板腺成像仪可以检查睑板腺的状况，确定睑板腺组织的缺失范围和程度。临床常用红外照相技术、活体共聚焦显微镜技术和相干光层析成像术等。

（1）睑板腺成像仪：采用红外照相技术，判断睑板腺腺体缺失范围和程度。新技术提升使得睑板腺形态指标得到更多量化。由于需翻转眼睑充分暴露睑结膜才可获得可靠图像，该操作需进行质量控制。

睑板腺缺失分级评分标准：

- 0分（正常）：睑板腺无缺失
- 1分（轻度）：睑板腺缺失比例<1/3
- 2分（中度）：睑板腺缺失比例为1/3~2/3
- 3分（重度）：睑板腺缺失比例>2/3

计算每眼的上、下睑分级评分之和，总分范围0~6分。其他的睑板腺腺体形态指标还包括腺体扭曲情况、腺体变异系数、腺体投影面积、睑板腺长度与宽度、腺体间距离等。

（2）其他成像技术：活体角膜共聚焦显微镜（in vivo confocal microscopy，IVCM）作为一种非侵入性眼部成像技术，能够从细胞水平提供睑板腺组织的高分辨率图像，近年来已逐渐广泛应用于MGD的诊疗中。相干光层析成像术也可提供睑板腺形态信息。两者对MGD的诊断灵敏度和特异度均较高。此外，还可采用人工智能进行辅助分级评分。

5. 睑缘形态异常

以下体征变化可单独或同时存在。

（1）睑缘充血：MGD可伴有睑缘充血，即血管扩张，慢性炎性反应刺激可导致新生血管形成。分级评分标准：

- 0分：无或轻度睑缘结膜充血，无血管扩张跨越睑板腺开口
- 1分：睑缘结膜充血，无血管扩张跨越睑板腺开口
- 2分：睑缘结膜充血，血管扩张跨越睑板腺开口，累及范围小于1/2睑缘长度
- 3分：睑缘结膜充血，血管扩张跨越睑板腺开口，累及范围大于或等于1/2睑缘长度

（2）Marx线前移：Marx线前移造成睑板腺开口移位于结膜，可逐步导致睑板腺开口狭窄、闭塞和导管周围纤维化，为不可逆状态，睑板的压力很难使睑板腺脂质排出。分级评分标准：

- 0分：Marx线完全在睑板腺开口后结膜面行走
- 1分：部分Marx线接触睑板腺开口
- 2分：Marx线穿过所有睑板腺开口
- 3分：Marx线在睑板腺开口前皮肤面行走

（3）睑缘角化：睑缘部位过度角化，呈湿诊样外观，是角蛋白沉淀所致。伴有免疫性炎症反应者常见，如Stevens-Johnson综合征、特应性皮炎患者等。分级评分标准：

- 0分：无睑缘角化
- 1分：角化范围小于1/3睑缘
- 2分：角化范围为1/3~2/3睑缘
- 3分：角化范围大于2/3睑缘

（4）睑缘肥厚：睑缘增厚和后沿变钝，失去锐利边缘。分级评分标准：

- 0分：无睑缘肥厚
- 1分：睑缘肥厚伴局部圆钝

- 2分:睑缘肥厚伴弥漫圆钝

(5) 睑缘形态不规则:由于局部组织炎症反应增厚或局部瘢痕形成所致,表现为睑缘切迹、睑缘扭曲等。分级评分标准:

- 0分:无睑缘不规则
- 1分:睑缘浅切迹少于3处
- 2分:睑缘浅切迹多于3处或有深切迹

6. 泪膜和眼表的异常

检测和分级标准按照《中国干眼专家共识:检查和诊断(2020年)》。这些指标对综合评估MGD患者的眼表泪膜状态具有重要意义。

(1) 泪膜破裂时间;

(2) 结膜和角膜荧光素染色;

(3) 泪液分泌量。

(4) 泪膜脂质层厚度

(5) 瞬目频率和质量

其中,泪膜脂质层厚度作为评估MGD的重要指标之一,临床上常使用Lipiview眼表干涉仪对脂质层厚度进行测量,同时还能对眨眼频率及不完全眨眼次数进行观察。脂质层厚度≥100nm表示正常;60~100nm之间提示MGD的发生概率约为50%;≤60nm提示MGD的发生概率高达90%。不完全眨眼比例≥60%提示异常。

7. 其他检查

蠕形螨感染、菌群失调,眼表炎性反应等多与MGD并存。可参与《我国蠕形螨睑缘炎诊断和治疗专家共识(2018年)》中相关方法进行检查。对存在明显眼表感染表现的MGD患者,可采用结膜囊分泌物涂片、细菌培养、PCR、16S rRNA和宏基因组检测等方法检查病原。流式细胞学检查、商品化试剂盒、泪液快速检测试纸等均可用于相关检测。

五、MGD的诊断

《中国睑板腺功能障碍专家共识:诊断与治疗(2023年)》中已详细叙述MGD的诊断。重点关注两方面体征,即睑板腺开口状态和睑板腺分泌情况。

(一) MGD的诊断依据

MGD的诊断主要根据体征、参考症状和相应的辅助检查结果,进行综合评估。

1. 睑板腺开口异常 包括睑板腺开口堵塞、狭窄、移位、闭锁、先天性缺乏等。

2. 睑板腺分泌异常 包括睑板腺排出能力异常和(或)分泌物性状异常。

第1项和第2项中出现任何一项即可诊断MGD。当患者具备以上任意一条但无临床症状时,诊断为无症状型MGD。这部分患者一般最终会发展为有症状型MGD。及时对此类患者进行诊断和治疗,有助于延缓和阻止疾病进展。

(二) 程度划分

MGD的严重程度划分标准可参考《我国睑板腺功能障碍专家共识(2017年)》,见表4-0-2。

表4-0-2 不同程度睑板腺功能障碍的特征

程度	症状	睑缘改变	分泌物性状评分	分泌物排出能力评分	睑板腺缺失评分	角膜
轻度	轻微,间断发生	睑缘正常或轻度充血,可有酯帽形成	1分	1分	1分	正常,无上皮损伤
中度	轻或中度,持续发生	睑缘变圆钝、增厚、睑板腺口堵塞、隆起	2分	2分	2分	轻至中度上皮损伤,位于周边部
重度	中或重度,影响生活或工作	睑缘肥厚,新生血管明显,睑板腺口有酯栓形成	3分	3分	3分	上皮及浅基质均有损伤

注:睑板腺功能障碍程度划分以睑缘改变和分泌物性状为主要指标;分泌物排出能力评分以眼睑中央5个腺体为检查对象。

六、MGD 的治疗

由于睑板腺功能障碍（MGD）的发病率高，容易为临床医师所忽视，应引起足够的重视。治疗时应依据不同患者 MGD 严重程度，制订个性化的治疗方案。

（一）物理治疗

物理治疗是 MGD 治疗的基础，主要包括眼睑及睑缘清洁、眼睑热敷、睑板腺按摩、眨眼训练、湿房镜。

1. 眼睑及睑缘清洁 对于 MGD 的治疗非常重要，强调对患者进行健康教育，注意用眼环境。可使用无刺激性或无泪配方的婴儿洗发香波（或沐浴露），或使用专用药液清洗睑缘（如含次氯酸、茶树油或 4-松油醇等有效成分的专用睑缘清洁湿巾）。一般每天清洁 1~2 次，维持 1~3 个月。具体疗程根据患者病情决定。

2. 眼睑热敷 可使用热毛巾湿敷或热敷袋（加热眼罩）。目的是软化睑板腺分泌物，利于睑酯的分泌与排出，增加泪膜脂质层厚度，增强泪膜稳定性。热敷温度建议维持在 40℃左右，每次热敷持续 5~10min。临床上也常使用眼部雾化器进行眼部熏蒸，雾化器具有睑板腺热敷、超声雾化等多种功能。能够根据患者的耐受程度，在适宜的温度区间内设定熏蒸温度。部分熏蒸器还配备氧气驱动功能，附加氧疗功能，使用时可调节氧气浓度及流量。患者在接受雾化熏蒸治疗的舒适度及体验感要强于热毛巾湿敷。

3. 睑板腺按摩 由于眼部的敏感性，按摩方法多样，按摩前常须清洁睑缘，专业的按摩常须由医护人员操作。方法如下：按摩前结膜囊表面麻醉，在裂隙灯下使用蘸湿的棉签或使用专门的睑缘刮刀清洁睑板腺开口的堵塞物，然后用左手翻转眼睑后，用大拇指加压固定睑板，右手持灭菌的玻璃棒或经无菌生理盐水蘸湿的棉签从睑结膜面近穹窿部睑板向睑缘挤压，挤压出睑板腺分泌物（图 4-0-1），按摩完毕后，将挤压出的睑板腺分泌物擦拭干净，滴左氧氟沙星滴眼液冲洗结膜囊，最后对睑板腺分泌物性状进行记录评分。该方法需医护人员操作，但按摩范围及力度较为彻底，按摩频率可视堵塞情况而定，严重者建议 1 周 1 次，治疗 4 周。

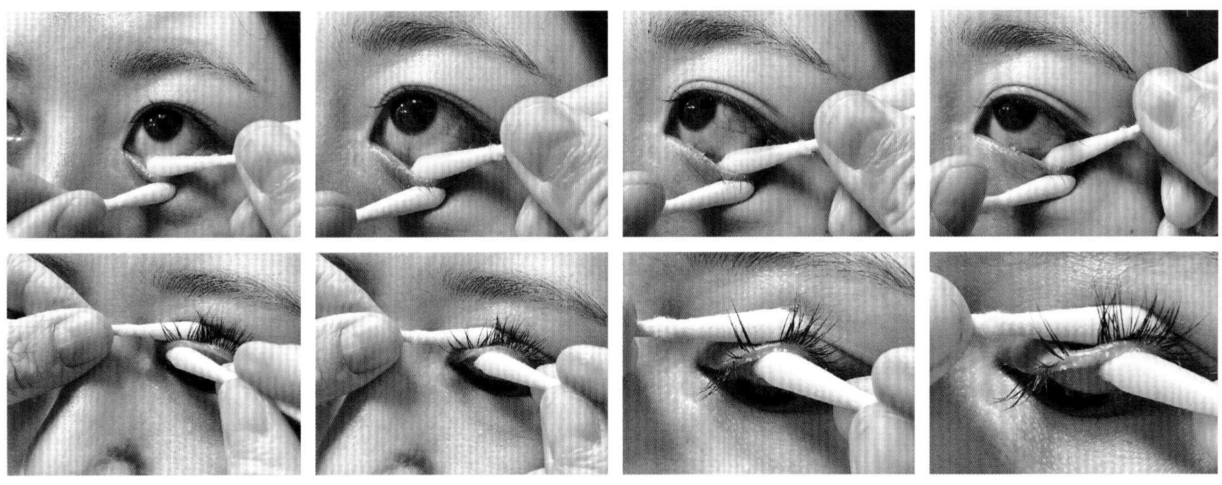

图 4-0-1 睑板腺按摩步骤（棉签法）

患者也可在医生指导下自行睑板腺按摩，方法如下：示指位于同侧上睑眉毛与睑缘中部，拇指位于下睑缘下 10~15mm 处，双指自眼睑皮肤面从近穹窿部睑板向睑缘合力挤压睑板，挤压出睑板腺分泌物。该方法无需结膜囊表面麻醉，操作简易，但易压迫眼球。

少部分患者可出现睑板腺管完全阻塞，常规睑板腺按摩无法将阻塞腺管通开，临床上可应用睑板腺针刺术进行疏通，治疗时将睑板腺探针刺入堵塞的睑板腺体内，使用捻转法逐步进针。由于该治疗对操作要求较高，需要有专业人员操作，常见的不良反应有出血、腺体感染等。

4. 眨眼训练 瞬目时包绕睑板腺外围的眼轮匝肌纤维收缩是睑酯排出的主要动力之一，而围绕终末导管的 Riolan 肌（眼轮匝肌睫部）收缩也协助脂质的排出。睑酯排放入泪河后，通过眼睑瞬目作用均匀地涂布于眼表组织上，构成泪膜的脂质层。当专注使用或长时间使用视频终端、看书时，皆会无意识地减少眨眼的次数，并养成不完全眨眼的习惯。不完全眨眼指眨眼时上下眼睑不相触碰，造成无法刺激睑板腺分泌油脂，长时间会导致睑板腺阻塞，造成 MGD。因此，在日常工作生活中进行眨眼训练，增加眨眼频率。眨眼时上下眼睑须相互接触以完成一个完整的眨眼，并适当延长上下眼皮接触的时间。建议每分钟眨眼的频率至少6次。通过有意识的眨眼运动练习，养成良好的眨眼习惯，重新找回泪膜健康。

5. 湿房镜 湿房镜能够使眼睛处于相对密闭的环境中，减少眼部内表面的空气流动，减少泪液的蒸发，增加眼周的湿度，减少眼药水的使用频率。适合睑板腺功能障碍及蒸发过强型干眼的患者。此外，湿房镜还可以更换有屈光度的镜片，并可将镜腿更换成松紧带，适合睡眠时配戴。

6. 泪小点栓塞 MGD患者因睑板腺堵塞导致脂质分泌不足，使得脂质弥散功能下降，当行泪小点栓塞治疗后能够使水液层厚度增加，脂质弥散性功能增强，使脂质层厚度与均匀度得到改善，增强泪膜的稳定性。泪小点栓子根据材料的不同，其降解时间也不同，分为临时性与永久性栓子，使用时可根据患者症状的轻重，选择适合的栓子类型。

（二）局部药物治疗

1. 人工泪液 尽量选用不含防腐剂的人工泪液，推荐使用含有脂质成分、黏稠度较高的剂型。

2. 抗生素药物 常用的药物有四环素类可的松眼膏、妥布霉素眼膏、夫西地酸眼膏等。四环素类药物具有抑制脂肪酶、抗菌、抗炎、抗新生血管的作用，还可以降低睑酯中甘油二酯与胆固醇含量，改善睑酯质量，是治疗MGD相关干眼最主要抗生素之一。大环内酯类药物主要通过抑制基质金属蛋白酶，增加睑酯分泌。阿奇霉素能刺激睑板腺上皮细胞分化，促进睑酯分泌、改善睑酯质量。

3. 抗炎药物

（1）糖皮质激素：抑制炎症因子与趋化因子生成，减少基质金属蛋白酶及炎症脂类介质的合成，减少细胞黏附分子的表达，刺激淋巴细胞凋亡，抗炎作用强、起效快。对于炎症反应较重者可使用妥布霉素地塞米松滴眼液（或眼膏），一般使用不超过半个月；炎症较轻者可使用中低浓度激素类药物，如0.5%氯替泼诺滴眼液、0.1%氟米龙滴眼液，待炎症得到较好控制时，可逐渐减量至停用或改用非甾体抗炎药。在使用糖皮质激素过程中须监测眼压的变化情况。

（2）非甾体抗炎药：通过抑制环氧化酶进而抑制前列环素的释放，能够有效改善蒸发过强型干眼的症状。可用于轻中度MGD的治疗或重度MGD经糖皮质激素治疗好转后的维持治疗。非甾体抗炎药不良反应较少，安全性较高，较少引起眼压升高，但长期使用对角膜上皮具有一定的毒性作用。常用的药物，如普拉洛芬、普罗纳克、双氯芬酸钠等。

（3）免疫抑制剂：启动T淋巴细胞活化的特异性核蛋白相结合，抑制T淋巴细胞生成炎性细胞因子（如白介素-2），中断免疫介导。研究发现，使用0.5g/L环孢霉素A滴眼液局部点眼可促进泪液分泌、增加杯状细胞密度，同时，通过减少T淋巴细胞膜的渗透反应来降低炎症反应。对于重度MGD及难治性MGD有较好效果，不良反应少，但起效时间长，通常需2~3周才能起效，对眼部有一定的刺激症状。

（4）激素治疗：局部使用雄激素，3%睾酮油脂条置于上下穹窿结膜，一天3次，治疗数月后症状明显改善。

（三）全身药物治疗

1. 口服抗生素 四环素250mg口服，一天4次；多西环素100mg口服，一天2次，须连续服用数周才能起效，维持2个月以上；大环内酯类口服起始剂量为100mg，4周后减量至50mg，持续3~6个月。

2. 营养素的补充

（1）脂质：ω-3脂肪酸、二十碳五烯酸、二十二碳六烯酸等必需脂肪酸、亚油酸。

（2）维生素：B_2、B_6。

（四）中医疗法

1. 穴位针灸治疗 眼周穴位针灸以疏通经络，调和气血，使目受血而视。激发眼周感觉神经系统活性，刺激眼部相关血管活性神经肽（血管活性肠肽、Y神经肽以及降钙素基因相关肽），使局部血流量增加，增强泪腺主动分泌功能，增加泪液分泌量；而且相关神经肽还能促进角膜伤口愈合，缓解疼痛，减轻炎症。MGD患者针刺眼周穴位选取太阳、丝竹空、鱼腰、攒竹、睛明、球后、承泣等穴，常规操作，得气后留针半小时，显示在睑缘评分、增加泪液分泌量等方面明显改善。

2. 中药熏蒸法 中医学认为MGD为湿热相攻所致，属于“睑弦赤烂”范畴，方法是利用药物煎剂蒸腾热气，使药物直接作用于眼部，从而促进眼周血液循环，提高泪膜稳定性，改善眼部症状。中药熏蒸时提升眼睑的局部温度，不仅能软化腺管及脂质，促进睑酯分泌，还能使眼睑血液循环，利于药物的渗透吸收。熏洗法常用的中药有黄芩、黄连、荆芥、防风、茯苓、蝉蜕、连翘及白鲜皮等，此类药物共奏清热解毒燥湿、驱风止痒之功效。中药熏洗疗法直达病所，疏通眼周气血，且刺激性小。

（五）强脉冲光治疗

IPL 是通过电容器组及氙气产生和发射的一种高强度、宽波长、连续性、非相干性的宽谱光，波长范围在 500~1 200nm 之间，作用于皮肤组织，通过产生光热作用及光化学作用进行治疗。该无创技术在皮肤病治疗领域具有悠久历史并有良好的治疗效果，主要用于治疗酒糟鼻、鲜红斑痣、血管瘤、痤疮、色素病变、多毛等疾病。近年来在光子嫩肤，治疗皮肤细纹、皮肤色素沉积和皮肤松弛等美容领域方面也有不错的疗效。2002 年，Vora 等在使用 IPL 治疗面部红斑痤疮患者时发现，在经 IPL 面部治疗后部分患者的干眼症状及睑板腺功能障碍得到明显改善。眼科医师也逐渐将 IPL 用于治疗 MGD 等眼科疾病。

目前，MGD 患者在进行 IPL 治疗后症状和体征得到改善的机制尚不明确。有学者认为其发挥作用的主要机制是选择性光热解作用。IPL 在进行治疗时，能够被皮肤组织两种主要发色团（血红蛋白和黑色素）所吸收并将其转化为热。黑色素吸收 250~1 200nm 波长的光，随着波长的增加而吸收减少。氧合血红蛋白具有多个吸收峰，不同波长的光能透入皮肤深层并起到有针对性的治疗应用。黄色光波可以穿过皮肤上皮层而不受黑色素过度吸收，因此可利用黄光诱导进行选择性光热作用。一旦黄光穿过皮肤表层，大部分可被氧合血红蛋白吸收并转化为热，从而使血管内皮细胞肿胀、血管痉挛、组织缺氧、凝固坏死，最后导致血管闭塞、萎缩和消退。IPL 还可通过选择性光热解作用消除睑缘新生血管。IPL 治疗 MGD 的另一机制可能是通过减少睑缘细菌繁殖，蠕形螨是一种小型寄生螨类，寄生于睫毛毛囊和睑板腺内，与芽孢杆菌有着共生关系。蠕形螨可寄居在睑板腺中导致 MGD 的炎症反应。采用 IPL 对 MGD 患者进行治疗，可以杀灭蠕形螨和减少芽孢杆菌的繁殖。IPL 治疗产生的局部热效应也被认为是治疗 MGD 可能的机制。IPL 治疗后局部的热效应可以改善睑酯的性状，从而促进睑板腺的分泌，使得泪膜变得更稳定，从而改善 MGD 患者的症状和体征。

（六）睑板腺热脉动治疗

睑板腺热脉动治疗仪是近年来在欧美普遍推广治疗睑板腺功能障碍的有效方法。2011 年美国食品药品监督管理局正式批准该仪器用于临床治疗，2018 年中国国家食品药品监督管理局正式批准该仪器在中国对患有睑板腺功能障碍的成人患者眼睑进行局部加热和按压治疗。

总之，MGD 的治疗原则是积极寻找并去除病因及相关危险因素，以局部治疗为主，严重者联合全身用药；采用药物、物理，必要时心理治疗等多种方法联合治疗。2011 年国际睑板腺研讨会推荐根据 MGD 的临床分级进行治疗（表 4-0-3）。

表 4-0-3 2011 年的国际睑板腺功能障碍研讨会议推荐 MGD 的临床分级及治疗原则

分级	临床表现	治疗原则
1	1）无症状 2）体征 睑酯改变，性状评分：≥2~4 分 睑酯排出难易度：1 分 3）无角结膜染色	1）患者教育 2）调整饮食、改善易引发干眼的工作和生活环境 3）减轻或停用引起睑板腺功能异常的全身用药物 4）物理治疗：眼睑的清洁、热敷、按摩
2	1）轻微症状：畏光、轻度不适感、眼痒等 2）体征 睑缘异常、睑酯改变 分泌物性状评分：≥4~8 分 睑酯排出难易度：1 分 3）角结膜可有局限性着色	1）1 级治疗的基础上 2）补充 ω-3 脂肪酸等营养素 3）眼睑湿热敷（每天 1~2 次，10min/次）、睑板腺按摩 4）人工泪液替代治疗：使用不含防腐剂、含有脂质成分的人工泪液 5）局部应用抗生素
3	1）中度症状，对生活有一定的影响 2）体征 睑缘充血、新生血管、开口堵塞 分泌物性状评分：≥8~13 分 睑酯排出难易度：2 分 3）中度结膜和周边角膜染色，以下方为主	1）2 级治疗的基础上 2）口服四环素类药物 3）睡前局部应用含有脂质成分的眼膏 4）必要时按照 DEWS Ⅱ 推荐原则治疗干眼

续表

分级	临床表现	治疗原则
4	1）重度症状，影响正常生活 2）明显临床体征 睑板腺开口消失、皮肤黏膜交界线移位、睑缘结膜化或角质化 分泌物性状评分：≥13 分 睑酯排出难易度：3 分 3）结膜显著着色、中央角膜显著着色 4）局部炎症：中度以上的结膜充血，可见滤泡	1）3 级治疗的基础上 2）按照 DEWS Ⅱ推荐原则治疗干眼
伴发疾病	1. 眼表炎症恶化 2. 黏膜角质化 3. 泡性角膜炎 4. 倒睫 5. 睑板腺囊肿 6. 前部睑缘炎 7. 蠕形螨相关的前睑缘炎	1. 必要时加用类固醇药物 2. 绷带片/巩膜镜 3. 糖皮质激素治疗 4. 拔除倒睫，局部冷冻治疗 5. 切除睑板腺囊肿 6. 局部应用抗生素和/或激素 7. 局部茶树油擦洗

（方 颉 李建东 吴护平）

参考文献

[1] 黄秋影. “三步法”治疗睑板腺功能障碍性干眼症的临床观察. 长春：长春中医药大学，2013.

[2] 中华医学会眼科学分会角膜病学组. 干眼临床诊疗专家共识（2013 年）[J]. 中华眼科杂志，2013，49（1）：73-75.

[3] CRAIG JP，CHEN YH，TURNBULL PR. Prospective trial of intense pulsed light for the treatment of meibomian gland dysfunction [J]. Invest Ophthalmol Vis Sci，2015，56（3）：1965-1970.

[4] DOUGHERTY JM，MCCULLEY JP，SILVANY RE，et al. The role of tetracycline in chronic blepharitis. Inhibition of lipase production in staphylococci [J]. Invest Ophthalmol Vis Sci，1991，32（11）：2970-2975.

[5] DIBERNARDO B E，POZNER J N. Intense pulsed light therapy for skin rejuvenation [J]. Clin Plast Surg，2016，43（3）：535.

[6] FENGA C，ARAGONA P，CACCIOLA A，et al. Meibomian gland dysfunction and ocular discomfort in video display terminal workers [J]. Eye（Lond），2008，22（1）：91-95.

[7] FINIS D，KÖNIG C，HAYAJNEH J，et al. Six-month effects of a thermodynamic treatment for MGD and implications of meibomian gland atrophy [J]. Cornea，2014，33（12）：1265-1270.

[8] GOTO E，TSENG SC. Kinetic analysis of tear interference images in aqueous tear deficiency dry eye before and after punctal occlusion [J]. Invest Ophthalmol Vis Sci，2003，44（5）：1897-1905.

[9] LANE SS，DUBINER HB，EPSTEIN RJ，et al. A newsystem，the LipiFlow，for the treatment of meibomian gland dysfunction [J]. Cornea，2012，31（4）：396-404.

[10] NICHOLS KK，FOULKS GN，BRON AJ，et al. The international workshop on meibomian gland dysfunction：Executive summary [J]. Invest Ophthalmol Vis Sci，2011，52（4）：1922-1929.

[11] PICCOLO D，DI M D，CRISMAN G，et al. Unconventional use of intense pulsed light [J]. Biomed Res Int，2014，2014：618206.

[12] SMOLIN G，THOFT A，AZART，et al. Smolin and Thoft's the cornea：scientific foundations and clinical practice. Philadelphia：Lippincott Williams & Wilkins，2005.

[13] SIAK JJ，TONG L，WONG WL，et al. Prevalence and risk factors of meibomian gland dysfunction：The Singapore Malay Eye Study [J]. Cornea，2012，31（11）：1223-1228.

[14] VORA G K，GUPTA P K. Intense pulsed light therapy for the treatment of evaporative dry eye disease [J]. Curr Opin Ophthalmol，2015，26（4）：314-318.

[15] VISO E，RODRÍGUEZ-ARES MT，ABELENDA

D, et al. Prevalence of asymptomatic and symptomatic meibomian gland dysfunction in the general population of Spain [J]. Invest Ophthalmol Vis Sci, 2012, 53(6): 2601-2606.
[16] YIN Y, GONG L. Reversibility of gland dropout and significance of eyelid hygiene treatment in meibomian gland dysfunction [J]. Cornea, 2017, 36(3): 332-337.
[17] 亚洲干眼协会中国分会，海峡两岸医药交流协会眼科专业委员会. 眼表与泪液病学组我国睑板腺功能障碍诊断与治疗专家共识(2017年)[J]. 中华眼科杂志, 2017(9): 657-661.

第五章　睑缘相关性角结膜疾病

第一节　睑　缘　炎

睑缘炎是指睑缘部皮肤黏膜、睫毛毛囊及睑板腺等组织的亚急性或慢性炎症，为临床常见疾病，一般双眼发病，呈慢性、复发性临床过程。在临床中，睑缘炎可以单独的疾病形式存在，也可以为全身或眼部其他疾病临床表现的一部分，如 Stevens-Johnson 综合征、脂溢性皮炎及酒渣鼻等。睑缘炎极为常见但易被忽略，迄今为止国内外均缺乏共识性的诊断和治疗标准。目前，国内外也缺乏其确切的发病率及在人群中的流行病学资料。

一、病因

到目前为止，睑缘炎的病因仍不清楚，一般认为睑缘炎是一种多病因共同作用而导致的疾病，如感染、免疫及代谢等。全身疾病如酒渣鼻、脂溢性皮炎、慢性移植物抗宿主病或眼部局部其他疾病如干眼、睑板腺囊肿、角结膜炎等均可间接影响到睑缘组织，导致继发性睑缘炎。

二、睑缘炎的临床分类

目前，根据多数文献报道，较为常用的睑缘炎分类方法包括根据解剖部位或者病因分类。

(一) 根据解剖部位分类

1. 前睑缘炎(睫毛根部和毛囊区域为主)　常表现睑缘充血、鳞屑、痂皮。包括传统分类中的葡萄球菌性睑缘炎和脂溢性睑缘炎。

2. 后睑缘炎(睑板腺及其腺口区域为主)　最常见的病因是 MGD，其他还包括单纯疱疹病毒或水痘-带状疱疹病毒感染、特应性睑缘结膜炎以及慢性移植物抗宿主病等。

3. 混合型睑缘炎　前、后睑缘均受累。

(二) 根据病因分类

1. 感染性　细菌(最常见于金黄色葡萄球菌、表皮葡萄球菌等)、寄生虫(蠕形螨虫多见)、真菌(少见)、病毒(单纯疱疹病毒)等。

2. 非感染性　睑板腺功能障碍引起者多见；脂溢性皮炎、红斑痤疮；过敏性、药物性、免疫性等。

三、发病机制

睑缘炎的发病机制十分复杂，可能是多种因素共同作用的结果，其中主要包括睑缘微生物感染、睑板腺脂质分泌异常、自身免疫异常、体内激素水平变化、皮肤疾病等。睑缘炎同时可以导致泪液蒸发过强、泪膜不稳定、泪液渗透压增加和炎症因子表达增加，从而引起眼表组织的炎症改变和组织损伤。

四、睑缘炎的临床表现与诊断

睑缘炎的临床诊断主要依据患者的体征和症状，同时参考病史。

(一) 病史

患者既往是否患有睑腺炎和/或睑板腺囊肿、眼带状疱疹、系统疾病(如酒渣鼻、过敏性疾病、脂溢性皮炎)；全身局部用药情况(抗组胺类药、异维 A 酸等)；眼睑整容手术等；是否有促使病情加重的危险因素(如眼部化妆、抽烟等)。

(二) 症状

睑缘炎临床症状没有特异性，多双眼发病，也可单眼发病。常见的症状包括异物感、刺激、流泪、眼痒、眼干、视物模糊、睫毛黏结、畏光、瞬目增多等。由于夜间眼睑闭合，眼表温度升高，泪液分泌减少，细菌产生的毒性产物和炎症不能从眼表清除，因此，上述症状晨起时较重。后睑缘炎和混合型睑缘炎患者症状通常较多且重。

(三) 体征

体征是睑缘炎临床诊断的主要依据，包括睑缘充血、睑缘形态改变(睑缘增厚、鳞屑、结痂、溃疡、睑缘不规则、切迹及瘢痕形成、角化、睫毛脱失、乱生等；睑板腺开口隆起、阻塞、狭窄等)、睑酯排出及性状改变、睑板腺腺体缺失或萎缩(图 5-1-1)。

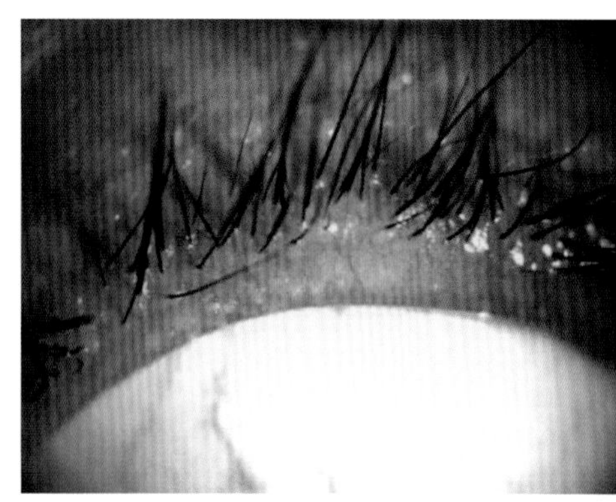
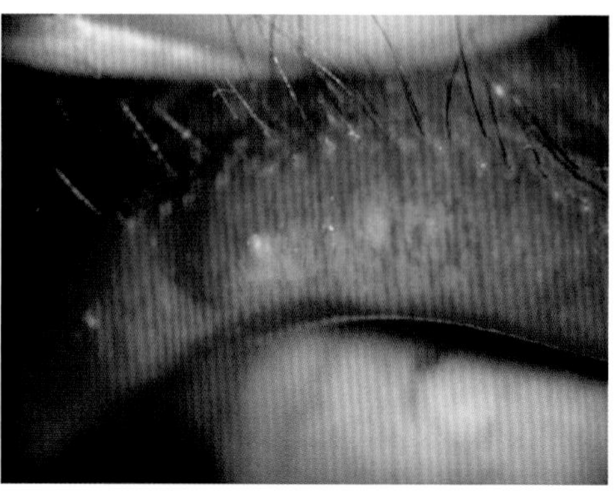

图 5-1-1 睑缘炎的临床体征

五、睑缘炎的治疗

睑缘炎的病程一般较长，因此治疗时间也较长，需要患者有较好的依从性。轻症患者一般需要治疗至少 2 个月，中重度患者的治疗应持续 3~6 个月。急性期患者主要以抗炎治疗为主，慢性期患者更侧重于预防急性发作，避免或减少长期慢性炎症导致的其他眼部并发症。

(一) 局部治疗

1. 物理治疗 局部热敷，使用生理盐水或临床专用眼睑清洁剂清洗睑缘及睫毛根部，每天 2 次。

2. 药物治疗

(1) 局部使用人工泪液点眼，建议选择含脂质成分高的人工泪液。

(2) 睑缘在清洁完毕后，可涂抗生素眼膏。

(3) 合并眼部炎症者，可酌情使用低浓度激素或非甾体滴眼液点眼抗炎治疗。部分中重度患者可能需要局部使用较长时间糖皮质激素，因此，在使用过程中应注意药物的副作用。

(4) 对于长期迁延不愈或频繁复发者，可根据细菌培养、药敏试验选择对应有效药物。

(二) 全身治疗

对于中重度患者须配合全身抗生素治疗，口服西多环素 50~100mg，每天 2 次，口服 1~2 周；或阿奇霉素 500mg，每天 1 次，口服 1 周。

(三) 对症支持治疗

(1) 调整饮食习惯：避免过多食用油腻、辛辣食物，戒烟酒；补充维生素 C；补充脂肪酸 ω-3。

(2) 调整生活习惯：避免过度用眼、熬夜过劳；平时注重眼部及睫毛清洁，尤其是使用眼部化妆品人群，炎症期间应停用化妆品；减少隐形眼镜的配戴。

第二节 睑缘炎相关角结膜病变

一、定义

睑缘炎相关角结膜病变(blepharokerato conjunctivity，BKC)，是指继发于睑缘炎相关的一组角结膜病变，主要表现为反复结膜充血、分泌物增多、结膜乳头增生、角膜上皮糜烂、点状角膜上皮病变、边缘角膜炎、角膜基质浸润、角膜溃疡、角膜浅层瘢痕形成和角膜新生血管等，严重者可致穿孔，影响视功能。临床中，BKC易被误诊，反复发作的BKC可造成不可逆的视功能损害。

二、流行病学

目前，流行病学资料多为病例的回顾性分析，尚缺乏相关流行病资料。BKC在人群中的分布类似于睑缘炎，各个年龄段均可发病，儿童和青少年较为常见，一般为双眼发病，易复发。严重者可合并角结膜病变，且成年人并发角结膜病变的比例较高，其次为老年人，儿童比例较低。近年来，儿童BKC逐渐被临床重视，其发病年龄多在6~7岁，起病隐匿，易被忽视而误诊。

三、发病机制

睑缘炎导致眼表角结膜病变的确切机制尚不十分清楚，目前认为病原微生物抗原及其毒性产物导致的免疫反应、睑板腺异常脂质刺激，以及炎症因子的作用是BKC发生的主要机制。另外，泪膜的改变、异常睑缘的机械刺激等均有可能改变眼表微环境，促使BKC发生或加重其程度。

（一）免疫反应

病原体成分与角膜缘血管抗体结合为抗原抗体复合物，并通过趋化作用，在角膜局部引起多形核白细胞浸润（Ⅲ型免疫反应）。同时，睑缘的痂皮和脱屑也可诱导角膜和结膜细胞产生抗原抗体反应，临床上表现为角膜边缘的浸润和溃疡。此外，还包括葡萄球菌等病原二次接触产生的迟发型超敏反应，临床上表现为泡性结膜炎和角膜炎，并伴有新生血管长入。

（二）睑板腺异常脂质产物刺激

正常人睑板腺存在表皮葡萄球菌、痤疮丙酸杆菌、棒状杆菌以及金黄色葡萄球菌等，这些细菌多可产生脂质降解酶降解睑板腺脂质。研究发现，大部分睑缘炎患者睑板腺中细菌总数与正常人比较无明显增多，但其中能产生酯酶能力的细菌却显著多于正常人，酯酶的活力也显著升高。细菌酯酶引起脂质异常分解，释放大量游离脂肪酸等毒性产物，引起眼表炎症及上皮的损伤；过量的游离脂肪酸还可通过皂化作用形成泡沫状产物，影响泪膜的稳定性。慢性睑缘炎患者睑酯内胆固醇含量增多，可促进部分病原（尤其是金黄色葡萄球菌）在睑板腺中增殖，形成恶性循环。

（三）炎症物质

除了异常脂质产物刺激和泪液异常导致的炎性改变，还可通过睑酯磷脂酶A2→花生四烯酸→前列腺素、白三烯等炎症反应途径引起眼表炎症反应。

（四）其他因素

除以上因素外，还包括其他一些因素：如睑缘形态学变化、睑缘后唇组织过度角化及异常瞬目、全身因素引起的泪膜稳定性下降以及眼部不合理的用药等，均可直接或间接影响眼表微环境，引起BKC的发生。

四、症状及体征

BKC常双眼发病，病变多呈不对称性，男女发病比例无明显差异。睑缘炎，尤其是后睑缘炎和混合型睑缘炎常可导致BKC。BKC的临床表现与睑缘炎的发病时间、严重程度、治疗是否合理、危险因素的种类，以及反复发作的次数等相关（表5-2-1）。

表5-2-1 BKC的临床体征

活动期	轻度	下方及睑裂区角膜上皮点状浸润	荧光素染色可见下方角膜上皮点状着色
	中度	周边角膜致密灰白色浸润病灶，局部角膜水肿，周边表层新生血管长入	下方角膜缘可见灰白色浸润伴有新生血管长入，血管顶端可见角膜浸润灶，周围结膜充血
	重度	下方角膜浸润，新生血管增生，中央区角膜溃疡达基质深层	下方角膜浸润和新生血管进入角膜光学区，遮挡瞳孔，严重影响视力
瘢痕期		结膜无充血，角膜中下方可见浅层混浊，边界清楚，仍见新生血管	结膜充血消退，角膜中央区浅层混浊

(一) 角膜改变

1. 早期 上皮点状缺损,周边角膜浸润,泡性角膜炎,部分患者可出现丝状角膜炎,病变周边出现浅层新生血管。

2. 活动期 角膜糜烂加重,周边多发点状浸润,新生血管。

3. 瘢痕期 瘢痕形成,周边血管消退。

(二) 结膜改变

泡性角结膜炎、滤泡性结膜炎。

五、特殊辅助检查

目前尚无确诊性检查。辅助检查主要的目的是明确病因和指导用药,包括:

(一) 眼部微生物检查

1. 细菌检查 睑缘、睑板腺分泌物、角膜及结膜囊涂片与培养。

2. 真菌检查 刮片、培养或共聚焦显微镜检查。

3. 螨虫检查 睫毛取材光镜检查或共聚焦显微镜检查。

(二) 共聚焦显微镜检查

用于检查睫毛根部蠕形螨、角结膜病变病原体(真菌等);或用于检查病变区角结膜及周围组织内细胞反应程度及类型。

六、BKC 的临床分级

主要根据病变累及深度与范围,临床上将 BKC 分为轻度、中度和重度。

1. 轻度 病变仅累及角膜上皮层,如点状角膜上皮糜烂、浅层点状角膜炎,无明显的角膜新生血管形成,结膜病变较轻。

2. 中度 病变累及角膜基质层,但未累及角膜中央 4mm 内光学区,可伴有周边角膜浅层新生血管,结膜明显充血,结膜乳头及滤泡增生,以及孤立性泡性结膜炎。

3. 重度 病变累及角膜基质层,并累及角膜光学区,伴有或不伴有角膜基质层明显变薄,明显的角膜新生血管。可见多灶性泡性角结膜炎。

七、BKC 诊断标准

BKC 的临床诊断主要根据病史、症状和体征。包括:

(1) 确诊为睑缘炎;

(2) 多双眼发病,反复发作或迁延性病史;

(3) 结膜或角膜病变,包括结膜充血、乳头增生、滤泡形成及泡性结膜炎。角膜周边(多见下方)点状糜烂、浸润、溃疡形成,或泡性结膜炎,浅层新生血管形成,伴不同程度角膜混浊。

随着睑缘炎治疗好转后,角结膜病变明显好转,角膜新生血管迅速消退,可作为验证诊断的重要参考。

八、BKC 的鉴别诊断

BKC 的临床表现包括角膜上皮糜烂、周边角膜浸润、泡性角结膜炎;反复发作或迁延的患者,还可表现为周边角膜溃疡、角膜新生血管翳和瘢痕,应注意与以下角膜病变相鉴别,包括:单纯疱疹病毒性角膜炎、过敏性角膜炎、免疫性角膜病变以及细菌性或真菌性角膜溃疡等,具体内容可参考表 5-2-2。

表 5-2-2 睑缘炎的鉴别诊断

鉴别点	单纯疱疹病毒性角膜炎	过敏性角结膜炎	免疫性角膜病变	BKC
双眼同时患病	较少	是	是	是
浸润/溃疡	先溃疡后浸润	先上皮病变后溃疡	先浸润后溃疡	先浸润后溃疡
浸润触及角膜缘	很少位于周边区	位于旁中央区	是	否(常留存有 1mm 透明区)
伴随疾病	无	全身其他部位过敏	全身风湿免疫性疾病	面部红斑痤疮

续表

鉴别点	单纯疱疹病毒性角膜炎	过敏性角结膜炎	免疫性角膜病变	BKC
溃疡进展	缓慢	缓慢	迅速	缓慢
前房积脓	可见	无	可见	无
角膜浸润范围	小	局部到全周	局部到全周	小
角膜新生血管	出现晚	少见	出现晚	出现早
激素治疗	有效	有效	有效	有效

九、睑缘炎及 BKC 的治疗

BKC 的治疗原则强调睑缘炎与 BKC 同时治疗。睑缘炎的治疗是 BKC 治疗的重点，其治疗结果影响 BKC 的疗效及复发，睑缘炎的治疗方法主要包括：

(一) 物理治疗

眼局部热敷、睑板腺按摩、睑缘清洁，减轻睑缘炎症，促进睑板腺分泌物排除，改善睑酯的质量。

(二) 药物治疗

1. 局部药物治疗

（1）人工泪液。

（2）局部应用抗生素及抗炎药，根据 BKC 程度选择不同抗炎药物治疗。轻度患者可选择低浓度糖皮质激素及非甾体滴眼液点眼；中重度患者炎症急性期选择高浓度糖皮质激素滴眼液点眼，待炎症减轻后使用低浓度激素滴眼液替代治疗并逐步减量维持；使用抗生素眼膏（红霉素眼膏、夫地西酸眼膏）或抗生素激素复合眼膏（如妥布霉素地塞米松眼膏）涂睑缘。

（3）局部应用促进角膜愈合的药物。

（4）血清制品等。

2. 全身药物治疗

主要针对中、重度 BKC 以及经局部治疗后疗效不明显的患者，应联合局部和全身同时治疗。成人可口服四环素类药物等，如四环素 250mg，一天 4 次，需口服 4~8 周；多西环素 100mg，一天 2 次，共 4~8 周；红霉素 250mg，一天 4 次，共 4~8 周；阿奇霉素 500mg，一天 1 次，治疗 1 周，之后根据临床治疗效果，可持续进行治疗 2~3 个周期。

3. BKC 引发角膜溃疡的手术治疗

重症 BKC 患者可引发角膜上皮持续缺损，重者导致角膜溃疡及穿孔。可根据病灶的特点选择不同的手术方式，如羊膜移植、结膜瓣覆盖或者部分板层及穿透性角膜移植。

十、儿童 BKC

临床上儿童 BKC 常被忽视而误诊和误治，严重者可引起严重的视功能障碍。其被忽视的主要原因包括：儿童睑缘较成人薄，血管较少，无明显的血管扩张与皮肤角化，鳞屑样睑缘炎也较少见；儿童睑板腺开口呈圆形，很少发生狭窄或突出，因此通过睑板腺形态异常的观察比较困难；此外，患儿主诉常不明确，因此临床诊断中较为困难。

儿童 BKC 发病平均年龄多在 6~7 岁，起病隐匿，女孩多见，多为双眼发病，角结膜病变可不对称。常见病因包括：睑缘细菌感染、睑板腺囊肿、睑腺炎以及眼红斑狼疮等。临床症状不典型，患儿常诉眼红、畏光、流泪、分泌物增多、视力下降等。早期或轻度的 BKC 对儿童视力影响较小，对于严重的、反复发作的 BKC 引起角膜混浊、角膜变薄或穿孔时，可引起角膜屈光改变，导致患儿产生弱视，因此临床中应引起注意。对于已明确诊断或怀疑 BKC 的患儿，定期评价视力和屈光状态。

十一、病例分享

【病例 1】

患者，女性，8 岁。以右眼发红、刺痛、视力下降半年余，加重 5 天为主诉就诊。半年前无明显诱因出现右眼发红，伴有刺痛、畏光流泪症状，在当地医院就诊，诊断"病毒性角膜炎"，并予阿昔洛韦滴眼液、更昔洛韦眼用凝胶、左氧氟沙星滴眼液、氟米龙滴眼液等点眼，症状好转，但易反复发作。5 天前因上火导致扁桃体发炎后，出现右眼红痛再次加重，伴视力下降，前来我院门诊就诊。患儿家长代诉患儿在幼儿园期间有双眼多次"麦粒肿"反复发作病史，病情轻重不一，严重时到当地诊所开药治疗（具体药物不详）。无全身特殊疾病史。

眼科查体：右眼视力 0.25，矫正 0.5⁺，睑缘充血、不规则，睑板腺开口大部分堵塞，球结膜混合充血（++），瞳孔下方角膜见直径约 3mm 的类圆形白色浸润病灶，病灶边界清、约累及 1/2 角膜厚度，可见新生血管从下方长入角膜病灶内，但未越过浸润病灶（图 5-2-1）。左眼视力 0.8，矫正 1.0，上下睑板腺部分堵塞，球结膜无明显充血，角膜透明（图 5-2-2）。

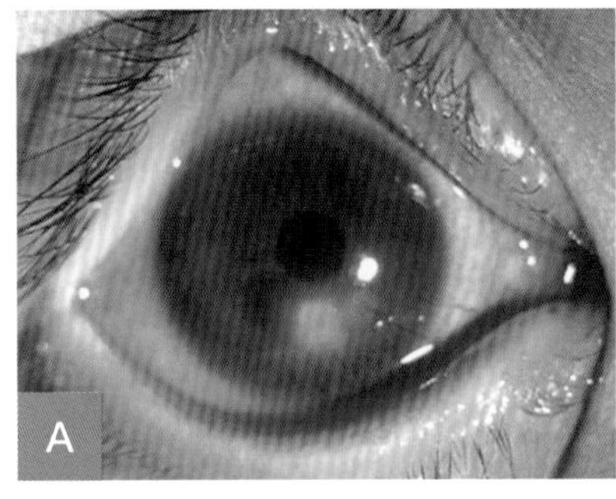

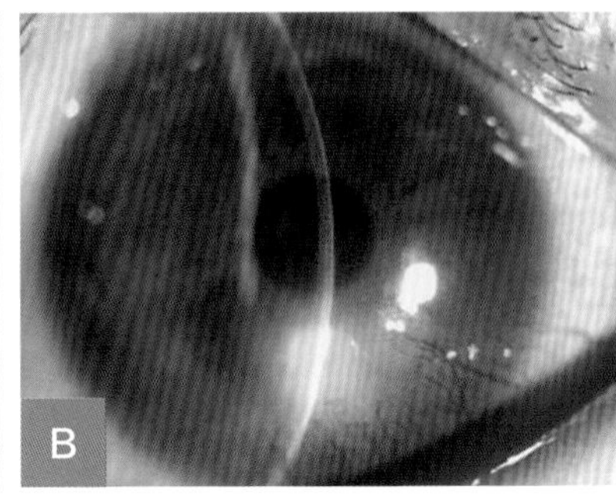

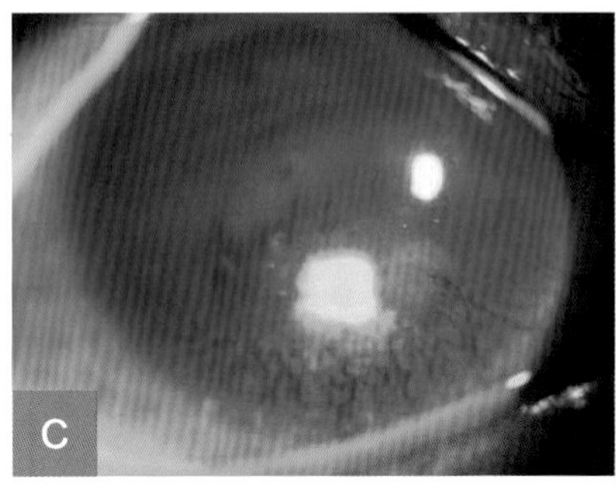

图 5-2-1 患者右眼裂隙灯显微镜照相

A、B. 右眼睑缘充血圆钝、睑板腺开口大部分堵塞，瞳孔下方角膜见直径约 3mm 的类圆形白色浸润病灶，新生血管从下方向病灶生长；C. 病灶上皮缺损，荧光素染色阳性。

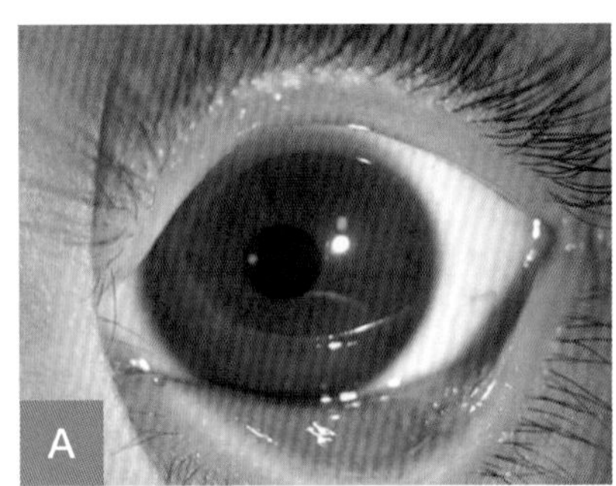

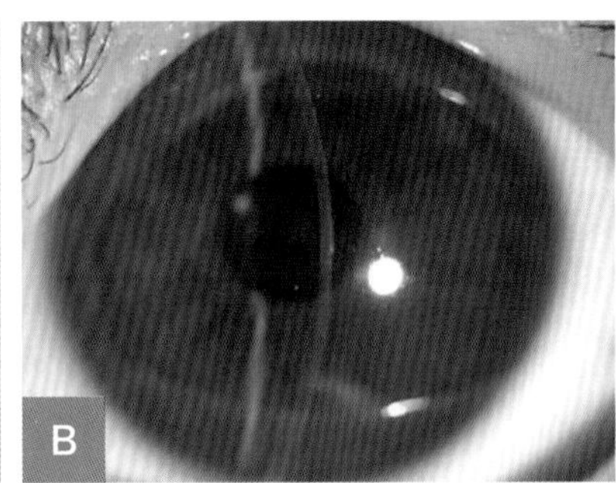

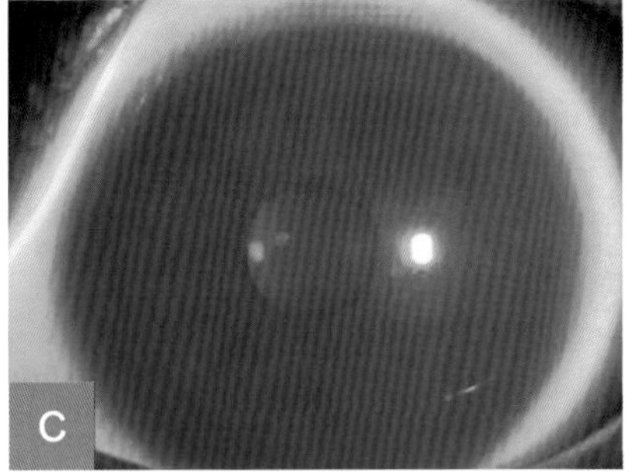

图 5-2-2 患者左眼裂隙灯显微镜照相

A、B. 左眼睑缘睑板腺开口部分堵塞，角膜透明；C. 左眼角膜荧光素染色阴性。

眼部特殊检查：睑板腺照相可见右眼上下睑板腺Ⅱ度萎缩、部分腺管可见黄白色分泌物堵塞，左眼睑板腺Ⅰ度萎缩（图 5-2-3）。睫毛螨虫镜检阴性。

临床诊断：右眼睑缘炎相关角结膜病变、双眼睑板腺功能障碍、双眼屈光不正。治疗：局部给予 0.02% 氟米龙滴眼液，滴右眼，一天 3 次；无防腐剂人工泪液，滴双眼，一天 4 次；妥布霉素地塞米松眼膏，睡前涂右眼睑缘；给予睑板腺按摩疏通，按摩时可见睑酯呈牙膏状；每天使用次氯酸眼部清洁湿巾清洁睑缘。半个月患儿复诊，诉眼部症状明显减轻，右眼视力 0.3，矫正 0.7，右眼睑缘充血明显减轻，角膜病灶局限、基质水肿减轻（图 5-2-4）。2 个月复诊，右眼视力 0.3，矫正 0.8，角膜病灶明显变淡（图 5-2-5）。

尽管 BKC 多为双眼，但临床上单眼患病者并不少见。本例患者根据右眼较为典型的角膜病灶特点，结合病史、睑缘形态及睑板腺红外照相特点，右眼 BKC 诊断并不困难；接受规范治疗后明显好转。左眼目前虽无明显角膜病灶，但睑缘可见明显睑酯堵塞，睑板腺存在显著缺失，且局部隐见陈旧性睑板腺囊肿所致的类圆形腺体缺失区，可能存在亚临床的 BKC 或明显的泪膜异常。因此，给予该患者双眼睑板腺热敷按摩以及睑缘清洁，有利于稳定泪膜并预防 BKC。

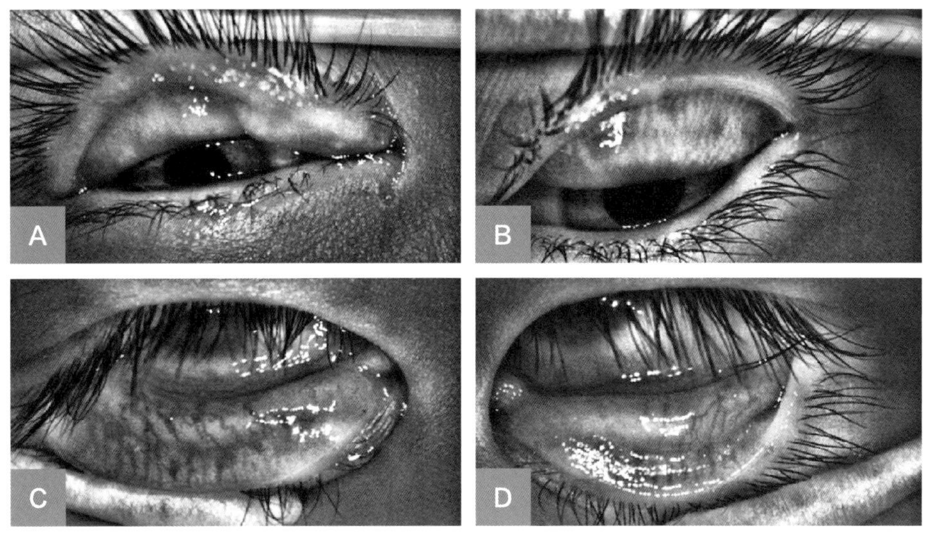

图 5-2-3　患者睑板腺照相

A、C. 右眼上下睑板腺 II 度萎缩；B、D. 左眼睑板腺 I 度萎缩。

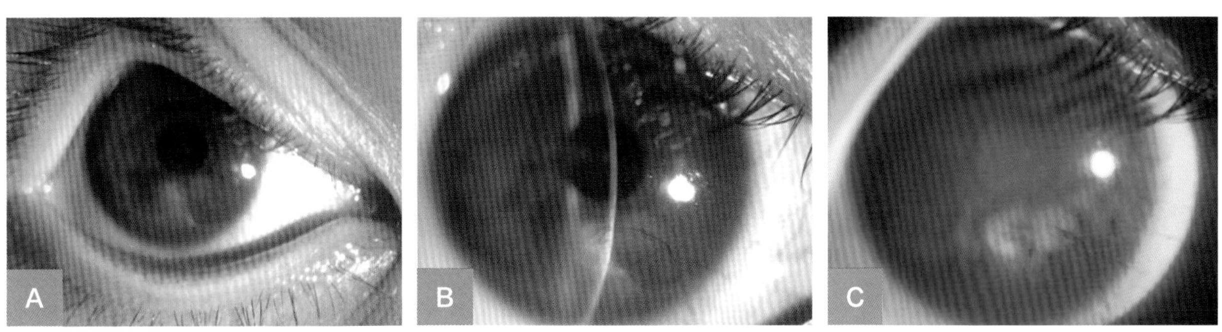

图 5-2-4　半个月复诊

A、B. 右眼睑缘充血减轻、角膜病灶缩小变淡，新生血管由下方长入病灶内；C. 荧光素染色可见病灶上皮缺损基本愈合。

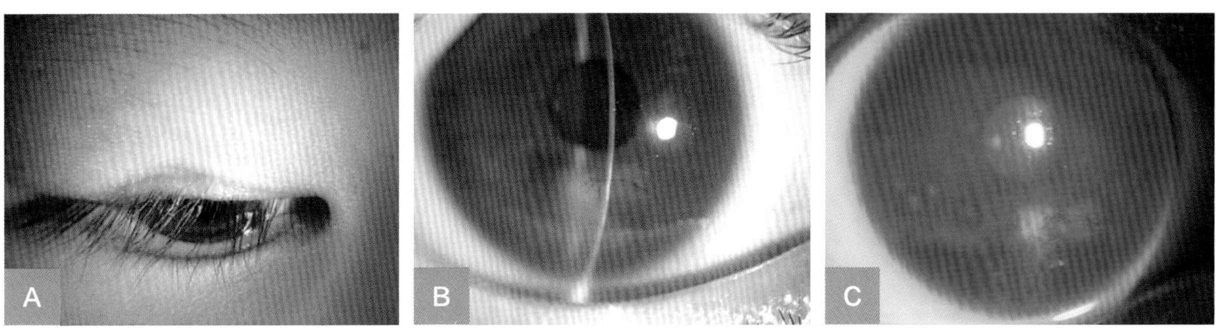

图 5-2-5　2 个月复诊

A、B. 右眼睑缘未见明显充血、下方角膜残留片状斑翳；C. 角膜荧光素染色阴性。

【病例 2】

患者，男性，31 岁。以双眼反复红痒、异物感、刺痛 4 年余为主诉就诊。4 年前无明显诱因出现双眼红痒症状，在当地多家基层医院就诊，诊断“过敏性结膜炎”，并予抗生素滴眼液、抗过敏滴眼液、激素类滴眼液点眼(具体药物不详)，症状反复。2 年前因双眼胀痛，在当地医院诊断为“双眼激素性青光眼”，给予停用激素类滴眼液，双眼卡替洛尔滴眼液、布林佐胺滴眼液点眼降眼压治疗。右眼眼压因药物控制不理想，在当地医院行“小梁切除联合虹膜周边切除联合脉络膜上腔切开联合羊膜移植术”，术后眼压控制良好。但双眼发痒、流泪、异物感等症状仍明显。无全身特殊疾病史。

眼科查体：右眼视力 0.25，矫正 0.5，眼压 10.6mmHg，部分睫毛脱失，睑缘充血、圆钝、边缘欠规则，睑板腺开口大部分堵塞，球结膜混合充血（+++），上方滤过泡扁平弥散，角膜上方见横椭圆灰白色混浊浅层病灶，病灶角膜基质轻度水肿，上方可见浅层新生血管长入，前房中等深，房水清，上方虹膜根切口通畅，瞳孔圆，对光反射正常，晶状体透明（图 5-2-6A~C）。左眼视力 0.5，矫正 0.8，眼压 15.2mmHg，眼睑肥厚，睑缘充血、圆钝，睑板腺开口大部分堵塞，球结膜混合充血（++），角膜表面粗糙，上皮可见大量点状缺损，荧光染色检查（FL）（+），基质无明显水肿，前房中等深，房水清，瞳孔圆，对光反射正常，晶状体透明（图 5-2-6D~F）。

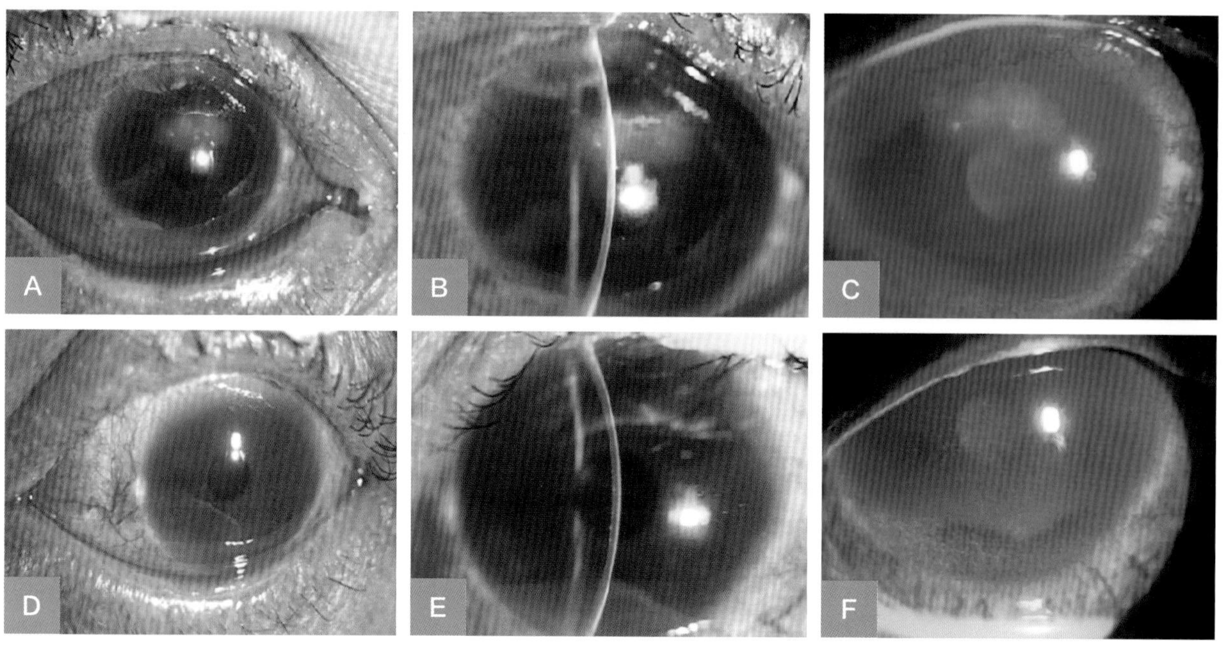

图 5-2-6 双眼裂隙灯显微镜照相

A~C. 右眼睑缘充血、圆钝、边缘欠规则，睑板腺开口堵塞，局部睫毛脱失，瞳孔上缘角膜见片状白色瘢痕病灶，上方角膜缘可见毛刷样新生血管生长，荧光素染色见角膜病灶内散在点状上皮缺损；D~F. 左眼睑缘充血、睑板腺开口堵塞，角膜表面粗糙，荧光素染色见点状上皮缺损。

眼部特殊检查：泪膜破裂时间：右眼 2.8s，左眼 3.1s。泪液分泌试验：右眼 15mm/5min，左眼 18mm/5min。睑板腺照相：右眼上下睑板腺腺体Ⅱ度萎缩，伴腺管扭曲，左眼上下睑板腺腺体Ⅰ度萎缩（图 5-2-7）。脂质层厚度分析：右眼 45ICU，左眼 44ICU。全身辅助检查：血尿常规、生化、全身免疫未见异常。

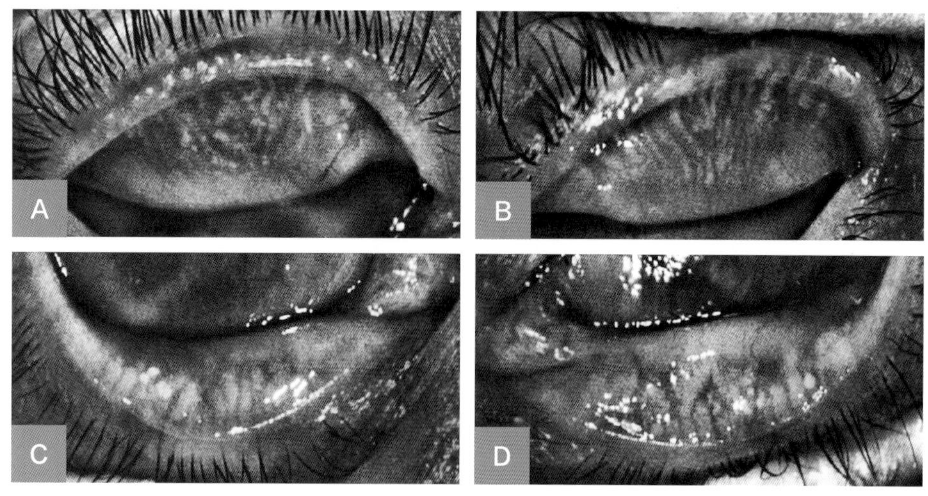

图 5-2-7 双眼睑板腺照相

A、C. 右眼上下睑板腺腺体Ⅱ度萎缩，伴腺管扭曲；B、D. 左眼上下睑板腺腺体Ⅰ度萎缩。

临床诊断：右眼睑缘炎相关角结膜病变、双眼睑板腺功能障碍、右眼抗青光眼术后、双眼屈光不正。治疗：局部给予 0.02% 氟米龙滴眼液，滴右眼，一天 3 次；无防腐剂人工泪液，滴双眼，一天 4 次；妥布霉素地塞米松眼膏，睡前涂右眼睑缘；给予睑板腺按摩疏通，按摩时可见睑酯呈牙膏状；同时行双眼 OPT 强脉冲激光治疗。嘱患者每天热敷。1 个月后患者复诊，诉眼部症状明显减轻，双眼角膜上皮无明显缺损(图 5-2-8)，右眼视力 0.25，矫正 0.6。左眼视力 0.5，矫正 0.8^{+}。给予再次行 OPT 强脉冲激光治疗及睑板腺按摩，睑酯混浊度较首诊时明显减轻。

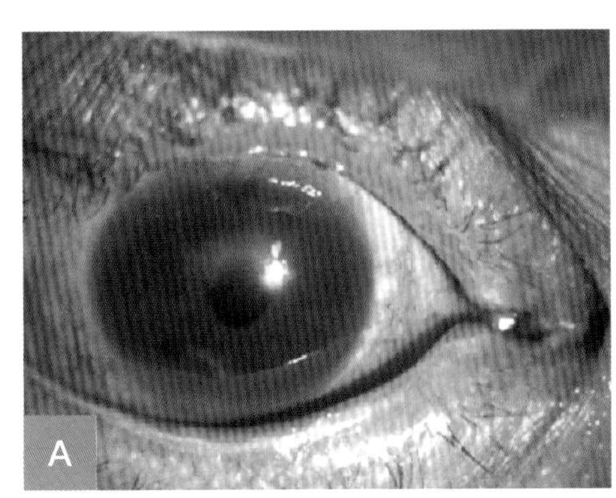

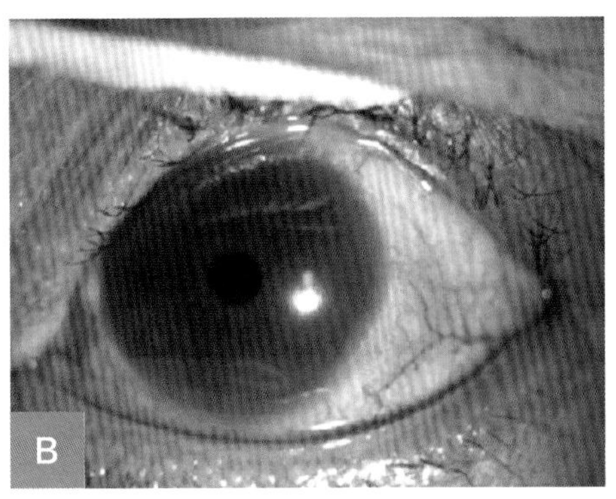

图 5-2-8 治疗 1 个月后

A. 右眼睑缘充血减轻，角膜病灶缩小、颜色变淡；B. 左眼睑缘未见明显充血，角膜透明。

该患者因存在过敏性结膜炎和青光眼等相对复杂的既往病史，导致睑缘及睑板腺情况易被忽略。实际上，长期的过敏性结膜炎以及抗青光眼术后患者均有相当一部分存在睑缘及睑板腺异常。该患者病程较久，影响因素多，导致 BKC 的表现并不十分典型。一般 BKC 患者的周边角膜浸润在 2:00、4:00、8:00、10:00 位更为常见，因为这些部位的角膜存在更多的睑缘接触和摩擦。该患者的角膜浸润灶位于 12:00 位的旁中央角膜，且为单个，既不易联想到 BKC，也不能完全排除与长期存在的眼表异常有关。但进行较为规范的 BKC 治疗后，角膜病灶不但明显变淡，而且病灶对应的新生血管亦显著消退。这种新生血管消退明显快于病灶的现象是 BKC 的特征之一。结合该患者显著的睑缘形态异常、睑板腺腺体缺失和扭曲、睑酯形态以及显著的结膜充血等，本例患者在过敏性结膜炎以及抗青光眼术后的基础上合并 BKC，诊断较为明确。

【病例 3】

患者，男性，45 岁。以“双眼反复红痒、异物感、刺痛 3 年，视力逐渐下降半年”为主诉就诊。患者 3 年前无明显诱因开始出现双眼发红发痒、异物感，伴刺痛、畏光流泪，视力轻度下降。在当地医院就诊，给予妥布霉素地塞米松滴眼液、庆大霉素氟米龙滴眼液、依美斯汀滴眼液、玻璃酸钠滴眼液等点眼，患者使用上述滴眼液点眼近 2 年。近半年来自觉双眼不适症状加重、视力下降明显，到当地医院就诊，诊断为“双眼并发性白内障、双眼睑缘炎”，患者要求行双眼白内障手术，当地医院因患者眼表情况欠佳，建议转至我院手术。既往史无特殊。

眼科查体：右眼视力 0.15，矫正 0.4^{+}，眼压 10.8mmHg，睑缘充血、圆钝、新生血管生长，睑板腺开口大部分堵塞，睫毛根部见黄色分泌物附着，球结膜充血(+)，角膜上皮粗糙，见散在点状上皮缺损，FL(+)，基质无明显水肿，前房深度正常，房水清，瞳孔圆，对光反射正常，晶状体呈不均匀白色混浊(图 5-2-9A、B)。左眼视力 0.1，矫正 0.4^{-}，眼压 12.4mmHg，睑缘充血、圆钝、新生血管生长，睑板腺开口大部分堵塞，睫毛根部见黄色分泌物附着，球结膜充血(+)，角膜上皮粗糙，见大量点状上皮缺损，FL(+)，基质无明显水肿，见大量浅层新生血管长入角膜缘内，前房深度正常，房水清，瞳孔圆，对光反射正常，晶状体呈不均匀白色混浊(图 5-2-9C、D)。

眼部特殊检查：BUT，右眼 2.8s，左眼 3.1s。泪液分泌试验右眼 15mm/5min，左眼 18mm/5min。睑板腺照相：双眼上睑板腺腺体Ⅱ度萎缩，伴腺管扭曲；双眼下睑板腺腺体Ⅲ度萎缩(图 5-2-10)。脂质层厚度分析：右眼 53ICU，左眼 32ICU。眼部 B 超：双眼玻璃体混浊声像。

临床诊断：双眼 BKC、双眼干眼、双眼并发性白内障、双眼屈光不正。停用妥布霉素地塞米松滴眼液，局部给予他克莫司滴眼液，滴双眼，一天 3 次；夫西地酸眼用凝胶，涂双眼睑缘；每周行 1 次睑板腺按摩疏通，首次按摩时可见双眼睑酯呈黄色牙膏状(图 5-2-11)；同时行双眼 OPT 强脉冲激光治疗，3 周治疗 1 次。

治疗 9 周后，患者眼部不适症状明显改善，眼表情况明显好转。2 个月后患者再次入院，局麻下行“双眼白

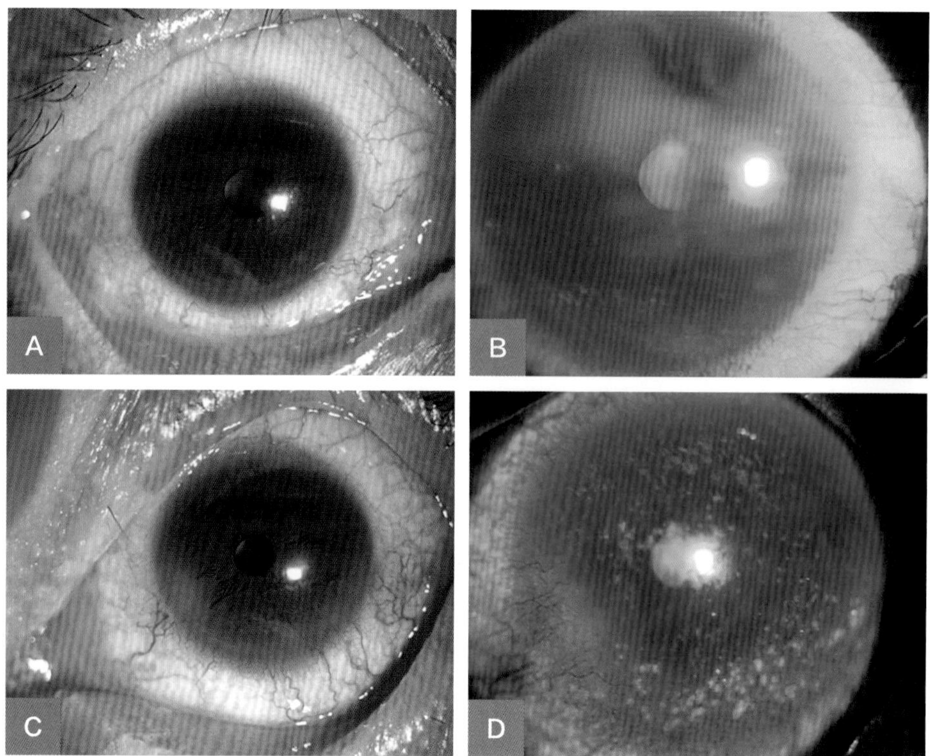

图 5-2-9 双眼裂隙灯显微镜照相

A、B. 右眼睑缘充血、圆钝、新生血管生长，睑板腺开口大部分堵塞，睫毛根部见黄色分泌物附着，球结膜充血（+），角膜上皮粗糙，见散在点状上皮缺损；C、D. 左眼睑缘充血、圆钝、新生血管生长，睑板腺开口大部分堵塞，睫毛根部见黄色分泌物附着，角膜上皮粗糙，见大量点状上皮缺损。

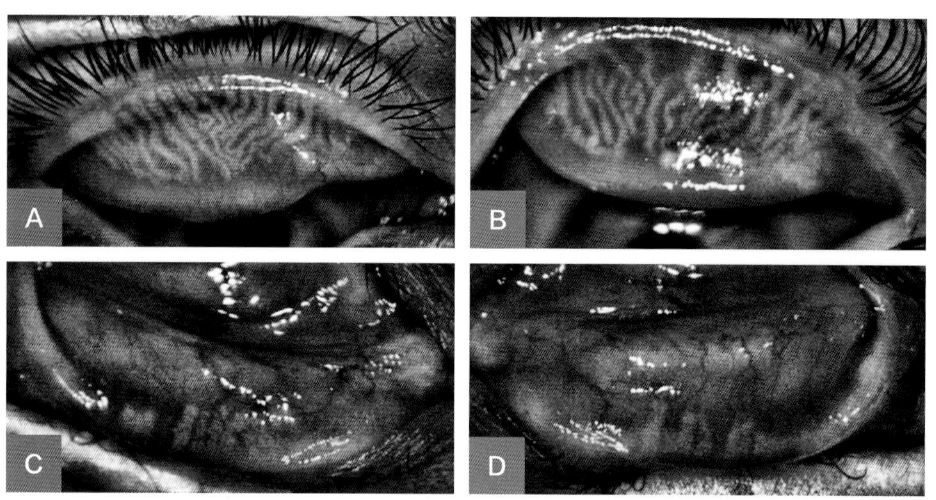

图 5-2-10 双眼睑板腺照相

A、B. 双眼上睑板腺腺体Ⅱ度萎缩伴腺管扭曲；C、D. 双眼下睑板腺腺体Ⅲ度萎缩。

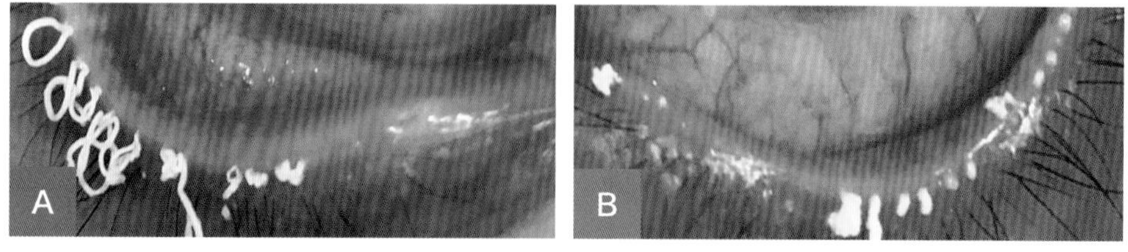

图 5-2-11 双眼睑板腺分泌物呈黄色牙膏状

内障超声乳化联合人工晶状体植入术”。术后右眼视力 0.6⁺，矫正 0.9⁻，眼压 13.6mmHg；左眼视力 0.5，矫正 0.8，眼压 11.3mmHg（图 5-2-12）。

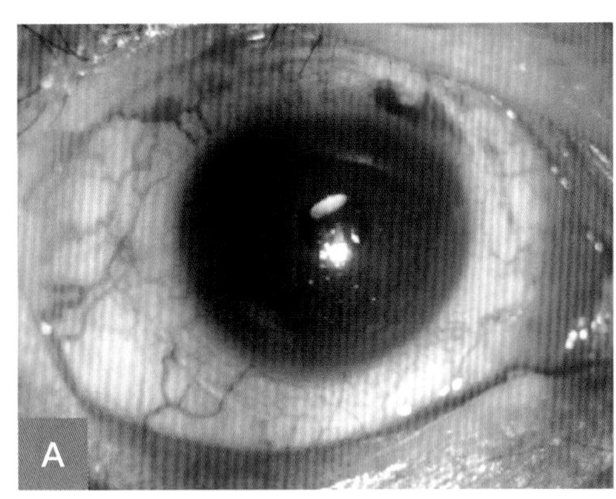
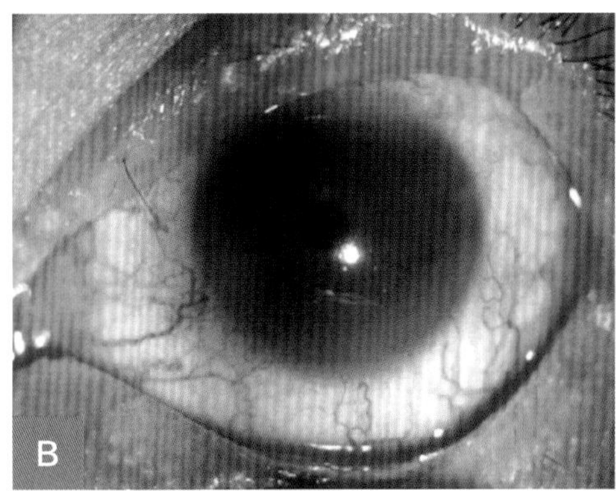

图 5-2-12　双眼白内障术后 3 天

A. 右眼睑缘无明显充血，角膜透明，人工晶状体位正；B. 左眼睑缘仍有充血，但较前减轻，角膜透明，人工晶状体位正。

该患者同样病程较长，且长期自行使用多种药物滴眼，双眼均存在明显的上皮缺损，并不能完全除外药物毒性角膜病变。但左眼下方周边角膜可见若干斑点状浅层浸润，提示存在免疫性炎症的因素。虽然睑板腺缺乏的程度并不严重，但睑缘充血明显，睑酯性状黄白色牙膏状为主，本例 BKC 诊断亦较为明确。另外，考虑到患者已长期使用妥布霉素地塞米松滴眼液，继续使用有可能延迟角膜上皮愈合，因此，改为他克莫司滴眼液以抑制免疫性炎症。经过综合治疗，患者症状、体征均有明显改善，白内障术后视力明显提高。在长期维持人工泪液及睑板腺治疗的前提下患者病情平稳。

【病例 4】

患者，女性，16 岁，以“左眼反复红痛、异物感伴视力下降 2 年余，复发 1 周”为主诉就诊。2 年前无明显诱因出现左眼发红、异物感、畏光流泪明显，伴视力轻度下降。在当地医院就诊，诊断为“左眼病毒性角膜炎”，给予阿昔洛韦滴眼液、更昔洛韦眼用凝胶、妥布霉素地塞米松眼膏等治疗，病情好转但易反复，发作自行使用上述滴眼液点眼缓解症状。1 周前左眼红痛明显加重、视力下降明显，在当地县医院就诊，建议患者行“左眼羊膜覆盖术”，患者家长考虑后转至我院就诊。患者述近 2 年左眼有 2 次“麦粒肿”切除病史，患者家长补诉患者幼时曾有多次“麦粒肿”切除史。

眼科检查：右眼视力 0.6，-0.50DS/-1.00DC × 170 → 0.8⁻，眼压 10.3mmHg，上下睑缘圆钝、充血，大部分睑板腺开口见黄色脂性物质堵塞，睫毛根部见黄色分泌物附着，结膜充血（+），5:00 位角膜缘内见 3mm 白色圆形瘢痕病灶，累及角膜基质深层，基质未见明显水肿，下方见新生血管长入角膜缘内约 2.5mm，其余角膜透明（图 5-2-13A、B）。左眼视力 0.08，-1.00DS → 0.2，眼压 7.3mmHg，上下睑缘圆钝、充血，大部分睑板腺开口见黄色脂性物质堵塞，睫毛根部见黄色分泌物附着，球结膜充血（++），角膜中央偏鼻下方见 5mm 白色类圆形浸润病灶，病灶边界不清、上皮表面缺损，FL（+），病灶累及角膜基质深层，中央角膜厚度明显变薄，周围角膜明显水肿，见大量束状新生血管从下方长入角膜病灶，上方角膜尚透明（图 5-2-13C、D）。

眼科特殊检查：泪液分泌试验右眼 15mm/5min，左眼 13mm/5min。泪河高度：右眼 0.22mm、左眼 0.18mm。BUT：右眼 6.4s，左眼测不出。脂质层厚度分析：右眼 52ICU，左眼 33ICU。睑板腺照相可见右眼睑板腺Ⅰ度萎缩（图 5-2-14A、B），左眼睑板腺Ⅲ度萎缩，睑结膜面见数个陈旧性手术瘢痕（图 5-2-14C、D）。右眼角膜知觉正常。

全身辅助检查：风湿免疫状态检查，红细胞沉降率测定 24.0mm/h↑，其余未见明显异常。

临床诊断：左眼角膜溃疡近穿孔、双眼睑缘炎相关角结膜病变、双眼屈光不正。治疗：局部给予他克莫司滴眼液，一天 3 次；无防腐剂人工泪液，2 小时 1 次；妥布霉素地塞米松眼膏，一天 1 次，睡前涂睑缘；行 1 次睑板腺按摩疏通，按摩时可见睑酯呈牙膏状；同时行双眼 OPT 强脉冲激光治疗。3 周后再次行双眼 OPT 强脉冲激光治疗，睑板腺按摩可见睑酯混浊程度减轻。局部仍继续给予他克莫司滴眼液，滴双眼，一天 3 次；无防腐剂人

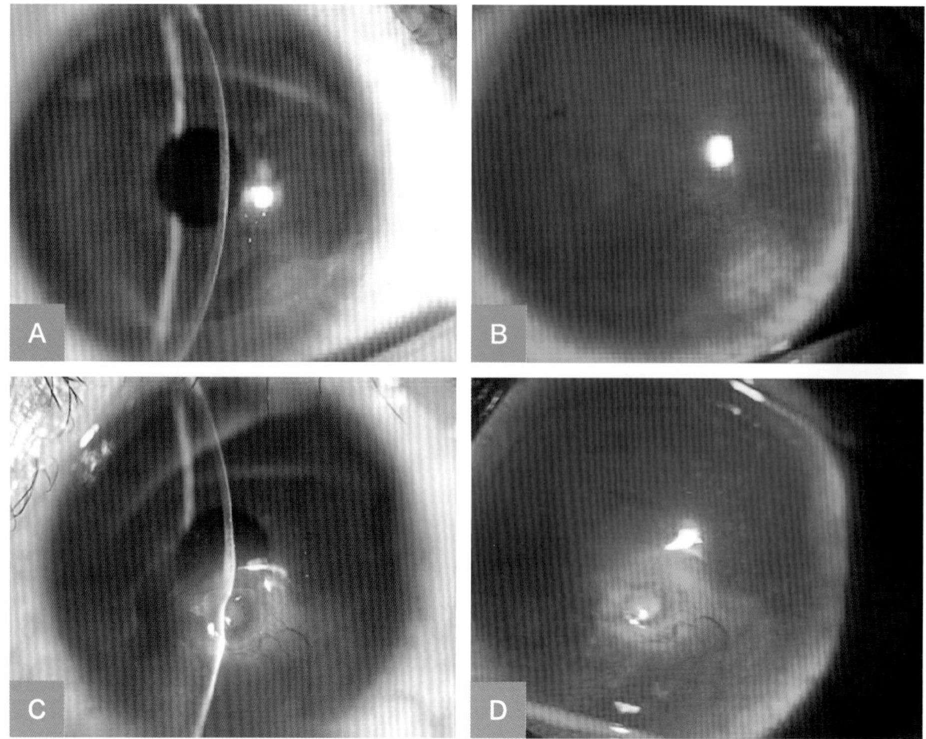

图 5-2-13 双眼裂隙灯显微镜照相

A、B. 5:00 位角膜缘内见白色瘢痕病灶，周围见新生血管长入，其余角膜透明；C、D. 球结膜充血（++），角膜中央偏下方见白色类圆形浸润病灶，病灶上皮缺损、融解变薄，见束状新生血管从下方长入角膜病灶。

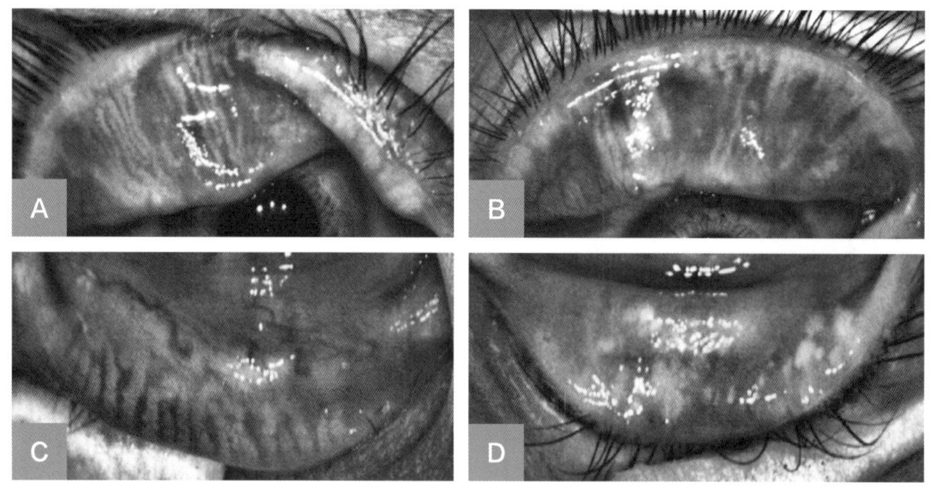

图 5-2-14 双眼睑板腺照相

A、C. 右眼睑板腺Ⅰ度萎缩；B、D. 左眼睑板腺Ⅲ度萎缩，睑结膜面见数个陈旧性手术瘢痕。

工泪液，滴双眼，一天 4 次；妥布霉素地塞米松眼膏，一天 1 次，睡前涂睑缘。6 周后行第 3 次双眼 OPT 强脉冲激光治疗，睑板腺按摩可见睑酯透明。右眼视力 0.6，矫正 0.9，鼻下方角膜残留浅层斑翳，下方角膜缘处新生血管减少，中央角膜透明、上皮无缺损（图 5-2-15）。左眼视力 0.25，矫正 0.5，角膜中央处病灶修复增厚、角膜下方病灶变透明（图 5-2-16）。

BKC 极易与病毒性角膜炎相混淆。但因针对病毒性角膜炎治疗过程中亦可能使用激素类滴眼液，即使是 BKC 患者病情亦可部分好转。因此，这类误诊往往可持续多年。本例患者左眼病灶不是 BKC 患者常见的斑点状浸润，却与病毒性角膜炎十分相似，但该患者新生血管未跨过角膜病灶，右眼亦有周边浸润，睑板腺照相显示

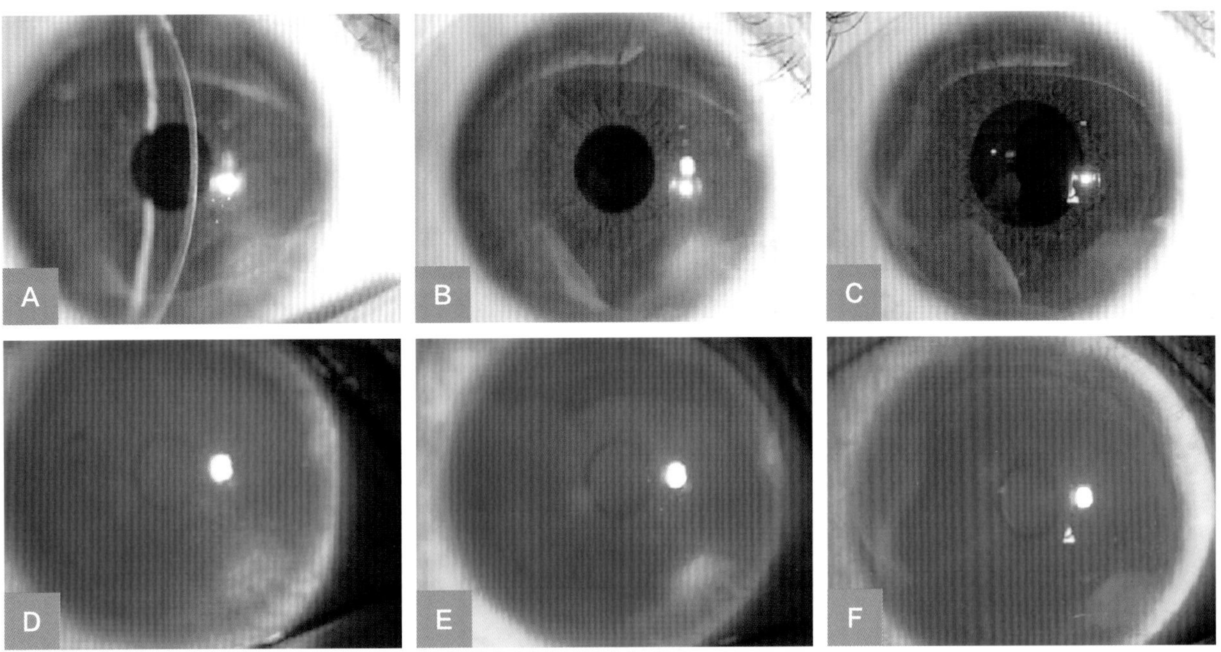

图 5-2-15 右眼裂隙灯显微镜照相

A、D. 初诊时 5:00 位角膜缘内见白色瘢痕病灶，周围见新生血管长入；B、E. 治疗 3 周后角膜病灶局限；C、F. 治疗 6 周后角膜病灶缩小、新生血管退缩。

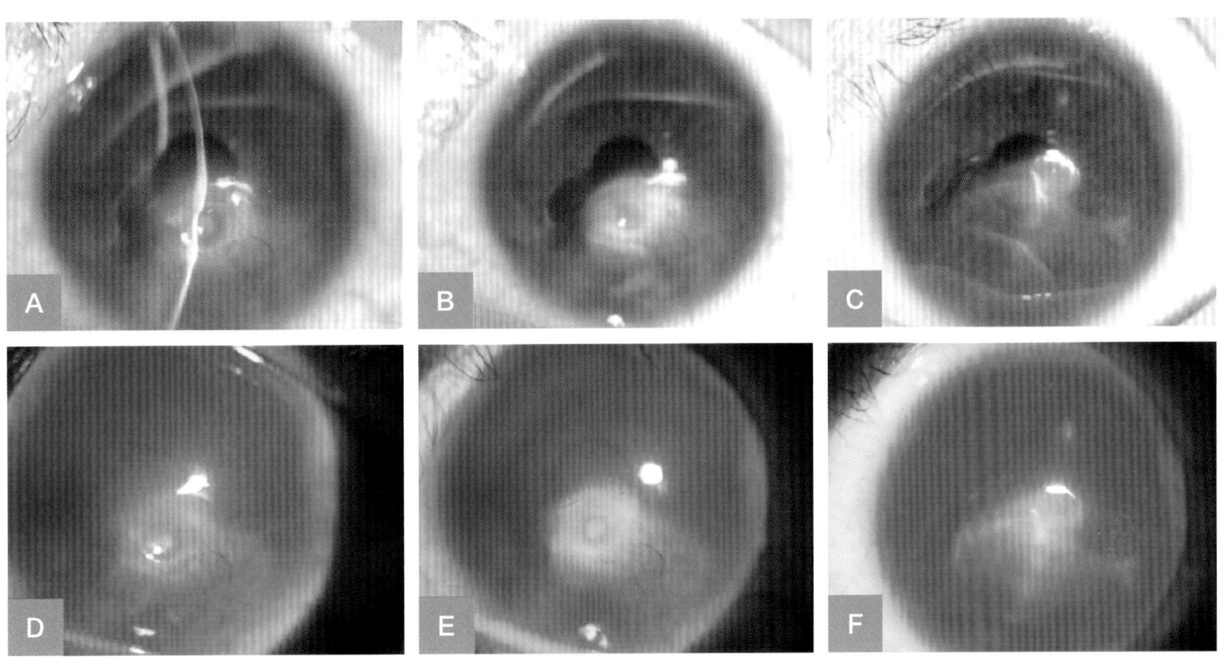

图 5-2-16 左眼裂隙灯显微镜照相

A、D. 初诊时角膜中央偏下方见白色浸润病灶，上皮缺损、融解变薄，见束状新生血管长入病灶；B、E. 治疗 3 周后角膜病灶逐渐修复、周围基质水肿减轻；C、F. 治疗 6 周后角膜病灶修复增厚、下方斑翳变淡、新生血管减少。

左眼睑板腺缺失更为明显，结合即往 2 次睑腺炎手术史，因此 BKC 诊断较明确。规范治疗后左眼病灶修复，瘢痕亦变淡，符合 BKC 特点。

【病例 5】

患者，女性，21 岁，以“双眼反复红痛伴视力下降 7 年，左眼加重 3 天”为主诉就诊。7 年前无明显诱因出现双眼干涩、发红，伴刺痛、异物感、畏光流泪等症状，伴视力下降，多次在当地医院就诊，诊断“双眼睑板腺功能障碍”，予药物点眼治疗（具体不详），症状好转后反复。5 年前因“双眼角膜溃疡”于当地医院行“双眼角膜清创+羊膜移植术”。3 年前因“右眼角膜溃疡近穿孔”于当地医院行“右眼角膜清创+羊膜移植术”，病程中病情反复。半个月前熬夜后出现左眼干涩、刺痛加重，在当地医院就诊，给予庆大霉素氟米龙滴眼液、玻璃酸钠滴眼液、小牛血清眼用凝胶等点眼，症状稍有好转，3 天前左眼红痛突然加重，伴视力下降明显，到当地医院就诊，建议转至我院。既往史无特殊。

眼科检查：右眼视力 0.1，矫正无提高，眼压 10mmHg，睑缘充血明显、圆钝，睑板腺开口部分阻塞，酯栓形成，睫毛根部可见黄色蜡样分泌物，结膜轻充血，角膜中央见不规则灰白色陈旧病灶，病灶角膜厚度明显变薄、向前膨隆，可见片状色素 KP，四周可见毛刷样新生血管长入角膜缘内（图 5-2-17），前房深度正常，房水清，瞳孔圆，直径 3mm，对光反射灵敏，晶状体隐约见尚透明，玻璃体窥不清，眼底窥不清。左眼视力 0.02，矫正无提高，眼压 7.6mmHg，睑缘充血、圆钝，睑板腺开口部分阻塞，酯栓形成，睫毛根部可见黄色蜡样分泌物，结膜轻充血，瞳孔缘下方角膜见直径约 3mm 类圆形穿孔区，虹膜组织嵌顿，病灶周围角膜水肿，角膜缘新生血管长入角膜（图 5-2-18），前房消失，瞳孔欠圆，直径约 2.5mm，对光反射迟钝，其后窥不清。

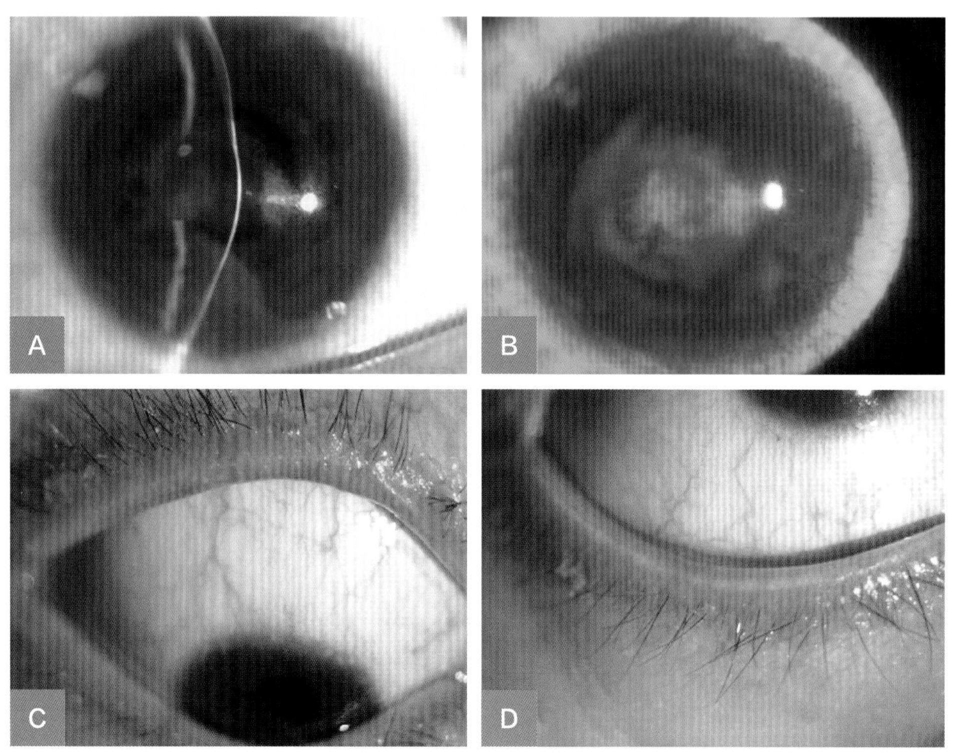

图 5-2-17 右眼裂隙灯显微镜照相

A、B. 角膜中央见不规则灰白色陈旧瘢痕病灶，病灶基质变薄、向前膨隆，四周见毛刷样新生血管生长；C、D. 睑缘充血明显、圆钝，睑板腺开口部分阻塞，酯栓形成，睫毛根部可见黄色蜡样分泌物。

眼科特殊检查：眼部 B 超示双眼玻璃体混浊。前节 OCT 示左眼角膜穿孔，其后虹膜组织嵌顿（图 5-2-19）。泪液分泌试验右眼 12mm/5min，左眼 13mm/5min。泪河高度：右眼 0.05mm、左眼 0.04mm。BUT：右眼 1.5s，左眼测不出。睑板腺评分：右眼上下睑板腺及左眼上睑板腺Ⅱ度萎缩，左眼下睑板腺Ⅲ度萎缩（图 5-2-20）。脂质层厚度分析：右眼 52ICU。全身辅助检查：血尿常规、血生化、全身免疫状态等未见明显异常。

临床诊断：左眼角膜穿孔、右眼角膜斑翳、双眼睑缘炎相关角结膜病变。入院次日行“左眼穿透性角膜移植术”。术后给予他克莫司滴眼液，滴左眼，一天 4 次；玻璃酸钠滴眼液，滴双眼，一天 6 次；妥布霉素地塞米松眼膏，涂双眼，睡前 1 次。术后 1 周，角膜植片轻度水肿，植片上皮完整（图 5-2-21）。

术后坚持每日使用次氯酸钠眼部清洁湿巾清洁睑缘，双眼睑缘充血逐渐减轻，并于术后 3 个月起，每隔 1 个月行 OPT 治疗。睑缘炎症、睑板腺堵塞及睑板腺分泌物性状逐步改善（图 5-2-22）。术后 1 年，右眼视力 0.15，矫正 0.4（图 5-2-23）。

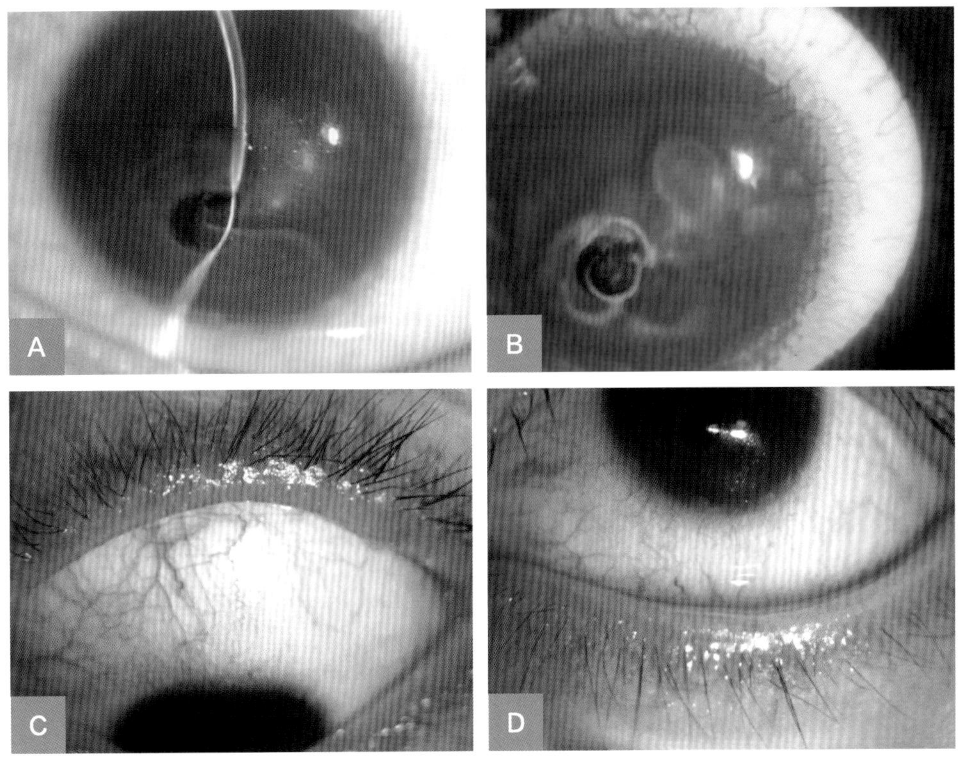

图 5-2-18　左眼裂隙灯显微镜照相

A、B. 角膜中央见不规则灰白色浸润病灶，累及角膜全层，瞳孔缘下方角膜见直径约 3mm 类圆形穿孔区，虹膜组织嵌顿，周围角膜水肿，角膜缘新生血管长入；C、D. 睑缘充血、圆钝，睑板腺开口部分阻塞，酯栓形成，睫毛根部可见黄色蜡样分泌物。

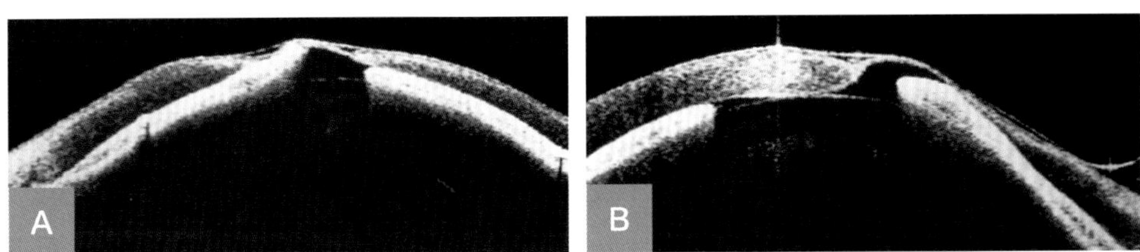

图 5-2-19　前节 OCT 示左眼角膜穿孔、虹膜组织嵌顿

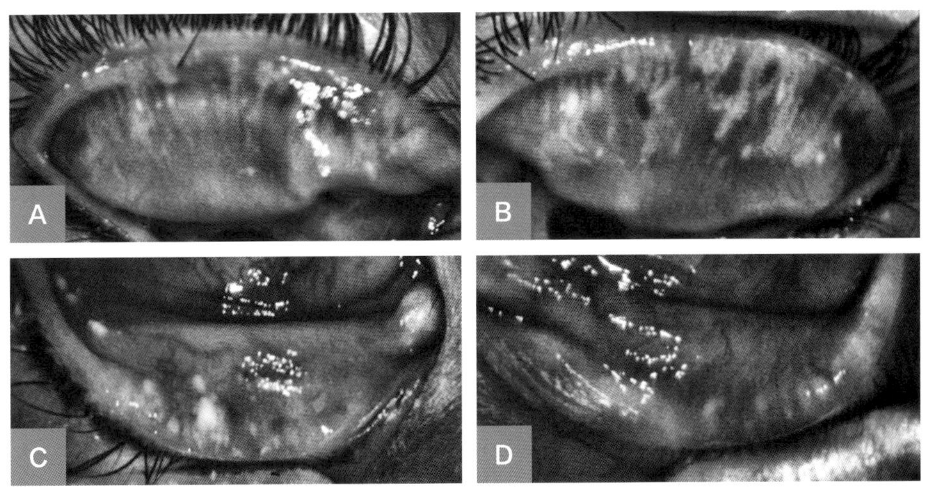

图 5-2-20　双眼睑板腺照相

A~C. 右眼上下睑板腺及左眼上睑板腺Ⅱ度萎缩；D. 左眼下睑板腺Ⅲ度萎缩。

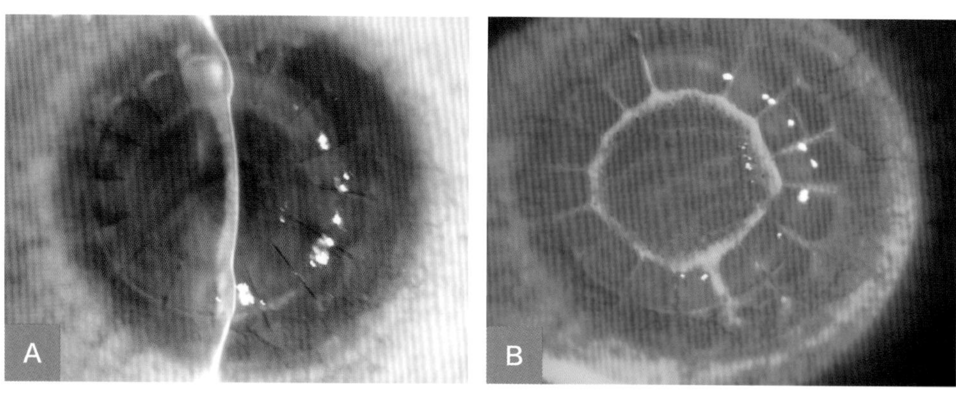

图 5-2-21 术后 1 周
A. 角膜植片轻度水肿；B. 角膜植片上皮完整。

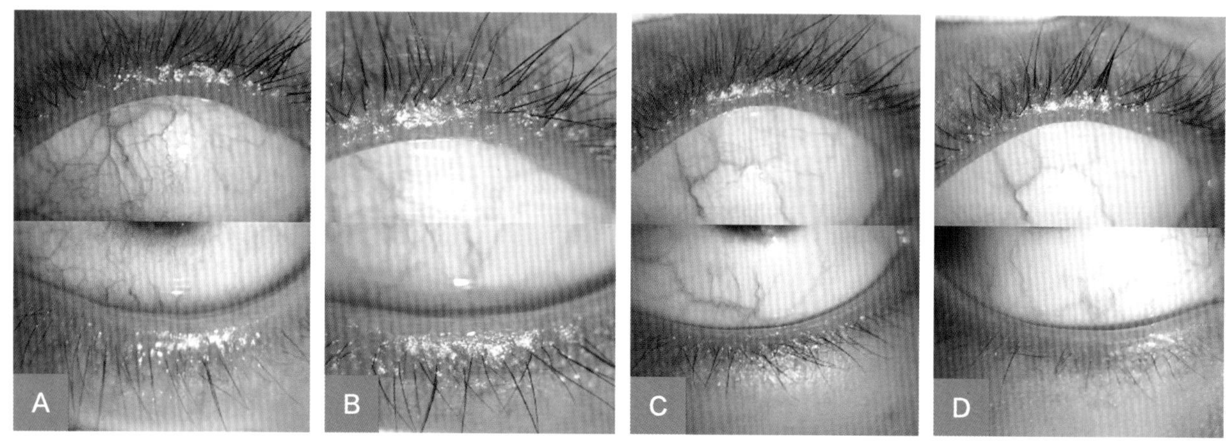

图 5-2-22 双眼睑板腺裂隙灯照相
A. 术后 1 个月；B. 术后 2 个月；C. 术后 3 个月；D. 术后 4 个月。

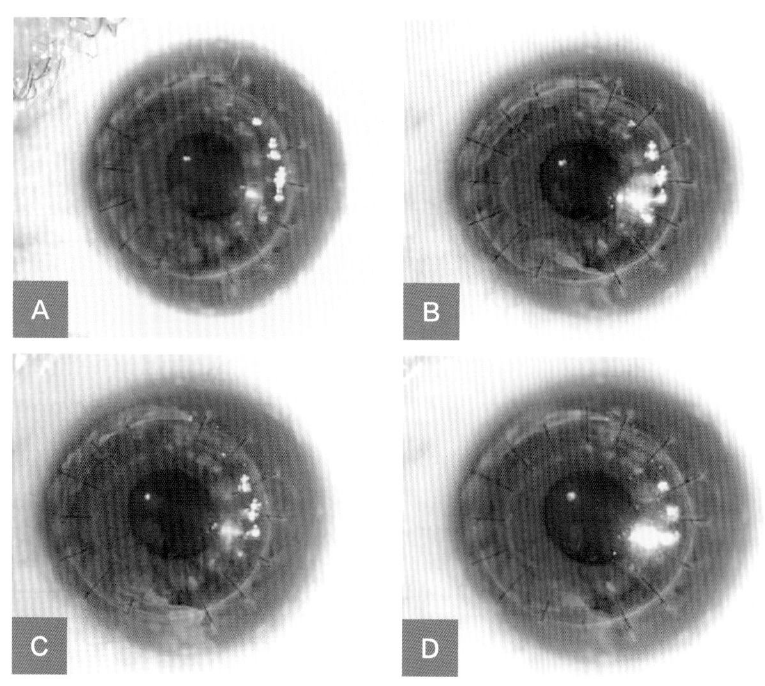

图 5-2-23 右眼术后裂隙灯显微镜照相
A. 术后 1 个月；B. 术后 2 个月；C. 术后 6 个月；D. 术后 1 年。

临床上，BKC 是很少发生穿孔的。但严重的进展期 BKC，如睑缘炎未得到有效控制，角膜病变多次复发或迁延不愈，可发生全角膜新生血管翳，或角膜变薄甚至穿孔。本例患者双眼均存在显著角膜变薄，左眼发生穿孔。由于穿孔范围较大，只能进行穿透性角膜移植。但此类患者在角膜移植术后仍面临长期泪膜不稳定、睑缘炎相关的角结膜病变复发等问题，仍需要与患者深入沟通，做到定期复查，在有效抗排斥的基础上长期使用人工泪液、眼睑热敷及睑板腺治疗。

第三节 蠕形螨性睑缘炎

蠕形螨性睑缘炎是由蠕形螨感染睑缘所致，主要累及睑缘皮肤、睫毛毛囊及其腺体、睑板腺的慢性炎症性疾病。临床上以眼痒、眼异物感、眼干、睑缘充血、鳞屑及睫毛根部袖套状分泌物等为典型临床表现（图 5-3-1A），严重者可并发结膜及角膜病变。该病可能具有一定的传染性。在睑缘炎患者中蠕形螨的检出率据报道达 23.8%~90%。它可见于各年龄段人群，检出率均随年龄增加而增加。目前尚未发现蠕形螨的检出率有明显性别差异。

一、病因及分类

蠕形螨主要寄生于人体鼻部、额部、眼睑周围、下颌、颊部和外耳道。在人体的蠕形螨主要包括毛囊蠕形螨和皮脂蠕形螨。毛囊蠕形螨常寄居于睫毛毛囊（图 5-3-1B），而皮脂蠕形螨多寄居于眼睑皮肤的皮脂腺和睑板腺。根据感染蠕形螨的类别与炎症累及部位，蠕形螨性睑缘炎可分为前部睑缘炎（主要累及睫毛毛囊根部）、后部睑缘炎（主要累及睑板腺及其开口区）、全睑缘炎（同时累及睑缘、睫毛和睑板腺）。重者可累及结膜，引起结膜充血、乳头和/或滤泡增生，严重者可引起角膜炎、角膜溃疡，导致穿孔。

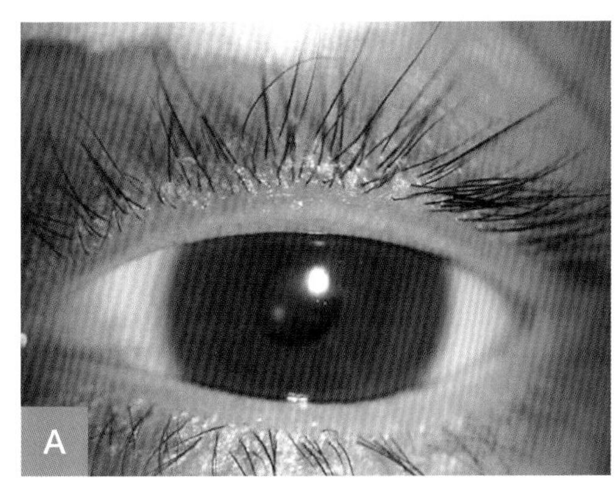

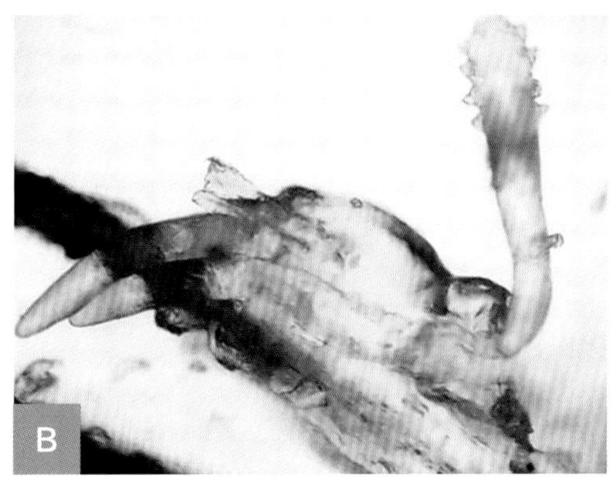

图 5-3-1 蠕形螨性睑缘炎
A. 睫毛根部大量鳞屑状分泌物附着；B. 睫毛根部大量蠕形螨。

二、临床表现

（一）症状

多为双眼发病，呈亚急性或慢性病程。症状无特异性，多表现为反复发作的睑缘红、痒，眼干、眼烧灼感、异物感、畏光及分泌物增多；严重者可伴有反复睫毛脱落；当炎症累及角膜时，可有视物模糊或视力下降。

（二）体征

睫毛异常（倒睫、乱睫、睫毛稀疏、睫毛根部袖套状分泌物）、睑缘炎症（睑缘充血肥厚、毛细血管扩张、上皮角化、泡沫状分泌物、长期炎症可导致睑缘弧度不规则甚至眼睑内外翻）、睑板腺异常（睑板腺开口可见酯栓，睑酯分泌性状异常，部分患者可合并睑板腺囊肿）、皮肤病变（部分患者可伴有面部痤疮、酒渣鼻、脂溢性皮炎等）。

三、检查及诊断

目前临床尚无统一的诊断标准。当患者出现反复发作的眼痒、眼红、畏光及眼部刺激感、睫毛易脱落，裂隙灯显微镜下可见睑缘充血、睑板腺开口阻塞、睫毛根部袖套样改变时，必须考虑螨虫感染的可能性。

(一) 眼睑螨虫镜检

在裂隙灯显微镜下拔取患者双眼上下睑睫毛，每个眼睑取3根睫毛，散开置于载玻片上，并盖上盖玻片，从盖玻片边缘缓慢滴入1滴生理盐水或花生油，在光学显微镜下查找螨虫并计数。若睫毛根部有袖套样改变时，则沿盖玻片滴加20mL无水乙醇，放置20min后在光学显微镜下查找，计数螨虫。60岁以上者蠕形螨计数达到4条或以上，35~60岁者蠕形螨计数达到3条，15~35岁者蠕形螨计数达到2条，15岁以下者发现蠕形螨1条，认为有临床意义。由于螨虫活动的特征，取材部位、时间、环境温度等因素对螨虫的检查率有一定影响。

(二) 激光共聚焦显微镜

共聚焦显微镜可作为诊断蠕形螨感染的无创性检测方法。通过共聚焦显微镜可观察到螨虫卵泡，实时观察螨虫活动轨迹。与拔睫毛螨虫镜检相比，该法能有效地检测出更少量的螨虫感染，但假阳性高于前者。另外，由于共聚焦显微镜检测眼睑螨虫，检查者需要具备较高的操作及检测水平，检测时间也较长，需要患者的配合，因此该检查目前在基层医院仍不宜广泛开展。

四、治疗

以局部杀螨治疗为主，疗程一般为2~3个月，避免复发；如伴有干眼、MGD或角结膜病变，应同时予以治疗。

(一) 睑缘清洁

采用生理盐水、婴儿香波或专业眼睑清洁液清洁睫毛，去除睑缘鳞屑、结痂。

(二) 眼部热敷按摩

主要针对后部蠕形螨性睑缘炎，有助于挤压及排出睑板腺阻塞的分泌物。

(三) 强脉冲光治疗

近年来强脉冲光（intense pulsed light，IPL）技术在临床上已被广泛用于治疗MGD及螨虫感染，IPL工作时发出波长500~1 200nm的光，作用于皮肤时转化为热能与光化学能，局部温度可达60℃。螨虫最高耐受温度为58℃，IPL通过局部升温来杀灭螨虫。

(四) 局部药物杀螨治疗

局部药物杀螨治疗是蠕形螨性睑缘炎的首要治疗措施，可选择的杀螨药物及用法包括：2%甲硝唑眼膏或凝胶，取适量蘸于棉签上，轻擦洗上下全睑缘睫毛根部，每次8~10个来回，每天2次。茶树油是目前治疗眼部螨虫感染应用最广泛且有效的药物，具有抗炎、抗菌、杀螨等作用。5%茶树油眼膏，使用方法同上；5%茶树油眼膏与2%甲硝唑眼膏联用，方法同上，两种药物间隔15min；茶树油眼贴每天贴敷，2~3个月。合并角膜溃疡者须在角膜移植术前、术后行局部杀螨治疗。研究发现，茶树油中有4-萜品醇，约占40%，是主要的活性成分，具有消炎、抗菌的作用。研究发现，4-萜品醇（terpinen-4-ol，T40）与等量的茶树油相比较，其抗炎、抗菌作用均更强。T40同样具有杀螨作用，可用于蠕形螨性睑缘炎的治疗。

五、病例分享

患者，女性，52岁。以“双眼反复红痒、异物感、干涩2年余”为主诉就诊。患者2年前无明显诱因开始出现双眼红痒、异物感、双眼干涩，无明显视力下降。在当地医院就诊，诊断为“双眼过敏性结膜炎”，给予依美斯汀滴眼液、氮卓斯汀滴眼液、妥布霉素地塞米松滴眼液等点眼抗过敏治疗，病情好转但经常反复。现到我院就诊要求进一步治疗。既往史无特殊。

眼科查体：右眼视力0.6，矫正1.0，眼压12.3mmHg，睑缘充血圆钝，睑板腺开口大部分堵塞，睫毛根部见袖套样分泌物附着，球结膜充血（+），角膜透明，上皮完整，基质无明显水肿，前房深度正常，房水清，瞳孔圆，对光反射正常，晶状体透明，玻璃体絮状混浊，眼底未见明显异常。左眼视力0.7，矫正1.0，眼压14.5mmHg，睑缘充血圆钝，睑板腺开口大部分堵塞，睫毛根部见袖套样分泌物附着，球结膜充血（+），角膜透明，上皮完整，基质无明显水肿，前房深度正常，房水清，瞳孔圆，对光反射正常，晶状体透明，玻璃体絮状混浊，眼底未见明显异常。

眼部特殊检查：BUT，右眼2.8s，左眼3.1s。泪液分泌试验右眼15mm/5min，左眼18mm/5min。睑板腺照相：双眼上睑腺体中度缺失伴腺管扭曲，双眼下睑腺体重度缺失。脂质层厚度分析：右眼53ICU，左眼32ICU。眼部B超：双眼玻璃体混浊声像。螨虫镜检：双眼均可见大量蠕形螨（图5-3-2）。

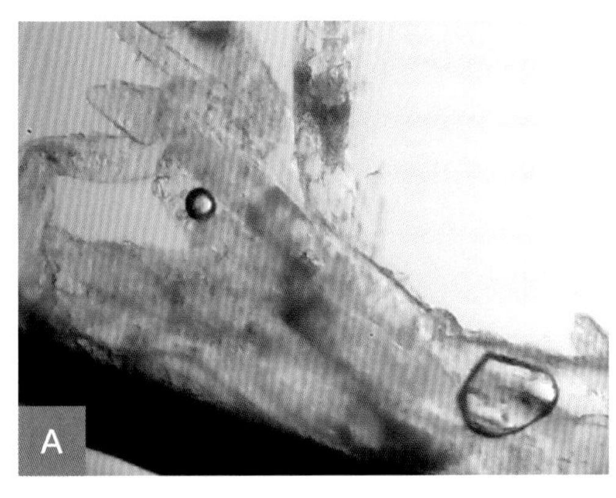

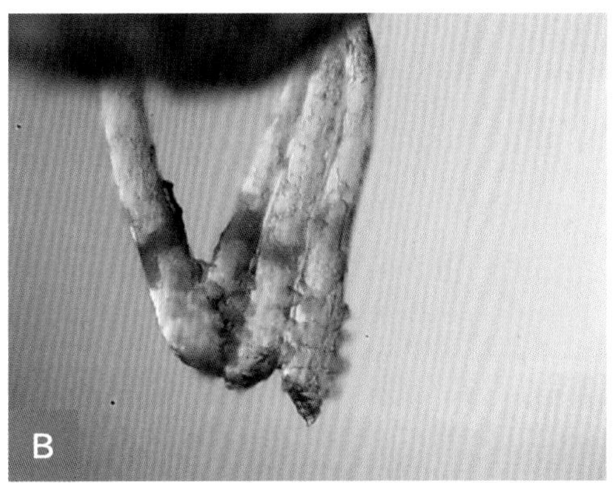

图 5-3-2　双眼睫毛螨虫镜检见大量蠕形螨

临床诊断：双眼蠕形螨性睑缘炎、双眼干眼、双眼屈光不正。治疗：睑缘清洁、热敷、睑板腺按摩，5% 茶树油凝胶或 5% 茶树油擦拭睑缘，每天 1 次。1 个月后复诊时，患者双眼症状明显减轻，再次睫毛螨虫镜检，蠕形螨数量明显减少。

睑缘螨虫感染在人群中十分常见，可能会导致不同程度的睑板腺功能障碍。进行规范治疗通常能够有效杀灭螨虫。但并非所有存在睑缘螨虫的患者均需要规范除螨治疗。具体的治疗适应证以及规范化治疗措施可参考我国蠕形螨性睑缘炎诊断和治疗专家共识（2018 年）。

第四节　睑板腺囊肿

睑板腺囊肿（旧称霰粒肿）是一种非感染性的慢性肉芽肿性炎症。该病累及全年龄层，多见于青年人及儿童，是日常眼科诊疗工作中最常见疾病之一。组织学显示它由纤维结缔组织包裹，囊内含有睑板腺分泌物及慢性炎症细胞浸润，但不形成干酪样坏死。典型症状是眼睑单个或多发性无痛性结节，病程中病灶缓慢增大。小直径囊肿可自愈。部分可自行破溃并排出胶冻样内容物后消退，亦可形成肉芽肿，甚至继发感染形成内睑腺炎。该病破坏眼部多项功能并影响面部外观，严重影响患者身心健康。由于病因及发病机制不完全明确，缺乏针对性强且复发率低的有效治疗，目前国内外缺乏共识性的治疗标准。

一、病因与流行病学

（一）病因及危险因素

迄今为止，睑板腺囊肿的病因仍未完全明确。多种因素会增加睑板腺囊肿的发生风险。

1. 感染因素

眼部蠕形螨感染、病毒感染、痤疮丙酸杆菌、金黄色葡萄球菌、周围组织慢性炎症（睑缘炎、慢性结膜炎、BKC）。

2. 非感染因素

酒渣鼻、焦虑、吸烟、营养不良、肠易激综合征、全身脂代谢紊乱、血清维生素 A 水平低、血清铁蛋白水平低、胃炎、药物（硼替佐米、多西他赛）、甲状腺功能减退、长时间佩戴口罩。

（二）流行病学

该疾病是眼科日常工作中最常见的疾病之一，累及全年龄层。西班牙裔/拉丁裔、美洲印第安人和亚洲人睑板腺肿的发生率高于其他种族/族裔群体。相较于成年人，儿童拥有更高的患病率。由于儿童腺体增殖能力较强、腺体分泌旺盛，病灶多呈现双眼发病及多发病灶，复发率高。

二、发病机制

该病可能由单一或多种因素触发，导致腺体分泌物排出受阻、潴留在睑板腺内。持续分泌的脂质可部分从腺体喷发到睑板的胶原基质中。这些脂类刺激并引发肉芽肿性炎症反应，导致免疫细胞的积累，包括多形核白细胞、淋巴细胞和浆细胞，从而进一步损伤组织。

三、临床表现

上睑多见,单个发生,也可以上、下眼睑或双眼同时多个发生,部分患者反复发作。表现为眼睑皮下逐渐增大的无痛性圆形结节。小的囊肿需经仔细触诊才能发现,较大者可使皮肤隆起,与皮肤无粘连,活动度好(图 5-4-1A)。与肿块对应的睑结膜面局限性充血,呈紫红色或灰红色的病灶(图 5-4-1B)。相关病变腺体开口变形伴突出的浓缩分泌物(图 5-4-1C、D),睑板腺红外照相提示病变腺体影像丢失(图 5-4-1E)。一些患者开始时可有轻度炎症表现和触痛,但没有睑腺炎的急性炎症表现,共焦显微镜提示腺泡多量点状高反光炎症细胞浸润(图 5-4-1F)。小的囊肿可以自行吸收,但多数长期不变,或逐渐长大,质地变软。也可自行破溃,排出胶样内容物,睑结膜面或皮肤面可能伴有肉芽肿(图 5-4-2)。睑板腺囊肿如有继发感染,则形成急性化脓性炎症,临床表现与内睑腺炎相同。

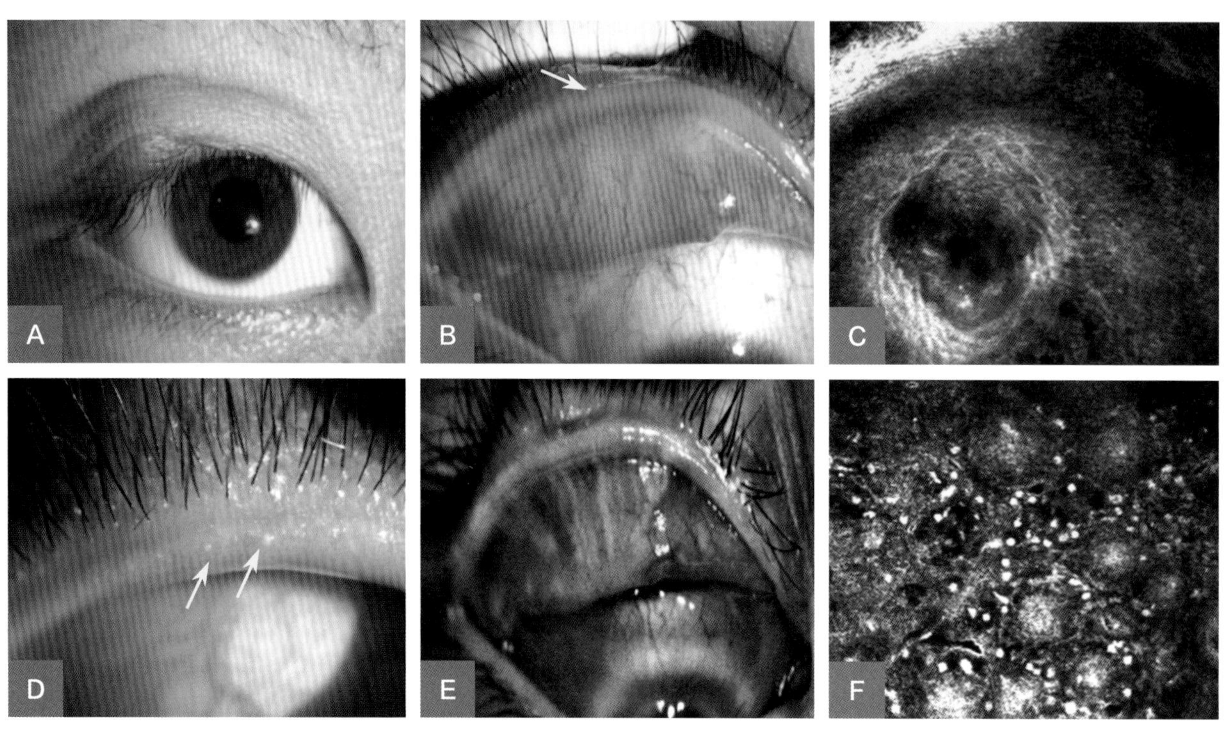

图 5-4-1 睑板腺囊肿临床表现

A. 眼前节裂隙灯大体照相显示右眼上睑外侧睑板腺囊肿病灶;B. 病灶结膜面裂隙灯照相;C. 活体激光共聚焦显微镜显示病灶睑板腺开口变形伴分泌物嵌顿;D. 相关病变腺体睑板腺开口阻塞,分泌物浓缩阻塞睑板腺开口;E. 睑板腺红外照相显示病变腺体影像学脱落;F. 病灶腺泡周边高亮炎性细胞浸润。

四、诊断及鉴别诊断

(一) 临床诊断

1. 病史

既往眼部疾病及相关全身病史,如慢性结膜炎、睑缘炎、酒渣鼻、糖尿病、焦虑等。有无类似发作史。

2. 症状

单个或多发性眼睑无痛性结节,逐渐增大。直径大的囊肿可引起上睑下垂、散光、远视甚至儿童弱视。

3. 体征

(1) 相关病变腺体开口可见突出的浓缩分泌物;

(2) 可能伴有睑结膜面蘑菇样肉芽肿;

(3) 部分患者继发感染形成睑腺炎。

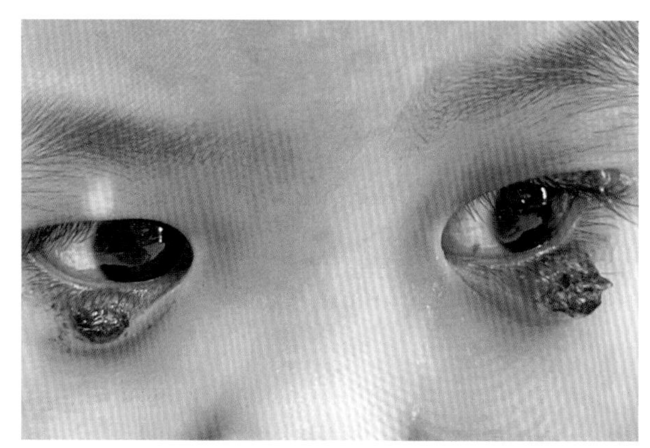

图 5-4-2 儿童多发睑板腺囊肿

双侧下睑病灶自行破溃,皮肤面形成肉芽肿。

4. 辅助检查

（1）睑板腺红外照相：相关病变腺体影像脱落。

（2）活体共聚焦显微镜：睑板腺开口扩张伴有分泌物栓塞；开口附近腺管扩张，腺管周边腺泡样组织受挤压，严重病情可见纤维瘢痕组织增生，伴有点状高反光炎症细胞浸润。

（3）超声波：显示眼睑内有一个椭圆形低回声病灶，内部有斑点状回声，并在彩色多普勒显示周围血管。

（二）鉴别诊断

1. 睑板腺癌 多见于50岁以上女性，疾病初期与睑板腺囊肿相似，表现为反复发作的"睑板腺囊肿"，肿块逐渐增大，后期可突出于睑板或穿破皮肤，表面有溃破和出血。对于复发性或老年人的睑板腺囊肿，应将切除物进行病理检查，以除外睑板腺癌。

2. 皮样囊肿 通常位于皮下或更深处，最典型的是位于眉毛外侧终点处，与骨膜粘连紧密，是胚胎发育过程中有皮肤隐退引起的。

3. 表皮包涵囊肿 往往是因外伤或手术导致上皮植入真皮引起。病变生长缓慢，呈圆形、质韧，表面或皮下病变含有角蛋白。

4. 表皮囊肿 罕见，且通常进行性发展。沿胚层闭合线处发育并生长。外观与表皮包含囊肿相似。

5. 外睑腺炎 眼睑腺体（睫毛毛囊及其附属皮脂腺或变态汗腺）感染的一种急性化脓性炎症。患处有红、肿、热、痛等急性炎症典型表现。

五、治疗

睑板腺囊肿的治疗方法虽然众多，但目前缺乏统一治疗共识及标准化流程，原因在于该疾病病因及发病机制不完全明确，且患者多合并多种致病因素，因此正式治疗中需要多种治疗方式搭配，根据病情变化适当调整治疗方案。

（一）物理治疗

1. 保守治疗

1/3的睑板腺囊肿可自行消退。当囊肿直径较小，可保守观察。

2. 眼部热敷联合睑板腺按摩（MGX）

局部升温联合挤压睑缘有效排出淤积的睑板腺分泌物。每天热敷数次仅在早期病变时能改善病情。

3. 眼睑清洁

对于合并蠕形螨感染患者需要使用含除螨成分清洁湿巾进行规范除螨疗程。严重睑缘炎患者需联合电动旋转刷机械去除眼睑污垢。

（二）药物治疗

1. 局部使用抗生素 局部妥布霉素每日3次，持续1~2周；或选择类固醇软膏每日3次，持续2~3周。该方法治疗效果有限，通常在治疗原发疾病及合并感染效果较显著。

2. 局部类固醇注射 可通过皮下或结膜下往患部注射0.2~0.4mL的40mg/mL曲安奈德（TA）。一次即缓解成功率大约是80%。无效者1~2周后可再次行注射。

3. 局部内毒杆菌毒素A注射 部分药物保守治疗6月无效患者可接受了每毫升0.2~0.5mL生理盐水稀释的2至5单位肉毒杆菌毒素A的局部注射。睑板腺受感觉神经、交感神经和副交感神经纤维支配。肉毒杆菌毒素对外分泌腺有胆碱能抑制作用，可部分减少睑板腺的分泌。

4. 全身口服药物 全身使用四环素有助于预防伴有红斑痤疮患者睑板腺囊肿的复发。口服益生菌补充剂可缩短病程。

（三）手术切除

直径大于5mm睑板腺囊肿建议行手术刮除。术后5~7天局部使用抗生素软膏，每天3次。手术切口尽量在结膜面以减少皮肤瘢痕，平行于睑板腺避免损伤正常腺体。囊壁连同囊肿内容物、腺上皮细胞需要完整的分离去除才能减少复发。常规送病理检查明确诊断。

（四）强脉冲光治疗（IPL）

切除后的复发性或难治性睑板腺囊肿在手术切除后仍存在高复发率，建议病灶切除1周后至少进行3次IPL-MGX，每次治疗间隔3周~1个月。联合治疗能通过改善睑板腺功能降低睑板腺囊肿的复发率，是一种低风险且有效的选择。但在炎症急性期伴明显皮肤破溃慎用。

六、病例分享

【病例 1】

患儿,女性,10 岁。以“左眼睑肿物生长 5 月,红肿 1 周”为主诉就诊。3 个月前无明显诱因出现左眼睑肿物生长,初期无疼痛,无畏光、流泪,无视物模糊,当地医院诊断“左眼睑板腺囊肿”,嘱热敷联合妥布霉素眼膏每日 3 次治疗,病程中症状时有好转,但易反复发作。1 周前红肿加剧,眼部异物感显著,视力轻度下降,自用抗生素眼膏点眼治疗无效,遂就诊我院进一步治疗。既往上幼儿园左眼曾有过 3 次“麦粒肿”病史,均外院手术切除治疗。否认全身特殊病史。

眼科查体:左眼视力 0.6,矫正 0.8+,睫毛根部多量黄白色分泌物附着,睑缘充血、不规则,睑板腺开口大部分堵塞,上下睑皮下可触及弥漫性硬结,轻度触痛,内侧睑结膜面可见肉芽肿,球结膜充血(+),鼻侧及中央角膜上皮散在点状着染,前房深度正常,瞳孔对光反射正常,余眼部结构未见明显异常。右眼视力 0.8,矫正 1.0,睑缘位置正常,球结膜轻度充血,角膜透明,余眼部结构未见明显异常(图 5-4-3)。

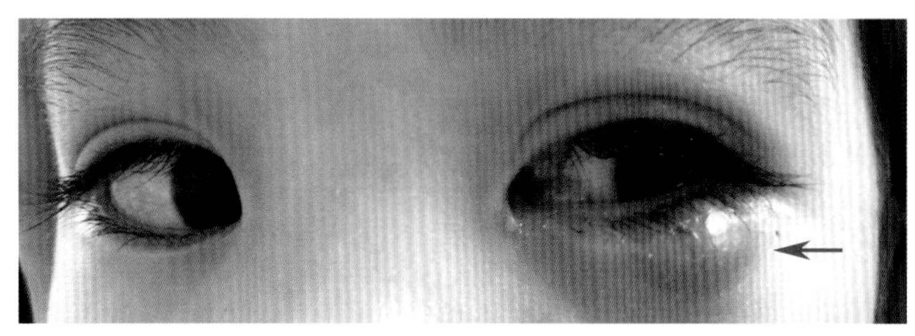

图 5-4-3 患者首次就诊眼前节照相

左眼睫毛根部多量黄白色分泌物附着,睑缘充血、不规则,睑板腺开口大部分堵塞,上下睑皮下可触及弥漫性硬结,内侧睑结膜面可见肉芽肿。

诊断:左眼睑板腺囊肿(多发性)、左眼角膜上皮损伤。

治疗:患儿既往左眼已行多次手术,患儿及家属对手术排斥明显。考虑目前睑结膜面存在破溃(图 5-4-4A),第 1 周先行妥布霉素地塞米松眼膏每天 3 次点眼抗炎、抗感染治疗,联合次氯酸钠清洁湿巾清洁睑缘。第 2 周复查硬结范围及肉芽肿病灶较前缩小,无触痛,眼睑皮温无升高(图 5-4-4B)。考虑炎症状态部分控制,开始进行首次 IPL+MGX,上下睑病灶各注射 0.2mL 40mg/mL TA,妥布霉素地塞米松眼膏更改为睡前使用一次,适当热敷。1 个月后复查肉芽肿进一步缩小,下睑病灶逐步局限在中外侧(图 5-4-4C)。进行第二次 IPL+MGX,维持原用药方案。1 个月后复查,病灶范围进一步局限(图 5-4-4D)。进行第三次 IPL+MGX 治疗,用药方案更改为加替沙星凝胶(每日 2 次),停用典必殊眼膏。1 月后复查发现睑结膜面少量肉芽组织残留,下睑病灶无恶化(图 5-4-4E),追加第四次 IPL 治疗,用药方案不变,继续每天热敷。第 14 周复查睑结膜肉芽肿基本消失(图 5-4-4F),继续用药及每天热敷。第 20 周下睑病灶范围已缩小至就诊时的 1/4(图 5-4-4G)。目前继续热敷维持治疗中。

【病例 2】

患儿,男,4 岁,以“双眼睑反复红肿、脓性物分泌 2 月余”为主诉就诊我院。2 岁开始偶然发现一侧眼睑皮下硬结,无触痛,未行诊治。后双眼上下睑硬结数量逐渐增多,偶伴红肿。当地医院就诊予抗生素滴眼液、眼膏治疗(具体用药不明确),症状无改善。当地先后行 2 次手术切除,效果不显著。双眼睑红肿持续加重,2 个月前开始办脓性分泌物增多。遂就诊我院进一步治疗。

眼科查体:双眼视力追光,双侧上下眼睑弥漫性红肿,触及皮下硬结弥漫性分布,触痛(+),皮温升高,右侧上睑表皮破溃、结痂,睁眼困难。结膜轻充血,余眼部结构未见明显异常(图 5-4-5A)。

诊断:双眼多发性睑板腺囊肿继发感染。

治疗:患儿既往已行 2 次手术,无法接受再次手术治疗。由于急性期感染明确,皮肤表面存在破溃,先行妥布霉素地塞米松眼膏每天 3 次点眼抗炎、抗感染治疗,联合次氯酸钠清洁湿巾清洁睑缘。半个月后复查

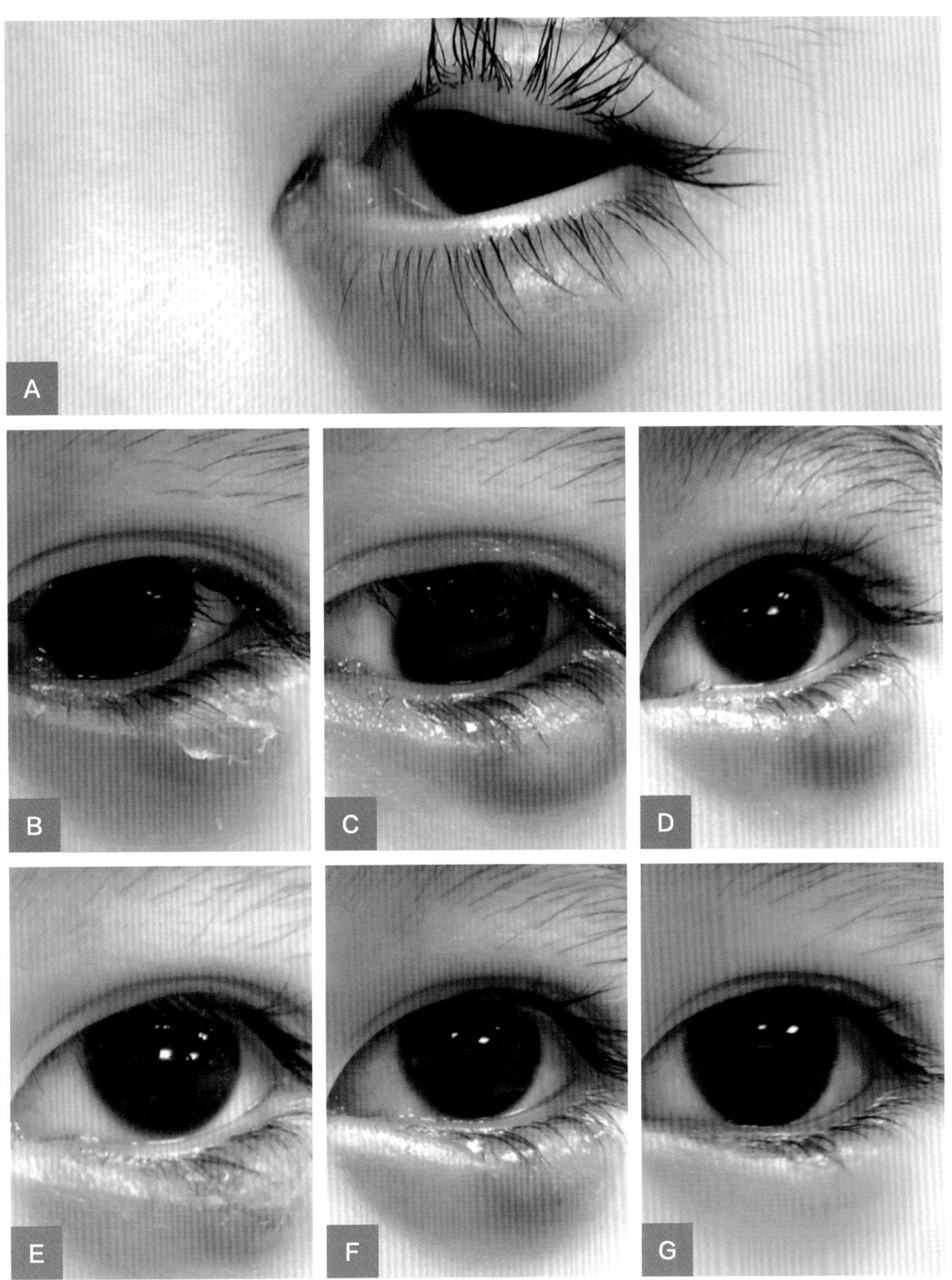

图 5-4-4　睑板腺囊肿患儿 20 周治疗进程
A. 首次就诊；B. 第 1 周；C. 第 2 周；D. 第 6 周；E. 第 10 周；F. 第 14 周；G. 第 20 周。

（图 5-4-5B），双眼红肿明显减轻，多发性硬结开始局限，皮肤破溃结痂愈合，触痛（－），保证炎症已控制且皮肤较完整情况下，开始进行首次 IPL+MGX 治疗，上下睑病灶各注射 0.4mL 40mg/mL TA，妥布霉素地塞米松眼膏更改为睡前使用 1 次，适当热敷。3 周后复查（图 5-4-5C），右侧下睑最大囊肿体积缩小 1/3，其余数量囊肿大小也进一步局限。进行第二次 IPL+MGX，维持原用药方案。1 个月后复查（图 5-4-5D），残留双上睑内侧及双下睑内侧 4 个囊肿病灶，病灶大小均较前减小。进行第三次 IPL+MGX 治疗，用药方案更改为加替沙星凝胶 bid，停用典必殊眼膏。3 周后复查病灶范围进一步缩小，无活动性炎症（图 5-4-5E）。目前继续热敷维持治疗中。

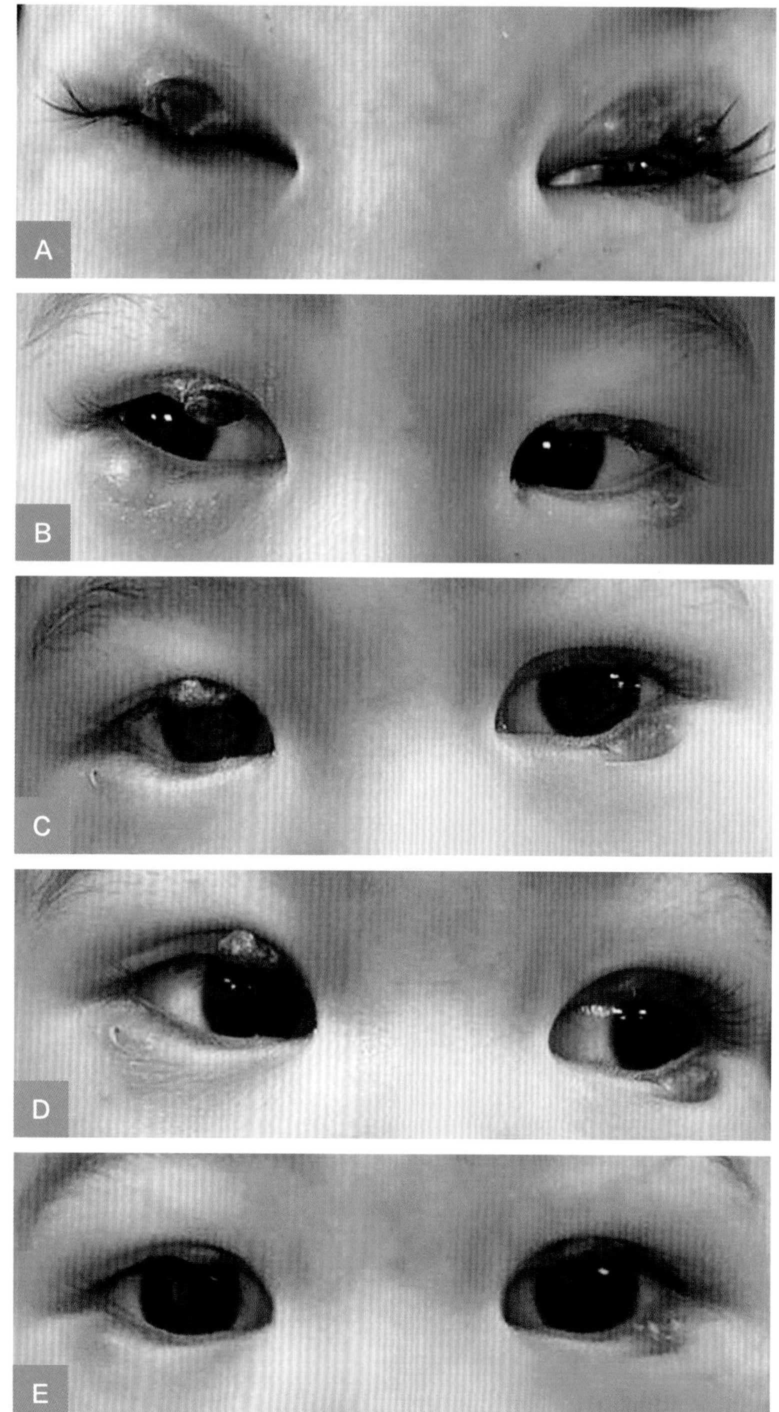

图 5-4-5 双侧多发性睑板腺囊肿继发感染治疗进程
A. 首次就诊;B. 第 3 周;C. 第 6 周;D. 第 10 周;E. 第 13 周。

第五节 恶性睑缘病变

恶性睑缘病变常见包括:皮脂腺癌、睑板腺癌、鳞状细胞癌以及眼睑毛鞘癌等。临床上通过常规睑缘炎治疗难以治愈,病情反复发作,睑缘呈粗糙角质化、充血、溃疡、出血或肿物生长,并常累及结膜、角膜,严重者导致角膜溃疡、角膜融解,甚至穿孔而失明(图 5-5-1)。部分患者可合并全身其他恶性肿瘤,因此对于恶性睑缘病变应尽早进行病灶切除及病理活检,并联合全身的放、化疗进行治疗。

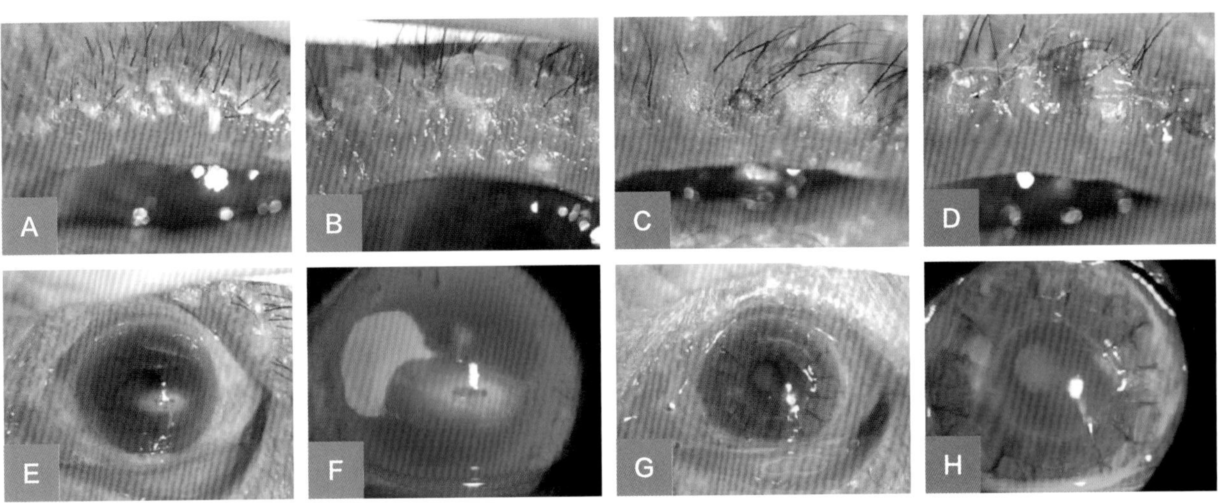

图 5-5-1　眼睑毛鞘癌引发的 BKC

A~D. 为毛鞘癌不同阶段睑缘的变化，睑缘逐渐变粗糙，出现溃疡、出血；E、F 为 BKC 引起的角膜溃疡、穿孔；G、H. 为先后行睑缘毛鞘癌切除术、角膜移植术后 3 个月眼表情况。

【病例 1】

患者，男性，74 岁。以"右眼反复红痛、视力下降 5 年"为主诉就诊。患者 5 年前无明显诱因开始出现右眼红痛、伴干涩等，在当地医院用药治疗（长期使用大量抗生素类、激素类滴眼液点眼治疗），病情无明显好转，右眼红痛症状持续加重、视力逐渐下降，到我院就诊。患者既往史无特殊。

眼科查体：右眼视力 0.01，矫正无助，眼压 7.7mmHg，上下眼睑红肿，眼睑及睑缘鳞状上皮化，局部瘢痕形成，睫毛脱失，睑板腺开口阻塞，球结膜混合充血，角膜中央偏鼻侧见月牙形病灶，病灶上皮缺损，基质融解变薄，下方大量新生血管长入，前房中等深，虹膜呈棕色、纹理欠清，瞳孔圆，直径 3mm，对光反射正常，晶状体尚透明，眼底窥不清（图 5-5-2）。左眼视力 0.6，矫正+1.00DS/+0.50DC × 15 → 1.0，眼压 11.6mmHg，睑缘圆钝、边

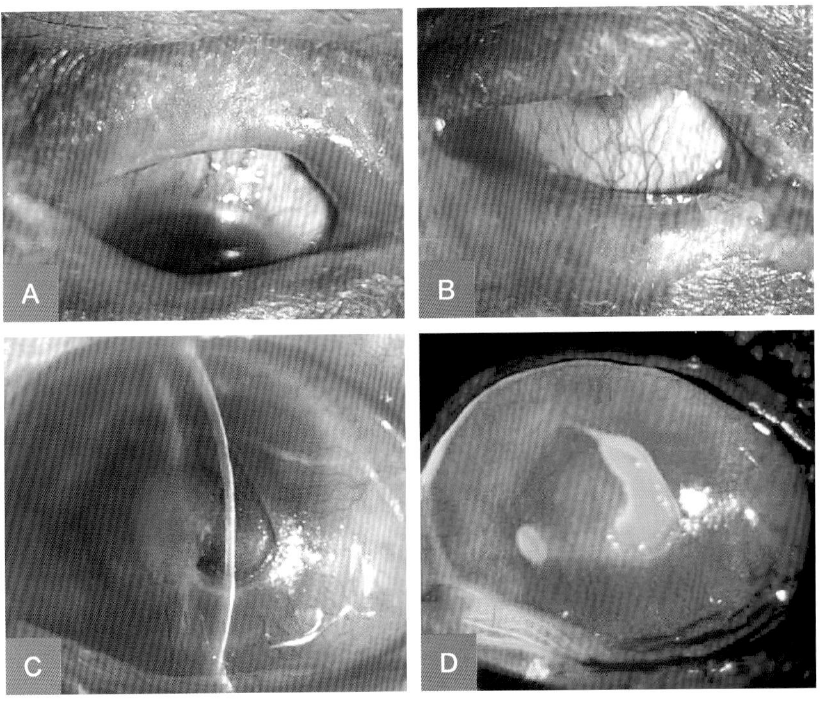

图 5-5-2　右眼裂隙灯照相

A、B. 眼睑红肿、局部破溃，睑缘鳞状上皮化，睫毛脱失，睑板腺开口阻塞；C、D. 角膜中央偏鼻侧见月牙形病灶，上皮缺损，基质融解变薄，下方大量新生血管长入。

缘规则、睑板腺开口部分堵塞，球结膜轻度充血，角膜透明，前房中等深，房水清，虹膜纹理清晰，瞳孔圆，直径3mm，对光反射正常，晶状体透明，眼底未见明显异常（图 5-5-3）。

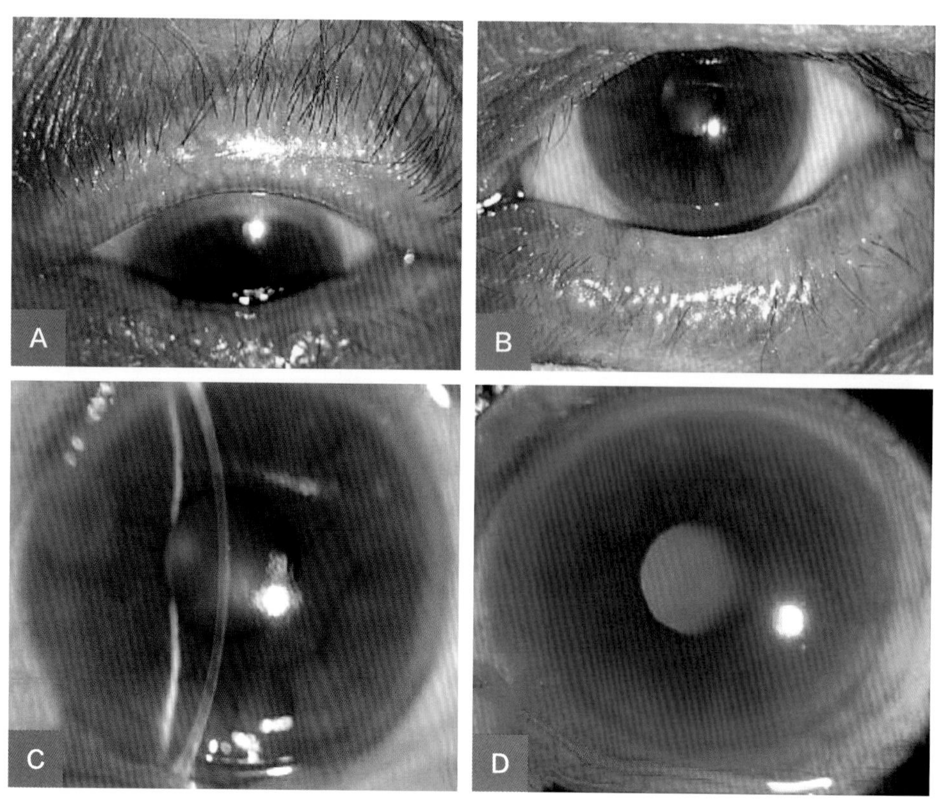

图 5-5-3 左眼裂隙灯照相
A、B. 睑缘圆钝，睑板腺开口部分堵塞；C、D. 球结膜轻度充血，角膜透明。

全身辅助检查、自身免疫指标检查未见明显异常。角膜共聚焦显微镜检查：右眼角膜上皮缺损、中央及下方为甚、局部糜烂、残留上皮水肿，基质水肿增厚、层间未见明显炎症细胞浸润，神经纤维未见，浅层基质散在高反光纤维瘢痕组织，深层结构紊乱，内皮细胞局部可见，少量点状附着，内皮细胞体积增大（图 5-5-4）。睑板腺照相可见双眼睑板腺管缺失、伴腺管扭曲（图 5-5-5）。眼部 B 超提示双眼玻璃体大量密集光点及膜状光带（图 5-5-6）。

临床诊断：右眼 BKC、双眼睑板腺功能障碍、双眼年龄相关性白内障（皮质型膨胀期）、左眼屈光不正。

治疗：入院后给予无防腐剂人工泪液，滴双眼，一天 4 次；自体血清，滴右眼，一天 4 次；妥布霉素地塞米松眼膏，涂右眼，睡前 1 次。药物治疗 5 天后，角膜上皮修复仍较慢，局麻下行“右眼羊膜移植术”，术中取中央部睑缘鳞状上皮组织送病理检查（图 5-5-7）。术后给予小牛血去蛋白提取物滴眼液、0.02% 氟米龙滴眼液、加替沙星眼用凝胶点眼。病检结果提示：鳞状上皮不全角化组织，细胞有异型性，高分化鳞状细胞癌待排除（图 5-5-7B）。再次取病理送外院会诊：病检结果排除高分化鳞癌。

术后患者每个月均定期复诊，术后前 2 个月右眼眼部情况尚稳定，无明显炎症反应。术后 3 个月复诊时，右眼角膜情况尚可，但眼睑炎症加重，且出现眼睑溃疡灶（图 5-5-8）。术后 4 个月时，右眼眼睑经抗炎、抗感染、物理治疗等均未见明显改善，睑缘见大量白色糜烂坏死组织黏附，角膜混浊、水肿持续加重，上皮缺损，大量新生血管长入角膜缘内 3mm（图 5-5-9A）。术后 5 个月全角膜呈雾状水肿混浊，伴多处片状上皮缺损，大量新生血管向角膜中央生长（图 5-5-9B）。

术后 7 个月，患者因右眼红痛、视物不见 1 周再次前来复诊。右眼视力手动/10cm，矫正无提高，眼压 8mmHg，角膜中央偏鼻侧见直径约 3mm 穿孔区，虹膜嵌顿，周围角膜基质融解变薄，周围大量纤维血管翳侵入角膜，前房消失，其后眼内结构窥不清（图 5-5-10）。

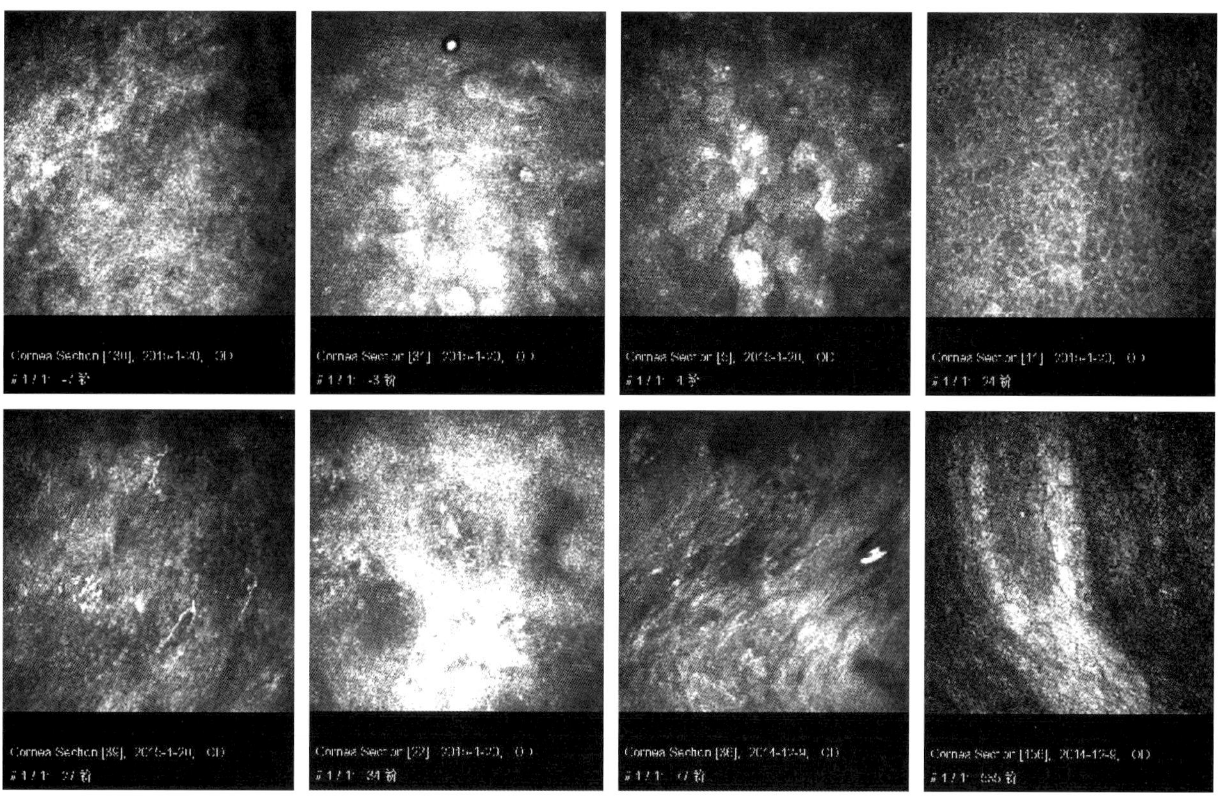

图 5-5-4 右眼角膜共聚焦显微镜

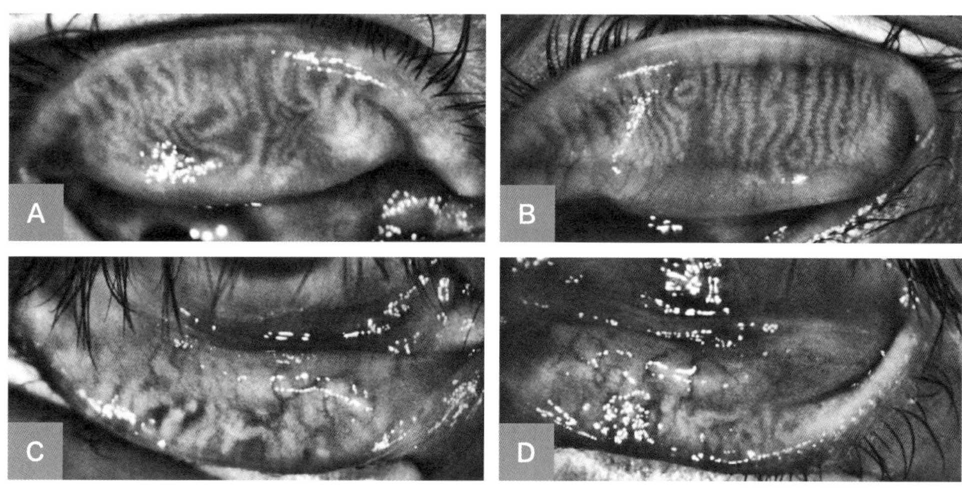

图 5-5-5 双眼睑板腺照相

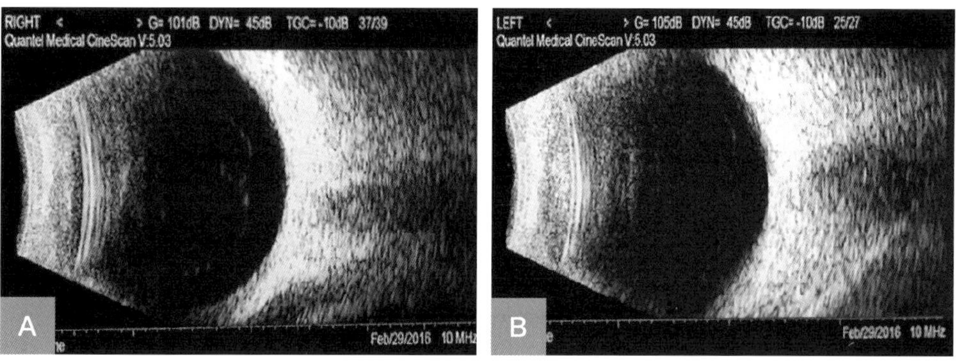

图 5-5-6 双眼 B 超示玻璃体较密集光点

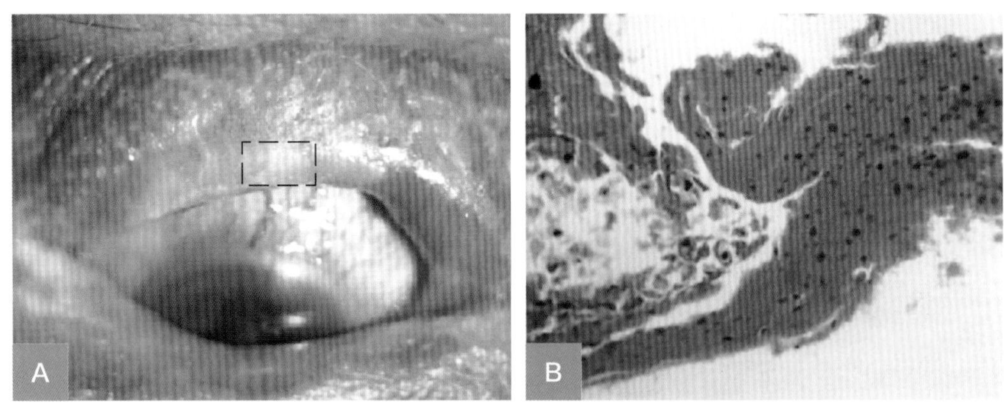

图 5-5-7 术中取中央部睑缘鳞状上皮组织送病理检查

A. 取睑缘中央部组织送病检；B. 病理检查提示鳞状上皮不全角化组织，细胞异型性，排除高分化鳞状细胞癌。

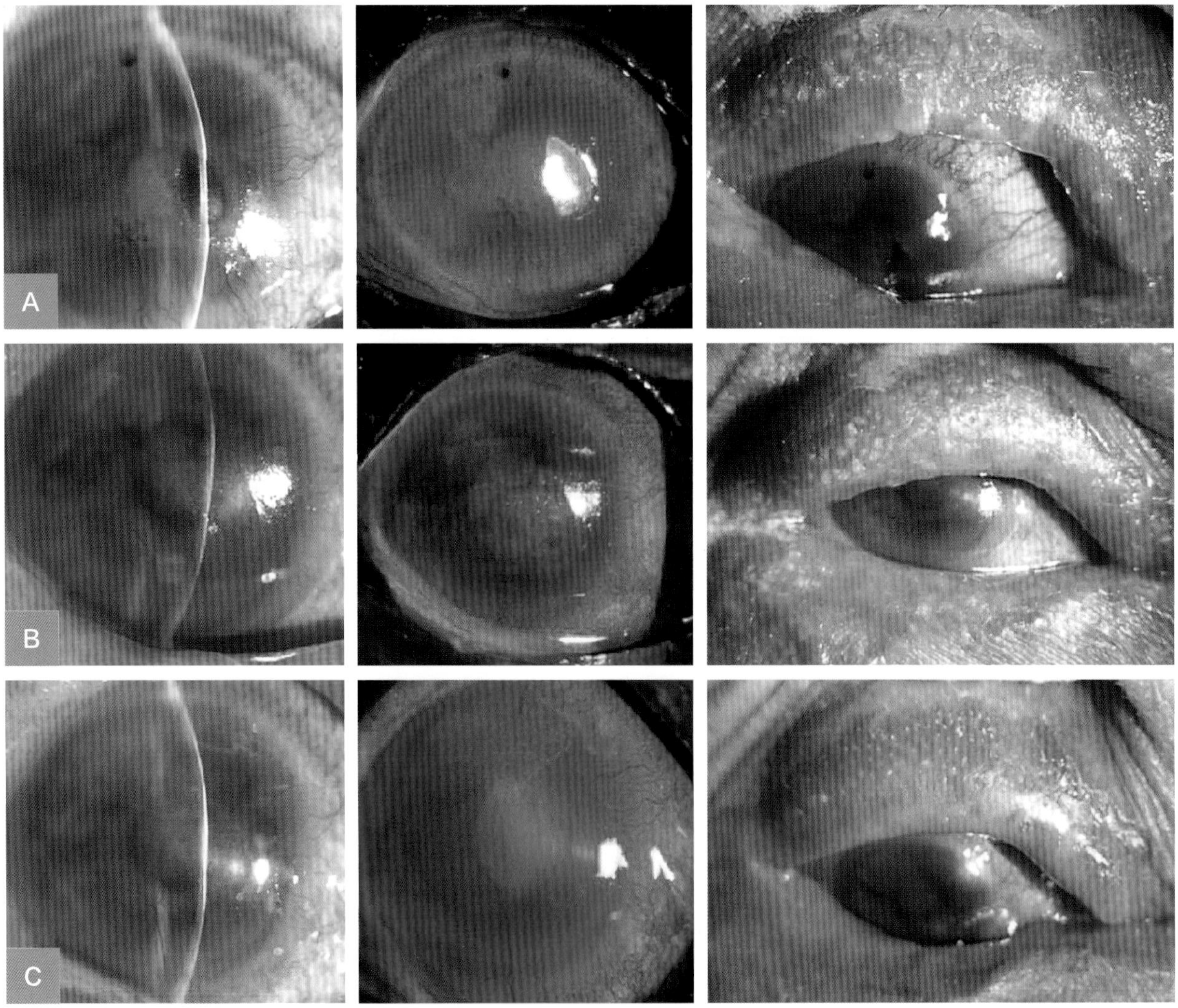

图 5-5-8 右眼裂隙灯显微镜照相

A. 术后 1 个月；B. 术后 2 个月；C. 术后 3 个月。

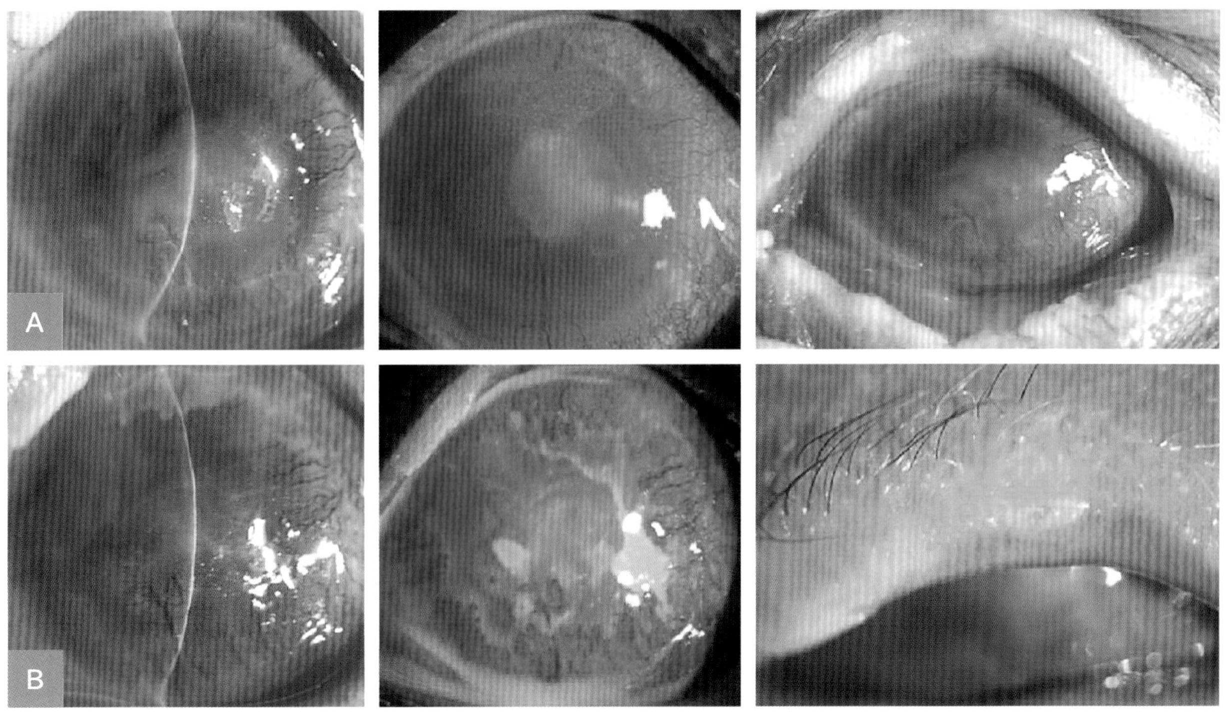

图 5-5-9 术后 4、5 个月右眼裂隙灯显微镜照相

A. 术后 4 个月睑缘白色糜烂坏死组织黏附，角膜水肿持续加重，上皮缺损；B. 术后 5 个月全角膜雾状水肿混浊，伴多处片状上皮缺损，大量新生血管向角膜中央生长。

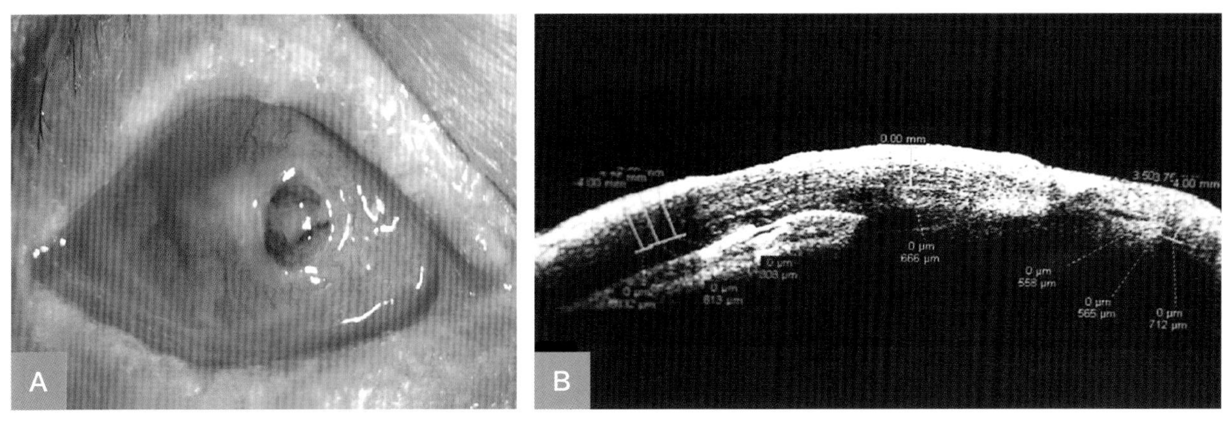

图 5-5-10 右眼术后 7 个月

A. 右眼角膜中央偏鼻侧见直径约 3mm 穿孔区；B. 前节 OCT 示右眼角膜穿孔伴虹膜嵌顿。

最终在全麻下行“右眼穿透性角膜移植联合白内障囊外摘除手术”，术中取角膜片、眼内液、玻璃体腔液镜检（结果提示：未检出菌丝）及革兰染色（未检出细菌）。术后给予配戴绷带镜，局部使用他克莫司滴眼液、无防腐剂人工泪液、小牛血去蛋白提取物滴眼液、加替沙星凝胶点眼。术后 4 个月复诊，右眼视力指数/眼前 30cm，矫正+12.00DS → 0.2，角膜植片仍保持透明（图 5-5-11）。

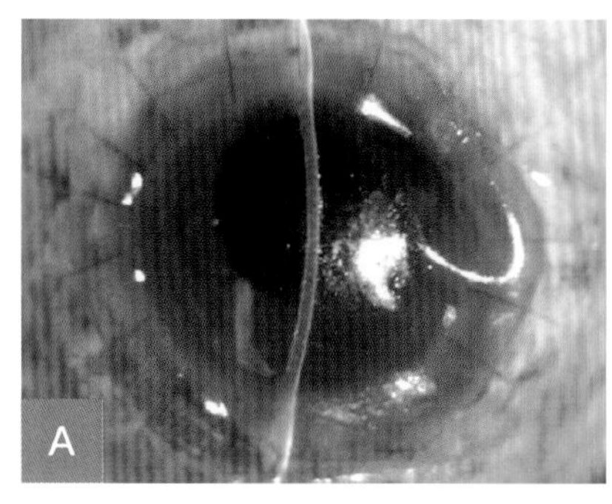
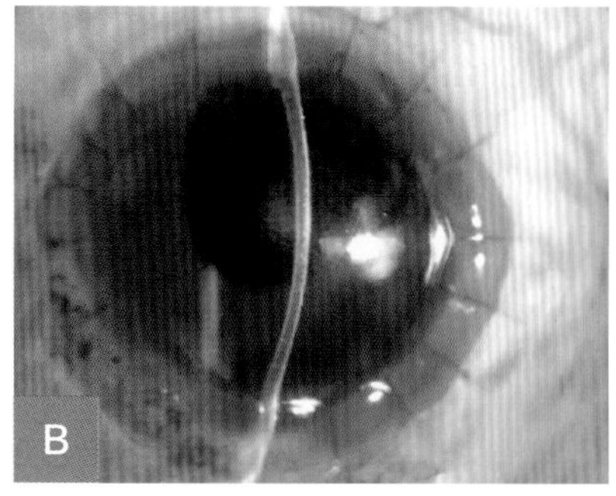
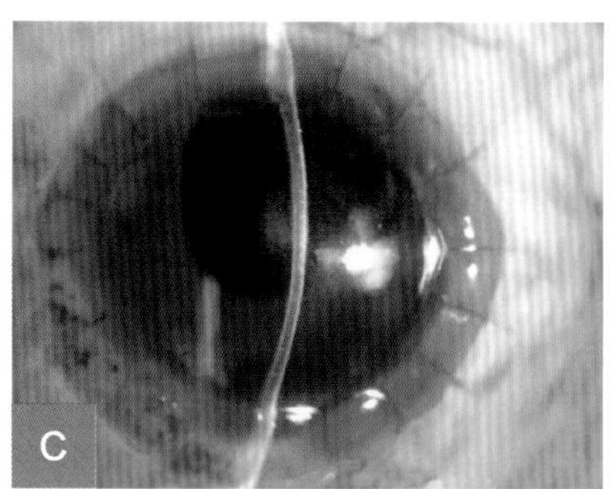

图 5-5-11 患者行穿透性角膜移植术后复查

A. 术后 1 个月；B. 术后 2 个月；C. 术后 4 个月。

【病例 2】

患者，女性，68 岁，以“左眼红痛伴视力下降 2 个月，流热泪 2 天”为主诉就诊。患者 2 个月前无明显诱因出现左眼发红、疼痛、异物感、畏光流泪明显，视力明显下降，无明显左侧头痛、左眼胀痛，无明显视物变形。在当地医院用药治疗（具体不详），病情无明显好转。2 天前无明显诱因出现左眼流热泪不适前来就诊。既往史无特殊。

眼科查体：右眼视力 0.6，矫正 $-1.50DC\times180\rightarrow1.0$，眼压 14.6mmHg，角膜透明，前房常深，房水清、虹膜纹理清晰，瞳孔圆，直径 3mm，对光反射正常，晶状体透明，眼底未见明显异常（图 5-5-12A、B）。左眼视力 0.03，矫

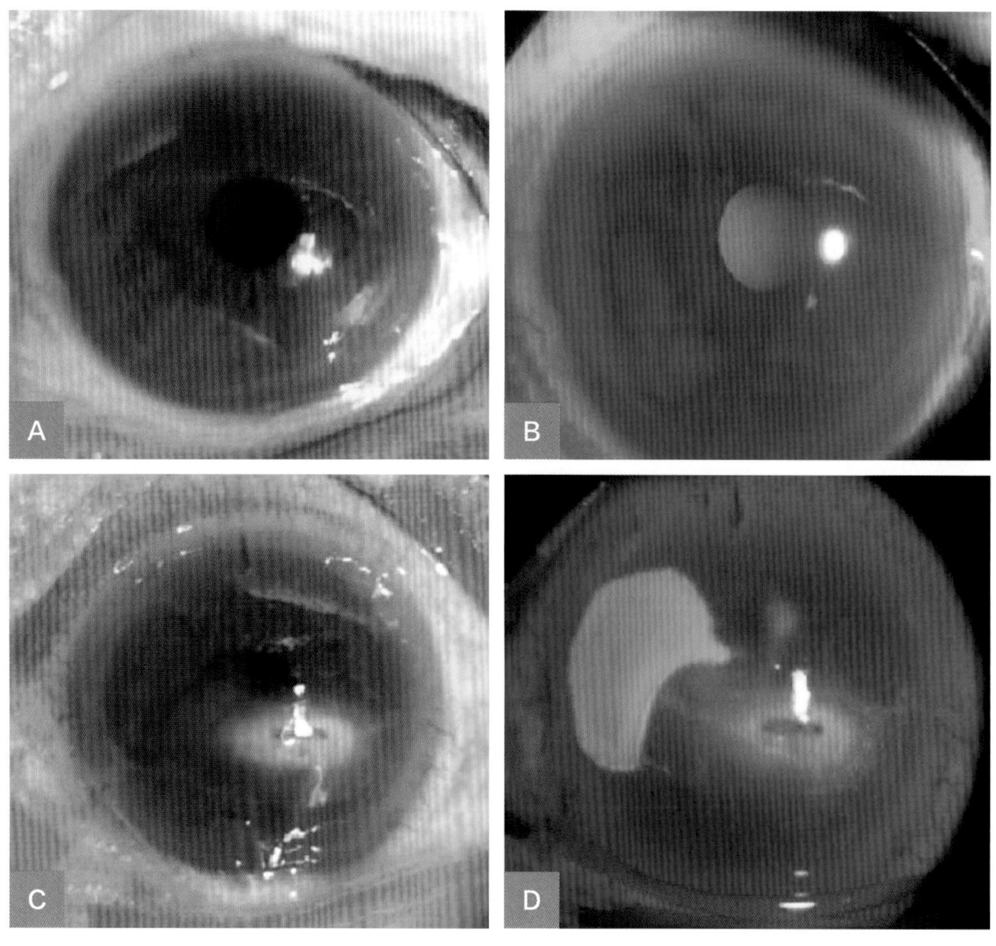

图 5-5-12 双眼裂隙灯显微镜照相

A、B. 右眼角膜透明，荧光素染色阴性；C、D 左眼角膜瞳孔区见横椭圆形灰白色浸润病灶，病灶中央角膜穿孔，鼻上方角膜上皮片状缺损。

正无助，眼压 12mmHg，睑缘充血、粗糙、角质化严重、局部破溃（图 5-5-13），球结膜混合充血（+++），中央角膜见约 2mm × 4mm 横椭圆形灰白色浸润病灶，累及角膜全层，病灶中央穿孔，病灶周围角膜轻度水肿，前房深度浅，虹膜局部前粘连于角膜穿孔区，瞳孔欠圆、对光反射稍迟钝，晶状体混浊，眼底窥不清（图 5-5-12C、D）。

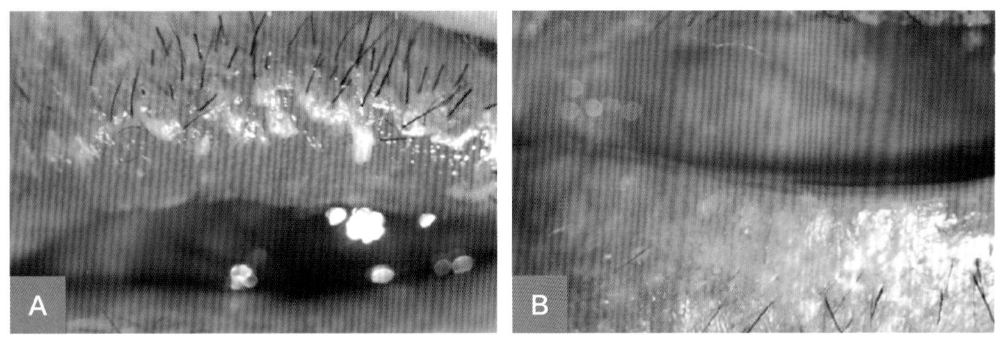

图 5-5-13　左眼睑缘充血、粗糙、角质化严重、局部破溃

眼部特殊检查：眼部 B 超示右眼眼轴 24.3mm，左眼眼轴 26.5mm，双眼玻璃体混浊、后脱离声像，左眼巩膜后葡萄肿声像。角膜共聚焦显微镜：左眼病灶角膜上皮细胞杂乱，细胞水肿，结构模糊，基质层结构疏松，纤维粗大交错，层间夹杂少量小颗粒状细胞，深层基质结构模糊，周边区基质层见粗大血管长入（图 5-5-14）。全身辅助检查：抗 "O"（－）、类风湿因子（－）、血沉（－）。

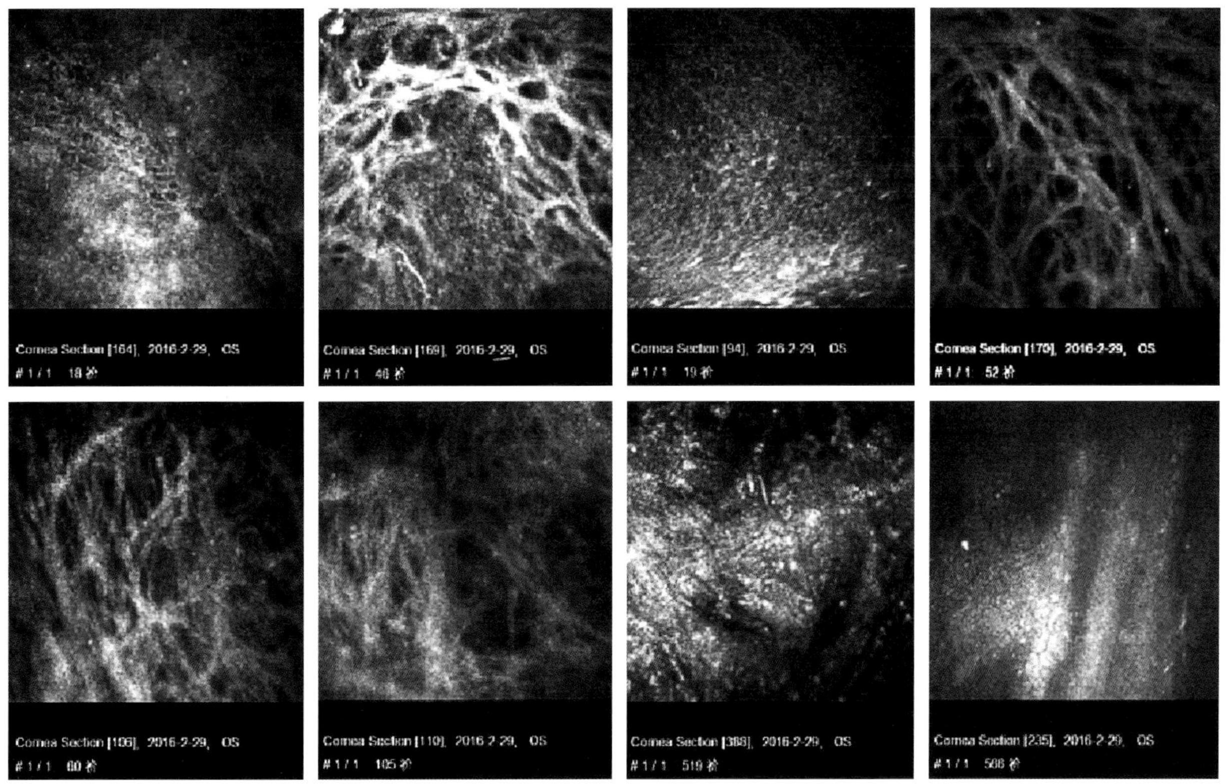

图 5-5-14　左眼角膜共聚焦显微镜

入院诊断：左眼角膜溃疡伴穿孔、左眼睑缘炎、右眼屈光不正、高血压病。患者入院后完善检查，于入院次日全麻下行"左眼穿透性角膜移植术"，手术顺利，术后 7 天出院，左眼视力 0.02，矫正 0.05，角膜植片轻度水肿（图 5-5-15A）。术后 20 天复诊，左眼视力 0.05，矫正 0.12，角膜植片透明（图 5-5-15B）。术后 4 个月复诊，左眼角膜情况良好（图 5-5-16），但睑缘情况持续恶化，眼部及全身药物治疗改善欠佳（图 5-5-17）。

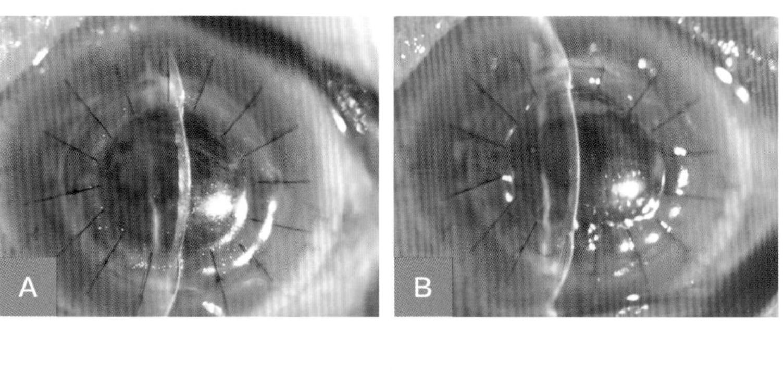

图 5-5-15　左眼角膜移植术后
A. 术后 7 天；B. 术后 20 天。

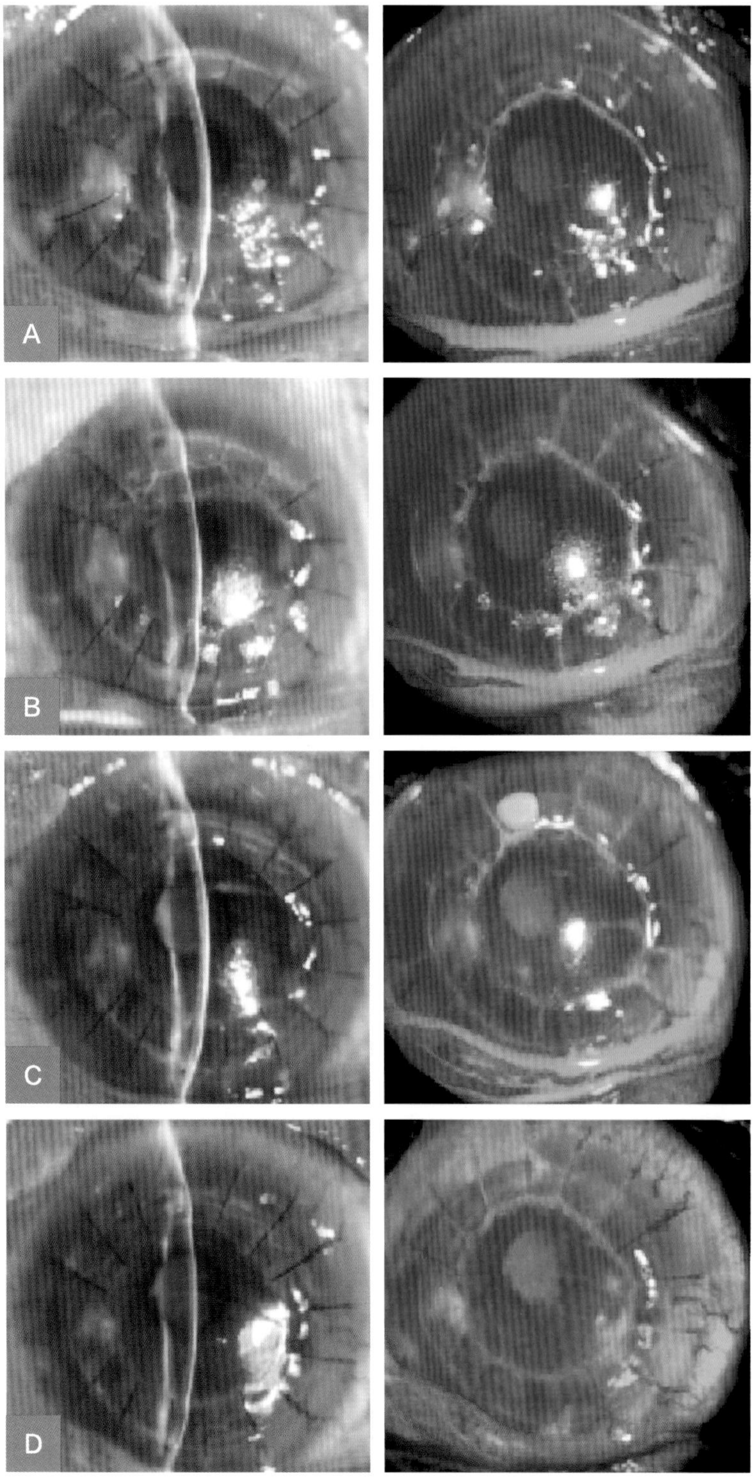

图 5-5-16　左眼术后复查结果
A. 术后 1 个月；B. 术后 2 个月；C. 术后 3 个月；D. 术后 4 个月。

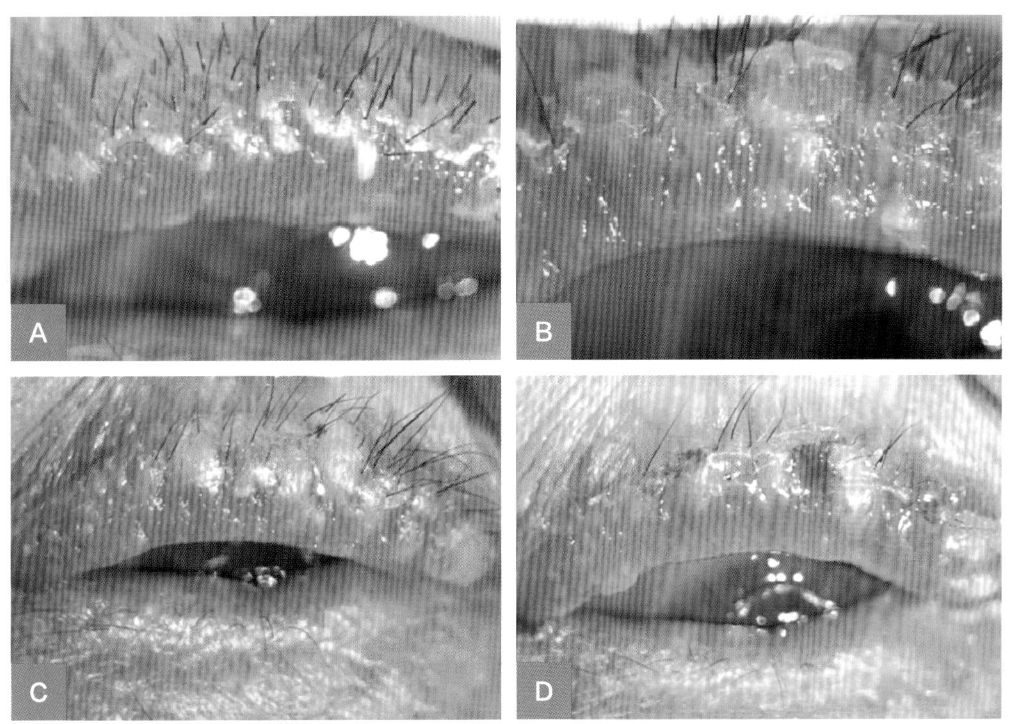

图 5-5-17 左眼术后复查睑缘溃烂持续加重

A. 术后 2 周;B. 术后 4 个月;C. 术后 6 个月;D. 术后 9 个月。

术后 9 个月可见左眼下睑位置正常,睫毛排列整齐,上睑缘松弛,中央部睑缘局部破溃凹陷形成溃疡,边界不清,质硬,表面凹凸不平,周边未见明显黑色素沉着,无压痛、无触痛、无波动感,表面皮肤皮温正常(见图 5-5-17D)。角膜植片在位、透明。门诊取材行病理检查:左眼睑缘高级别鳞状上皮内瘤变,伴糜烂、出血。局麻下行"左眼上睑缘肿物切除+眼睑成形术",术中于左眼上睑缘沿肿物外 5mm 及灰线做长约 10mm 切口,全层切除眼睑皮肤,眼睑宽度约 5mm,分离肿物与周围组织,完全分离肿物,将肿物及根部一并切除,探查肿物切除完整,基底干净,切除物送病理检查。病理结果:左眼眶毛鞘癌,癌组织呈浸润性生长,癌组织紧邻切缘(镜下:肿瘤呈不规则小叶状,瘤组织与表皮相连,并在真皮内围绕毛囊浸润性生长,肿瘤细胞体积较大,核圆形和卵圆形,空泡状,核仁较明显,部分肿瘤细胞胞浆呈嗜酸性泡沫状,瘤组织内可见毛鞘样角化)(图 5-5-18)。患者伤口愈合后肿瘤专科就诊,检查全身情况及是否适合行放、化疗,须进一步治疗。

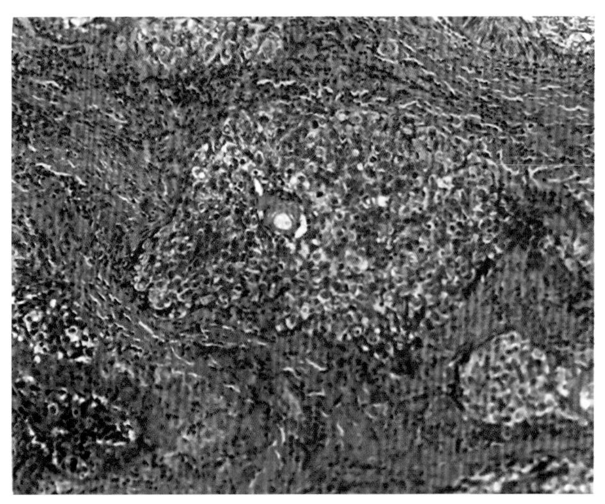

图 5-5-18 病检结果提示左眼眶毛鞘癌,癌组织呈浸润性生长,癌组织紧邻切缘

这两个病例本质上均是眼睑肿瘤,但其引起了类似睑缘炎相关角结膜病变的症状和体征。所谓"唇亡齿寒",眼睑不仅直接保护眼表,睑缘及睑板腺异常也容易诱发角结膜病变。在治疗眼睑肿瘤的同时,不能忽视眼表和角膜病变的处理。若忽视或处理不当,有可能出现角膜溃疡甚至穿孔的严重并发症。

(方 颉 钟艳琳 陈 跃 吴 媛 吴护平)

参考文献

[1] EBERHARDT M,RAMMOHAN G. Blepharitis. StatPearls:Treasure Island(FL),2018.
[2] AUW-HADRICH C,REINHARD T. Blepharitis component of dry eye syndrome. Ophthalmologe,2018,115(2):93-99.
[3] SHOCH D. Chronic blepharitis. Postgraduate medicine,1981,70(6):172.
[4] PELLETIER J S,CAPRIOTTI K,STEWART K S,et al. Demodex blepharitis treated with a novel dilute povidone-iodine and DMSO system:A case report. Ophthalmol Ther,2017,6(2):361-366.
[5] 梁凌毅,李晶,刘月. 对蠕形螨致睑缘炎诊断中问题的思考. 中华眼科杂志,2017,53(9):648-652.
[6] SHAH S A,SPENCER S K,THARMARAJAH B,et al. Meibomian gland dysfunction:Azithromycin and objective improvement in outcomes in posterior blepharitis. Clin Exp Ophthalmol,2016,44(9):866.
[7] HERWIG M C,LOFFLER K U. Blepharitis-When to perform surgery? Klin Monatsbl Augenh,2016,233(7):813-818.
[8] GUNNARSDOTTIR S,KRISTMUNDSSON A,FREEMAN M A,et al. Demodex folliculorum a hidden cause of blepharitis. Laeknabladid,2016,102(5):231-235.
[9] AUW-HADRICH C,REINHARD T. Treatment options for chronic blepharitis considering current evidence. Ophthalmologe,2016,113(12):1082-1085.
[10] DUNCAN K,JENG B H. Medical management of blepharitis. Curr Opin Ophthalmol,2015,26(4):289-294.
[11] TURNBULT A,MAYFIELD M. Blepharitis. Praxis,2013,102(3):165-166.
[12] PFLUGFELDER S C,KARPECKI P M,PEREZ V L. Treatment of blepharitis:Recent clinical trials. Ocul Surf,2014,12(4):273-284.
[13] HUBER-SPITZY V. Blepharitis. Klin Monbl Augenheilkd,2005,222(10):R55-67.
[14] BACK A. What caused blepharitis? Duodecim,1999,115(19):2121,3.
[15] 亚洲干眼协会中国分会,海峡两岸医药交流协会眼科专业委员会眼表与泪液病学组. 我国蠕形螨睑缘炎诊断和治疗专家共识(2018年). 中华眼科杂志,2018,54(7):491-495.
[16] TASHBAYEV B,CHEN X,UTHEIM T P. Chalazion Treatment:A Concise Review of Clinical Trials. Curr Eye Res,2024,49:109-118.
[17] NEMET A Y,VINKER S,KAISERMAN I. Associated morbidity of chalazia. Cornea,2011,30:1376-1381.
[18] ZHENG X-Y,DORAZIO RM,CHOY B N K,et al. Distribution of multiple chalazia in eyelids of pediatrics requiring surgery in southeast China:a hospital-based cross-sectional study. World J Pediatr Surg,2022,5:e000408.
[19] MAHJOUB H,SSEKASANVU J,YONEKAWA Y,et al. Most Common Ophthalmic Diagnoses in Eye Emergency Departments:A Multicenter Study. Am J Ophthalmol,2023,254:36-43.
[20] NEMOTO R,USUI Y,KOMATSU H,et al. Immunophenotypic profiles in chalazion and pyogenic granuloma associated with chalazion. Graefes Arch Clin Exp Ophthalmol,2024,262:1329-1335.
[21] DHALIWAL U,ARORA VK,SINGH N,et al. Cytopathology of chalazia. Diagn Cytopathol,2004,31:118-122.
[22] GORDON A A,DANEK D J,PHELPS P O. Common inflammatory and infectious conditions of the eyelid. Dis Mon,2020,66:101042.
[23] LIANG L,DING X,TSENG S C G. High prevalence of demodex brevis infestation in chalazia. Am J Ophthalmol,2014,157(2):342-348.
[24] MANSOUR A M,CHAN C C,CRAWFORD M A,et al. Virus-induced chalazion. Eye(Lond),2006,20:242-246.
[25] SUZUKI T,KATSUKI N,TSUTSUMI R,et al. Reconsidering the pathogenesis of chalazion. Ocul Surf,2022,24:31-33.
[26] BURKHART C G,BURKHART C N. Similar to acne vulgaris,bacteria may produce the biological glue that causes plugging of the meibomian gland leading to chalazions. Clin Exp Ophthalmol,2008,36:295-296.
[27] AKKUCUK S,KAYA O M,ASLAN L,et al. Prevalence of Demodex folliculorum and Demodex brevis in patients with blepharitis and chalazion. Int Ophthalmol,2023,43:1249-1259.
[28] LE T,CAN B,ORGE F. Herpes Simplex Conjunctivitis and Recurrent Chalazia in a Patient DOCK8 Deficiency. Ocul Immunol Inflamm,2022,30:1988-1991.
[29] YIN Y,GONG L. The evaluation of meibomian gland function,morphology and related medical history in Asian adult blepharokeratoconjunctivitis patients. Acta Ophthalmol,2017,95:634-638.
[30] DONMEZ O,AKOVA Y A. Pediatric ocular acne

rosacea: Clinical features and long term follow-up of sixteen cases. Ocul Immunol Inflamm, 2021, 29: 57-65.

[31] KIM D H, BRICEÑO C A, MCGEEHAN B, et al. Risk factors for chalazion diagnosis and subsequent surgical excision. Ophthalmic Epidemiol, 2024, 31: 84-90.

[32] PATEL S, TOHME N, GORRIN E, et al. Prevalence and risk factors for chalazion in an older veteran population. Br J Ophthalmol, 2022, 106: 1200-1205.

[33] ZHANG X, CAI Y, JIANG Y, et al. Genetic correlation between circulating metabolites and chalazion: a two-sample Mendelian randomization study. Front Mol Biosci, 2024, 11: 1368669.

[34] ILHAN C. Retrospective investigation of peripheric blood sampling in pediatric chalazion patients. Int Ophthalmol, 2021, 41: 1241-1245.

[35] ILHAN C. Serum levels of thyroid hormone, vitamin B12, vitamin D3, folic acid, and ferritin in chalazion. Ocul Immunol Inflamm, 2022, 30: 776-780.

[36] GHIMIRE B, HAMAJIMA Y, CARBAJAL-CARBALLO L, et al. Chalazion in a patient with multiple myeloma treated with bortezomib. BMJ Case Rep, 2022, 15(12): e251077.

[37] GUPTA S, SILLIMAN C G, TRUMP D L. Docetaxel-induced Meibomian duct inflammation and blockage leading to chalazion formation. Prostate Cancer Prostatic Dis, 2007, 10: 396-397.

[38] BIPAT R, JIAWAN D, TOELSIE J R. A Case of Recurrent Chalazia Associated with Subclinical Hypothyroidism. Case Rep Ophthalmol, 2020, 11: 212-216.

[39] SILKISS R Z, PAAP M K, UGRADAR S. Increased incidence of chalazion associated with face mask wear during the COVID-19 pandemic. Am J Ophthalmol Case Rep, 2021, 22: 101032.

[40] EVANS J, VO K B H, SCHMITT M. Chalazion: racial risk factors for formation, recurrence, and surgical intervention. Can J Ophthalmol, 2022, 57: 242-246.

[41] HERWIG-CARL M C, BIERHOFF E, HOLZ F G, et al. Differential diagnoses of benign eyelid tumors in children and adolescents. Ophthalmologie, 2023, 120: 794-803.

[42] HANNA S, HARTSTEIN M, MUKARI A, et al. Global improvement in meibomian glands after chalazion surgery demonstrated by meibography. Int Ophthalmol, 2022, 42: 2591-2598.

[43] GERRIE S K, RAJANI H, NAVARRO O M, et al. Pediatric orbital lesions: non-neoplastic extraocular soft-tissue lesions. Pediatr Radiol, 2024, 54: 910-921.

[44] SAHU S K, SEN S, PODDAR C. Sebaceous gland carcinoma of lid: Masquerading as a recurring chalazion. Int J Appl Basic Med Res, 2021, 11: 117-119.

[45] CUNHA J L S, ANDRADE C E S, DA CUNHA FILHO F A P, et al. Intratarsal keratinous cyst clinically misdiagnosed as a chalazion. Dermatopathology (Basel), 2024, 11: 142-146.

[46] AHMAD M, CHEN H-C, CHANG J R, et al. Tarsal epithelial cysts: Prevalence, case series, and synthesis of existing literature. Ophthalmic Plast Reconstr Surg, 2021, 37: 255-261.

[47] RUPANI S R. Hordeolum and chalazion. JAAPA, 2023, 36: 43-44.

[48] DÁVIDOVÁ P, KOHNEN T. How to: chalazion removal. Ophthalmologie 2024.

[49] GOAWALLA A, LEE V. A prospective randomized treatment study comparing three treatment options for chalazia: triamcinolone acetonide injections, incision and curettage and treatment with hot compresses. Clin Exp Ophthalmol, 2007, 35: 706-712.

[50] ALSOUDI A F, TON L, ASHRAF D C, et al. Efficacy of care and antibiotic use for chalazia and hordeola. Eye Contact Lens, 2022, 48: 162-168.

[51] SINGHANIA R, SHARMA N, VASHISHT S, et al. Intralesional triamcinolone acetonide (TA) versus incision and curettage (I & C) for medium and large size chalazia. Nepal J Ophthalmol, 2018; 10.

[52] KNEZEVIC T, IVEKOVIC R, ASTALOS J P, et al. Botulinum toxin A injection for primary and recurrent chalazia. Graefes Arch Clin Exp Ophthalmol, 2009, 247: 789-794.

[53] FILIPPELLI M, DELL'OMO R, AMORUSO A, et al. Effectiveness of oral probiotics supplementation in the treatment of adult small chalazion. Int J Ophthalmol, 2022, 15: 40-44.

[54] QURBAN Q, KAMIL Z, MAHMOOD K. Added advantage of injecting subtarsal steroid injection after incision and curettage of multiple chalazion. J Ayub Med Coll Abbottabad, 2021, 33: 437-440.

[55] ARITA R, FUKUOKA S. Therapeutic efficacy and safety of intense pulsed light for refractive multiple recurrent chalazia. J Clin Med, 2022, 11(18): 5338.

[56] CARAVACA A, ALIÓ DEL BARRIO J L, MARTÍNEZ HERGUETA M C, et al. Intense pulsed light combined with meibomian gland

expression for chalazion management. Arch Soc Esp Oftalmol(Engl Ed),2022,97:490-496.
[57] ZHU Y,ZHAO H,HUANG X,et al. Novel treatment of chalazion using light-guided-tip intense pulsed light. Sci Rep,2023,13:12393.
[58] ZHU Y,HUANG X,LIN L,et al. Efficacy of intense pulsed light in the treatment of recurrent chalaziosis. Front Med(Lausanne),2022,9:839908.
[59] JIANG J,YANG X,DU F,et al. Therapeutic effect of intense pulsed light on different types of chalazion in children. Sci Rep,2024,14:3645.
[60] CHEN R,LU J,DONG J,et al. Intense pulsed light therapy for ocular surface diseases. Lasers Med Sci,2024,39:111.

第六章 眼睑痉挛相关干眼

眼睑痉挛(blepharospasm)是一种不明原因、不自主的面神经支配区肌肉痉挛和抽搐,其特点是自发性、间歇性或者持续性、过度的眼眶周围肌肉收缩,主要累及眼轮匝肌,排除其他神经或眼部原因。在Meige综合征中,痉挛还会累及其他面部肌肉、舌头、咽喉和颈部肌肉。眼睑痉挛多发于中老年人,是眼科常见的疾病之一,给患者身心带来极大的痛苦,也极其影响美观。痉挛持续时间可长可短,表现为非意志性强烈闭眼的不断重复。许多眼睑痉挛患者在得到明确的诊断和治疗以前已忍受了相当长时间的痛苦,而且常因误诊耽误了及时有效的干预治疗。

一、眼睑痉挛的流行病学

眼睑痉挛在50岁以上人群中较为多见,尤以女性多见,大多数为双侧发病,平均发病年龄55.8岁,2/3在60岁以上。78%的患者表现为其他面部或身体的局限性痉挛,同时伴肌张力障碍及相关的运动障碍性疾病,如Meige综合征、Parkinson综合征和震颤麻痹等,其中,1/3的患者与基因遗传有关。仅有极少数病例完全符合眼睑痉挛的诊断标准,所以,确诊单纯性睑痉挛前,必须通过一系列检查,排除神经系统或其他有类似睑痉挛症状和体征的疾病。

二、眼睑痉挛的发病机制

眼睑痉挛是一种比较常见的局灶性肌张力障碍性疾病,其发病机制有各种学说,但具体发病机制目前仍不清楚,又常称为特发性眼睑痉挛。目前,较为主流的观点是由于正常的血管交叉压迫引起,如:小脑后下动脉、小脑前下动脉、椎动脉的压迫,偶尔由于动脉瘤、动静脉畸形或脑瘤等对面神经根部的压迫所致。这种机械性压迫能把神经纤维挤压在一起,使其髓鞘脱失,导致神经轴突间的动作电流短路。另外,亦有研究认为眼睑痉挛是大脑基底神经节异常代谢引起面神经电活动过多而造成的局限性张力障碍,其具体原因未知,推测可能与头部创伤、接触毒性物质、遗传因素、精神和/或体力过度紧张、三叉神经受刺激、生气、焦虑等情绪激动有关。从临床上看,眼睑痉挛是一种与一般性张力障碍相关的相对独立的张力障碍,存在恶性循环,而非单纯因为存在定位缺陷。眼睑中央控制中枢因遗传因素或后天损伤而功能异常,不能调节传出支的反应程度。传入刺激越多,痉挛越重,眼部紧张与不适感越强,又加重传入刺激。张力障碍范围大时,面神经甚至其他神经控制的面部和身体肌肉都参与反应。

三、眼睑痉挛诱发干眼的发病机制

各种泪液成分进入结膜囊后,随着随意性和非随意性瞬目而散布于眼表,形成泪膜,与此同时,泪液沿睑缘形成自外侧流向内侧的泪河。由于重力缘故,蒸发后的浓缩泪液通过泪流和瞬目作用流入泪湖,再因毛细管作用进入泪点,并因瞬目时形成的结膜囊内正压、泪小管缩短、泪总管暂时性开放、上部泪囊因眼轮匝肌对眶隔的牵引而产生负压,经泪小管流入泪囊。瞬目后眼轮匝肌松弛,从而泪总管功能性关闭,上部泪囊产生正压,加以重力及闻、嗅、吸力时鼻腔内形成负压,泪液经鼻泪管流入下鼻道。所以瞬目频率增加以及眼轮匝肌活动增强均会导致泪液分布以及排出异常,从而导致干眼的产生,而此种类型的干眼最常见的原因为眼睑痉挛。

四、临床表现及分级

该病好发于中老年女性,常为双侧进展性。患者早期表现为频繁而不自主的眨眼次数增多,双眼睑发沉,双眼紧皱，双眼痉挛性或强直性闭睑，常常在紧张、看电视、工作、驾车及社交活动时症状加重，严重者发生睁眼困难、功能性视力障碍，影响工作、学习和正常生活，同时由于眼轮匝肌长期剧烈的痉挛又会引起眉毛下垂、上睑下垂及眼睑皮肤松弛等继发性病变。

目前临床较常用的眼睑痉挛程度判定及疗效评估标准：按眼睑及面部痉挛程度分级。0级，无痉挛；Ⅰ级，外部刺激引起瞬目增多；Ⅱ级，轻度，眼睑和面肌痉挛而无功能障碍；Ⅲ级，中度，痉挛明显，有轻微功能障碍；Ⅳ级，重度，严重痉挛和功能障碍，影响生活和工作，致功能性盲。

五、治疗

对于该种疾病，治疗较为棘手，目前尚无特异性的治疗方法。既往采用药物治疗及中药针灸穴位治疗法，药物包括：①多巴胺受体拮抗剂，如氟哌啶醇、泰必利、肌苷等；②γ氨基丁酸类药，如佳静安定、丙戊酸钠等；③抗胆碱能药，如苯海索等；④安定类药，如地西泮、氯硝西泮等；⑤抗抑郁药，如阿米替林、阿普唑仑、舍曲林等；⑥其他药物，如氨基丁酸受体激动剂巴氯芬，抗癫痫药物托吡酯、左乙拉西坦，中医中药等。但总体来说，药物治疗疗效欠佳。手术治疗包括：眼轮匝肌、眉肌的肌肉切除术联合眉成形术及上睑提肌加固术，面神经切除术。但这些方法效果不理想，相对来讲，手术治疗中眼轮匝肌切除术在临床应用较为广泛，该手术方式既可切除所有参与眼睑痉挛的肌肉组织，又可保留维持闭睑功能的睑板前轮匝肌，在改善眼周外观的前提下瘢痕相对隐匿，在重度眼睑痉挛患者中获得较高接受度，疗效较好。后来发现肉毒素（BTX）注射可有效改善眼睑痉挛，并逐渐成为目前治疗该类疾病主流的方法，下面将详细介绍该方法。

（一）BTX 治疗原理

目前临床报道较多的眼睑注射肉毒素，取得较好临床疗效，在临床应用较为广泛。眼睑注射肉毒素在眼科的应用首先于1980年应用于斜视的治疗，随后被应用于眼睑痉挛的治疗。眼睑注射肉毒素可以使眼轮匝肌麻痹，从而可以减少泪液泵的活动，提高眼表舒适度。瞬目运动过程不仅仅只作用于泪液排出系统，而且伴随每次瞬目，泪膜重新在眼表分布，从而湿润眼表，减轻干眼的症状。

BTX是由革兰阳性厌氧菌肉毒梭状芽孢杆菌（简称肉毒杆菌）产生的神经毒素，能够在神经肌肉突触的胆碱能神经末梢阻滞乙酰胆碱释放并阻滞汗腺、泪腺和涎腺的自主胆碱能神经纤维。BTX有多种血清型（A~G），临床使用的商品化BTX包括A型和B型。目前我院应用的为A型肉毒素，它是肉毒杆菌产生的一种大分子蛋白嗜神经毒素，可作用于运动神经末稍神经肌肉接点处，减少乙酰胆碱释放，使肌肉收缩力减弱，引起肌肉松弛麻痹，从而缓解睑痉挛或消除症状性肌痉挛。因此，肉毒素治疗眼睑痉挛的作用机理是化学去神经作用。

（二）注射方法

文献报道，一般在下睑内眦与泪小点之间进行皮下注射，偶尔也可以在上睑注射。目的是暂时性使与泪小管相连的眼轮匝肌去纤维化，剂量为上下眼睑各0.1mL或单纯下睑0.15mL。下睑内眦侧注射肉毒素可以减少眨眼时下睑的水平运动，而向下睑注射肉毒素可以使眼睑不连续退缩和轻微地减少上睑的垂直运动。研究表明，当下睑注射肉毒素时，眨眼输出的泪液量减少到64%~70%，上下眼睑同时注射时，泪液输出量减少到38%。我院基本采用四点注射法，详见图6-0-1和图6-0-2，在临床取得良好的疗效。

（三）肉毒素注射疗效

局部注射A型肉毒素确为一种简便易行，安全可靠，见效快、效率高、并发症少、易被患者接受的治疗方法，可作为治疗特发性眼睑痉挛的首选治疗。但是其缺点就是复发率高，肉毒素的功能不能长久，随着新的神经肌肉联结的建立，肌肉功能又会重新恢复，所以该方法只是一种暂时性缓解症状的保守治疗，而非根治治疗，须周期性反复治疗。发现复发者重复注射，在首次注射1周即可重复注射，剂量可略有增加可再获疗效，但1个月内不超过200U为宜。治疗后，局部出现不良反应主要因注射位置过深或注射剂量过大所致，但不良反应轻微，且数周内自行好转，另外还可以通过多点小剂量注射，来避免不良反应。重复注射无过敏反应，对肝、肾功能和血液循环均无影响。

（四）BTX 的眼科其他临床应用

BTX在眼科除了应用于眼睑痉挛外，其适应证还包括针对持续上皮缺损或溃疡的保护性上睑下垂、甲状腺相关性眼病的眼睑退缩、睑内翻、斜视、展神经麻痹、眼球震颤、味觉性流泪、上方边缘性角结膜炎、难治性丝状角膜炎和干眼。另外，现在眼周注射BTX还广泛应用于面部年轻化美容操作中，以减少外侧眼周皱纹（鱼尾纹）、内侧鼻兔纹和眉间除皱。

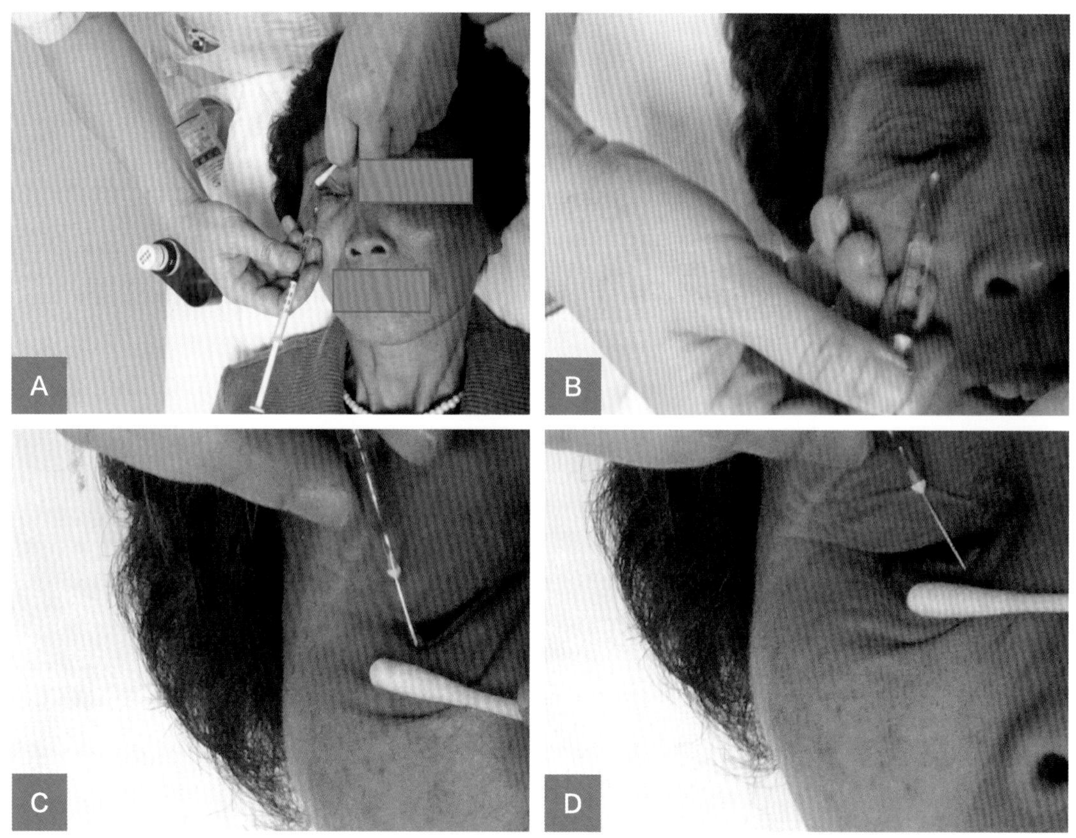

图 6-0-1 我院采用的四点注射法

即分别从 A 外上、B 内上、C 外下、D 内下四个方位进行注射。

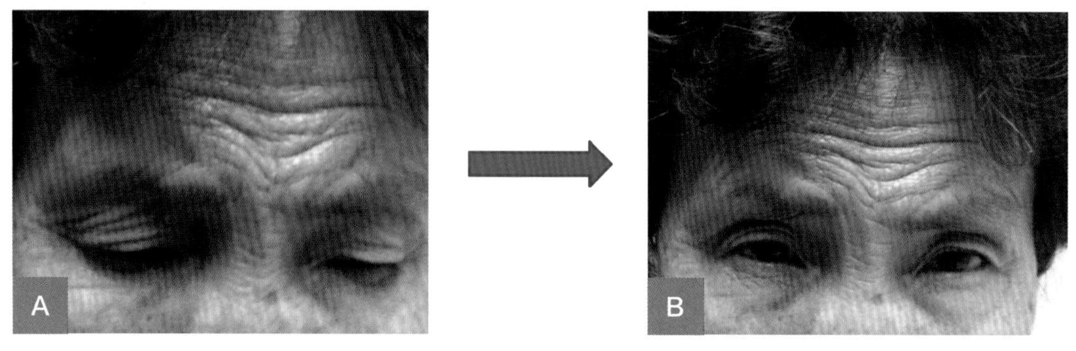

图 6-0-2 患者术前（A）、术后 1 个月（B）对比照

（五）肉毒素注射副作用

临床眼睑注射肉毒素副反应轻微、短暂，常见的有：眼睑局部注射部位疼痛，部分表现为注射部位轻度水肿、瘀斑；少数出现上睑下垂、复视、眼睑闭合困难等并发症，但上述并发症无须特殊处理，常在 1~4 周恢复，但术前应充分向患者及家属交代，以减少患者过度紧张而进一步加重病情。目前未见眼睑注射肉毒素而导致的过敏反应及肉毒素中毒等严重不良反应。

眼睑注射肉毒素可以用于治疗特殊类型干眼之眼睑痉挛，但亦有报道眼睑注射肉毒素会导致干眼的发生，一项包括 109 位眼睑痉挛患者的随机、安慰剂对照、双盲、单剂量试验结果显示，18.9% 的患者在注射高纯度 A 型肉毒素后有干眼症状。总结相关的报道，眼睑注射肉毒素后，症状性干眼发生率为 0.5%~7.5%。A 型 BTX 注射至外眦区域麻痹矫正鱼尾纹，能够导致 1%~5% 的患者发生不同程度的干眼。

BTX 治疗后诱发干眼的可能机制如下：眼轮匝肌力量减弱，导致肌张力和眨眼频率减弱，延缓了泪液的清除，使毒素渗透至泪腺和睑板腺，降低其分泌功能。在经过肉毒素治疗的眼睑痉挛患者中，高达 64% 的患者有眼轮匝肌减弱导致的眨眼功能不佳和眼睑闭合不全(突眼)的症状;眨眼障碍导致角膜暴露和干燥,常常与表层角膜病变、畏光和溢泪相关。BTX引起眼轮匝肌内侧睑板前纤维麻痹,导致泪道引流通路管壁周围缺乏收缩力,以及眨眼过程中泪小点同位减弱,从而减少泪液外流。结果,BTX注射后泪液清除延迟,伴泪河蓄积,可能为微生物的生长和炎症反应产物的聚积提供了适宜的环境,导致结膜炎和干眼。另外,BTX化学去神经麻痹眼轮匝肌和Riolan肌,降低睑板腺分泌传输的驱动力。BTX还能够渗透至周围的睑板腺,导致睑酯分泌减少,从而导致脂质缺乏和泪膜不稳定。

关于BTX注射后泪液功能参数的改变,其实并没有一致性结论,一方面由于干眼的发生并不是单一因素,而是多种因素共同作用的结果,另外,也与BTX注射采用的方法不同,例如注射的次数和部位(眶隔前、睑板前、内侧、外侧、皮下、肌内)以及BTX的不同剂量和稀释倍数均有关系。BTX治疗已改善了眼睑痉挛,这些患者原本存在或者继发的干眼症状,也可以通过局部人工泪液、泪道栓塞等多种方法来改善。

六、Meige综合征

Meige综合征是1910年由法国神经病学家Henry Meige首先描述并以其名字命名的疾病,以眼睑痉挛-口下颌肌张力障碍为主要症状。迄今为止,Meige综合征确切的病因和发病机制尚不清楚。目前认为心理因素、药物(抗精神病药物、抗震颤麻痹药物、抗组胺药物等)、创伤及口腔操作或手术等因素导致的脑内神经介质,尤其乙酰胆碱及多巴胺的平衡失调,可能与本病的发生有关。主要依据眼睑痉挛和/或口面部肌肉对称性、不规则收缩,Tricks现象(Tricks现象是本病的临床特征之一,表现为患者在讲话、打哈欠、咀嚼、吹口哨、唱歌、敲打颈后时,临床症状可以明显缓解)以及睡眠时消失等临床特点,可诊断本病。

根据累及部位,本病可分为以下类型:①眼睑痉挛型,表现为眼睑阵发性不自主痉挛或强直性收缩或不自主眨眼。约25%患者以单侧眼睑痉挛起病,逐渐发展为双侧。②眼睑痉挛合并口下颌肌张力障碍型,在表现眼睑痉挛的同时,口唇及颌面部肌肉亦呈痉挛性收缩,表现噘嘴、缩唇、张口、伸舌、嘴角及面肌不自主抽动,患者呈怪异表情。③口下颌肌张力障碍型,仅有口唇及颌部肌肉痉挛性抽动。④其他型,在上述3个类型的基础上合并颈、躯干、肢体肌张力障碍。目前尚无根本治疗方法,临床以对症治疗、提高生活质量为主要目的。治疗方法包括口服药物、A型肉毒素局部注射、手术等。原则上一般对早期患者首先采取口服药物治疗,并可结合局部注射治疗;对病程较长、口服及局部注射治疗效果不佳、患者日常生活明显受到影响者,可考虑手术治疗。脑深部电刺激术(deep brain stimulation,DBS):DBS是随着立体定向技术的发展应运而生的一种新型的治疗Meige综合征的方法。对于口服和/或注射药物疗效不满意或对药物不良反应不耐受、症状较重影响日常生活的患者,DBS是一个有益的治疗选择,具有微创、可逆、可调控、个性化等特征,国际上多选择苍白球内侧部(GPi)作为治疗靶点,已获得较为理想的疗效。也可采用丘脑底核(subthalamic nucleus,STN)DBS治疗,术后疗效虽有差异,但多数患者获得较好效果。DBS也有相关并发症,包括术后早期癫痫发作和精神异常、电极移位、颅内出血、切口感染、脑脊液漏等。所以,关于Meige综合征治疗方法的选择建议逐步升级,循序渐进。

七、病例介绍

刘某,女,68岁,以"双眼反复干涩、异物感伴频繁眨眼3年"为主诉就诊。既往史无特殊。

眼科检查(图6-0-3示患者外眼及额部相):视力,右眼0.6,矫正0.8,左眼0.5,矫正0.8;眼压,右眼

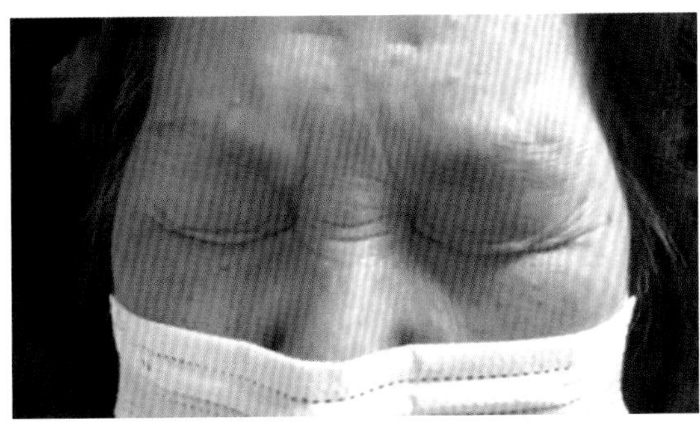
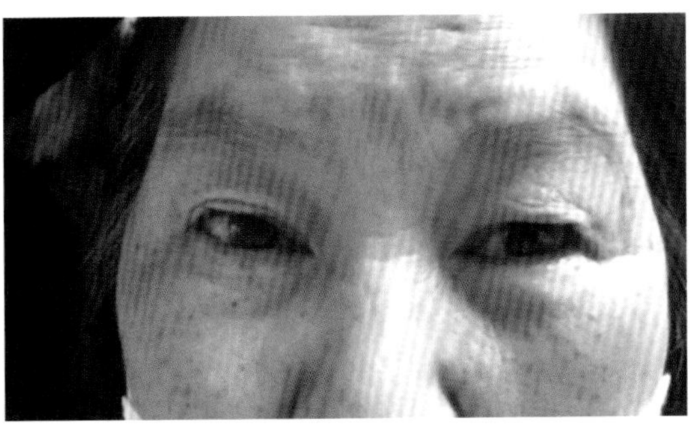

图6-0-3 患者频繁眨眼,睁眼时须使用额肌的力量

12.7mmHg，左眼 12.1mmHg，眼睑不自主痉挛抽搐，眨眼频率>130 次/min，睁眼时长最长维持 1s，双眼睑板腺开口部分堵塞，泪河低，结膜轻度充血，角膜透明，角膜表面泪膜不稳定，上皮未见明显缺损，表面反光粗糙，FL(－)，角膜基质无水肿，未见新生血管长入角膜，前房中深，房水清，瞳孔圆，直径约 3mm，晶状体轻混，眼底未见明显异常。

患者完善干眼相关检查：泪河高度，右眼 0.13mm，左眼 0.14mm；泪膜破裂时间(BUT)，患者频繁眨眼，不能测出；睑板腺评分，右眼上睑 1 分，下睑 2 分，左眼上睑 1 分，下睑 1 分；脂质层分析，右眼 40nm，左眼 35nm。

完善干眼相关检查，确诊：双眼眼睑痉挛、双眼干眼、双眼屈光不正，遂进一步于综合医院神经内科排查颅脑疾患，确定无相关疾病后再次复查时，予以 A 型肉毒素注射，注射 1h 后患者频繁眨眼明显好转，睁眼维持时间可达 10s(图 6-0-4)，术后予以人工泪液点眼。

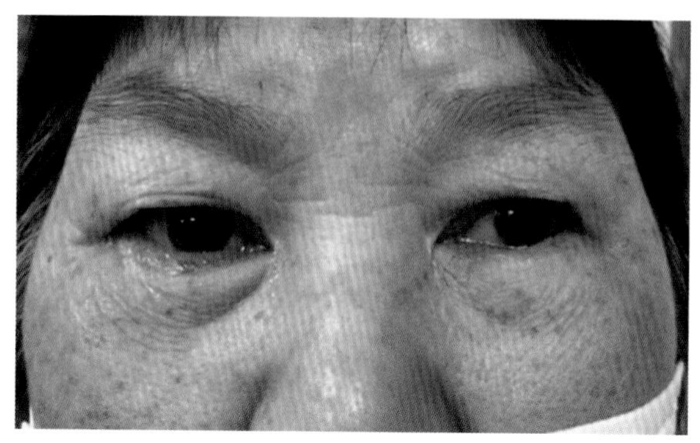

图 6-0-4 A 型肉毒素注射 1h 后
患者眨眼频率明显减少，而且睁眼时间可维持 10s 以上。

小结：A 型肉毒素是目前治疗眼睑痉挛最常用，也是最有效的办法，其最常见的副作用为上睑下垂，所以术前须充分向患者交代，签署知情同意书，另外须向患者交代 A 型肉毒素的时效仅为 3~6 个月，后续可能需要重复注射。对于大部分通过注射肉毒素仅能解决眼睑痉挛的患者，后续仍需要通过人工泪液、泪小点栓塞等方法解决干眼的问题，合并睑板腺功能障碍的患者需睑板腺热敷按摩、强脉冲光等治疗。

(罗顺荣 王芬琴 吴护平)

参考文献

[1] 王东岩，邢继杰，王玉良，等. 循经远取配合经皮穴位电刺激治疗重度眼睑痉挛验案. 上海针灸杂志，2011，30(12)：880.

[2] 李田，华雪萍，杨乾军，等. 眶周全肌切除术治疗特发性眼睑痉挛的有效性和安全性. 中华眼视光学与视觉科学杂志，2014，16(1)：52-54.

[3] 汪晓楠，万新华. 眼睑痉挛研究及治疗进展. 中国现代神经疾病杂志，2009，9(3)：302-305.

[4] 汪晓楠，万新华，王琳，等. 良性特发性眼睑痉挛的发病危险因素分析. 中华神经科杂志，2011，44(6)：395-399.

[5] 任晓霞，张魏魏. 肉毒毒素治疗梅热(Meige)综合征的效果观察. 中华眼外伤职业眼病杂志，2019，41(2)：119-121.

[6] 王喜喜，万新华. 眼睑痉挛的研究进展[J]. 中国神经免疫学和神经病学杂志，2022，29(5)：404-408.

[7] PARK D I，SHIN H M，LEE S Y，et al. Tear production and drainage after botulinum toxin A injection in patients with essential blepharospasm. Acta Ophthalmol，2013，91(2)：e108-e112.

[8] MARTINO D，DEFAZIO G，ALESSIO G，et al. Relationship between eye symptoms and blepharospasm：A multicenter case-control study. Mov Disord，2005，20(12)：1564-1570.

[9] EVINGER C，BAO JB，POWERS AS，et al. Dry eye，blinking，and blepharospasm. Mov Disord，2002，17 Suppl 2(Suppl 2)：S75-S78.

[10] HALLETT M，EVINGER C，JANKOVIC J，et al. Update on blepharospasm：report from the BEBRF International Workshop. Neurology，2008，71(16)：1275-1282.

[11] HORWATH-WINTER J，BERGLOEFF J，FLOEGEL I，et al. Botulinum toxin A treatment in patients suffering from blepharospasm and dry eye. Br J Ophthalmol，2003，87(1)：54-56.

[12] DUTTON J J，BUCKLEY E G. Long-term results and complications of botulinum A toxin in the treatment of blepharospasm. Ophthalmology，1988，95(11)：1529-1534.

[13] SCOTT A B，KENNEDY R A，STUBBS H A. Botulinum A toxin injection as a treatment for blepharospasm. Arch Ophthalmol，1985，103(3)：347-350.

[14] JANKOVIC J，COMELLA C，HANSCHMANN A，et al. Efficacy and safety of incobotulinumtoxinA (NT 201，Xeomin) in the treatment of blepharospasm-

a randomized trial. Mov Disord, 2011, 26(8): 1521-1528.

[15] TRUONG D D, GOLLOMP S M, JANKOVIC J, et al. Sustained efficacy and safety of repeated incobotulinumtoxinA (Xeomin(®)) injections in blepharospasm. J Neural Transm, 2013, 120(9): 1345-1353.

[16] JOCHIM A, MEINDL T, HUBER C, et al. Treatment of blepharospasm and Meige's syndrome with abo- and onabotulinumtoxinA: Long-term safety and efficacy in daily clinical practice. J Neurol, 2020, 267(1): 267-275.

[17] FERRAZZANO G, BERARDELLI I, CONTE A, et al. Motor and non-motor symptoms in blepharospasm: clinical and pathophysiological implications. J Neurol, 2019, 266(11): 2780-2785.

[18] YEN M T. Developments in the treatment of benign essential blepharospasm. Curr Opin Ophthalmol, 2018, 29(5): 440-444.

第七章　眼睑手术相关干眼

眼睑的结构和功能对于保证眼表的健康至关重要。眼睑是一个薄而复杂，且频繁活动的结构，它的主要功能是遮盖及保护眼表，每次眼睑的瞬目，可以净化及润滑眼表，同时可以维持角膜的光学视觉清晰度，为眼表提供了一种物理和免疫方面的屏障来预防感染。

眼睑异常常因引起泪液动力学异常而导致干眼，如眼睑缺损、眼睑位置异常（如睑内翻、睑外翻、眼睑退缩、眼睑闭合不全等）、影响瞬目的神经肌肉疾病（如帕金森病、Bell 麻痹）、睑缘炎等均与干眼息息相关，并在破坏泪膜的基础上继发一系列角结膜病变，轻者角膜上皮缺损，严重者甚至会出现角膜溃疡穿孔。

本章节不再介绍眼睑本身病变对眼表的影响，而是将重点介绍继发于眼睑手术或者神经损伤导致的眼睑功能障碍，引起眼表结构破坏，从而导致不同程度的干眼，严重者导致视力永久性损害。

1. 上睑下垂术后过矫

上睑下垂手术矫正的目的是提高下垂的眼睑，恢复正常的睑裂高度，使视轴摆脱下垂上睑的干扰，防止弱视。也就是既要达到美容目的，又要达到生理功能的恢复。手术后可恢复眼睑的功能：保持正常眼睑开闭、瞬目反应以及配合眼球运动，且无复视或斜视。上睑下垂手术方式众多，一般归为 3 类：①利用提上睑肌力量的手术；②利用额肌力量的手术；③利用上直肌提吊（该种术式易出现复视、下斜视，故临床少用）。

上睑下垂术后过矫为最容易发生的并发症，过矫后会导致眼表继发一系列不同程度的损伤。矫正过度即术后上睑缘位于角膜上缘或以上，表现为上睑退缩症状。矫正过度的原因如下：①丝线悬吊缝线牵拉过度；②额肌腱膜瓣悬吊时，分离额肌腱膜位置过高，腱膜瓣下移不够与睑板勉强缝合造成过矫；③提上睑肌切除量过多；④提上睑肌前徙过多。

针对不同程度的矫正过度，予以不同的处理：轻度过矫如 1mm 左右，可于术后 1~2 周时用手向下用力按摩眼睑，或闭眼后用手压住上睑，再努力睁眼，多可见效。利用额肌力量的术式，多半可自行缓解。过矫严重者如>2mm，应于术后 1 周内打开切口重新调整。

矫正过度最严重的并发症即暴露性角膜炎：角膜不同程度及位置的暴露及瞬目运动障碍，泪液不能正常湿润角膜所导致的始于角膜上皮损伤至基质融解，最终发生角膜穿孔等一系列的后果。临床表现为角膜和结膜表面暴露，泪液蒸发过速，角膜上皮干燥、模糊、坏死、脱落、溃疡或角膜上皮角质变性，伴有基质浸润混浊。多发生于术后 1 周以内，表现为畏光、流泪，裂隙灯显微镜检查可见轻者为角膜点状上皮缺损，角膜荧光素染色阳性，重者逐渐向基质层发展，出现基质浸润，角膜溃疡，部分患者继发感染，严重者导致角膜穿孔。

暴露性角膜炎的处理：①局部药物治疗，手术早期由于部分患者反应较重，结膜高度水肿，局部循环受阻，所以应加强抗炎治疗；②加强护理，人工泪液点眼，每晚睡前涂眼膏保护角膜；③如术毕时睑裂闭合不全较重者，可做下睑缘临时缝线牵引闭合眼睑；④如加强护理仍不能阻止病情进展者，可行上下睑临时缝合；⑤如果非常严重者，则须将上睑重新放回原位，待角膜炎痊愈后 3~6 个月再考虑是否行上睑下垂矫正术。

2. 重睑手术

重睑术是指通过手术使提上睑肌腱膜纤维或睑板与上睑重睑线处皮肤粘连固定，当睁眼时，提上睑肌收缩将睑板与粘连线以下的皮肤提起，而粘连线以上的皮肤则松弛下垂并折叠形成皱褶，出现重睑。其方法总体来讲分为3类：缝线法、埋线法和切开睑板固定。因为是美容手术，所以该种方法更多地在不同级别的美容医院开展，手术水平也是参差不齐，常出现以下并发症：双侧手术外形不对称，上睑凹陷，上睑皱襞过高畸形，三重睑畸形，眼睑闭合不全，上睑下垂，而后两者则会进一步导致眼表的损害。若上睑结膜处的缝线暴露，亦会导致角膜损伤。这种缝线暴露大多较为隐匿，对有重睑手术史且有迁延不愈角膜病变者应注意仔细检查上睑结膜。

3. 其他眼睑手术

外伤或者手术导致瘢痕性眼睑内翻或者睑外翻，眼睑肿瘤手术切除后眼睑缺损等，只要导致眼睑功能损害，均会进一步损伤眼表。

【病例介绍】

【病例1】

刘某，男，10岁，主因“右眼上睑下垂术后红痛、畏光1个月”门诊就诊。1个月前因“右眼先天性上睑下垂”于当地医院行“右眼上睑下垂矫正术”，具体术式不详。术后右眼闭合不全，伴明显红痛、畏光，当地医院予以抗生素、生长因子等局部滴眼治疗未见好转，遂求诊我院。初次就诊裂隙灯检查见图7-0-1。

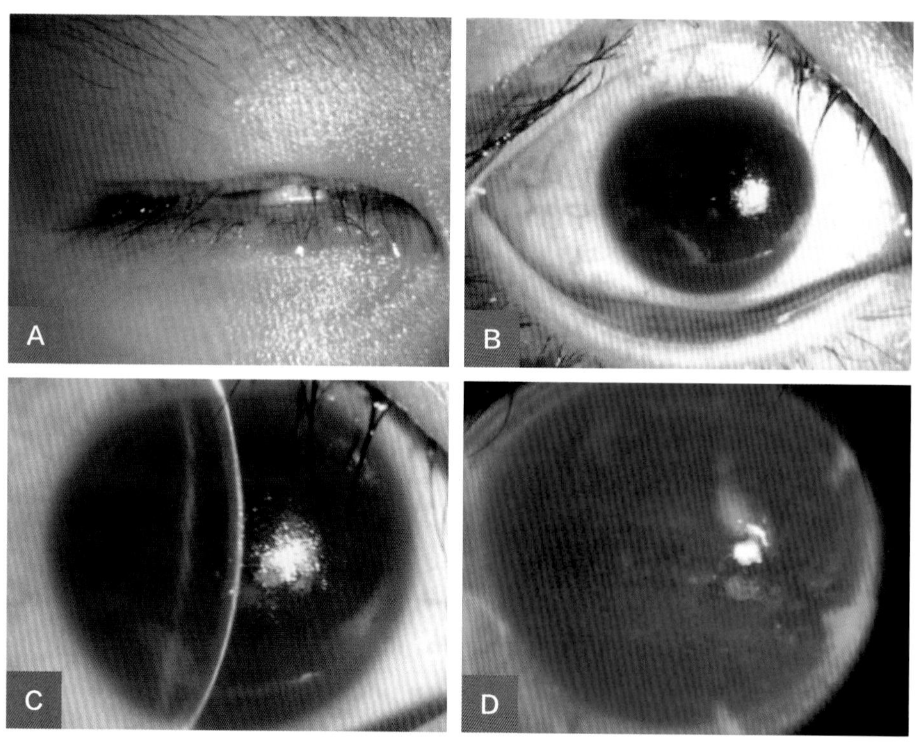

图7-0-1 患者首诊时右眼裂隙灯照相

A. 10倍裂隙灯下患者外眼像，患者闭眼状态下可见眼睑闭合不全；B. 10倍裂隙灯下患者裂隙灯照相，可见上皮粗糙，角膜中央偏下可见一0.5mm浸润点；C. 16倍裂隙灯下见角膜上皮弥漫水肿，不规则缺损，浸润点累及基质浅层；D. 16倍角膜荧光素染色裂隙灯照相，可见角膜上皮弥漫点状缺损，FL(+)。

完善相关检查。活体共聚焦显微镜检查见整个角膜上皮面以及浸润点的炎症细胞不多，故考虑上皮缺损与术后眼睑闭合不全以及眼睑轻度肿胀致泪膜无法均匀在角膜表面分布有关。另外，患者近1个月大量使用各种滴眼液，可能存在药物毒性角膜病变。遂停用原有用药，局部改为无防腐剂人工泪液，夜间氧氟沙星眼膏，治疗1周后病情明显好转（图7-0-2~图7-0-4）。

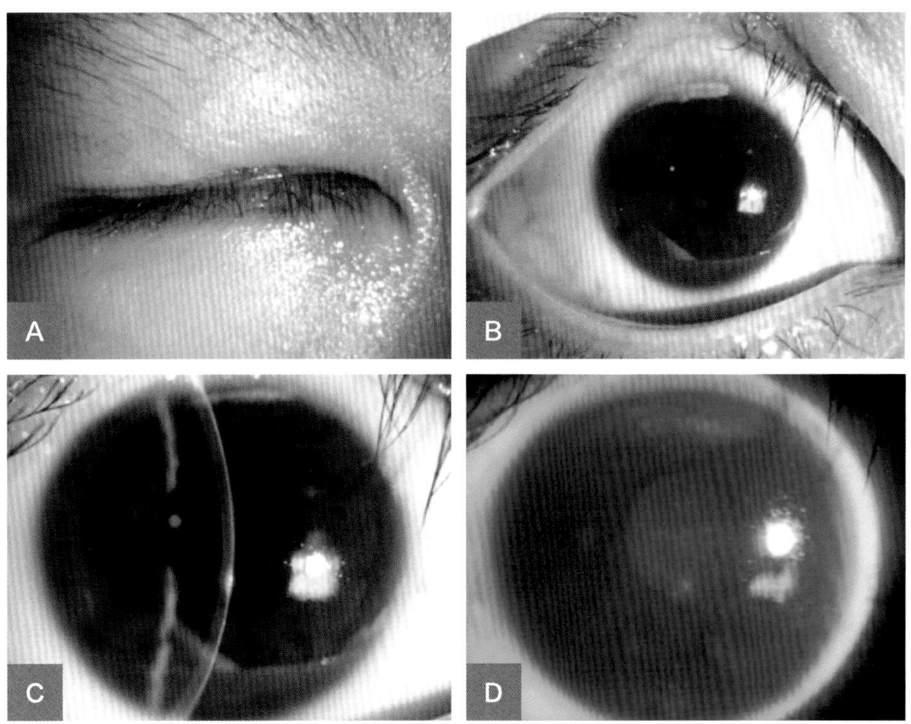

图 7-0-2 治疗 1 周后右眼裂隙灯照相

A. 10 倍裂隙灯下患者外眼像，患者闭眼状态下可见眼睑闭合不全较前好转；B. 10 倍裂隙灯下患者裂隙灯照相，可见角膜上皮粗糙，中央偏下的浸润点未见加深增大；C. 16 倍裂隙灯下见角膜上皮弥漫水肿好转，上皮粗糙，浸润点累及基质浅层；D. 16 倍角膜荧光素染色裂隙灯照相，可见角膜上皮缺损较前好转，FL(+)。

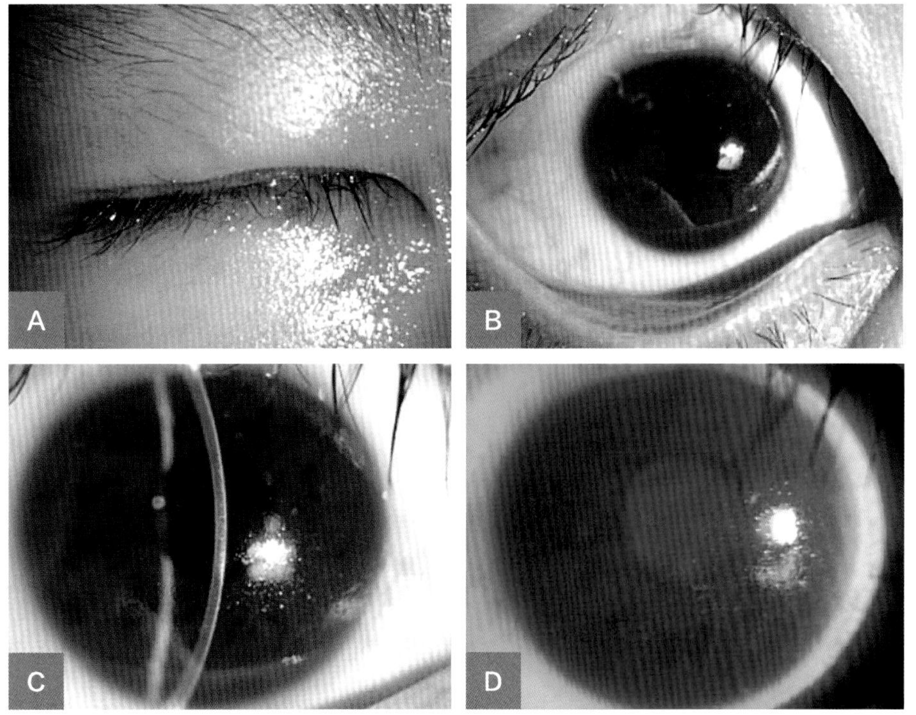

图 7-0-3 治疗 2 周后右眼裂隙灯照相

A. 10 倍裂隙灯下患者外眼像，患者闭眼状态下可见轻度眼睑闭合不全；B. 10 倍裂隙灯下患者裂隙灯照相，可见角膜尚透明，原浸润点变淡；C. 16 倍裂隙灯下见角膜上皮面略粗糙，浸润点变淡累及基质浅层；D. 16 倍角膜荧光素染色裂隙灯照相，可见角膜上皮缺损较前好转，FL(+)。

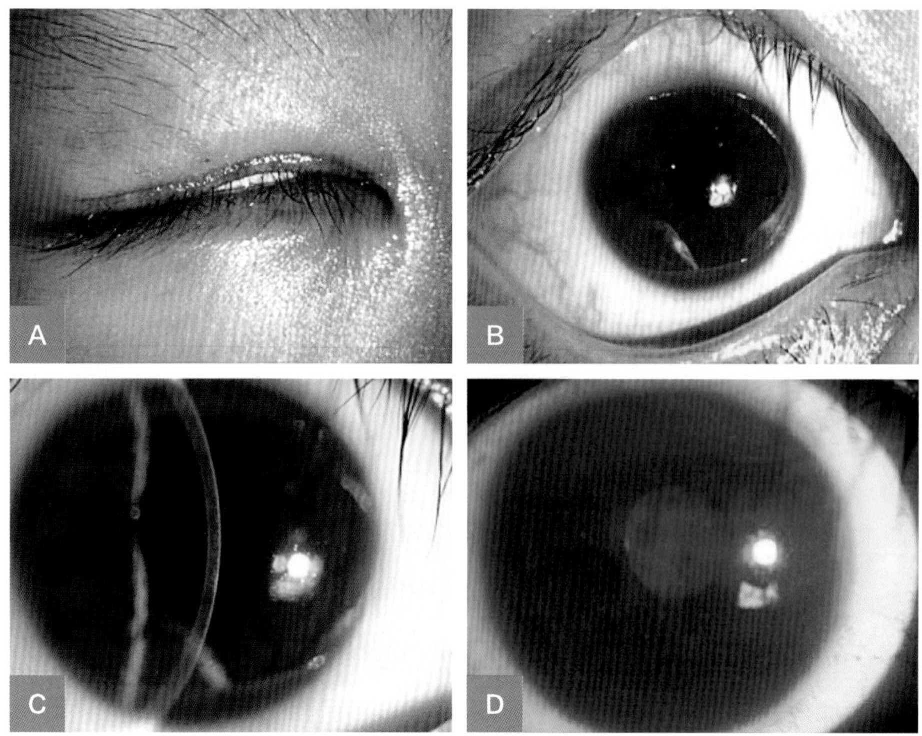

图 7-0-4 治疗 1 个月右眼裂隙灯照相

A. 10 倍裂隙灯下患者外眼像，患者闭眼状态下可见轻度眼睑闭合不全；B. 10 倍裂隙灯下患者裂隙灯照相，可见角膜尚透明，原浸润点基本消失；C. 16 倍裂隙灯下见角膜上皮面略粗糙；D. 16 倍角膜荧光素染色裂隙灯照相，可见角膜上皮缺损大部分修复。

【病例 2】

患儿男，9 岁，主因"右眼上睑下垂矫正术后 20 天，红痛、流泪伴视力下降 5 天"为主诉入院。20 天前于外院就诊，诊为"双眼先天性上睑下垂(右眼重度、左眼中度)"，并行"右眼上睑下垂矫正+重睑形成+眶隔修补术"(具体手术不详)，术后出现流泪、红痛，予加压包扎、结膜脱垂还纳术等处理，未见明显好转。后转诊我院眼整形专科，全麻下行"右眼额肌瓣悬吊+结膜脱垂矫正+结膜囊成形"，术后仍然出现红痛、流泪，视力逐渐下降，门诊拟"右眼暴露性角膜炎"收入我科。

入院后完善相关检查，眼科检查见图 7-0-5，以及前节 OCT 见图 7-0-6、共聚焦显微镜见图 7-0-7。考虑入院诊断：右眼暴露性角膜炎，右眼上睑下垂矫正术后。入院后再进一步请整形科会诊，拟进一步手术调整，减轻眼睑闭合不全，但整形科会诊后建议保守治疗，遂予以全身短期激素冲击减轻眼睑的炎症反应，局部用药预防感染，促进修复等治疗，角膜病灶逐渐瘢痕化(恢复过程见图 7-0-8)。

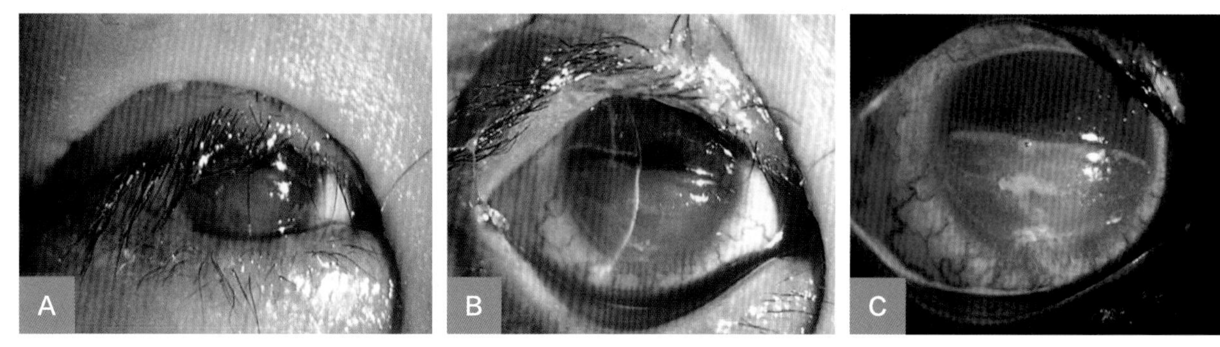

图 7-0-5 患者入院裂隙灯照相

A. 10 倍裂隙灯下可见眼睑红肿，眼睑闭合不全；B. 10 倍裂隙灯下见结膜充血，下方一半角膜灰白色混浊，累及基质层；C. 10 倍角膜荧光素染色裂隙灯照相，可见角膜上皮大片缺损。

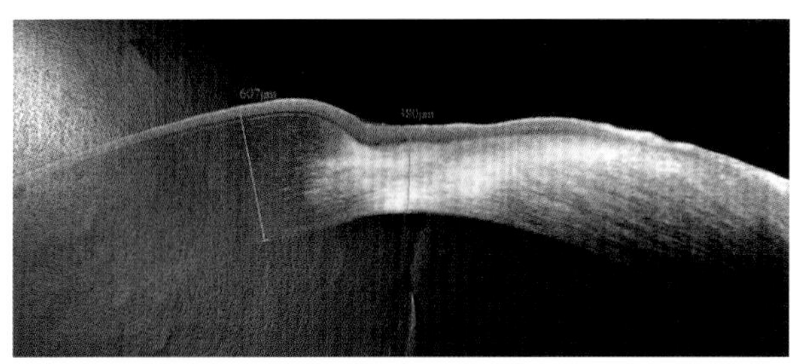

图 7-0-6　前节 OCT：可见角膜局部变薄(厚度约 380μm)，基质混浊

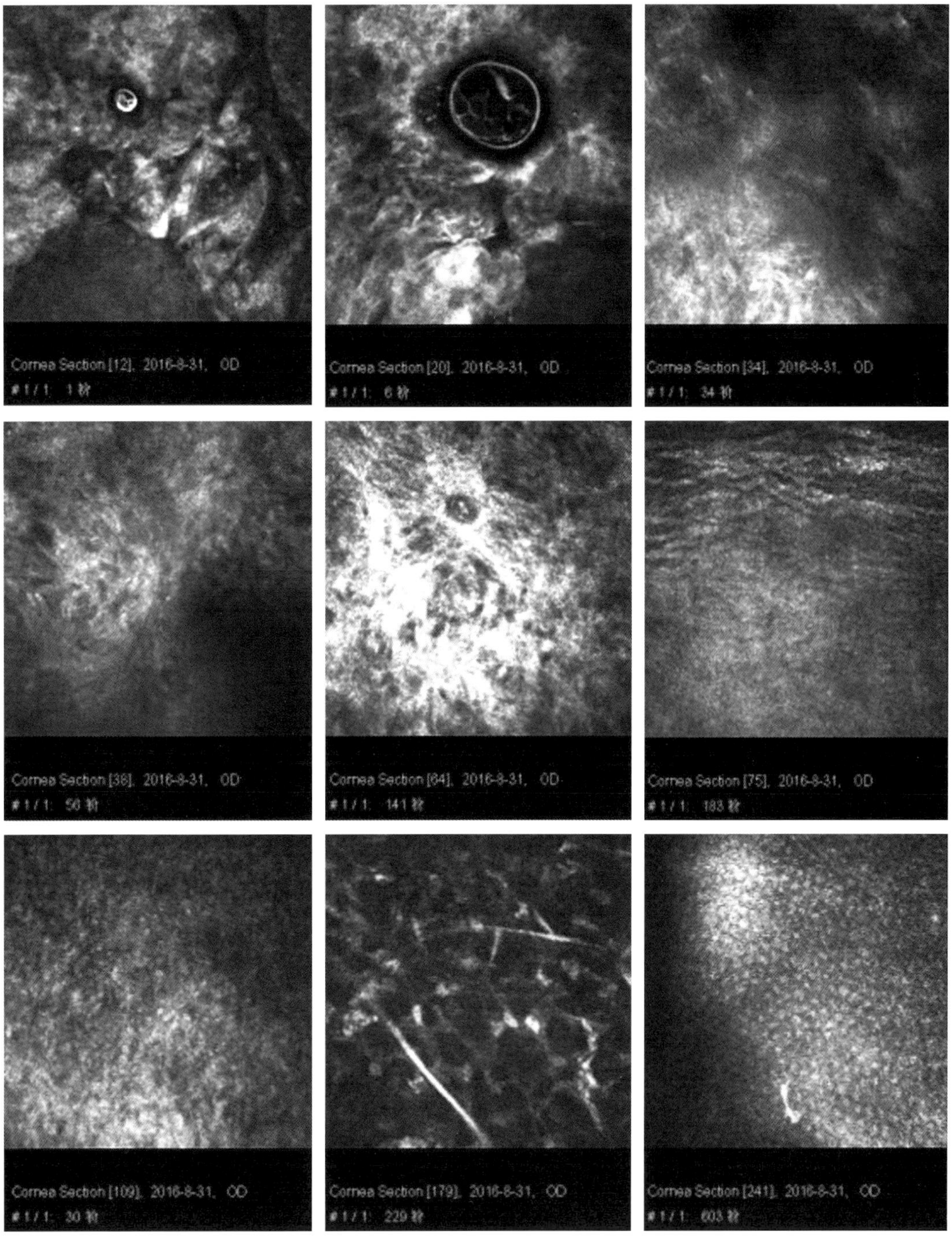

图 7-0-7　活体共聚焦显微镜

可见角膜病灶上皮结构紊乱，角膜上皮缺损，未见明显炎症细胞浸润，基质水肿结构模糊，上方角膜上皮细胞水肿，层间神经纤维未见，基质轻度水肿，未见明显炎症细胞浸润，角膜内皮细胞轻度水肿，密度可，伴微量线状高反光附着。

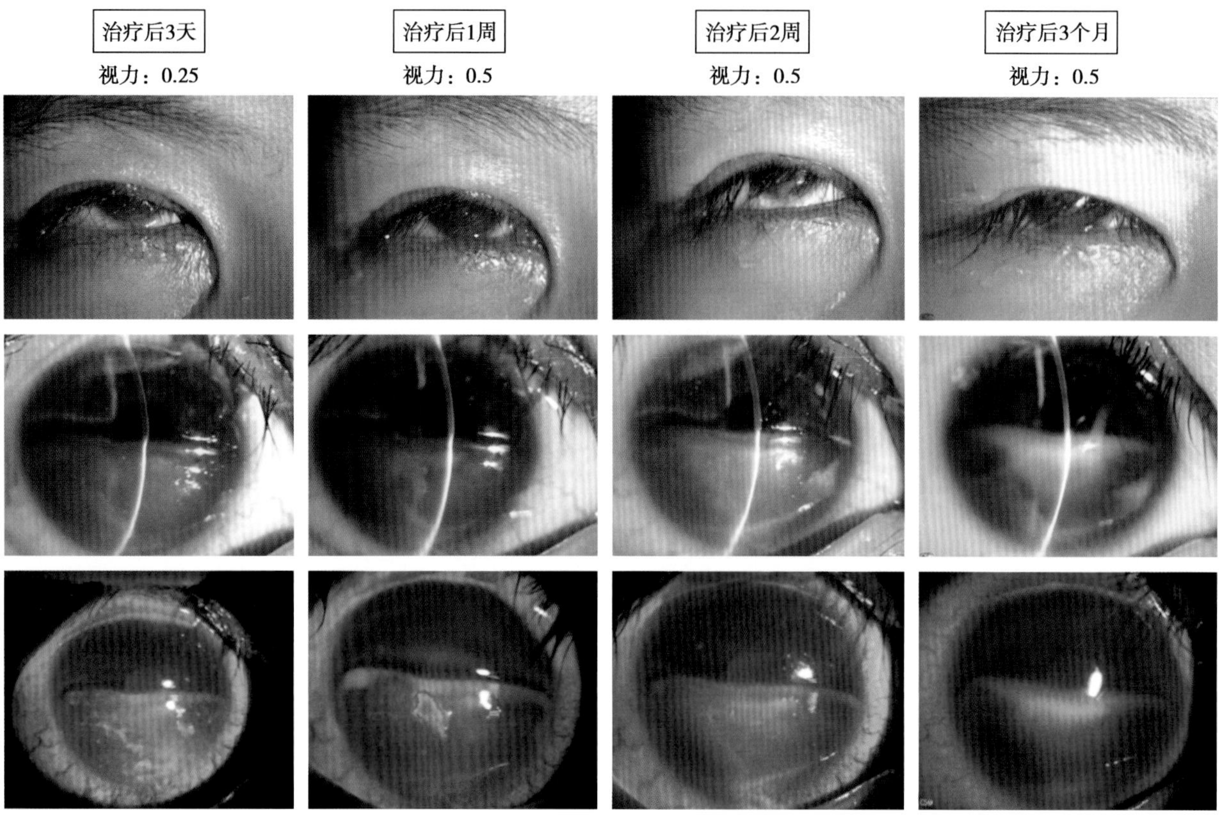

图 7-0-8 患者治疗后恢复过程图

眼睑水肿逐渐消退，但仍然有眼睑闭合不全，角膜病灶上皮基本修复，基质层水肿消失，遗留明显瘢痕形成。

【病例 3】

洪某，女，5 岁，以“右眼上睑下垂矫正术后 1 个月余，红痛 3 天”为主诉入院。家长代诉 1 个月余前因右眼先天性上睑下垂于外院行右眼上睑下垂矫正手术，术后眼睑闭合不全，睡前常规涂眼膏，3 天前因睡前未涂眼膏后出现右眼发红、疼痛、异物感、畏光流泪明显，无明显右侧头痛、右眼胀痛，无明显视物变形。曾在我院治疗，病情无明显好转，现为进一步诊治求诊我院，门诊以“右眼暴露性角膜溃疡”收入我科进一步治疗。

入院后完善相关检查，裂隙灯检查见图 7-0-9，前节 OCT 见图 7-0-10，患儿不能配合共聚焦显微镜检查。

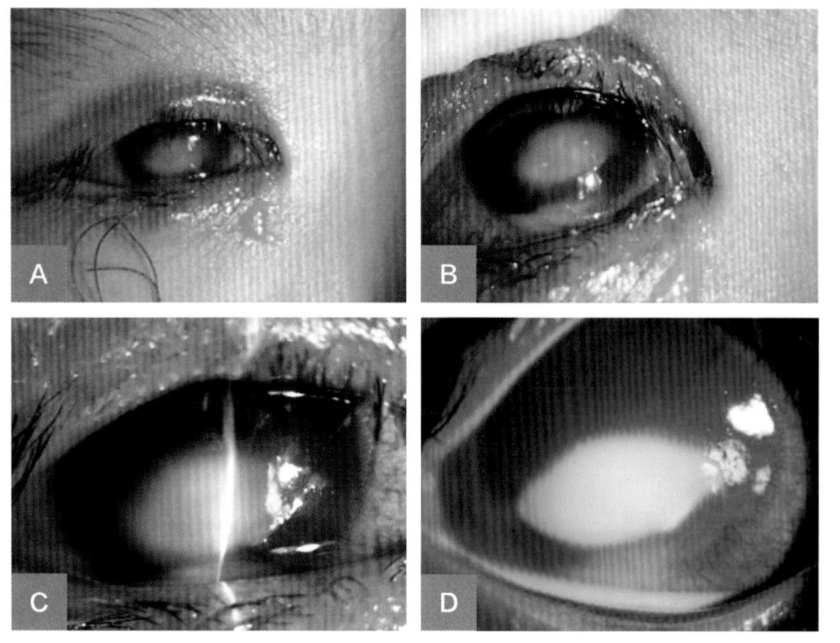

图 7-0-9 患者入院裂隙灯照相

A. 6 倍裂隙灯下患者外眼像，患者闭眼状态下可见眼睑闭合不全；B. 10 倍裂隙灯下患者裂隙灯照相，可见角膜中央横椭圆形浸润病灶，下方积脓约 1.5mm；C. 16 倍裂隙灯下角膜中央横椭圆形浸润病灶，约 7mm × 4mm，几乎累及基质全层；D. 16 倍角膜荧光素染色裂隙灯照相，可见整个病灶区表面上皮缺损，FL（+）。

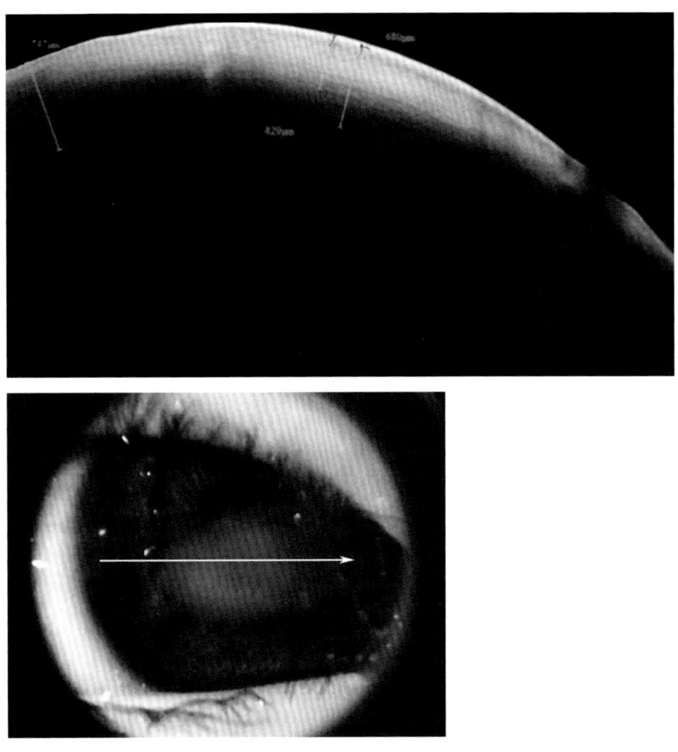

图 7-0-10 患者入院前节 OCT
扫描病灶区角膜明显混浊高密度影，下方角膜组织结构窥不清。

入院诊断：右眼角膜溃疡（细菌性？）、右眼眼睑闭合不全、右眼先天性上睑下垂矫正术后。考虑患者为眼睑闭合不全致暴露性角膜炎，并继发感染，取少许角膜溃疡组织行细菌涂片以及培养，早期予以经验性用药，全面抗感染联合促进修复治疗，1 周后遗憾的是由于患儿配合欠佳，所刮取组织太少，未能培养出细菌，但好在经验性用药病情基本控制，病灶未见扩大，前房积脓基本吸收，随后逐渐减少用药，感染病灶逐渐控制。由于存在眼睑闭合不全，病情恢复较缓慢，但逐渐好转（详见图 7-0-11~图 7-0-16）。

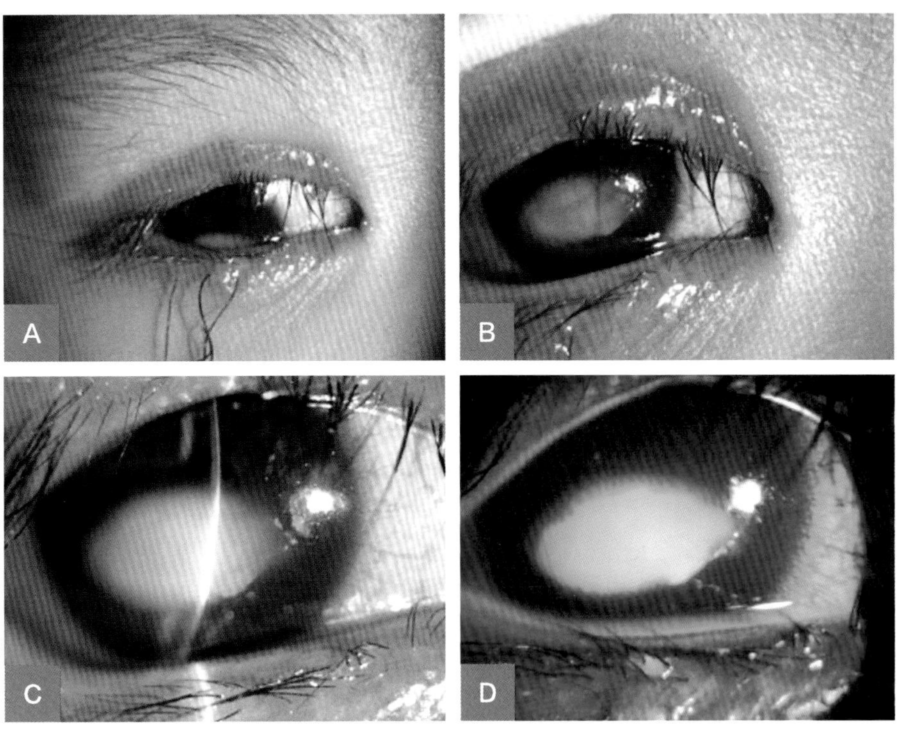

图 7-0-11 患者治疗 1 周后裂隙灯照相
A. 6 倍裂隙灯下患者外眼像，患者闭眼状态下可见眼睑闭合不全，眼睑炎症反应略减轻；B. 10 倍裂隙灯下患者裂隙灯照相，可见角膜中央横椭圆形浸润病灶较前略缩小，隐约可见上方 1/3 瞳孔；C. 16 倍裂隙灯下角膜中央横椭圆形浸润病灶，下方积脓消失；D. 16 倍角膜荧光素染色裂隙灯照相，角膜上皮基本修复，FL（-）。

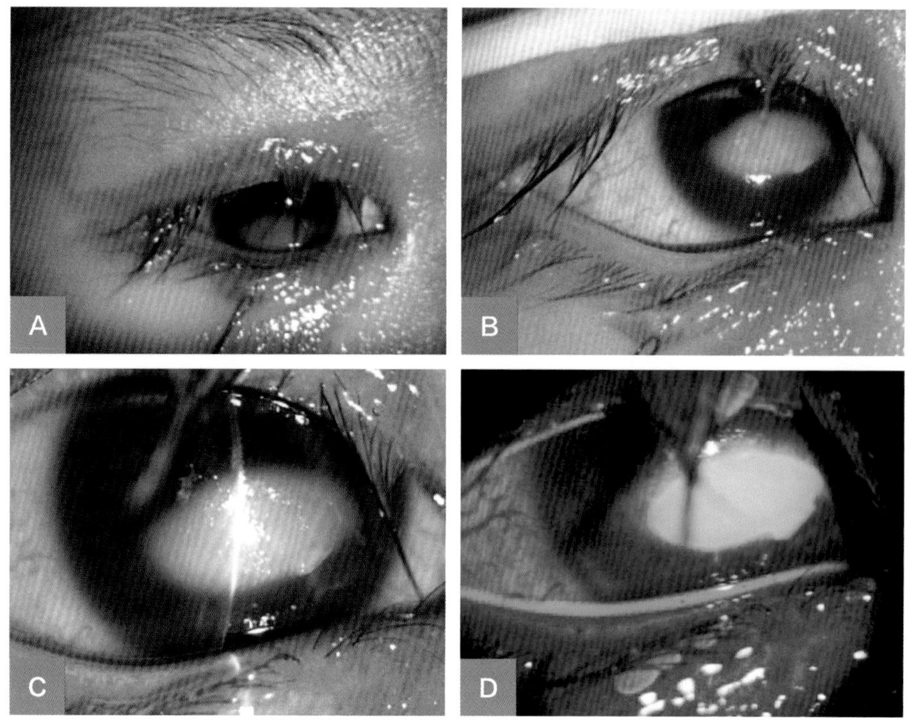

图 7-0-12　患者治疗 2 周后裂隙灯照相

A. 6 倍裂隙灯下患者外眼像，患者闭眼状态下可见眼睑闭合不全；B. 10 倍裂隙灯下患者裂隙灯照相，可见角膜中央横椭圆形浸润病灶基本同前；C. 16 倍裂隙灯下角膜中央横椭圆形浸润病灶，下方未见积脓；D. 16 倍角膜荧光素染色裂隙灯照相，角膜上皮再次缺损，FL（+）。

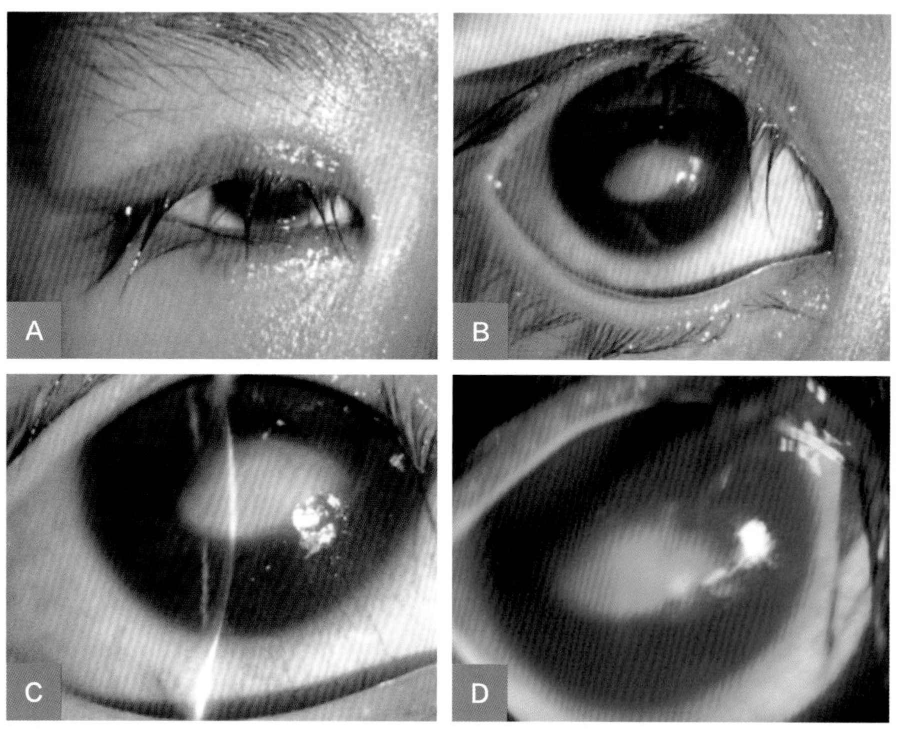

图 7-0-13　患者治疗 3 周后裂隙灯照相

A. 6 倍裂隙灯下患者外眼像，患者闭眼状态下可见眼睑闭合不全较前略好转；B. 10 倍裂隙灯下患者裂隙灯照相，可见角膜中央横椭圆形浸润病灶较前明显缩小；C. 16 倍裂隙灯下角膜中央横椭圆形浸润病灶缩小，约 5mm × 3mm；D. 16 倍角膜荧光素染色裂隙灯照相，角膜上皮逐渐修复，FL（–）。

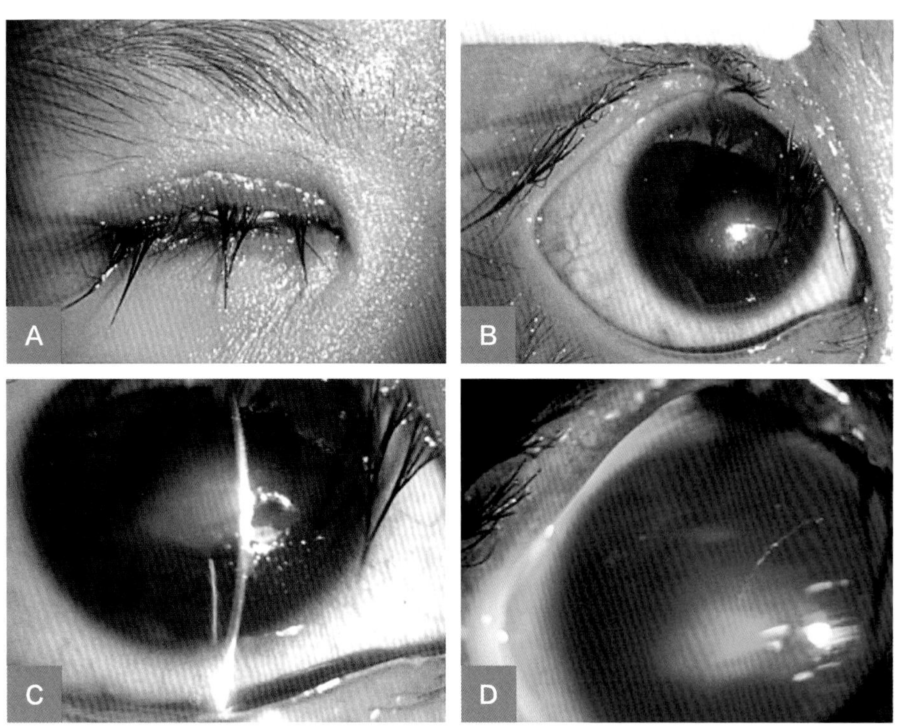

图 7-0-14 患者治疗 4 周后裂隙灯照相

A. 6 倍裂隙灯下患者外眼像，患者闭眼状态下可见眼睑闭合不全较前明显好转；B. 10 倍裂隙灯下患者裂隙灯照相，可见角膜中央横椭圆形浸润病灶较前缩小，逐渐瘢痕化；C. 16 倍裂隙灯下角膜中央横椭圆形浸润病灶缩小，约 4mm×2mm；D. 16 倍角膜荧光素染色裂隙灯照相，角膜上皮逐渐修复，FL(－)。

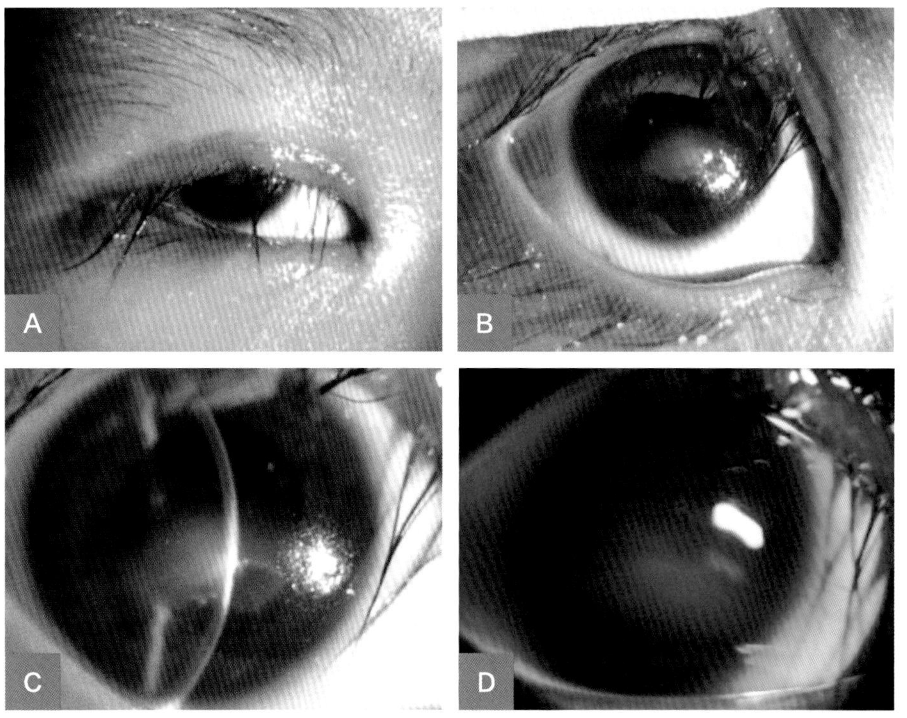

图 7-0-15 患者治疗 5 周后裂隙灯照相

A. 6 倍裂隙灯下患者外眼像，患者闭眼状态下仍可见眼睑闭合不全；B. 10 倍裂隙灯下患者裂隙灯照相，可见角膜中央横椭圆形浸润病灶逐渐瘢痕化；C. 16 倍裂隙灯下角膜病灶较前变淡；D. 16 倍角膜荧光素染色裂隙灯照相，角膜上皮完整，FL(－)。

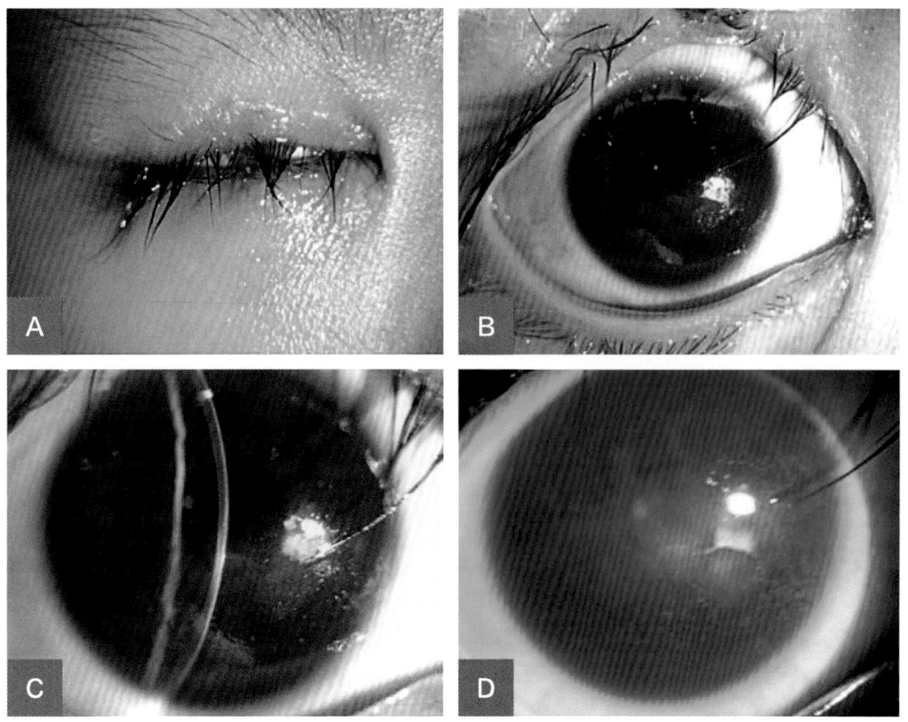

图 7-0-16 患者治疗 8 周后裂隙灯照相

A. 6 倍裂隙灯下患者外眼像，患者闭眼状态下仍可见眼睑轻度闭合不全；B. 10 倍裂隙灯下患者裂隙灯照相，可见角膜中央偏下方云翳；C. 16 倍裂隙灯下角膜病灶较前变淡；D. 16 倍角膜荧光素染色裂隙灯照相，角膜上皮完整，FL（－），患者视力达到 0.5。

【病例 4】

徐某，女，5 岁，主因“双眼眼睑畸形矫正术后双眼红痛 2 周”为主诉就诊。2 周前因“双眼先天性眼睑畸形”于我院行“双眼先天性眼睑畸形矫正术”，术后双眼眼红、眼痛、畏光，予以药物治疗后未见明显好转转诊我科。我科初诊裂隙灯检查见图 7-0-17、图 7-0-18。

患儿完善相关检查，考虑为双眼眼睑畸形矫正术后眼睑眨眼功能受到影响，眨眼时不能将泪膜均匀涂抹于眼表，所以出现双眼角膜上皮缺损，虽然局部已使用人工泪液加强眼表保护，但因仍然存在眼睑相关因素，所以角膜上皮难以完全愈合，病情易出现反复（图 7-0-19~图 7-0-22）。

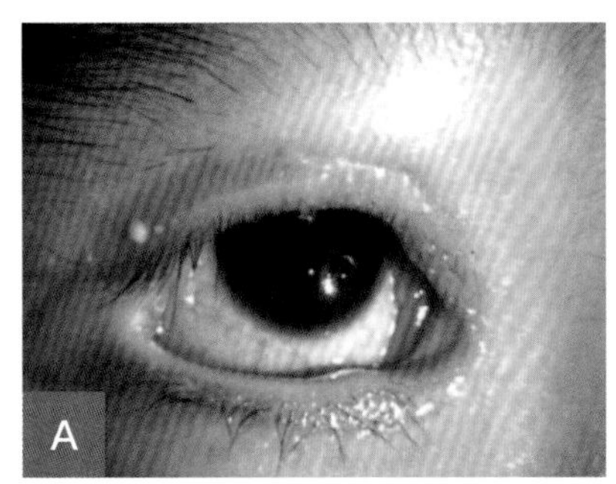
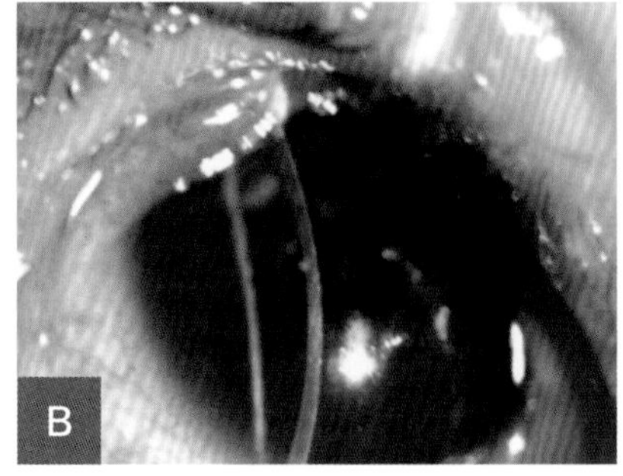
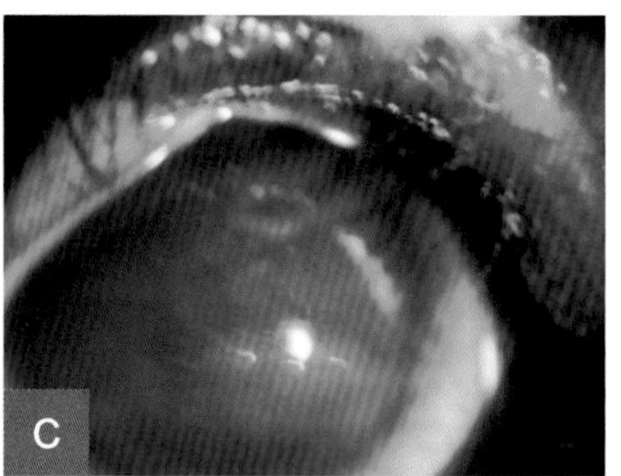

图 7-0-17 初诊我科右眼裂隙灯照相

A. 6 倍裂隙灯下外眼像，眼睑畸形好转；B. 16 倍裂隙灯下见结膜充血，角膜上皮粗糙；C. 16 倍角膜荧光素染色裂隙灯照相，可见角膜上皮弥漫大片缺损，FL（＋）。

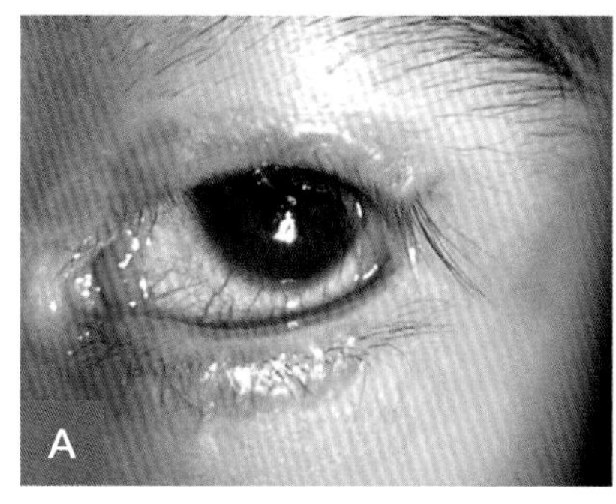
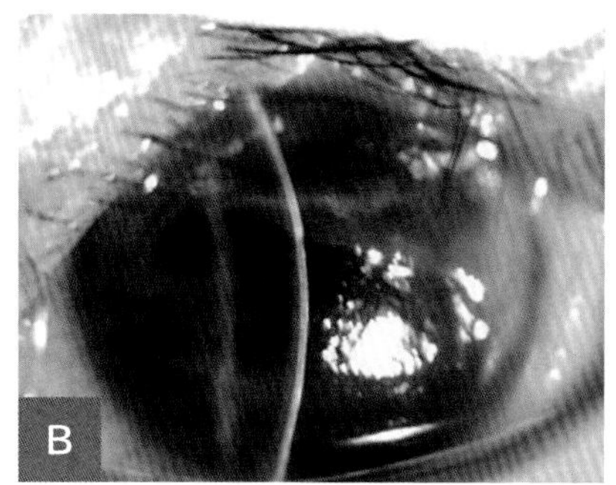
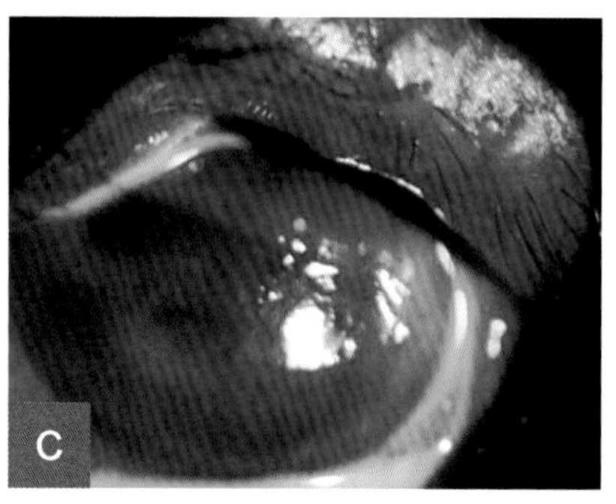

图 7-0-18　初诊我科左眼裂隙灯照相

A. 6 倍裂隙灯下外眼像，眼睑畸形好转；B. 16 倍裂隙灯下见结膜充血，角膜可见灰白色雾状水肿；C. 16 倍角膜荧光素染色裂隙灯照相，可见角膜上皮弥漫大片缺损，FL(+)。

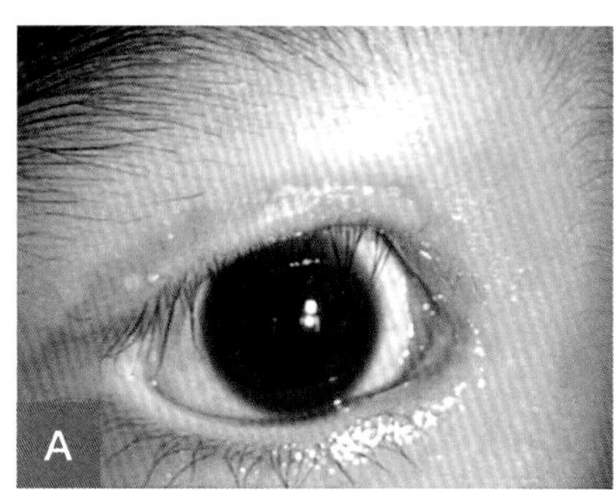
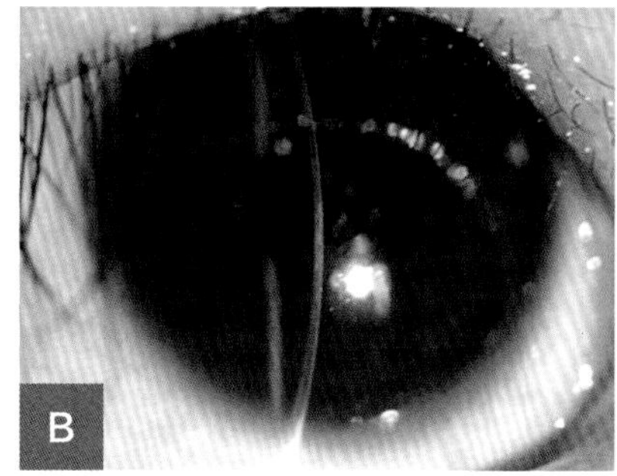
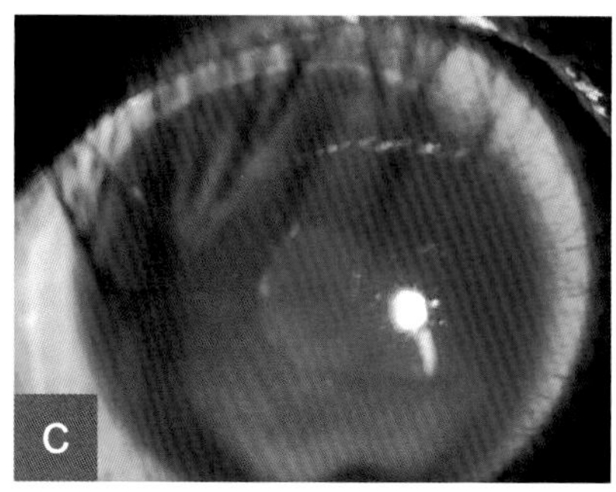

图 7-0-19　治疗 1 周后右眼裂隙灯照相

A. 6 倍裂隙灯下外眼像；B. 16 倍裂隙灯下见结膜充血，角膜尚透明；C. 16 倍角膜荧光素染色裂隙灯照相，可见角膜上皮缺损较前范围缩小，FL(+)。

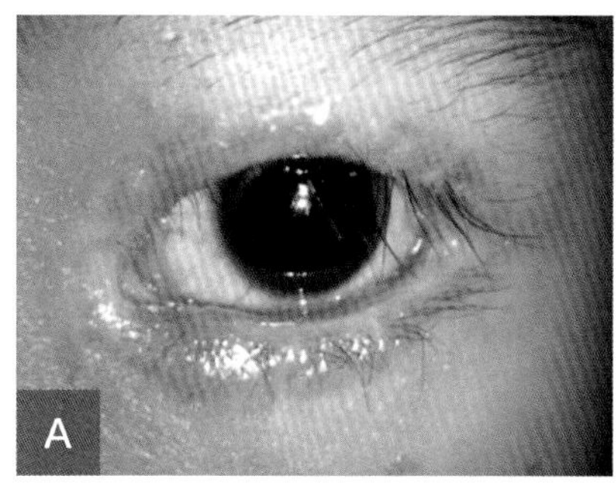
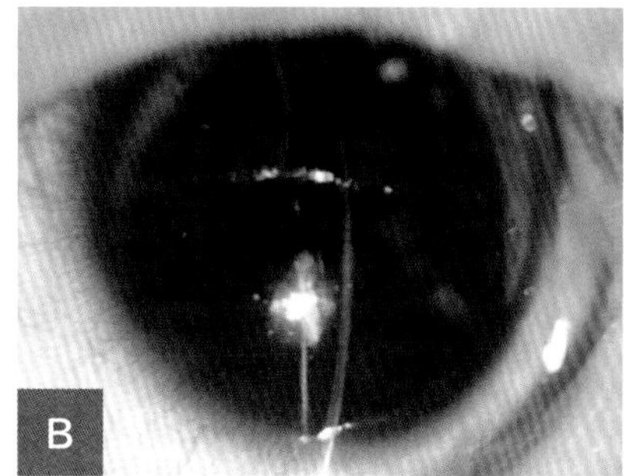
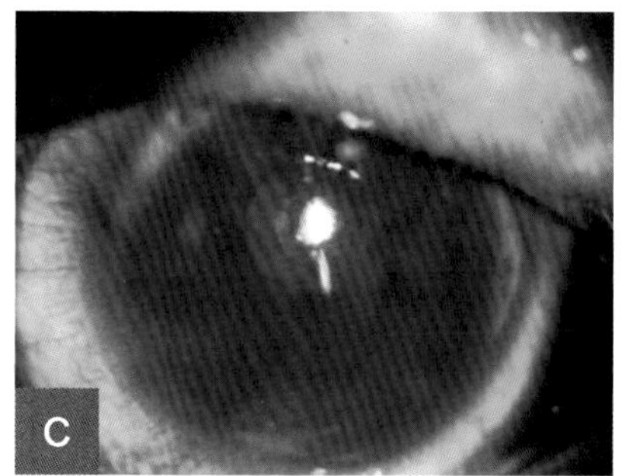

图 7-0-20　治疗 1 周后左眼裂隙灯照相

A. 6 倍裂隙灯下外眼像；B. 16 倍裂隙灯下见结膜充血，角膜尚透明；C. 16 倍角膜荧光素染色裂隙灯照相，可见角膜上皮缺损较前明显好转，FL(+)。

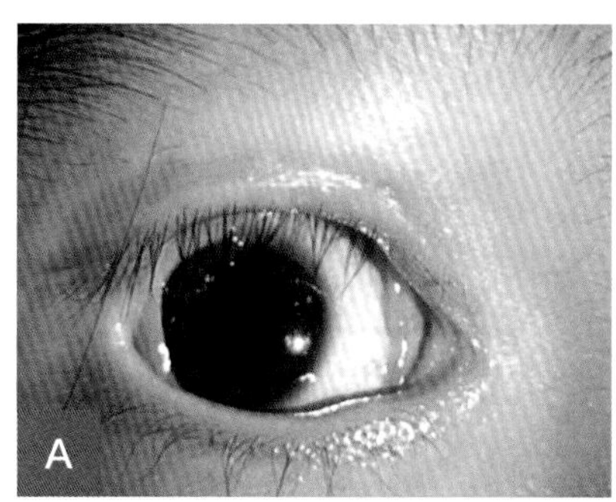
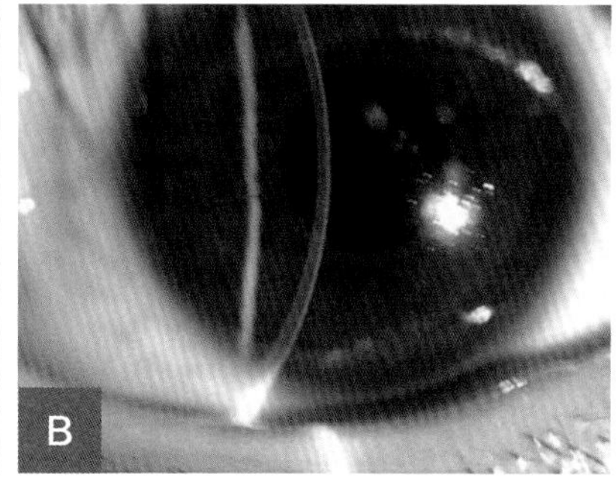
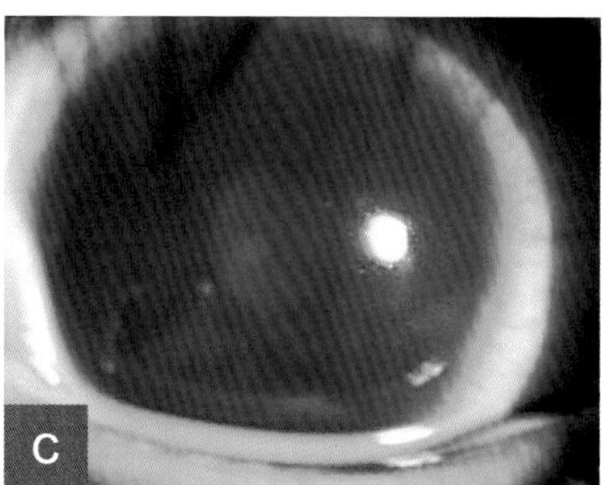

图 7-0-21　治疗 2 周后右眼裂隙灯照相

A. 6 倍裂隙灯下外眼像；B. 16 倍裂隙灯下见角膜尚透明；C. 16 倍角膜荧光素染色裂隙灯照相，可见角膜上皮缺损大部分修复。

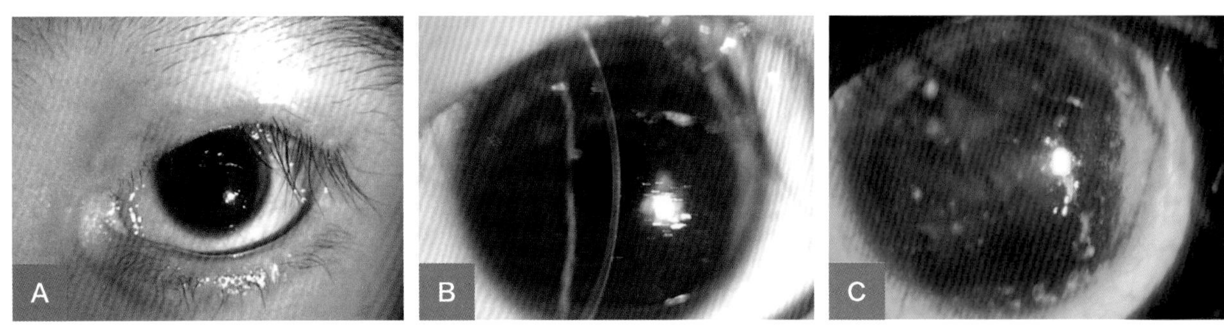

图 7-0-22 治疗 2 周后左眼裂隙灯照相

A. 6 倍裂隙灯下外眼像；B. 16 倍裂隙灯下见角膜上皮粗糙；C. 16 倍角膜荧光素染色裂隙灯照相，可见角膜上皮缺损较前加重，病情反复。

【病例 5】

罗某，女，22 岁，主因“双眼重睑术后 1 个月，右眼红痛 1 周”就诊。1 个月前因为美观于美容机构行“双眼重睑术”，术后右眼始终感觉干涩、异物感等不适，1 周前右眼红痛加重，遂就诊于我院，初次就诊裂隙灯检查见图 7-0-23。

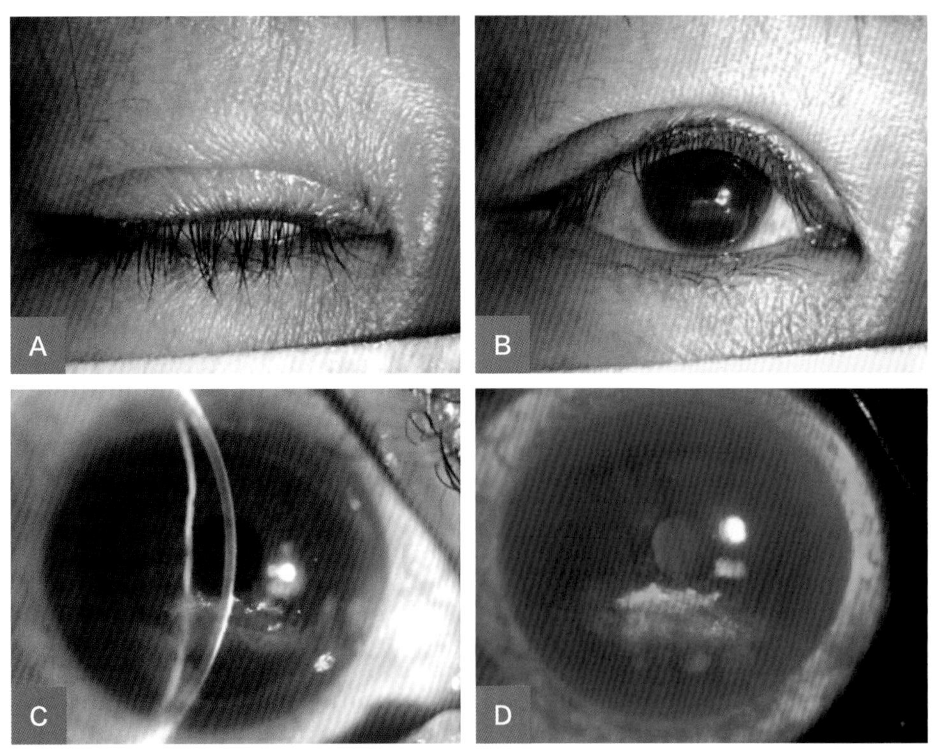

图 7-0-23 初次就诊右眼裂隙灯照相

A. 6 倍闭眼时裂隙灯下外眼像，可见眼睑闭合不全；B. 6 倍正常睁眼时裂隙灯下外眼像；C. 16 倍裂隙灯照相，可见下方角膜横行溃疡病灶，累及基质层；D. 16 倍角膜荧光素染色裂隙灯照相，可见病灶区角膜上皮大片缺损，病灶周围角膜点状上皮缺损，FL(+)。

完善相关检查，考虑为右眼重睑术后眼睑闭合不全导致的暴露性角膜病变。初步诊断：右眼暴露性角膜炎，双眼重睑术后。予行右眼下泪小点栓塞治疗，保留泪液，局部使用无防腐剂人工泪液，夜间使用左氧氟沙星眼膏封闭睑裂暴露区域，治疗后好转（图 7-0-24）。但因为闭合不全尚存，故难以完全修复（图 7-0-25）。

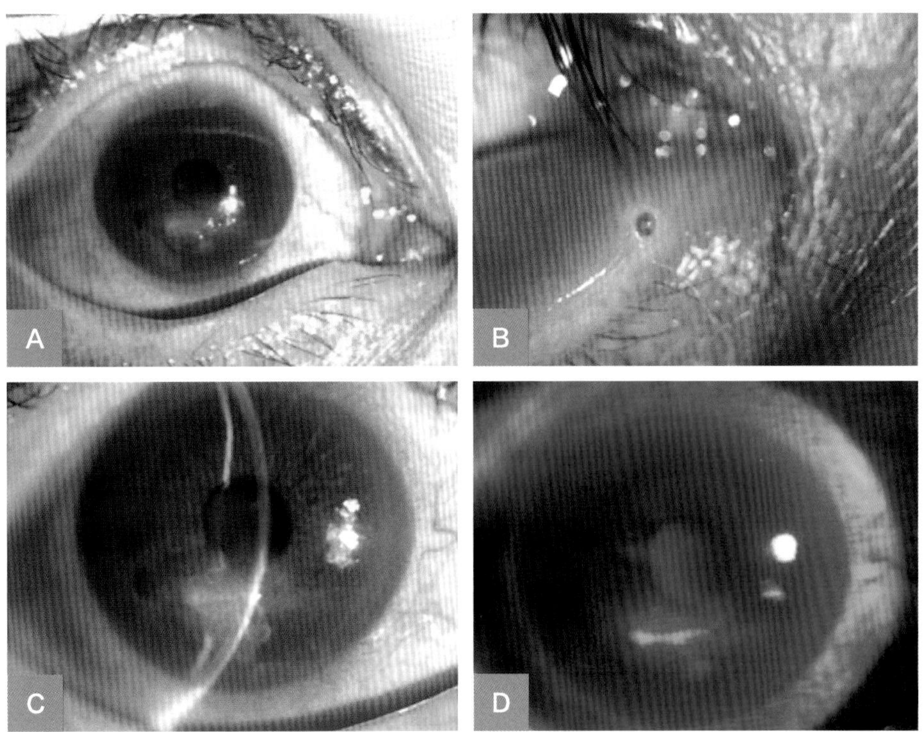

图 7-0-24　治疗 1 周后裂隙灯照相

A. 10 倍裂隙灯照相，仍可见下方角膜灰白色病灶；B. 16 倍裂隙灯照相，可见下泪小点栓在位；C. 16 倍裂隙灯照相，可见下方角膜横行溃疡病灶较前缩小，累及基质层；D. 16 倍角膜荧光素染色裂隙灯照相，可见病灶区角膜上皮缺损较前明显缩小，FL（+）。

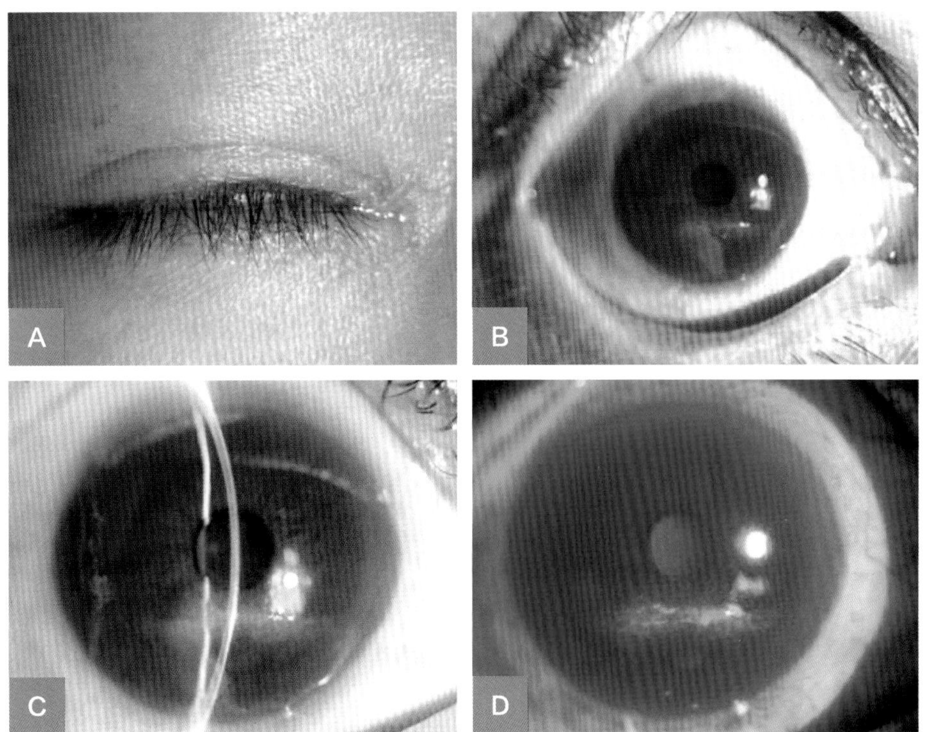

图 7-0-25　治疗 2 周后裂隙灯照相

A. 可见眼睑轻度闭合不全；B. 10 倍裂隙灯照相，仍可见下方灰白色病灶；C. 16 倍裂隙灯照相，可见下方角膜横行溃疡病灶较前缩小，混浊程度减轻；D. 16 倍角膜荧光素染色裂隙灯照相，可见病灶区角膜上皮缺损较前明显缩小，FL（+）。

【病例 6】

李某，女，65 岁，主因“左眼肿物切除术后红痛、视力下降 3 个月”就诊。3 个月前患者因“左眼下睑睑板腺癌并腮腺转移”于外院行手术治疗，术后眼睑闭合不全，出现红痛、视力下降，2 个月前行局部放疗，具体不详，红痛加重。当地医院予以配戴绷带镜，局部使用抗生素联合人工泪液治疗，此次就诊要求更换绷带镜，取下绷带镜裂隙灯检查见图 7-0-26。

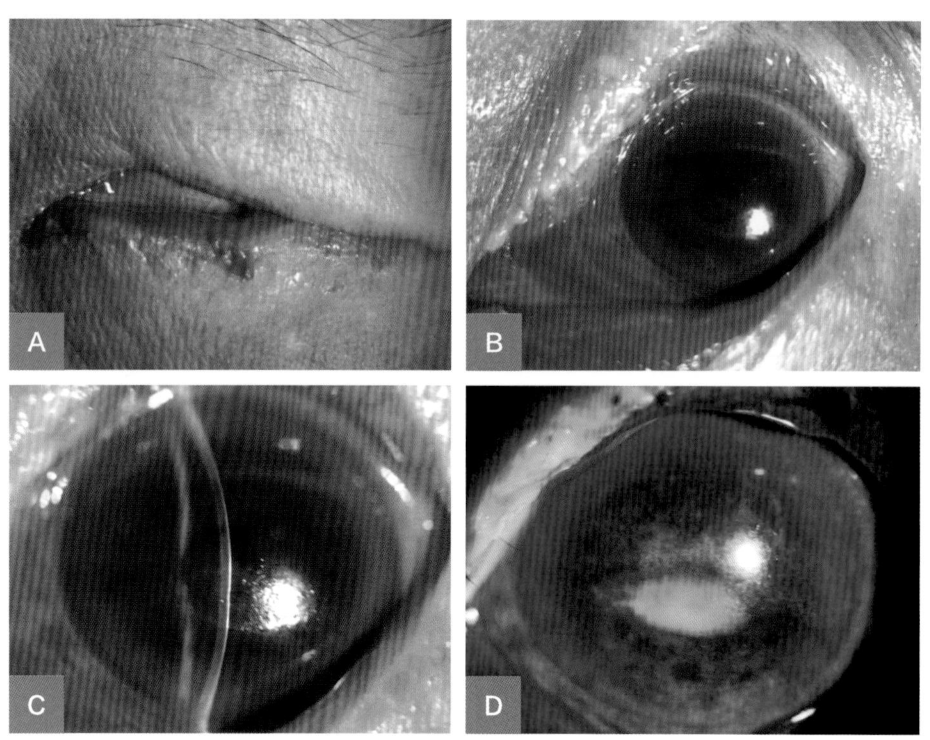

图 7-0-26 患者首次就诊裂隙灯照相

A. 10 倍裂隙灯照相，可见下睑缺损，眼睑闭合不全；B. 10 倍裂隙灯照相，可见结膜明显充血，角膜中央偏下片状灰白色混浊病灶；C. 16 倍裂隙灯照相，可见角膜中央偏下方横椭圆形灰白色混浊病灶，累及基质浅层；D. 16 倍角膜荧光素染色裂隙灯照相，可见病灶区角膜上皮大片缺损，几乎全角膜上皮弥漫点状缺损，FL（+）。

经过对患者进行评估，建议患者暂停配戴绷带镜，患者拒绝，患者自述既往曾取镜后未戴镜，局部症状加重，疼痛难忍，遂予以冲洗结膜囊后配戴绷带镜，局部抗炎预防感染，人工泪液营养角膜，并交代患者购买湿房镜，夜间涂眼膏后胶布闭眼，1 周后复查明显好转，3 周后更换绷带镜时裂隙灯照相见图 7-0-27。继续保守治

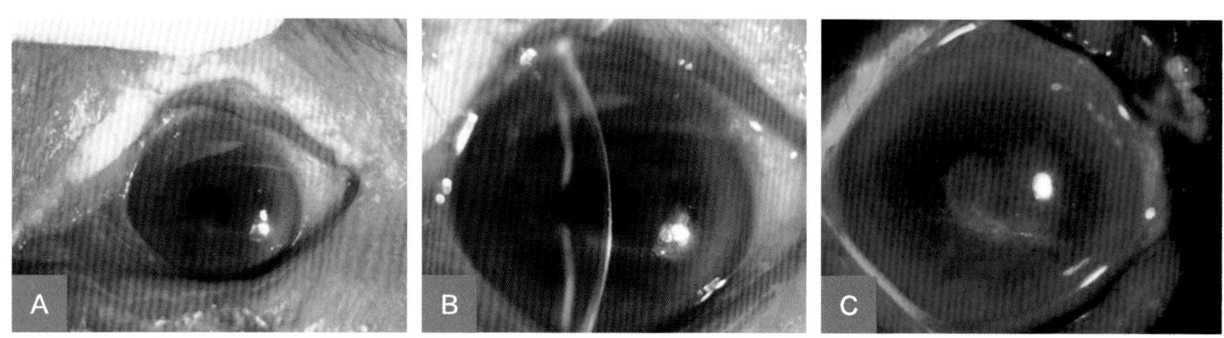

图 7-0-27 患者治疗 3 周后复查裂隙灯照相

A. 10 倍裂隙灯照相，可见结膜明显充血，角膜灰白色混浊病灶较前缩小；B. 16 倍裂隙灯照相，可见角膜中央偏下方横椭圆形灰白色混浊病灶范围明显缩小；C. 16 倍角膜荧光素染色裂隙灯照相，可见病灶区角膜上皮缺损明显好转，周边角膜上皮点状缺损亦明显好转，FL（+）。

疗，6 周后复诊，角膜基本透明，但角膜荧光素染色仍可见角膜弥漫点状上皮着染（图 7-0-28）。

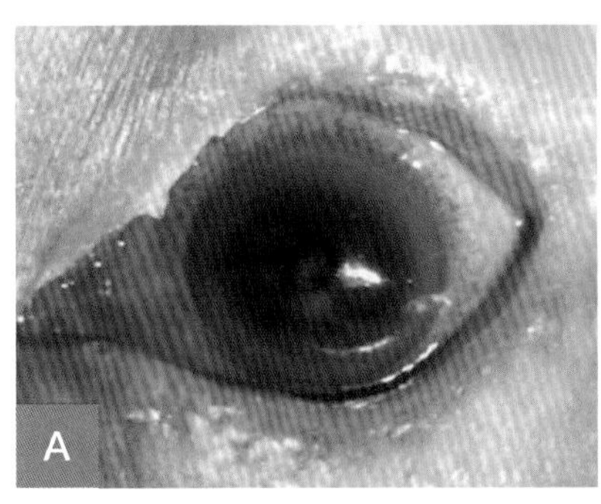

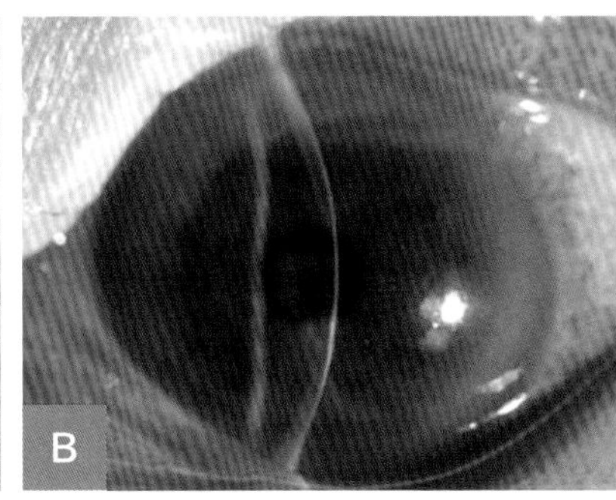

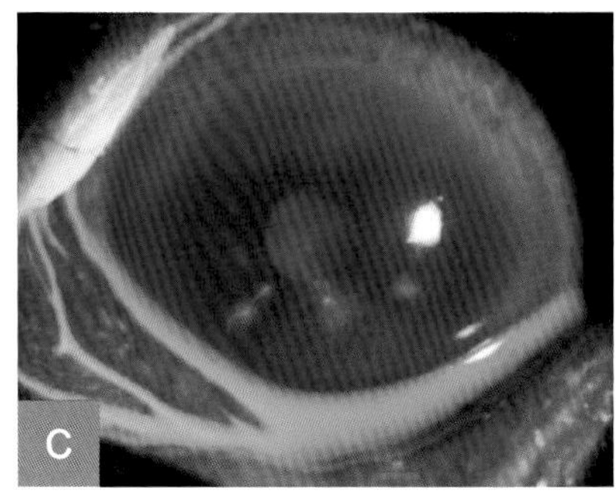

图 7-0-28　患者治疗 6 周后复查裂隙灯照相

A. 10 倍裂隙灯照相，可见结膜明显充血，角膜仍可见灰白色混浊病灶；B. 16 倍裂隙灯照相，可见角膜中央偏下方横椭圆形灰白色混浊病灶范围明显缩小；C. 16 倍角膜荧光素染色裂隙灯照相，可见病灶区角膜上皮缺损明显好转，周边角膜再次出现弥漫点状上皮缺损，FL（+）。

上述病例 1 至病例 6 均属于较典型的眼睑手术相关的暴露性角膜炎，根据不同病情，可使用局部滴眼液及凝胶促修复、预防感染、加强自我护理、物理治疗（包括胶布拉贴、配戴湿房镜等）、泪小点栓塞等治疗手段得到有效控制，但由于暴露的存在，该类疾病难以从根源解决，部分患者可通过手术调整减轻眼睑闭合不全，但一般转至眼表科的患者几乎属于眼整形科难以再次手术调整的患者，所以即使有效治疗后亦常遗留不同程度角膜瘢痕，部分患者易出现持续性/反复发作性角膜上皮损害，因此仍须加强患者教育，做到基本的自我保健和定期随访。

【病例 7】

冯某，女，25 岁，主因“左眼反复红痛、视力下降 3 个月，加重 20 天”为主诉入院。入院眼科检查（图 7-0-29）：左眼视力 0.4^{-}，矫正 −1.50DS → 0.7，眼压 9.5mmHg，结膜混合充血，角膜瞳孔区可见灰白色片状浸润病灶，上皮缺损，病灶累及基质浅层，病灶周围角膜轻度水肿，未见明显新生血管侵入，前房中深，晶状体透明，余窥不清。右眼（−）。

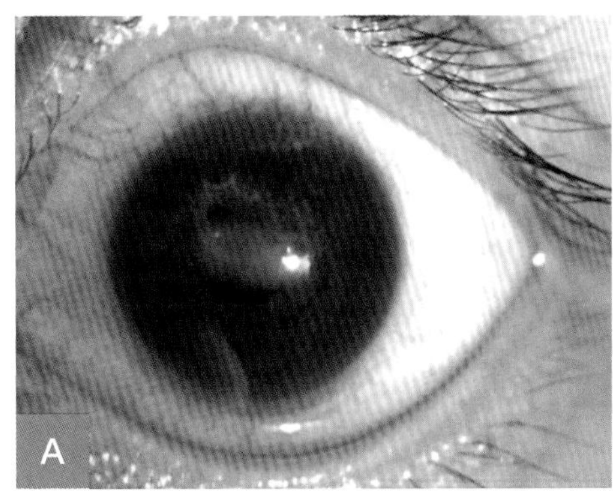

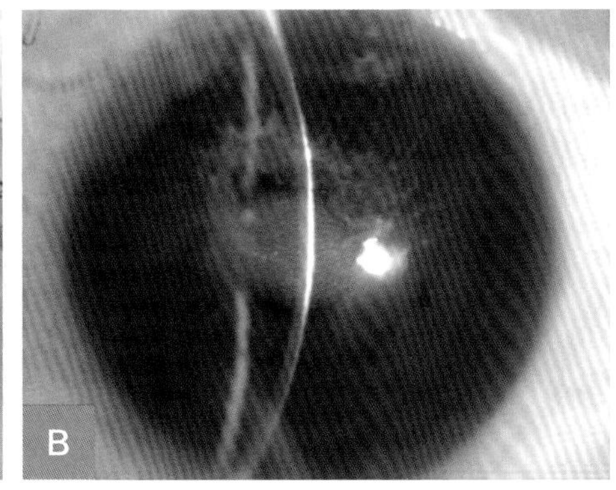

图 7-0-29　患者入院左眼裂隙灯照相

A. 左眼 10 倍裂隙灯照相，可见结膜明显充血，角膜中央偏上方灰白色混浊病灶；B. 16 倍裂隙灯照相，可见角膜中央偏上方不规则混浊病灶。

入院后完善相关检查，前节 OCT 见图 7-0-30，共聚焦显微镜见图 7-0-31。初步诊断：左眼角膜溃疡（病因待查？），左眼屈光不正。予以抗炎，促进角膜修复治疗，但患者病情始终无好转，分析病情并非感染所致，后翻转上睑见睑结膜面线头突出（图 7-0-32），追问患者病史，2 年前患者曾行双眼重睑术。建议患者行缝线拆除，患者表示拒绝，遂予以配戴绷带镜，局部继续抗炎促进修复治疗。患者好转后回当地手术医院，去除缝线，1 个月后再次复诊时，角膜仅遗留少许浅层混浊，视力重回 1.0（图 7-0-33）。

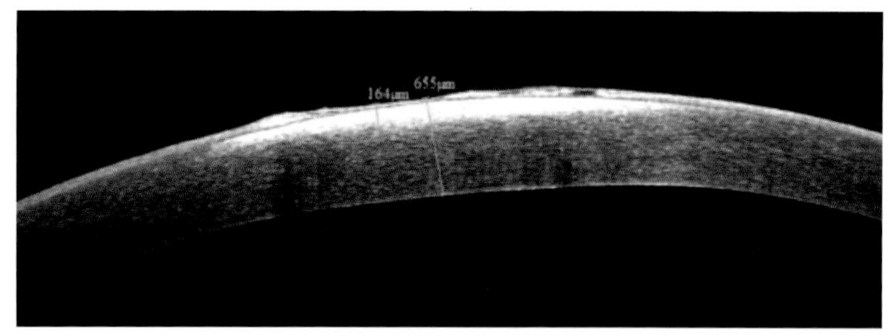

图 7-0-30 患者入院时前节 OCT 检查

可见病灶区角膜上皮尚完整，上皮及浅基质层不规则混浊病灶。

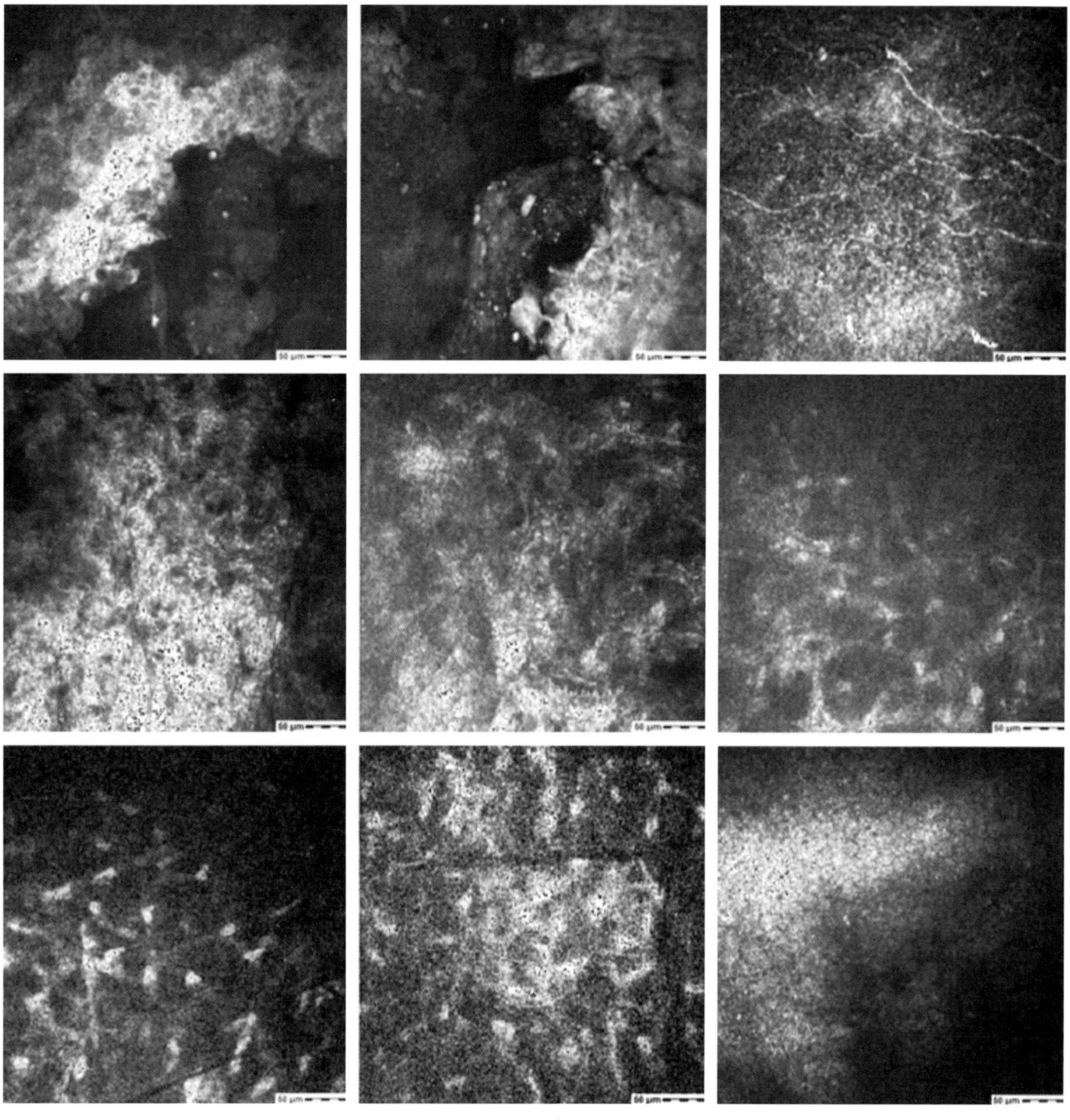

图 7-0-31 患者入院时共聚焦显微镜检查结果

病灶角膜上皮缺损，基质水肿混浊，结构模糊；病灶周边角膜上皮层间神经纤维密度降低，基底层微量活化的 Langerhans 细胞，未见典型炎症细胞浸润，角膜内皮层结构大致正常；全层扫描未见明显菌丝样结构。

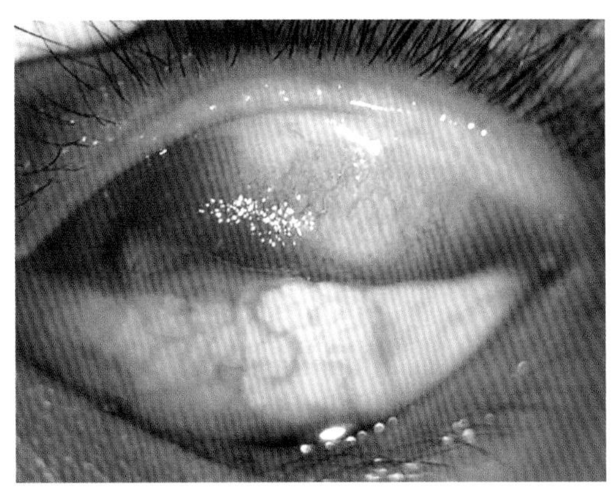

图 7-0-32 翻转上睑，可见线头突出

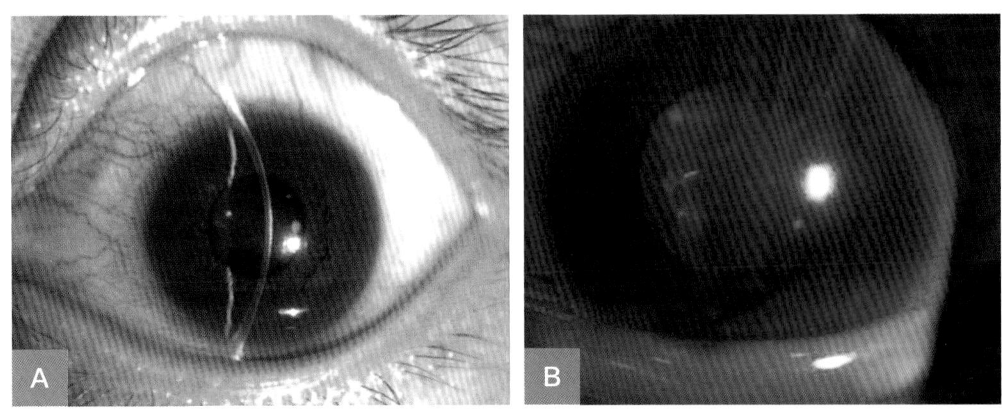

图 7-0-33 治疗 1 个月后裂隙灯照相

A. 10 倍裂隙灯照相，可见结膜轻度充血，角膜中央少许灰白色混浊；B. 16 倍角膜荧光素染色裂隙灯照相，可见角膜大部分上皮修复，遗留少许上皮缺损，FL（+）。

【病例 8】

蓝某，女，25 岁，主因“左眼反复红痛、异物感 5 个月”为主诉就诊。5 个月间反复发作红痛，配戴绷带镜即好转，取镜后症状随即复发。既往：3 年前曾行双眼重睑术。该患者怀疑与重睑术有关，可翻转上睑结膜未见暴露的线头，直至暴露到穹窿部，才终于找到罪魁祸首，剪缝线后，角膜病灶完全恢复，未再复发（图 7-0-34~图 7-0-38）。

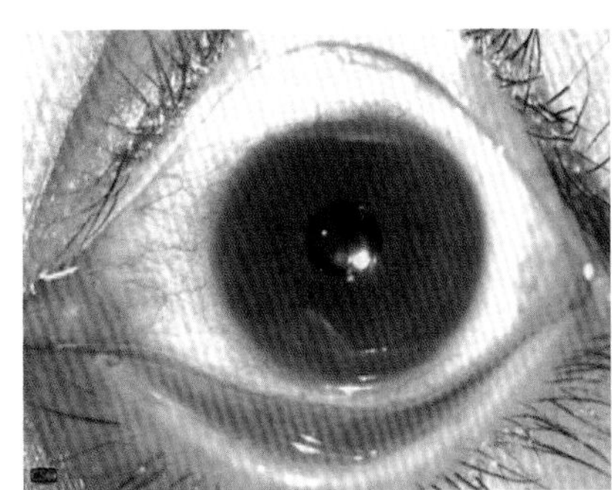

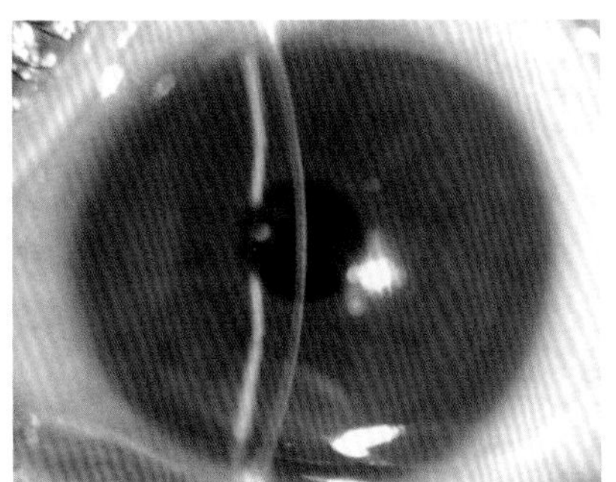

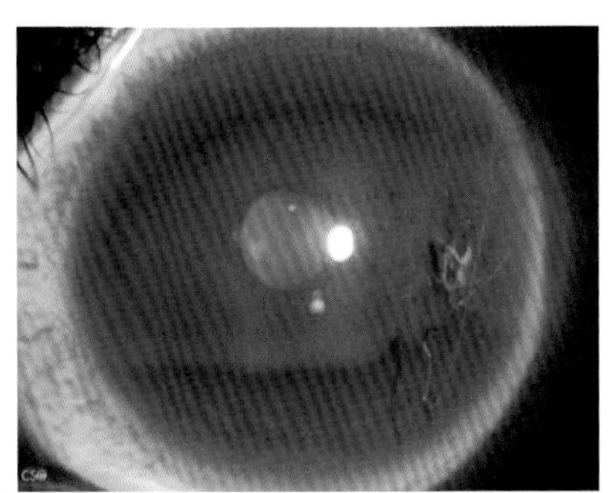

图 7-0-34 患者首次就诊裂隙灯照相：可见颞侧角膜上皮不规则缺损

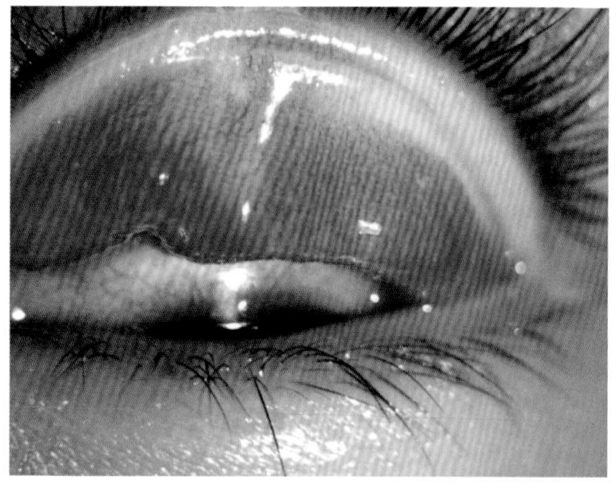

图 7-0-35 翻转上睑结膜未见线头或者异物

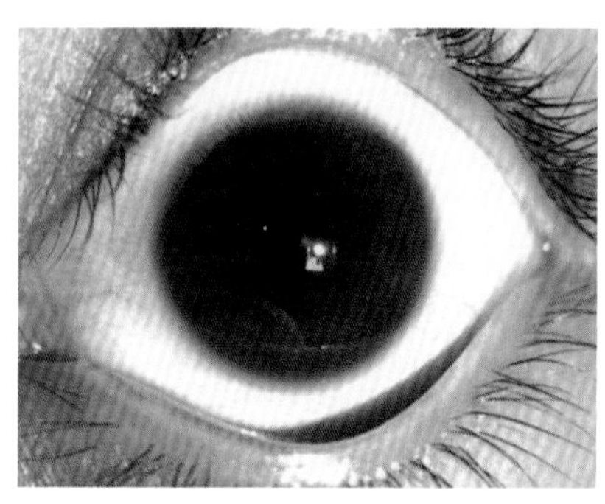
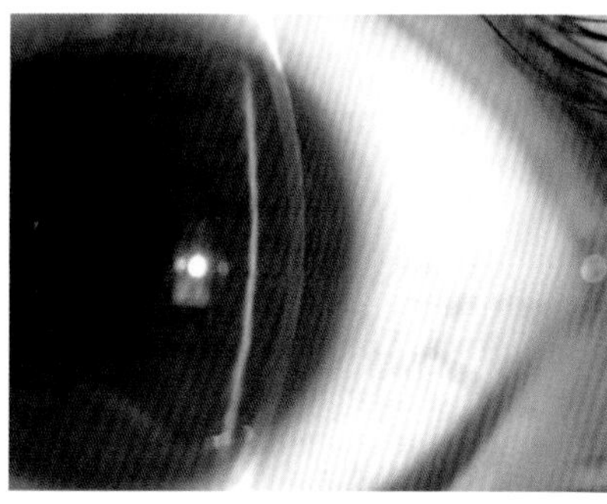
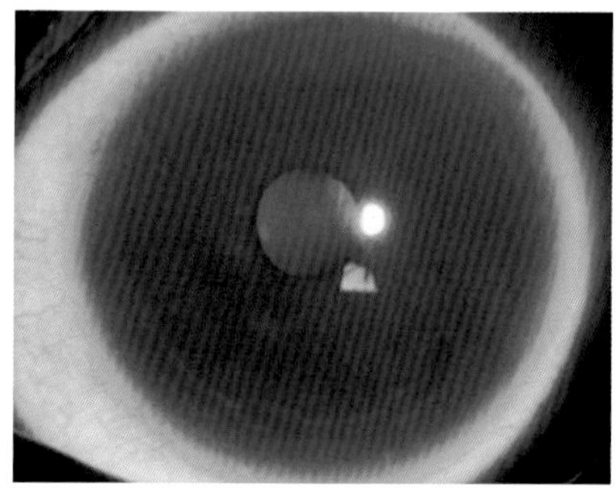

图 7-0-36 取下绷带镜可见角膜透明，角膜上皮完整修复，FL（-）

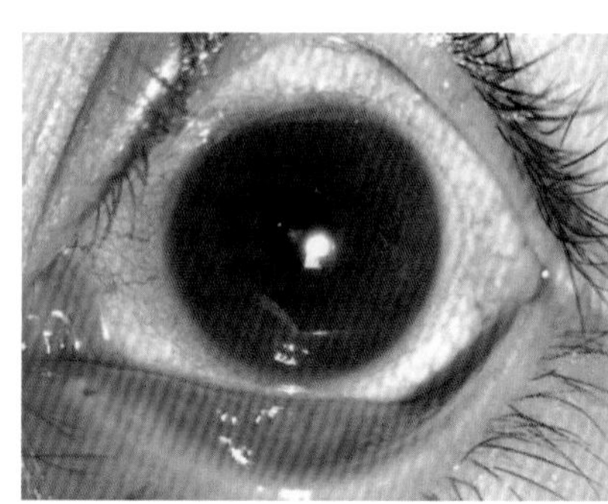
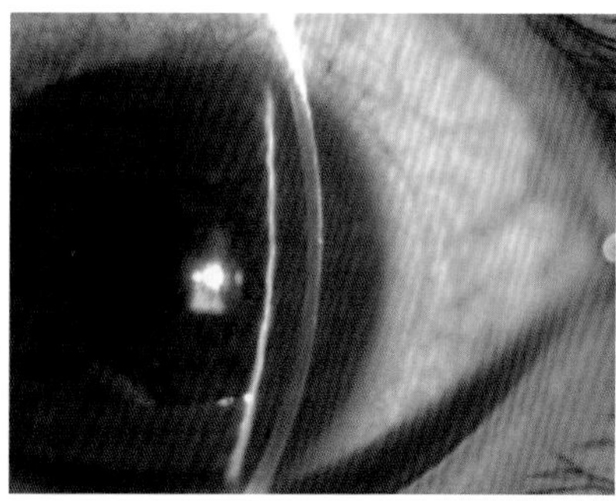
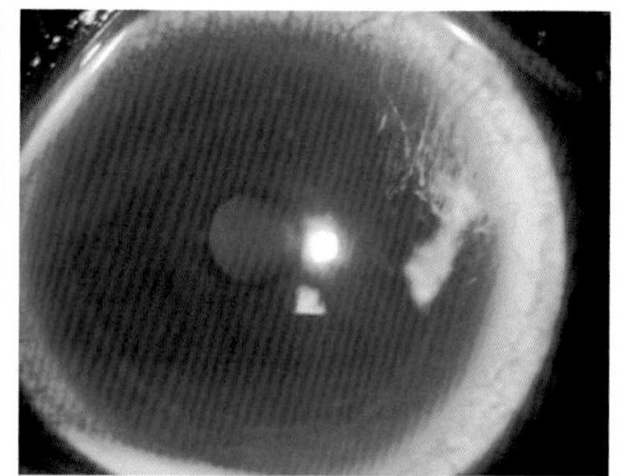

图 7-0-37 取下绷带镜第二天急诊就诊，再次出现眼痛，角膜上皮大片缺损

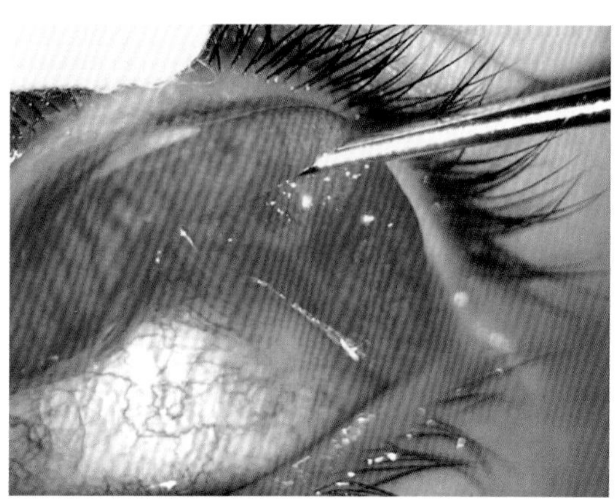

图 7-0-38 翻转上睑结膜，充分暴露到穹窿部，可见暴露的缝线

上述病例 7 和病例 8 均是眼睑美容手术相关的睑结膜线头外露导致的角膜病变。此类病例在近年愈加常见，所以任何角膜病变一定要注意详细询问病史，并进行仔细充分的眼部检查，特别是翻转眼睑非常重要，尤其注意检查邻近穹窿部的结构。如遇到重睑术后缝线暴露问题，应请眼整形美容专业的医生共同处理。

（罗顺荣　李晓峰　吴护平）

参考文献

[1] SOMMER F. Surgery of lower eyelid ectropion with the tarsal strip procedure, using absorbable or non-absorbable sutures for periosteal fixation. Klin Monatsbl Augenh, 2017, 234(1): 59-63.

[2] ANDREEVA D N, MOROZOVA E L. Corrective surgery in scarring ectropion of the lower eyelid. Vestn Khir Im I I Grek, 1971, 107(12): 49-50.

[3] KOMATSU K, MATSUDA H, TAKAHASHI Y, et al. Recurrent lower eyelid ectropion after graft surgery using autogenous palmaris longus Tendon. J Craniofac Surg, 2018, 29(2): e195-e196.

[4] MONGA P, GUPTA V P, DHALIWAL U. Clinical evaluation of changes in cornea and tear film after surgery for trachomatous upper lid entropion. Eye (Lond), 2008, 22(7): 912-917.

[5] HO S F, REUSER T. Entropion surgery. Ophthalmology, 2007, 114(1): 197-198.

[6] DALGLEISH R, URRETS-ZAVALIA A. Surgery of entropion. Br J Ophthalmol, 1967, 51(9): 640.

[7] OLVER J M, BARNES J A. Effective small-incision surgery for involutional lower eyelid entropion. Ophthalmology, 2000, 107(11): 1982-1988.

[8] STEINKOGLER F J. Treatment of upper eyelid entropion. Lid split surgery and fibrin sealing of free skin transplants. Ophthalmic Plast Reconstr Surg, 1986, 2(4): 183-187.

[9] TI S E, TOW S L, CHEE S P. Amniotic membrane transplantation in entropion surgery. Ophthalmology, 2001, 108(7): 1209-1217.

[10] JACKSON S T. Surgery for involutional entropion. Ophthalmic Surg, 1983, 14(4): 322-326.

[11] GUNDOROVA RA. Plastic surgery of the lower eyelid in partial defect or its absence. Oftalmologic Heskii Zhurnal, 1973, 28(7): 483-485.

[12] HISATOMI C, SANO S, KOZAKI M. Skin graft for lagophthalmus and ectropion in the lower eyelid. Ganka. Ophthalmology, 1966, 8(8): 691-694.

[13] ZHANG Y, CHEN S, SUN T, et al. Combination of high porous polyethylene lower eyelid spacers and lateral tarsal-strip procedure for reconstruction of eyelid closure function in paralytic lagophthalmus after facial palsy. Zhongguo Xiu Fu Chong Jian Wai Ke Za Zhi, 2014, 28(2): 233-236.

[14] BRAUN T, BATRAN H, ZENGEL P, et al. Surgical rehabilitation of paralytic lagophthalmus by platinum chain lid loading: focusing on patient benefit and health-related quality of life. Otol Neurotol, 2012, 33(9): 1630-1634.

第八章　角膜接触镜相关干眼

接触镜相关性干眼是指在配戴各种类型接触镜期间存在的干眼，包括配戴后出现的干眼和/或原有干眼加重两种情况，从而影响接触镜配戴的安全性和有效性。现如今，角膜接触镜已被广泛地应用于屈光不正的矫正、部分眼表疾病的治疗、眼部美容等方面。由于角膜接触镜是直接配戴于眼球前表面，通过泪液和眼球表面接触，对眼表的正常解剖及生理功能会产生一定的影响。其中干眼是配戴角膜接触镜最常见的眼部并发症，有研究表明，接触镜配戴者发生干眼症状的可能性比正视眼多出 12 倍，比配戴框架眼镜者多出 5 倍。软性角膜接触镜配戴人群干眼的发病率约为 20%~30%。

一、角膜接触镜导致干眼的发病机制

（一）对泪膜的影响

泪膜由外向内由脂质层、水液层和黏蛋白层组成，脂质层主要由睑板腺分泌并通过瞬目运动涂布于眼球表面，泪膜的稳定性取决于泪膜的成分和动力学因素。角膜代谢所需养分 80% 来自空气，20% 来自角膜缘血管网及房水，角膜所摄取的氧分主要用于上皮细胞及内皮细胞的代谢活动。睁眼时角膜上皮主要摄取大气中溶解于泪膜的氧，此时氧分压 20.66%。闭眼时，角膜则从房水、角膜缘血管网获取氧分，此时氧分压下降至 7.33%。配戴角膜接触镜，改变了泪膜的正常分布，镜片通过泪膜表面张力附着于角膜表面，接触镜前后表面均与泪膜接触，镜片前表面泪膜将镜片向内推动使之能够附着于角膜表面，阻隔了正常的泪液及氧气交换。正常青年人泪液更新率约为 30%/min，而角膜接触镜配戴者的时间则更长。瞬目时镜片发生移位，产生的泵吸力将镜片周围的泪液吸入泪液透镜内进行泪液交换。溶解于泪液中的氧气一部分随瞬目活动泵吸入镜片后被角膜吸收，一部分则通过镜片直接扩散。

配戴接触镜会增快泪液的蒸发，研究发现分布于角膜面的黏液产生的机械活动和角膜接触镜对脂质层的破坏，加速了泪膜的蒸发。当睁眼时，镜片前表面泪液蒸发加快，与空气接触的镜片发生脱水，继而从镜片后泪膜吸取水分补充，导致角膜相应部位的干燥。有研究发现，角膜接触镜配戴者泪膜不稳定的现象即使在镜片停戴后的一段时间内仍可存在。

此外，当泪液蒸发加速时，泪液渗透压升高，改变了泪液的张力。亲水性镜片含水量较高，镜片水分直接蒸发入空气中，从而使泪液的水分减少，造成高渗状态。研究发现，高含水量的软性角膜接触镜泪液蒸发的速度比低含水量镜片更快，渗透压变化更大。尽管硬性镜片的含水量较低，水分不容易直接从镜片蒸发，但由于镜片直径小，随瞬目移动幅度大，同样会破坏泪液稳定性，使泪液蒸发加快，泪液渗透压升高。

（二）对睑板腺的影响

近年来研究发现，长时间连续配戴角膜接触镜，同样会对睑板腺形态及功能造成影响，进而导致干眼。由于透氧性及透气性是接触镜设计时需要考虑的两个最主要因素，为保证良好的泪液交换及角膜氧供，瞬目时须保证上睑能压迫镜片上端，以角膜为支点使镜片下缘翘起，让泪液得到良好循环，这就造成了配戴接触镜时眼睑必须与镜片频繁接触。Korb D R 发现配戴角膜接触镜导致睑板腺功能障碍，是由于接触镜刺激睑板导致上皮细胞脱落聚集、角化并堵塞睑板腺开口，影响了睑酯的分泌，进而引发干眼。Arita 发现接触镜配戴者睑板腺的缺失程度显著高于无配戴者，腺体缺失通常是从睑板两侧向中间进展，并且上睑的缺失程度更为严重，这与瞬目时上睑活动度较大、受镜片机械性刺激更多有关。此外，睑板腺缺失的数量随配戴时间延长而增加，而且配戴接触镜还会加速睑板腺在年龄相关性上的变化。国外有学者通过共聚焦显微镜对软性接触镜配戴者的睑板腺进行活体观察，发现配戴者睑板腺开口直径增加，是睑板腺开口堵塞的表现；腺泡单位直径随着配戴时间延长而减小，且具有时间依赖性；睑酯反射率增高，是睑酯稠厚的表现；腺泡壁形态和腺周间隙不规则，是腺体可能存在炎症的表现，推测可能与角膜接触镜对睑板腺的长期、慢性刺激有关，并指出腺泡单位直径减小可作为配戴角膜接触镜年限的功能指标。此外，还有研究发现镜片沉积物的形成也可能是导致配戴者睑板腺功能障碍的原因之一。

（三）角膜敏感性下降

长期配戴软性角膜接触镜的人群出现角膜敏感性下降，同样是诱发干眼症状的原因之一。配戴接触镜时，角膜处于相对缺氧环境，即角膜表面氧分压下降，无氧酵解产生的酸性代谢产物堆积使角膜感觉神经末梢的阈电位升高，导致角膜敏感性下降。研究发现，无论是长期或是短期配戴，即便是配戴高透氧性镜片，均可导致角膜敏感性渐进性下降。瞬目的频率与角膜知觉成正相关，角膜知觉减退后造成瞬目频率相应减少。我国学者邵妙容报道角膜知觉下降程度与连续戴镜时间有关，而与戴镜的时间长短无明显关系。连续配戴角膜接触镜造成角结膜感觉神经生长发育、修复受损，敏感性下降，瞬目动作减少，不仅导致泪液蒸发加强，还造成睑酯排出障碍，进一步加重睑板腺的堵塞。

（四）眼表炎症的刺激

护理液中的某些化学成分，可引起结膜不同程度的炎症反应。在配戴接触镜过程中，泪膜中的蛋白质与材料表面的电荷相互作用形成沉淀物，随着泪液的蒸发，沉淀物会残留在镜片表面，引起过敏反应。长期配戴接触镜的患者，由于角膜敏感性下降、瞬目减少致泪液交换不良、未严格使用去蛋白酶护理液，使泪液中的蛋白质物质沉积于镜片，可出现乳头性结膜炎。高含水量的角膜接触镜容易引起泪液中的蛋白、脂质等成分沉淀，影响泪膜的稳定性和蒸发特性。此外，护理液的防腐剂和消毒成分同样会损伤眼表。

巨乳头性结膜炎是软性角膜接触镜配戴者最常见的眼表过敏性并发症，表现为睑结膜滤泡形成，以后发展为乳头样增生。Korb 在实验中发现脱落聚集的角化细胞堵塞睑板腺口，并在腺口内发生细菌增殖，细菌及其毒性产物从睑板腺释放到泪膜中，是引起巨乳头性结膜炎等并发症的原因。Mathers 发现，因配戴角膜接触镜并发巨乳头性结膜炎的患者，睑板腺分泌物黏稠度及睑板腺缺失程度均高于无巨乳头性结膜炎的接触镜配戴者。

（五）接触镜的含水量

空气中的氧须溶解于泪液后，再经镜片传递至角膜，水是氧通过镜片的载体，因此接触镜材料的含水量与氧通透性（*D*k 值）密切相关。配戴软性角膜接触镜的患者由于镜片含水量的变化以及受泪液蒸发量的影响容易使泪液量的平衡失调，因此软性角膜接触镜配戴者的干眼症状往往多于硬性角膜接触镜配戴者。研究发现软性角膜接触镜的含水量从戴镜 1 周后开始出现显著减少。由于通常软性角膜接触镜中的结合水约占 20%，可少量移动的界面水 11.6%，剩余部分为进出自由的自由水，含水率为 38.7%~40% 的软性角膜接触镜中仅含约 7%~8% 的自由水，因此软性角膜接触镜水分的丢失破坏了泪膜的稳定性，降低了角膜上皮面的湿润性。

二、临床表现

眼部干涩及异物感是最常见的眼部表现，其他症状有烧灼感、眼红、发痒、眼痛、畏光、分泌物增多、视物模糊等。严重者出现角膜上皮损伤、刺痛、反射性泪液增多，甚至不能耐受接触镜。随着视频终端的广泛使用，我们在临床工作中经常发现，部分配戴接触镜的干眼患者，在日常生活中并无明显眼部症状，但在注视屏幕后即出现眼部干燥症状，主要是由于注视屏幕时瞬目频率下降，或由于屏幕位置偏高，注视时的水平方向视角大于向下看的视角，加快了泪液的蒸发。

三、角膜接触镜相关干眼的预防及治疗

（一）规范角膜接触镜的验配及眼部检查

角膜接触镜直接与眼表组织接触，配戴前需要在裂隙灯显微镜下对眼部进行全面检查及评估，尤其对泪液及泪膜功能（包括泪液分泌量、泪膜破裂时间、泪液渗透压、脂质层厚度、睑板腺功能）、角膜情况、眼睑位置、瞬目次数进行详细检查。配戴后须进行主观症状、松紧度的评估。对有全身性疾病（如糖尿病、甲状腺异常、关节炎）的患者，在要求验配角膜接触镜时须特别谨慎。此外，镜片良好的定位及松紧度，是保证泪液正常交换、防止干眼的关键。配戴过程中正确的摘戴方式、手卫生到位、规范戴镜时间、镜片镜盒的清洗护理、根据接触镜类型及材质定期更换镜片等，均是保证接触镜安全配戴、预防干眼发生的重要环节。

（二）改善环境因素

低气压、低湿度、空气流动性强、空调环境、高亮度等环境下易使镜片脱水速度加快。但并非空气湿度越高越好，研究发现高湿度环境中超过 75% 的患者报告有干眼症状，合适的环境湿度能有效缓解接触镜配戴者的干眼症状。配戴接触镜时尽量减少多尘、高温环境的接触。长期使用视屏终端时，可将屏幕调整至合适高度，较理想的视角为向下 10°~15°注视，同时有意识地增加阅读时的瞬目次数。

（三）局部使用人工泪液

治疗接触镜相关干眼的首选方法，尽量选用不含防腐剂的人工泪液，避免因防腐剂附着于镜片加重对角膜上皮的损伤。但须注意人工泪液的点眼频率，每天点眼次数不宜超过 6 次，否则将正常的泪液冲走，更加快了泪液的蒸发。症状严重者可酌情使用眼膏或凝胶，但白天使用时易沉积于镜片表面，尤其是后表面，影响视力，同时不利于泪液交换，因此建议在夜间睡眠时使用。

（四）使用合适的接触镜品种

不同类型、不同材料的角膜接触镜片，透氧性存在差异，即使是同种材料、不同度数的镜片间其透氧性也有差异。对于配戴接触镜出现干眼症状的患者，有时可通过更换接触镜类型或材料，从而改善干眼症状。对于配戴软性角膜接触镜的患者，选择高透氧硅水凝胶短周期抛弃型镜片是改善干眼症状的较佳选择。中等含水量、较厚的软性接触镜，保持水分的功能要优于低含水量、厚度薄的软性接触镜。或者更换硬性角膜接触镜，硬性角膜接触镜具有良好的透氧性，对正常的角膜生理代谢影响小，但是初始配戴阶段的舒适感不及软性接触镜。配戴接触镜导致的干眼产生的角膜上皮损伤，可改用高透气型镜片、减少配戴时间，减少过夜配戴的频率，严重者须停戴接触镜。

（五）泪小点栓子植入

某些特殊职业不适合配戴框架眼镜，须配戴接触镜伴有干眼的患者，在局部使用人工泪液的同时，可考虑行植入泪小点栓子，保留部分泪液、改善眼部湿润环境。

（六）物理治疗

对于睑板腺功能出现异常的患者，可给予局部热敷、睑缘清洁、睑板腺按摩，症状严重者可行睑板腺激光治

疗。对于已有睑板腺功能障碍或睑缘炎的患者，选择配戴角膜接触镜时应更加慎重。

四、病例分享

【病例 1】

患者，男性，12 岁，小学生。"右眼突发红痛、畏光流泪半天"为主诉就诊。患者晨起摘取角膜塑形镜后突发右眼红痛，伴明显异物感、畏光流泪症状。患者 1 年半前开始配戴角膜塑形镜（OK 镜），半年前开始出现双眼干涩，曾到我院视光门诊就诊，不适时会使用人工泪液或润眼液点眼。半年前我院门诊初诊时，右眼视力 0.8（戴 OK 镜后），可见右眼下方角膜粗糙、大量点状上皮缺损（图 8-0-1A、B）。左眼视力 0.8^{+}（戴 OK 镜后），角膜透明（图 8-0-1C、D）。门诊给予 0.02% 氟米龙滴眼液、玻璃酸钠滴眼液点眼。之后患者未再复诊。

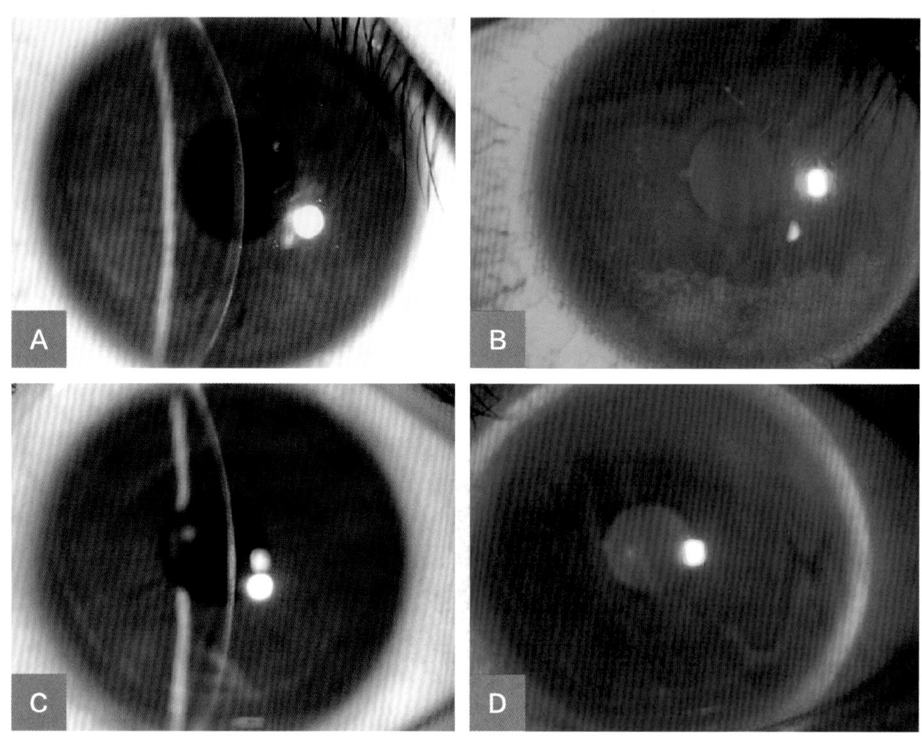

图 8-0-1 双眼裂隙灯照相

A、B. 右眼下方角膜粗糙、大量点状上皮缺损；C、D. 左眼角膜透明。

眼科检查：右眼视力 0.5，小孔镜 0.7，眼压 15.1mmHg，结膜轻度充血，角膜中央见长约 2mm × 8mm 弧形浅层病灶，病灶边界清晰，表面上皮缺损，FL（+），基质浅层水肿，病灶周围角膜水肿，角膜后沉着物 KP（-），前房深度正常，房水清，瞳孔圆，直径 3mm，直间接对光反射灵敏，晶状体透明，眼底未见明显异常（图 8-0-2）。

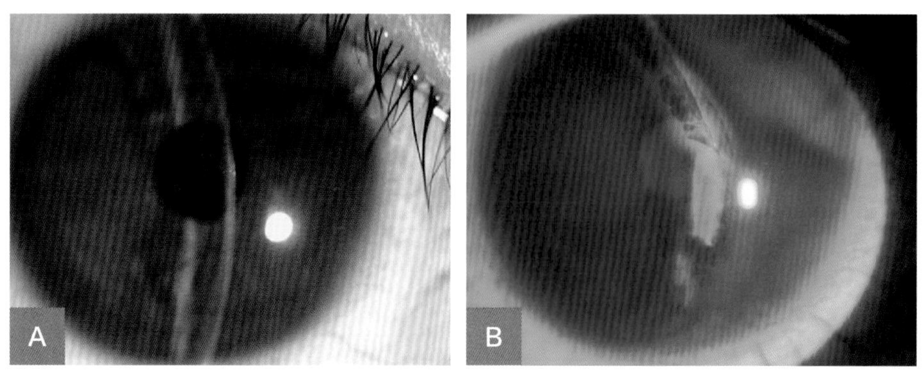

图 8-0-2 右眼裂隙灯显微镜照相

A. 右眼角膜中央见长约 2mm × 8mm 弧形浅层病灶，基质轻度水肿；B. 病灶上皮缺损，荧光素染色阳性。

临床诊断：右眼角膜上皮缺损、双眼干眼、双眼屈光不正。

治疗：给予左氧氟沙星滴眼液点眼，滴右眼，一天 4 次；玻璃酸钠滴眼液，滴右眼，一天 4 次；氧氟沙星眼膏，涂右眼，睡前加压包扎。经过 3 天治疗，右眼视力 0.5，矫正 1.0，角膜上皮缺损基本修复（图 8-0-3）。

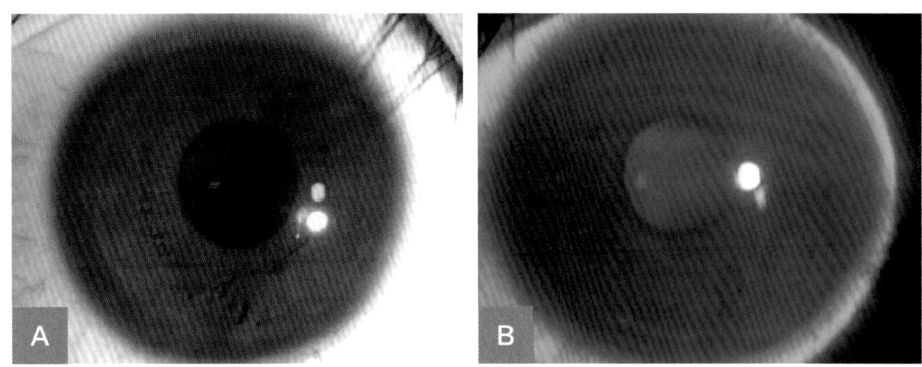

图 8-0-3 经过 3 天治疗，右眼角膜上皮缺损基本修复

该患儿长期使用角膜接触镜，既往曾出现干眼以及点状上皮缺损病史，表明患儿眼表处于亚健康状态，在外伤、异物刺激或物理化学损伤的情况下较一般人群更容易出现明显损害。因此，配戴角膜塑形镜的人群建议长期规律使用人工泪液，改善眼表。

【病例 2】

患者，女性，14 岁，学生。主诉：双眼干涩渐进加重半年，右眼突发红痛伴视力下降 1 天。患者 3 年前开始配戴角膜塑形镜，半年前开始出现双眼干涩，症状渐进加重，日常使用玻璃酸钠滴眼液症状稍有改善。就诊前 1 天夜间配戴角膜塑形镜，晨起后右眼出现红痛、异物感、畏光流泪明显，伴视力轻度下降。当天到我院角膜接触镜门诊就诊，查体见右眼视力 0.6，右眼 10:00 位瞳孔缘处可见 1mm × 2mm 大小的病灶，累及基质浅层，病灶上皮缺损（图 8-0-4），门诊诊断为“右眼角膜上皮缺损”，停戴 OK 镜，局部予以玻璃酸钠滴眼液、小牛血清滴眼液点眼。但患者右眼红痛症状仍持续加重、伴视力明显下降，2 天后转诊至我院角膜病专科，右眼视力手动/眼前 10cm，矫正无助，眼压 8mmHg，全角膜溃疡，病灶累及角膜全层（图 8-0-5），门诊以“右眼细菌性角膜溃疡”收治入院。

辅助检查：角膜共聚焦显微镜示右眼角膜上皮缺损，伴大量炎症细胞浸润（图 8-0-6）。前节 OCT 可见病灶累及角膜全层、基质水肿增厚（图 8-0-7）。眼部 B 超提示右眼玻璃体混浊（图 8-0-8）。

治疗过程：患者入院后行角膜刮片培养后予全身头孢曲松静脉滴注，局部使用左氧氟沙星滴眼液、妥布霉素滴眼液频点每 0.5h 一次，同时应用眼球冲洗器高频率冲洗（冲洗液中添加万古霉素），夜间使用加替沙星眼用凝胶涂眼。经全身及局部抗生素治疗 3 天，感染得到控制、角膜病灶局限、分泌物减少（图 8-0-9A、F）。第 4 天在表面麻醉下行“紫外光-核黄素角膜交联术”，增强角膜耐酶性、避免角膜融解，术后仍旧使用上述抗生素治疗。治疗 6 天后病灶开始缩小（图 8-0-9B、G）。此时角膜刮片培养提示铜绿假单胞菌阳性，药敏试验提示对左氧氟沙星、妥布霉素、克林霉素、红霉素、万古霉素敏感。治疗所用药物与药敏结果相符，继续维持原方案治疗。

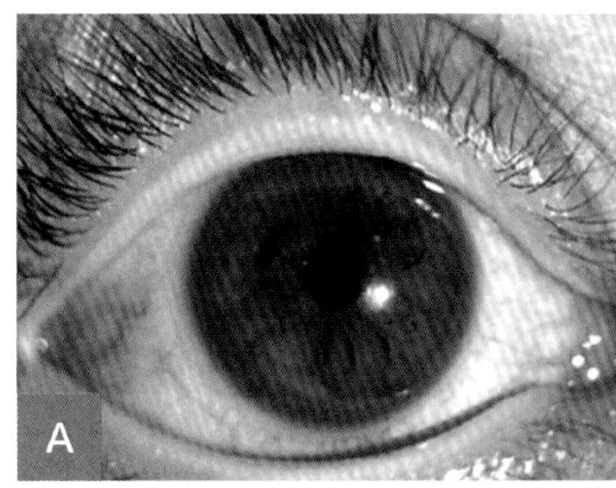

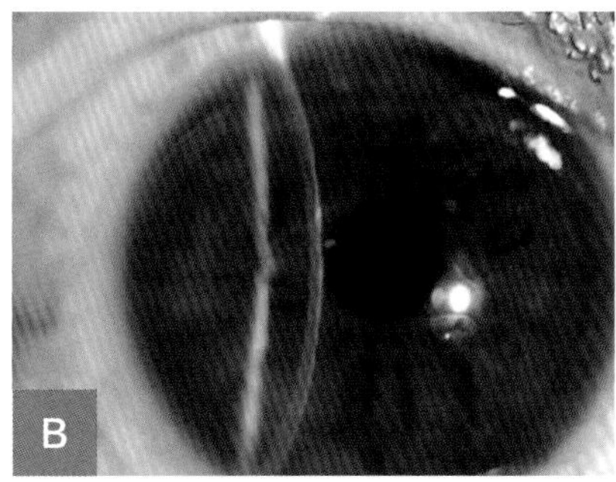

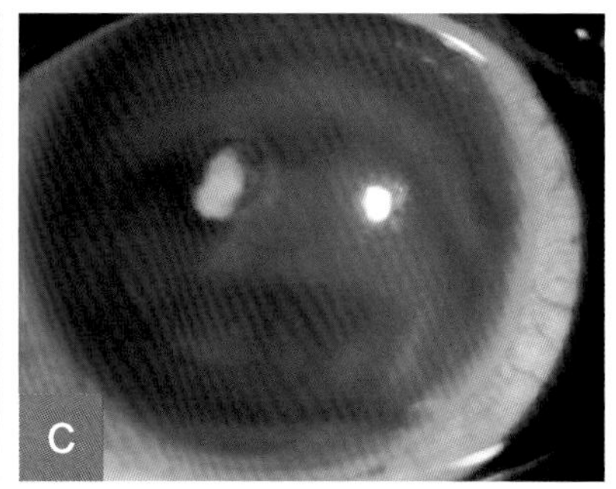

图 8-0-4 右眼裂隙灯显微镜照相

A、B. 右眼瞳孔缘处可见 1mm × 2mm 大小病灶，累及基质浅层；C. 病灶上皮缺损、荧光素染色阳性。

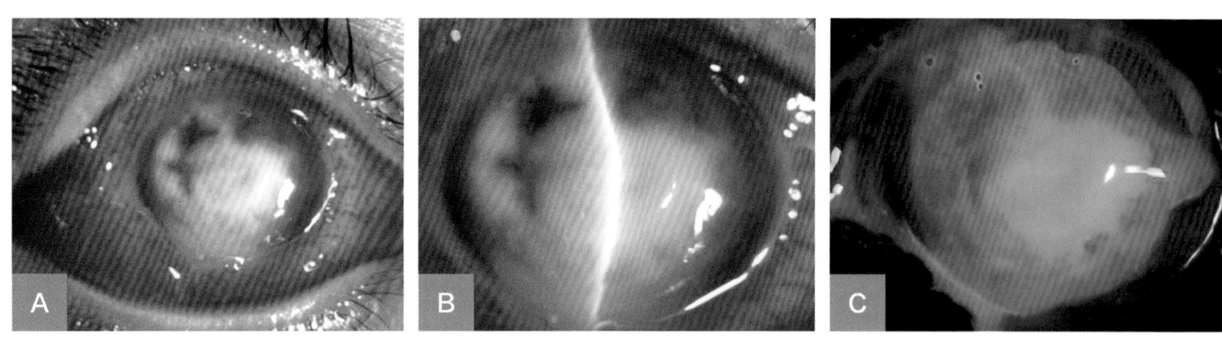

图 8-0-5 右眼裂隙灯显微镜照相(症状加重)

A、B. 右眼病灶几乎累及全角膜,累及角膜全层;C. 病灶表面大量分泌物附着,荧光素染色阳性。

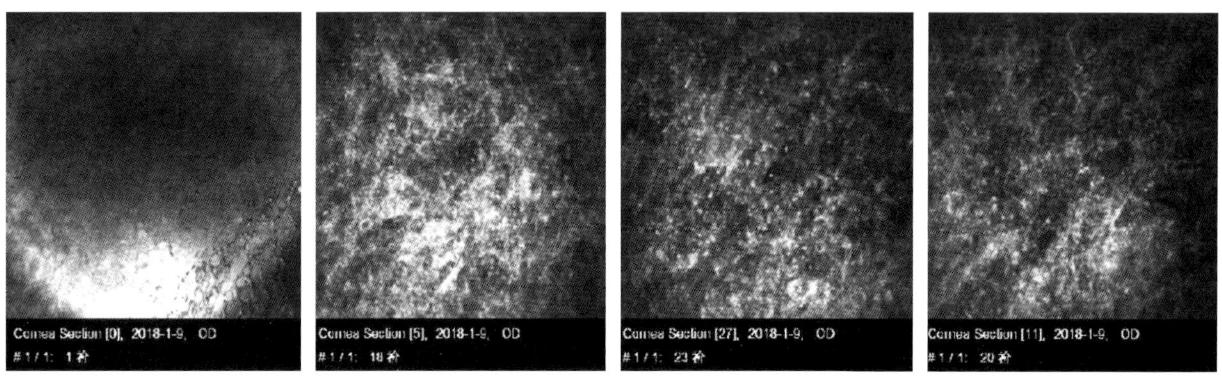

图 8-0-6 右眼角膜共聚焦显微镜见大量炎症细胞浸润

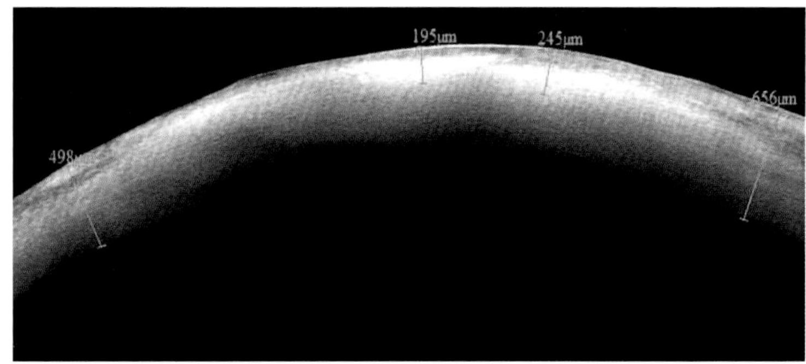

图 8-0-7 前节 OCT 提示病灶累及角膜全层

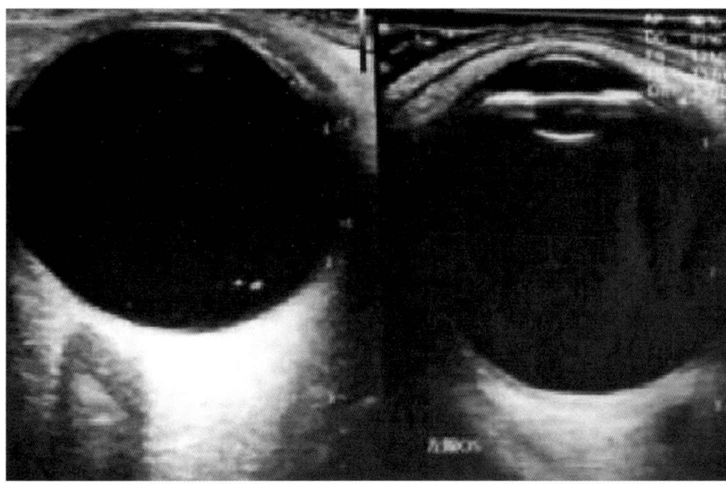

图 8-0-8 B 超见玻璃体明显混浊

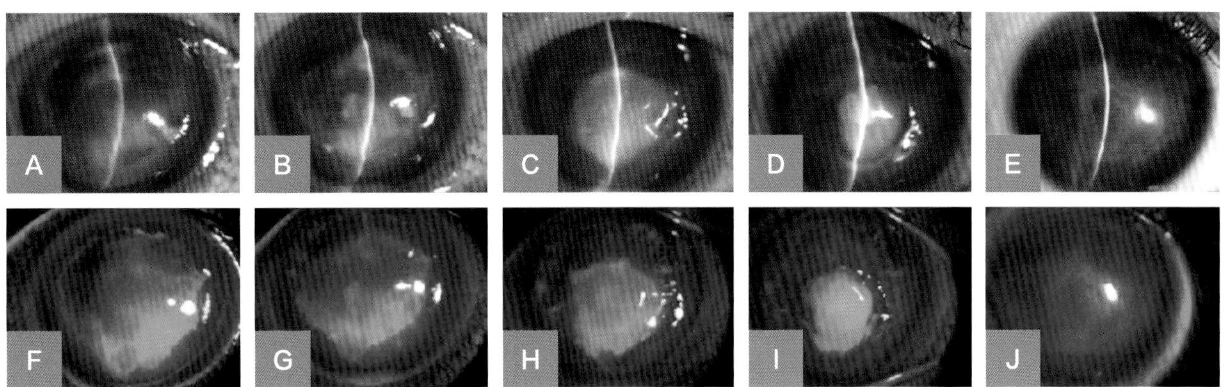

图 8-0-9 右眼治疗后裂隙灯显微镜照相

A、F. 治疗 3 天后感染得到控制，角膜病灶边界局限、分泌物减少；B、G. 治疗 6 天角膜病灶开始缩小；C、H. 治疗 15 天角膜病灶缩小 1/2；D、I. 治疗 1 个月角膜病灶缩小 2/3；E、J. 治疗 2 个月角膜病灶瘢痕化、新生血管长入。

15 天时角膜病灶缩小 1/2（图 8-0-9C、H），1 个月复诊时角膜病灶缩小 2/3（图 8-0-9D、I），2 个月时角膜病灶瘢痕化、周边可见新生血管长入（图 8-0-9E、J）。此时局部增加 0.1% 氟米龙滴眼液，加强抗炎治疗。

治疗 6 个月后，右眼视力指数/眼前 20cm，右眼角膜病灶瘢痕化，基质无明显水肿，可见新生血管生长（图 8-0-10）。前节 OCT 可见右眼角膜病灶瘢痕化、累及角膜全层，基质无明显水肿（图 8-0-11）。患者此时再次入院，在全麻下行“右眼部分板层角膜移植术”，手术过程见图 8-0-12。术后 5 个月复诊时，右眼裸眼视力 0.15，矫正 0.5，角膜植片透明，角膜植片上皮完整（图 8-0-13、图 8-0-14）。

术后 5 个月时进行眼表检查。泪河高度：右眼 0.18mm、左眼 0.15mm。泪膜破裂时间：右眼 5.6s、左眼 3.1s。Schirmer 试验：右眼 15mm/5min、左眼 12mm/5min。睑板腺评分：双眼上睑板腺Ⅱ度萎缩（图 8-0-15A、B），双眼下睑板腺Ⅰ度萎缩（图 8-0-15C、D）。脂质层厚度分析：右眼平均厚度为 52nm、左眼平均厚度为 33nm。

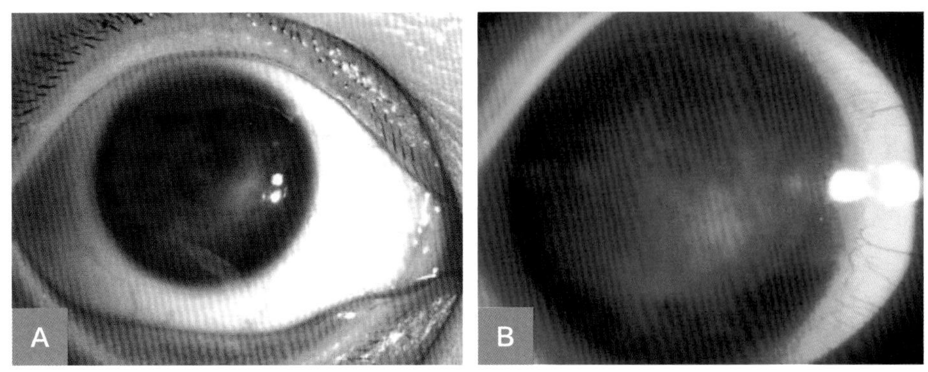

图 8-0-10 治疗 6 个月后右眼裂隙灯照相

A. 角膜中央可见范围约 8mm 斑翳，可见新生血管生长；B. 病灶上皮完整。

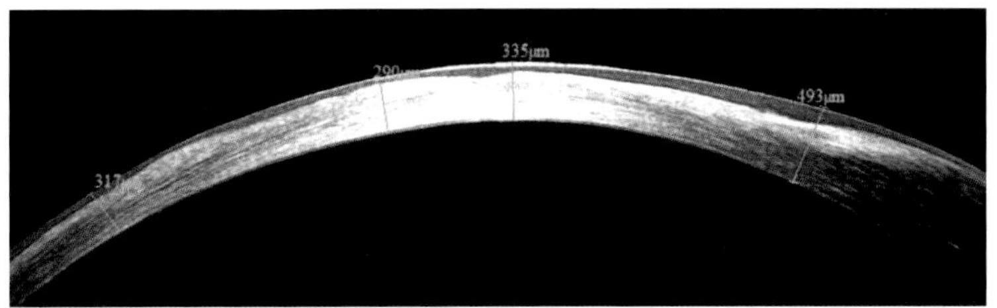

图 8-0-11 治疗 6 个月时前节 OCT 可见角膜病灶瘢痕化，累及角膜全层

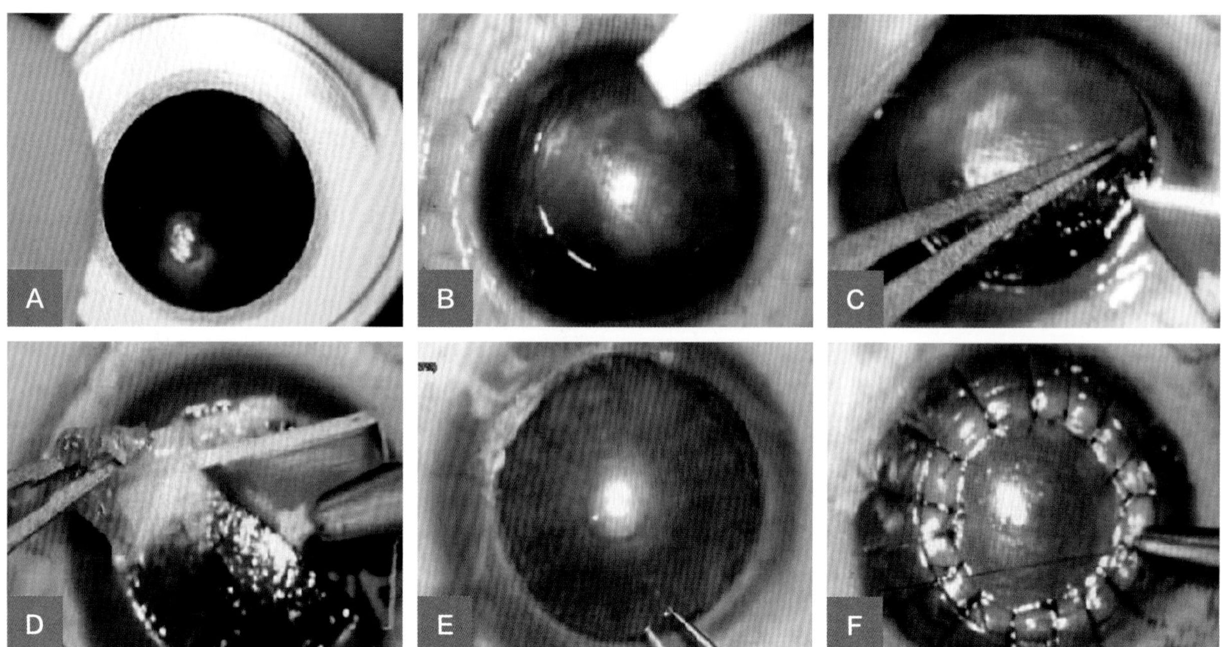

图 8-0-12　右眼行深板层角膜移植术

A、B. 使用直径 8mm 环钻钻取角膜植床；C、D. 进行角膜病灶板层剖切；E. 剖切至近后弹力层，可见植床角膜透明；F. 完成角膜植片缝合。

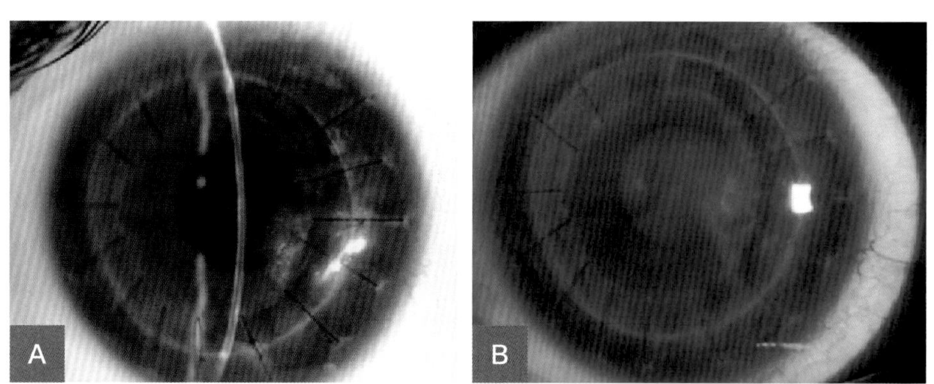

图 8-0-13　术后 5 个月

A. 右眼矫正视力 0.5，角膜植片透明；B. 角膜植片上皮完整。

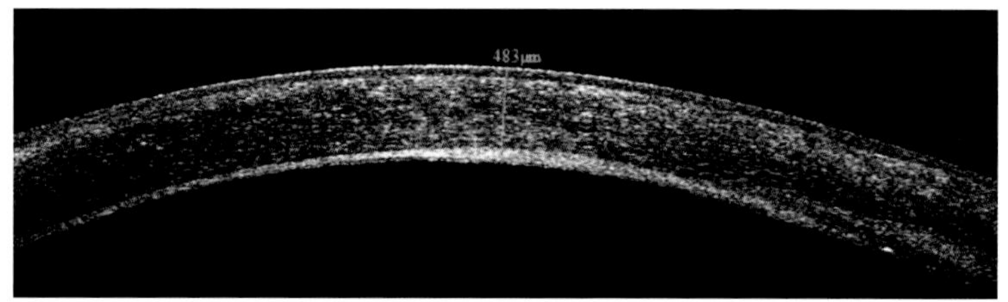

图 8-0-14　前节 OCT 可见植床植片贴服良好

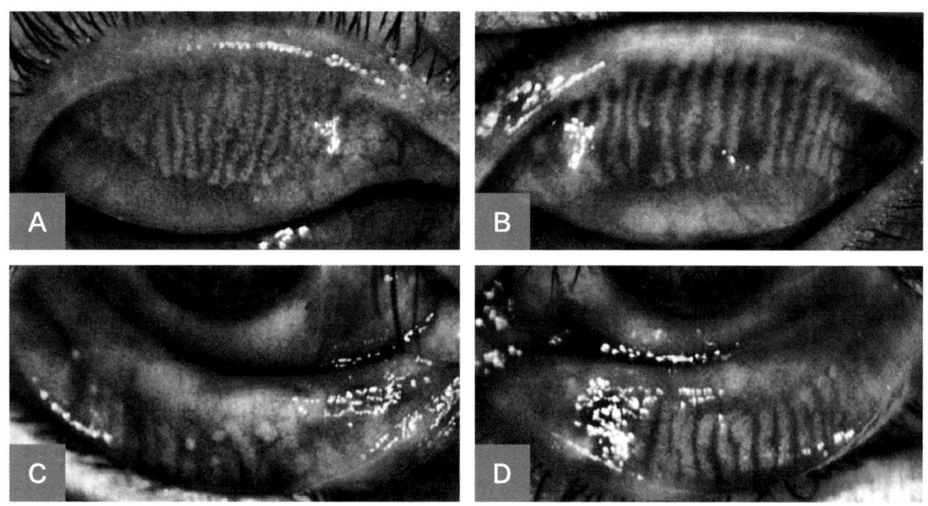

图 8-0-15　双眼睑板腺照相
A、B. 双眼上睑板腺 II 度萎缩；C、D. 双眼下睑板腺 I 度萎缩。

该患者从最早轻度的上皮缺损，发展到急性角膜感染，病程非常迅速。这提示我们对于配戴接触镜的患者，不能因上皮病灶较小而忽视感染的预防。配戴接触镜的患者不但容易发生细菌感染，一部分还存在棘阿米巴感染。而健康的泪膜是角膜的第一道屏障，有助于降低感染发生率。定期检查，保持良好卫生习惯，规范使用人工泪液等是较容易实现的基本预防措施。

（方 颉　吴护平）

参考文献

[1] 中国接触镜相关性干眼诊疗专家共识（2024 年）. 中华眼科杂志, 2024, 60(02): 120-126.

[2] ROLANDO M, REFOJO M F. Tear evaporimeter for measuring water evaporation rate from the tear film under controlled conditions in humans. Exp Eye Res, 1983, 36(1): 25-33.

[3] TIFFANY J M, TODD B S, BAKER M R. Computer-assisted calculation of exposed area of the human eye. Adv Exp Med Biol, 1998, 438: 433-439.

[4] EHLERS N. On the size of the conjunctival sac. Acta Ophthalmol, 2010, 43(1): 205-210.

[5] MILLER K L, POLSE K A, RADKE C J. Black-line formation and the “perched” human tear film. Curr Eye Res, 2002, 25(3): 155-162.

[6] KING-SMITH E, FINK B, HILL R, et al. The thickness of the tear film. Curr Eye Res, 2004, 29(4-5): 357.

[7] YOKOI N, BRON A J, TIFFANY J M, et al. Relationship between tear volume and tear meniscus curvature. Arch Ophthalmol, 2004, 122(9): 1265-1269.

[8] ANTHONY J B, TIFFANY J M, YOKOI N, et al. Using Osmolarity to Diagnose Dry Eye: A Compartmental Hypothesis and Review of Our Assumptions. Springer US, 2002, 1087.

[9] NORN M S. The conjunctival fluid, its height, volume, density of cells, and flow. Acta Ophthalmol, 1966, 44(2): 28-22.

[10] EHLERS N. The precorneal film. Biomicroscopical, histological and chemical investigations. Acta Ophthalmolo Suppl, 1965, SUPPL 81: 1-134.

[11] S M, A G, Jr K S, JL B. Determination of tear volume and tear flow. Invest Ophth, 1966, 5(3): 264.

[12] LEMP M A, WEILER H H. How do tears exit? Invest Ophth Vis Sci, 1983, 24(5): 619.

[13] PAULSEN F P, FÖGE M, THALE A B, et al. Animal model for the absorption of lipophilic substances from tear fluid by the epithelium of the nasolacrimal ducts. Invest Ophth Vis Sci, 2002, 43(10): 3137-3143.

[14] MATHERS W D, DALEY T E. Tear flow and evaporation in patients with and without dry eye. Ophthalmology, 1996, 103(4): 664-669.

第九章 结膜松弛症

结膜松弛症(conjunctivochalasis,CCh)是由于球结膜过度松弛和/或下睑缘张力高,造成松弛球结膜堆积在眼球与下睑缘、内外眦部之间形成皱褶,引起眼表泪液学异常,并伴有眼部不适等症状的疾病(图 9-0-1)。

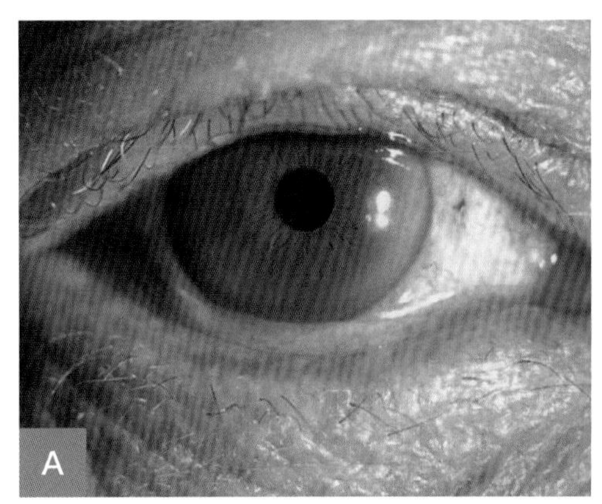

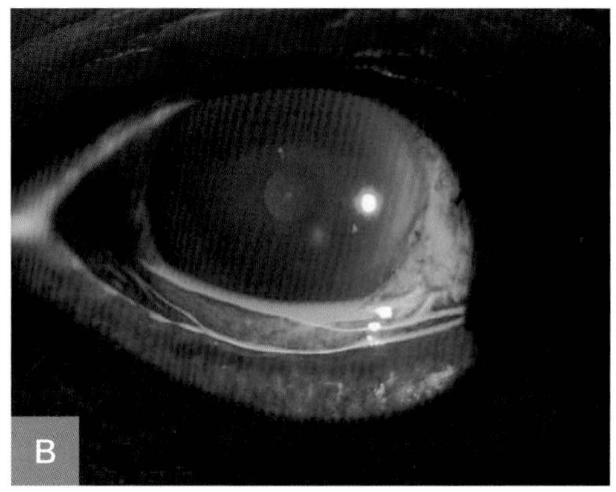

图 9-0-1 结膜松弛症
A. 结膜松弛裂隙灯照相;B. 角膜荧光素染色照片。

目前,流行病学调查显示,结膜松弛症在儿童和年轻人中发病率较低,主要在 60 岁以上老年人中高发,且随着年龄的增长而明显增加,是一种年龄相关性老年性常见眼病。同时,女性发病率明显高于男性。除此之外,翼状胬肉、屈光不正、角膜接触镜的配戴等因素也与结膜松弛相关。结膜松弛是引发干眼的一个重要危险因素,患者常诉眼部干涩、异物感、泪溢,严重病例伴有刺痛、灼痛感,视物模糊、角膜溃疡或结膜下出血等,影响患者视觉和生活质量。

一、病因

1. 眼球运动及睑板腺功能障碍

Braunschweig 指出结膜松弛症发生原因与眼球运动有关,眼球转动可能导致结膜的位移和松弛。眼球 Bell 现象可能导致下部结膜向上过度位移造成松弛球结膜堆积在眼球与下睑缘、内外眦部之间形成皱褶。睑板腺功能障碍可能与结膜松弛症的发生有关,有报道结膜松弛症患者中睑板腺功能障碍的发生率约为 46%。

2. 下睑缘张力增高

下睑缘张力增高是结膜松弛症重要的诱因及发病机制。国内多位学者观察均发现,下睑缘内翻或内倾以及下睑位于角膜缘上解剖结构引发的下睑缘张力增高时,结膜松弛症发生率较高。张兴儒等则报道下睑缘张力减弱术对治疗主要由下睑缘张力过高所引起的结膜松弛症有效。

3. 结膜淋巴管扩张

目前认为,结膜松弛症的发生发展可能与下睑缘张力增高所致球结膜淋巴管扩张存在一定关系。Murube 等发现结膜松弛患者中存在结膜淋巴管扩张症者占 88.6%,而 Watanabe 等进一步通过对结膜淋巴管扩张行组织病理分析,发现下眼睑对球结膜的过度机械压迫可能会压迫淋巴管造成淋巴流动阻塞。我国张兴儒等发现,球结膜淋巴管扩张症的发病率随着结膜松弛症分级的增高而增加。

4. 球结膜组织变性

临床上施行结膜松弛矫正术的过程中,多发现患者球结膜基质变薄,筋膜萎缩,球结膜与巩膜的黏合力下降。结膜松弛症患者结膜组织病理切片结果提示:结膜上皮细胞鳞状化增生,上皮下组织减少、疏松,筋膜萎缩,结膜及筋膜与巩膜结合疏松,上皮内杯状细胞减少,弹力纤维减少,胶原纤维融解。Zhang 等利用 OCT 等通过对比正常结膜与结膜松弛症患者的结膜,发现结膜松弛症患者球结膜厚度较正常结膜薄,尤其以结膜基质层变薄更为明显。

二、发病机制

结膜松弛的发病机制目前还不是十分清楚,为多因素作用结果,可能有遗传基因参与,并与年龄相关,在外部环境的互动作用下,出现了球结膜、泪液及睑缘三者平衡失调,眼表自动反馈调节系统失调,导致以眼表泪液学动力失衡为先、以静力失衡为主的变化。老年性退行性变化、干眼、眼表炎症、眼睑张力和外形异常以及泪液渗透压的改变都可能是结膜松弛症发病的重要因素,这些因素可能互相影响而促进结膜松弛的发生和发展。

三、结膜松弛症的组织病理学改变

1998 年 Meller 和 Tseng 提出了胶原纤维融解可能导致结膜松弛症的病理过程,弹力纤维的变形可能造成结膜松弛症形成的病理生理学假说。有研究发现松弛固有层中弹力纤维几乎消失,成纤维细胞功能也发生了改变。Jordan 和 Pelletier 等用染色消失实验,观察结膜松弛症患者荧光素停留时间,发现存在功能性泪液外流阻塞的问题。泪液清除的延迟,可导致降解酶大量堆积,进一步引起胶原纤维融解的加强。在结膜松弛症患者的结膜成纤维细胞培养中发现,在基质金属蛋白酶中 MMP-1 及 MMP-3 过度表达,这种过度表达与蛋白水平和蛋白分解活性的增加有关。炎性细胞因子如 IL-β1 和 TNF-α,能从眼表和泪液中分离得到,可能引起结膜松弛症患者成纤维细胞培养中 MMP 表达增强。

四、临床表现

结膜松弛症多发生于老年人,松弛的结膜最常发生于眼球下方中央部,其次是内、外侧,松弛的球结膜因过多而不能紧贴眼球移动,形成皱褶,多夹在眼球与下睑缘之间,严重者甚至突出跨在下睑缘上。患者常主诉眼部干涩、异物感、泪溢。眼球上转时球结膜松弛明显减轻或消失,眼球下转时球结膜松弛明显加重。严重病例常有刺痛感、灼痛感,突出在下睑缘上的松弛结膜下有出血或小溃疡。

五、诊断及临床分级

(一) 结膜松弛症的诊断

结膜松弛症的临床诊断主要依据:①患者有干涩、异物感、泪溢等症状;②裂隙灯显微镜检查存在松弛球结膜堆积在眼球与下睑缘、内外眦部之间;③出现如泪膜不稳定、泪河残缺、松弛结膜阻塞泪小点、泪液清除延缓等泪液动力学异常。诊断结膜松弛症的关键是在裂隙灯下有松弛的球结膜堆积在眼球与下睑缘、内外眦部之间,并结合引起眼表泪液动力学异常的检查及实验室检查也容易诊断此病。

(二) 临床分级

1995 年德国眼科医生 Hoh 根据松弛结膜的皱褶数量与泪河高度的关系提出了 LIPCOF(lid-parallel conjunctival fold)分类。Daniel Meller 等推荐了一套较完整的分级系统,是根据松弛结膜的部位、皱褶高度、是否遮盖泪小点、眼球向下注视时皱摺变化、手指向眼球加压时松弛结膜皱褶高度和宽度的改变等指标来分级。国内张兴儒等在临床将结膜松弛症分为 4 级:如表 9-0-1 以及详细表述见表 9-0-2。

表 9-0-1 结膜松弛症的临床分级

临床分级	必备诊断条件		辅助诊断条件			
	症状	松弛结膜皱褶	向下注视时结膜松弛程度	泪河	泪膜破裂时间(BUT)/s	泪液排出情况
Ⅰ	无症状	细小、单层皱褶,未超过泪河高度	不变	泪河高度≤3mm	≥10	泪河完整,泪点无堵塞
Ⅱ	有症状	明显、多层皱褶,超过泪河高度	加重	泪河部分残缺	6~9	泪河部分残缺,泪小点部分堵塞
Ⅲ	症状明显	皱褶骑跨或覆盖下睑缘	明显加重	泪河残缺	4~5	泪河残缺,泪小点堵塞
Ⅳ	症状严重	皱褶影响眼睑闭合,可合并眼球暴露	严重加重	无泪河	≤3	无泪湖,无泪河,泪小点完全堵塞

表 9-0-2 结膜松弛国内的临床分级

临床分级	症状	裂隙灯检查	泪液新月面	对泪膜稳定、泪液流动及排泄的影响
Ⅰ级	无泪溢、异物感、干涩等症状	在眼球与下睑缘、内外眦部之间，球结膜松弛成细小的皱褶，在原位眼时不明显，眼球下转时加重，上转时消失	基本完整	无
Ⅱ级	有泪溢或异物感或干涩等相关症状之一	在眼球与下睑缘、内外眦部之间，球结膜松弛成明显皱褶，在原位眼时明显，上转时减轻。松弛结膜夹在眼球与下睑缘之间，但未堆积在下睑缘上	残缺不全	轻度
Ⅲ级	常有泪溢、异物感、干涩等相关症状	在眼球与下睑缘间，松弛结膜形成多层皱褶，在原位眼时，部分松弛结膜骑跨在下睑缘上，有充血、水肿；在内、外眦部有与角膜缘同心排列的多层皱褶，内眦部松弛结膜常堵塞下泪小点开口处	残缺，可见一些蓄积在结膜上的泪液	明显
Ⅳ级	除泪溢、异物感、干涩外，伴有刺痛感、灼痛感	松弛结膜改变在Ⅲ级的基础上，进一步加重，突出在下睑缘上的松弛结膜充血、水肿，甚至有出血或小溃疡形成等	看不到，仅见蓄积的泪液	明显

六、结膜松弛症引起干眼的原因分析

结膜松弛症患者常引起泪液分泌异常、泪膜稳定性下降、泪液排泄延缓。1986 年 Bosniak 提出结膜松弛症可引发泪溢，同年 Donliu 通过对 15 例结膜松弛症研究提出结膜松弛症患者流泪是由于影响泪河形成和堵塞下泪小点开口处而引起。张兴儒等通过结膜松弛症与溢泪关系的研究提出，结膜松弛症引起溢泪的原因主要是：①松弛结膜机械性阻碍了泪液的流向；②松弛的结膜直接堵塞了下泪小点开口处，使泪液排泄障碍；③松弛结膜刺激眼表，早期反射性引起泪液分泌亢进。手术切除松弛结膜可解除其对泪液排泄系统的影响。

此外，松弛的结膜堆积在下睑缘影响泪河形成及睑板腺的分泌，不仅使泪液排泄延缓，也使泪膜形成异常。另外，过度松弛的结膜使瞬目异常，上下睑缘不能正常接触，影响黏蛋白在眼表的分布，这些原因均可引起结膜松弛患者泪膜稳定性下降。结膜松弛症引起的干眼属于泪液动力学异常型干眼。

七、结膜松弛症的治疗

结膜松弛症的治疗要注意眼表泪液的整体观念，因为结膜、角膜、泪液及眼睑是相互依赖、相互影响的。在治疗时要全面评估方案的利弊，最大限度地减少治疗的副作用，力求以最小的损伤取得最佳疗效。目前结膜松弛症的药物治疗应是对症治疗，其原则参考干眼的抗炎及人工泪液治疗。考虑到结膜松弛症多合并明显的泪液动力学异常，有部分学者尝试使用重组碱性成纤维细胞生长因子局部滴眼，治疗数月后结膜松弛程度有部分改善，但此类治疗尚须更多研究证实。此外，要注意防止滥用药物，导致医源性眼表疾病。

手术治疗结膜松弛症的远期疗效是理想的，从症状改善的情况以及几项检查的结果来看，不同的患者选择不同的手术方法治疗，手术要有个性化要求，严格掌握手术适应证，以恢复眼表泪液学的整体结构和功能。虽然不同的手术方法各有优缺点，但选择适宜的手术方式，治疗结膜松弛是安全有效的。

1. 结膜半月切除术

根据结膜松弛的部位、范围、程度及影响眼表泪液结构功能的情况等因素全面分析，设计手术类型。表面麻醉后，根据手术设计，用眼显微无齿镊夹提松弛结膜，估计切除范围。在切除部位结膜下注射 2% 利多卡因 0.2mL 以助球结膜与筋膜分离，距角膜缘 4~5mm 的下方球结膜部位按角膜缘弧度半月形切除（10~15）mm ×（3~6）mm 松弛的结膜，10-0 尼龙缝线连续缝合结膜，即结膜半月切除手术过程如下：①估计范围并标记；②在下方切除部分结膜；③分别切除颞侧和鼻侧结膜组织；④切除结膜半月皱襞；⑤修整创口。

该种手术方式优点：结膜新月形切除术是国内外治疗结膜松弛症采用较多的方法之一，适用于轻、中度患者。此术式简单有效，易操作。术后泪河、泪膜破裂时间（BUT）得到明显改善，荧光素染色异常者减少，但角膜、结膜知觉敏感度较术前下降。缺点：①手术后结膜松弛症仍有复发倾向；②球结膜切除量不易掌握，切除过少症状无改善，但过度切除结膜会造成下穹窿变浅，影响下穹窿部的运动，严重者会引起角膜异常，如暴露性角膜炎等；③结膜切除需要在显微镜下手术，切口愈合有不确定因素存在，须避免结膜切口裂开、愈合不良等。因此，术前应准确估算松弛结膜的大小，并充分考虑球结膜的薄厚程度及组织韧性。要避免切除过多球结膜以防结膜瘢痕形成、下穹窿缩窄及眼球运动障碍等并发症；同时避免损伤角膜缘组织，保护角膜缘干细胞。

图 9-0-2、图 9-0-3 示病例 1 行结膜半月切除术前、术后裂隙灯照相；图 9-0-4 示病例 2 患者裂隙灯照相。

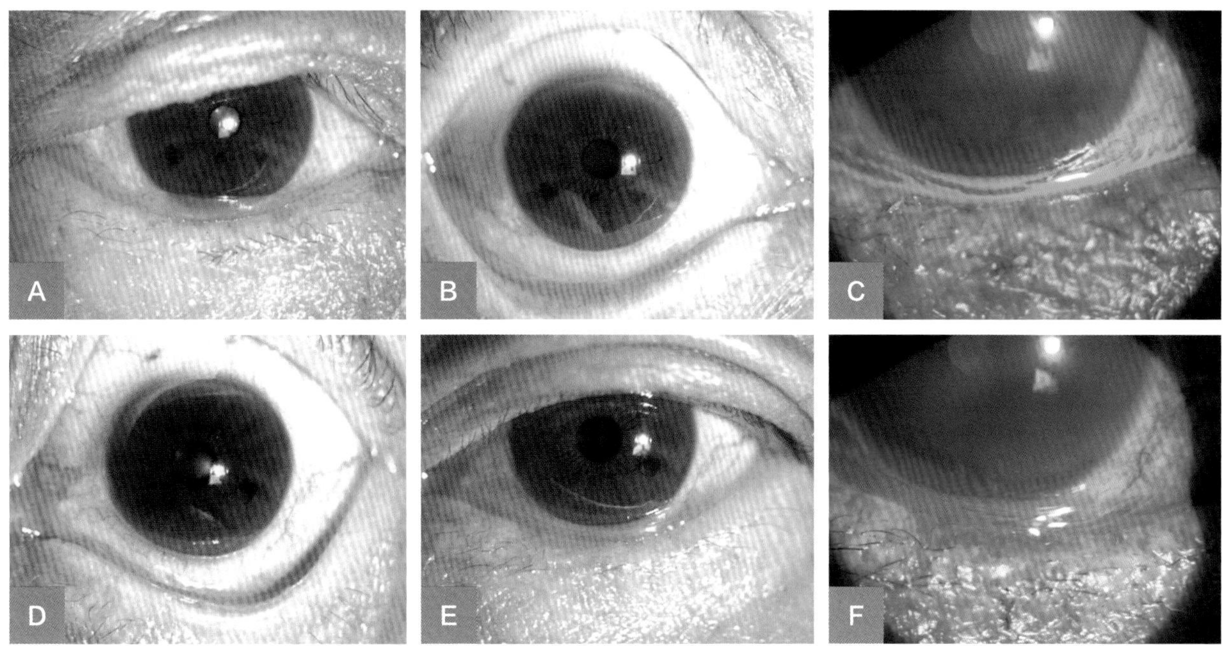

图 9-0-2 病例 1 行半月切除术前照片

A~C. 为右眼外眼像；D~F. 为左眼外眼像。

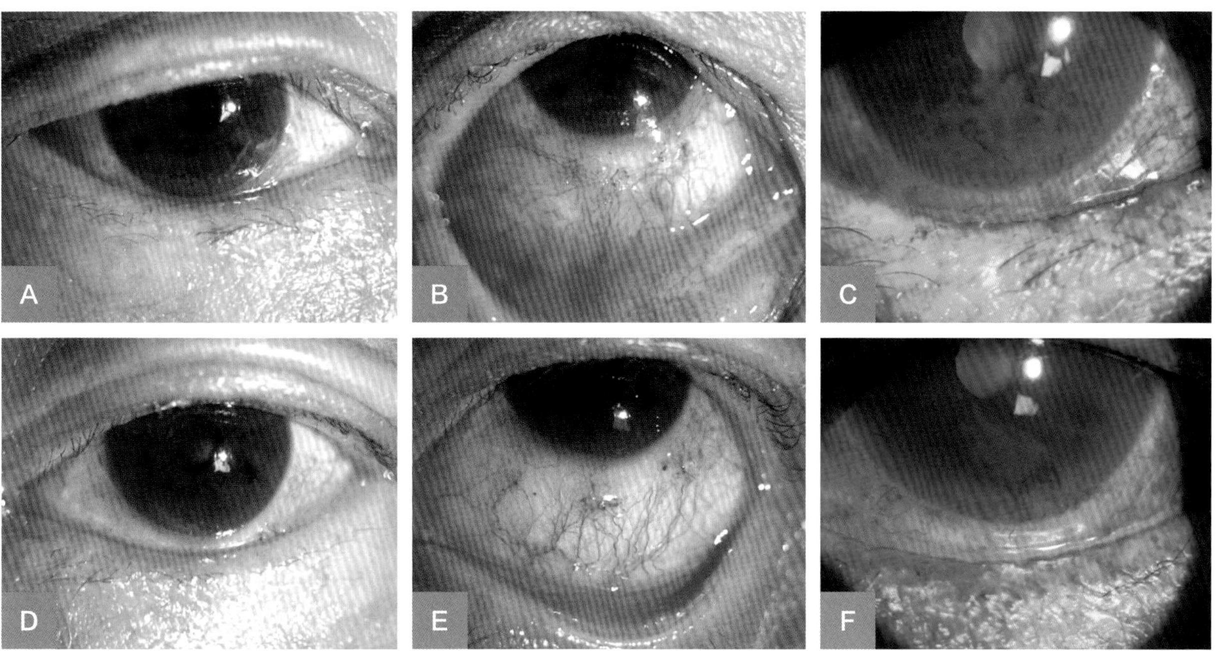

图 9-0-3 病例 1 行半月切除术后裂隙灯照相

A~C. 为右眼术后外眼像；D~F. 为左眼术后外眼像。

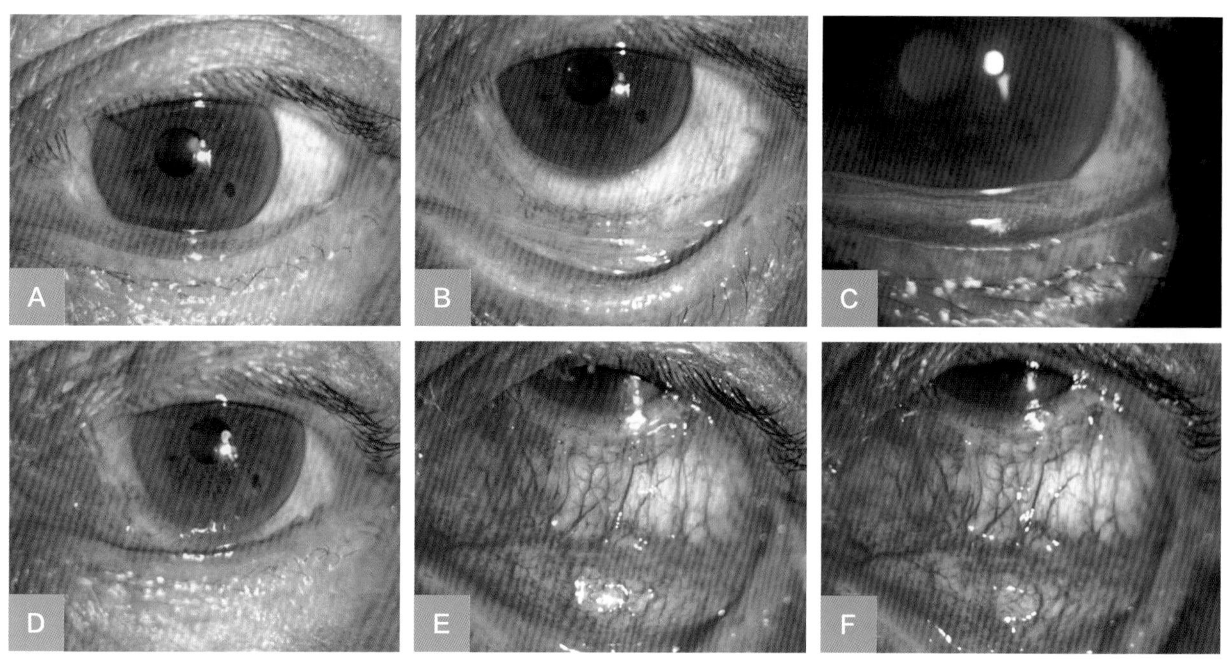

图 9-0-4 病例 2 行半月切除术前（A~C）、术后（D~F）裂隙灯照相

2. 眼轮匝肌移位缩短术

表面麻醉，下眼睑用 2% 利多卡因局部麻醉后，置眼睑板保护眼球，在下睑缘睫毛后 1.5mm 处平行睑缘切开皮肤，依下眼睑皮肤松弛程度切除多余皮肤，在睑缘处中央开始分离眼轮匝肌之间的间隙，剪除靠近眼睑处残留的眼轮匝肌组织，继续分离出宽 5~7mm，长 10~15mm 的眼轮匝肌，中央剪除 3~5mm 眼轮匝肌，将眼轮匝肌轻度向下睑板下缘移位，断端对位褥式缝合缩短眼轮匝肌，并固定一针于睑板下缘及眶隔组织上，以避免肌肉上窜而影响肌肉活动。缝合皮肤，检查眼睑微外翻即可。手术后按常规换药，7 天后拆线。

优点：适用于主要由下睑缘张力过高所引起的结膜松弛症患者。缺点：有下睑缘外翻等并发症，瘢痕形成易影响外观，因此选择该手术方式应慎重。

3. 结膜缝线固定术

表面麻醉后，用开睑器开睑，嘱患者平视，将结膜松弛皱褶向下穹窿部抚平，用显微斜视钩向下穹窿部结膜轻微推压使结膜与眼球贴紧，用 6-0 可吸收缝线在角膜后 7~8mm 处内、中、外各缝合一针，将结膜固定在浅层巩膜壁上，缝合时不要进针太深，以免眼球穿孔。

优点：本手术方法适用于局限在中央部位的轻、中度的结膜松弛症患者。通过缝线的刺激引起局部炎症反应，使松弛结膜拉紧并固定在巩膜上，从而达到治疗目的，手术后 6 个月其有效率为 75.0%。该手术不切除结膜，较结膜切除和眼轮匝肌移位缩短术损伤小，手术简单、快捷，又能加深下穹窿部。

缺点：①手术缝线需要穿过巩膜，有一定的难度，有穿破眼球、损伤下直肌的危险，缝合时进针不要太深以避免眼球穿孔；②固定缝线的吸收过程长，患者有刺激症状；③对重度结膜松弛症治疗效果欠佳；④长期疗效难以确定，有复发倾向。

4. 结膜切除联合结膜巩膜固定术

表面麻醉后，用无齿镊夹提松弛结膜估算切除范围，在切除部位的结膜下注射 20g/L 利多卡因 0.2mL，距角膜缘 5~6mm 的下方球结膜部位，按角膜缘弧度半月形切除约（3~5）mm ×（10~15）mm 松弛结膜，用 8-0 可吸收线间断缝合 3~4 针，结膜切口两端的 2 针缝线同时缝合固定于下方对应的浅层巩膜上，将线结转埋于结膜下。2006 年胡超雄等报道，采用结膜新月形切除联合结膜巩膜固定术的总有效率为 91.48%，高于行结膜新月形切除术和结膜缝线固定术的 87.5% 和 75.0%。将上述两种手术方法结合治疗结膜松弛症，可达到进一步提高疗效的目的。手术后 1 年随访 35 眼，固定的结膜无 1 例松离，且无复发，因联合手术做结膜切除，局部炎症反应和瘢痕形成相对较重，粘连较牢固。该联合手术简单、安全，是治疗结膜松弛症效果良好的手术新方法。

5. 角膜缘结膜梯形切除术

结膜囊内表面麻醉后，在下方角膜缘下注射2%利多卡因0.1~0.2mL，按压助推球结膜与角膜缘筋膜的分离。根据结膜松弛的部位，在下方角膜缘做60°球结膜环形切开，在切口两侧做垂直于角膜缘的放射状球结膜切口，将结膜瓣向角膜瞳孔缘方向牵拉。根据结膜松弛程度拉平松弛结膜，梯形切除多余的球结膜（一般为3~6mm），缝合结膜切口，术后可用含有碱性成纤维细胞生长因子（bFGF）的滴眼液和含糖皮质激素的抗生素滴眼液。

优点：适用于局限在一个部位的轻、中度的结膜松弛症患者。缺点：手术时若切除过多球结膜则易产生结膜瘢痕形成、下穹窿缩窄及眼球运动障碍等并发症。同时手术易损伤角膜缘组织，故对疑有角膜缘干细胞功能障碍的患者应慎用此方法。

6. 高频电刀电凝治疗术

充分表面麻醉，开睑器开睑，嘱患者平视，将松弛结膜皱褶向下穹窿部方向推下，使其松弛的结膜皱褶位置距角膜缘超过4mm。根据结膜松弛程度用显微无齿镊夹提松弛结膜估算电凝范围，使其球结膜平整，作为电凝标记处。按角膜缘弧度在松弛结膜电凝标记处电凝3:00至6:00位。每处电凝能量和时间均根据松弛结膜程度及筋膜厚度决定，一般电凝能量20%~40%，时间0.1~2s。电凝使松弛结膜和结膜下的眼球筋膜及周围球结膜明显收缩，电凝处结膜组织凝固、苍白缺血，借电凝产生的瘢痕收缩使原松弛结膜皱褶消失。电凝结束后用庆大霉素稀释液冲洗结膜囊，涂抗生素眼膏包扎。治疗后1天开始用抗生素和/或上皮生长因子滴眼液滴眼持续1周。

优点：将松弛结膜皱褶推向下穹窿部，电凝使松弛结膜及结膜下筋膜收缩。与结膜松弛症新月形切除术比较本方法有损伤小、简单、快捷的优点，适用于轻、中度的结膜松弛症患者。张兴儒将电凝治疗与传统结膜新月形切除术进行对比，发现电凝治疗能够在更短的时间内缓解患者症状，且治疗时间明显短于传统手术，是一种较为理想的结膜松弛症的手术治疗方法。

缺点：电凝刺激症状重，结膜修复时间长，对重度结膜松弛症及由下睑缘张力高引起的结膜松弛症治疗效果欠佳，不适宜下睑缘张力过高型结膜松弛症，且长期疗效需要进一步观察。

病例分享：病例3（图9-0-5），病例4（图9-0-6，图9-0-7）。

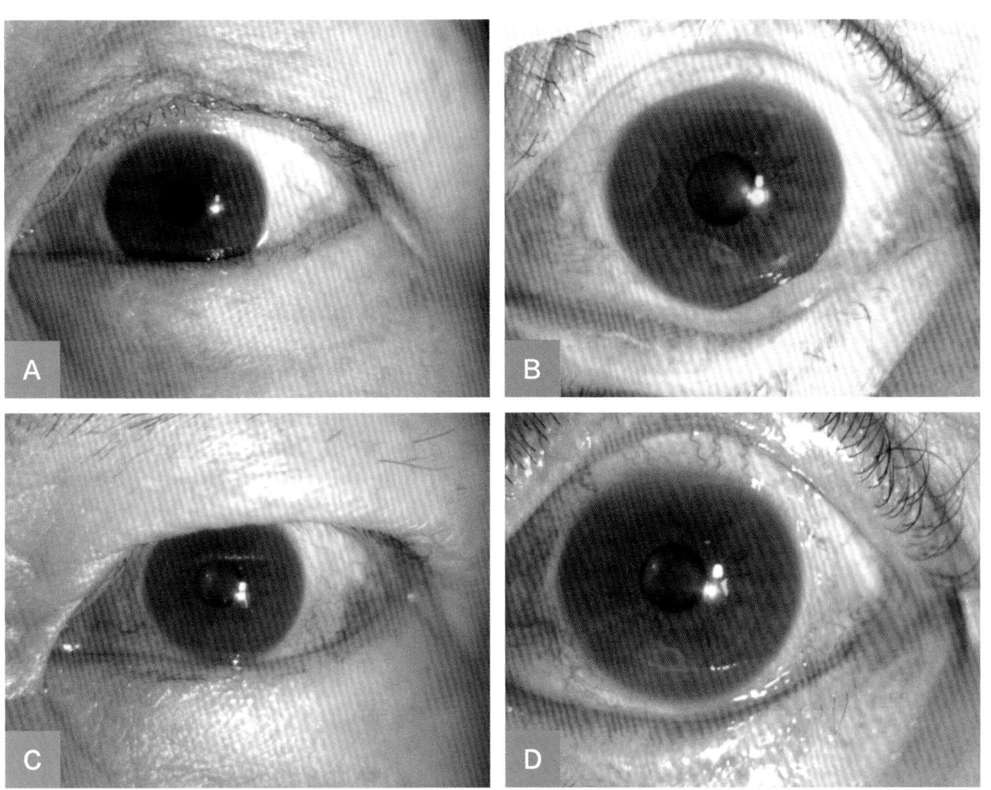

图9-0-5 病例3行高频电刀电凝术术前（A、B）、术后1天（C、D）裂隙灯照相

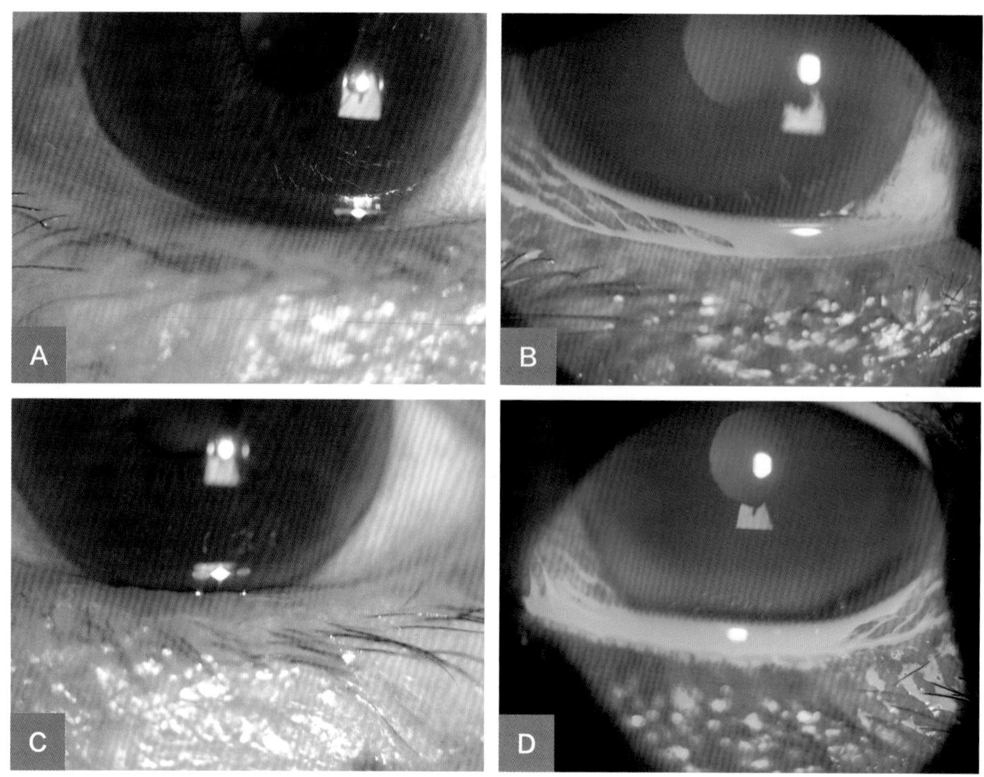

图 9-0-6 病例 4 术前裂隙灯照相
A、B 为左眼,C、D 为右眼。

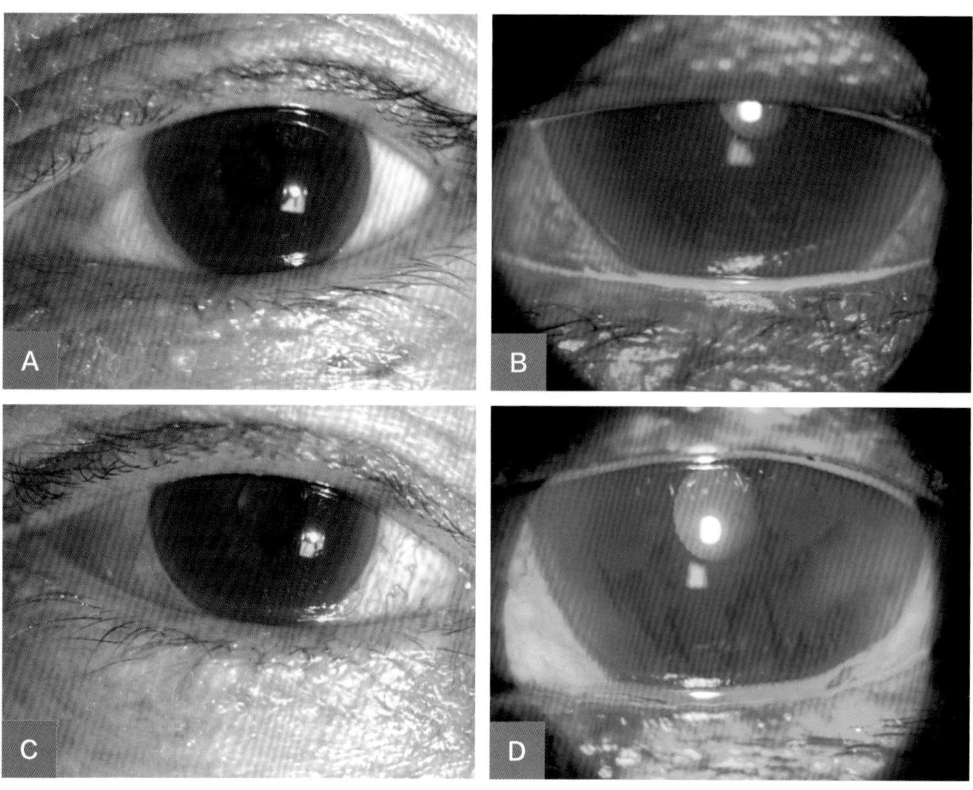

图 9-0-7 病例 4 术后 2 周裂隙灯照相
A、B 为左眼,C、D 为右眼。

7. 结膜切除羊膜移植术

新月形切除松弛结膜后，剪取适当大小的新鲜羊膜组织片，上皮面朝上覆盖于创面，以 10-0 缝线将羊膜与结膜缝合固定。手术后 3 周拆线。术后第 1 天术眼开始用含有糖皮质激素的抗生素滴眼液 1~2 周。其治疗基础是基于结膜松弛症炎症反应理论：以细胞外基质过度降解为基础，伴有泪液清除延迟，这反过来导致泪液中降解酶的堆积，这种慢性炎症反应最终导致结膜松弛或结膜松弛症。羊膜的抗炎特性让我们能直接针对结膜松弛症的病因进行干预。

优点：本手术方法适用于结膜松弛较重，松弛结膜切除过多的患者，手术后 6 个月有效率为 60.0%。缺点：该手术后患者结膜反应持续时间较其他手术长。

8. 纤维蛋白胶在结膜松弛症手术中的应用

目前结膜松弛症手术普遍是在术中切除结膜后采用缝线缝合。但这种缝线缝合的方法可能会增加炎症反应、感染的风险，并产生术后异物感等不适。加拿大 Elliott Brodbaker 等发现在结膜松弛症的手术中使用纤维蛋白胶是封闭切口的好方法。这种纤维蛋白胶含有Ⅻ因子、纤维蛋白原、凝血酶及氯化钙等，这些物质结合在一起能使纤维蛋白原转化为纤维蛋白并交错结合成凝块，凝集的过程只需要 1~2min，因此在手术过程中必须迅速地将 Tisseel 涂在需要的部位。这种胶形成的平面平坦光滑，且利于上皮生长。所以，纤维蛋白胶的使用对医生及患者来说都是有益的，它闭合伤口的效果与缝线缝合相同，但是能缩短手术时间，且降低炎症反应、感染风险及减轻术后的不适感。当然，虽然纤维蛋白胶被证实是非常安全的，但是也不能排除一些副作用，例如，因其是一种血液制品，所以不能避免有血液传播性疾病抗原的存在。此外，纤维蛋白胶中牛源性的成分可能会引起过敏反应。

9. 上方结膜松弛症的手术治疗

虽然结膜松弛症普遍多发于下睑缘颞侧结膜，但其仍可波及下睑缘中部、鼻侧乃至上方球结膜，引起类似上缘角膜结膜炎的情况。Yokoi 等报道了结膜松弛症及上缘角膜结膜炎的联系，虽然这一联系的病理学意义尚不清楚。上方结膜松弛症术前有着类上缘角膜结膜炎的临床特征，并且所有的患者术中都可观察到分解的 Tenon 囊。结膜松弛症可以在裂隙灯下向上方球结膜推按上眼睑观察结膜皱褶的形成，以及在术中用镊子形成“帐篷”现象以进一步证实。某些患者可有眼痛及畏光，而这在下方结膜松弛症患者中并不常见。与目前报道的下方结膜松弛症相比，上方结膜松弛症患者较早出现眼痛及睁眼困难。Kheirkhah 等对 12 例 17 眼难治性上方结膜松弛症患者，在切除松弛结膜并修剪残留的松弛 Tenon 囊后，分别运用纤维蛋白胶（A 组，6 例 9 眼）或 10-0 尼龙线（B 组，6 例 8 眼）将冷藏保存的羊膜固定于巩膜，以实现结膜与其下巩膜的黏合，从而加固 Tenon 囊。术后平均随访（3.7 ± 1.9）个月，所有术眼均实现了结膜表面的光滑，无结膜松弛症的体征。其中 9 眼（52.9%）为症状完全缓解，8 眼（47.1%）为显著缓解。随访中无一例手术相关的并发症发生。此手术对上方结膜松弛症患眼减轻症状及体征均有效。而在存在上方结膜松弛症的上缘角结膜炎患眼中，Yokoi 等也建议以靠近并到达四氯四碘荧光素着色区末端的新月形结膜切口切除结膜。

10. 角膜缘结膜半月切开联合结膜下烧灼术

由结膜半月切除术发展而来，主要为了增加结膜与巩膜间黏附能力。术前术眼点用 5g/L 丙美卡因行表面麻醉后，结膜下局部注射 2% 利多卡因。用眼科显微手术剪在 3:00 至 9:00 位角膜缘结膜做一半月形切口，据角膜缘约 0.5mm，以避免损伤角膜缘。采用虹膜复位器从切口左侧深入结膜下，将下方的松弛结膜平铺于角膜上，切除多余的结膜，并修剪余下结膜缘，与角膜缘对合整齐。通常切除的结膜可根据松弛结膜的严重程度而定，宽度多在 1~5mm 之间。切除结膜的形状可根据患者具体病情而适当改变。切口附近结膜下用烧灼器沿角膜缘两条线进行点状烧灼，以形成瘢痕使结膜黏附巩膜更为紧密。烧灼点直径约 1mm，两条烧灼线的点交叉进行，间隔约 3mm。烧灼点应避开角膜缘，以免损伤角膜缘干细胞。用 10-0 尼龙缝线在 3:00 及 9:00 位切口两端缝合，最后检查结膜是否平整，与巩膜黏附是否紧密。以 3×10^6U/L 庆大霉素冲洗结膜囊，并涂以妥布霉素地塞米松眼膏，纱布包扎术眼 1 天。术后，患者术眼用妥布霉素地塞米松滴眼液，一天 4 次，使用 1 个月，术后 1 周拆除结膜缝线。

11. 氩激光在治疗结膜松弛症中的应用

氩激光是一种高频电磁波，且临床试验证明氩激光安全有效，因此常用于眼科疾病的诊治，如糖尿病视网膜病变、青光眼、视网膜肿瘤、玻璃体积血、翼状胬肉、修复角膜损伤、轻度睑外翻，以及一些眼表滤泡。基于氩激光的特性，也可以应用于结膜松弛症，减轻结膜松弛程度，减轻患者症状。具体手术过程：术前局部注射

0.5% 丙美卡因进行麻醉，通过嘱咐患者向上看，以暴露下方球结膜。如果患者激动或是不配合，可以用一种塑制角膜罩遮蔽视线。采用 532nm 波长的氩绿激光进行照射，照射区域为下方球结膜。功率 1 200mW，单点照射直径 500~600μm，时间为 0.5s，直到结膜收缩至堆积现象消失。照射光束仅限于下方球结膜，且应远离角膜缘至少 2mm，以避免损伤角膜缘干细胞及巩膜。术中患者若出现疼痛，可暂停 10s，补充表面麻醉剂。术后给予 0.1% 氟米龙滴眼液及 0.3% 加替沙星滴眼液，每天 4 次，点用 1 周。

12. 黏团切除结膜成形术

目前普遍认为结膜松弛症不仅仅是因为伴随年龄增高导致的结膜变薄及结膜强度降低，还包括 Tenon 囊膜分解引发的结膜与巩膜黏附能力下降。因此对传统的结膜松弛症的治疗也有了一些新的认识。Linden 等人应用纤维蛋白封闭剂注射结膜囊下，将松弛结膜凝集成团，并予以切除，使结膜松弛手术更为精确。具体操作过程如下：术前点用表面麻醉药后，在结膜下注射 2% 利多卡因联合肾上腺素，用甲基蓝在距离下方角膜缘 5~6mm 处标记一弧线，在弧线的边缘用 Westcott 剪做一小孔，通过小孔向结膜下注射 0.3mL 纤维蛋白封闭剂，然后将松弛的结膜沿着标记线，聚集成一条团状物，然后坚持 20s，让结膜充分聚合，然后用 Westcott 剪剪去这条团状物，切口距离角膜缘约 2~3mm。术后 1 周给予局部点用抗生素，一天 3 次。术后 3 周给予激素治疗，一天 3 次。

随着国内眼科医生对结膜松弛症的认识加深，其治疗方法也会不断更新与发展，但在选择治疗方法的时候，医生应该衡量各种方法的利弊与适应证，以达到最好的治疗效果，尽量减少患者的痛苦。并且在不断的深入研究中找寻结膜松弛症的发病机制，从根本上预防及治疗结膜松弛症。

（罗顺荣　吴护平）

参考文献

[1] MELLER D, TSENG S C. Conjunctivochalasis: Literature review and possible pathophysiology. Surv Ophthalmol, 1998, 43: 225-232.

[2] MIMURA T, YAMAGAMI S, USUI T, et al. Changes of conjunctivochalasis with age in a hospital-based study. Am J Ophthalmol, 2009, 147: 171-177.

[3] 严雅静，张兴儒，项敏泓，等. 结膜松弛症下睑缘位置及张力观察. 国际眼科杂志，2009，09(003)：495-497.

[4] 李青松，张兴儒，贾丹，等. 离休干部结膜松弛症患病调查. 国际眼科杂志，2008，8(1)：191-193.

[5] WATANABE A. Clinicopathologic study of conjunctivochalasis. Cornea, 2004, 23(3): 294-298.

[6] HOH H, SCHIRRA F, KIENECKER C, et al. Lid-parallel conjunctival folds are a sure diagnostic sign of dry eye. Ophthalmologe, 1995, 92(6): 802-808.

[7] MELLER D. TSENG S C. Conjunctivochalasis: Literature review and possible pathophysiology. Surv Ophthalmol, 1998, 43(3): 225-232.

[8] 张兴儒，李青松，许琰，等. 眼结膜松弛的临床分级探讨. 眼科，2001，10(6)：802-808.

[9] BOSNIAK S L. Treatment of recurrent squamous papillomata of the conjunctiva by carbon dioxide laser vaporization. Ophthmology, 1986, 93(8): 1078-1082.

[10] LIU D. Conjunctivochalasis. A cause of tearing and its management. Ophthal Plast Reconstr Surg, 1986, 2(1): 25-28.

[11] MEL LER D, TSENG S C G. Conjunct ivochalasis: Literature review and possible pathophysiology. Surv Ophthalmol, 1998, 43(3): 225-232.

[12] JORDAN D R, PELLETIER C R. Conjunctivochalasis. Can J Ophthalmol. 1996, 31(4): 192-193.

[13] LI D Q, MELLER D, LIU Y Q, et al. Overexpression of MMP-1 and MMP-3 by cultured conjunct ivochalasis Fibroblas. Invest Ophthalmol Vis Sci, 2000, 41(2): 404-410.

[14] 李青松，张兴儒，贾丹，等. 离休干部结膜松弛症患病调查. 国际眼科杂志，2008，8(1)：191-193.

[15] 张兴儒，李青松，许琰. 结膜松弛症手术治疗远期疗效观察. 眼外伤职业眼病杂志，2004，26(10)：683-685.

[16] 刘红. 新月形切除术治疗老年结膜松弛症. 山东医药，2007，47(20)：67-68.

[17] 张兴儒，许琰，刘晔翔. 眼轮匝肌移位缩短术治疗结膜松弛症. 眼科新进展，2003，23：10.

[18] 许琰，张兴儒. 四种术式治疗结膜松弛症疗效观察. 眼视光学杂志，2003，5(3)：178-180.

[19] 胡超雄，杜庆生，何夏怡. 结膜切除联合结膜巩膜固定术治疗结膜松弛症的临床观察. 中国眼耳鼻喉科杂志，2006，6(4)：248.

[20] 许琰，张兴儒，李青松，等. 双极电凝治疗结膜松弛症. 眼外伤职业眼病杂志，2008，30(12)：935-937.

[21] FERNANDEZ-HORTELANO A, MORENO-MONTANES J, HERAS-MULEROH, et al.

Amniotic membrane transplantation with fibrin glue as treatment of refractory conjunctivochalasis. Arch Soc Esp Oftalmol,2007,82(9):571-574.

[22] MCDONALD M B,COHEN C R. Fixation of conjunctival autografts with an organic tissue adhesive. Arch Ophthalmol,1993,111(9):1167-1168.

[23] KORANY IG,SEREGARD S,KOPP E D. Cut and paste:A no suture,small incision approach to pterygium surgery. Br J Ophthalmol,2004,88(7):911-914.

[24] BRODBAKER E,BAHAR I,SLOMOVIC A R. Novel use of fibrin glue in the treatment of conjunctivochalasis. Cornea,2008,27(8):950-952.

[25] YOKOI N,KOMURO A,MARUYAMA K,et al. New surgical treatment for superior limbic keratoconjunctivitis and its association with conjunctivochalasis. Am J Ophthalmol,2003,135(3):303-308.

[26] KHEIRKHAH A,CASAS V,ESQUENAZI S,et al. New surgical approach for superior conjunctivochalasis. Cornea,2007,26(6):685-691.

[27] WANG S,KE M,CAI X,et al. An improved surgical method to correct conjunctivochalasis: Conjunctival semiperitomy based on corneal limbus with subconjunctival cauterization. Can J Ophthalmol,2012,47(5):418-422.

[28] YANG H S,CHOI S. New approach for conjunctivochalasis using an argon green laser. Cornea,2013,32(5):574-578.

[29] DOSS L R,DOSS E L,DOSS R P. Paste-pinch-cut conjunctivoplasty:subconjunctival fibrin sealant injection in the repair of conjunctivochalasis. Cornea,2012,31(8):959-962.

第十章 过敏性结膜炎相关干眼

一、过敏性结膜炎

1. 概念及流行病学

过敏性结膜炎(allergic conjunctivitis,AC)是眼部对外界过敏原的一种超敏反应,是眼部最常见过敏性疾病,人群中发病率约6%~30%。过敏性结膜炎患者30%~70%伴有过敏性鼻炎,又可称之为过敏性鼻结膜炎(allergic rhinoconjunctivitis,ARC),发病急骤或缓慢。有高达30%的过敏性结膜炎(特别是季节性过敏性结膜炎)患者频繁发作,并伴有持续和剧烈的眼部症状。症状以眼红、痒最为常见,其次是烧灼感、异物感、畏光、肿胀等。过敏性结膜炎可分为季节性过敏性结膜炎(SAC)、常年性过敏性结膜炎(perennial allergic conjunctivitis,PAC)、春季卡他性角结膜炎(vernal keratoconjunctivitis,VKC)、特应性角结膜炎(atopic keratoconjunctivitis,AKC)和巨乳头性结膜炎(giant papillary allergic conjunctivitis,GAC)。

不同类型的过敏性结膜炎既有其症状体征的共性,又有相应各自的突出特点。其中,SAC与PAC常发生于特应性个体,由IgE介导的Ⅰ型超敏反应引发眼部炎症,症状通常较轻,但持续存在。VKC和AKC常累及角膜,免疫机制包括IgE介导的Ⅰ型超敏反应和由IgG或IgM介导的Ⅳ型超敏反应。VKC常影响5~15岁男孩,上睑可见铺路石样巨乳头,大量纤维蛋白渗出,角膜缘面可见由上皮细胞和嗜酸性粒细胞聚集而成的黄白色点状物(Trantas结节)或胶样增生弧/环,下眼睑皱褶(Dennie线),有时还可见假膜形成。AKC通常慢性起病,影响20岁左右的青少年和年轻人,30~50岁发病率最高,常伴有明显的家族史。隐形眼镜易诱发乳头性结膜炎,严重情况下可引起GAC,此时患者不能耐受隐形眼镜,须立即停止使用。每天更换1次隐形眼镜或使用硅酮水凝胶隐形眼镜可以减轻不适症状。

过敏性结膜炎的发病率很高。单独对过敏性结膜炎相关流行病学的研究很少。以医院为基础的过敏性结膜炎相关病例对照研究更倾向于较为严重的AKC和VKC,造成一定的偏倚。目前关于亚太地区VKC流行病学研究来自新加坡、日本、泰国和印度。在这些研究中,VKC患儿主要发病于青少年,且大多发病在10岁以前。亚太地区的特应性角结膜炎常发生在20~30岁的成年人群中,且这类人群中特应性皮炎的发病率高达40%,几乎均伴有家族史。亚太地区过敏性研究(allergy in Asia Pacific study,AIAP)是一项包括亚太地区9个国家,涉及33 378个家庭筛查的横断面性研究,在192名4~17岁的儿童和1 043名18岁以上的成年人中,有9%的患者被确诊为过敏性鼻炎,并且约2/3的患者有季节性发作的特点。其中,鼻塞是最困扰患者的症状,影响人们的生活质量。在AIAP的研究中,有约31%受检者伴有眼红、痒,41%受检者有眼部水样分泌物。在东亚及东南亚地区,类似眼部症状比例是20%~30%;而澳大利亚的比例则高达56%~60%,这比国际儿童哮喘和过敏的研究中东南亚和澳大利亚 14% 的眼部过敏症状比例要高的多，可能和研究的季节性差异有关。

过敏性结膜炎一般与植物花粉、尘螨、孢子等有关。但随着城市化、工业化和气候变化导致室内和室外环境发生巨大变化，这对包括过敏性结膜炎在内的过敏性疾病的流行和管理产生重大影响。气温上升、降水增多和极端天气导致花粉季节延长或来得更早，同时升高了环境二氧化碳浓度和温度，这会导致环境中孢子数量、尘螨及其他抗原增加，使过敏性疾病发病率上升。室外空气污染是过敏性鼻炎的主要危险因素，污染空气中常见污染物包括二氧化氮、一氧化碳、臭氧、二氧化硫和颗粒物等，主要原因是土地利用率提高导致的大量化工染料燃烧和沙尘暴，还有塑料制品（如玩具、食品容器、油漆）中的增塑剂邻苯二甲酸酯可能会雾化沉淀在空气中，容易影响儿童。空气污染物可以直接引起眼部刺激症状，亦可引发过敏反应。

2. 发病机制

过敏性结膜炎发病机制主要包括Ⅰ型超敏反应和Ⅳ型超敏反应。

Ⅰ型超敏反应，又称速发型超敏反应，介导过敏性结膜炎的过程可分为 3 个阶段：①致敏阶段，该阶段过敏原首次接触特应性体质患者眼结膜组织，刺激抗原特异性淋巴细胞活化、增殖和分化，产生 IgE。IgE 与眼结膜组织肥大细胞、嗜碱性粒细胞表面受体相结合形成靶细胞，让机体处于致敏状态，这种状态可以持续数月或更长时间，此时机体为致敏机体；若长时间不接触同种抗原，这种致敏状态可逐渐减轻甚至消失。②激发阶段，当同种过敏原再次接触机体结膜组织时，过敏原表位可与致敏靶细胞的 IgE 特异性 Fa 片段结合。因天然抗原分子的抗原表位种类和数量甚多，可以结合多个 Fab 片段；而 IgE 分子只有两个 Fa 片段，并只能结合两个相同的抗原表位，故多价变应原结合靶细胞两个或以上相邻的 IgE 后，促使 FcεRⅠ发生交联，通过 β 链和 γ 链 ITAM 基序的信号进行传递，激发致敏靶细胞脱颗粒，合成和释放生物活性介质。生物活性介质可依据其合成时间分为储备介质和新合成介质，前者包括组胺、激肽酶原等，后者包括 LT、PGD2 等。③效应阶段，肥大细胞和嗜酸性粒细胞被抗原物质激活后释放大量生物活性介质，作用于眼部组织，引起过敏反应。根据其作用效应的速度和持续时间，将其分为“早期反应”和“晚期反应”，早期反应又称速发相反应，该反应由储备介质组胺等介导，一般在接触变应原后数分钟内即可发生，持续数小时。晚期反应又称迟发相反应，由新合成的介质如 LT 等介导，表现为一种局部嗜酸性粒细胞、嗜碱性粒细胞和中性粒细胞等浸润为特征的炎症反应，可持续数小时或数天。

Ⅳ型超敏反应：又称迟发型超敏反应，发生时间较晚，一般是再次接触同种抗原后 1~3 天发生，其介导过敏性结膜炎的过程是以细胞免疫为基础而导致的免疫病理损伤，可分为两个部分。①形成致敏 T 细胞：变应原接触特应性体质患者，经抗原提呈细胞（APC）加工和处理，形成类分子复合物抗原肽-MHC Ⅰ/Ⅱ，将其提呈并刺激抗原特异性 T 细胞，T 细胞活化、增殖、分化，形成效应性 T 细胞（$CD4^+$Th1 细胞、$CD8^+$CTL 细胞），即致敏 T 细胞。②由致敏 T 细胞介导的组织损伤：当眼部致敏 T 细胞再次接触相同抗原后，可释放多种细胞因子和一些具有细胞毒性的物质，并产生相应的免疫反应损伤眼部组织，可分为由 $CD4^+$Th1 细胞介导的损伤，活化后的 $CD4^+$Th1 细胞可以释放多种细胞因子如 IL-3 和 GM-CSF，刺激骨髓产生单核细胞，增加巨噬细胞数量，并在 MCP-1 介导下趋化到达眼部炎症部位。TNF-α 和淋巴毒素可促使局部血管内皮细胞产生更多的黏附分子，使巨噬细胞和淋巴细胞在眼部抗原部位聚集，在此释放溶酶体酶，引起靶细胞和周围组织损伤。TNF 和 IFN-γ 则可活化巨噬细胞，释放炎性细胞因子，加重局部炎症反应，并且 $CD4^+$Th1 细胞在 FasL 的作用下可杀伤表达 Fas 的靶细胞，而 $CD8^+$CTL 细胞介导的细胞毒作用主要是其与靶细胞表面的抗原结合后，释放穿孔素和颗粒酶等介质，致靶细胞融解破坏或凋亡，还可与靶细胞表面的 Fas 结合或分泌 TNF-α，使靶细胞凋亡。

3. 诊断

传统认为眼睛发痒即可考虑为过敏相关疾病，反之，则不考虑过敏相关疾病。但是目前看来，单凭眼痒不足以将疾病归为过敏性疾病，因为患者描述症状不够准确，比如眼部有烧灼感并抓挠眼睛的患者可能会抱怨发痒，但实际上眼部瘙痒程度很轻，并且眼痒很难量化评估，可以考虑为过敏性疾病鉴别诊断。过敏性结膜炎的诊断需要依据患者的病史、症状、体征、辅助检查综合评估。

（1）症状：过敏性结膜炎以眼部瘙痒为主要症状，可伴有烧灼感、畏光、流泪、异物感等不适，症状轻重不一，如 SAC、PAC 一般发病较轻，而 VKC 发病严重。

（2）病史：部分过敏性结膜炎患者有明确的过敏原相关过敏史（如植物花粉、尘螨等）、哮喘、过敏性鼻炎、配戴角膜接触镜、特应性皮炎、家族史等病史。

（3）体征：以结膜充血、睑结膜乳头或滤泡增生、伴有水液样分泌物为特征。其中春季卡他性角结膜炎上睑可见铺路石样巨乳头增生,球结膜可见 Trantas 结节,下眼睑见 Dennie 线,部分可见假膜形成;而隐形眼镜相关的巨乳头性结膜炎巨乳头常位于下睑。

(4)辅助检查:过敏原检测,市面上已有大量过敏原试剂应用,可以抽血检测过敏原,如尘螨、动物毛发、霉菌、植物花粉、牛奶、草莓、花生等。还可通过点刺方法检测,手臂消毒后将过敏原滴液滴在皮肤表面,用一次性刺针垂直刺入真皮层然后拔出,同时做组胺和生理盐水对照,15min 后观察结果。根据皮肤过敏原直径比组胺直径结果判定过敏指数(SI),阴性为正常,用"0"表示;阳性分 4 级,1 级,SI<0.5,表示为"+";2 级,0.5≤SI<1.0,表示为"++";3 级,1.0≤SI<2.0,表示为"+++";4 级,SI≥2.0,表示为"++++"。若过敏原无法明确,可通过血清 IgE 增高予以间接证实。

4. 治疗

中华医学会眼科学分会角膜病学组在 2018 年重新修订并发布了《过敏性结膜炎的专家共识》,详细介绍了相关的概念、诊断及治疗细则。既往欧洲、拉丁美洲、日本和西班牙等国已相继出版了过敏性结膜炎的临床实践指南。主要原则基本相同,包括:①过敏原检测和避免接触过敏原,在发病期间避免揉搓眼睛和配戴角膜接触镜,治疗泪膜功能障碍,冷敷,眼睛局部应用双效药物(抗组胺药与肥大细胞稳定剂),若合并过敏性鼻炎,可以口服 H1 受体拮抗剂予以治疗。②考虑予以不含苯扎氯铵和羟苯乙酯等防腐剂的人工泪液改善症状;可短期考虑使用类固醇眼药水或口服药物;皮下或舌下过敏原免疫疗法(AII)。③以上方法无法控制时可考虑应用免疫抑制剂。

过敏性结膜炎的治疗原则包括健康教育、脱离过敏原、减轻患者症状及体征。对于多数患者,主要缓解眼痒、眼红等不适;对于长期发作或病情迁延患者,则以控制炎性反应状态为主。

(1)脱离过敏原及健康教育

最为有效的治疗手段是脱离过敏原,但不易实现;生活中应尽量避免接触相应过敏原,避免在春秋季节去户外接触花粉等。尽量避免或减少接触过敏原、改善生活环境有助于缓解和控制过敏性结膜炎病情。尘螨过敏患者应做好室内清洁和除螨工作,如清洁可能藏匿螨虫的棉布、毛毯,使用杀虫剂尽可能消灭房间的螨虫。花粉过敏症患者则需要在花粉季节尽量采取保护措施。空气污染严重时患者应适当减少户外活动时间。

眼睑冷敷可以有效缓解眼痒、异物感等不适症状,生理盐水冲洗结膜囊可以稀释抗原,稀释炎症介质,中和泪液的酸碱度;户外活动时可配戴深色眼镜,避免强光刺激。生活在凉爽、干燥的环境,移民至寒冷区域对变应性结膜炎亦有一定的帮助。除此之外,嘱患者尽量不要揉搓眼睛,以免导致肥大细胞降解,加重眼表炎症和角膜上皮损害,导致黏蛋白分泌减少以及睑板腺管扭曲致睑酯分泌异常致泪膜脂质层异常,加重眼部损伤。

(2)药物治疗

1)抗组胺药:抗组胺药局部点眼仅可治疗轻、中度过敏性结膜炎。严重或频发者可联合口服抗组胺药,但起效较慢,对于已经发作的过敏性结膜炎疗效欠佳。使用口服抗组胺药可能会加重干眼患者的症状,进一步加重眼部不适,须加以注意。闭角型青光眼患者慎用抗组胺药。

2)肥大细胞稳定剂:肥大细胞稳定剂局部点眼仅可有效减轻Ⅰ型超敏反应中肥大细胞的脱颗粒反应,从而减缓后续嗜酸性粒细胞、中性粒细胞和单核细胞的激活和聚集。但此过程须接近 1 周才能达到最佳效果,因此仅适用于过敏性结膜炎患者发作间期的病情控制。

3)抗组胺药及肥大细胞稳定剂双效药物:抗组胺药及肥大细胞稳定剂双效药物是治疗过敏性结膜炎的首选基础药物,其可同时起到稳定肥大细胞胞膜和拮抗组胺的双重作用,局部点眼对于急性发作期的炎性反应和间歇期的炎性反应活化均有较好的控制作用。此外,临床研究结果证实其既可以缓解症状,又具有良好的耐受度。对于急性期患者推荐使用该类药物。

4)糖皮质激素药物:糖皮质激素药物局部点眼能有效抑制多种免疫细胞的活化和炎性反应介质的释放,适用于严重过敏性结膜炎和病情反复迁延的患者。使用时间不宜过长,应注意随访观察,以免引起白内障、青光眼、真菌感染及角膜上皮愈合延迟等并发症。

5)免疫抑制剂:免疫抑制剂如环孢素 A、他克莫司局部点眼,具有抑制多种炎性反应介质的作用,并可抑制由肥大细胞和 T 淋巴细胞介导的结膜过敏性炎性反应。对于重度过敏性结膜炎,尤其不耐受糖皮质激素药物的患者,可考虑使用该类药物的眼用制剂。目前临床仍然缺乏使用该类药物安全性的远期随访资料,因此在使用该类药物时应注意观察患者病情变化,病情缓解后调整用药。

6)其他药物:人工泪液可稀释结膜囊内的过敏原,润滑眼表,缓解患者症状。缩血管药物局部点眼可收缩血管，降低毛细血管通透性，减轻眼红、水肿和分泌物增多症状，但不能阻止炎性反应和缓解眼痒，不建议常规使用。非甾体抗炎药局部点眼可抑制Ⅰ型超敏反应中前列腺素的产生，适用于部分轻度的季节性过敏性结膜炎，对于急性过敏性结膜炎疗效有限。

（3）其他治疗

对于伴有难以愈合的角膜上皮缺损或溃疡的过敏性结膜炎，根据严重程度和性质，可考虑绷带镜、羊膜覆盖或其他手术治疗。

二、过敏性结膜炎对泪膜的影响

泪膜由内向外依次分为黏蛋白层、水液层、脂质层三层。任何因素引起特定层中的一层均会引起功能性干眼。从临床经验看，存在过敏性结膜炎的患者尤其是儿童，在过敏性结膜炎相对特异的体征消失后，仍可能存在一定程度和时间的痒、干、异物感，部分患者频繁眨眼症状缓解较慢，推测可能存在炎症活动期或恢复期相关的泪膜不稳定；给予抗过敏药物治疗欠佳，但若加强人工泪液的使用则症状更易缓解。在过敏性结膜炎与干眼同时存在时，其鉴别诊断是困难的，对于轻中度患者而言，更不易区分哪一个原因是主要矛盾，尽管 2018 年我国的专家共识中再次强调了治疗过程中人工泪液的重要性，但使用时机及药物类型、剂量则语焉不详，仍以医师经验为主。

实际上，早在 1995 年，*Ophthalmology* 杂志已发表日本学者的相关论文，认为过敏性结膜炎患者可出现仅仅表现为泪膜破裂时间下降而其他干眼指标完全正常的短泪膜破裂时间型干眼，且这种泪膜破裂时间（BUT）下降与杯状细胞密度的下降存在相关性。之后，一系列临床研究及流行病学调查均认为过敏性结膜炎无论对成人或儿童而言均是干眼的一个重要危险因素。我国学者也发现在西南地区过敏性结膜炎患儿中干眼的发病率高达 97.5%，而对照组仅为 27.5%。结合文献报道和临床经验，过敏性结膜炎不但可诱发干眼，也可加重干眼，部分可合并严重的眼表损伤。

1. 过敏性结膜炎对泪膜黏蛋白层的影响

黏蛋白层位于泪膜最内层，其中 MUC5AC 是泪膜黏蛋白层最重要的成分。黏蛋白基底部嵌入角结膜上皮细胞表面微绒毛之间，降低上皮细胞的表面张力，使疏水的角结膜上皮细胞具有良好的亲水性，是水液层均匀涂布于眼表的必要条件，从而保持眼表组织湿润。

Lobefalo 等认为过敏性结膜炎患者嗜酸性粒细胞活化和释放炎症介质会破坏泪膜稳定性，并且损害角结膜上皮细胞和杯状细胞，引起干眼。Katbleen 等在对过敏性结膜炎的小鼠模型研究中发现，经过连续 1 周过敏原滴眼液滴眼后，小鼠的结膜杯状细胞明显减少，MUC5AC 和 MUC4 mRNA 表达下降，黏蛋白合成减少，但在停止接触过敏原后 24h，小鼠 MUC5AC 和 MUC4 mRNA 表达开始反弹。2008 年 Dogru 等对 36 例特应性角结膜炎（AKC）患者的研究中发现 MUC5AC mRNA 表达明显下调，表明 MUC5AC 蛋白合成减少。2015 年何丽琴等研究发现，VKC 活动期患者泪液蛋白含量降低，共聚焦显示 VKC 患者活动期角膜上皮细胞部分结膜化，角膜上皮细胞正常表型减少，影响黏蛋白的分泌及功能，影响角膜上皮表面张力，使水液不易附着于上皮细胞，降低泪膜稳定性。

2. 过敏性结膜炎对泪膜水液层的影响

Nitoda 等发现泪液渗透压在急性过敏性结膜炎患者中显著升高，且持续时间可能长达 2 个月。Akil 等发现儿童过敏性结膜炎患者中合并干眼占 12%，实验组与对照组相比，过敏性结膜炎患儿泪液分泌量下降，且乳头增生反应与泪液分泌呈负相关性。但是亦有部分学者得出相反结论，Edoardo Villani 等研究发现春季卡他性角结膜炎患儿活动期泪液分泌显著增多。在 Arita 等对 55 例常年性过敏性结膜炎患者研究中发现，虽然常年性过敏性结膜炎患者泪液分泌较对照组多，但无统计学差异，Lin Chen 等在过敏性结膜炎与儿童干眼的研究中得到类似结论。目前过敏性结膜炎对泪腺及副泪腺的影响还需组织病理学研究予以验证。

3. 过敏性结膜炎对泪膜脂质层的影响

早在 2006 年，Suzuki 等就已对季节性过敏性结膜炎患者脂质层的改变进行了研究，发现 SAC 患者脂质层增厚，同时泪膜稳定性下降。作者推测脂质层增厚是眼部对季节性过敏性结膜炎泪膜稳定性下降导致的代偿结果，与泪膜稳定性呈负相关。此外，过敏性结膜炎还可引起患者睑板腺发生形态学改变。Arita 等报道 PAC 患者睑板腺管扭曲发生率高于正常人，且因为睑板腺腺体扭曲增加了睑酯排出难度，PAC 患者睑酯分泌能力和睑酯性状评分均高于正常人群，认为腺体扭曲可能是眼部过敏诱发的患者揉眼增多进而发生机械性扭曲变形。

Osama 等发现，特应性过敏性结膜炎患者在活体共聚焦检查中可发现腺体存在严重的纤维化和萎缩，局部炎症细胞密度增加而腺泡数量减少，是患者出现低分泌型睑板腺功能障碍的重要原因之一。Edoardo Villani 等发现 VKC 患者活动期睑板腺扭曲较静止期及对照组严重，泪膜稳定性明显下降。另一方面，过敏性结膜炎可致角膜上皮下神经功能异常，导致瞬目异常，破坏神经-瞬目-泪液反馈系统，从而影响泪膜稳定性。总体而言，过敏性结膜炎可以引起腺体扭曲、腺体萎缩和缺失，影响睑酯的性状和分泌，进而影响泪膜脂质层，降低泪膜稳定性和加速泪液蒸发。

笔者所在团队也发现，儿童过敏性结膜炎确可降低泪膜稳定性，造成儿童干眼，这可能与炎症损伤杯状细胞致黏蛋白分泌减少相关。但除此之外，我们在临床工作中发现部分 SAC 患儿还伴有睑缘充血、睑酯分泌异常和睑板腺腺体扭曲缺失，同时患儿泪膜脂质层变薄，且目前还没有季节性过敏性结膜炎对儿童泪膜脂质层影响的报道，遂开展此研究。我们选取了厦门大学附属厦门眼科中心就诊治疗的 30 例季节性过敏性结膜炎患儿作为观察组，30 例健康儿童作为实验对照组。我们发现，治疗前 SAC 组睑缘评分、睑酯性状评分、腺体扭曲评分、腺体丢失评分均高于对照组，且脂质层厚度较正常对照组薄、泪膜破裂时间短，差异有统计学意义（$P<0.001$），但两组之间的泪河高度无明显差异。

另一个问题是，过敏性结膜炎治疗前后的脂质层参数与睑板腺参数有无变化，其相关性如何？我们的数据显示 SAC 组患儿治疗 3 个月后，除睑板腺腺体缺失、腺体扭曲评分无明显变化外，睑缘异常、睑酯评分均有降低，同时患儿脂质层厚度、BUT 明显升高。Spearman 相关性分析显示，治疗前 SAC 组与对照组睑板腺各参数均与泪膜脂质层厚度和泪膜破裂时间呈负相关，而脂质层厚度与泪膜破裂时间呈正相关，与其他各参数及泪河高度无相关性。治疗后患儿睑板腺相关指标（除外腺体扭曲）与脂质层厚度呈负相关，睑板腺各指标和泪膜破裂时间呈负相关，而且脂质层厚度与泪膜破裂时间呈正相关。因此我们认为季节性过敏性结膜炎会导致儿童泪膜脂质层变薄和泪膜稳定性下降。经过治疗后患儿症状减轻，脂质层厚度增加，泪膜破裂时间延长，可能提示脂质层厚度是疾病病情变化的指标之一。前已述及既往有学者发现过敏活动状态下泪膜脂质层厚度增加，与我们的数据相反，这可能与研究对象以及检测方法不同有关。

结合现有文献及研究数据，我们认为在儿童变应性结膜炎的诊治中，应关注儿童泪膜和睑板腺指标的变化，若合并异常要依照相应的类型及主要矛盾予以个性化处理，避免加重眼部损伤。

三、过敏性结膜炎相关干眼的治疗原则

从过敏性结膜炎的发病机制来看，造成眼表泪液系统异常的关键因素仍是炎症反应及其一系列级联效应。炎症是两者的共同致病通路。因此，安全高效地控制炎症是治疗过敏相关干眼的基础。

然而，关于如何合理使用人工泪液（包括时机、剂量、种类等）目前尚无高级别循证医学证据。理论上，在过敏炎症活动期可选择浓度较低的、舒适性较好的人工泪液，滴用频次可较高，目的是稀释过敏原和减轻不适症状。而在炎症恢复期，炎症因素相对较弱而泪膜不稳定因素相对突出时，可选择泪膜稳定作用更明显的品种。处理过程中应动态监测泪膜及睑板腺形态功能以及瞬目频率及不完全眨眼情况，这对于准确辨别患者病情中的主要矛盾至关重要。对于病程较久或常规治疗欠佳者，可考虑使用具有改善杯状细胞功能的品种。若合并有明显的睑缘或睑板腺功能障碍，则可在有效抗炎的基础上，酌情使用相应的物理治疗方法，包括但不限于熏蒸雾化治疗、睑缘清洁，睑板腺热敷按摩，甚至 IPL 治疗。部分患者合并蠕形螨性睑缘炎，如未行螨虫镜检则易漏诊，可通过药物除螨或 IPL 等物理治疗强化疗效。当合并盾性角膜溃疡等较严重损害时，可根据病情联合其他药物或进行手术干预。

四、病例分享

【病例 1】

林某某，女性，33 岁，家庭主妇。主诉：双眼反复红痒半年，加重伴干涩 3 周。既往外院曾诊断“春季卡他性角结膜炎”。查体：右眼视力 0.8，左眼 0.8，双眼结膜充血（+），睑结膜乳头（+），但无明显黏稠分泌物。双眼角膜上皮中量点状缺损，均以中下方为主（图 10-0-1）。

辅助检查：眼压：右眼 13mmHg，左眼 15mmHg。NIBUT：右眼均值 4.5s，左眼均值 5.8s。Schirmer Ⅰ试验：右眼 18mm/5min，左眼 15mm/5min。脂质层厚度（眼表面干涉仪）：右眼 33ICU，左眼 45ICU。

初步诊断：双眼过敏性结膜炎，双眼干眼，双眼角膜上皮缺损。

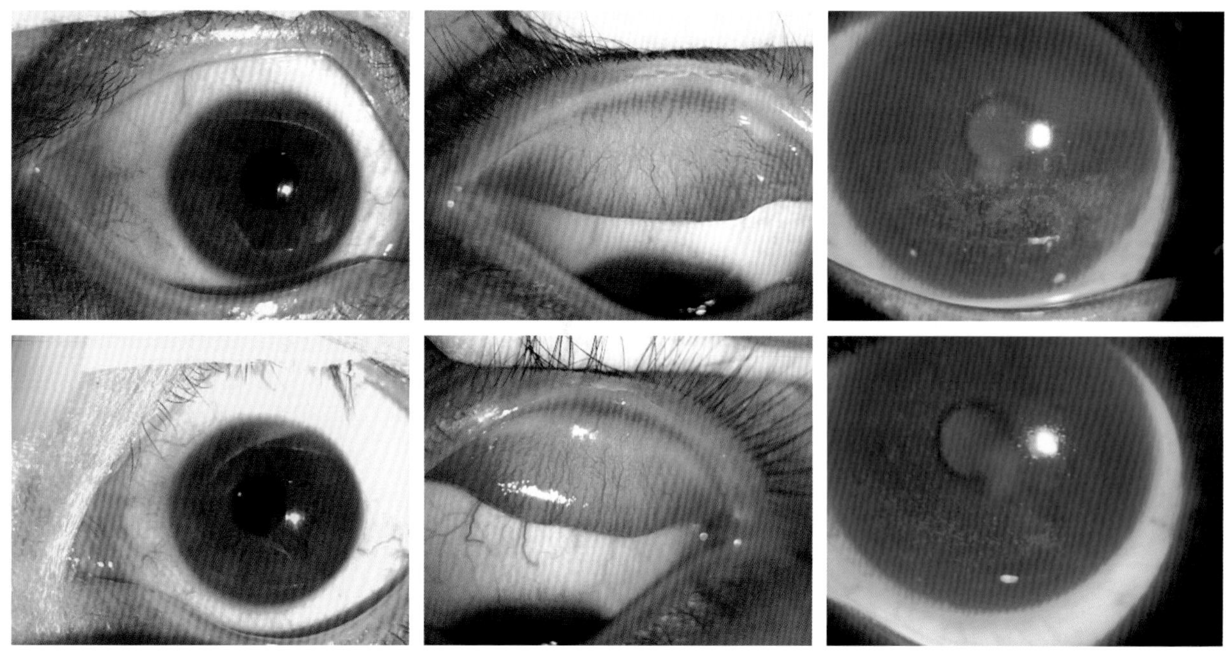

图 10-0-1 患者初诊时裂隙灯下所见
双眼角膜上皮缺损为点状，中下方为主。

治疗过程：考虑患者过敏性炎症并不严重，予 0.1% 氟米龙滴眼液，每天 2 次，奥洛他定滴眼液，每天 2 次，联合抗炎。同时，给予无防腐剂人工泪液（聚乙烯醇）每天 4~6 次。治疗 7 天后患者症状及体征均明显好转（图 10-0-2），予停用氟米龙滴眼液，维持使用奥洛他定滴眼液及聚乙烯醇滴眼液，患者症状极轻，定期随访。

该患者存在干涩症状，且泪膜破裂时间明显缩短，上皮缺损以中下方为主，故双眼干眼诊断明确。患者虽有春季卡他性角结膜炎病史，但本次查体见结膜充血不重，睑结膜乳头较小且无铺路石状改变，因此本次诊治的主要矛盾为干眼相关症状及上皮缺损。但因过敏性结膜炎病史已较长，推测其长期存在局部炎症及上皮细胞和杯状细胞等损害，因此，抗过敏治疗是该患者的基础治疗。过敏控制后，相应的干眼症状、体征可随之基本控制。但因过敏并不能得到根治，因此建议患者长期使用无防腐剂人工泪液和双效类抗过敏制剂。该患者对此种维持治疗反应良好。

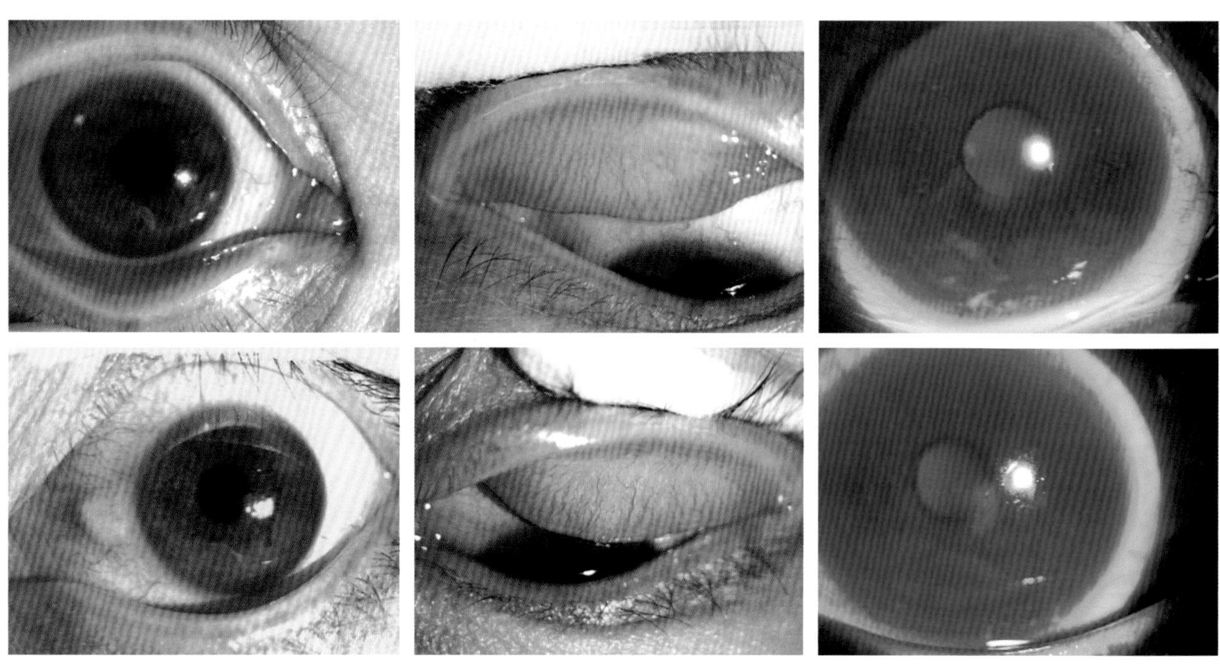

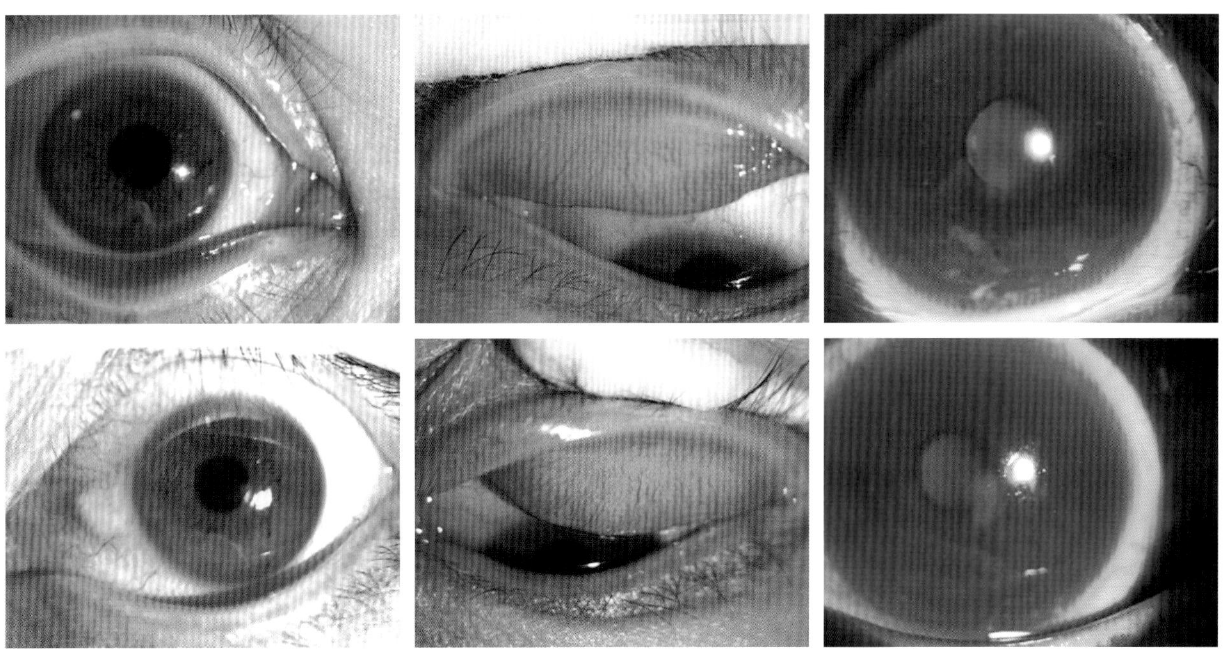

图 10-0-2　治疗 7 天后复查，右眼下方仍有少量上皮缺损，但症状、体征均已明显好转

【病例 2】

刘某某，21 岁，大学生。主诉：双眼反复眼痒，干涩 3 年。现病史：患者 3 年前开始上大学后即双眼反复发作红痒，揉眼，时常伴分泌物增多。曾校医院检查考虑"过敏性结膜炎"，予局部滴药后缓解，但 3 年来双眼长期干涩，后常自购药，病情可稍缓解。平素使用手机及看书时间超过 8h/d。

既往史：幼时曾有皮肤"荨麻疹"病史，后未再发作。有"鼻炎"病史，曾外院五官科就诊，用药稍缓解，查过敏原均"阴性"。

查体：右眼视力 0.12，左眼 0.4，戴镜均可矫正至 0.8。双眼结膜充血（+），睑结膜乳头（+），上睑结膜瘢痕（+）。

辅助检查：OSDI 眼表疾病指数 27.27 分。眼压（NCT），右眼 15.9mmHg，左眼 18.2mmHg。Schirmer Ⅰ试验：右眼 12mm/5min，左眼>30mm/5min。BUT（钴蓝光下）：右眼 6s，左眼 12s。睑板腺红外摄像评分：右眼 2 分（图 10-0-3），腺体部分缺失；左眼 1 分（图 10-0-4）。

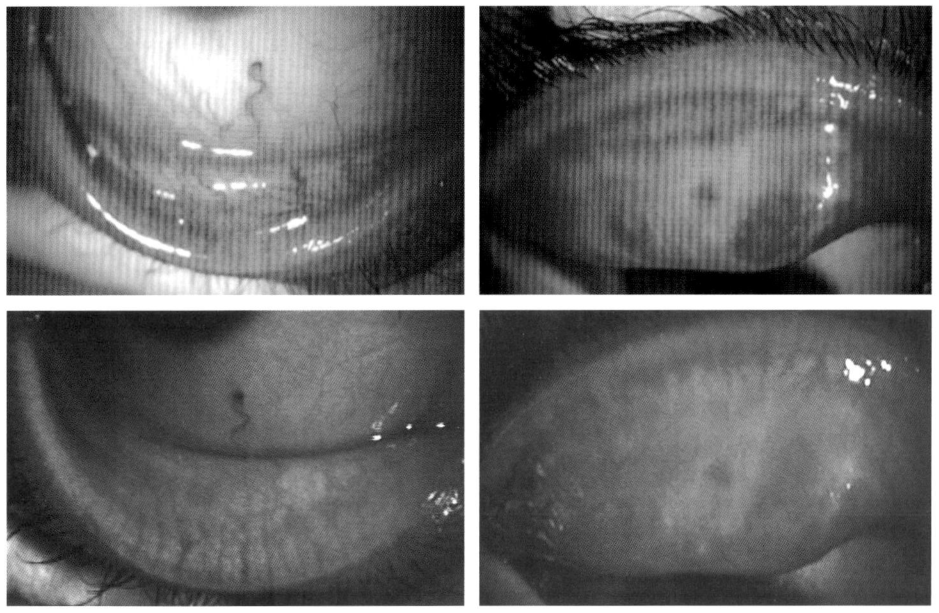

图 10-0-3　右眼睑结膜及相应睑板腺红外图像

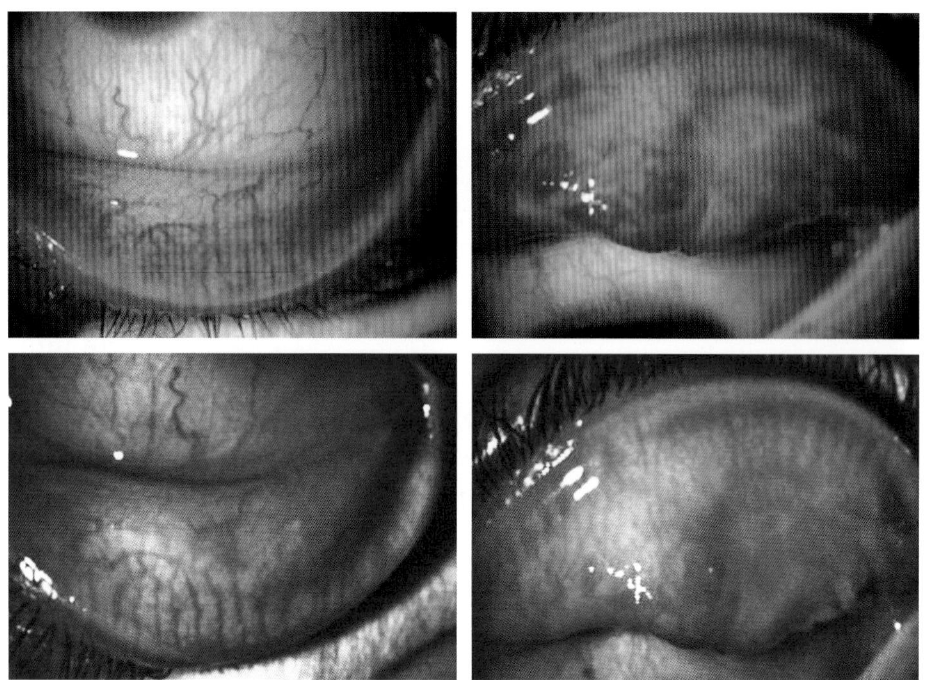

图 10-0-4 左眼睑结膜及相应睑板腺红外图像

初步诊断：双眼过敏性结膜炎，双眼睑板腺功能障碍伴蒸发过强型干眼，双眼结膜瘢痕。

治疗过程：此患者过敏性炎症同样并不严重，予氯替泼诺滴眼液，每天 2 次，奥洛他定滴眼液，每天 2 次，联合抗炎。同时，给予无防腐剂人工泪液（0.1% 玻璃酸钠滴眼液），每天 4~6 次。治疗 7 天后患者症状及体征均明显好转。遂停用氯替泼诺滴眼液，维持使用奥洛他定滴眼液加聚乙烯醇滴眼液，患者症状极轻，定期随访。

该患者在存在眼部过敏的基础上，合并轻度的睑板腺功能障碍，表现为腺体轻度缺失，因程度较轻，在已进行规范抗过敏及人工泪液的前提下，暂无必要进行物理治疗（有可能诱发或加重过敏）。另一方面，睑结膜瘢痕进一步加重了患者的症状及泪膜不稳定，但同样并不严重。予人工泪液长期维持治疗，患者病情轻且平稳。

【病例 3】

甘某，女性，19 岁，学生。主诉：双眼反复眼痒 1 年半，加重伴视力下降 5 天。既往史：平素用眼多，常戴隐形眼镜，有“鼻炎”病史，曾“抽血查过敏原”，但结果“阴性”。其弟亦有“过敏”（具体不详）。

查体：右眼视力 0.08，矫正无助，左眼视力 0.1，矫正 0.3。双眼结膜充血（++），结膜囊中量黏稠分泌物，上睑结膜大量铺路石状乳头，角膜上皮弥散斑点状缺损，以中上方为主，基质无明显水肿（图 10-0-5）。

辅助检查：眼压（NCT），右眼 15.5mmHg，左眼 13.2mmHg。Schirmer Ⅰ试验：不合作，接触试纸后剧痒揉眼。NIBUT：不能配合。脂质层厚度（眼表面干涉仪）：未测，因此时检测结果极不准确。

初步诊断：双眼春季卡他性角结膜炎，双眼角膜上皮缺损，双眼屈光不正，过敏性鼻炎。

治疗过程：停用隐形眼镜。使用他克莫司滴眼液，每天 2 次，醋酸泼尼松龙滴眼液，每天 8 次，使用 2 天后改为每天 4 次，继续使用 1 周，玻璃酸钠滴眼液（无防腐剂），每天 6 次。治疗 2 周，症状明显缓解，视力提高（图 10-0-6）。予他克莫司减量至每天 1 次继续使用 1 个月，奥洛他定滴眼液，每天 2 次，玻璃酸钠滴眼液，每天 4 次，维持治疗，病情平稳。

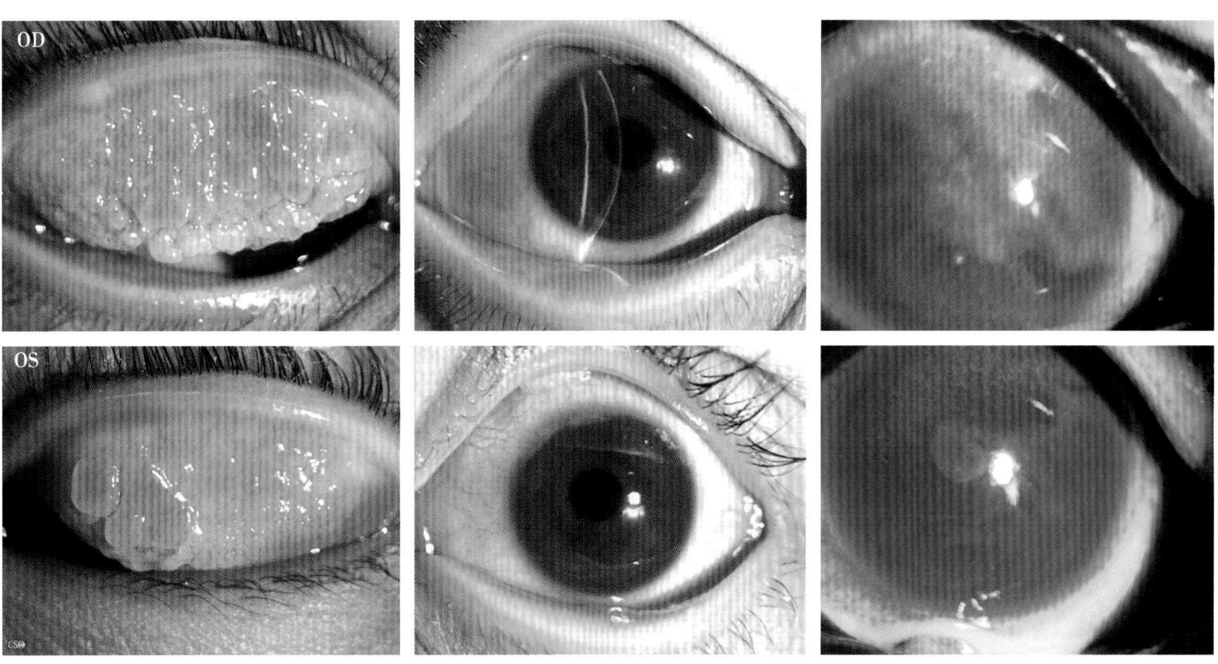

图 10-0-5　患者初诊时裂隙灯下所见
除上睑大量铺路石状乳头外，角膜上皮点状缺损，以中上方为主。

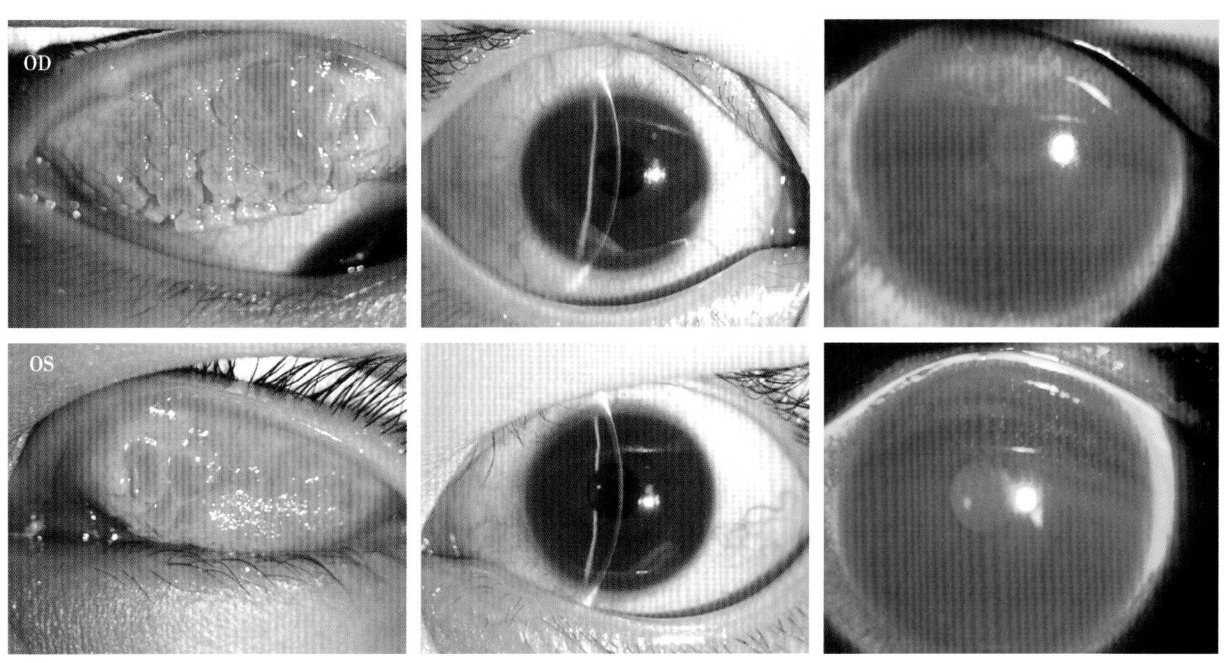

图 10-0-6　患者治疗 2 周时裂隙灯下所见
可见睑结膜乳头明显变小且数量变少，黏稠分泌物明显减少，角膜上皮大部分修复。

该患者对抗炎及人工泪液治疗反应良好。由于存在上睑结膜大量乳头，存在瞬目时摩擦角膜等因素，在泪膜不稳定的情况下易导致角膜上皮缺损且以中上方为主，如此种上皮缺损迁延不愈，部分患者可采用手术去除睑结膜乳头。

【病例 4】

蔡某某，女性，13 岁，初中生。主诉：双眼反复红痒 4 年，右眼刺痛视物不见 1 个月。现病史：4 年来双眼反复眼红、痒，揉眼，多次外院诊治，考虑为“双眼春季卡他性角结膜炎”，使用滴眼液可控制。1 个月前无明显诱因出现右眼发红、疼痛、异物感、畏光流泪明显，视力明显下降，无明显左侧头痛、左眼胀痛。当地治疗欠佳。我院门诊就诊，诊断为“右眼角膜溃疡、双眼春季卡他性角结膜炎”，给予他克莫司滴眼液、奥洛他定滴眼液、妥布霉素地塞米松眼膏、玻璃酸钠滴眼液等点眼抗过敏、抗炎、促修复治疗，病情稍好转但仍刺痛不适。

既往史：患儿家长代诉患儿自幼为过敏体质，曾查过敏原提示“螨虫”“花粉”等多类物质过敏。否认“冠心病”“高血压”“糖尿病”等全身重大疾病史。

查体：双眼视力检查均欠配合，睑缘充血，睑板腺开口部分堵塞，球结膜充血（++），睑结膜充血、纹理模糊、见铺路石样巨大乳头增生。角膜缘呈黄白色胶样隆起，可见白色点状结节。右眼中央偏上方角膜见 1.5mm × 3mm 盾性溃疡灶，病灶边界清。左眼角膜上皮少量点状荧光素钠着染（图 10-0-7）。

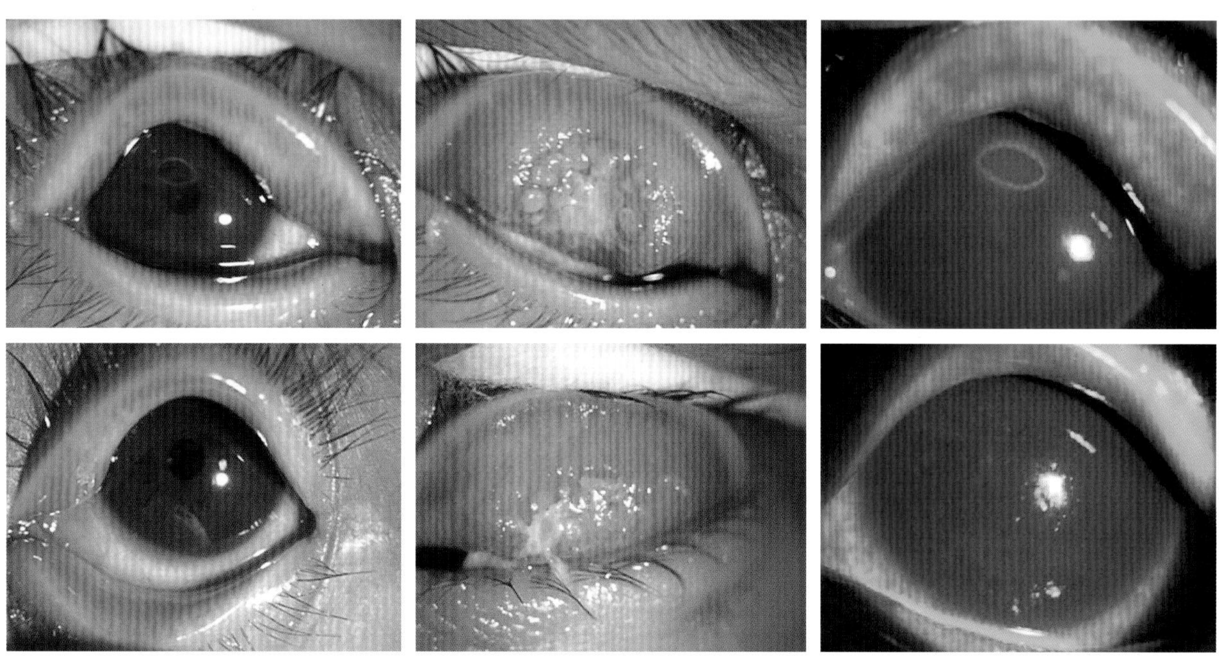

图 10-0-7 患儿初诊时裂隙灯下所见

可见睑结膜铺路石状乳头及黏稠分泌物，右眼上方角膜可见盾性溃疡 1 处，左眼角膜散在点状上皮缺损。

辅助检查：血常规，嗜酸性粒细胞 16.90%（偏高），嗜碱性粒细胞 4.48%（偏高），嗜碱性粒细胞绝对值 0.34×10^9/L（偏高）。回弹眼压：右眼 15mmHg，左眼 14mmHg。

初步诊断：双眼春季卡他性角结膜炎，右眼盾性角膜溃疡，左眼角膜上皮缺损。

治疗过程：使用他克莫司滴眼液，滴双眼，每天 2 次，氯替泼诺妥布霉素滴眼液，滴右眼，每天 4 次，0.1% 玻璃酸钠滴眼液（无防腐剂），滴双眼，每天 6 次。治疗 2 周，症状明显缓解，视力提高（图 10-0-8）。予他克莫司减量至每天 1 次，继续使用 1 个月，奥洛他定滴眼液，每天 2 次，玻璃酸钠滴眼液，每天 4 次，维持治疗，病情平稳。

该患者春季卡他性角结膜炎诊断十分明确。盾性角膜溃疡是过敏性结膜炎导致的最严重上皮病变。根据溃疡的程度，可采取药物治疗，清创，配戴绷带镜或羊膜移植手术治疗等。该患儿对强效抗炎联合人工泪液反应较好。

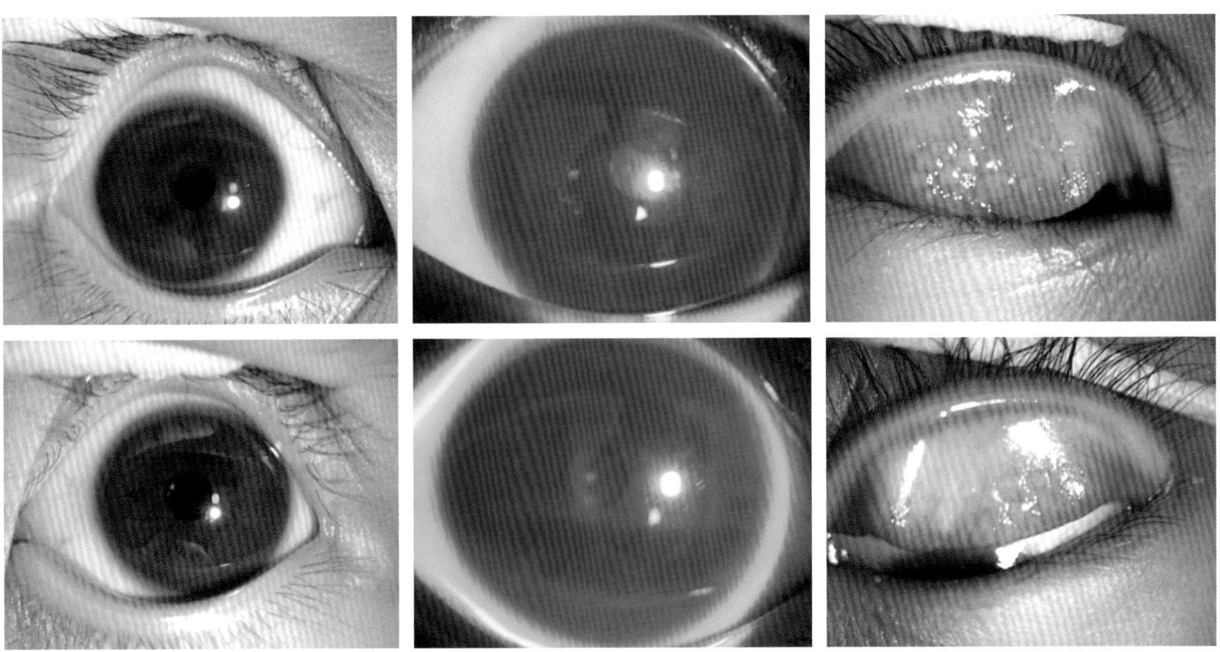

图 10-0-8 治疗 2 周后复诊

可见结膜充血明显减轻，双眼角膜上皮大部分修复；右眼视力 0.08，-2.00DS/-2.00DC × 45 → 0.6⁺；左眼视力 0.2，-1.00DS/-1.00DC × 180 → 0.9⁻。

【病例 5】

石某，男性，13 岁。主诉：双眼反复发痒 4 年，左眼突发红痛看不见 1 周。现病史：患儿 4 年来双眼反复间断发痒，曾外院诊断“双眼春季卡他性角结膜炎”，发作时药物可控制（具体不详）。1 周前无明显诱因突然出现左眼红痛、流泪、视力明显下降。在当地治疗未见明显好转。既往史：“鼻炎”史多年。余无特殊。

查体（图 10-0-10）：右眼视力 0.4，+1.55DS/-2.25DC × 35 → 0.8，眼压 18.3mmHg；左眼视力指数/眼前 10cm，光定位 R（+）G（-），眼压指测 Tn。双眼上睑结膜均可见大量乳头状隆起，呈鹅卵石样改变，结膜明显充血。右眼角膜尚透明。左眼中央偏下方角膜见一约 4mm × 5mm 类圆形灰白色浅层溃疡病灶，界限清楚，遮盖瞳孔区，基质水肿，表面无明显分泌物附着，下方少量新生血管长入角膜（图 10-0-9）。

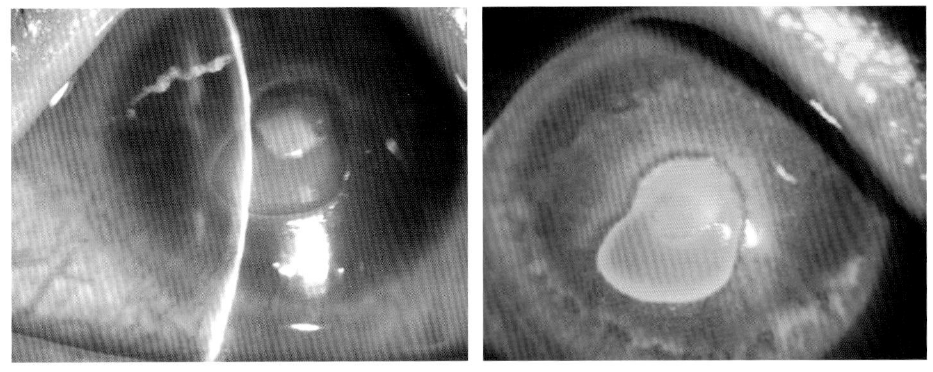

图 10-0-9 患儿左眼裂隙灯照

可见左眼角膜缘胶样增生明显，角膜盾性溃疡。

辅助检查：血常规，嗜酸性粒细胞 9.14%（偏高），嗜酸性粒细胞绝对值 0.67×10^9/L（偏高）；余无特殊。共聚焦显微镜，左眼角膜散见 Langerhans 细胞激活，未见菌丝样结构或棘阿米巴包囊。眼部 B 超示双眼玻璃体混浊声像。

初步诊断：左眼盾性角膜溃疡，双眼春季卡他性角结膜炎。

治疗过程：使用他克莫司滴眼液，滴双眼，每天 3 次，氯替泼诺妥布霉素滴眼液，滴左眼，每天 3 次，玻璃酸钠滴眼液（无防腐剂），滴双眼，每天 6 次，睡前妥布霉素地塞米松眼膏涂左眼。治疗 7 天，症状稍缓解，但左眼视力仍未明显提高（图 10-0-10）。

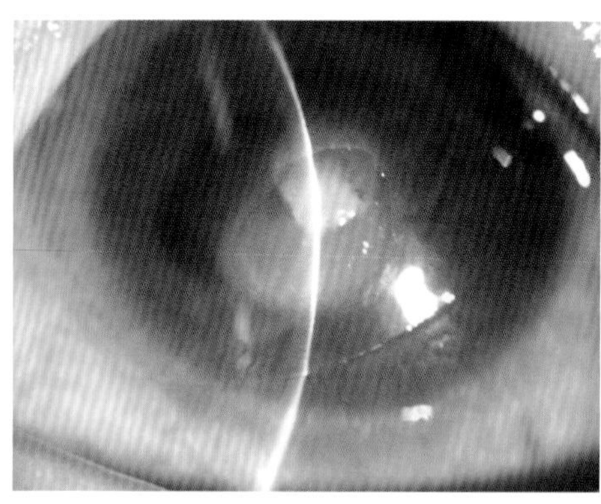
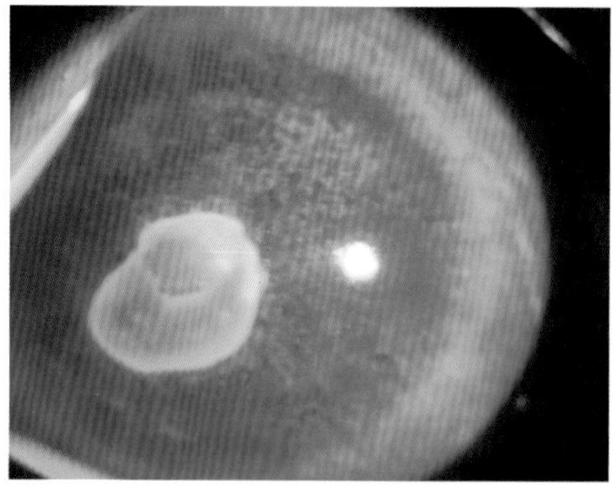

图 10-0-10 患者治疗 1 周，左眼病灶区上皮部分修复，基质水肿有所减轻

遂予局麻下行左眼羊膜移植术，术后用药同前。1 周后复查，见左眼羊膜在位且平整，结膜充血轻，角膜基质水肿隐见减轻（图 10-0-11）。3 周后复查，患者自觉症状明显好转（图 10-0-12）。予他克莫司减量至每天 2 次，继续使用 1 个月后停药，奥洛他定滴眼液，每天 2 次，玻璃酸钠滴眼液，每天 4 次，维持治疗，病情平稳。

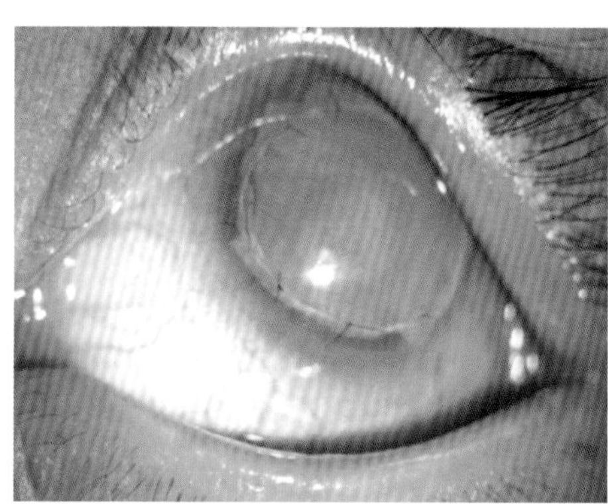
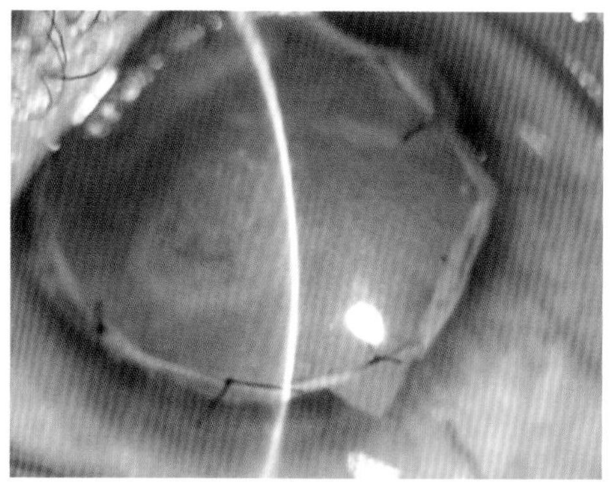

图 10-0-11 左眼羊膜移植术后 1 周

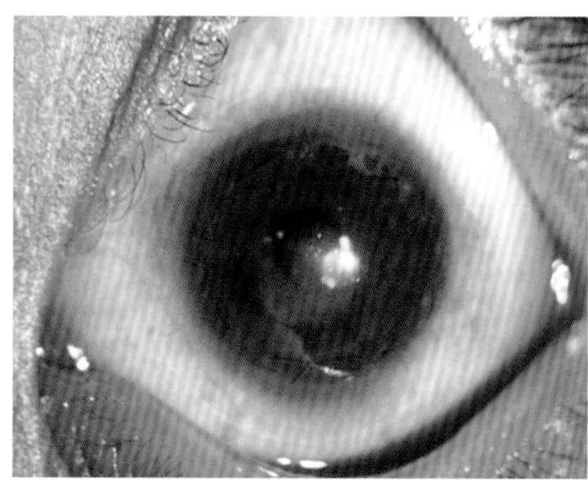
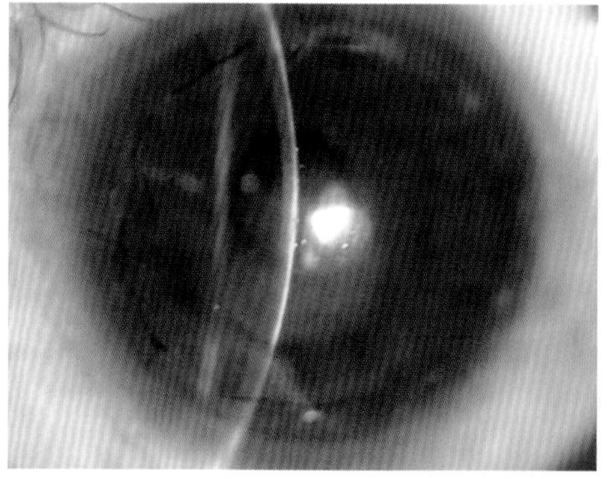

图 10-0-12 左眼羊膜移植术后 3 周复查

左眼角膜溃疡区浅层云翳形成。

该患者盾性角膜溃疡诊断明确。前已述及，对重症春季卡他性角结膜炎目前以药物治疗为主，包括局部用激素类、抗过敏类滴眼液以及免疫抑制剂和血管收缩类等药物，大多数患者可以获得良好治疗效果，但仍有一

部分难治病例药物治疗收效甚微。这些难治型 VKC 患者在结膜囊多量分泌物的同时，临床表现为睑结膜有大量铺路石样巨乳头改变，反复发作后可合并角膜上皮缺损，严重者出现角膜盾性溃疡等并发症，给患者带来很大痛苦。一部分严重的儿童患者因语言表达问题，错失最佳治疗时间，造成不同程度的视力永久性损伤。

羊膜作为一种良好的基底膜，含有层粘连蛋白、纤维连结蛋白、Ⅳ型胶原纤维等多种蛋白成分，促进上皮的分化、增生，增强上皮细胞的黏附性，利于上皮细胞的移行和附着，同时又可以抑制炎症反应，避免炎症细胞和细胞因子诱发的角膜基质细胞和胶原纤维过度增生，改善微环境，促进愈合并减少瘢痕形成。笔者认为，对于出现盾性角膜溃疡的患者，即使单纯药物治疗具有一定疗效，仍尽快施行羊膜移植以减少瘢痕，而不一定要在发现保守治疗效果相对缓慢之后再行干预。部分患者可使用纤维蛋白胶进行无缝线羊膜移植。亦有报道使用睑结膜乳头切除后联合上睑羊膜移植的方法，可达到类似效果。

（林志荣　谢智文　潘美华）

参考文献

[1] THONG B Y. Allergic conjunctivitis in Asia. Asia Pac Allergy, 2017, 7(2): 57-64.

[2] CHOI H, LEE S B. Nonseasonal allergic conjunctivitis in the tropics: Experience in a tertiary care institution. Ocul Immunol Inflamm, 2008(4): 141-145.

[3] JALBERT I, GOLEBIOWSKI B. Environmental aeroallergens and allergic rhino-conjunctivitis. Curr Opin Allergy Clin Immunol, 2015, 15(5): 1.

[4] WOLF J, O' NEILL, NICHOLE R, et al. Elevated atmospheric carbon dioxide concentrations amplify Alternaria alternata sporulation and total antigen production. Environ Health Perspect, 2010, 118(9): 1223-1228.

[5] BERDY G J, HEDQVIST B. Ocular allergic disorders and dry eye disease: associations, diagnostic dilemmas, and management. Acta Ophthalmol Scand Suppl, 2000(230): 32-37.

[6] LEONARDI A, BOGACKA E, FAUQUERT J L, et al. Ocular allergy: Recognizing and diagnosing hypersensitivity disorders of the ocular surface. Allergy, 2012, 67(11): 1327-1337.

[7] SÁNCHEZ-HERNÁNDEZ M C, MONTERO J, RONDON C, et al. Consensus document on allergic conjunctivitis (DECA). J Investig Allergol Clin Immunol, 2015, 25(2): 94-106.

[8] SUZUKI S, GOTO E, DOGRU M, et al. Tear film lipid layer alterations in allergic conjunctivitis. Cornea, 2006, 25(3): 277-280.

[9] ARITA R, ITOH K, MAEDA S, et al. Meibomian gland duct distortion in patients with perennial allergic conjunctivitis. Cornea, 2010, 29(8): 858-860.

[10] IBRAHIM O M, MATSUMOTO Y, DOGRU M, et al. In vivo confocal microscopy evaluation of meibomian gland dysfunction in atopic-keratoconjunctivitis patients. Ophthalmology, 2012, 119(10): 1961-1968.

[11] KNOP E, KNOP N, MILLAR T, et al. The international workshop on meibomian gland dysfunction: Report of the subcommittee on anatomy, physiology, and pathophysiology of the meibomian gland. Invest Ophth Vis Sci, 2011, 52(4): 1938-1978.

[12] TODA I, SHIMAZAKI J, TSUBOTA K. Dry eye with only decreased tear break-up time is sometimes associated with allergic conjunctivitis. Ophthalmology, 1995, 102(2): 302-309.

[13] 刘玉林. 季节性过敏性结膜炎对儿童泪膜脂质层影响的分析. 厦门大学, 2018: 1-9.

[14] 史伟云, 洪佳旭. 我国过敏性结膜炎诊断和治疗专家共识(2018年). 中华眼科杂志, 2018, 54(06): 409-414.

[15] FUJISHIMA H, TODA I, SHIMAZAKI J, et al. Allergic conjunctivitis and dry eye. Br J Ophthalmol, 1996, 80(11): 994-997.

[16] AKIL H, CELIK F, ULAS F, et al. Dry eye syndrome and allergic conjunctivitis in the pediatric population. Middle East Afr J Ophthalmol, 2015, 22(4): 467-471.

[17] KIM T H, MOON N J. Clinical correlations of dry eye syndrome and allergic conjunctivitis in Korean children. J Pediatr Ophthalmol Strabismus, 2013, 50(2): 124-127.

[18] CHEN L, PI L, FANG J, et al. High incidence of dry eye in young children with allergic conjunctivitis in Southwest China. Acta Ophthalmol, 2016, 94(8): e727-e730.

[19] NITODA E, LAVARIS A, LAIOS K, et al. Tear film osmolarity in subjects with acute allergic rhinoconjunctivitis. Vivo, 2018, 32(2): 403-408.

[20] VILLANI E, STROLOGO M D, PICHI F, et al. Dry eye in vernal keratoconjunctivitis. Medicine,

2015,94(42):e1648.
[21] 郭萍,周薇薇,秦磊,等.羊膜移植术治疗重症春季卡他性结膜炎的疗效分析.国际眼科杂志,2011,11(04):706-708.

第十一章 翼状胬肉相关干眼

翼状胬肉是我国十分常见、看似简单但其实又相当复杂的眼表疾病。

说其简单,是因为这种疾病不需要任何特殊检查设备,便可得出明确的临床诊断,同时手术操作也相对简单;说其复杂,是由于这种疾病发病机制尚不清楚,同时手术方法诸多、所用药物种类繁杂、术后复发率很高。

流行病学研究表明,翼状胬肉与干眼发生存在正相关,且多伴有泪膜功能异常。2017 年 Song 等比较了我国不同年龄、性别和地理特征的翼状胬肉患病率变化的系统评价和 meta 分析,结果显示,我国 15~84 岁人群翼状胬肉患病率为 9.84%,并估算我国 15~84 岁人群翼状胬肉病例数约 1 亿。也正因为如此高的发病率,翼状胬肉及其相关干眼越来越引起临床医师的重视。

一、翼状胬肉的眼表异常改变

翼状胬肉患者经常会有一些泪液功能异常的表现,如干涩、异物感、烧灼感、流泪等症状,提示眼表改变在翼状胬肉的发生或复发机制中可能具有一定作用。

眼表改变包括角、结膜上皮和泪膜三个部分异常。Chan 等应用印迹细胞学检查翼状胬肉的眼表改变,发现所有患者表面结膜发生鳞状上皮化生。鳞状上皮化生是除角膜缘干细胞缺乏(limbal stem cell deficiency,LSCD)之外的另一种主要严重眼表疾病的病理过程,伴随慢性炎症、黏蛋白减少等一系列病理改变,同时也是干眼症状出现的标志。Kadayifcilar 等发现大部分翼状胬肉患者泪液分泌试验结果在正常范围,而泪膜破裂时间较正常人显著缩短,泪液羊齿状试验结果正常(Ⅰ级和Ⅱ级)的病例比例很低。Li 等的研究显示,手术切除可使翼状胬肉患者的泪液功能得到一定程度的恢复,提示手术可能通过切除鳞状化生的翼状胬肉上皮、恢复眼表面的规则性和光滑度,从而使患者的泪液功能恢复正常。

近年,越来越多的研究探讨睑板腺功能障碍在眼表疾病及干眼中的关键作用。我们发现,翼状胬肉患者的干眼指标较非翼状胬肉患者更为明显,且大多存在明显的睑板腺异常,主要表现为睑板腺分泌物的性状和腺体缺失度的改变,处于进展期的翼状胬肉患者的睑板腺异常更为显著(图 11-0-1)。

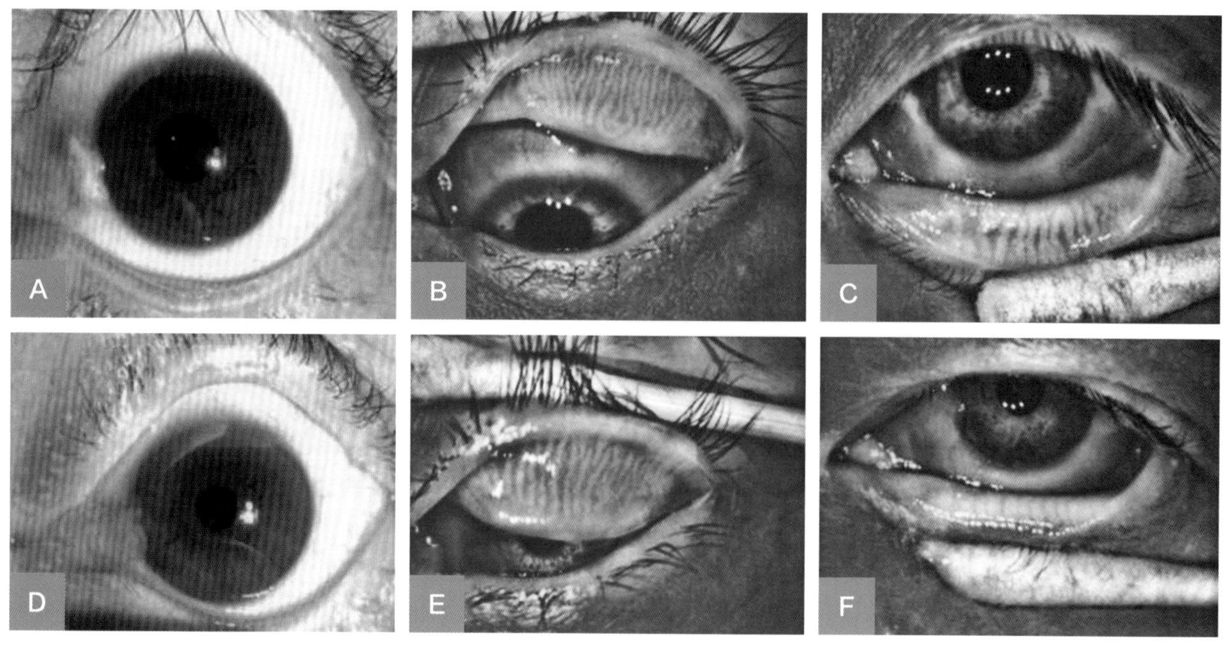

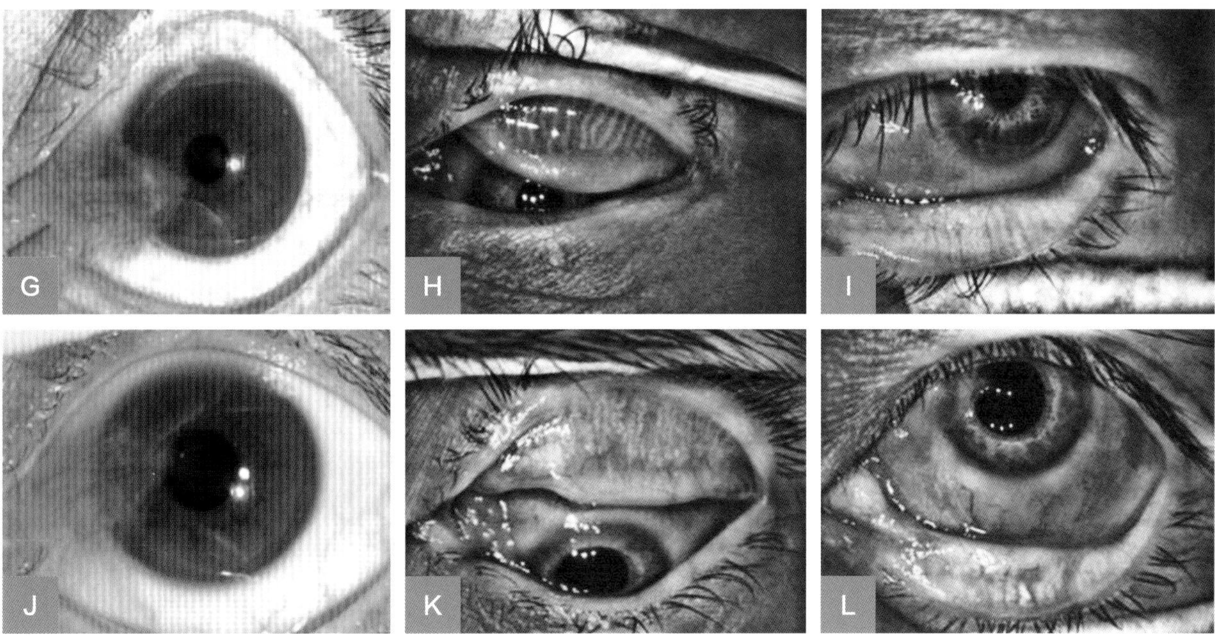

图 11-0-1　翼状胬肉侵及角膜程度与睑板腺缺失程度呈正相关

翼状胬肉侵及角膜缘 1mm 睑板腺少许缺失（A~C）；翼状胬肉侵及角膜缘 2mm 睑板腺轻度缺失（D~F）；翼状胬肉侵及角膜缘 3mm 睑板腺中度缺失（G~I）；翼状胬肉侵及角膜缘 4mm 睑板腺重度缺失（J~L）。

【病例 1】（翼状胬肉术前存在干眼及睑板腺功能障碍）

患者，女性，52 岁。以“左眼膜状物生长伴眼部干涩 3 年”为主诉就诊。患者 3 年前无明显诱因发现左眼膜状物生长，伴眼发红、干涩感、异物感等不适感觉，无明显视力变化，未伴肿胀、疼痛、畏光、流泪等症状。未曾诊治，不能自行好转，眼部干涩症状渐进性加重。

入院查体：左眼视力 1.0，眼压 10.2mmHg，上睑睑板腺部分缺损，开口部分阻塞，鼻侧球结膜增生肥厚形成纤维血管膜状物，呈三角翼状侵入角膜缘内约 2mm，透过纤维血管膜状物能窥及巩膜血管，眼球向各方向活动无明显受限，其余角膜透明，前房深度正常，瞳孔圆，直径 3mm，直间接对光反射灵敏，晶状体透明，眼底未见异常。

治疗：予行 OPT 激光治疗睑板腺功能障碍、改善睑板腺情况，配合睑板腺热敷按摩，局部予玻璃酸钠滴眼液，每天 4 次；普拉洛芬滴眼液，每天 4 次点眼。患者 1 个月后复查睑板腺情况，有所改善后再行翼状胬肉切除手术（见图 11-0-2）。

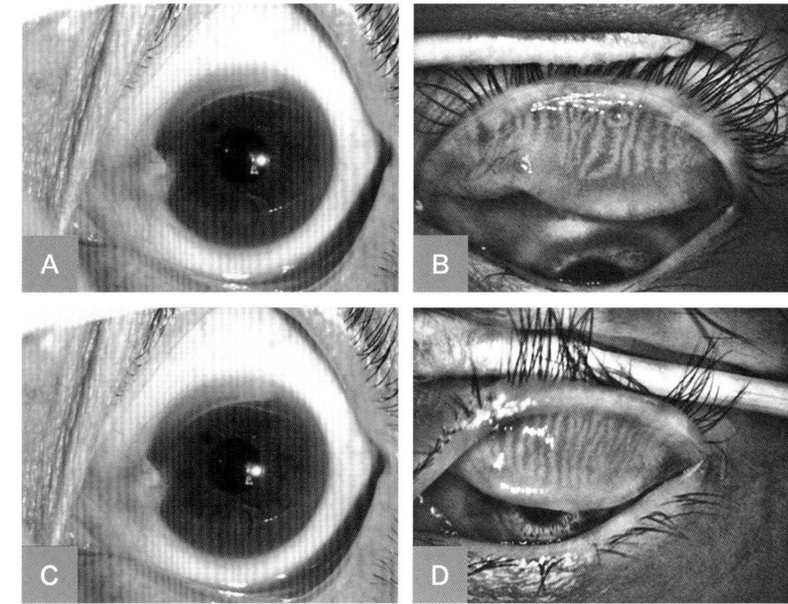

图 11-0-2　翼状胬肉患者术前检查结果

翼状胬肉术前存在睑板腺功能障碍（A、B），予行 OPT 激光治疗睑板腺功能障碍、改善睑板腺情况，配合睑板腺热敷按摩，1 个月后睑板腺功能改善后再行翼状胬肉切除手术（C、D）。

二、翼状胬肉切除手术引发干眼的原因

翼状胬肉切除联合自体结膜移植已经得到眼科医师的广泛认同，是治疗原发性翼状胬肉的首选术式。2019 年，有学者使用调查问卷发现，自体结膜和带角膜缘干细胞的自体结膜移植是翼状胬肉手术医师最常用的方法，其中 69.3% 的手术医师选择自体结膜移植，28.6% 使用带角膜缘干细胞的自体结膜移植。

（一）翼状胬肉头部手术对泪液功能的影响

翼状胬肉头部在角膜上皮与前弹力层之间推进生长，角膜上皮与前弹力层易于分离。

翼状胬肉头部去除采用从体部到颈部、头部逆向撕除法，全过程主要使用有齿镊沿胬肉生长表面撕除，显微剪只做钝性分离，不使用刀片等锐利器械切割、刮除等。绝大部分病例均可获得无胬肉组织残留的光滑角膜表面（图 11-0-3）。

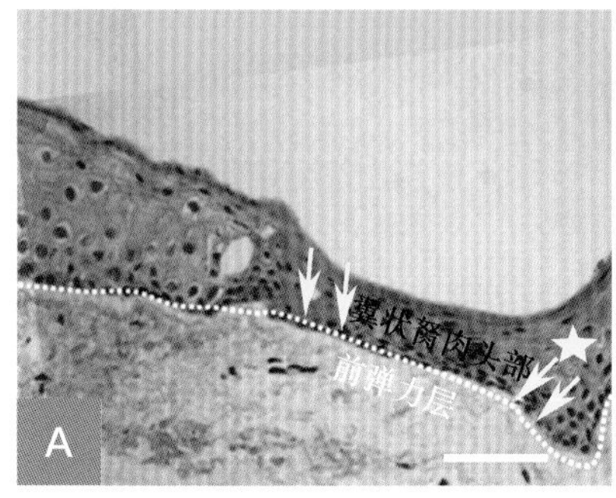

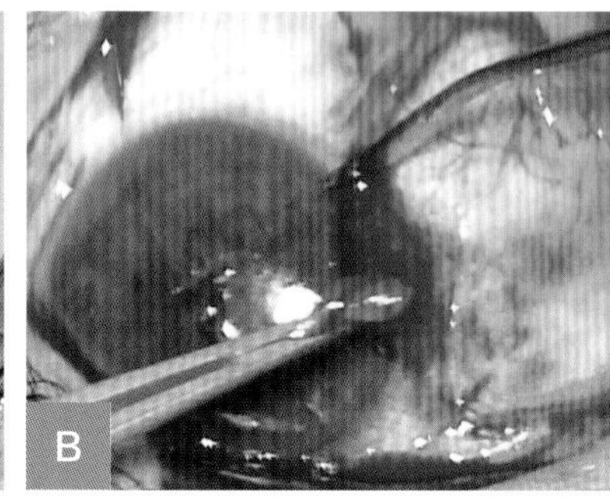

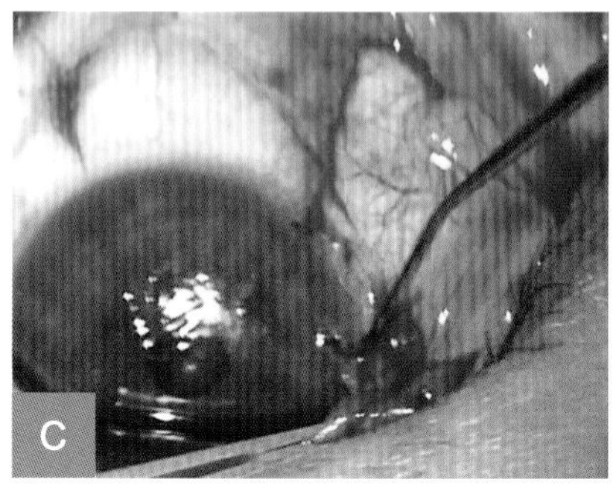

图 11-0-3　翼状胬肉头部去除

A. 组织病理学结果显示：翼状胬肉头部多附着于前弹力层，头部与前弹力层间有潜在间隙，可钝性分离头部；B、C. 较钝的角膜上皮刮刀从胬肉的角膜缘处外周垂直推动，同时配合有齿显微镊的撕除。

然而，对初学者或复发性翼状胬肉而言，用刀片处理翼状胬肉头部时切入深浅较难掌握，可能深至基质层，或伴随部分胬肉组织残留，呈搓衣板样改变，上皮不易覆盖手术区，最后只能瘢痕愈合，导致该部位泪膜无法稳定形成。

（二）泪阜区切除手术对泪液功能的影响

泪阜在半月皱襞内侧，呈卵圆形，隆起，其上可见乳头及细小毛发。泪阜与半月皱襞联合形成泪湖，大量泪液形成时可以暂时存留而后缓慢排出，眼睑开闭时泪阜压迫泪小点及泪小管，有助于负压形成使泪液流入泪道。

翼状胬肉切口的选择对局部外观影响很大，也是手术野显露的重要步骤。2019 年有学者使用问卷调查，发现大多数角膜病专科医生（53.3%）进行结膜的广泛切除（图 11-0-4Ab 和图 11-0-4Bc），23.1% 进行头部结膜的最小切除（图 11-0-4Bb），16.6% 切除至泪阜（图 11-0-4Bd），而 7% 则仅切除角膜缘部位的翼状胬肉（图 11-0-4Ba）。

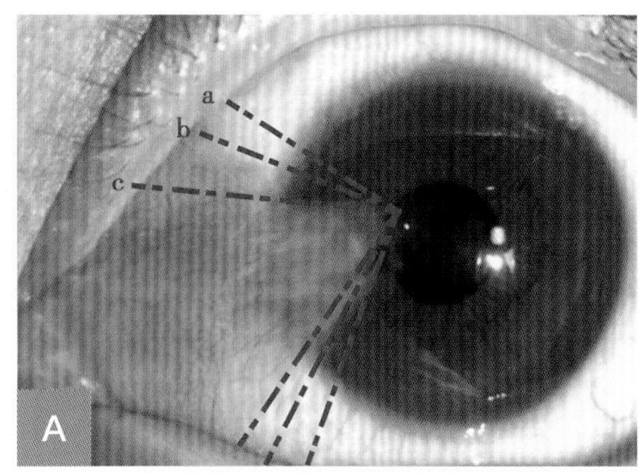

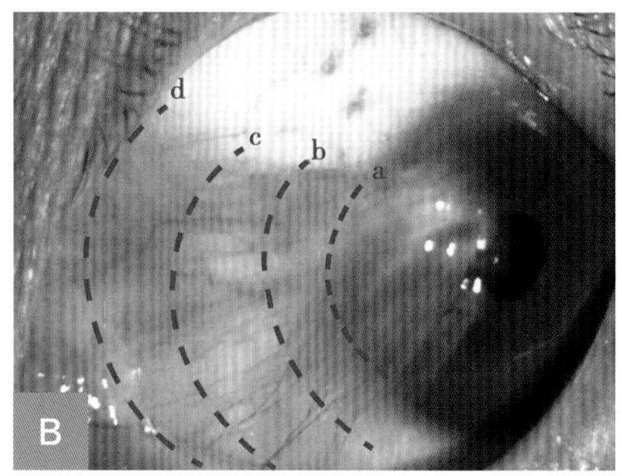

图 11-0-4　关于翼状胬肉切口部位的选择

A. 翼状胬肉体部上下方可进行广泛切除（字母 a），大部分切除（字母 b），最小切除（字母 c）；B. 切除到角膜缘（字母 a），翼状胬肉头部最小的切除（字母 b），包括翼状胬肉体部在内的广泛切除（字母 c），包括泪阜在内的扩大切除（字母 d）。

此外，直视下的翼状胬肉只是冰山一角。若仅仅去除可见的胬肉，残余的胬肉组织极易增生，成为胬肉复发的来源。Farrah 等研究发现，减少复发的重要因素除了切除翼状胬肉本身之外，还必须充分清除结膜下组织（Tenon 囊）（图 11-0-5）。

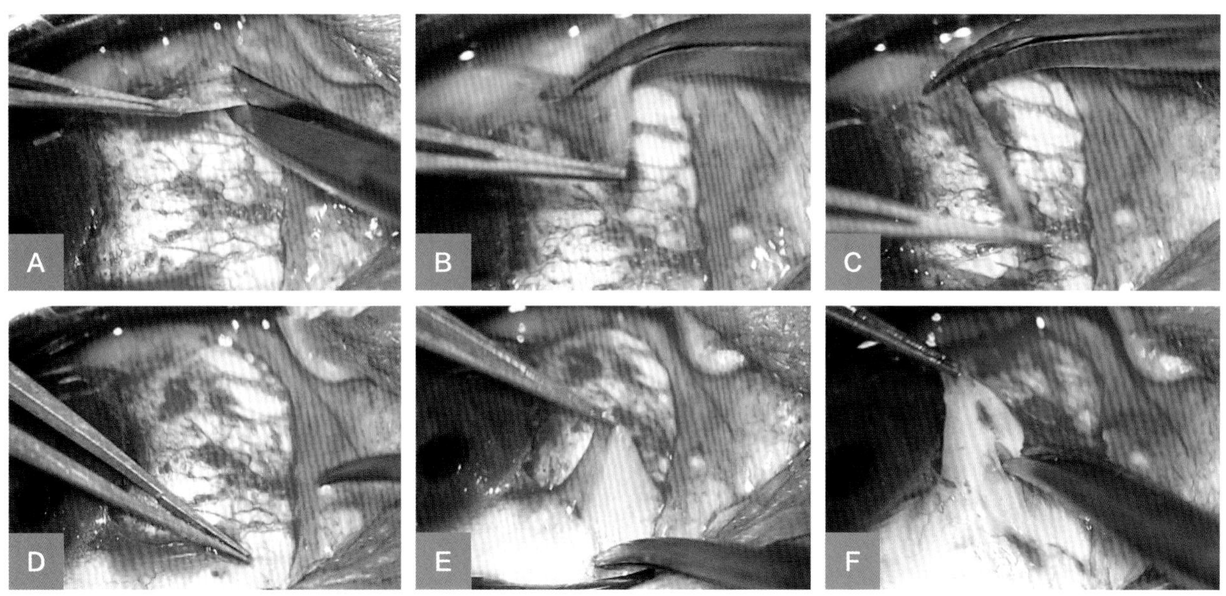

图 11-0-5 扩大切除 Tenon 囊手术过程图

A~C. 夹出下方正常结膜下的 Tenon 囊后剪除；D~F. 夹出上方正常结膜下的 Tenon 囊后剪除。

然而，切口的选择及扩大切除意味着切除更多健康自体结膜组织，甚至半月皱襞、泪阜，势必引起泪液功能障碍。

（三）自体结膜和角膜缘干细胞移植手术对泪液功能的影响

结膜组织是眼表的重要组成部分，在泪膜的保持中起重要作用。正常的结膜对泪膜的功能正常很重要，并参与泪膜的形成。翼状胬肉切除联合自体结膜移植意味着需要大范围的结膜切除，造成杯状细胞缺乏，结膜下组织纤维化，黏蛋白分泌减少，失去原有功能，易导致干眼的发生。结膜缺乏成纤维细胞共同刺激结膜杯状细胞分化，使术后患者的结膜、角膜无法保持湿润，干眼症状加重。

同样的，角膜缘部上皮基底层含大量干细胞，单纯胬肉切除时损伤角膜缘干细胞后暂时影响角膜上皮及基底层的恢复；若过度切除组织导致术床不平，裸露区过大，角膜有融解穿孔的风险。

【病例 2】（翼状胬肉合并干眼行翼状胬肉切除联合下泪小管栓塞术）

患者，女性，49 岁。以"右眼膜状物生长、眼红、不适 2 年"为主诉就诊。患者 2 年前无明显诱因发现右眼膜状物生长，伴眼发红、干涩感、异物感等不适感觉，无明显视力变化。未曾诊治，膜状物逐渐增大，遂求诊我院，门诊以"右眼翼状胬肉，右眼干眼"收入病房。

入院查体：右眼视力 1.0，眼压 15.2mmHg，鼻侧球结膜增生肥厚形成纤维血管膜状物，呈三角翼状侵入角膜缘内约 2mm，透过纤维血管膜状物能窥及巩膜血管，眼球向各方向活动无明显受限，其余角膜透明，前房深度正常，瞳孔圆，直径 3mm，直间接对光反射灵敏，晶状体透明，眼底未见异常。

辅助检查：右眼平均泪膜破裂时间 4.0s，泪河高度 0.12mm，泪液分泌试验 3mm/5min。

治疗：局麻下行翼状胬肉切除联合带角膜缘干细胞的自体结膜移植联合下泪小管栓塞术，术后 2 周复查，眼部干涩症状明显缓解（图 11-0-6）。

（四）术中用药及干燥对泪液功能的影响

表面麻醉药物滴眼后易损伤上皮微绒毛，使泪膜难以附着在角膜表面引起角膜上皮干燥脱落。此外，长时间的暴露可导致角结膜及植片干燥，易黏附在手术器械上，影响手术操作。

因此，在翼状胬肉术中需要适量定时点水保持角结膜湿润，或使用角膜保护剂覆盖角膜，可减少角膜上皮损害。临床上常取小块蘸水的棉絮置于角膜上代替频繁点水（图 11-0-7）。

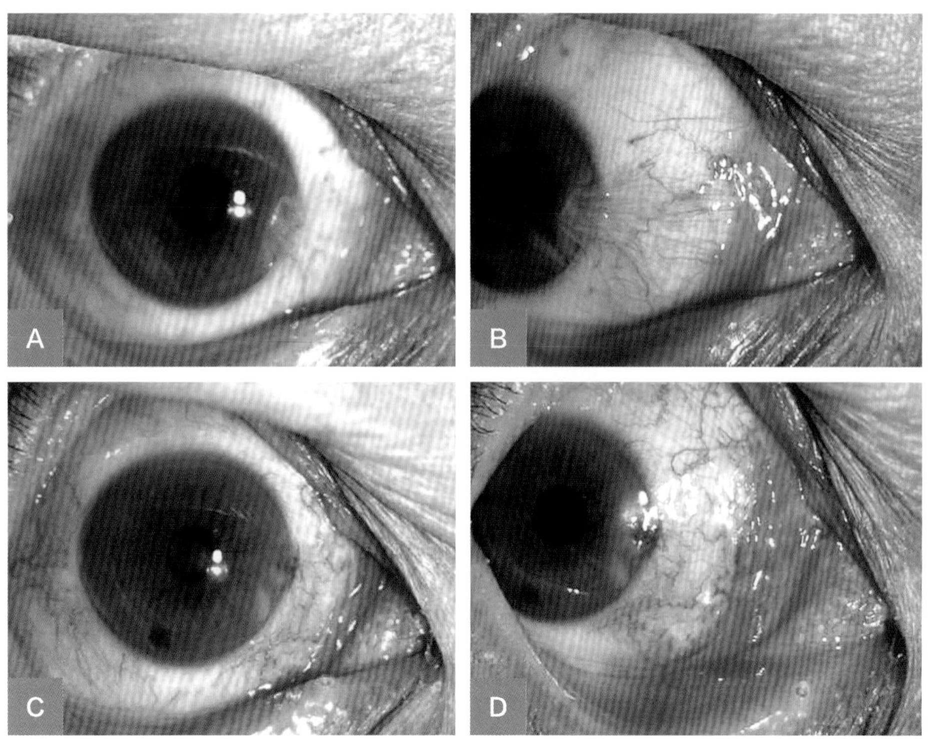

图 11-0-6 翼状胬肉切除联合带角膜缘干细胞的自体结膜移植联合下泪小管栓塞术
翼状胬肉术前合并干眼（A、B），翼状胬肉切除联合带角膜缘干细胞的自体结膜移植联合下泪小管栓塞术（C、D）

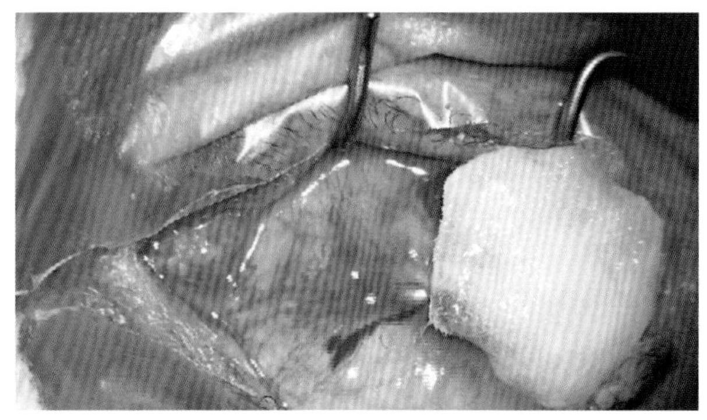

图 11-0-7 术中小块蘸水的棉絮置于角膜上保持眼表湿润，还可避免患者因为显微镜的灯光而感到不适

三、术后创伤修复对眼表的影响

由于翼状胬肉术后结膜上皮层的增生能力十分活跃，结膜的血管供应非常丰富，故角结膜的损伤很快可以修复愈合，也很少发生感染。

术后检查切口的边缘有无炎症、红肿及哆开，缝线有无松脱、伤口有无分泌物，结膜瓣或羊膜有无在位、植片移位、创口裂开，有无活动性出血、角膜上皮修复情况及有无其他（图 11-0-8）。如果伤口愈合不佳，可影响泪膜的稳定度。

有少部分患者内眦部结膜瓣不能愈合是因为在缝合时把结膜移植片误与翻卷的结膜缝合。个别患者可能是术后揉搓术眼导致。

翼状胬肉切除区一旦发生肉芽组织增生，表现为结膜创面、创口对合处出现淡红色蘑菇样肿块（图 11-0-9A、E），或肉芽样结缔组织包裹线结（图 11-0-9C），多由于结膜伤口缝合不严、愈合或血供不佳、包绕

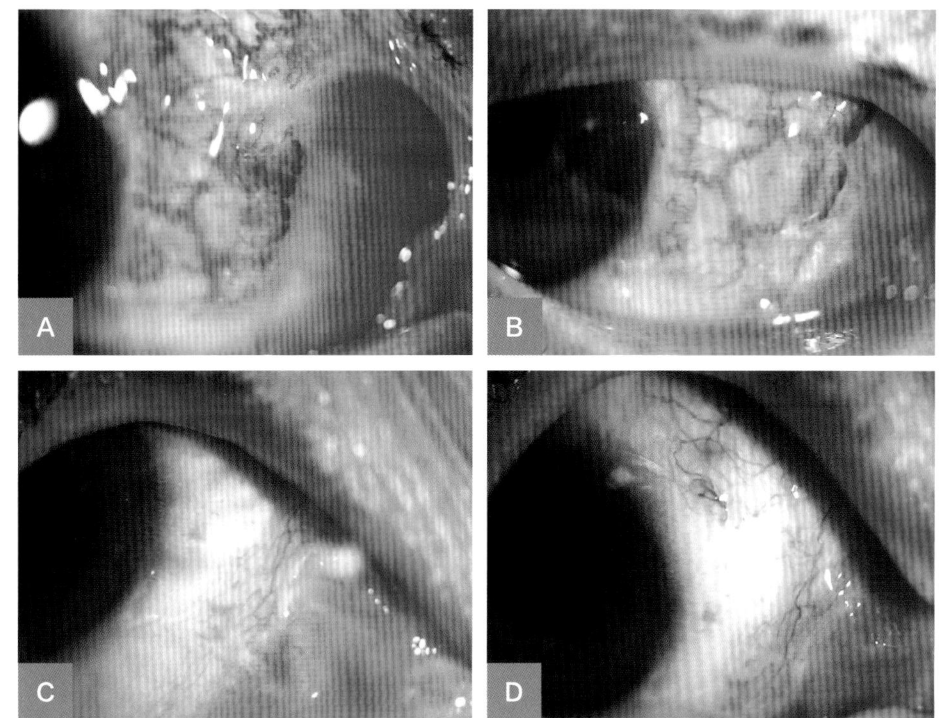

图 11-0-8　翼状胬肉术后检查

A、B. 术后 1 周复诊发现自体结膜植片回缩，结膜创口裂开；C、D. 术后 1 个月复诊植片融解，巩膜床暴露。

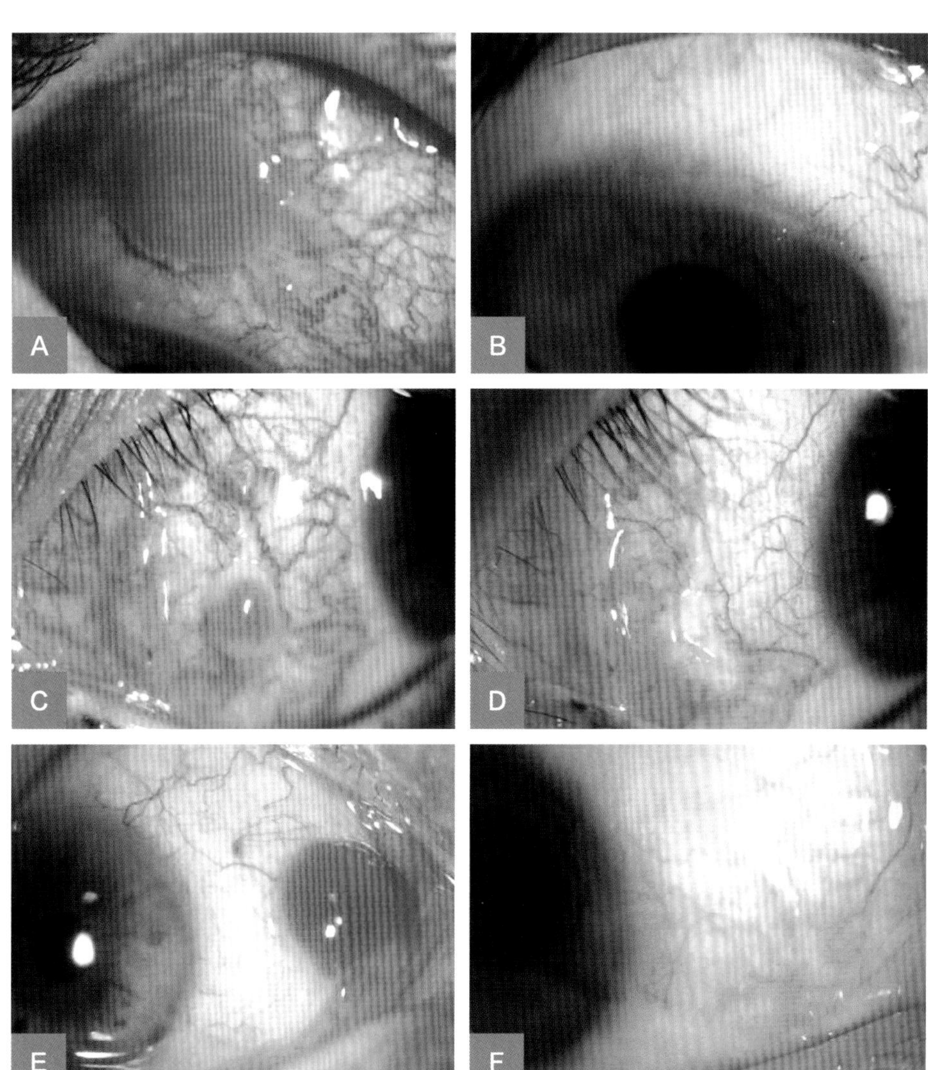

图 11-0-9　翼状胬肉切除区发生肉芽组织增生及处理

A. 术后 2 周上方取材处结膜肉芽肿；C. 术后 3 周翼状胬肉切除区结膜纽扣孔处或包绕线结处可见肉芽肿；E. 术后 1 个月翼状胬肉切除区鼻侧结膜植片与正常结膜交界处可见肉芽肿；B、D、F. 分别为表面麻醉下剪除后 1 周。

线结刺激或炎症感染所致，影响眼表的光滑度及泪膜的稳定度。可在表面麻醉下剪除，待伤口愈合后即可恢复眼表的光滑度及泪膜的稳定度（图 11-0-9B、D、F）。

部分患者翼状胬肉切除术引发巩膜组织融解，除引起成纤维组织缺乏外，和胶原酶的破坏有很大关系，长时间的组织修复障碍会导致眼表屏障受损，从而失去保护作用。

【病例 3】（翼状胬肉切除术后巩膜融解）

患者，男性，49 岁。以"右眼翼状胬肉切除术后红痛伴流泪半个月"为主诉就诊。患者于半个月前因右眼翼状胬肉于外院行右眼翼状胬肉切除手术，术后不久出现右眼红痛、流泪，视力无明显下降，曾在当地医院就诊，予抗生素滴眼液（左氧氟沙星滴眼液、氧氟沙星眼膏）点眼，病情无明显好转，现为进一步诊治求诊我院，门诊以"右眼巩膜融解"收入院。既往体健，否认高血压病、糖尿病等全身疾病。

入院查体：右眼视力 0.8，矫正 1.0，眼压 14.2mmHg，鼻侧球结膜充血（++），结膜瓣、巩膜融解，角膜创面已修复，角膜透明，前房深度正常，瞳孔圆，直径 3mm，直间接对光反射灵敏，晶状体透明，眼底未见异常。

治疗：普拉洛芬滴眼液，滴右眼，一天 4 次；他克莫司滴眼液，滴右眼，一天 4 次；氧氟沙星眼膏，涂右眼，睡前 1 次。治疗 8 天后，巩膜病灶范围缩小，巩膜厚度增加，右眼视力 0.8，矫正 1.0，眼压 13.5mmHg（图 11-0-10）。

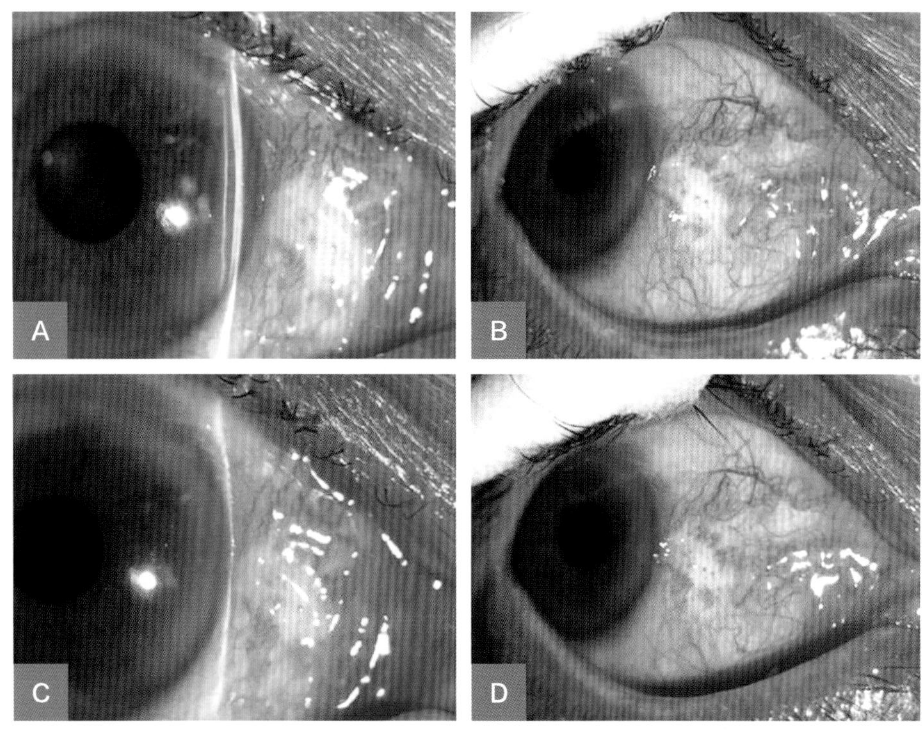

图 11-0-10 翼状胬肉切除术后半个月

可见结膜瓣及巩膜融解（A、B），予他克莫司滴眼液、普拉洛芬滴眼液治疗后巩膜病灶范围缩小，巩膜厚度增加（C、D）。

【病例 4】（翼状胬肉切除术后角膜穿孔行角膜修补术）

患者，男性，44 岁。以"右眼翼状胬肉切除术后 1 个月余，突发流热泪 1 天"为主诉就诊。患者于 1 个月余前因右眼翼状胬肉于我院行右眼翼状胬肉切除手术，术后早期恢复尚可。1 天前无明显诱因出现右眼突发流热泪伴视力下降，未曾诊治，现为进一步诊治求诊我院，门诊以"右眼角膜穿孔，右眼翼状胬肉切除术后"收入院。既往体健，否认高血压病、糖尿病等全身疾病。

入院查体：右眼视力 0.07，矫正无助，眼压 8.2mmHg，结膜混合充血（+），鼻下方角膜缘处见一约 2mm × 2mm 类圆形穿孔区，虹膜嵌顿于穿孔区，突起于角膜表面，前房消失，瞳孔欠圆，横椭圆形，直径 3mm × 5mm，直接对光反射迟钝，晶状体皮质轻度灰白色混浊，眼底窥不清。

治疗：局部麻醉下行右眼角膜穿孔修补术，术后予全身静脉滴注五水头孢唑林钠，妥布霉素地塞米松滴眼液，滴右眼，一天 4 次，玻璃酸钠滴眼液，滴右眼，一天 4 次，妥布霉素地塞米松眼膏，涂右眼，睡前 1 次。

术后第 5 天出院，右眼视力 0.1，小孔 0.3，眼压 15.7mmHg，结膜轻度充血，角膜绷带片在位，角膜植片在位、轻微水肿，缝线在位无松脱，切口密闭，前房深度正常，瞳孔圆形，晶状体混浊，眼底窥不清（图 11-0-11）。

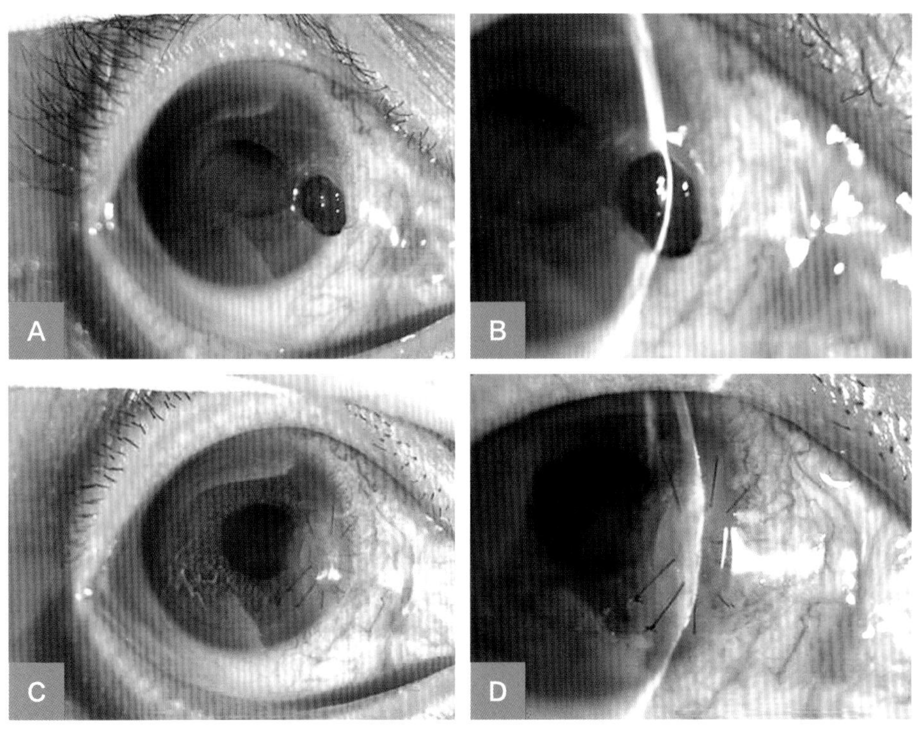

图 11-0-11　翼状胬肉切除术后角膜穿孔行角膜修补术
翼状胬肉切除术后角膜穿孔（A、B），予行角膜穿孔修补术（C、D）

翼状胬肉术后角膜融解的原因除医源性创伤外，不能忽视术前眼表泪液系统的情况，包括全身疾病情况。部分系统性疾病如轻度的干燥综合征、类风湿性关节炎可明显影响翼状胬肉切除术后的角膜上皮及基质修复，这类患者往往极为隐匿。除了眼部的处理外，注意全身体格检查及风湿免疫学指标的检查。

四、翼状胬肉切除手术引发干眼的一般治疗方式

1. 人工泪液

角膜干凹斑又称 Dellen 斑，可因球结膜水肿或缝线刺激等因素导致局部泪膜破裂时间缩短干燥脱水而致，一般出现在术后第 2~7 天，多发生于鼻侧角膜缘，外观呈 1~3mm 椭圆形、碟形浅小凹，底部略模糊，干燥呈半透明，病变近角膜缘一侧较斜，而近角膜中央一侧较陡（图 11-0-12）。

【病例 5】（翼状胬肉切除术后人工泪液修复角膜干凹斑）

患者，男性，50 岁。以“左眼翼状胬肉切除术后红痛伴流泪半个月”为主诉就诊。患者于半个月前因左眼翼状胬肉于外院行左眼翼状胬肉切除联合带角膜缘干细胞的自体结膜移植术，术后不久出现左眼红痛、流泪，视力无明显下降，曾在当地医院就诊，予抗生素滴眼液（左氧氟沙星滴眼液、氧氟沙星眼膏）点眼，病情无明显好转，现为进一步诊治求诊我院，门诊以“左眼翼状胬肉切除术后干凹斑”为诊断。既往体健，否认高血压病、糖尿病等全身疾病。

入院查体：左眼视力 0.6，矫正 1.0，眼压 12.2mmHg，鼻侧球结膜充血（++），结膜瓣、缝线在位，鼻侧、上方角膜上皮缺损，角膜创面部分修复，余角膜透明，前房深度正常，瞳孔圆，直径 3mm，直间接对光反射灵敏，晶状体透明，眼底未见异常。

治疗：予拆除结膜缝线，左氧氟沙星滴眼液，滴左眼，一天 2 次；自体血清滴眼液，滴左眼，一天 4 次；妥布霉素地塞米松眼膏，涂左眼，睡前 1 次。

治疗 5 天后，结膜充血减轻，角膜创面已修复，余角膜透明。左眼视力 0.8，矫正 1.0，眼压 10.4mmHg。

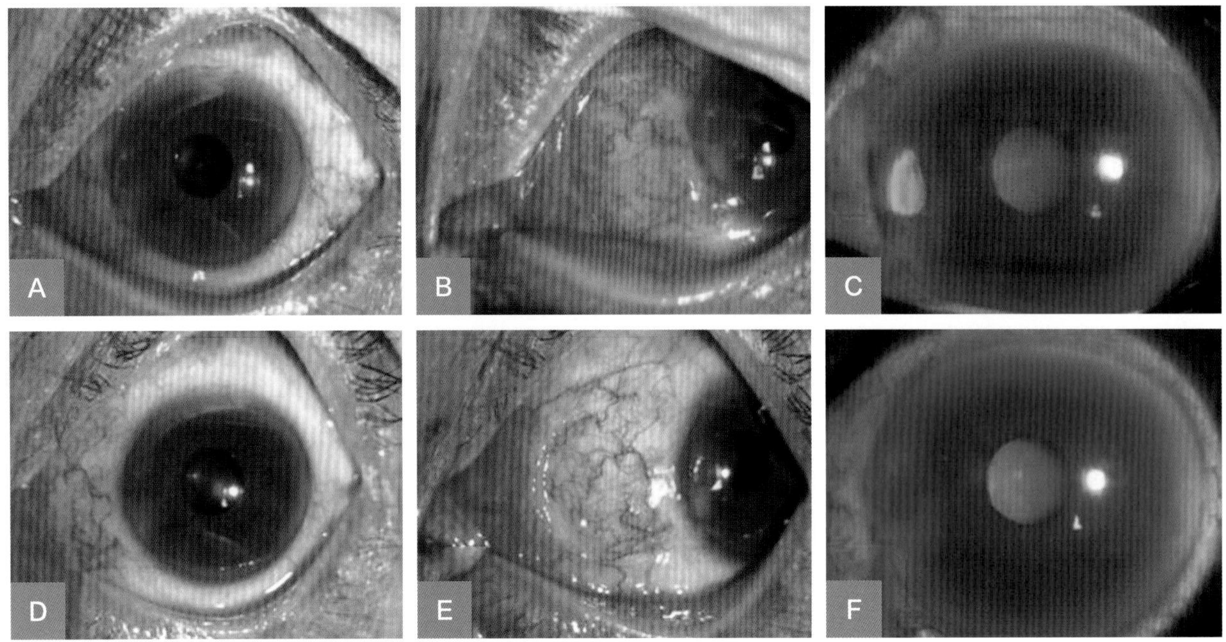

图 11-0-12 翼状胬肉切除术后人工泪液修复角膜干凹斑

翼状胬肉切除术后合并干凹斑（A~C），予玻璃酸钠滴眼液、妥布霉素地塞米松眼膏治疗后 1 周，角膜缘干细胞逐渐修复，角膜创面修复平整（D~F）。

对于术后出现角膜干凹斑、巩膜小凹、上皮持续不愈，尤其合并糖尿病的患者，可给予人工泪液、血清类制剂、生长因子等滴眼剂，或者通过配戴治疗性角膜接触镜（绷带镜）促进角膜上皮愈合。

此外，人工泪液可润滑眼表面，促进翼状胬肉切除术后泪膜修复，减轻患者不适症状，还可以稀释眼表的可溶性炎症介质。人工泪液包括聚乙二醇、玻璃酸钠、纤维素类及聚乙烯衍生物等滴眼剂。此外，自体血清、小牛血去蛋白提取液，含维生素 A、生长因子及脂质的人工泪液，也有较好的应用价值。

2. 抗炎药物

翼状胬肉切除术后数小时内便出现炎性反应，应用糖皮质激素抗炎可减轻局部渗出、水肿、毛细血管扩张、白细胞浸润及吞噬反应，从而改善患者红、肿、热、痛等症状。除了抗炎作用，糖皮质激素还可以抑制毛细血管和成纤维细胞增生，防止肉芽增生、粘连及瘢痕形成，进而预防翼状胬肉复发。

手术源性干眼也是炎症相关疾病，因此，也有必要积极应用抗炎药物。

各种糖皮质激素具有不同的抗炎活性，需要根据翼状胬肉切除术后炎性反应的严重程度而选择。术后初期多选用抗炎活性强的糖皮质激素滴眼剂，如 0.1% 地塞米松、1% 醋酸泼尼松龙。待眼表炎性反应减轻后，宜选用抗炎活性较弱的糖皮质激素滴眼剂，如 0.5% 氯替泼诺、0.1% 氟米龙。

使用期间须定期复查眼压、视力等，避免出现糖皮质激素性青光眼和白内障等并发症。对于术后发生感染、角巩膜融解坏死或角膜上皮迁延不愈的患者，应谨慎使用。

翼状胬肉切除术后常用的复方制剂主要为抗菌药物与糖皮质激素的混合剂。在应用此类药物时，同样需要关注糖皮质激素的不良反应，严格控制使用的时间和频率。

五、小结

翼状胬肉手术成功取决于以下因素，包括：彻底切除翼状胬肉的 Tenon 组织和眼表的适当处理，以及手术医师的相关手术经验。随着翼状胬肉手术技术不断革新，目前手术复发率已经低至 3.33%。

然而，从眼表手术源性干眼的概念理解，最理想的翼状胬肉切除手术是对翼状胬肉组织的精准切除、优于自体结膜的结膜替代物、不应用任何抗代谢药物和辐射治疗、不需要特殊的手术器械，大幅度缩短手术时间，应用合理的药物减少纤维化和炎症，在最大程度上减少术后复发及各种并发症，且不造成泪液功能的损伤，才是一种最佳的治疗翼状胬肉的手术方法。

（董 诺 金奇芳 肖显文）

参考文献

[1] WU H, LIN Z, YANG F, et al. Meibomian gland dysfunction correlates to the tear film instability and ocular discomfort in patients with pterygium. Sci Rep, 2017, 7: 45115.

[2] OZSUTCU M, ARSLAN B, ERDUR S K, et al. Tear osmolarity and tear film parameters in patients with unilateral pterygium. Cornea, 2014, 33(11): 1174-1178.

[3] SUCHITRA D A, ROBI S T, SATYABHAMA A, et al. A study of tear film abnormalities in patients with pterygium. JMS JMed Soc, 2003, 17(2): 54-56.

[4] CHAIDAROON W, PONGMORAGOT N. Basic tear secretion measurement in pterygium. J Med Assoc Thai, 2003, 86(4): 348-352.

[5] 王娟. 翼状胬肉不同手术方式对术后泪膜影响的研究进展. 国际眼科杂志, 2018, 018(001): 89-91.

[6] 李惠荣, 范勇, 温玉, 等. 泪小管皮下结扎术治疗泪液缺乏性干眼的临床可行性观察. 临床眼科杂志, 2013, 21(6): 539-541.

[7] 邱毓韬, 邱孝芝. 同种结膜移植治疗干眼. 中国实用眼科杂志, 1994, 12(12): 723-725.

[8] 刘祖国, 张梅. 翼状胬肉上皮细胞异常表达角蛋白. 眼科研究, 2000, 18(5): 392-394.

[9] TONG L, Lan W W, LIM R R, et al. S100A Proteins as molecular targets in the ocular surface inflammatory diseases. Ocul Surf, 2014, 12(1): 24-31.

[10] NUZZO D S, SYLVA-STEENLAND R M R, KOOMEN C W, et al. Exposure to UVB induces accumulation of LFA-1+T cells and enhanced expression of the chemokine psoriasin in normal human skin. Photochem Photobiol, 2000, 72(3): 374-382.

[11] ZHOU L, BEUERMAN R W, ANG L P, et al. Elevation of human alphadefensins and S100 calcium-binding proteins A8 and A9 in tear fluid of patients with pterygium. Invest Ophthalmol Vis Sci, 2009, 50(5): 2077-2086.

[12] ZHONG H, CHA X, WEI T, et al. Prevalence of and risk factors for pterygium in rural adult Chinese populations of the Bai nationality in Dali: The Yunnan Minority Eye Study. Invest Ophthalmol Vis Sci, 2012, 53(10): 6617-6621.

[13] TONG L, ZHOU L, BEUERMAN R W, et al. Association of tear proteins with Meibomian gland disease and dry eye symptoms. Br J Ophthalmol, 2011, 95(6): 848-852.

第十二章 屈光手术相关干眼

屈光手术开展至今，主要是在角膜、晶状体及巩膜这些部位做手术，但角膜激光手术和有晶状体眼人工晶状体植入术是目前的主流术式。随着屈光手术技术的不断进步与完善，屈光手术治疗近视、远视、散光的安全性、稳定性、有效性和可预测性已在临床实践的过程中得到广泛验证，虽然影响视力恢复的严重并发症如感染性角膜溃疡等发生已非常罕见，但术后干眼仍是最常见的并发症之一。另外，屈光手术前干眼可能影响角膜曲率等检查参数，从而影响手术方案的设计，影响术后视力恢复；术前存在干眼，手术后干眼症状加重，部分患者甚至会影响视力，导致视力波动，影响术后视觉质量及术后满意度。故而屈光术后干眼的发病情况及相关因素也成为国内外专家关注的热点问题，角膜屈光手术围手术期干眼的处理具有重要的临床意义，我国于 2021 年发表《中国角膜屈光手术围手术期干眼诊疗专家共识》，亦在减少该并发症的发生。本章就屈光术后干眼发病情况、相关因素及治疗做简单介绍。

一、屈光手术引起干眼的原因

《中国角膜屈光手术围手术期干眼诊疗专家共识（2021 年）》指出：角膜屈光手术后干眼的发生主要与角膜神经干扰因素以及手术操作损伤眼表组织有关。角膜屈光手术后干眼的可能发病机制：①角膜神经释放的神经营养因子减少，导致角膜上皮愈合不良、角膜上皮着染等。此外，受影响的神经释放神经肽类物质，使眼表知觉阈值降低，导致干眼症状更加明显；②术后早期角膜知觉减弱，瞬目频率降低及瞬目间隔时间增加，使眼表暴露时间延长；③术后早期泪液中的蛋白、电解质等含量一过性增加，加之水液成分减少及泪液蒸发过强等，导致泪液渗透压升高，可能激活应激酶，引起眼表炎性反应；④角膜神经损伤和瞬目减少影响泪腺和睑板腺分泌，导致泪膜水液层和脂质层减少；⑤角膜屈光手术的负压吸引过程可能导致结膜杯状细胞密度降低；⑥术后角膜曲率变化导致泪膜动力学状态不稳定发生干眼；⑦手术前后用药对泪膜的影响，包括抗生素、糖皮质激素等，长时间使用后，药物本身或其所含防腐剂会对眼表上皮组织造成损伤。

（一）术前眼表情况影响术后干眼的严重程度

术前患有慢性干眼的患者，由于基础泪液分泌量的减少，使泪膜不稳定、眼表干燥，眼表正常的动态平衡遭到破坏，从而影响术后眼表泪膜的覆盖，上皮细胞修复缓慢，致使结膜杯状细胞密度、泪膜稳定性及眼表动态平衡恢复速度较术前无干眼的患者慢。术前患有干眼的患者在准分子角膜原位磨镶术（LASIK）术后进展为严重干眼的风险较术前无干眼的患者明显增加。

（二）术式选择与术中操作会造成不同的眼表改变

1. 放射状角膜切开术（RK）为早期的角膜屈光术式，存在诸多问题，由于其技术不完善以及准确度差等原因会导致眼表泪膜的黏附能力下降，最终导致术后长期干眼，甚至更为严重的并发症，现已基本弃用。

2. 准分子激光屈光性角膜切削术（PRK）术式的产生使角膜屈光手术正式进入了激光时代。通过对 PRK 术后患者的随访研究发现，由于术中切削角膜上皮，不仅使角膜上皮机械损伤严重，还会使角膜上皮层及浅基质层大面积的角膜神经损伤，患者术后会较长时间感到眼部疼痛与不适，术后泪膜稳定性及泪液功能也会受到严重影响，导致术后产生较严重的干眼症状。部分观点认为，角膜上皮完全恢复后，由于只是切断较为表浅的末端神经，进入角膜的神经干损伤相对较少，相比 LASIK 手术，引起干眼症的程度较轻，但这一说虽然从理论上有一定道理，但实际情况中，LASIK 和 PRK 在引起干眼症方面的表现可能因个体差异、手术操作细节等多种因素而有所不同，不能简单地一概而论。

3. 准分子激光角膜原位磨镶术（LASIK）的出现很大程度上改善了表层角膜切削后造成长时间的眼部疼痛与大范围的机械损伤，然而也存在着较为普遍的术后干眼。有病例报道显示 60% 以上的 LASIK 后患者诉有干眼症状，30% 左右的患者出现角膜荧光染色阳性结果。

LASIK 术中制作角膜瓣切口不可避免地切断从角膜缘进入角膜基质的神经干与中央角膜神经之间的相互联系，损伤基质角膜神经，造成角膜板层功能单位结构的破坏，以及角膜组织动态平衡的紊乱。以上角膜神经的破坏也成为这一术式引起干眼的主要原因。除角膜神经分布与形态改变外，角膜瓣的大小、角膜瓣蒂的位置和形态等也成为术后干眼发病因素重点关注的话题。

飞秒激光辅助的 LASIK 手术（FS-LASIK）的出现使得 LASIK 手术出现了质的飞跃，进入了全激光时代。相比微型角膜刀制瓣，飞秒激光制瓣大大提高了瓣的质量和安全性，但是仍需切断角膜神经，以相似的机制引起干眼。

4. 飞秒激光角膜微透镜取出术（SMILE）的出现是角膜屈光手术的一个里程碑，标志着角膜屈光手术进入微创无瓣的时代。SMILE 切断的角膜神经更趋于角膜中央及基质后部，因此对神经的影响相对较少，因此术后炎症反应轻、眼表状态趋于稳定、泪膜稳定性及角膜敏感度下降、波动感幅度明显减小、术后并发干眼症状较之前 LASIK 等术式减少、眼表动态平衡恢复速度快等优点。但术中使用麻醉药物损伤角膜上皮、负压吸引环的使用损伤结膜杯状细胞、行角膜缘切口后切断角膜基质神经纤维、基质透镜取出后角膜形态改变等仍会引发短暂轻度的泪膜不稳定。

5. 后房型有晶状体眼人工晶状体植入术（PIOL）的应用不需要切削角膜，对角膜厚度没有要求，进一步拓展了屈光手术的适应人群，目前应用最广泛的就是可植入式胶原有晶状体眼人工晶状体（ICL）植入术。由于这种术式对角膜的非侵犯性，所以在得到理想视觉质量的同时，也能极大减少术后干眼的出现。但是毕竟是手术操作，手术过程本身可能对眼表造成一定程度的机械性损伤，如角膜神经的短暂切断等，影响神经对泪腺分泌及睑板腺功能的调控，导致泪液分泌减少和泪膜稳定性下降。ICL 植入后眼内微环境改变可能间接影响眼表的正常状态。术后的炎症刺激可影响眼表细胞功能，诱发干眼，术后使用的一些药物可能具有一定的眼表毒性或对泪液分泌产生影响。

6. 屈光术后干眼不仅与术式选取有关，还与角膜激光术中负压环的使用有密切联系。LASIK 术中使用负压环吸引固定于眼球角膜缘周围的结膜上，可造成结膜杯状细胞及角膜缘旁的结膜杯状神经的直接机械性损伤，杯状细胞减少导致黏蛋白分泌减少，泪膜黏附力减弱，造成术后干眼。SMILE 中负压吸引环位于角膜缘，不直接接触结膜表面，对结膜杯状细胞的损伤明显减小，同时吸引力也远小于 LASIK 手术，这从另一角度解释了 SMILE 术式在避免术后干眼方面的优越性。

（三）老视矫正手术与术后干眼

对于老视矫正而言，与近视矫正类似，术后干眼的发病情况也主要取决于术式的选择。传统手术不可避免地会造成角膜结构形态的改变从而诱发干眼，但随着角膜内镶嵌或植入性材料技术的不断发展，老视矫正术后的干眼发病率也在逐渐被控制，患者的术后满意度也在不断提升。

（四）术后角膜知觉、敏感度与角膜神经修复决定干眼的预后

多项研究通过对比微型角膜刀准分子激光原位角膜磨镶术（microkeratome LASIK，MK-LASIK）与飞秒激光制瓣准分子激光原位角膜磨镶术（femtosecond-laser assisted LASIK，FS-LASIK）术后角膜知觉的改变表明，FS-LASIK 对角膜知觉影响较小，术后角膜敏感度恢复较快。Miao 等通过 meta 分析得出，术后 3 个月内做 SMILE 术式的患者角膜敏感度下降幅度较做 FS-LASIK 手术的患者小，恢复速度快，但术后 6 个月两者几乎没有差异。这可能与SMILE术式的无需制瓣、小切口相较于制瓣手术可以保留更多的完整神经有着密切的联系。此外，通过监测对促进神经纤维细胞增生和分化的重要眼表神经肽 P 物质（substance P，SP）和降钙素基因相关肽（calcitonin generelated peptide，CGRP）浓度，发现术后 SP 的浓度升高，CGRP 浓度无明显变化，提示神经肽 SP可能有助于术后角膜神经纤维的修复。因此若术后用药不当，抑制SP分泌，使角膜神经纤维修复时间延长，也可导致术后干眼症状加重。而同时在该临床随访过程中发现，随着角膜敏感度、神经纤维形态恢复趋于正常，干眼症状也明显减轻，泪膜稳定性及泪液各项检查指标逐渐恢复至术前水平。

（五）术中给药与术后用药影响术后干眼的发展

角膜屈光手术使用的表面麻醉药中含有防腐剂，较长时间的使用易导致角膜上皮的损伤从而影响术后眼表泪膜稳定性，导致术后干眼。PRK 术后常须用丝裂霉素 C 来抑制角膜上皮下雾状混浊（haze）的产生，有研究称与常规组相比，术后用丝裂霉素 C 辅助 PRK 疗效的试验组出现角膜上皮糜烂现象增多，这也极大可能成为角膜上皮功能下降、泪膜稳定性下降的重要因素。角膜屈光术后为避免术后发生角膜上皮下雾状混浊以及屈光回退，大多会常规使用激素类滴眼液，激素可以减轻术后炎症反应，有助于伤口愈合和视力恢复，在一定程度上可间接减少因炎症相关因素导致的干眼发生或加重。但激素亦是把双刃剑，长期或不恰当使用激素可能抑制泪腺的正常分泌功能，导致泪液分泌量减少；亦可能对眼表上皮细胞等产生不良影响，影响眼表的正常微环境，进而影响泪膜的稳定性，促进干眼的发生发展从而诱发或加重干眼。术后积极用药可显著改善术后干眼。玻璃酸钠滴眼液、聚乙二醇滴眼液等人工泪液对于眼表角膜神经功能的恢复和干眼症状的减轻有很大帮助。同样地，维生素 A 棕榈酸酯眼用凝胶因其成分中含聚羧乙烯，延长了凝胶与角膜接触的时间，对 LASIK 术后眼表的重建、维持泪膜稳定性、改善术后干眼症状起到重要作用。地夸磷索钠滴眼液因其治疗干眼方面的良好效果，在日韩等国也备受医生学者们的青睐，广泛应用于临床。小牛血去蛋白提取物滴眼液，可促进眼部组织及细胞对葡萄糖和氧的摄取和利用，加速细胞能量代谢，从而改善组织营养，改善眼表微环境。术前若存在上皮异常，应用小牛血去蛋白提取物可促进角膜损伤快速修复，术后早期应用能在一定程度上促进角膜神经修复，改善干眼。

综上所述，合理选择激素类滴眼液和人工泪液是术后预防治疗干眼发生的有效方法。

二、角膜屈光手术相关干眼的治疗

角膜屈光术后干眼的治疗同其他干眼治疗方法一致，主要依据其严重程度，采用不同的治疗方法，包括：

（1）人工泪液：这是目前临床最常用的治疗方法，通过术后使用人工泪液可润滑、营养眼表。改善因手术及术后修复过程中眼表泪膜的不稳定。此外，建议术后尽可能使用不含防腐剂的人工泪液，避免防腐剂对眼表的毒性作用。

（2）抗炎药物：通过抑制术后眼表炎症反应，从而减轻术后干眼的症状。常使用的抗炎药物包括：糖皮质激素、环孢素、非甾体抗炎药、FK506 滴眼液等。

（3）泪点及泪小管栓塞：通过减少泪液外流保存泪液，是治疗干眼最常用的非药物疗法。具体可详见泪道栓塞章节。

（4）湿房镜：通过营造一个密闭环境，减少泪液蒸发从而保存泪液。

（5）睑板腺治疗：包括睑板腺疏通、OPT 强脉冲光治疗、热脉动治疗、光热脉动治疗等通过改善睑板腺情况

治疗角膜屈光术后干眼症状。具体可详见干眼物理治疗相关章节。

三、角膜屈光手术相关干眼的预防

(一) 切实重视术前眼表检查

建议所有屈光手术患者术前进行详细的干眼检查,包括干眼问卷调查,裂隙灯详细检查睑板腺、睑缘、结膜、角膜,以及泪液分泌、睑板腺照相、脂质层等专科检查。术前参照《中国干眼专家共识:检查和诊断(2020)》,结合检查结果,明确诊断干眼的严重程度和病因及分类,并进行针对性的治疗,尤其合并严重睑板腺功能障碍、过敏性结膜炎和角膜上皮缺损的患者,建议推迟手术。

(二) 术前营造相对良好的眼表环境

泪膜是滋润和营养角膜、维持眼表平衡健康的重要成分。泪膜结构受到影响或破坏,造成泪膜不稳定,不仅会导致眼表干燥、无法维持眼表正常的动态平衡,还会对眼表角膜损伤上皮的修复带来一定的影响。在术前患者尽量控制已经存在的干眼症状,恢复眼表环境,尽量在泪膜较稳定的情况下施行手术,减少手术对眼表的影响。

(三) 高危人群重点筛查

①眼局部异常:如合并睑缘炎、睑板腺功能障碍、BKC、眼睑闭合不全、过敏性结膜炎、结膜松驰症、高度近视等因素;②合并全身疾病:如糖尿病、干燥综合征、风湿性疾病、系统性红斑狼疮、移植物抗宿主病等疾病;③角膜接触镜配戴者:尤其是较长时间配戴和配戴不耐受者;④长期使用视频终端的患者;⑤存在焦虑症或者抑郁症者。

(四) 选择合适的术式

不同手术方式的选择,干眼的发生率不尽相同。现如今临床常用的屈光手术包括多种类型,如准分子激光原位角膜磨镶术(LASIK)、飞秒激光辅助 LASIK(FS-LASIK)、全飞秒激光小切口角膜基质透镜取出术(SMILE)等。LASIK 术后较容易出现干眼。手术过程中制作角膜瓣会切断部分角膜神经纤维,导致角膜知觉减退,瞬目减少,影响泪液的正常分布和蒸发,从而增加干眼的发生风险。FS-LASIK 在一定程度上减少了对角膜神经的损伤,但仍可能有部分患者术后出现干眼症状。SMILE 相较于前两者,对角膜神经的影响相对较小,术后干眼的发生率和严重程度可能相对较低。然而,也并非绝对,个体差异等因素也会对术后干眼的发生起作用。此外,患者术前的眼部状况也会影响干眼的发生和发展,如原本是否就有干眼倾向,以及术后的护理、用眼习惯等。

(五) 合理的围手术期用药

术前合理使用抗生素滴眼液,既要达到预防感染的目的,亦不能滥用;术前存在干眼的患者,可适当使用人工泪液,尽量选择不含防腐剂人工泪液。术中一些麻醉药物可能会对眼表产生一定影响,但合理使用可以减少手术疼痛,保障手术顺利进行,如果使用不当,可能会干扰眼表正常状态,增加术后干眼发生的潜在风险。术后重点用药:①抗生素滴眼液:用于预防感染,但长期使用可能会影响眼表微环境,对干眼产生一定影响,建议参照专家指南用药;②激素类滴眼液:有助于减轻术后炎症反应,但可能影响泪液分泌,导致或加重干眼,正确的使用时间和剂量很关键;③人工泪液:这对缓解术后干眼症状非常重要。合理应用可以补充泪液,保持眼表湿润,减轻干涩感等不适,减少术后干眼的发生或者减轻术后干眼的严重程度。总之,屈光手术中及术后药物的合理应用对于减少干眼发生风险、促进眼表恢复正常状态至关重要,医生会根据患者的具体情况,权衡利弊,制定个性化的用药方案。密切观察患者术后眼表状态,及时调整药物使用。同时,患者自身也需要遵医嘱正确使用药物,注意眼部卫生和合理用眼,以尽量降低药物对干眼的影响。

四、角膜屈光手术相关干眼的临床病例及治疗

【病例 1】

石某,女,25 岁。主诉:双眼干涩、视疲劳半年,加重 1 个月。患者半年前因为“双眼屈光不正”于我院行屈光手术治疗,具体术式不详,术后视力恢复满意,但患者出现双眼干涩、视疲劳,不愿睁眼等不适,其间多次眼视光门诊复查,使用多种人工泪液效果欠佳,遂转诊我科。

眼科检查(图 12-0-1,图 12-0-2):双眼视力 1.2,眼压:右眼 8.8mmHg,左眼 9.8mmHg,双眼闭合正常,睑板腺开口堵塞,结膜轻度充血,泪河窄,角膜透明,可见激光术后瘢痕,角膜荧光素染色未见明显着染,KP(-),前

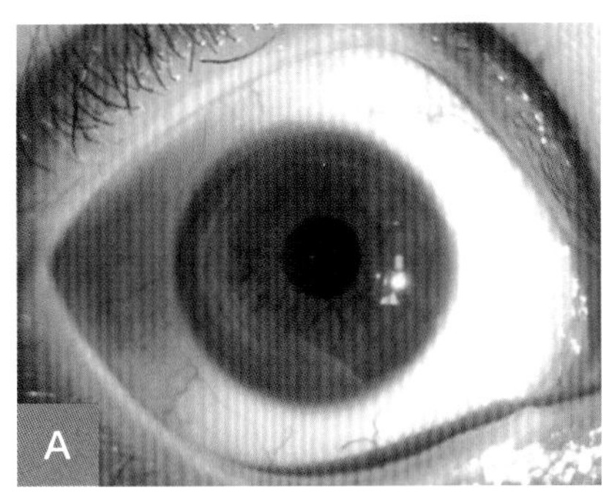
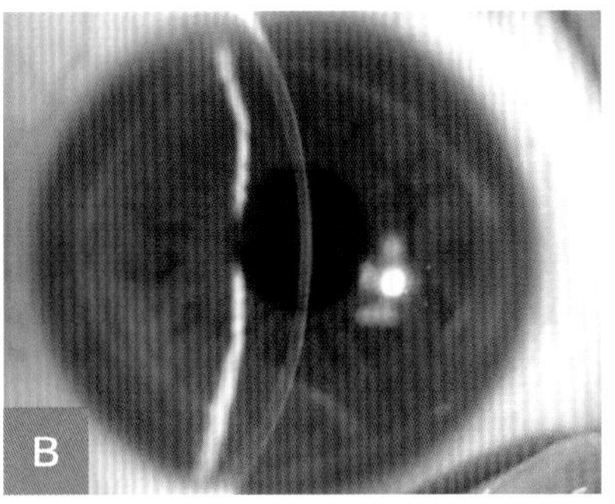
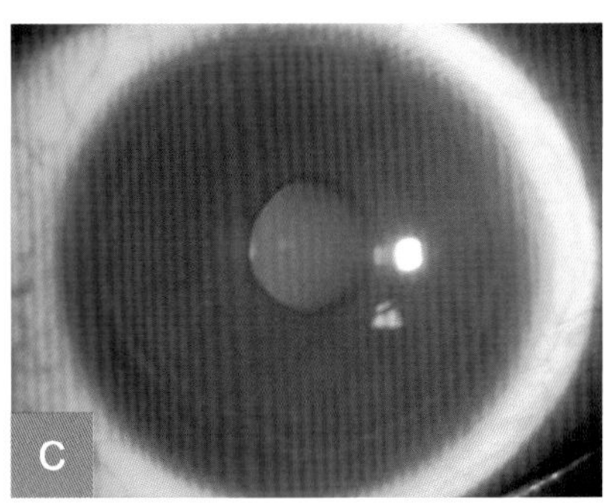

图 12-0-1　患者右眼裂隙灯照相
A. 10 倍裂隙灯照相，可见睑板腺开口轻度堵塞，结膜轻度充血，角膜透明；B. 16 倍裂隙灯照相，可见角膜透明；C. 角膜荧光素染色照相，FL(－)。

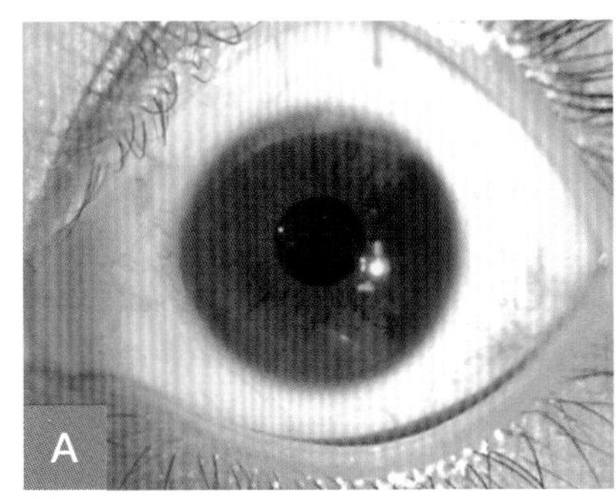
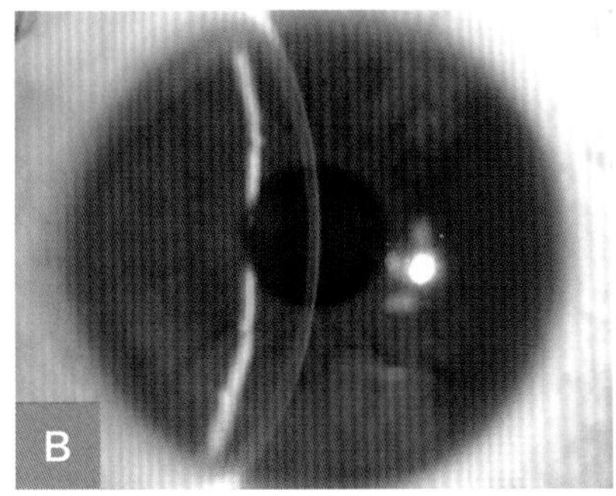
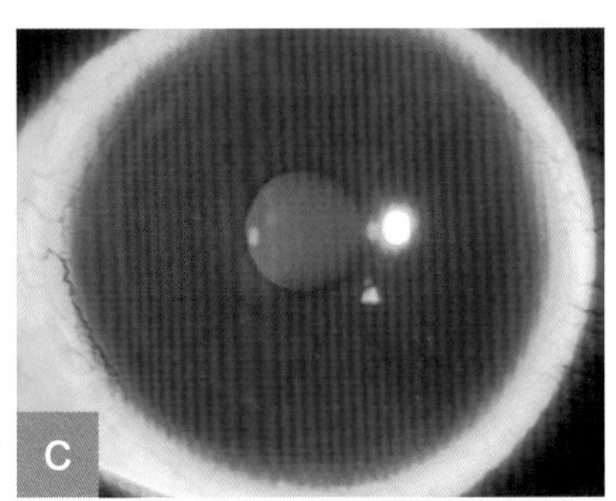

图 12-0-2　患者左眼裂隙灯照相
A. 10 倍裂隙灯照相，可见睑板腺开口轻度堵塞，结膜轻度充血，角膜透明；B. 16 倍裂隙灯照相，可见角膜透明；C. 角膜荧光素染色照相，FL(－)。

房中深，房闪(－)，瞳孔圆，直径约 2.5mm，直间接对光反射正常，晶状体透明，眼底未见明显正常。

眼科专科检查：泪河高度，右眼 0.13mm、左眼 0.15mm。泪膜破裂时间(BUT)，右眼 4.8s，左眼 5.1s。泪液分泌试验右眼 8mm/5min，左眼 9mm/5min。脂质层厚度(LLT)分析，右眼 50μm，左眼 50μm。睑板腺缺失度，右眼上睑 2 分、下睑 1 分，左眼上睑 2 分、下睑 1 分。

该患者属于症状重而体征轻，在门诊接受阶梯式治疗：首先予以局部人工泪液以及低浓度激素，嘱患者注意用眼习惯，尽量注意休息，以及局部热敷，治疗 1 周后患者自觉无效。再次复诊，予以热敷+睑板腺治疗，对睑板腺进行了手工按摩疏通，按照挤出的睑板腺分泌物，双眼上下眼睑睑板腺堵塞情况均为中度，即挤出颗粒状分泌物，继续让患者回家后热敷及人工泪液治疗，患者自觉症状好转。第 3 次复诊，予以行双眼 OPT 以及睑板腺疏通，患者明显好转。

该类患者亦是临床最常见的类型，屈光术前干眼或轻或重，术后干眼症状较重，大部分患者角膜一般透明，大部分无上皮缺损，少部分患者会出现点状角膜上皮缺损，予以睑板腺物理治疗联合合理用药，患者大部分会得以改善。

【病例 2】

薛某，男，26 岁，主诉："双眼干涩、畏光、刺痛 6 个月"。既往史：5 年前患者主因"双眼屈光不正"于外院行双眼角膜激光手术，具体术式为飞秒个性化 LASIK，术后视力达到 1.0，双眼经常干涩，用药会好转。但 1 年前出现双眼视力下降，以左眼为甚，于外院诊为"双眼圆锥角膜"，并于半年前行"左眼角膜胶原交联术"，术后患者出现双眼干涩、畏光、刺痛，视力不稳定，于全国多家医院就诊，使用多种滴眼液效果欠佳遂就诊。

眼科检查(图 12-0-3、图 12-0-4)：右眼视力 0.8，左眼视力 0.1，矫正至 0.6，眼压，右眼 8.2mmHg，左眼 8.8mmHg，双眼闭合正常，睑板腺开口堵塞，结膜轻度充血，泪河窄，角膜透明，角膜上皮粗糙，角膜荧光素染色可见下方大片角膜弥漫点状上皮着染，FL(＋)，基质可见激光术后瘢痕，KP(－)，前房中深，房闪(－)，瞳孔圆，直径约 2.5mm，直间接对光反射正常，晶状体透明，眼底未见明显正常。

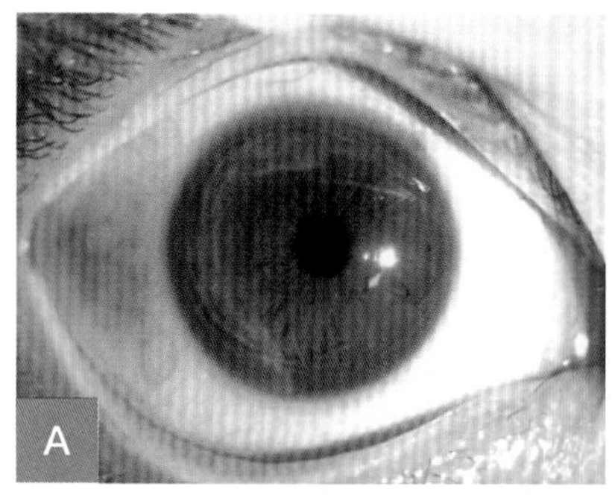
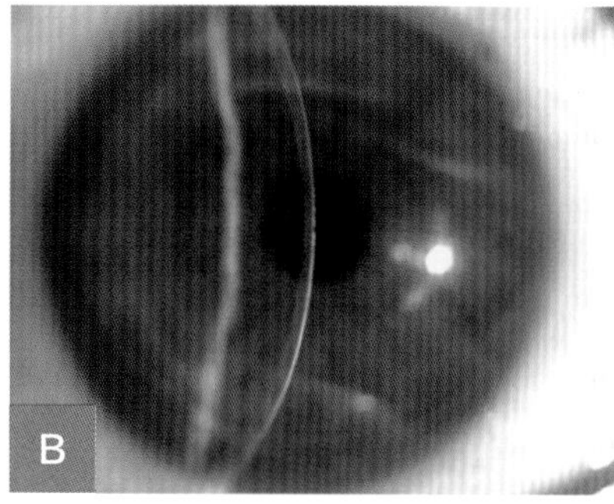
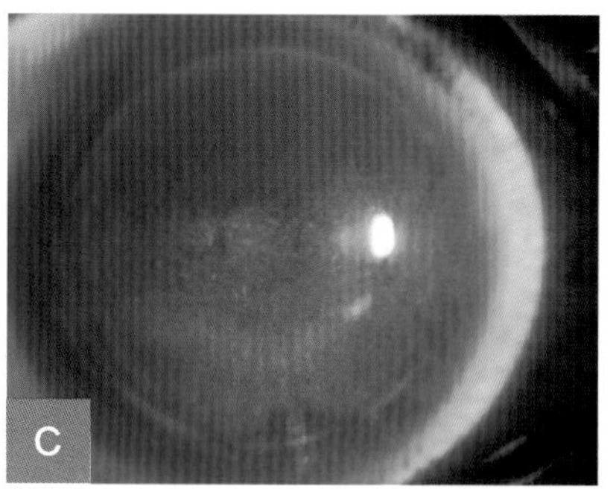

图 12-0-3 患者右眼裂隙灯照相

A. 10 倍裂隙灯照相，可见睑板腺开口轻度堵塞，结膜轻度充血，角膜隐约透明；B. 16 倍裂隙灯照相，可见角膜透明，上皮弥漫缺损；C. 角膜荧光素染色照相，可见角膜上皮弥漫点状着染，FL（+），右眼重于左眼。

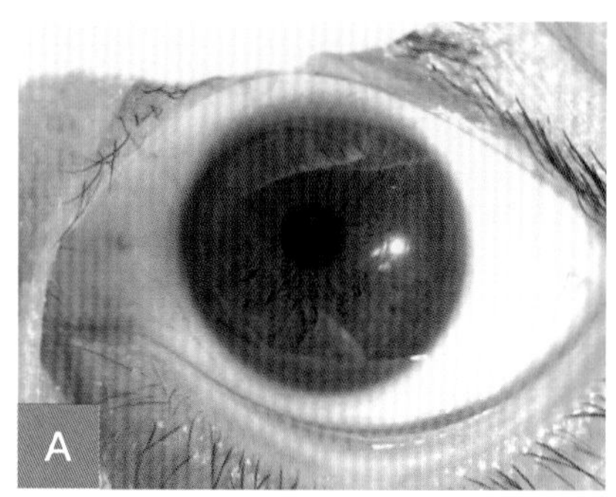
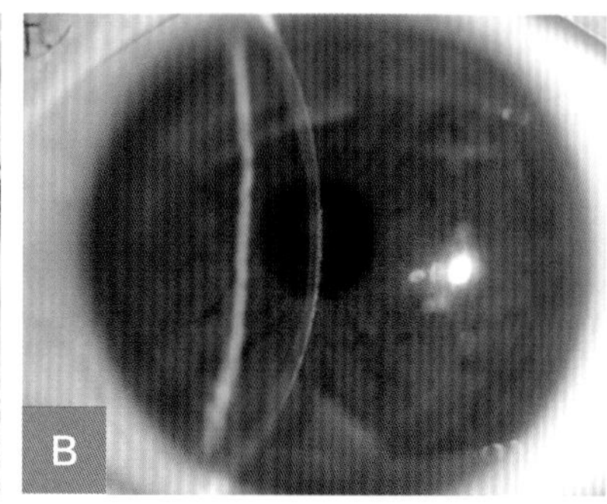
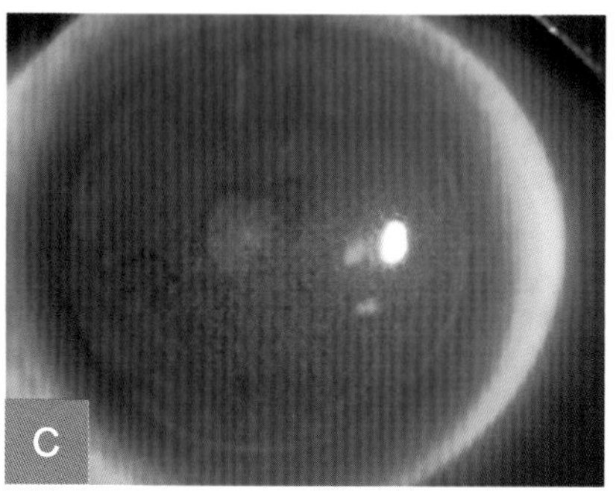

图 12-0-4 患者左眼裂隙灯照相

A. 10 倍裂隙灯照相，可见睑板腺开口轻度堵塞，结膜轻度充血，角膜隐约透明；B. 16 倍裂隙灯照相，可见角膜透明，上皮弥漫缺损；C. 角膜荧光素染色照相，可见角膜上皮弥漫点状着染，FL（+）。

眼科专科检查：泪河高度，右眼 0.15mm、左眼 0.16mm。BUT，右眼 2.8s，左眼 2.1s。泪液分泌试验，右眼 13mm/5min，左眼 14mm/5min。脂质层厚度（LLT）分析，右眼 45μm，左眼 35μm。睑板腺照相，可见双眼睑板腺均迂曲变粗；缺失度，右眼上睑 1 分、下睑 1 分，左眼上睑 1 分、下睑 1 分。外院既往曾查：双眼螨虫，均为阴性。

该患者虽然存在圆锥角膜，但圆锥角膜并非角膜上皮缺损的主要原因。患者完善相关检查后，先行双眼热敷+睑板腺疏通，手工疏通睑板腺情况如图 12-0-5 所示，由于患者着急出国，遂于当天行睑板腺热脉动治疗（图 12-0-6），并予以局部人工泪液以及低浓度激素治疗，后电话随访患者明显好转。

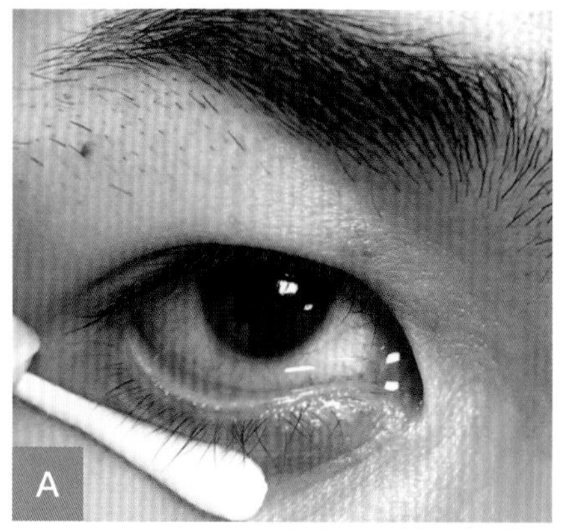
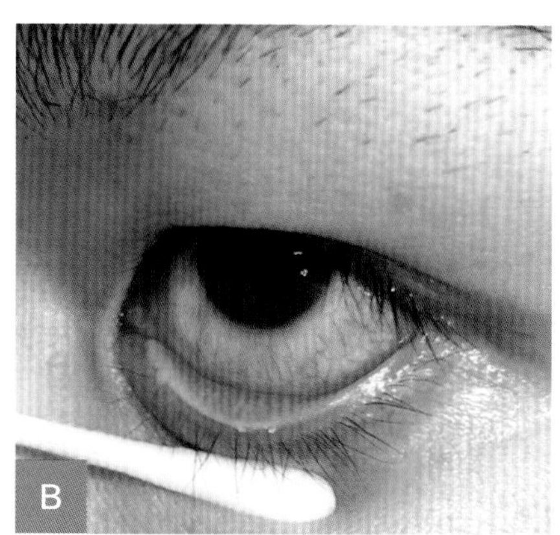

图 12-0-5 双眼下睑板腺疏通结果

A. 为右眼，可见睑板腺大量颗粒状分泌物堵塞；B. 为左眼，可见睑板腺中量颗粒状分泌物堵塞。

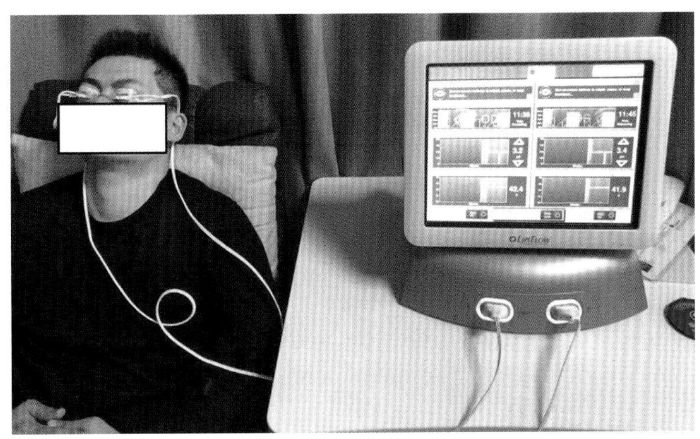

图 12-0-6 患者正在行热脉动治疗

【病例 3】

谢某，女，34 岁。主诉：双眼 ICL 术后干涩、异物感、视物不适 4 个月。现病史：4 个月余前患者因“双眼屈光不正”，于我院行“双眼 ICL 术”，术后即出现双眼干涩、异物感等不适，视物时明显，伴头晕，自觉视力明显下降（术后测裸眼视力 0.8），经过多学科会诊治疗，患者不适未缓解，遂于 2 个月前在患者强烈要求下取出植入人工晶状体，取出术后患者仍然自觉干涩、异物感等不适，遂求诊我科，为进一步诊治，门诊以“双眼睑板腺功能障碍”收入院。既往史：无特殊。

眼科检查详见表 12-0-1 以及图 12-0-7~图 12-0-9。

表 12-0-1 患者入院眼科检查

项目	右眼（OD）	左眼（OS）
视力	0.08，−5.50DS/−3.50DC × 5 → 0.8⁻	0.08，−5.75DS/−3.25DC × 180 → 0.8⁻
眼压	14.3mmHg	14.5mmHg
睑缘	睑板腺开口轻度堵塞	睑板腺开口轻度堵塞，可见睑酯
结膜	轻度充血	轻度充血
角膜	透明，颞上方切口愈合良好	透明，颞上方切口愈合良好
前房	中深	中深
晶状体	透明	透明
后段	未见明显异常	未见明显异常

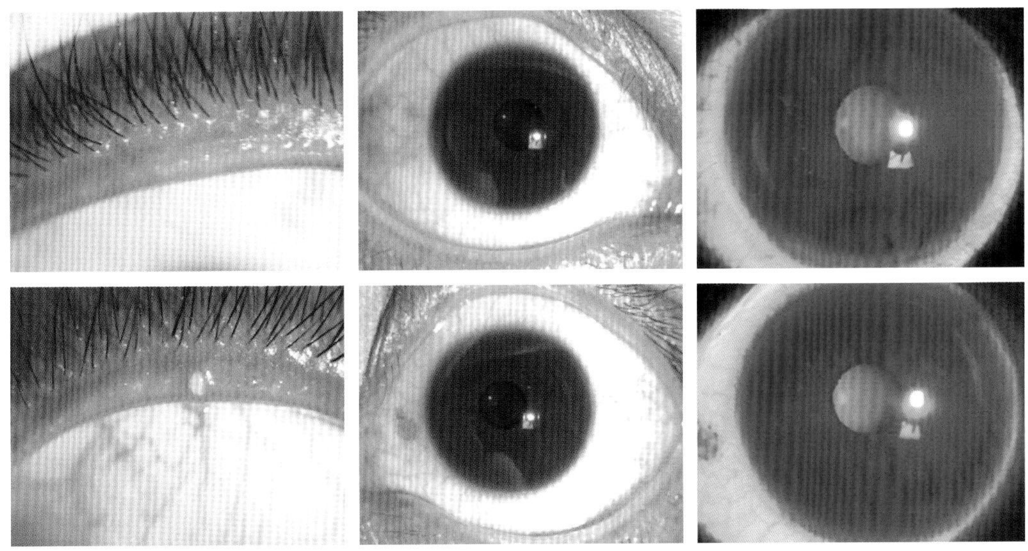

图 12-0-7 入院裂隙灯照相

可见睑板腺开口轻度堵塞，尤其左眼可见明显的睑酯颗粒，双眼角膜透明，角膜荧光素染色阴性。

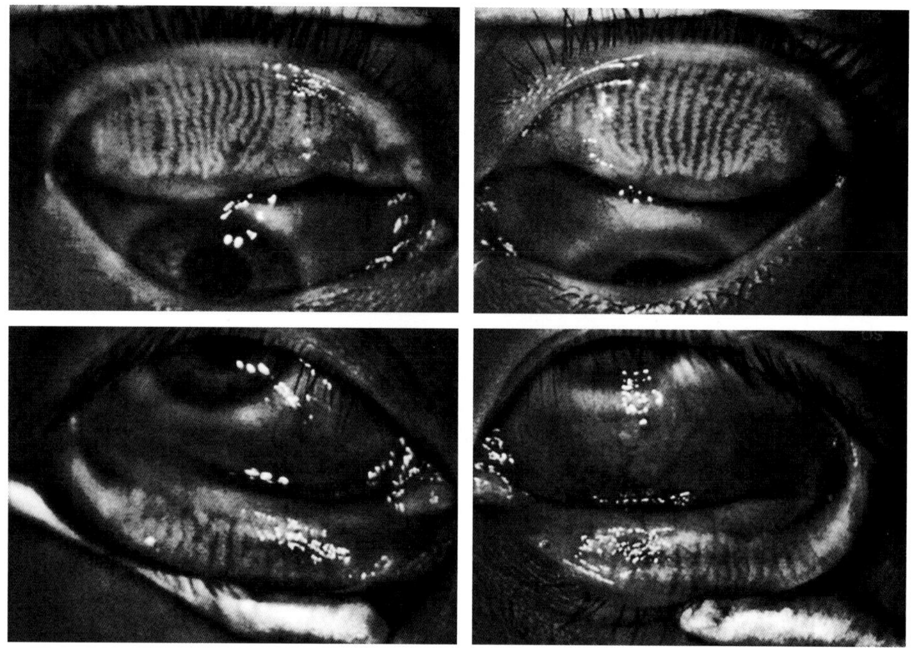

图 12-0-8 患者睑板腺照相：睑板腺轻度萎缩

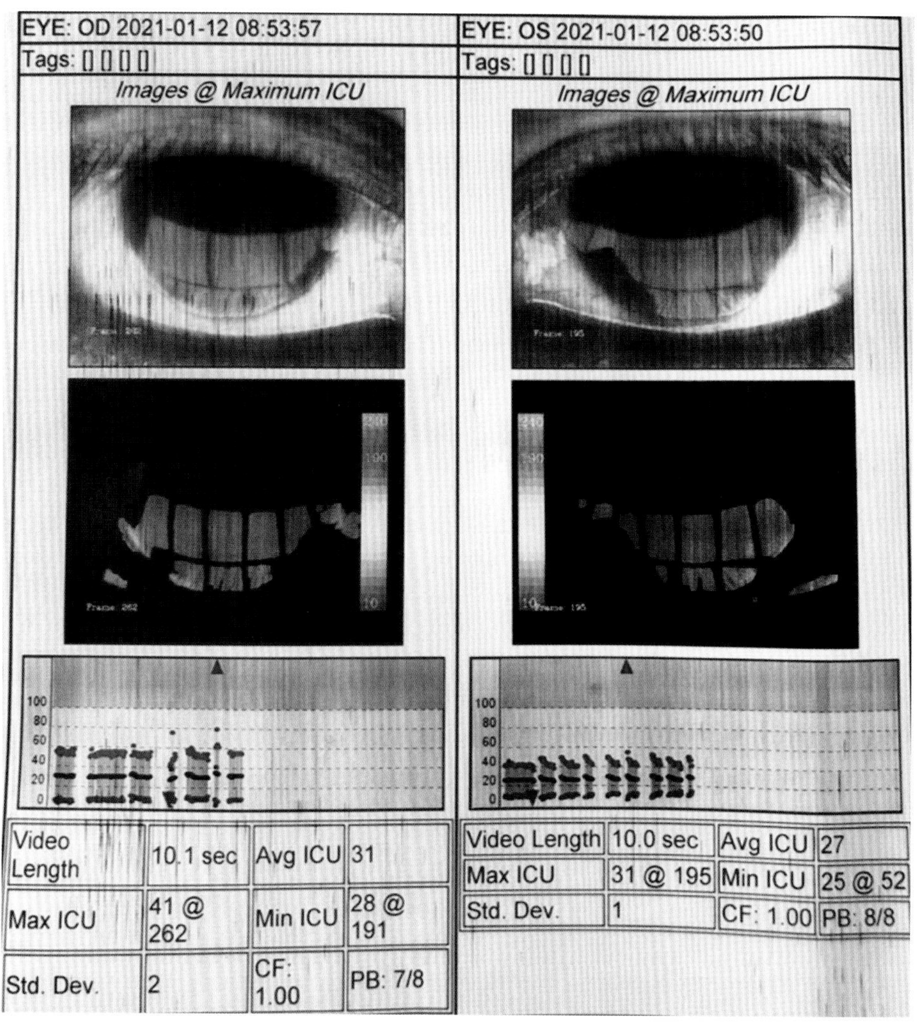

图 12-0-9 患者脂质层分析：脂质层厚度明显下降，不完全眨眼比例很高

患者入院后完善相关检查，考虑 ICL 手术对眼表泪液系统影响较小，且该患者症状明显但体征轻微，首先予以心理疏导。局部予以睑缘清洁+热敷按摩，患者自觉好转不明显，遂行 OPT 治疗，局部用药：氯替泼诺滴眼液每天 3 次，玻璃酸钠滴眼液每天 4 次，卡波姆眼用凝胶，每天 3 次。经过多次治疗后患者脂质层厚度逐渐好转，患者自觉症状明显好转（图 12-0-10~图 12-0-12）。

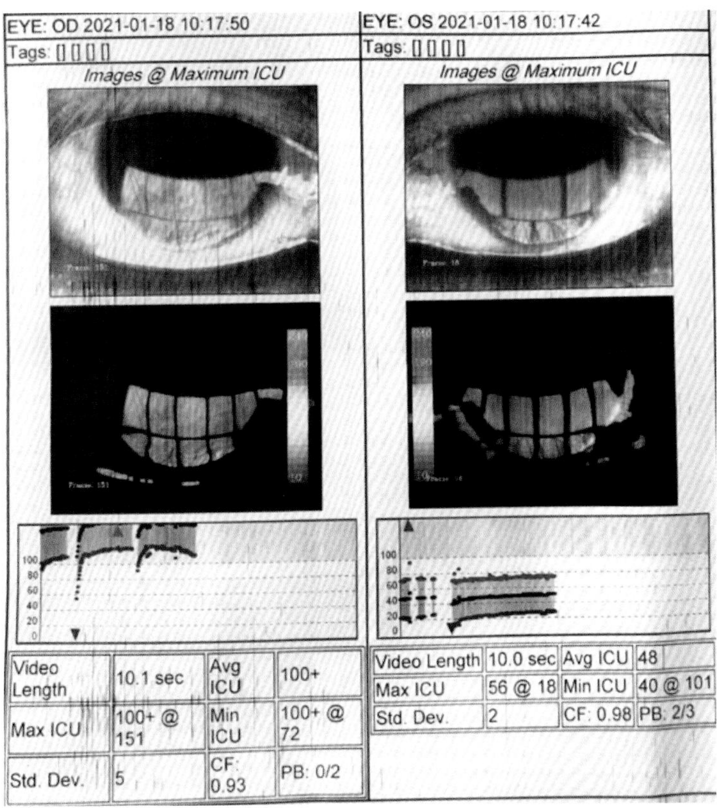

图 12-0-10　患者脂质层厚度较前提高，以右眼明显

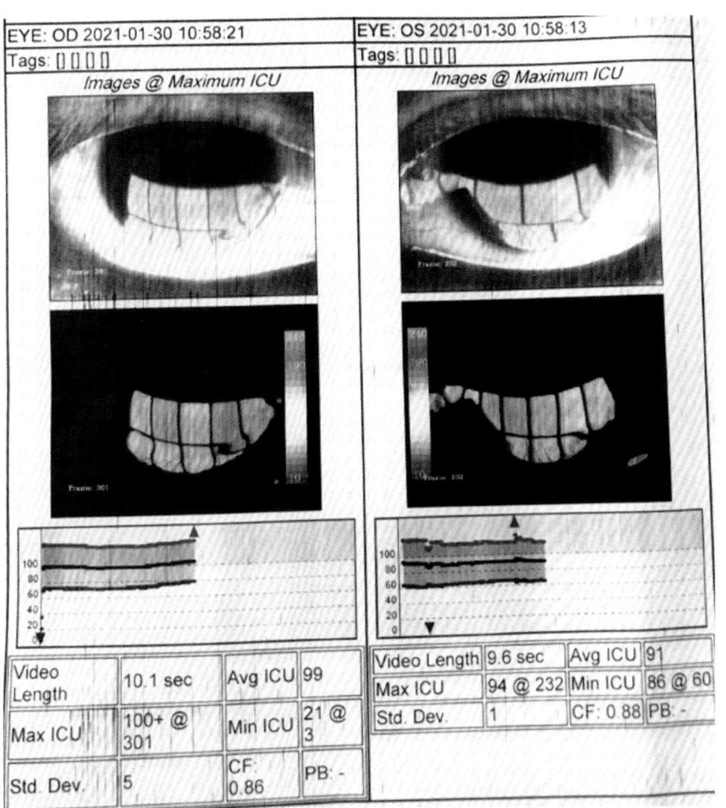

图 12-0-11　左眼脂质层厚度逐渐恢复正常

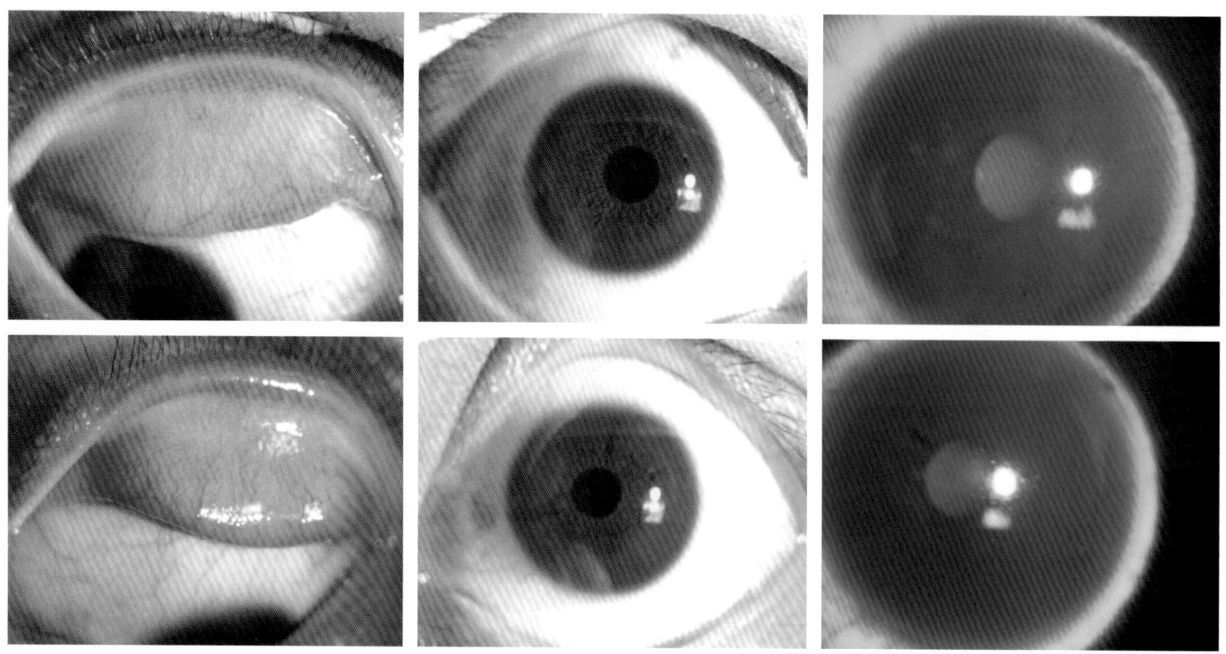

图 12-0-12 患者出院裂隙灯照相
可见睑板腺开口轻度堵塞，角膜透明，角膜荧光素染色阴性。

【病例 4】

患者：张某，女，30 岁。主诉：双眼 FS-LASIK 术后异物感 2 周。现病史：2 周前在我院行双眼 FS-LASIK 术，术后出现双眼异物感，1 周前诊断为"双眼丝状角膜炎"，门诊去除丝状物并给与修复角膜上皮滴眼液，未好转。既往史：无特殊。初步诊断：双眼丝状角膜炎 双眼 FS-LASIK 术后。

眼科查体：裸眼视力：OD 0.8，OS 0.8；NCT：OD 9.5mmHg，OS 10.6mmHg，右眼角膜瓣对合好，上皮少许点片状缺损，FL（+），左眼角膜中下方点片状缺损，丝状物附着（图 12-0-13）。

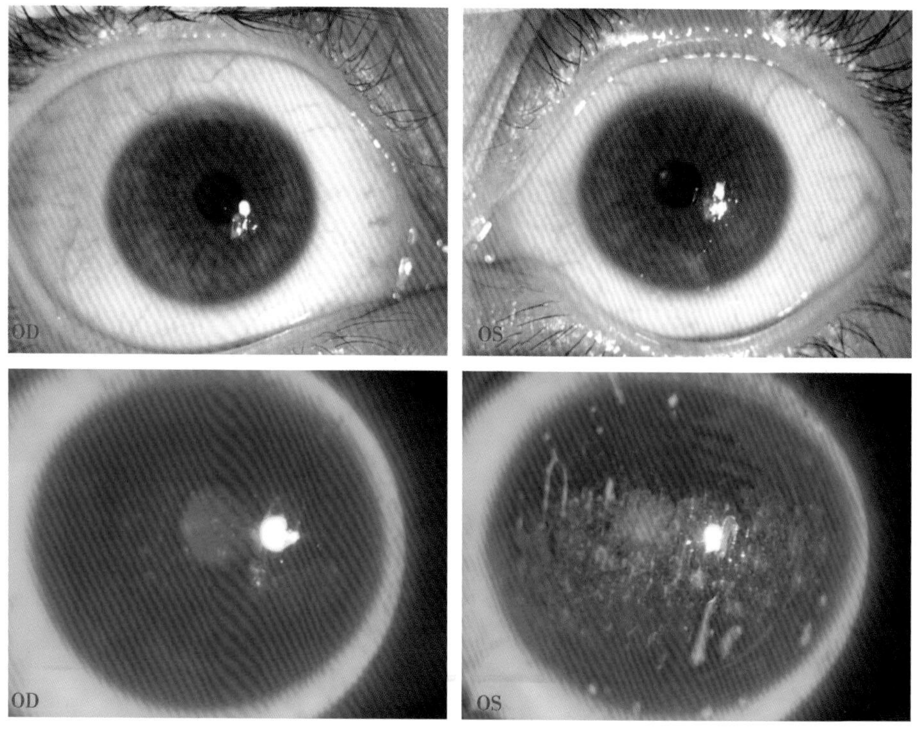

图 12-0-13 FS-LASIK 术后 2 周裂隙灯及荧光素染色照相

鉴于1周前已经给与双眼去除丝状物处理，但左眼丝状物反而加重，因此再次门诊去除左眼丝状物并配戴绷带镜，同时给与小牛血去蛋白提取物滴眼液、0.1% 氟米龙滴眼液治疗。术后26天复诊，右眼角膜点片缺损有所好转，左眼点片状缺损仍未好转（图12-0-14），遂予以左眼涂妥布霉素地塞米松眼膏加压包扎1天处理，效果欠佳（图12-0-15）。左眼改配戴绷带镜，双眼玻璃酸钠滴眼液处理，间断复查多次，左眼角膜上皮缺损均未能完全恢复（见图12-0-16）。

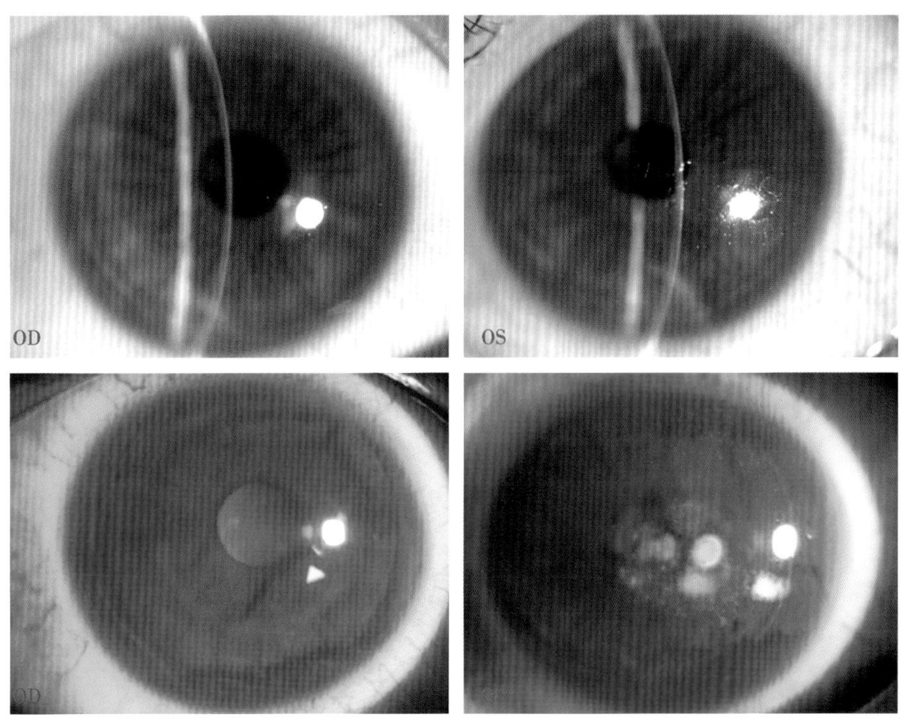

图12-0-14　术后26天复查双眼裂隙灯及角膜荧光染色照相

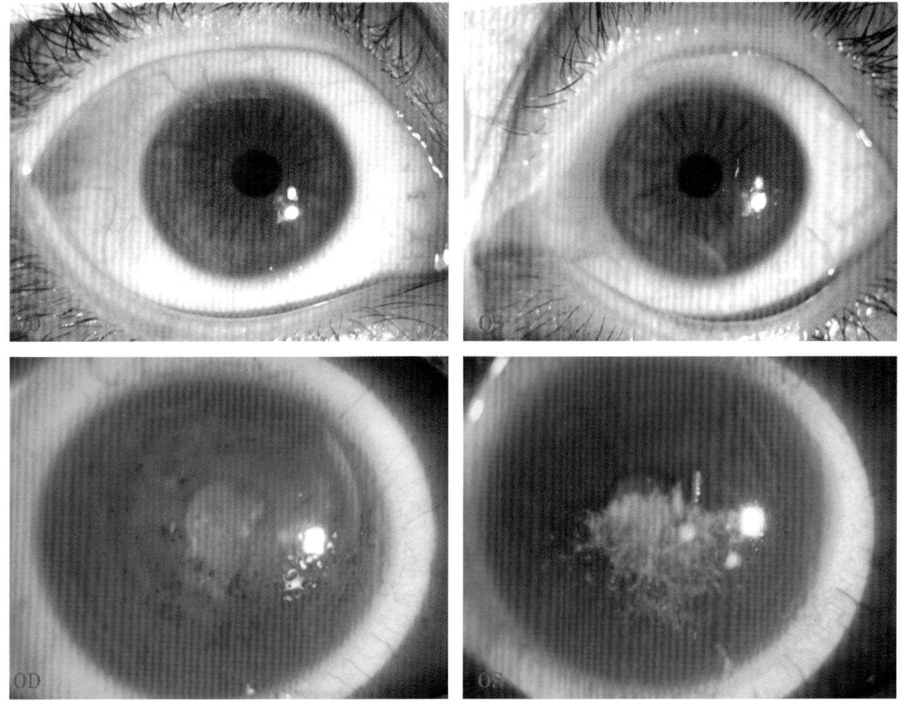

图12-0-15　术后27天复查双眼裂隙灯及角膜荧光染色照相：左眼涂妥布霉素地塞米松眼膏包扎1天处理，效果欠佳

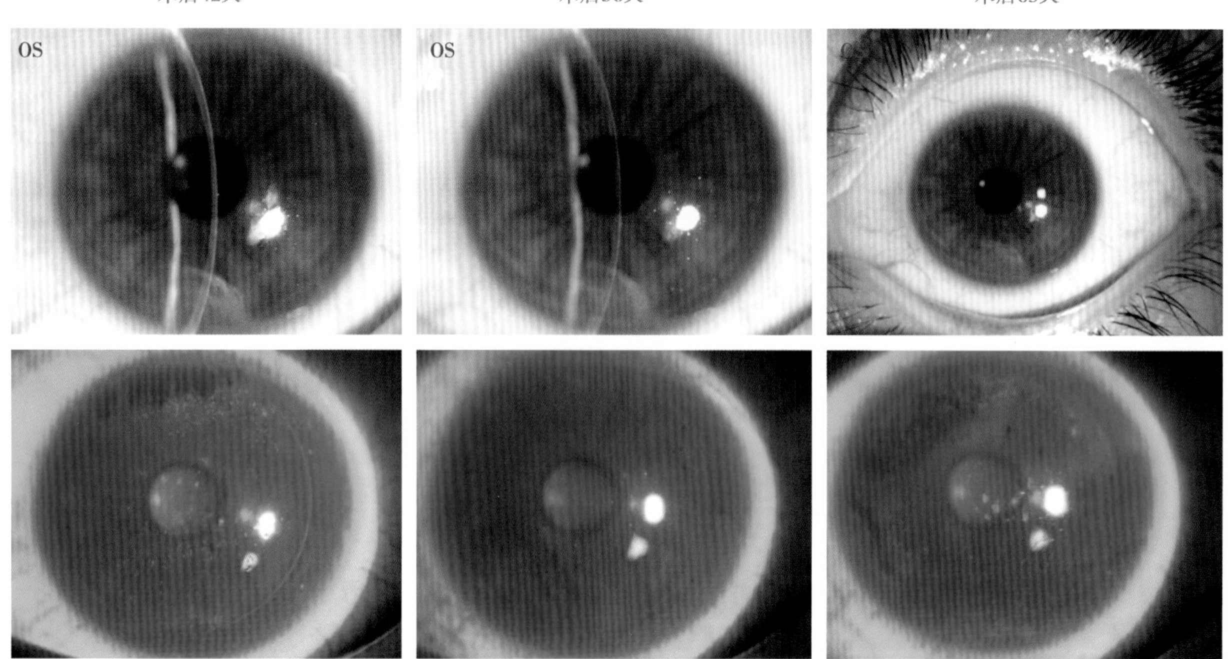

图 12-0-16 术后间断复查左眼裂隙灯及角膜荧光染色照相，间断复查多次，左眼角膜上皮缺损均未能完全恢复

术后 75 天患者因近 1 周干涩异物感加重复诊，裂隙灯可见角膜上皮缺损较前扩大（图 12-0-17），保守治疗 1 周后左眼加重（图 12-0-18）。考虑到近视激光术后近 3 个月，随着角膜神经修复，干眼症状应该逐渐减轻，但此患者症状反反复复，甚至不能完全脱离绷带镜，遂再次追问患者全身病史，患者诉无明显口渴皮肤干的表现，但既往不能耐受隐形眼镜，因此从未戴隐形眼镜。患者予以抽血查免疫全套检查，结果回报：SSA（+++），

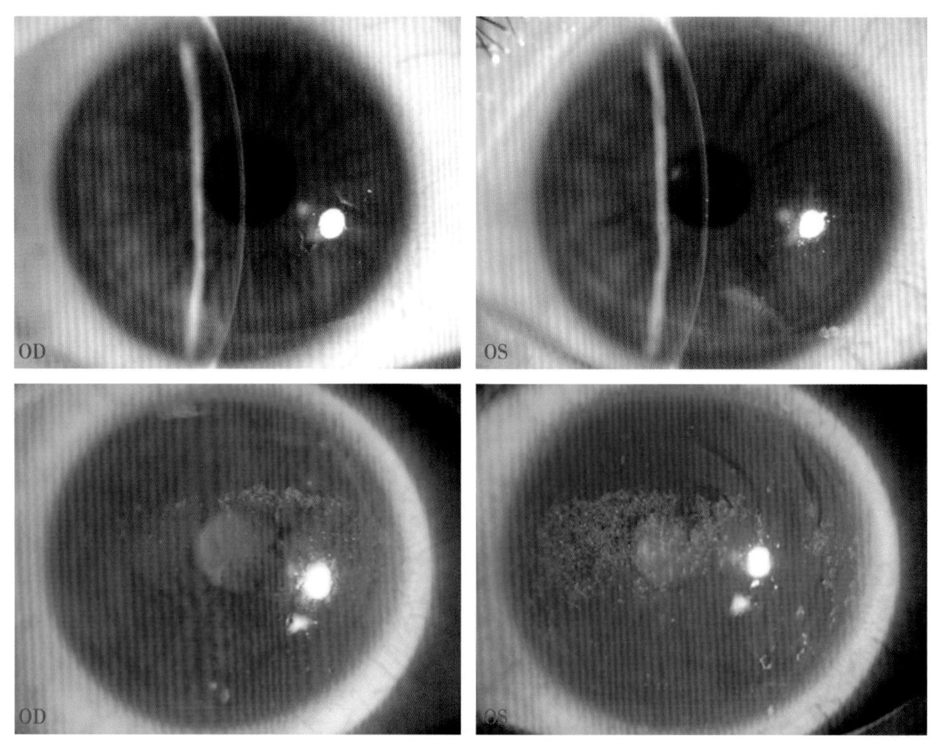

图 12-0-17 术后 75 天复查双眼裂隙灯及角膜荧光染色照相，可见双眼角膜弥漫点状上皮确实，FL（+）

RO-52(+++),SSB(+++),至综合性医院再次抽血复验并请风湿科会诊,外院确诊干燥综合征,遂修正诊断:"1. 双眼干燥综合征相关性干眼(SS-DE);2. 双眼 FS-LASIK 术后;3. 原发性干燥综合征。" 内科给与口服药物"硫酸羟氯喹片、艾拉莫德片",眼部处理:左眼继续配戴绷带镜,滴眼液更换为 0.05% 环孢素(双眼),每日 2 次,小牛血去蛋白提取物眼液(双眼),每日 4 次,小牛血去蛋白提取物凝胶(双眼),每晚 1 次。

在内科治疗稳定后,患者症状逐渐好转,逐步稳定(图 12-0-19),脱离绷带镜,每年内科复查,根据抗体高低调整口服药物用法,眼部间断使用上述滴眼液。最后一次复查术后 2 年,双眼视力 1.0,眼压正常,但是双眼角膜上皮仍有点片状缺损(图 12-0-20)。

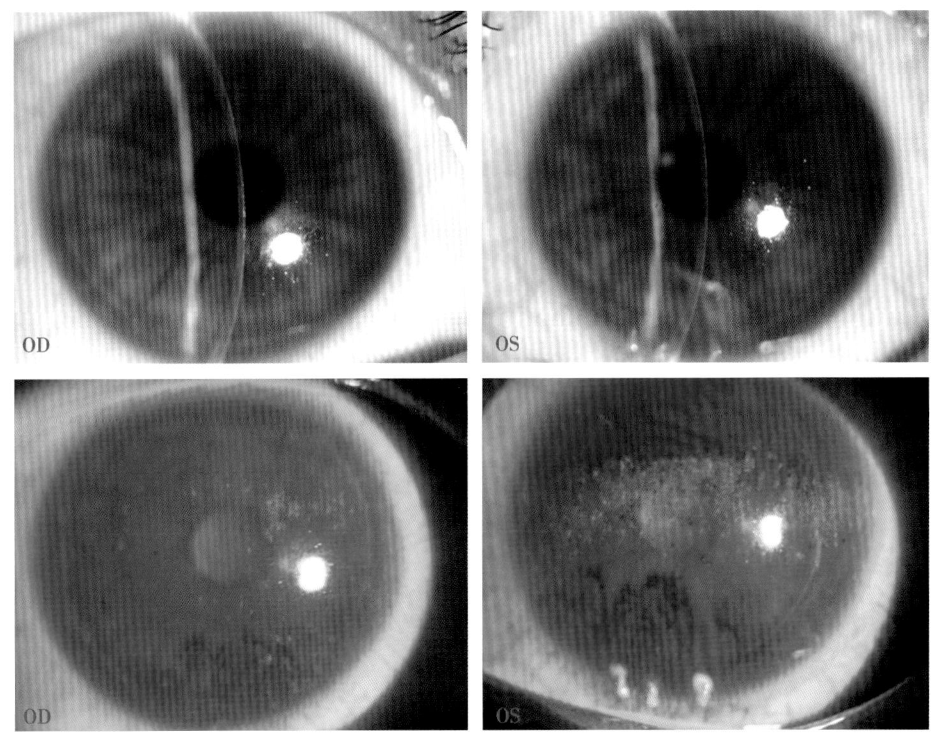

图 12-0-18 术后 82 天复查双眼裂隙灯及角膜荧光染色照相,可见治疗 1 周后,右眼好转,左眼加重,出现丝状物附着

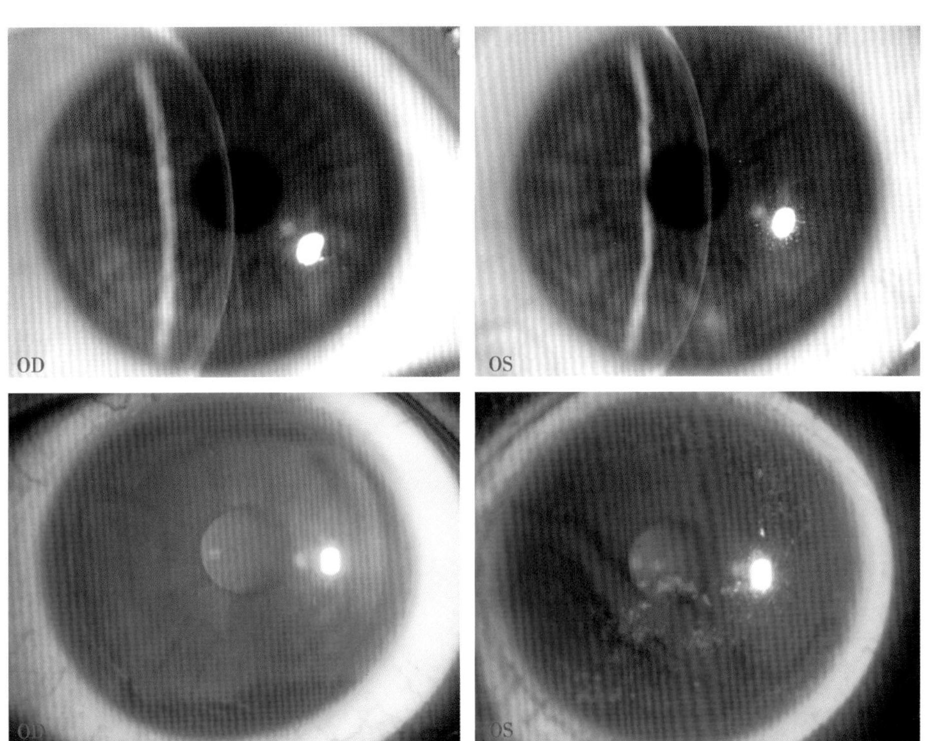

图 12-0-19 术后 4 月余复查双眼裂隙灯及角膜荧光染色照相,可见双眼角膜点状上皮缺损 FL(+),左眼较重

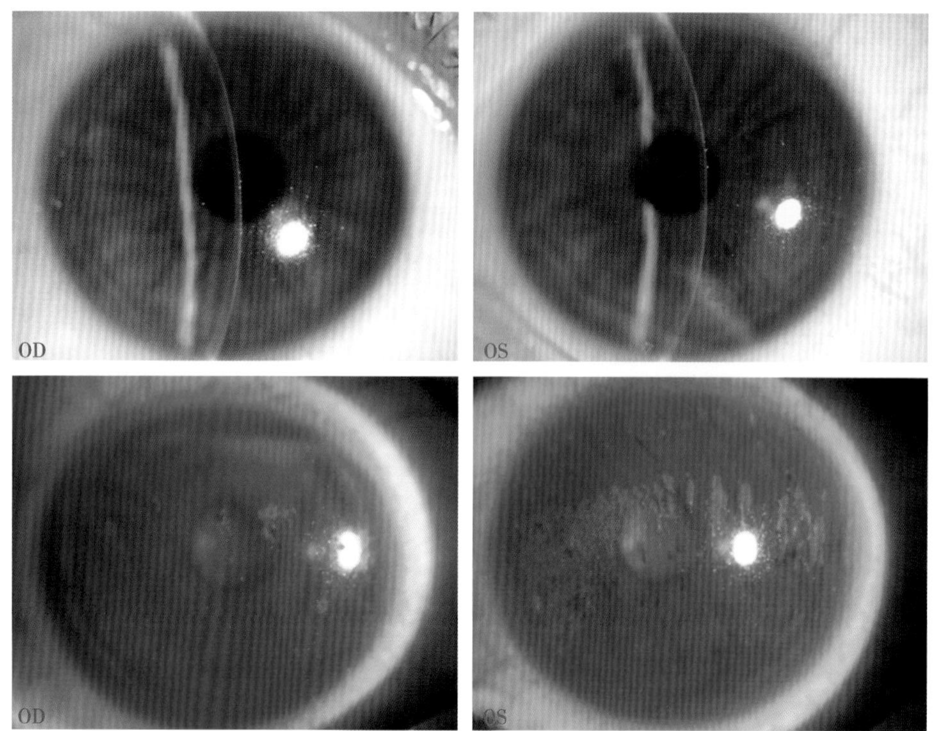

图 12-0-20 术后 2 年复查双眼裂隙灯及角膜荧光染色照相，可见双眼角膜点状上皮缺损 FL(+)

该患者为屈光术后角膜上皮持续缺损难以愈合，反复发作丝状角膜炎，最后确诊为干燥综合征，找到罪魁祸首。提示我们屈光术前一定要详细询问病史以及术前详细眼科及全身检查，尤其要注意一些全身性疾病，如干燥综合征、类风湿性关节炎、系统性红斑狼疮等免疫系统疾病，如糖尿病、甲亢等内分泌系统疾病；以及眼部本身存在过敏性结膜炎、BKC 等疾病。

【病例 5】

患者王某，女，36 岁，主因“双眼屈光不正术后 3 月，左眼红痛 2 天”就诊。患者于 3 个月前我院行双眼 FS-LASIK 手术，术后视力恢复 1.2，偶有干涩，未系统用药。2 天前左眼出现眼红、眼痛，自滴“玻璃酸钠滴眼液”未见好转，遂就诊。初步诊断：左眼角膜炎 双眼 FS-Lasik 术后。

眼科查体：裸眼视力：OD 1.2，OS 0.48；NCT：OD 9.4mmHg，OS 12.4mmHg，右眼结膜轻度充血，角膜透明，角膜瓣对合好，余(-)；左眼结膜混合充血，角膜下方大片点片状缺损混浊(图 12-0-21)，余(-)。

屈光科医生接诊后，予左氧氟沙星滴眼液、重组人表皮生长因子滴眼液等治疗后未见明显好转，患者红痛、畏光症状加重，上皮缺损范围增大(如图 12-0-22)，转诊我科。完善检查，共聚焦显微镜检查未见大量炎症细胞和真菌，遂予以配戴绷带镜，局部左氧氟沙星滴眼液，玻璃酸钠滴眼液点眼，5 天后复诊，患者不适症状明显好转，取下绷带镜见角膜上皮大部分修复，残余多个点状上皮缺损(图 12-0-23)。

追问病史患者术前即有干眼症状，查阅病历患者 1 年前曾于我院诊断“干眼症”，后未系统治疗。此次大片缺损基本修复后，予以干眼相关检查：泪河高度：右眼 0.22mm，左眼 0.23mm，BUT：右眼 3.6s，左眼 2.9s，睑板腺照相如图 12-0-24 所示。遂予以行基本的睑缘清洁联合睑板腺综合治疗，睑板腺分泌物为颗粒状分泌物，治疗后予以环孢素滴眼液联合玻璃酸钠滴眼液点眼，患者后续角膜稳定，干眼症状减轻，遂定期行睑板腺治疗。

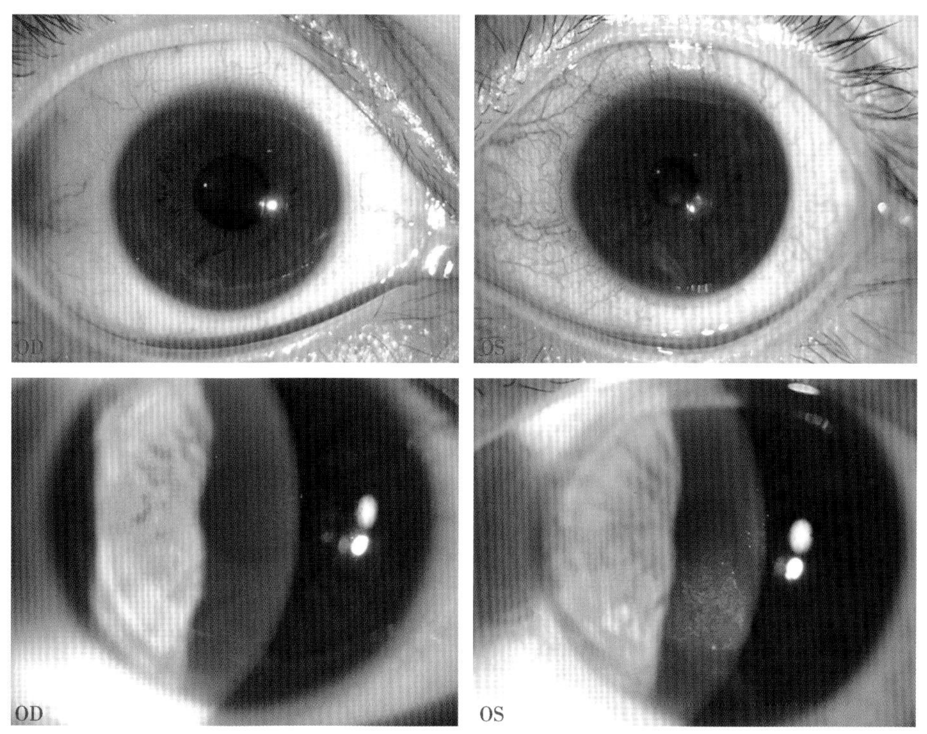

图 12-0-21　患者双眼裂隙灯照相:右眼角膜透明,隐约见少许点状角膜缺损;左眼可见角膜下方大片状角膜上皮缺损混浊

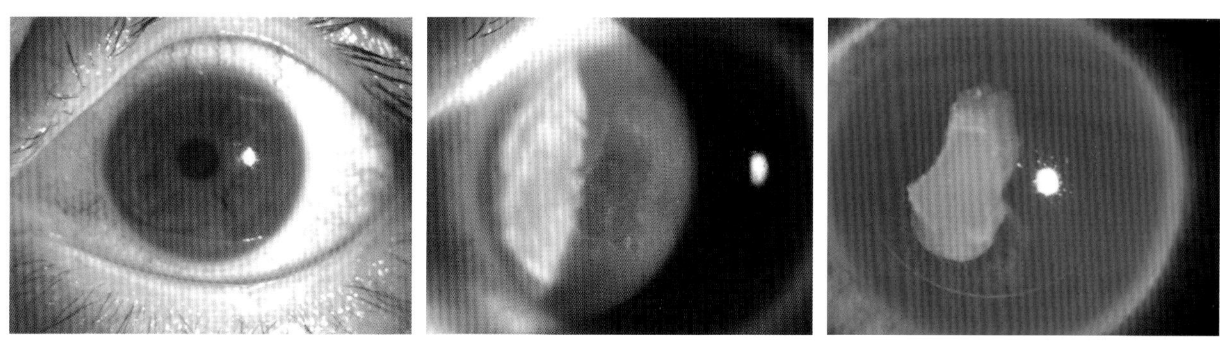

图 12-0-22　患者左眼裂隙灯照相:角膜瓣在位,鼻侧大片状角膜上皮缺损,FL(+)

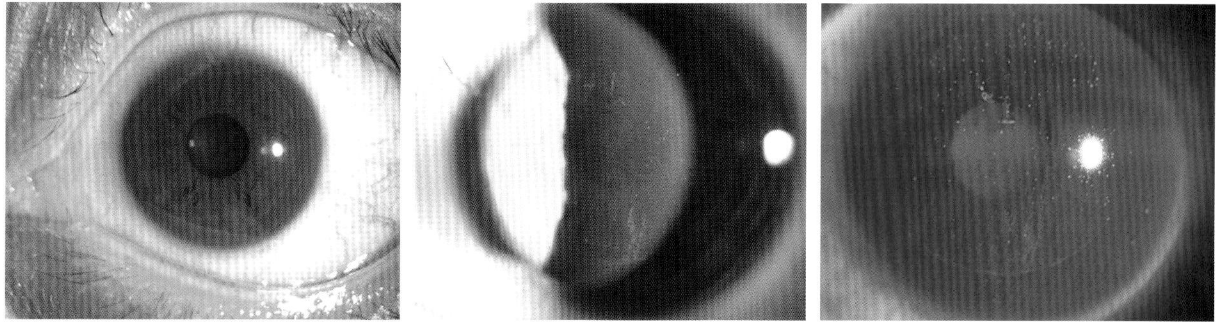

图 12-0-23　患者左眼裂隙灯照相:角膜瓣在位,片状缺损基本修复,残余角膜弥漫多个点状缺损,FL(+)

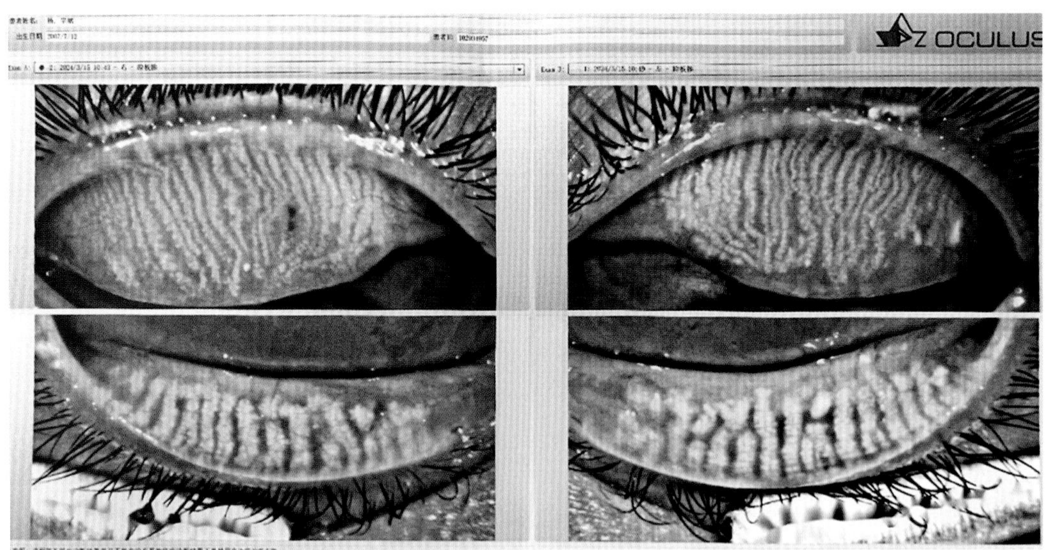

图 12-0-24 患者睑板腺照相：上下眼睑评分均为 1 分，可见睑板腺开口多有睑酯堵塞

【病例 6】

患者吴某，女，37 岁，因双眼高度近视于我院行双眼 ICL 手术治疗，手术顺利，术后第 1 天视力恢复至 1.0。手术后前 3 天患者无明显不适，术后第 4 天开始出现右眼红痛、异物感，术后第 5 天红痛加重于屈光科复诊，病历记录患者角膜中央区约有 2mm × 1mm 大小上皮缺损，予以配戴绷带镜联合药物治疗。1 天后复诊，患者症状加重，转诊我科。眼科检查（图 12-0-25），可见右眼结膜混合充血，角膜大片上皮剥脱，约 9mm × 6mm，余角膜透明，前房深度正常，房水清，ICL 位置正常。予以停戴绷带镜，连续包扎 3 天后，患者右眼角膜上皮缺损明显好转（图 12-0-26）。

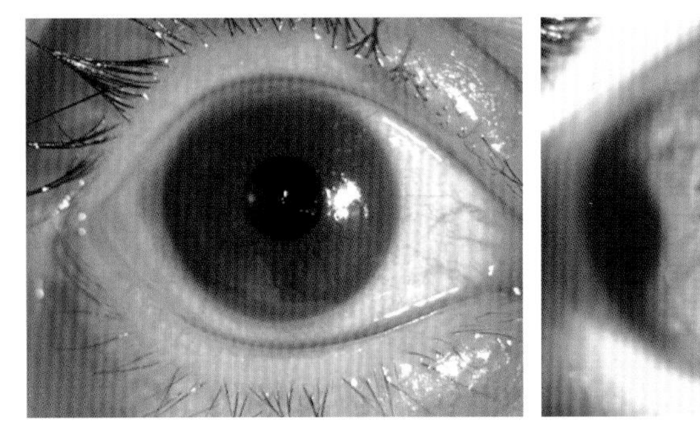
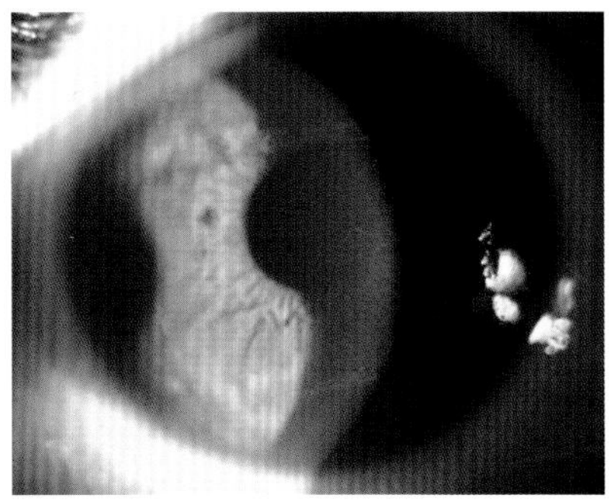
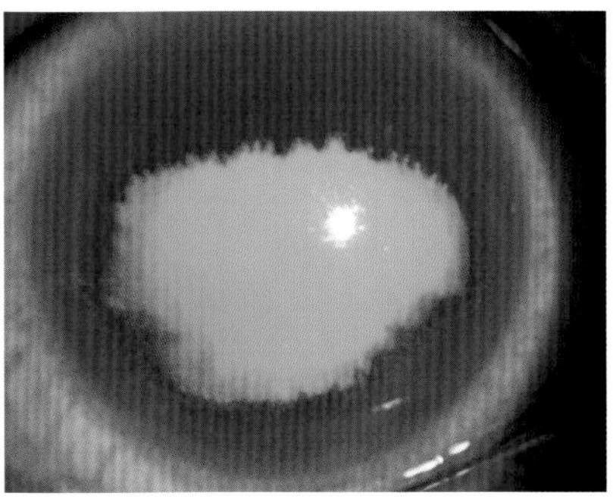

图 12-0-25 患者右眼裂隙灯照相：角膜大片上皮缺损，FL（+）

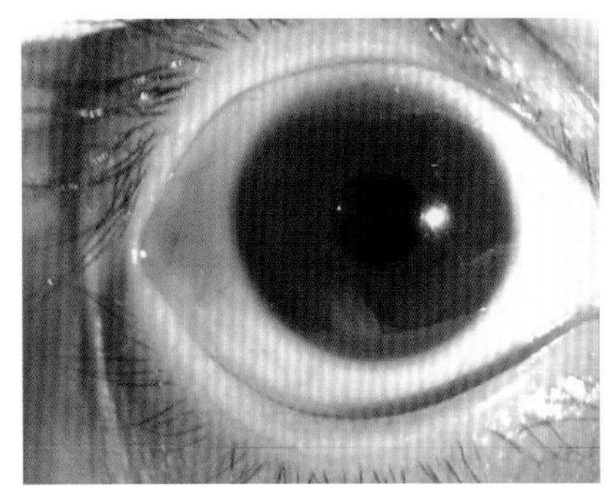
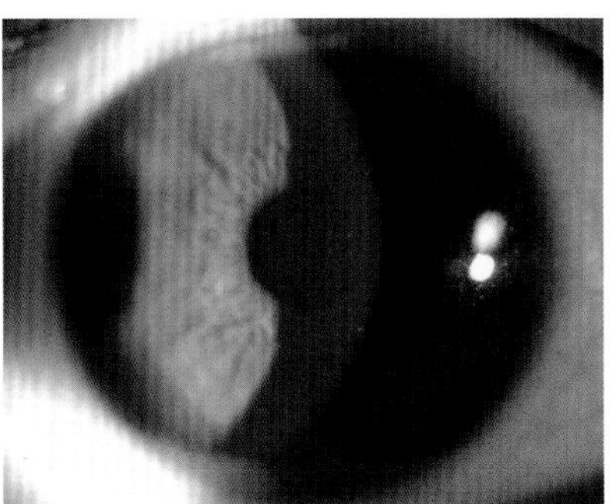
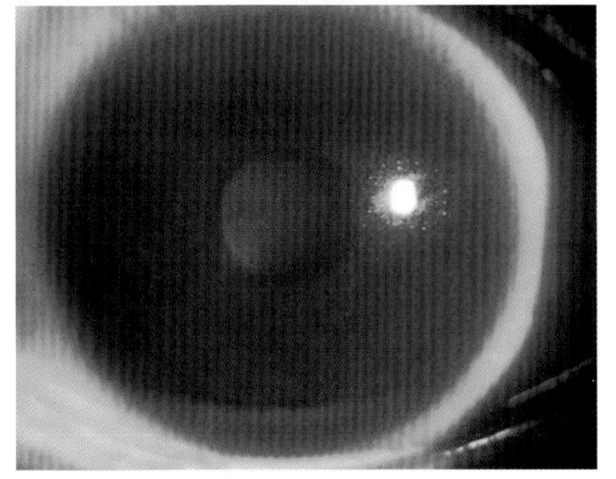

图 12-0-26 患者右眼裂隙灯照相：角膜大片上皮缺损较前明显好转，但仍可见多个点状角膜上皮缺损，FL（+）

仔细检查患者左眼角膜，可见中央区角膜上皮点片状缺损，FL(+)(图 12-0-27)。追问病史，患者术前长期配戴隐形眼镜，经常有隐形眼镜不能耐受的情况，所以才考虑行双眼屈光手术。遂给患者行双眼干眼相关检查，结果如下：泪河高度：右眼 0.22mm，左眼 0.24mm；BUT：右眼 3.2s，左眼 2.6s；脂质层分析：右眼 32μm，左眼 22μm；睑板腺照相评分如图(图 12-0-28)，睑板腺分泌物评分双眼上下均为 2 分。所以尽管理论上，ICL 手术发生干眼的概率较低，但如果不注意围手术期处理，出现干眼、甚至角膜上皮缺损等的概率，亦会大大提高，应引起重视。该患者予以行眼睑清洁联合睑板腺综合治疗后，病情好转，而该患者未按医嘱复诊，直至 1 个月后左眼红痛加重，再次就诊时可见角膜下方小片状上皮缺损(图 12-0-29)。

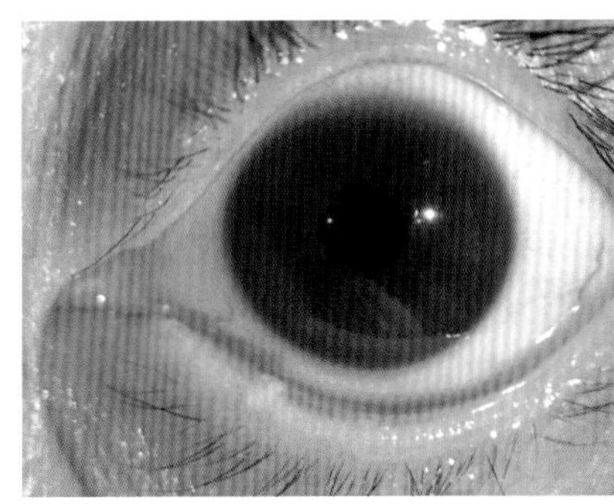
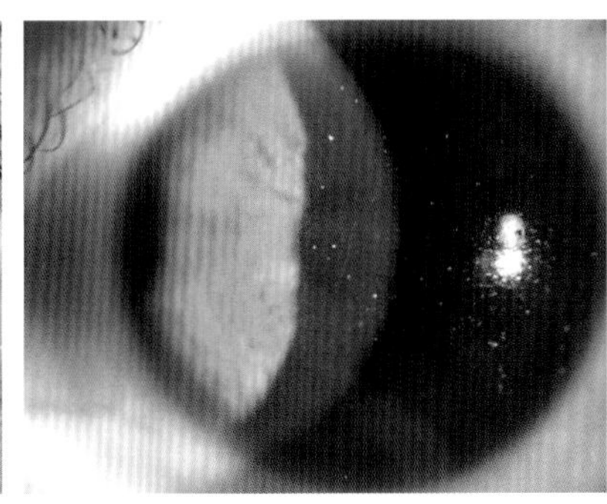
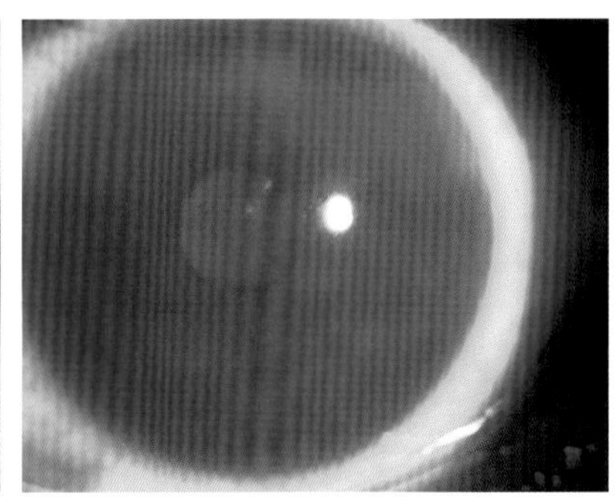

图 12-0-27 患者左眼裂隙灯照相：角膜中央上皮缺损，FL(+)

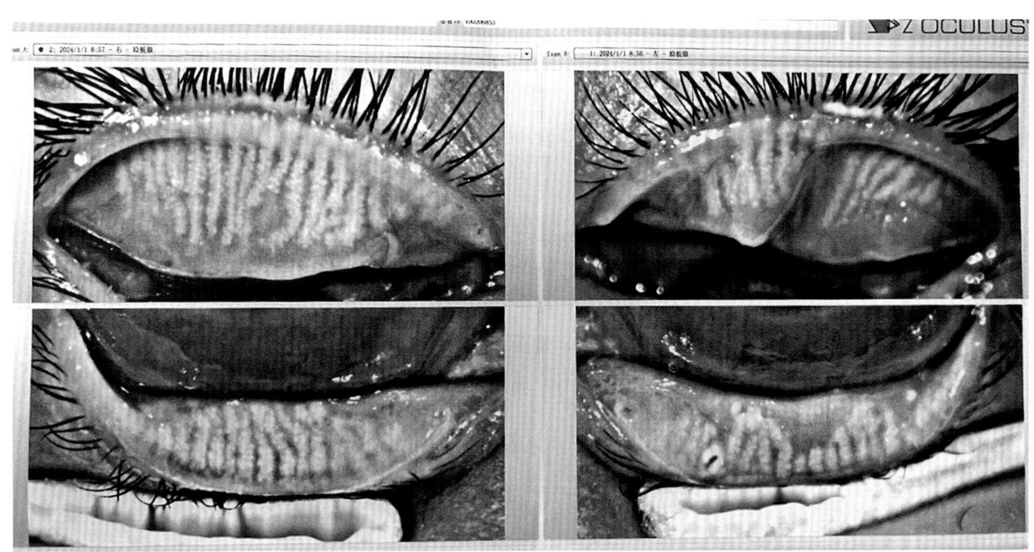

图 12-0-28 患者双眼睑板腺照相：右眼上睑 1 分，下睑 1 分；左眼上睑 2 分，下睑 2 分

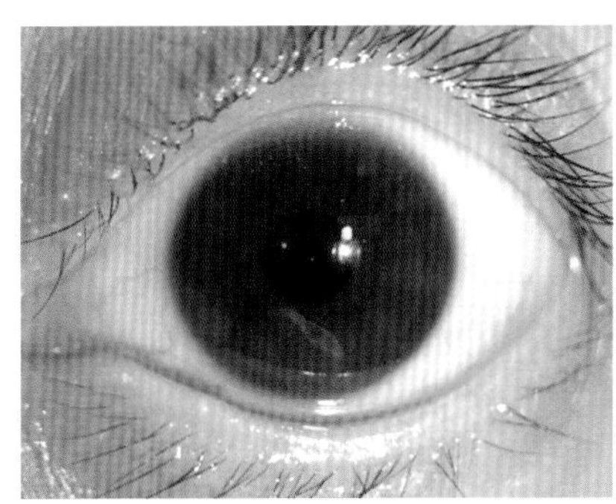
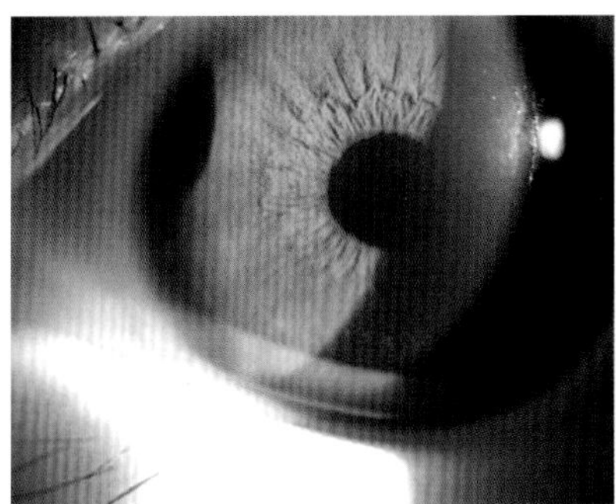
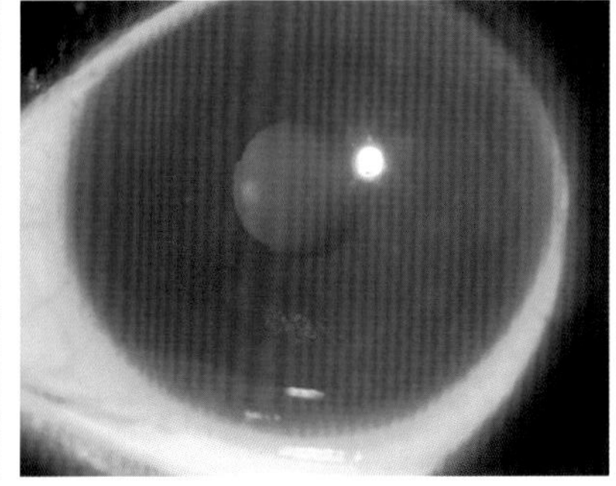

图 12-0-29 患者左眼裂隙灯照相：角膜下方片状上皮缺损，FL(+)

【病例7】

患者王某，女性，37岁。以“双眼LASIK术后1年余，左眼反复眼红、不适半年”为主诉就诊。患者1年前于外院行双眼LASIK近视激光矫正手术，术后视力恢复良好。半年前无明显诱因出现左眼眼红、异物感、不适，伴视力轻度下降，就诊于当地医院，予玻璃酸钠滴眼液、小牛血去蛋白提取物凝胶等治疗，症状好转，但之后反复发作，现为进一步诊治求诊我院，门诊以“左眼角膜上皮缺损 左眼复发性角膜糜烂？ 双眼睑板腺功能障碍 双眼LASIK术后”收入我科。

入院查体：左眼视力0.2，眼压8.1mmHg，睑板腺开口部分阻塞，可见少许脂栓附着，结膜混合充血，中央偏鼻侧可见大小约4mm×4mm的灰白色混浊病灶，病灶局限于角膜上皮面（图12-0-30），基质透明，余角膜透明，前房深度正常，瞳孔圆，直径3mm，直间接对光反射灵敏，晶状体透明，眼底未见异常。高清前节OCT可见角膜病灶主要集中于上皮层（如图12-0-31）。

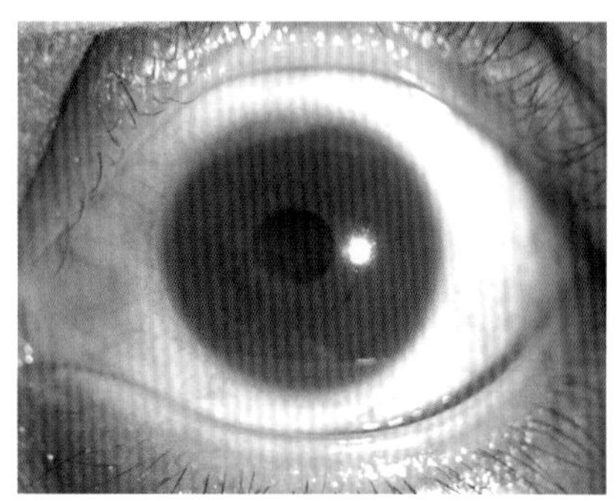
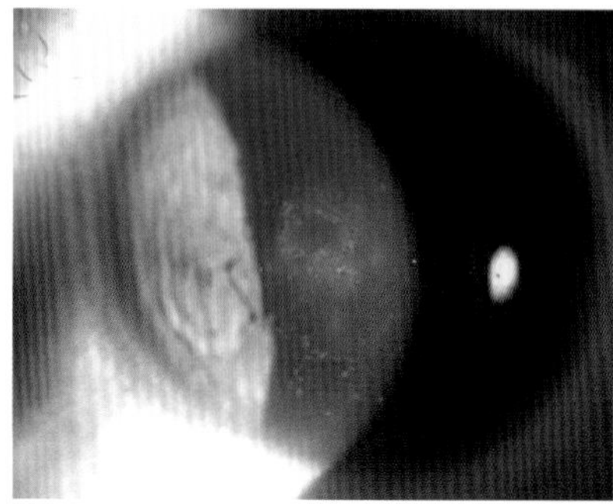
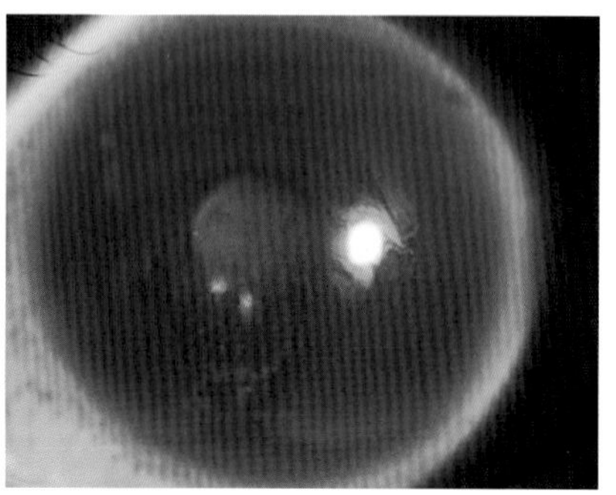

图12-0-30 患者左眼裂隙灯照相：角膜大片状上皮缺损混浊，FL（+）

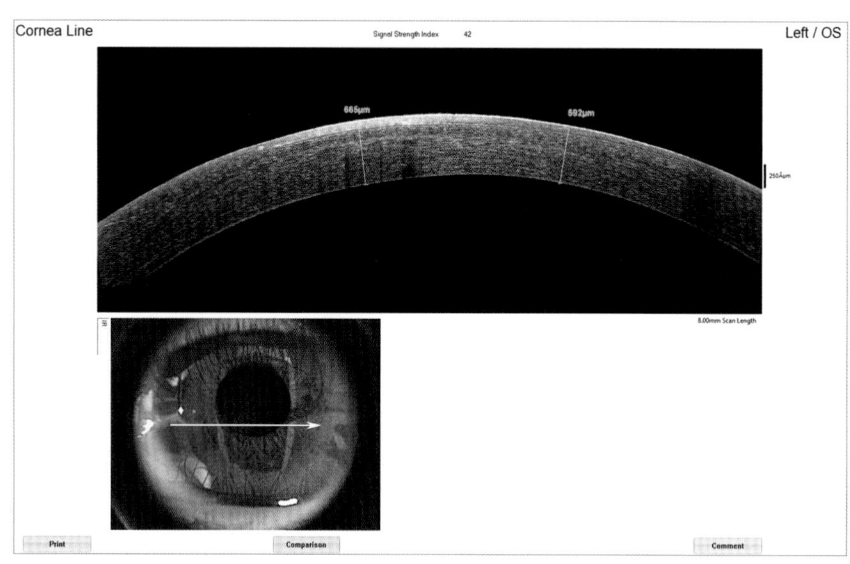

图12-0-31 左眼高清前节OCT图：可见病灶以上皮层水肿混浊为主，隐约可见行LASIK术后角膜瓣的分界线

尽管右眼视力1.0，眼压10.4mmHg，角膜透明（图12-0-32），可仔细检查仍可见睑板腺开口堵塞，即双眼上下眼睑睑板腺开口均有堵塞（图12-0-33），行睑板腺照相可见双眼睑板腺轻度萎缩（图12-0-34）。即双眼基础存在干眼症、睑板腺功能障碍，亦是该患者角膜上皮反复脱落的诱因之一。

完善相关检查后，为了减少复发概率，予表麻下行左眼低温等离子消融术，术中显微镊轻轻撕掉病灶区角膜上皮时，既往行LASIK手术时的角膜瓣内，几乎全角膜上皮剥脱，整个上皮面与下方基底膜几乎无粘性，主要病灶区域行等离子消融后，配戴绷带镜，术后抗炎促进修复治疗。术后2周复查，角膜上皮大部分修复，荧光素染色仍可见点状角膜上皮缺损（图12-0-35），予以行睑缘清洁联合睑板腺治疗后，患者未再复诊，电话随访未再复发，除偶有干涩外无明显不适。

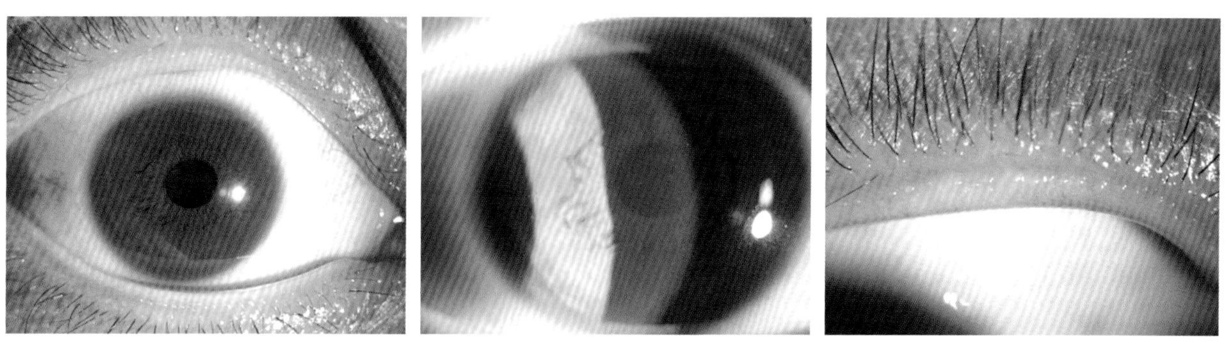

图 12-0-32　患者右眼裂隙灯照相：可见角膜透明

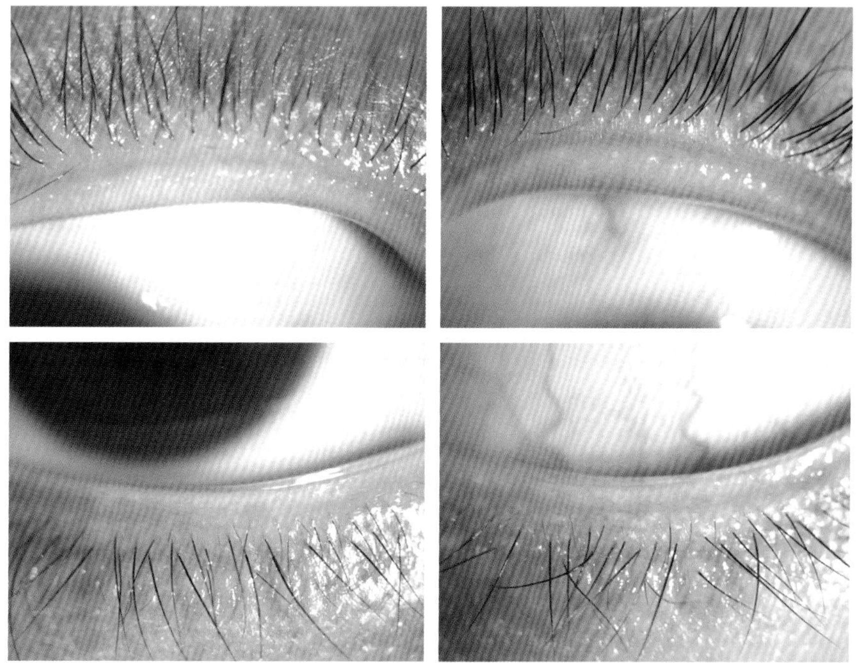

图 12-0-33　双眼上下睑缘裂隙灯照相，可见睑板腺开口部分堵塞

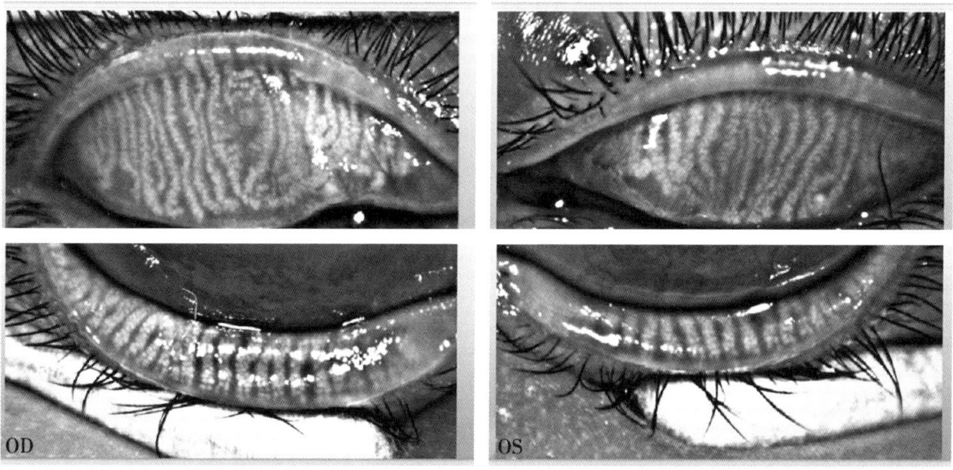

图 12-0-34　睑板腺红外照相：双眼上下　双眼睑板腺轻度萎缩

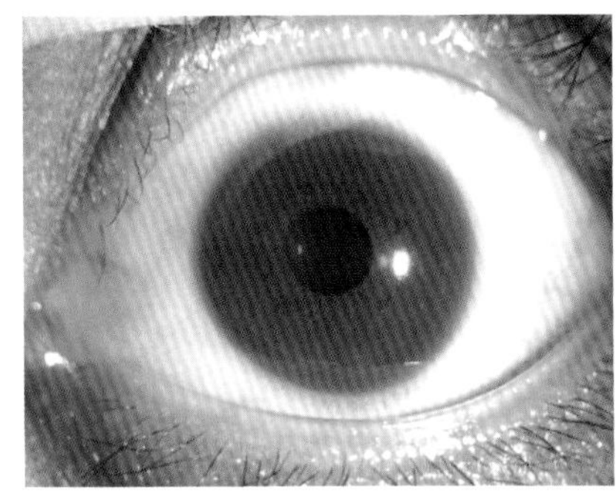
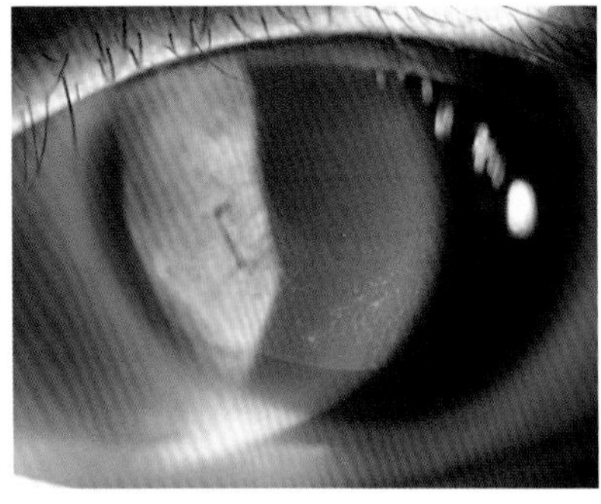
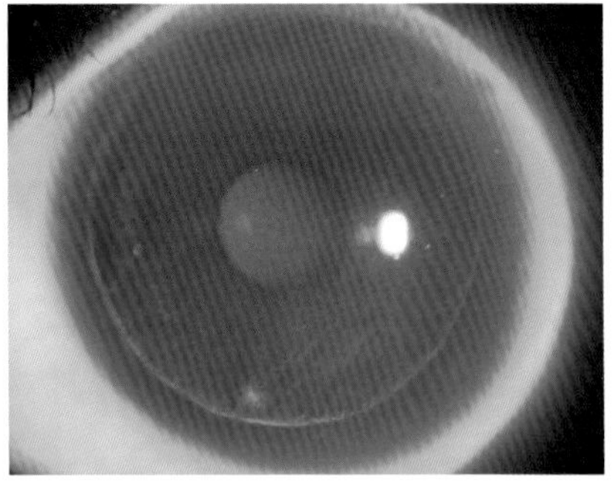

图 12-0-35 左眼治疗 2 周后裂隙灯照相：可见角膜透明，角膜荧光素染色可见弥漫点状角膜上皮缺损，FL（+）

病例 5、6、7 三例患者均为激光或者 ICL 术后早期视力恢复良好，后期不定时间出现的不同程度角膜上皮病变的病例，不难发现，这类患者本身就存在一定程度的干眼、睑板腺功能障碍，治疗必须要联合干眼相关治疗，才能在治疗好本次发病的基础上，减少再次复发的可能性。

【病例 8】

患者，男，35 岁，以“左眼激光术后 45 天，红痛、视力下降 30 天”为主诉就诊。45 天前患者以“双眼视物不清 18 年”为主诉在当地医院就诊，诊断为“双眼屈光不正”，完善术前检查后于次日行双眼全飞秒激光手术（SMILE），术后双眼视力 1.2。患者既往有 15 年的隐形眼镜配戴史，术前停戴 2 周，平时有眼部干涩症状，点人工泪液缓解症状。乙肝病史 20 余年，长期口服抗病毒药物。

详细询问患者及主刀医生关于患者病史：术前右眼裸眼视力 0.08，矫正 −2.50DS：−0.75DC × 20° → 1.0，角膜透明，其余眼部检查未见异常体征。左眼裸眼视力 0.08，矫正 −2.25DS：−0.50DC × 180° → 1.0，瞳孔下方角膜见约 2mm 长条形白色斑翳，其余眼部未见异常体征。主刀医师后续告知术前前节 OCT 扫描斑翳深度约 269μm，考虑该深度可通过激光扫描切除，因此考虑行全飞秒激光手术。完善术前检查后予以手术治疗，术后给予加替沙星滴眼液（每日 4 次）、氟米龙滴眼液（每日 4 次）、人工泪液（每日 4 次），手术当天及术后 1 周视力均为 1.0+，患者除眼部干涩症状较术前稍有加重外，无其他不适。

术后约半个月，患者自觉左眼视力下降（视力 0.4），主刀医师反复询问是否有异物入眼史，患者均予否认。查体见角膜中央约 1mm 类圆形白色病灶、轻度水肿，给予加替沙星滴眼液（每 2h 1 次），加替沙星凝胶（每晚 1 次），百力特滴眼液 4~6 次 /d。外院多个医生会诊，均考虑激光术后反应，均有激素联合治疗，治疗约 12 天，左眼视力恢复至 1.0，角膜基质水肿基本消失，但混浊仍可见。

术后 40 天，患者左眼视力再次明显下降。查体见左眼角膜病灶扩大、浸润深度至基质层、基质水肿。角膜共焦显微镜检查未见菌丝、有少量免疫细胞。患者求诊另外一家医院，接诊医师考虑金黄色葡萄球菌感染，给予左氧氟沙星滴眼液（每 10min 1 次），0.1% 氟米龙滴眼液（每 3h 1 次），加替沙星凝胶（每晚 1 次）。治疗 3 天后患者觉症状仍加重便到我院门诊就诊。查体见左眼角膜病灶较前加重，角膜中央见 3mm 类圆形白色病灶、呈苔被样改变，病灶致密，上皮缺损（图 12-0-36）。前节 OCT 可见病灶累及约 1/3 角膜深度（图 12-0-37）。角膜

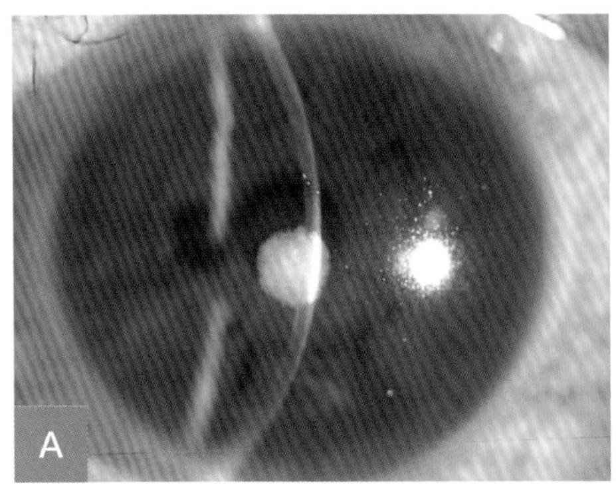

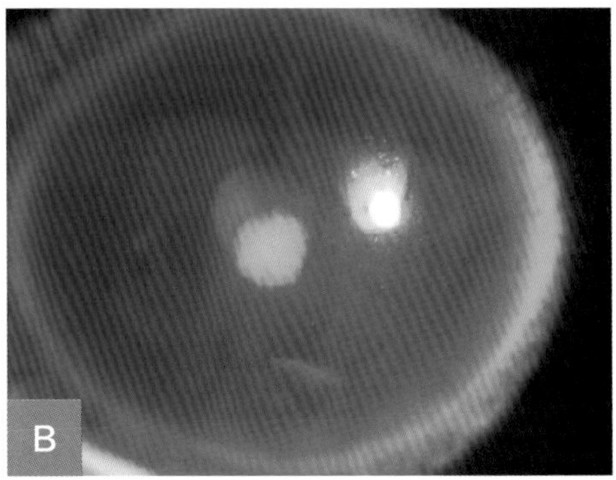

图 12-0-36 左眼首次就诊外院裂隙灯照相

A. 角膜中央见 3mm 类圆形白色苔背样致密灶；B. 角膜病灶上皮缺损。

共焦显微镜检查见纤细不典型菌丝样结构（图 12-0-38），结合角膜病灶形态改变，接诊医师高度怀疑真菌感染，予停用氟米龙滴眼液，加用左氧氟沙星滴眼液（每 2h 1 次）、伏立康唑滴眼液（每 2h 1 次），建议口服伊曲康唑胶囊，患者此时告知有肝肾功能异常病史，与长期服用抗病毒药物有关。

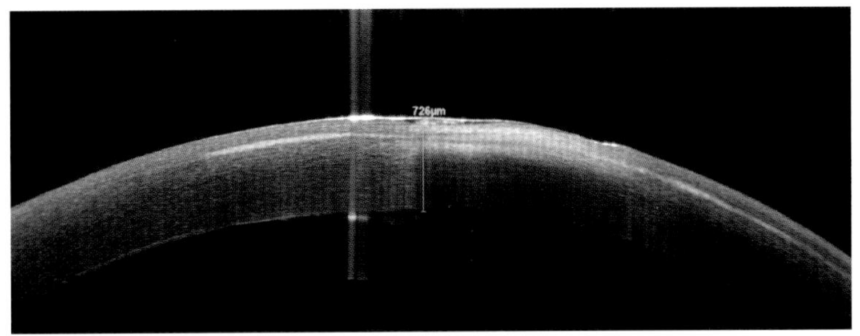

图 12-0-37　前节 OCT：可见病灶累及约 1/3 角膜深度、基质明显水肿

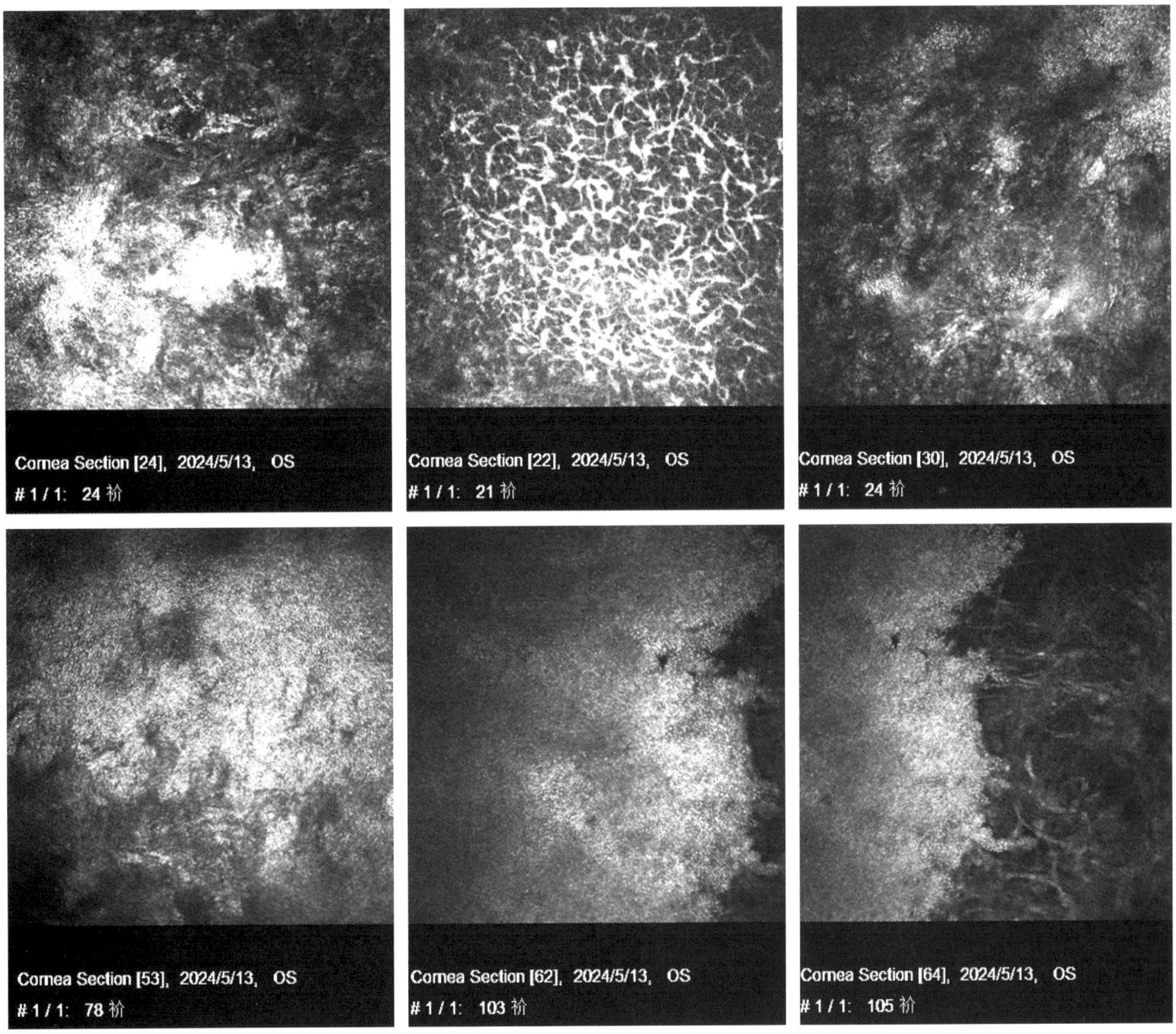

图 12-0-38　角膜共焦显微镜见活化 Langerhans 细胞，病灶中夹杂纤细菌丝样结构

1 周后左眼症状未见明显改善再次复诊，查体左眼视力手动/40cm，角膜病灶范围变大，前房出现积脓约 1mm，角膜中央见直径约 5mm × 6mm 类圆形灰白色浸润灶，病灶表面上皮缺损（图 12-0-39），角膜刮片荧光法查见真菌孢子，明确诊断为“左眼真菌性角膜炎”，予收住院治疗。局部予全身伏立康唑 200mg/次，静滴，每日

1 次；局部那他霉素滴眼液、两性霉素 B 眼液、伏立康唑滴眼液点眼（频次均为每 2h 1 次）。此时全身辅助检查回报：糖化血红蛋白 10.6mmol/L，尿葡萄糖 2+，随机血糖 11.5mmol/L。

治疗 3 天后，患者眼部疼痛减轻，左眼视力指数/20cm，角膜病灶范围缩小、病灶周边基质水肿减轻，上皮缺损部分修复（图 12-0-40）。

治疗第 10 天，左眼角膜感染得到控制，查体见左眼视力 0.15，小孔镜 0.25，角膜病灶局限、病灶边缘瘢痕化、基质水肿减轻，上皮缺损基本修复左眼视力 0.15，小孔镜 0.25，角膜病灶局限、病灶边缘瘢痕化、基质水肿减轻，上皮缺损基本修复（图 12-0-41）。前节 OCT（图 12-0-42）见角膜基质水肿明显减轻。予带药出院。

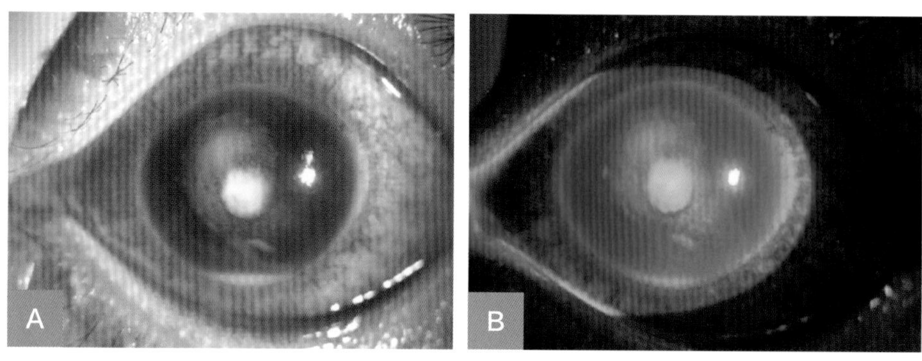

图 12-0-39 治疗 1 周后（停用激素）左眼裂隙灯照相

A. 角膜中央见 5mm × 6mm 白色病灶，病灶中央致密，前房积 1mm；B. 角膜病灶上皮缺损。

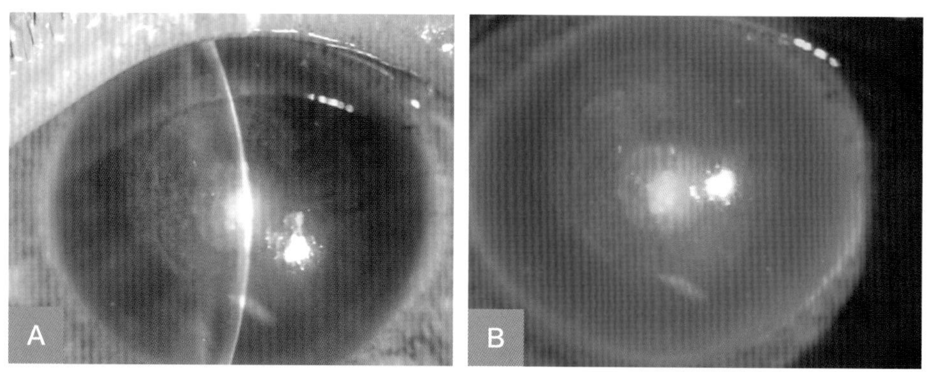

图 12-0-40 住院治疗 3 天后裂隙灯照相

A. 左眼角膜病灶范围缩小、病灶周边基质水肿减轻；B. 上皮缺损部分修复。

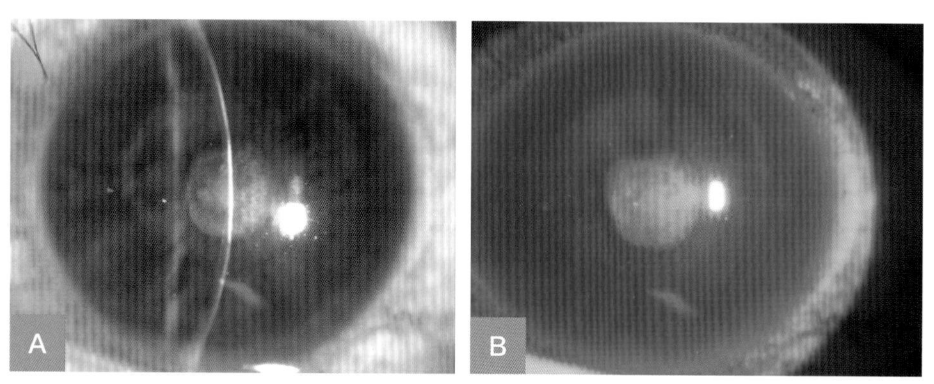

图 12-0-41 住院治疗 10 天后裂隙灯照相

A. 左眼角膜病灶局限、病灶边缘瘢痕化；B. 病灶上皮缺损基本修复。

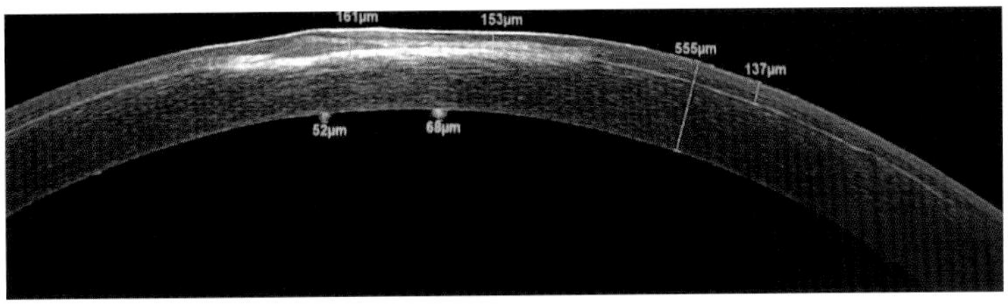

图 12-0-42　前节 OCT
可见角膜病灶瘢痕化、上皮基本愈合、基质水肿明显减轻。

该病例提醒我们对于屈光手术患者，术前完善的眼部及全身检查是不容忽视的，尤其糖尿病年轻化问题也日益加重，糖尿病对眼表的影响亦不容忽视。血糖控制欠佳影响伤口愈合，增加感染概率，所以血糖检测虽未被列为屈光术前的常规检查，笔者仍建议在就诊时及送手术前常规行末梢血随机血糖检测，尤其关注糖尿病患者的围手术处理。

（李　程　罗顺荣　史小玲　揭黎明　吴护平）

参考文献

[1] 张芷萌，夏丽坤．角膜屈光术后干眼症发病情况和病因的研究进展．国际眼科杂志，2016，16(3)：472-475.

[2] 唐平，王康宏，陈梨萍．近视患者飞秒制瓣准分子激光术后视力改善情况及相关影响因素分析．实用医学杂志，2014，30(16)：2626-2628.

[3] 石磊，陈明，李讯，等．LASIK 术中术后并发症的观察分析．中国实用眼科杂志，2006，24(6)：609-612.

[4] 吕菊玲，吴菊芬，王兰，等．防风润燥方联合 0.3% 玻璃酸钠滴眼液治疗 LASIK 术后干眼的疗效分析．时珍国医国药，2015，26(10)：2439-2440.

[5] 陆岩，夏丽坤，柴广睿．维生素 A 棕榈酸酯眼用凝胶对 LASIK 术后眼表修复的影响．国际眼科杂志，2013，13(4)：713-715.

[6] 唐静，邓应平．老视矫正的研究进展．实用医院临床杂志，2014，11(06)：05.

[7] 李丽，张青蔚，李靖．有晶状体眼后房型人工晶状体植入与飞秒激光小切口角膜基质透镜切除术矫正高度近视效果和并发症比较．现代仪器与医疗，2018，24(5)：03.

[8] MESSMER E M. The pathophysiology，diagnosis，and treatment of dry eye disease.Dtsch Arztebl Int，2015，112(5)：71-82.

[9] LEE A J，LEE J，SAW S M，et al.Prevalence and risk factors associated with dry eye symptoms：A population based study in Indonesia.Br J Ophthalmol，2002，86(12)：1347-1351.

[10] LEE J H，LEE W，YOON J H，et al.Relationship between symptoms of dry eye syndrome and occupational characteristics：the Korean National Health and Nutrition Examination Survey 2010—2012. BMC Ophthalmol，2015，15：147.

[11] UCHINO M，NISHWAKI Y，MICHIKAWA T，et al. Prevalence and risk factors of dry eye disease in Japan：Koumi study. Ophthalmology，2011，118(12)：2361-2367.

[12] SCHAUMBERG D A，DANA R，BURING J E，et al. Prevalence of dry eye disease among US men：Estimates from the Physicians' Health Studies. Arch. Ophthalmology，2009，127(6)：763-768.

[13] 中华医学会眼科学分会眼视光学组，中国医师协会眼科医师分会眼视光学组，中国医师协会眼科医师分会屈光手术学组．中国角膜屈光手术围手术期干眼诊疗专家共识(2021 年)．中华眼科杂志，2021，57(9)：7.

第十三章　青光眼相关干眼

青光眼是临床上最常见的不可逆致盲性眼病之一。患者通常需要长期使用局部药物控制眼压，药物控制不佳时多需手术治疗。部分患者病情得到控制，但可能会产生眼部异物感、灼烧感、酸涩、眼疲劳、角膜丝状分泌物等一系列不适症状，可伴有角膜荧光染色等体征，辅助检查多可发现泪膜破裂时间、泪液分泌量等异常以及睑板腺萎缩及缺失等，均提示干眼的发生。青光眼治疗过程中伴发的干眼在临床上十分常见，严重地影响了患者的生活质量以及治疗依从性，部分患者视力进一步下降，甚至因干眼造成的痛苦而拒绝青光眼医师的治疗建议。本章将就青光眼相关治疗及手术引发干眼的病因及治疗方法做一阐述。

一、青光眼导致干眼的原因

1. 药物因素

（1）长期局部药物的影响：药物治疗仍是青光眼治疗的首选方案，长期多种局部药物作用导致泪膜表面活性物质减少，脂质层稳定性降低，结膜杯状细胞减少，脂质层分泌减少，黏蛋白分泌下降，长期损伤角膜上皮细胞微绒毛，导致泪膜稳定性减低，泪膜破裂时间（BUT）缩短。药物的长期使用可间接损伤细胞间连接；药物中阳离子表面活性剂使细胞蛋白沉淀，而阴离子表面活性剂易溶解细胞膜；药物也可直接氧化损伤细胞膜，抑制细胞有丝分裂，导致细胞功能降低。长期使用局部药物也可触发炎性反应及过敏反应，泪液渗透压上升，激活上皮炎症信号通路，促使淋巴细胞向浆细胞转化和聚集，分泌 IL-6、IL-8、IL-10 等炎性因子，触发细胞炎性状态。以上多种作用机制，使角膜上皮通透性增加，破坏角膜上皮屏障功能，促进角膜上皮细胞凋亡、脱落，多种作用机制共同导致角膜上皮细胞功能障碍。

（2）防腐剂的影响：降眼压滴眼液制剂大多含有防腐剂。大多数防腐剂的主要成分为苯扎氯铵（或噻吗洛尔、布林佐胺、酒石酸溴莫尼定等），少数含有其他，如聚季铵盐（或曲伏前列腺素等）。多项研究表明，其可以升高泪液中炎性因子水平，诱导小梁网细胞凋亡，破坏角膜上皮细胞间紧密连接，使角膜通透性增加，还可与角膜上皮细胞膜的脂质层结合，使细胞膜对水和各种离子的通透性增加，造成角膜上皮点状剥脱和 BUT 缩短，使泪膜稳定性下降而导致干眼。若长期滴用含防腐剂的滴眼液，对眼表上皮产生持续毒性作用，从而影响泪膜的功能。

2. 手术因素

（1）术中因素的影响：手术切开球结膜并钝性分离 Tenon 囊及巩膜组织的机械损伤可导致炎性反应的发生，使局部炎性因子水平升高，导致黏蛋白分泌下降，使泪膜稳定性降低。部分联合白内障超声乳化手术的患者，因超声乳化能量对角膜内皮的机械损伤，损伤角膜内皮间连接，导致部分细胞凋亡，内皮泵功能下降，间接影响上皮细胞功能。部分病例行滤过手术中使用氟尿嘧啶（5-FU）或丝裂霉素 C 减少伤口的瘢痕化概率，但其药物毒性损伤局部上皮细胞，使泪膜稳定性下降。滤过手术的切口也可导致上半角膜的去神经支配，使角膜知觉减退，泪液分泌及瞬目次数减少，进而影响泪膜的形成和维持。

（2）术后因素的影响：术后炎性反应、组织水肿、创口愈合均可影响泪膜中水化黏蛋白层对眼表面上皮的黏附功能，从而改变泪动力学；术后滤过泡的局部隆起导致泪膜无法均匀分布于结膜和角膜表面，造成泪液动力学异常，部分患者可见角膜小凹。

3. 既往已经存在的干眼

有一部分患者的干眼在青光眼的诊断或治疗前就已经存在。青光眼诊治过程中，其干眼的类型、严重程度较以往并无明显变化。此类患者的诊治应详细参考其病史，并根据其类型选择相关治疗。治疗期间仍应关注抗青光眼药物或手术的潜在影响。

二、青光眼相关干眼的治疗

目前，干眼的治疗主要依据其严重程度，采用不同的治疗方法，这些方法同样也适用于青光眼术后发生的干眼，它们主要有：

（1）人工泪液：这是目前临床最常用的治疗方法，应用人工泪液治疗可相对改善眼表润滑和增加眼表湿度，营养眼表。

（2）抗炎药物：随着对干眼病理机制的研究，抗炎治疗逐渐开始应用，它可抑制炎症因子，减轻干眼的症状。

（3）泪小管栓塞或湿房镜：这是治疗干眼最常用的非药物疗法，其机制分别是通过减少泪液外流，维持及减少泪液蒸发。

（4）OPT 强脉冲光治疗：通过改善睑板腺功能，减轻长期局部青光眼药物治疗或抗青光眼术后引起的干眼症状。

（5）给予药物刺激泪液分泌：理论上，提高环磷腺苷（cAMP）或环鸟苷酸（cGMP）水平的药物可使泪液的分泌增加，如拟交感药物、激素替代疗法、胸腺肽等，但临床应用并不普遍。近年出现的环孢素滴眼液、地夸磷索钠滴眼液有潜在的增高泪液分泌量的作用，可酌情使用。

（6）自体血清：自体血清含有大量的表皮生长因子、转化生长因子β、维生素A、纤维连接蛋白、白蛋白、α-2巨球蛋白、血小板衍生因子、肝细胞生长因子、神经肽及胰岛素生长因子等促进细胞生长、黏附、抗凋亡相关的因子。此外，血清中还包含IgG、IgA、溶菌酶等抗菌物质。因此，自体血清是目前最为理想的人工泪液。重症干眼或因药物毒性引起的干眼患者可采用自体血清治疗。

（7）手术治疗：手术治疗只适合于常规治疗方法疗效不佳，且有可能导致视力严重受损的严重干眼患者。手术治疗方法如前面章节中所述，主要是对症治疗。减轻其眼表干燥以及帮助角膜上皮愈合，包括永久性泪小点封闭、睑缘缝合术、羊膜移植、颌下腺移植等。

实际上，若一位青光眼患者同时诊断干眼，其干眼并不一定与青光眼直接相关，有一部分患者是自身存在干眼。医师应根据具体的病史、手术史、用药史、眼部的其他详细检查，尽可能明确其干眼类型。若为药物因素为主，可考虑调整药物使用频率或使用复方抗青光眼制剂，使用具有改善结膜杯状细胞功能的滴眼液，严重者考虑自体血清或使用角膜绷带镜。若为手术相关因素，应根据具体的术中或术后因素，决定治疗方案。若为中重度睑板腺功能障碍或睑缘炎，可联合相关物理治疗。

三、病例分析

【病例1】

患者，女，54岁，家庭主妇。主诉：双眼反复干涩1年，加重伴视力下降2周。现病史：患者1年前开始由于长期用药出现双眼干涩、伴异物感，外院给予玻璃酸钠滴眼液、小牛血清去蛋白提取物滴眼液、表皮生长因子滴眼液等点眼，症状好转但时有反复。半个月前因熬夜后出现双眼红、刺痛，伴畏光流泪、视力下降，自行使用滴眼液点眼，症状无明显改善后就诊我院。全身病史无特殊。

既往史：患者2年前因诊断“双眼原发性急性闭角型青光眼（右眼急性发作期）”在当地医院先后行右眼及左眼“白内障超声乳化、人工晶状体植入、小梁切除、虹膜周切术”。手术顺利并出院。术后长期使用布林佐胺、普拉洛芬、溴芬酸钠、妥布霉素滴眼液等多种滴眼液点眼。糖尿病5年，口服降血糖药物治疗，血糖控制尚可，具体不详，否认高血压、心脏病等全身病史，否认其他手术及外伤史。余无特殊。

眼科检查：右眼（图13-0-1），视力0.3，+1.25DS→0.5，眼压14.3mmHg，睑板腺开口堵塞，结膜混合充血（++），上方滤过泡扁平弥散，角膜中央见弥漫性点状及不规则片状缺损，FL（+），基质浅层轻度水肿，前房深度正常，周边房角窄，房水清，虹膜周切口畅，瞳孔尚圆，直径5mm，对光反射迟钝，人工晶状体（IOL）位正，C/D≈0.6。

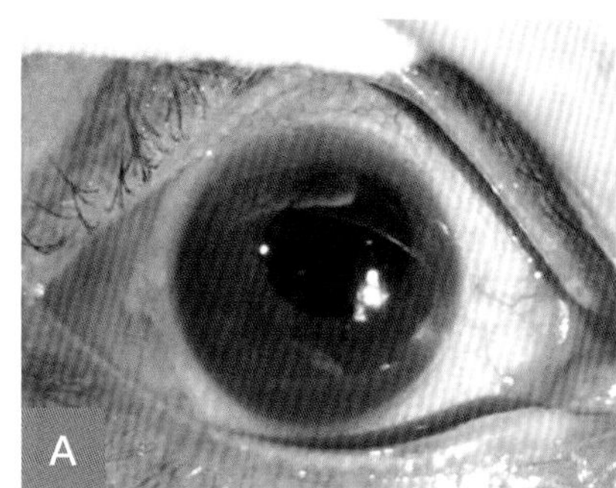

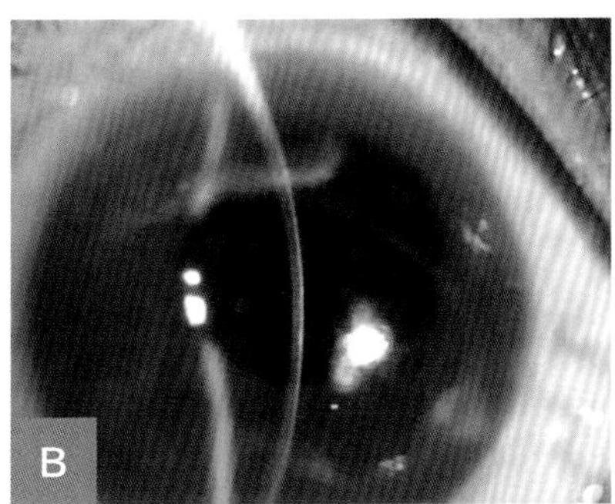

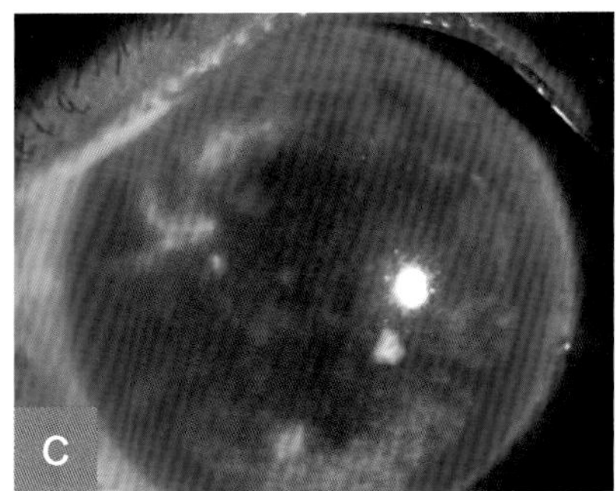

图13-0-1　右眼角膜中央见弥漫性点状及不规则片状缺损

A. 10倍裂隙灯照相，可见睑缘轻度充血，睑板腺开口堵塞，结膜混合充血（++），角膜尚透明；B. 16倍裂隙灯照相，可见角膜上皮粗糙；C. 16倍角膜荧光素染色，可见角膜上皮弥漫点状缺损，FL（+）。

左眼（图13-0-2），视力0.12，+1.00DS→0.3，眼压16.6mmHg，睑板腺开口堵塞，结膜混合充血（+++），上方滤过泡扁平弥散，角膜中央见上皮不规则缺损及点状缺损，FL（+），基质浅层轻水肿，前房中深，周边房角窄，房水清，虹膜周切口畅，瞳孔圆，直径3mm，对光反射存在，IOL位正，C/D≈0.7。

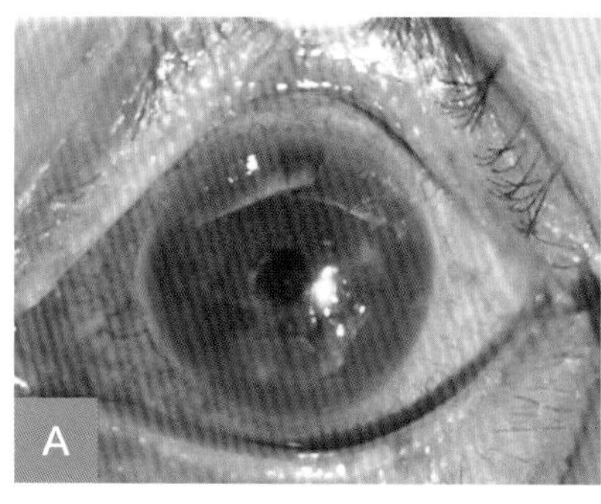
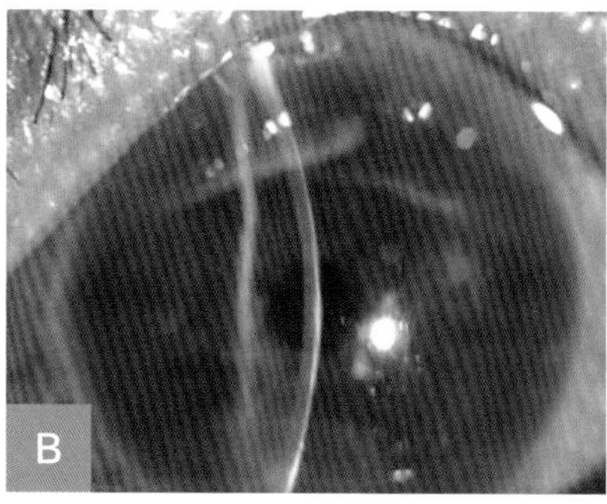
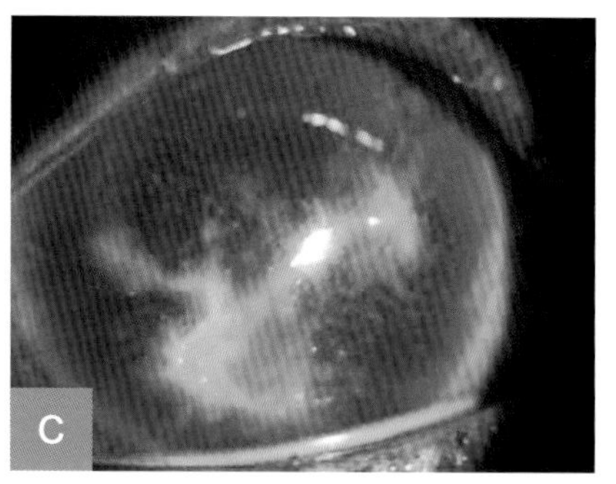

图 13-0-2 左眼角膜中央见上皮不规则缺损及点状缺损

A. 10 倍裂隙灯照相，可见睑缘明显充血，睑板腺开口堵塞，结膜混合充血（+++），角膜散在不规则混浊病灶；B. 16 倍裂隙灯照相，可见角膜中央区不规则浸润病灶，上皮缺损，累及基质浅层；C. 16 倍角膜荧光素染色，可见中央区"假树枝状"浸润病灶，累及基质浅层，周围角膜上皮弥漫点状缺损，FL（+）。

辅助检查：右眼泪液分泌试验 8mm/5min，BUT 2.1s，脂质层厚度 33ICU；左眼泪液分泌试验 4mm/5min，BUT 2.1s，脂质层厚度 35ICU。全身辅助检查：随机血糖 11.3mmol/L、尿葡萄糖+3mmol/L、糖化血红蛋白 8%。

临床诊断：双眼药物毒性角膜炎、双眼干眼、双眼睑板腺功能障碍、双眼人工晶状体眼、双眼抗青光眼术后，2 型糖尿病。

该患者接受抗青光眼术后长时间同时使用多个品种的滴眼液，存在发生药物毒性角膜炎的基础；角膜荧光素钠染色的形态存在"向心性"改变，符合药物毒性角膜炎的典型体征，因此该患者的临床诊断并不困难。同时，患者合并 2 型糖尿病，且血糖控制欠理想，其睑板腺和眼表泪液功能亦欠理想，因此，该患者较一般患者更易发生药物毒性角膜病变。其治疗原则应首先参考药物毒性角膜炎治疗的一般原则，同时控制血糖，并积极处理睑板腺异常。

治疗：根据药物毒性角膜炎的治疗原则，立即停止患者之前所有滴眼液，使用无防腐剂人工泪液（0.1% 玻璃酸钠滴眼液），每天 4 次，配合自体血清点眼，双眼每天 4 次。次日患者症状部分缓解后，给予双眼睑板腺热敷按摩；睡前使用妥布霉素地塞米松眼膏双眼加压包扎；监测眼压。请内科院内会诊进一步控制血糖。

治疗 3 天后（图 13-0-3、图 13-0-4），患者诉双眼症状明显好转，异物感减轻，视力提高。右眼视力 0.4，矫正 0.7，眼压 15mmHg。左眼视力 0.25，矫正 0.6，眼压 13.8mmHg。遂将局部用药改为：自体血清点眼，双眼每天 4 次；玻璃酸钠滴眼液，双眼每天 4 次；小牛血清去蛋白提取物眼用凝胶，双眼睡前 1 次。

患者 1 个月后再次复诊（图 13-0-5、图 13-0-6），双眼无明显不适，右眼视力 0.5，矫正 0.8，眼压 13.7mmHg。左眼视力 0.4，矫正 0.7^{+}，眼压 11.9mmHg。嘱其青光眼专科定期复诊，自行眼睑热敷每天 1 次，长期使用无防腐剂人工泪液，不适再诊。随访 1 年余，眼压稳定，虽偶干涩，但无明显异物感或刺痛不适。纵观整个发病及治疗过程，该患者的青光眼相关干眼应属典型的药物源性。

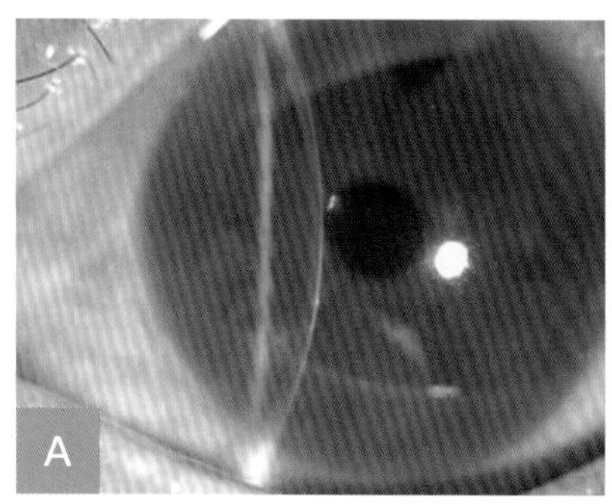
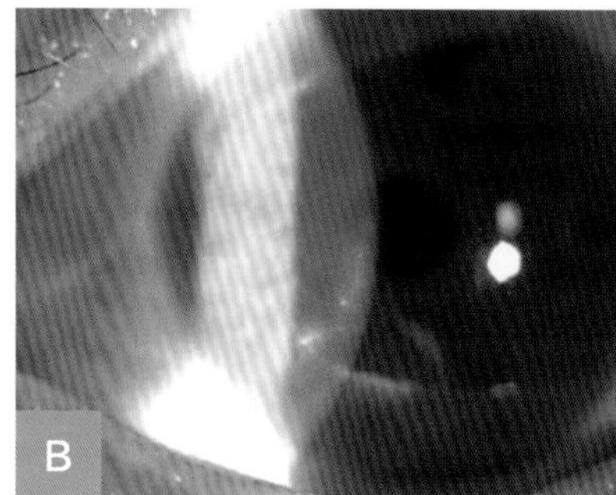
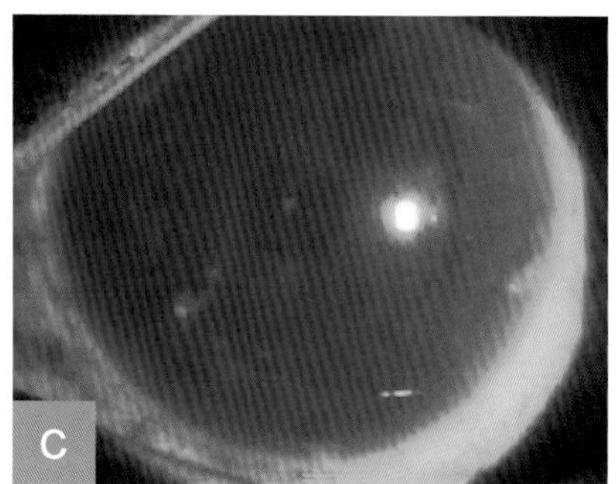

图 13-0-3 右眼治疗 3 天后裂隙灯照相

A. 16 倍裂隙灯照相细裂隙下可见角膜颞侧少许上皮混浊；B. 16 倍裂隙灯照相宽裂隙下可更清晰展示颞侧病灶；C. 16 倍角膜荧光素染色，可见角膜上皮弥漫点状缺损较前明显好转，残余颞侧少许上皮缺损混浊。

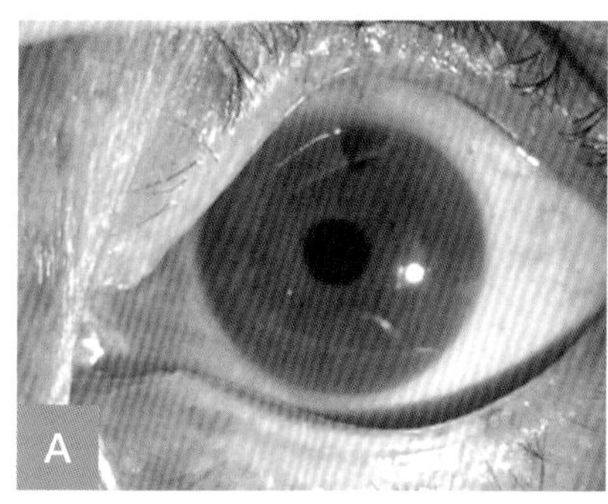

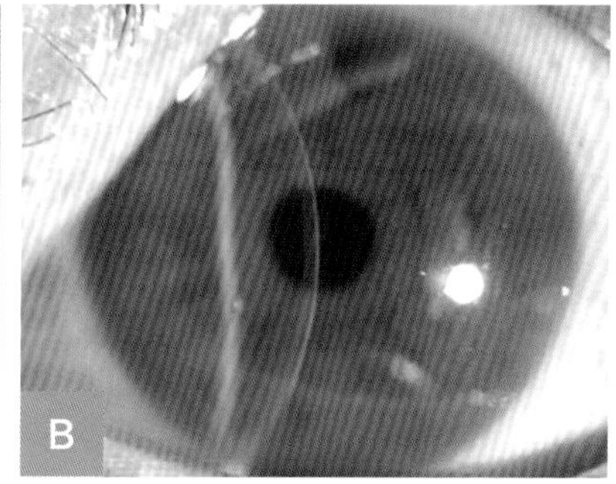

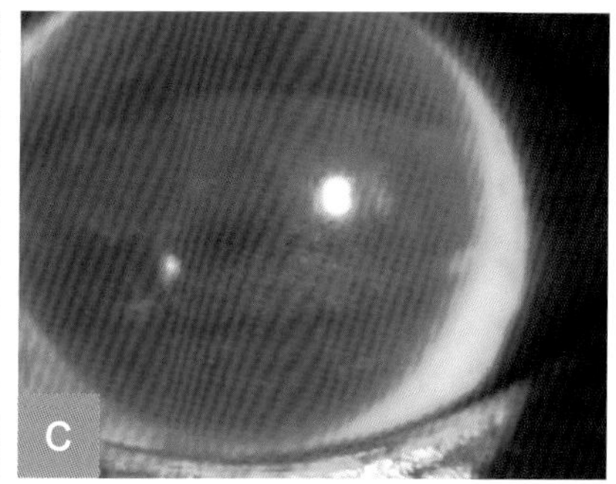

图 13-0-4　左眼治疗 3 天后裂隙灯照相

A. 10 倍裂隙灯照相，可见睑缘充血减轻，睑板腺开口堵塞，结膜混合充血（+），角膜尚透明；B. 16 倍裂隙灯照相，可见上皮粗糙，原病灶明显好转；C. 16 倍角膜荧光素染色，可见角膜上皮缺损较前明显好转，中央区“假树枝”消失，中央区大片角膜弥漫点状上皮缺损，FL（+）。

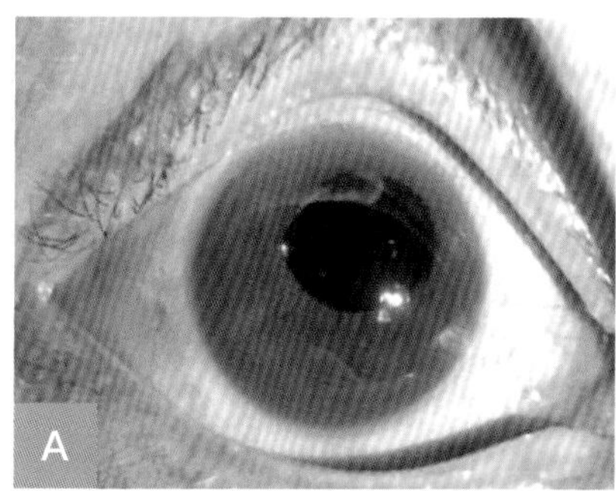

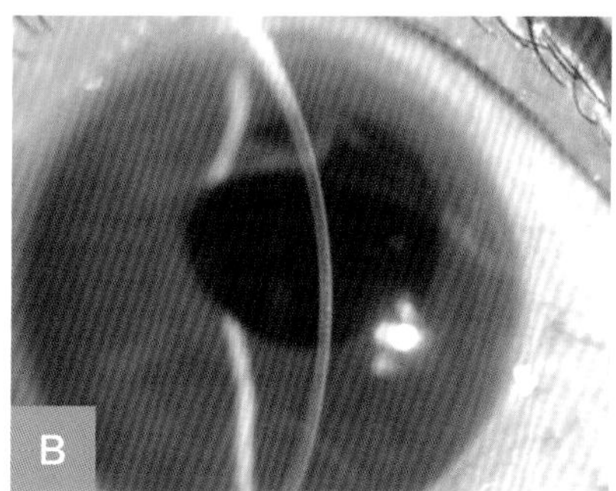

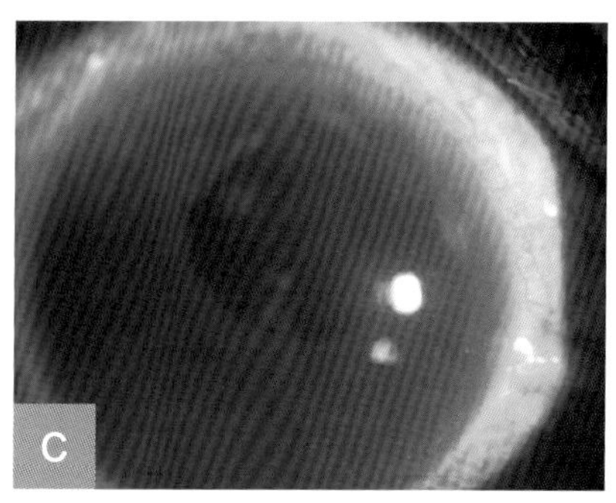

图 13-0-5　右眼治疗 1 个月后复诊时裂隙灯照相

A. 10 倍裂隙灯照相，可见睑板腺开口堵塞，结膜轻度充血，角膜尚透明；B. 16 倍裂隙灯照相，可见角膜透明，原混浊病灶消失；C. 16 倍角膜荧光素染色，可见角膜透明，FL（−）。

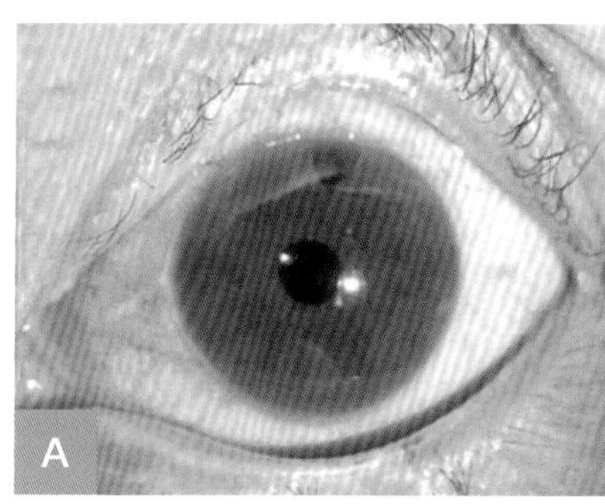

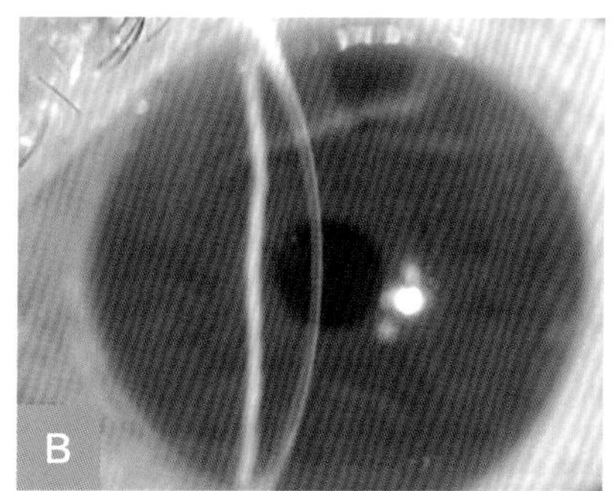

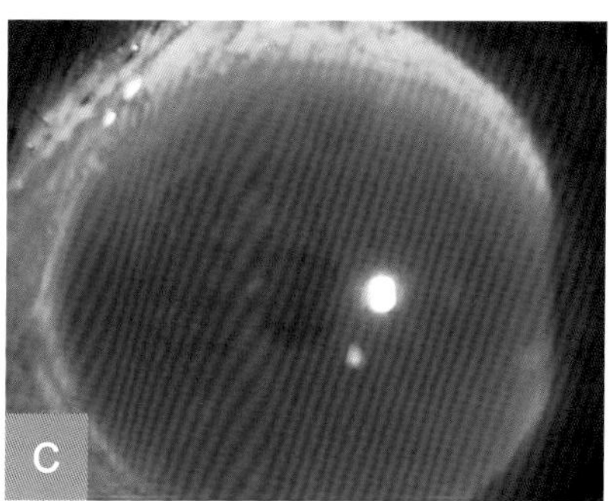

图 13-0-6　左眼治疗 1 个月后复诊时裂隙灯照相

A. 10 倍裂隙灯照相，可见睑缘充血较前明显好转，睑板腺开口堵塞，结膜轻度充血，角膜尚透明；B. 16 倍裂隙灯照相，可见角膜透明，原混浊病灶消失；C. 16 倍角膜荧光素染色，可见角膜透明，FL（−）。

【病例 2】

患者，女性，61 岁，退休干部。主诉：双眼抗青光眼术后半年，刺痛伴视力下降 3 周。现病史：半年前因“左眼原发性急性闭角型青光眼、双眼年龄相关性白内障”在我院住院行“左眼小梁切除联合虹膜根切联合脉络膜上腔切开联合羊膜植入联合白内障超声乳化联合人工晶状体植入联合前房成形术”及“右眼白内障超声乳化联合人工晶状体植入联合房角分离术”。术后眼压仍有波动，长期使用布林佐胺噻吗洛尔滴眼液、溴莫尼定滴眼液控制眼压。术后双眼常出现干涩、异物感症状，患者使用玻璃酸钠滴眼液点眼，症状能够部分缓解。3 周出现双眼红痛加重，伴畏光流泪、视力下降。再次到我院复诊。否认冠心病、高血压、糖尿病等病史。

眼科检查（图 13-0-7、图 13-0-8）：右眼视力 0.6，矫正无助，眼压 15mmHg，睑缘充血圆钝，睑板腺开口堵塞，

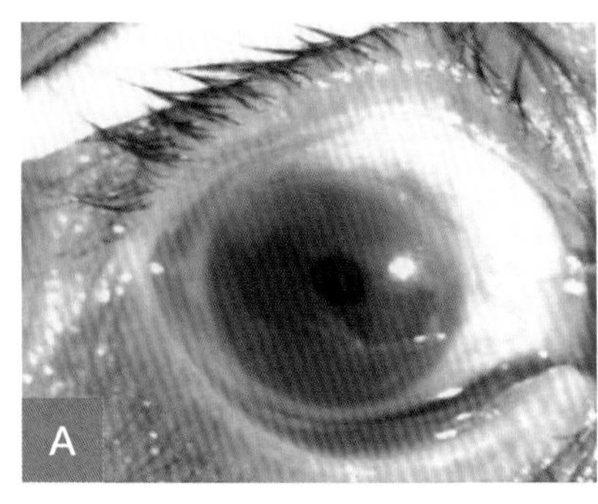
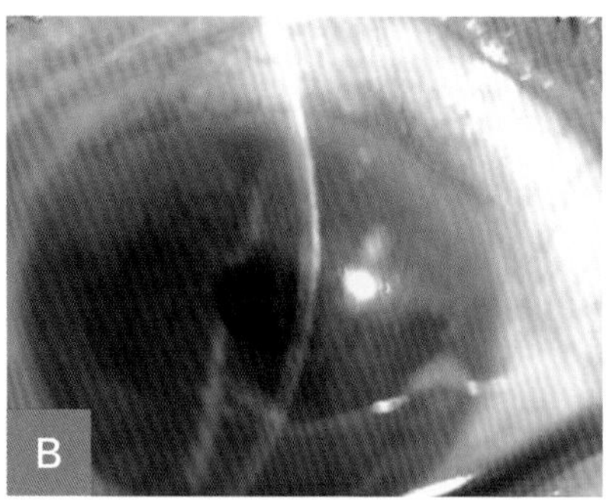
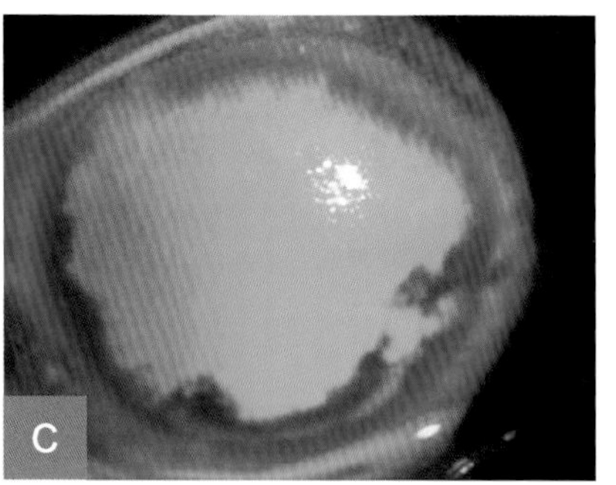

图 13-0-7 右眼裂隙灯照相

A. 10 倍裂隙灯照相，可见睑板腺开口堵塞，结膜充血，角膜隐约见尚透明；B. 16 倍裂隙灯照相，可见角膜大片上皮缺损，基质层轻度水肿，后弹力层皱褶；C. 16 倍角膜荧光素染色，可见角膜大片上皮缺损，FL（+）。

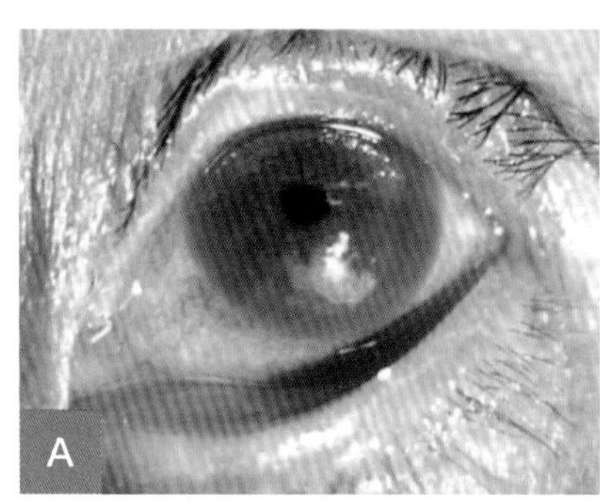
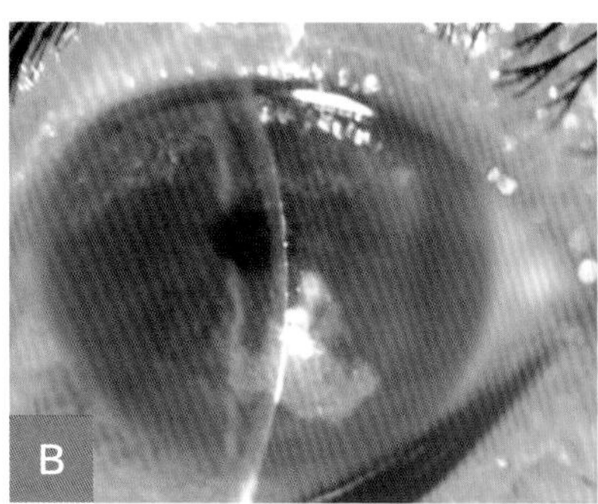
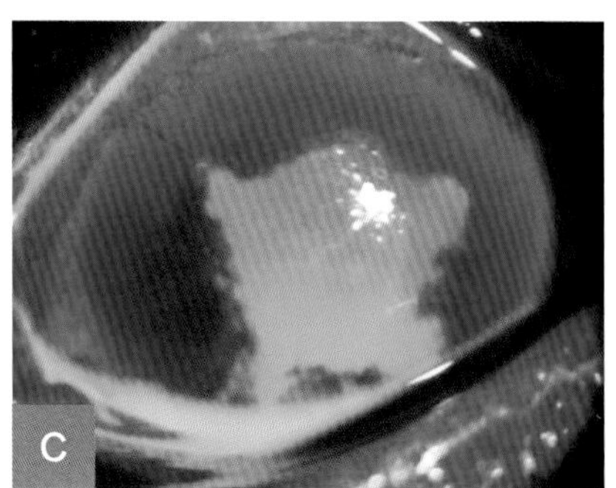

图 13-0-8 左眼裂隙灯照相

A. 10 倍裂隙灯照相，可见睑板腺开口堵塞，结膜充血，角膜下方可见不规则混浊病灶；B. 16 倍裂隙灯照相，可见角膜大片上皮缺损，基质层轻度水肿混浊；C. 16 倍角膜荧光素染色，可见角膜大片上皮缺损，FL（+）。

结膜轻度充血，角膜中央上皮大片缺损，FL（+），基质浅层水肿，KP（-），前房深度正常，房水清，瞳孔圆，直径 4mm，直间接对光反射灵敏，人工晶状体位正，眼底窥不清。

左眼视力 0.3，矫正无助，眼压 8mmHg，睑缘充血圆钝，睑板腺开口堵塞，结膜轻度充血，上方滤过泡扁平弥散，角膜中央上皮大片缺损，FL（+），基质浅层水肿，KP（-），前房深度正常，房水清，瞳孔圆，直径 3mm，直间接对光反射灵敏，人工晶状体位正，眼底窥不清。

眼科特殊检查：右眼泪液分泌试验 9mm/5min，脂质层厚度 42ICU；左眼泪液分泌试验 8mm/5min，脂质层厚度 38ICU。

初步诊断：双眼角膜上皮缺损、双眼睑板腺功能障碍、双眼人工晶状体眼、双眼抗青光眼术后。

该患者虽在抗青光眼术后长期使用降眼压制剂，但仅使用 2 种，无过度使用情况，因此药物毒性角膜炎的依据不足。患者睑板腺开口及睑缘情况并不理想，可能长期存在睑板腺功能障碍相关干眼，但患者目前刺激症状较重，拒绝睑板腺相关检查，既往曾使用玻璃酸钠滴眼液可缓解干涩症状，近期出现角膜上皮剥脱考虑发生了较严重的睑板腺功能障碍所致。

治疗：考虑患者眼压平稳，暂停抗青光眼药物使用。给予自体血清，滴双眼，每天 6 次；无防腐剂玻璃酸钠滴眼液，滴双眼，每天 3 次；左氧氟沙星滴眼液，滴双眼，每天 2 次，以预防感染；夜间使用妥布霉素地塞米松眼膏，双眼加压包扎。待上皮修复后，再进行睑板腺功能障碍的相关检查与治疗。患者住院期间角膜修复情况见图 13-0-9~图 13-0-16，角膜上皮逐渐修复。

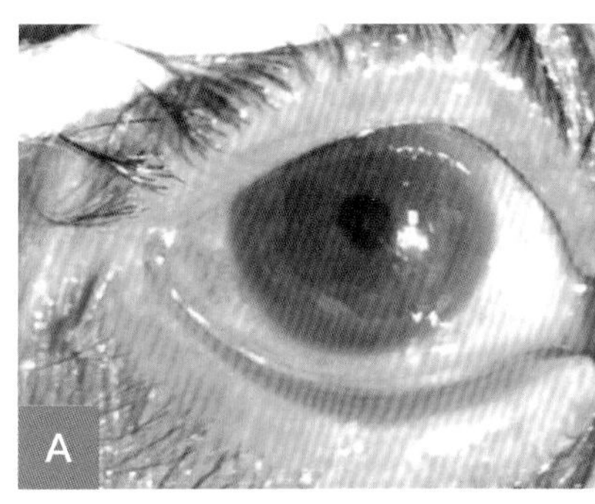

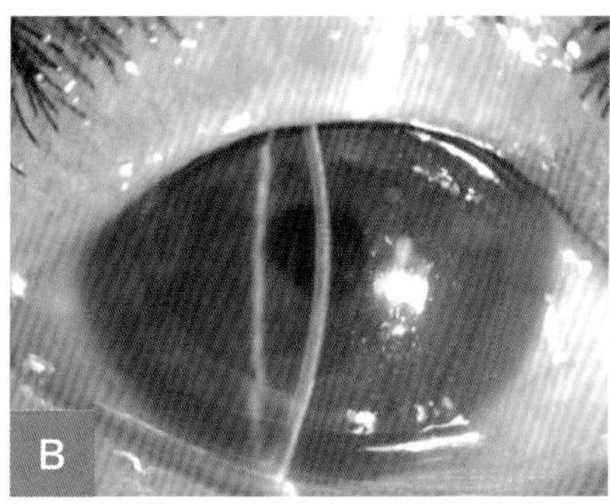

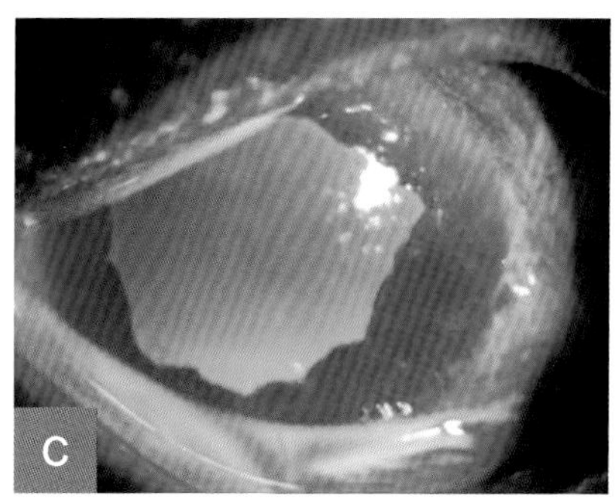

图 13-0-9　右眼治疗 2 天后裂隙灯照相

A. 10 倍裂隙灯照相，可见睑板腺开口堵塞，结膜充血，角膜隐约见尚透明；B. 16 倍裂隙灯照相，可见角膜大片上皮缺损，基质层轻度水肿，后弹力层皱褶；C. 16 倍角膜荧光素染色，可见角膜大片上皮缺损较前略缩小，FL（+）。

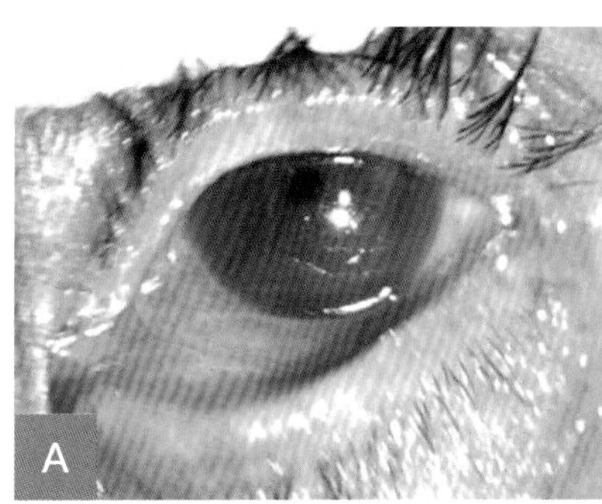

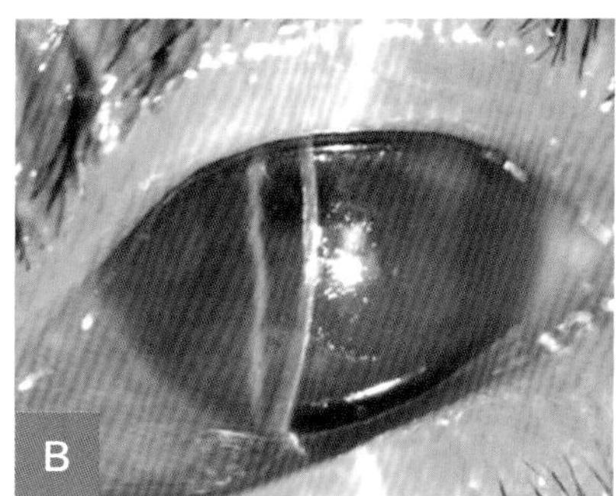

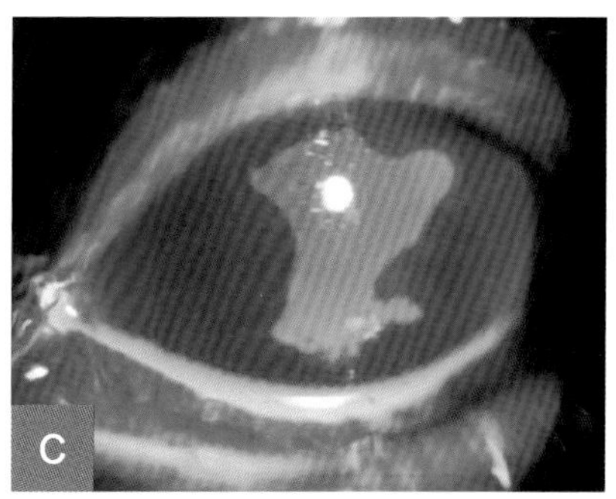

图 13-0-10　左眼治疗 2 天后裂隙灯照相

A. 10 倍裂隙灯照相，可见睑板腺开口堵塞，结膜充血，角膜下方可见不规则混浊病灶；B. 16 倍裂隙灯照相，可见角膜大片上皮缺损，基质层轻度水肿混浊；C. 16 倍角膜荧光素染色，可见角膜大片上皮缺损较前略缩小，FL（+）。

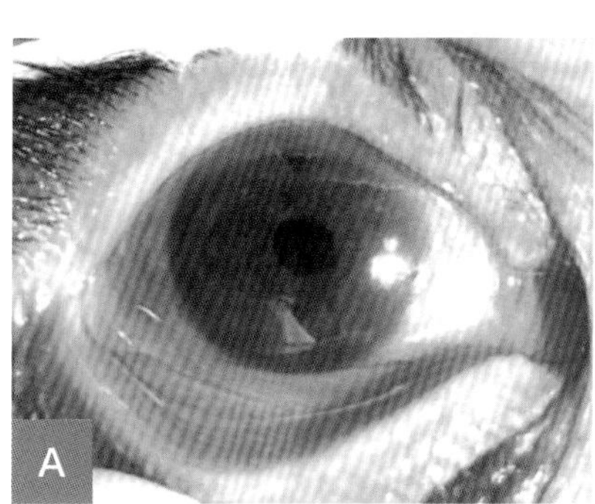

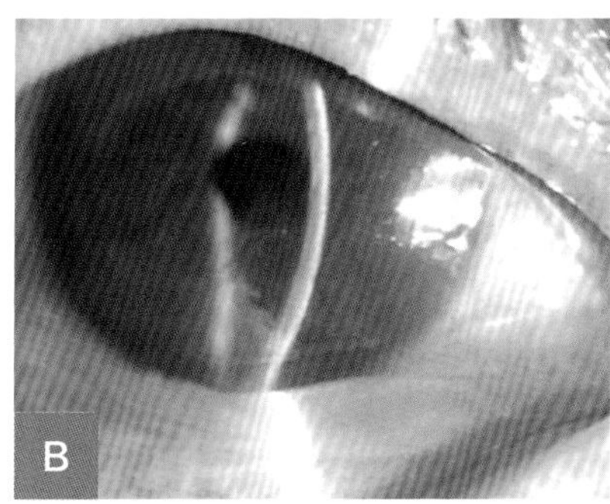

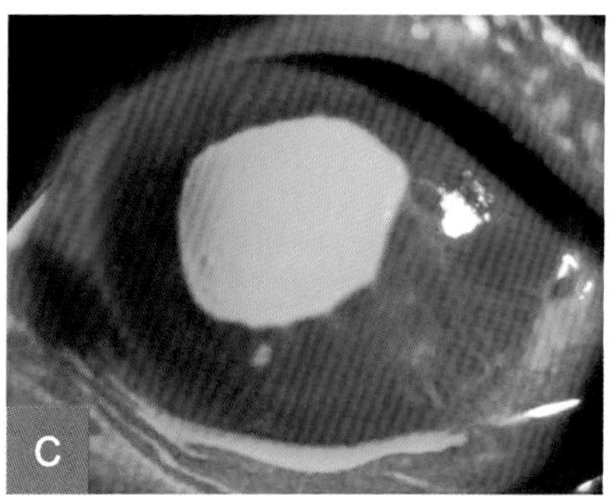

图 13-0-11　右眼治疗 3 天后裂隙灯照相

A. 10 倍裂隙灯照相，可见睑板腺开口堵塞，结膜充血，角膜隐约见尚透明；B. 16 倍裂隙灯照相，可见角膜大片上皮缺损，基质层轻度水肿，后弹力层皱褶；C. 16 倍角膜荧光素染色，可见角膜上皮缺损较前明显缩小，FL（+）。

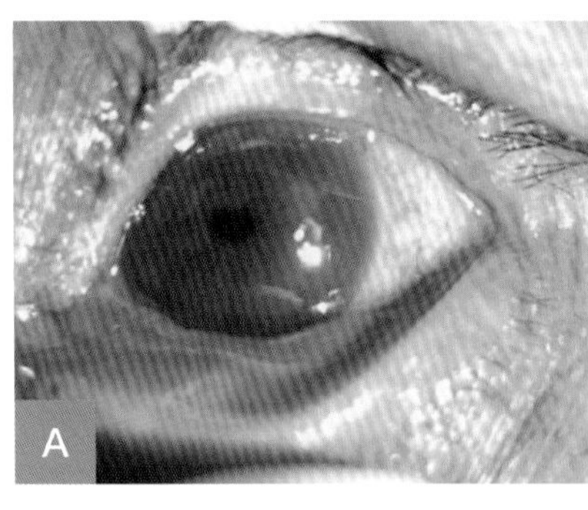

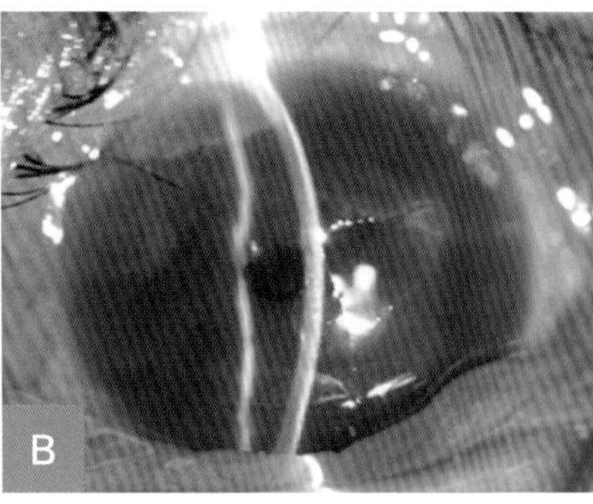

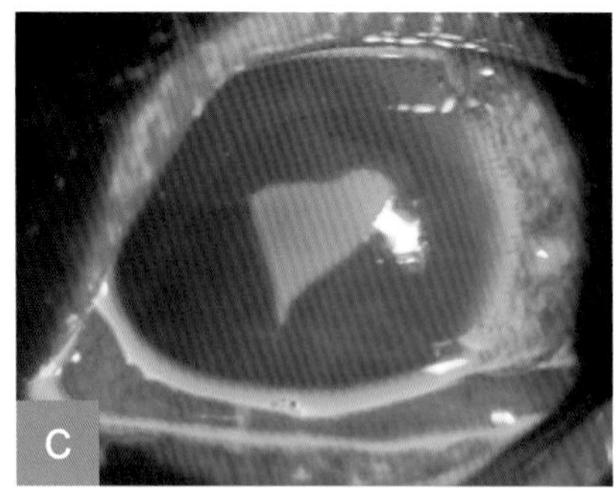

图 13-0-12 左眼治疗 3 天后裂隙灯照相

A. 10 倍裂隙灯照相，可见睑板腺开口堵塞，结膜充血，角膜下方可见不规则混浊病灶；B. 16 倍裂隙灯照相，可见角膜大片上皮缺损，基质层轻度水肿混浊；C. 16 倍角膜荧光素染色，可见角膜上皮缺损较前明显缩小，FL(+)。

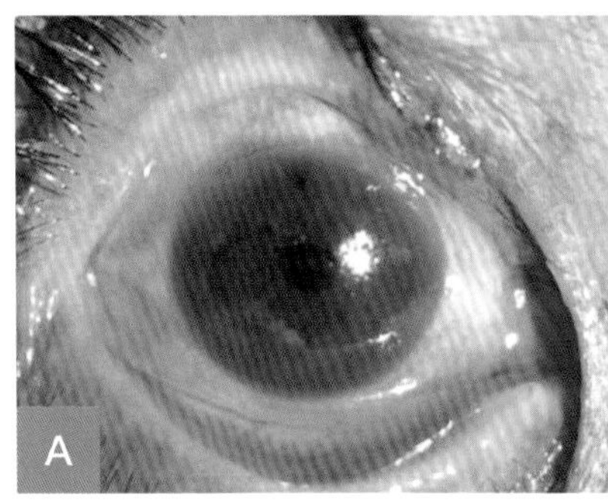

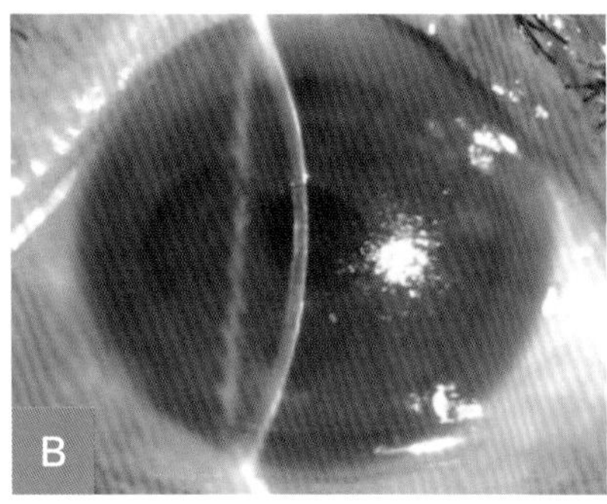

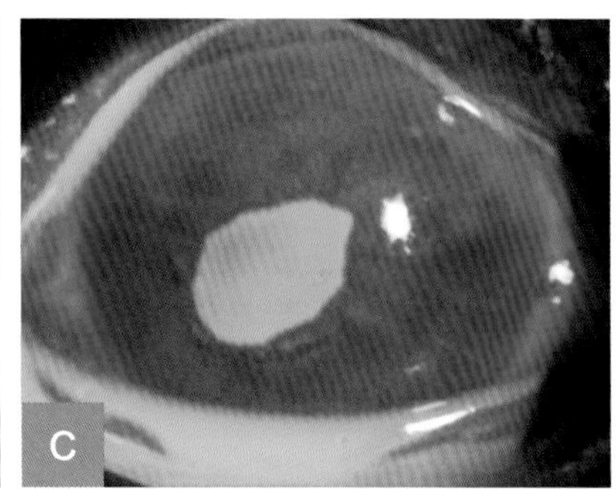

图 13-0-13 右眼治疗 4 天后裂隙灯照相

A. 10 倍裂隙灯照相，可见睑板腺开口堵塞，结膜充血，角膜隐约见尚透明；B. 16 倍裂隙灯照相，可见角膜大片上皮缺损，基质层轻度水肿，后弹力层皱褶；C. 16 倍角膜荧光素染色，可见角膜上皮缺损进一步缩小，周围角膜弥漫点状上皮缺损，FL(+)。

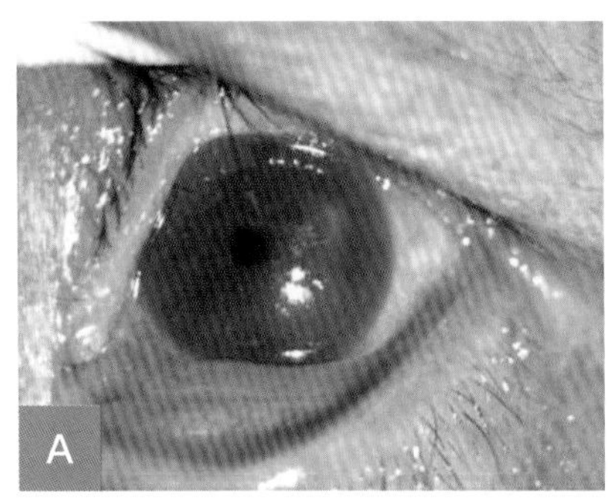

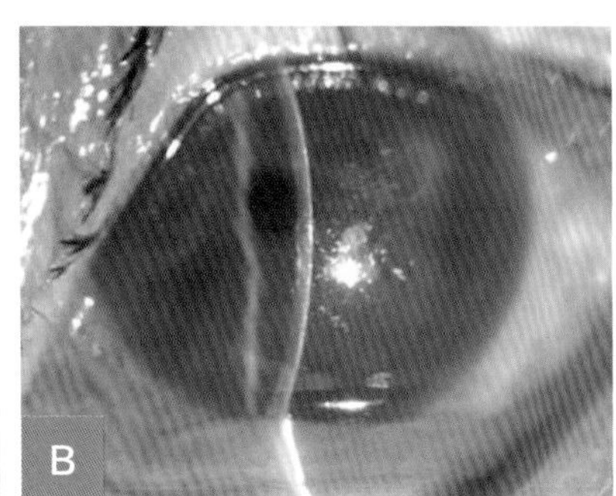

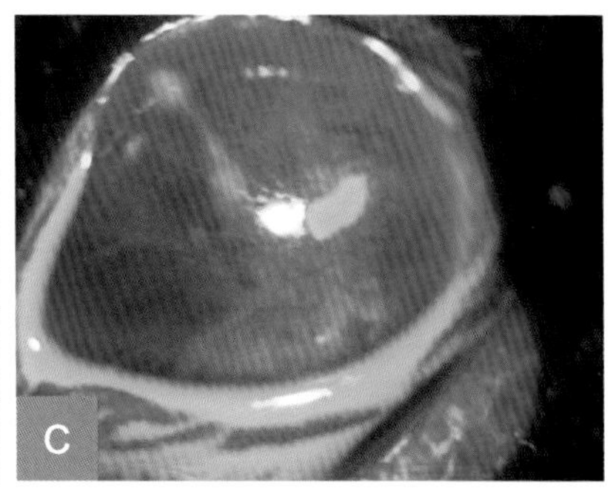

图 13-0-14 左眼治疗 4 天后裂隙灯照相

A. 10 倍裂隙灯照相，可见睑板腺开口堵塞，结膜充血，角膜下方可见不规则混浊病灶；B. 16 倍裂隙灯照相，可见角膜大片上皮粗糙，轻度水肿；C. 16 倍角膜荧光素染色，可见角膜大片上皮缺损较前明显缩小，荧光素染色见弥漫点状角膜上皮缺损。

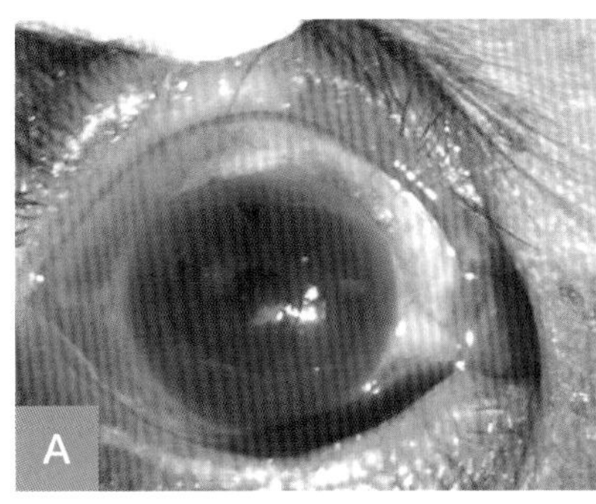

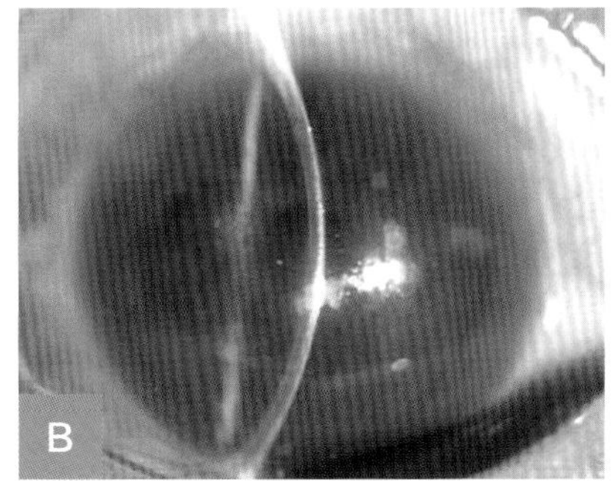

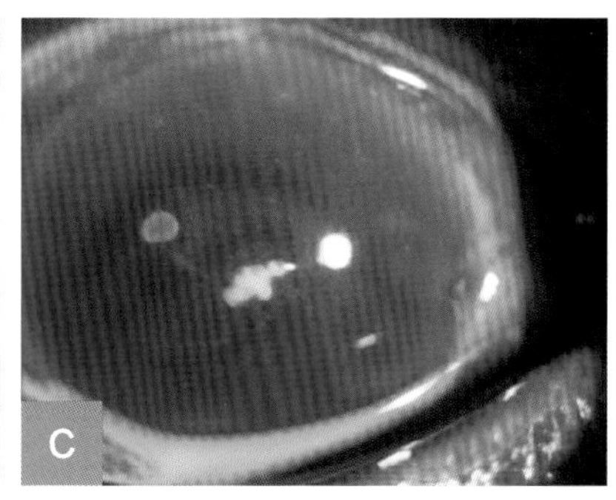

图 13-0-15　右眼治疗 1 周后裂隙灯照相

A. 10 倍裂隙灯照相，可见睑板腺开口堵塞，结膜充血，角膜隐约可见两处上皮混浊病灶；B. 16 倍裂隙灯照相，可见角膜上皮粗糙，轻度水肿，中央及颞上方可见两处上皮混浊病灶；C. 16 倍角膜荧光素染色，可见角膜上皮缺损进一步缩小，两处浸润病灶染色阳性，周围角膜弥漫点状上皮缺损，FL（+）。

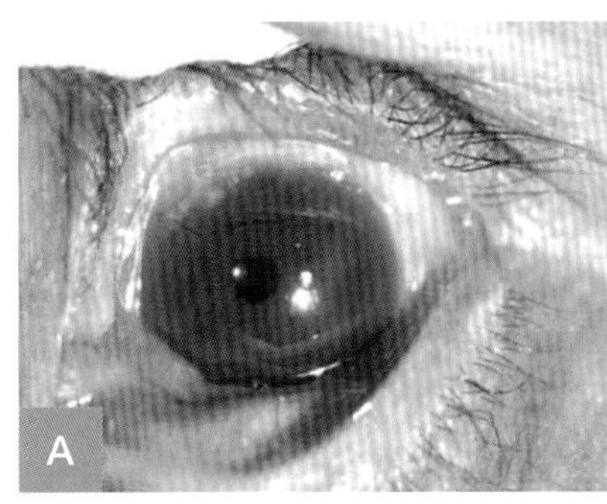

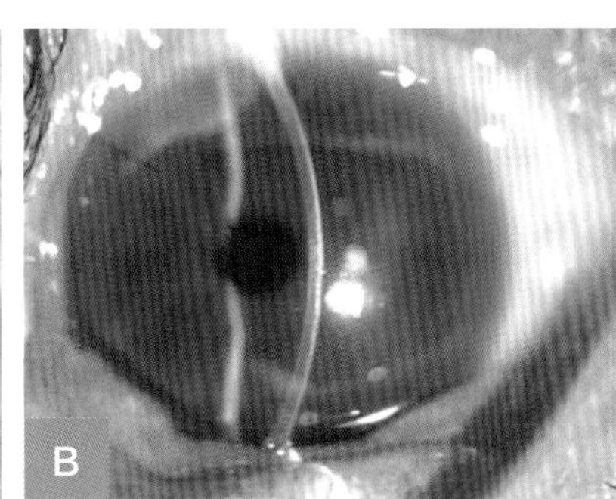

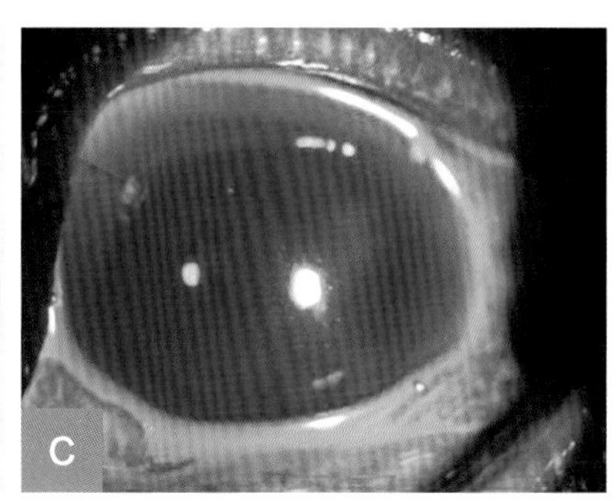

图 13-0-16　左眼治疗 1 周后裂隙灯照相

A. 10 倍裂隙灯照相，可见睑板腺开口堵塞，结膜充血，角膜透明；B. 16 倍裂隙灯照相，可见角膜基本透明；C. 16 倍角膜荧光素染色，可见角膜大片上皮缺损基本修复，弥漫点状上皮缺损较前亦明显好转。

【病例 3】

王某，男，56 岁，主因“发现左眼视物模糊伴眼压高 1 年”入院。1 年前体检发现左眼视力下降，伴眼压高，患者无眼红、眼痛等不适症状，当地医院诊断“青光眼”，予以药物治疗，具体用药不详，眼压控制情况欠佳，患者未予重视，未定期监测，未系统用药，未手术，门诊以“双眼青光眼”收入院。

既往史：自诉有心脏病，具体不详，否认高血压、糖尿病等病史，否认青光眼家族史。

入住青光眼科，入院检查（表 13-0-1），入院诊断：双眼原发性闭角型青光眼，双眼屈光不正。入院后完善相关检查，于 2020 年 3 月 12 日行左眼小梁切除、虹膜周切联合房角分离术，2022 年 3 月 16 日行右眼虹膜周切联合房角分离术，术后恢复良好。出院眼压：右眼 17.3mmHg，左眼 7.6mmHg。

表 13-0-1　入院眼科检查

项目	右眼	左眼
视力	0.6，+1.50DS/+1.25DC × 165 → 1.0	0.05，+1.25DS/+0.50DC × 10 → 0.9
眼压	16.8mmHg	32.7mmHg
角膜	透明	透明
前房	中央中等深，周边约 1/4CT	中央中等深，周边约 1/4CT
晶状体	透明	透明
视盘	略凹陷，凹陷区大于苍白区，C/D 约 0.8	色苍白，深凹陷，C/D 约 1.0
视野	旁中心暗点	管状视野

CT，角膜厚度。

出院后青光眼科门诊定期复诊，依据门诊复查记录，2020 年 3 月 25 日—2020 年 5 月 4 日期间病情稳定，眼压控制良好，角膜透明，患者存在干涩，遂予以人工泪液、非甾体滴眼液等点眼。2020 年 5 月 29 日于青光眼科就诊，诊为“左眼角膜上皮缺损”，局部抗炎促修复治疗，2020 年 6 月 12 日复诊未见好转遂予以配戴绷带镜，2020 年 6 月 26 日复诊仍未见好转转诊角膜病科，初次就诊角膜病科后左眼取下绷带镜检查见图 13-0-17，对侧眼角膜透明（图 13-0-18）。

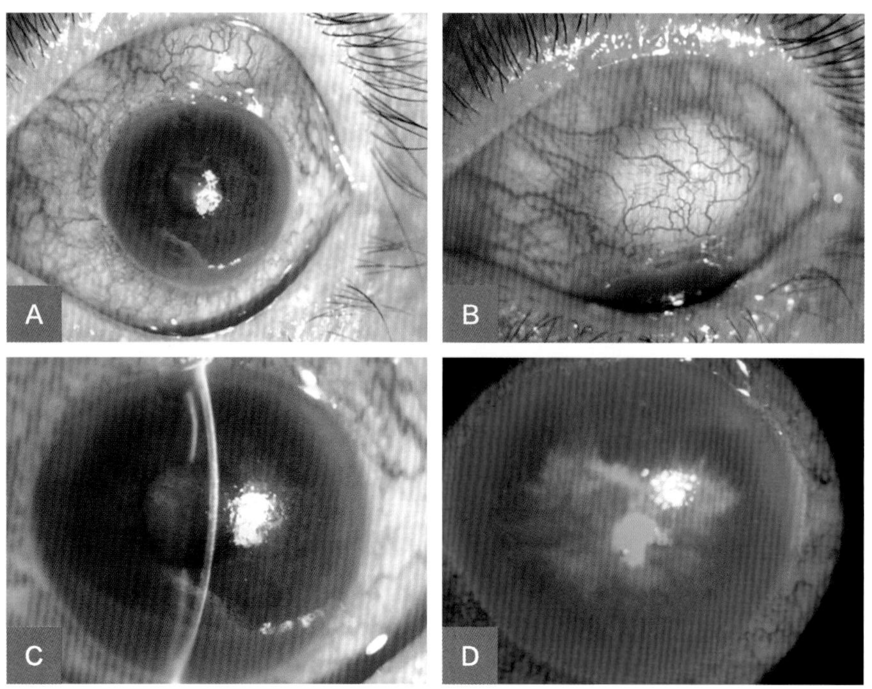

图 13-0-17 首诊角膜病科左眼裂隙灯照相

A. 10 倍裂隙灯照相，可见睑板腺开口堵塞，结膜明显充血，角膜轻度水肿；B. 10 倍裂隙灯照相，可见上方滤过泡；C. 16 倍裂隙灯照相，可见角膜上皮粗糙，轻度水肿；D. 16 倍角膜荧光素染色，可见角膜中央大片上皮缺损，FL（+）。

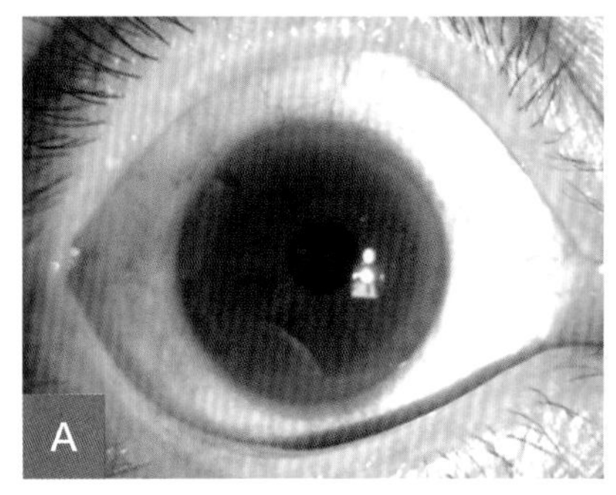

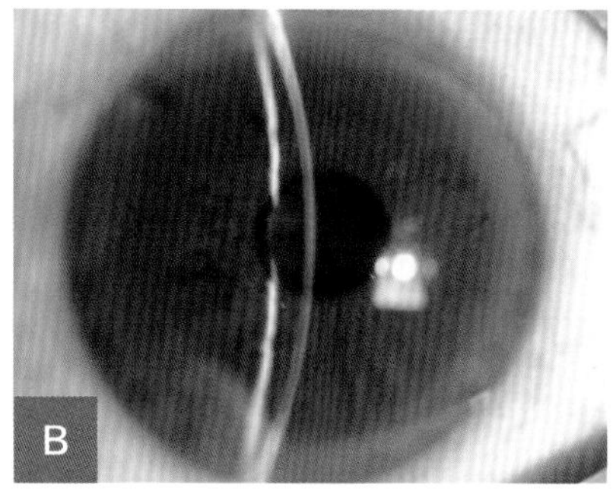

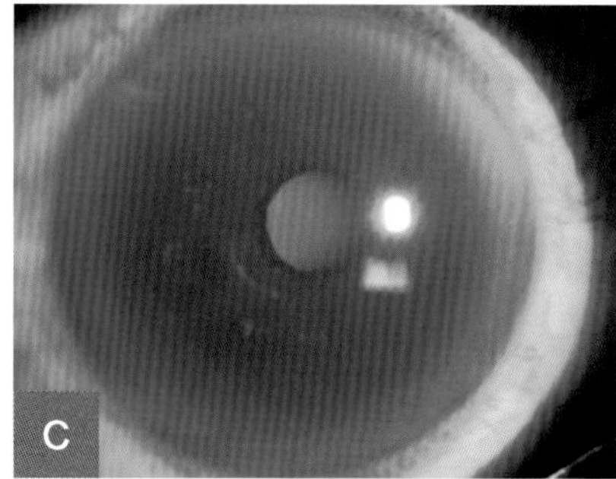

图 13-0-18 首诊角膜病科右眼裂隙灯照相

A. 10 倍裂隙灯照相，可见睑板腺开口轻度堵塞，角膜透明；B. 16 倍裂隙灯照相，可见角膜透明；C. 16 倍角膜荧光素染色，可见角膜透明，FL（-）。

考虑患者眼表炎症反应较重，患者刺激感明显，遂停止配戴绷带镜，患者长期不间断使用多种滴眼液，遂停用原来所有用药，局部使用无防腐剂人工泪液，睡前使用妥布霉素地塞米松眼膏，另外予以睑缘清洁+睑板腺疏通，改善眼表情况，治疗 1 周后复诊，患者自觉刺激症状减轻，但角膜上皮缺损未见明显好转（图 13-0-19）。

建议患者住院治疗，患者因工作原因拒绝，于是再次进行睑板腺清洁+疏通，睑板腺分泌物呈中度混浊，黏稠，可见颗粒状物质。局部调整用药：氟米龙滴眼液，每天 3 次，自体血清，每天 6 次，治疗 1 周后复诊，角膜上皮缺损却仍未见明显好转（图 13-0-20）。

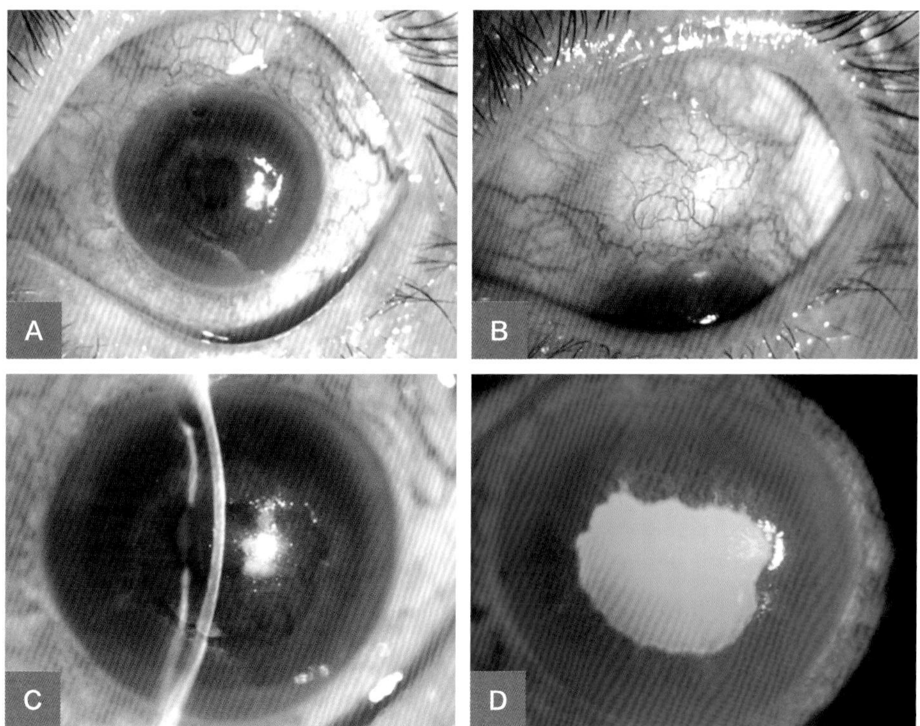

图 13-0-19　保守治疗 1 周裂隙灯照相

A. 10 倍裂隙灯照相，可见睑板腺开口堵塞，结膜充血略减轻，角膜轻度水肿；B. 10 倍裂隙灯照相，可见上方滤过泡；C. 16 倍裂隙灯照相，可见角膜中央大片上皮缺损；D. 16 倍角膜荧光素染色，可见角膜中央大片上皮缺损，FL（+）。

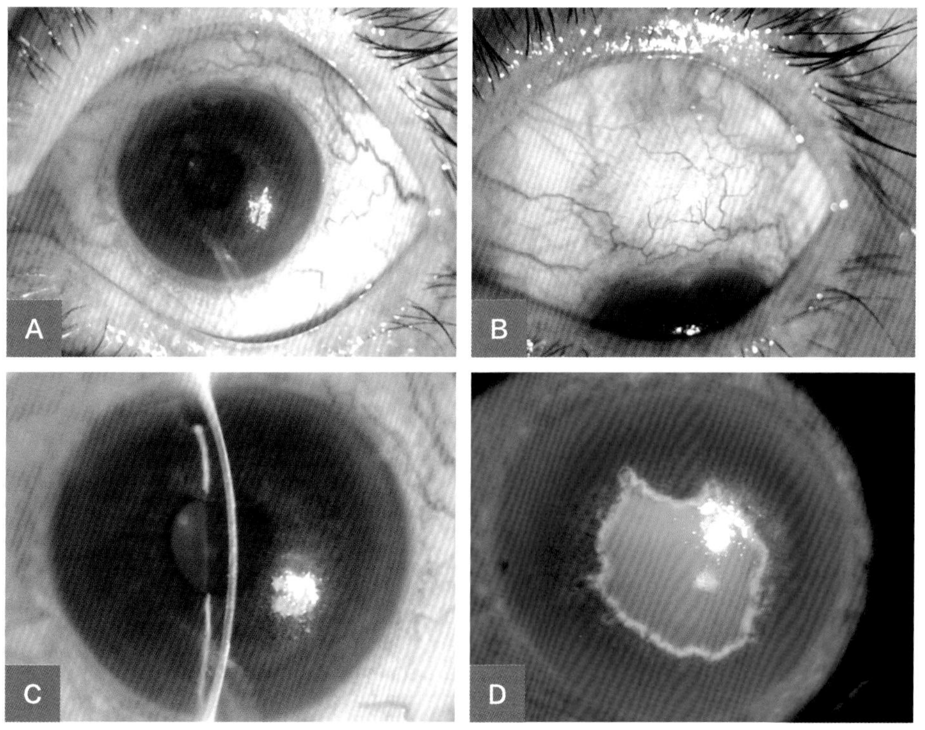

图 13-0-20　保守治疗 2 周裂隙灯照相

A. 10 倍裂隙灯照相，可见睑板腺开口堵塞，结膜充血，角膜轻度水肿；B. 10 倍裂隙灯照相，可见上方滤过泡；C. 16 倍裂隙灯照相，可见角膜中央大片上皮缺损；D. 16 倍角膜荧光素染色，可见角膜中央大片上皮缺损，FL（+），与 1 周前相比略缩小。

考虑使用自体血清治疗后效果仍不理想，遂收入院，完善相关检查：泪液分泌试验，右眼 13mm/5min，左眼 16mm/5min。泪河高度，右眼 0.12mm、左眼 0.21mm。BUT，右眼 5.6s、左眼测不出。睑板腺照相，右眼轻度萎缩，左眼中度萎缩。共聚焦显微镜，角膜上皮大片缺损，基质裸露，基质浅层少许炎症细胞颗粒，基质水肿，内皮层隐约可见内皮细胞水肿。角膜内皮细胞计数，1 165.6 个/mm^2。遂于 2020 年 7 月 12 日局麻下行左眼羊膜移植术，术后出院以及术后 2 周复诊裂隙灯照相（图 13-0-21，图 13-0-22）。

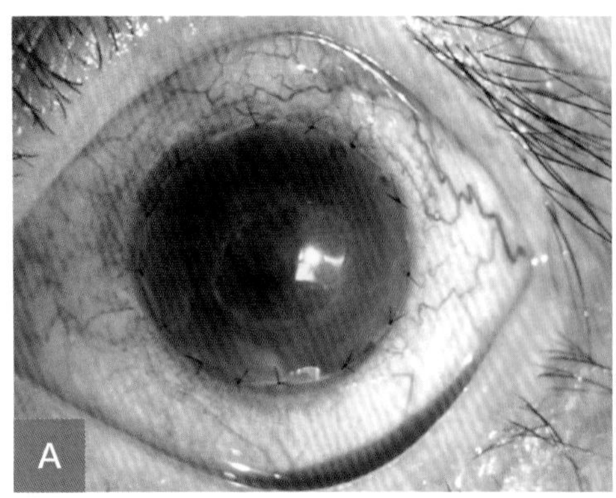

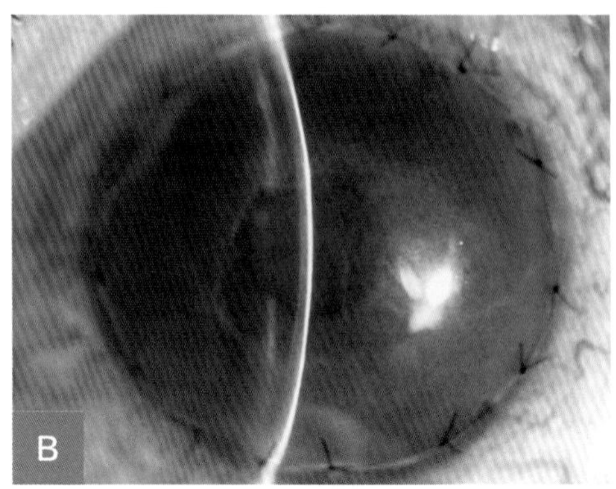

图 13-0-21 羊膜移植术后出院时裂隙灯照相

A. 10 倍裂隙灯照相，结膜充血，羊膜及缝线在位；B. 16 倍裂隙灯照相，羊膜贴附好，缝线在位。

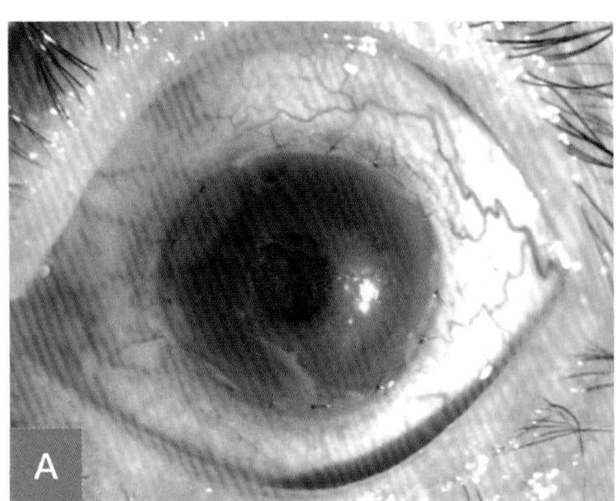

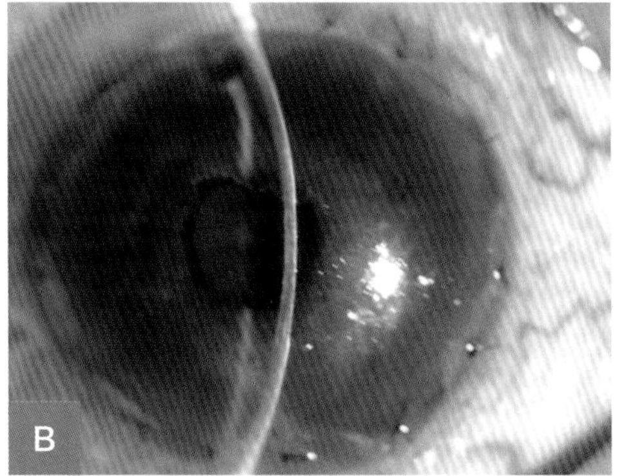

图 13-0-22 羊膜移植术后 2 周裂隙灯照相

A. 10 倍裂隙灯照相，结膜充血，羊膜及缝线在位；B. 16 倍裂隙灯照相，羊膜部分融解，缝线在位。

羊膜移植术后 1 个月复诊，羊膜已大部分融解，可角膜中央仍有大片上皮缺损未修复，遂予以门诊羊膜拆线，此时仔细检查发现睑缘充血及睑板腺开口堵塞较前加重（图 13-0-23），虽然不管是保守治疗，还是行羊膜移植，该患者治疗过程中一直都未停止睑板腺相关治疗，治疗部分记录见图 13-0-24。

纵观多次睑板腺治疗的结果，尤其最后一次（2020 年 9 月 5 日），睑板腺分泌物呈牙膏状，遂建议患者行 OPT 治疗，局部继续使用无防腐剂人工泪液以及氟米龙滴眼液，1 个月后复诊，角膜上皮缺损明显好转（图 13-0-25）。

患者行 3 次 OPT 治疗后，左眼角膜上皮基本修复（图 13-0-26、图 13-0-27），以后 2 年患者角膜及眼压均稳定，维持期患者长期使用无防腐剂人工泪液，坚持每天热敷 2 次，并于 2022 年 2 月 7 日为提高视力行“左眼白内障超声乳化联合人工晶状体植入术”，由于术前眼表情况稳定，白内障术后角膜透明，未再出现角膜上皮功能障碍，末次随访时间是 2022 年 9 月 27 日（图 13-0-28）。

该病例为典型的青光眼患者长期用药并行青光眼手术，术后影响眼表，从早期破坏泪膜到后期角膜上皮缺损且迁延不愈。睑板腺功能未改善前，即使行羊膜移植亦难以修复角膜上皮。最后通过 OPT 进一步治疗睑板腺后，眼表情况改善，角膜上皮修复。此外，在眼表情况稳定的情况下行白内障手术，未出现术后干眼加重的情况。

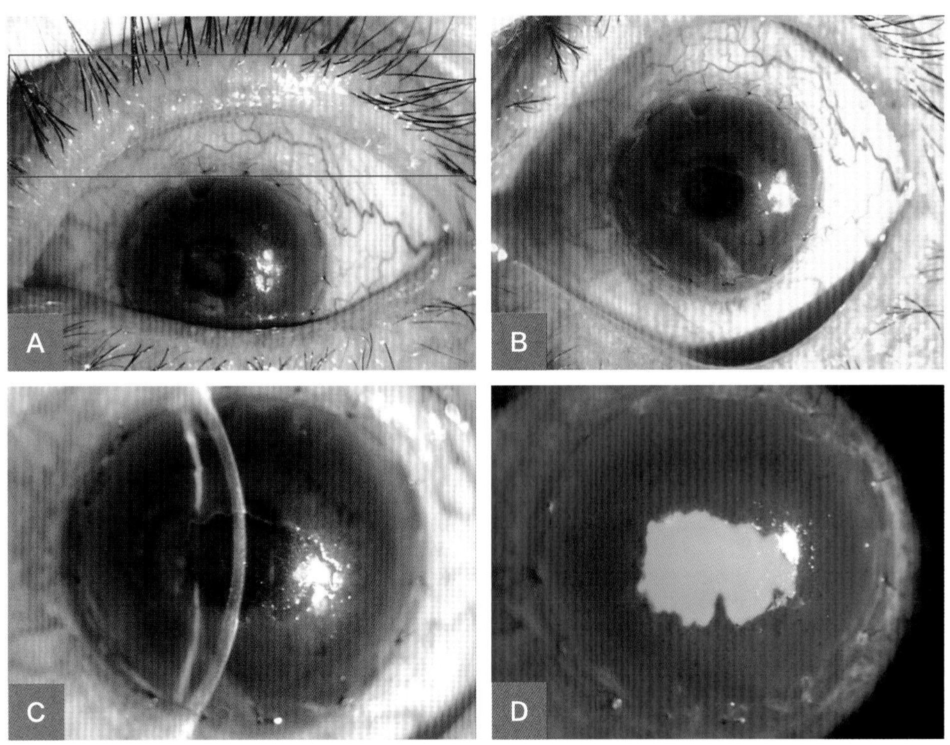

图 13-0-23　羊膜移植术后 1 个月裂隙灯照相

A. 10 倍裂隙灯照相，可见睑缘充血，睑板腺开口堵塞；B. 10 倍裂隙灯照相，可见结膜充血，羊膜大部分融解，角膜尚透明；C. 16 倍裂隙灯照相，角膜中央仍可见大片上皮缺损；D. 16 倍角膜荧光素染色，可见角膜中央大片上皮缺损，比术前缩小，FL（+）。

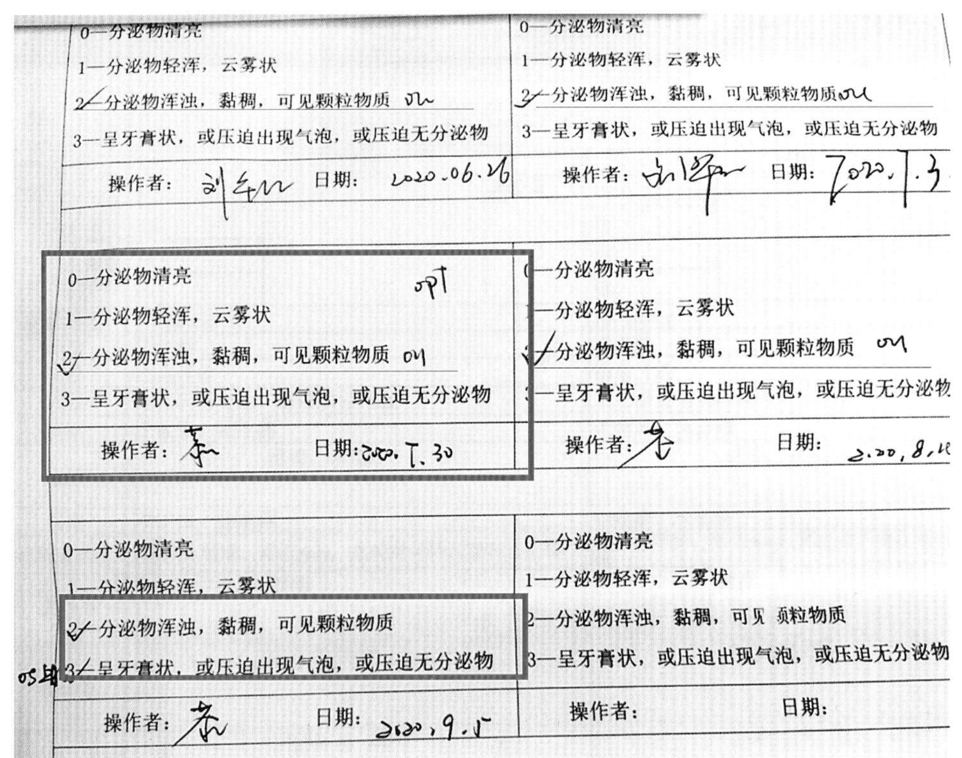

0—分泌物清亮
1—分泌物轻浑，云雾状
2—分泌物浑浊，黏稠，可见颗粒物质
3—呈牙膏状，或压迫出现气泡，或压迫无分泌物
操作者：　日期：2020.06.26

0—分泌物清亮
1—分泌物轻浑，云雾状
2—分泌物浑浊，黏稠，可见颗粒物质
3—呈牙膏状，或压迫出现气泡，或压迫无分泌物
操作者：　日期：2020.7.3

0—分泌物清亮
1—分泌物轻浑，云雾状
2—分泌物浑浊，黏稠，可见颗粒物质
3—呈牙膏状，或压迫出现气泡，或压迫无分泌物
操作者：　日期：2020.7.30

0—分泌物清亮
1—分泌物轻浑，云雾状
2—分泌物浑浊，黏稠，可见颗粒物质
3—呈牙膏状，或压迫出现气泡，或压迫无分泌物
操作者：　日期：2020.8.1

0—分泌物清亮
1—分泌物轻浑，云雾状
2—分泌物浑浊，黏稠，可见颗粒物质
3—呈牙膏状，或压迫出现气泡，或压迫无分泌物
操作者：　日期：2020.9.5

0—分泌物清亮
1—分泌物轻浑，云雾状
2—分泌物浑浊，黏稠，可见颗粒物质
3—呈牙膏状，或压迫出现气泡，或压迫无分泌物
操作者：　日期：

图 13-0-24　患者多次行睑板腺治疗性状评分记录

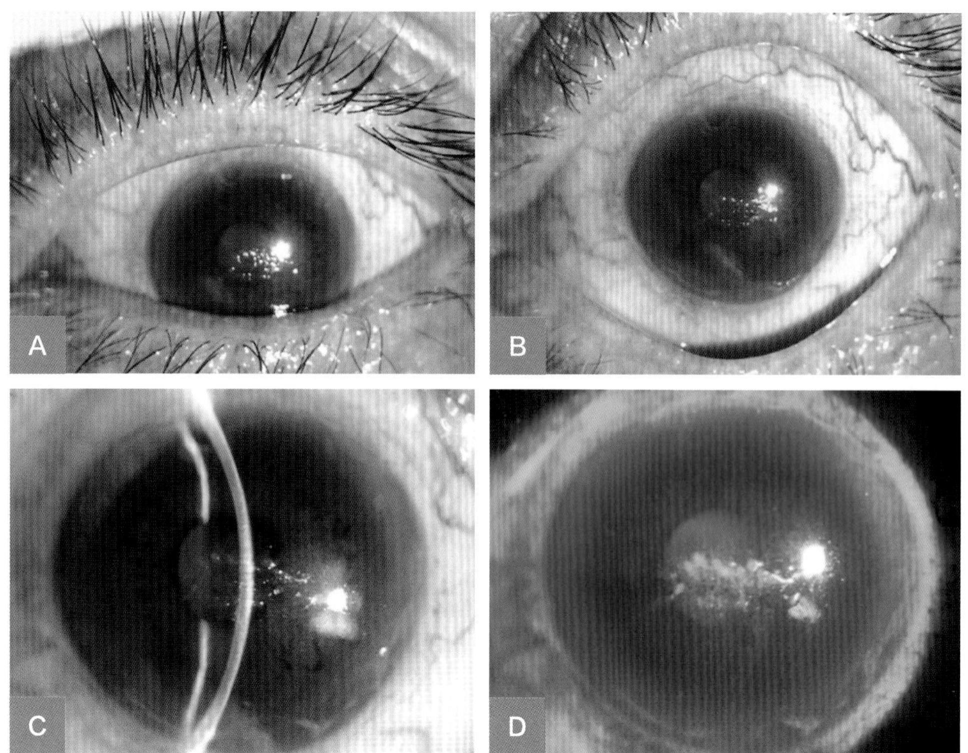

图 13-0-25 OPT 治疗 1 个月后复查裂隙灯照相

A. 10 倍裂隙灯照相，可见睑缘充血，睑板腺开口堵塞；B. 10 倍裂隙灯照相，可见结膜充血，角膜基本透明，中央区上皮粗糙；C. 16 倍裂隙灯照相，可见角膜中央区上皮粗糙；D. 16 倍角膜荧光素染色，可见角膜上皮缺损较前明显好转，遗留中央区上皮不规则混浊缺损，FL（+）。

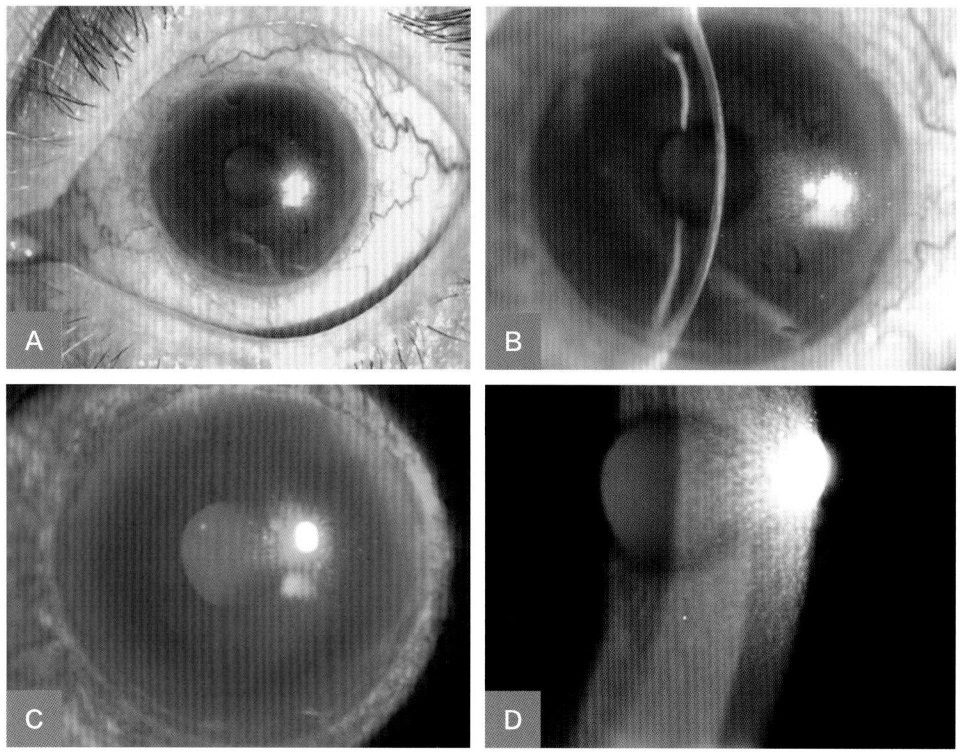

图 13-0-26 OPT 治疗 2 个月后复查裂隙灯照相

A. 10 倍裂隙灯照相，可见睑缘充血及睑板腺开口堵塞减轻；B. 16 倍裂隙灯照相，角膜基本透明；C. 16 倍角膜荧光素染色照相，FL（－）；D. 25 倍裂隙灯照相，可见角膜浅基质层轻度混浊。

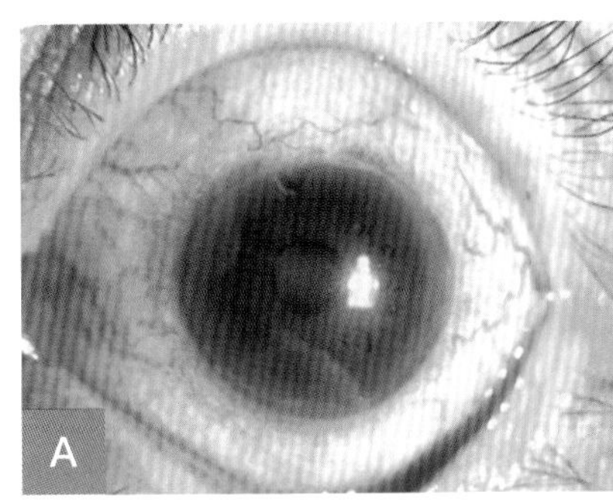
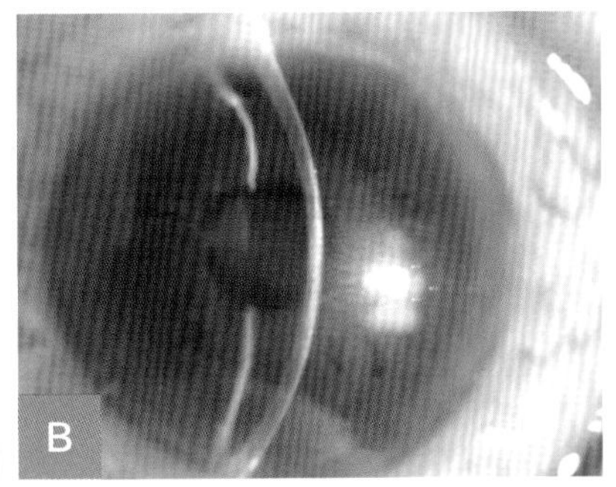
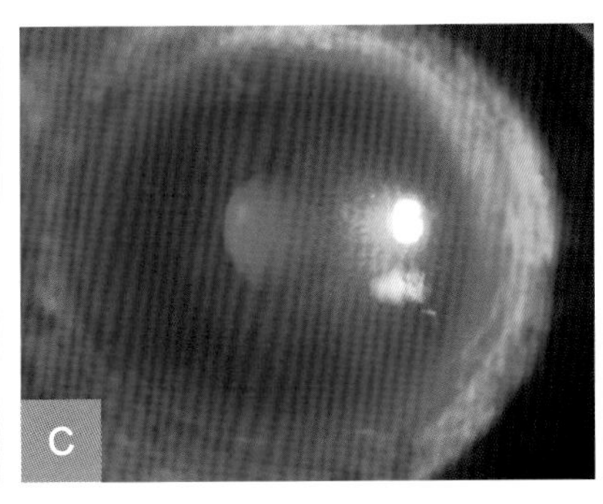

图 13-0-27 OPT 治疗 3 个月后复查裂隙灯照相

A. 10 倍裂隙灯照相，可见睑板腺开口轻度堵塞；B. 16 倍裂隙灯照相，角膜基本透明；C. 16 倍角膜荧光素染色照相，FL（－）。

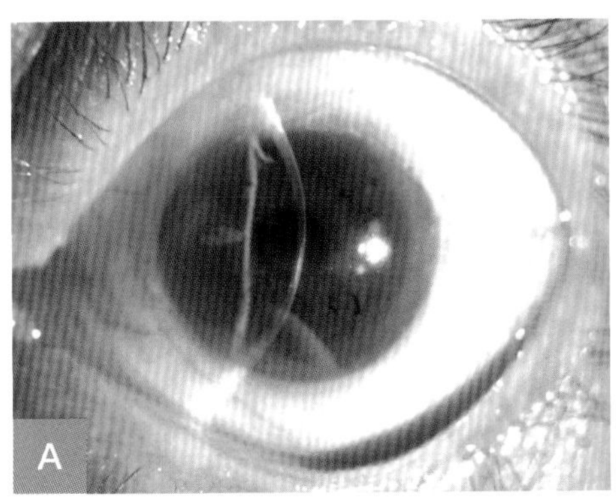
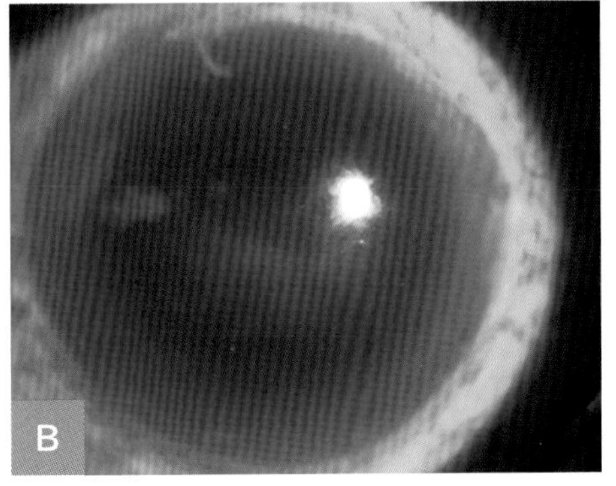

图 13-0-28 末次复查裂隙灯照相（2022 年 9 月 27 日）

A. 10 倍裂隙灯照相，可见睑板腺开口堵塞，角膜透明，人工晶状体在位；B. 16 倍角膜荧光素染色照相，FL（－）。

（罗顺荣 夏 芹 吴护平）

参考文献

[1] 中华医学会眼科学分会. 中国抗青光眼药物复方制剂使用的专家共识（2019 年）. 中华眼科杂志，2019，55（8）：569-571.

[2] 贺翔鸽. 重视长期局部应用抗青光眼药物对眼表组织的损伤. 中华眼科杂志，2011，47（2）：101-104.

[3] INOUE K，OKUGAWA K，KATO S，et al. Ocular factors rel- evant to anti-glaucomatous eyedrop-related keratoepitheliopathy. J Glaucoma，2003，12（6）：480-485.

[4] AYAKI M，IWASAWA A，INOUE Y. Toxicity of antiglaucoma drugs with and without benzalkonium chloride to cultured human corneal endothelial cells. Clin Ophthalmol，2010，4：1217-1222.

[5] LEWIS R A，KATZ G J，WEISS M J，et al. Travoprost 0.004% with and without benzalkonium chloride：A comparison of safety and efficacy. J Glaucoma，2007，16（1）：98-103.

[6] HAMACHER T，AIRAKSINEN J，SAARELA V，et al. Efficacy and safety levels of preserved and preservative-free tafluprost are equivalent in patients with glaucoma or ocular hypertension：results from a pharmacodynamics analysis. Acta Ophthalmol，2008，86（Suppl 242）：14-19.

[7] WILSON W S，DUNCAN A J，JAY J L. Effect of benzalko-nium chloride on the stability of the precorneal tear film in rabbit and man. Br J Ophthalmol，1975，59（11）：667-669.

[8] 陈家祺，袁进. 重视手术源性干眼及其治疗. 眼科，2008，17（3）：151-154.

[9] 刘祖国，罗丽辉，张振平，等. 超声乳化白内障吸除术后泪膜的变化. 中华眼科杂志，2002，38（5）：274-277.

[10] 李骏，庞琳. 抗青光眼滤过术中应用 5 氟尿嘧啶和丝裂霉素 C 对泪膜的影响. 中华眼科杂志，2001，37（01）：43-47.

[11] 曾庆延，牛晓光，秦光勇，等. 屈光不正人群泪膜功能的临床研究. 中国实用眼科杂志，2006，24（10）：1034-1036.

[12] 中华医学会眼科学分会角膜病学组. 干眼临床诊疗专家共识(2013年). 中华眼科杂志,2013,49(1):73-75.
[13] TONG L,TAN J,THUMBOO J,et al. The dry eye. Praxis,2013,102(13):803-805.
[14] ARITA R,ITOH K,MAEDA S,et al. Meibomian gland duct distortion in patients with perennial allergic conjunctivitis. Cornea,2010,29(8):858-860.
[15] SHAHARUDDIN B,ISMAIL-MMOKHTAR S F. Hussein 接受激素替代疗法的绝经后亚洲妇女的干眼症. 国际眼科杂志,2007,7(5):1237-1239.
[16] SOSNE G,QIU P,OUSLER G W. Thymosin β4:A potential novel dry eye therapy. Ann NY Acad Sci,2012,1270(10):45-50.
[17] BABIE G S,CEKIE S. Autologous serum in treatment of dry eye. Med Pregl,2012,65(3):511-515.
[18] LEE G A,CHEN S X. Autologous serum in manegement of recalcitrant of dry eye syndrome. Clin Experiment Ophthalmol,2008,36(2):119-122.

第十四章 白内障手术相关干眼

干眼是白内障术后常见的一种并发症。术后部分患者常诉眼干燥、刺痛、烧灼和异物感等不适。随着生活质量的提高,患者对术后视功能改善的要求也越来越高,多焦点人工晶体的应用使白内障手术进入屈光白内障手术时代,看得见已不再是唯一诉求。干眼不仅影响患者术后生活质量,也降低了白内障术前生物测量的准确性,近年来已引起临床医师的高度重视,国内也已有《中国白内障围手术期干眼防治专家共识(2021年)》。本章节将详细介绍白内障术后引发干眼的原因及治疗方法。

一、白内障手术引发干眼的原因

1. 手术切口的影响及上皮的损伤

白内障超声乳化术常用的透明角膜切口,切断了位于该部位角膜缘的神经纤维,造成切口周围神经纤维中乙酰胆碱和胆碱酯酶运输障碍,使得局部角膜知觉减退,导致泪膜破裂时间(BUT)缩短。研究表明,囊内白内障摘除(ICCE)或囊外白内障摘除术(ECCE)造成的角膜去神经支配能够长达2年,而超声乳化手术后角膜去神经支配持续3个月。手术切口越大,对眼表及泪膜的影响越严重,术后泪膜稳定性恢复也较慢。颞侧角膜切口使中央及颞侧的角膜敏感性下降,2.8mm切口通常可在术后1个月内恢复到基线水平,4.1mm切口一般在术后3个月内恢复到基线水平,泪膜破裂时间也有相似的改变。白内障角膜切口和角膜缘松解切口相关的角膜去神经支配导致正常眨眼和泪液分泌反射功能破坏,并可能导致角膜上皮损伤(图14-0-1)。

此外,手术器械操作时的机械损伤和超声能量的损伤均可损伤角膜上皮和角膜内皮。手术中光照射及长时间暴露也可造成眼表损伤,而手术创伤引发的炎症反应可进一步对角膜上皮造成损害。白内障手术的手术创伤与氧自由基、蛋白水解酶、前列腺素、白三烯和炎性细胞因子相关,这可能影响角膜的敏感性、增加炎症反应、造成泪膜不稳定。白内障术后结膜杯状细胞密度明显减少,术后3个月结膜杯状细胞的减少程度和结膜上皮细胞鳞状化生与手术时间及其暴露在手术显微镜光线中的时间长短有关。术后切口局部组织的炎性反应、水肿、创口愈合及切口局部隆起等均可影响泪液动力学,导致泪膜的稳定性下降。各种因素的共同作用从而引发干眼(图14-0-2)。

2. 药物因素

白内障围手术期的局部用药均可能与患者术后泪膜的改变密切相关。研究发现,术前和术中使用的表面麻醉剂可引起瞬目次数减少,泪液蒸发增加,泪液分泌量减少至原来的60%,导致泪膜稳定性下降、角膜知觉减退,严重时可引起角膜上皮点状剥脱。

此外,白内障术后的局部用药也与术后干眼的发生密切相关。糖皮质激素是白内障术后抗炎的常用药,研究发现长期使用糖皮质激素可能会引起BUT缩短、泪液分泌量下降,而滴眼液中防腐剂的毒性作用也是导致白内障术后干眼不可忽视的一个重要原因。含有防腐剂的滴眼液长期、频繁点眼可能会破坏角膜上皮的紧密连接,通过与角膜上皮细胞膜脂质层的结合增加细胞膜的离子通透性,造成角膜上皮点状剥脱,泪膜稳定性下降导致干眼。

3. 手术方式

随着飞秒激光辅助超声乳化白内障摘除技术的提高以及临床经验的积累,该术式已在短短数年内被眼科

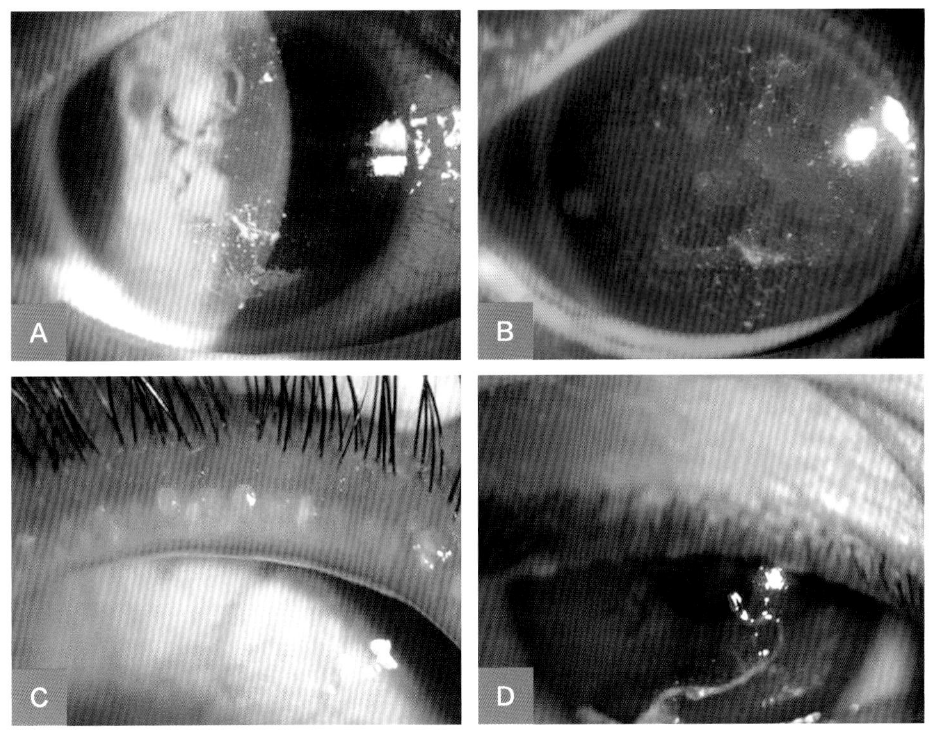

图 14-0-1　白内障术后并发干眼患者的裂隙灯照相

A. 角膜上皮缺损、黏液性分泌物附着；B. 荧光染色显示弥漫性角膜上皮缺损；C. 睑板腺开口酯栓附着；D. 黏液性分泌物。

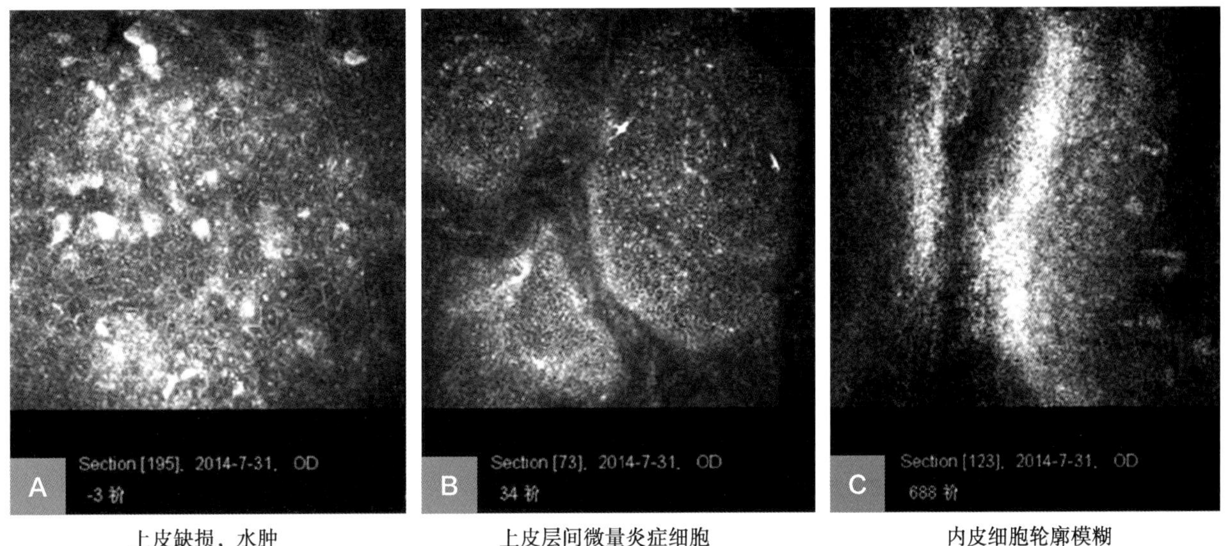

图 14-0-2　白内障术后 1 个月共聚焦显微镜检查发现角膜上皮的改变

A. 角膜上皮缺损、水肿；B. 角膜上皮层微量炎症细胞；C. 角膜内皮细胞轮廓模糊。

行业广泛接受，并成为国内外屈光性白内障手术的一种趋势，但是与传统超声乳化白内障摘除术一样，干眼仍然是其术后常见的并发症之一，广泛影响患者的满意度和生活质量。与传统超声乳化白内障摘除术相比，飞秒激光辅助超声乳化白内障摘除术后干眼的影响因素更加错综复杂，一方面，该术式可完成高效的预劈核，可能在一定程度上减轻术后炎症反应，从而减轻术后干眼；另一方面，术中负压吸引、患者接口和激光探头与眼表的直接接触均可对眼表造成潜在的机械性损伤。损伤的可能机制是激光治疗时角膜缘周边球结膜处于高负压状态，可能会损伤细胞膜本就脆弱的杯状细胞；角膜高负压状态导致角膜上皮缺血缺氧，从而引起角膜上皮连接松懈；同时眼位固定时，特别是多次锚定后，患者接口及激光探头容易造成角膜上皮微绒毛的机械性损伤。

二、白内障术后相关干眼的治疗

白内障术后干眼的治疗同其他干眼治疗方法一致，主要依据其严重程度，采用不同的治疗方法，包括：

（1）人工泪液：这是目前临床最常用的治疗方法，通过术后使用人工泪液可润滑、营养眼表，改善因手术及术后修复过程中眼表泪膜的不稳定。此外，建议术后尽可能使用不含防腐剂的人工泪液，避免防腐剂对眼表的毒性作用。

（2）抗炎药物：通过抑制术后眼表炎症反应，从而减轻术后干眼的症状。常使用的抗炎药物包括：糖皮质激素、环孢素、非甾体抗炎药、FK506 滴眼液等。

（3）泪点或泪小管栓塞：通过减少泪液外流保存泪液，是治疗干眼最常用的非药物疗法。具体可详见干眼的泪道栓塞治疗章节。

（4）湿房镜：通过营造一个密闭环境，减少泪液蒸发从而保存泪液。

（5）强脉冲光治疗：通过改善睑板腺情况治疗白内障术后干眼症状。

（6）睑板腺热脉动治疗：也可通过改善睑板腺情况治疗白内障术后干眼症状。具体可详见睑板腺功能障碍的诊断与治疗相关章节。

（7）自体血清：自体血清含有大量的表皮生长因子、转化生长因子 β、维生素 A、纤维连接蛋白、白蛋白、α-2 巨球蛋白、血小板衍生因子、肝细胞生长因子、神经肽及胰岛素生长因子等促进细胞生长、黏附、抗凋亡相关的因子。此外，血清中还包含 IgG、IgA、溶菌酶等抗菌物质。因此，自体血清是目前最为理想的人工泪液。重症干眼或因药物毒性引起的干眼患者可采用自体血清治疗。

（8）其他：通过全身使用拟交感药物提高环磷腺苷（cAMP）和环鸟苷酸（cGMP）水平，从而使泪液分泌增加。但该方法可能会引起全身性副作用，在临床较少使用。此外，局部使用雄激素也可以改善泪液和睑板腺的功能，还具有一定的抗炎能力。

（9）手术治疗：常规治疗方法疗效不佳且视力严重受损的重度干眼患者可采取手术治疗，具体方法如前面章节中所述，主要是对症治疗，减轻其眼表干燥状态、促进角膜上皮愈合。白内障术后相关干眼引起的上皮功能障碍患者常采用的手术为羊膜移植术，严重者可根据患者情况采取相关手术治疗。

三、白内障术后相关干眼的预防

为减少白内障术后干眼的发生，建议临床医生在术前积极筛查并治疗患者原发性干眼。手术中动作轻柔，避免过多损伤；减少角膜暴露时间，保护角膜上皮（对于术前即存在干眼的患者有条件的术中可使用角膜保护剂）。术后有效的抗炎、控制滴眼液的使用频率。尽可能使用不含防腐剂人工泪液，避免防腐剂毒性作用。尽一切可能减少白内障术后相关干眼的发生，在提高白内障患者术后视觉功能的同时改善术后眼表的舒适度。

在此，向大家推荐美国白内障与屈光手术协会（ASCRS）2019 年 5 月发布的首个针对角膜屈光和白内障屈光手术前眼表疾病诊断和治疗的共识性临床路径（J Cataract Refract Surg，2019，45（5）：669-684.）。

1. 背景与目的

在角膜屈光和白内障屈光手术之前，任何眼表疾病（ocular surface disease，OSD）都可能降低视觉质量与定量结果，并对屈光检测造成不良影响，其中尤以干眼（dry eye disease，DED）最为常见。此外，眼部手术还会加重或诱发 OSD，导致视力恶化、症状加重以及术后的整体不满意。虽然积极处理 OSD 可能增加工作负担，但若不及时处理可能引发多种不良结果：①视力不满意（如屈光不正、视力波动、诱发性高阶像差）；②新的或恶化的 OSD 症状（如异物感、眼红、眼痛）；③术后感染，如眼内炎。

因此，ASCRS 角膜临床委员会制定了基于共识的实用诊断性 OSD 路径（图 14-0-3），旨在帮助医生在进行各种屈光手术之前有效地诊断和治疗视力影响显著的 OSD。

2. 概述

本路径主要用于基于晶状体和角膜的屈光手术（最常见的是白内障和近视激光手术），但路径的一般原理和方法可以合理地适用于任何疑似 DED 或 OSD 的患者。该临床路径将术前 OSD 进行分类，即非视力影响显著的 OSD（NVS-OSD）和视力影响显著的 OSD（VS-OSD）。NVS-OSD：例如早期、临床前或情境性 DED，泪膜正常的轻度结膜松弛，不明显的睑板腺疾病，神经性角膜疼痛综合征等，这类患者应进行有关的本身病情的教育，

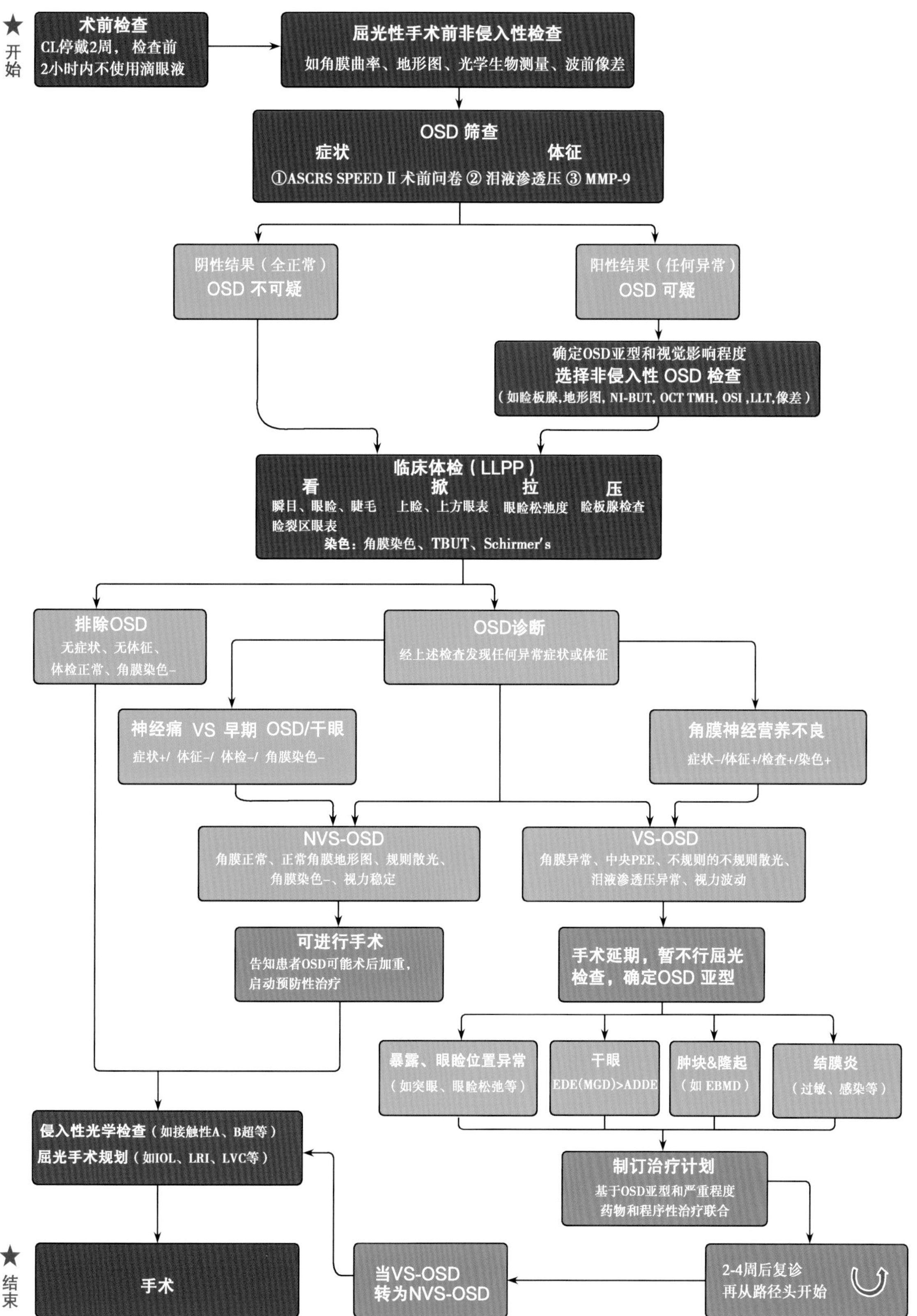

图 14-0-3　ASCRS 术前 OSD 诊疗路径

ADDE：泪液缺乏型干眼；CL：角膜接触镜；EBMD：上皮基底膜变性；EDE：蒸发过强型干眼；IOL：人工晶状体；LLPP：看，掀，拉，压；LLT：脂质层厚度；LRI：角膜缘松解切口；LVC：激光视力矫正；MGD：睑板腺功能障碍；MMP-9：基质金属蛋白酶-9；NI-BUT：非侵入性泪膜破裂时间；NVS-OSD：非显著影响视觉的眼表疾病；OCT：光学相干断层扫描；OSD：眼表疾病；OSI：眼散射指数；SPEED：标准化患者干眼评估；TBUT：泪膜破裂时间；TMH：泪河高度；VS-OSD：显著影响视觉的眼表疾病。

告知其术后出现恶化的可能性。VS-OSD：指任何导致角膜染色或高渗透状态（如 DED、睑板腺疾病、神经性或暴露性角膜病变），不规则散光（如上皮基底膜角膜营养不良、翼状胬肉等）以及任何增加手术感染风险（如感染性结膜炎症、感染性睑缘炎）等，这类患者建议推迟手术并延期进行最终的屈光检测，直至其完全得到治疗和解决。

3. OSD 筛查（症状与体征）

（1）症状筛查：新型术前 OSD 问卷。

ASCRS 角膜临床委员会开发了首个专门为屈光术前患者设计的问卷：ASCRS 修订版术前 OSD SPEED Ⅱ 问卷（图 14-0-4），在针对 DED 的原版 SPEED 问卷基础上，加入了帮助筛查 OSD 其他亚型（睑缘炎、过敏性结膜

ASCRS FOR SURGEONS FOR YOU

SPEED II 术前 OSD 问卷

干眼是眼科常见病，可能会影响手术效果，请您认真完成此问卷

患者姓名：＿＿＿＿＿＿

日期：＿＿＿＿＿＿

1. 请在下表中勾选您的症状发生频率：

症 状	0	1	2	3
眼干、异物感、刺痒感				
眼痛或刺激症状				
烧灼感或流泪				
眼疲劳感				

0 完全没有
1 有时
2 经常
3 总是

2. 请在下表中勾选您症状的严重性：

症 状	0	1	2	3	4
眼干、异物感、刺痒感					
眼痛或刺激症状					
烧灼感或流泪					
眼疲劳感					

0 没感觉
1 可以忍受
2 不舒服（有症状但不影响日常生活）
3 感到困扰（有症状且影响日常生活）
4 无法忍受（无法正常生活）

3. 请确认以上症状发生时间： □今天 □3 天内 □3 个月内

您是否使用眼药水或润眼液？ □是 □否
如果是，频率如何？＿＿＿＿＿＿
您是否有视力波动？ □从未 □有时 □经常 □总是
如有视力波动，眨眼或滴眼药水后是否有好转？ □是 □否

您是否曾被诊断睑缘炎？ □是 □否
您是否曾患睑腺炎？ □是 □否
您近期是否有以下症状？ □眼睑充血 □睫毛周围脱屑 □眼睑刺激感
您是否有配戴隐形眼镜？ □是 □否
如有，上次戴是什么时候？＿＿＿＿＿＿＿＿＿＿
如有，戴镜后是否有眼部不适感？ □是 □否
您是否有眼痒？ □从未 □有时 □经常 □总是
如有，是否有特定过敏原或过敏性结膜炎？ □是 □否
您的症状是否双眼对称？ □是 □否
如不是，哪眼症状严重？ □右 □左
您是否介意戴眼镜或隐形眼镜来提高视力？ □是 □否
如果介意，您是否愿意额外支付费用来摆脱或减少对眼镜的依赖？ □是 □否
请在下面标尺中相应位置画“X”来描述您的个性：

|-------------------------|-------------------------|
◀ 随和 完美主义 ▶

医生填写： SPEED 总分（频率+严重性）=＿＿/28 红框数目=＿＿/18

图 14-0-4 ASCRS 修订版术前 OSD SPEED Ⅱ 问卷

炎、接触镜相关疾病)、视力影响(视力波动、通过眨眼或润滑剂改善)和潜在感染风险(睑腺炎、睫毛结痂、眼睑刺激、睑缘炎)的额外问题。此外,新问卷还加入了可用于指导术前治疗决策的患者相关问题,包括患者期望、对于摆脱眼镜渴望、非医保覆盖项目支付的意愿以及自我认定的个性类型(从个性随和到完美主义)等。

较高的红标项目总数和较高的SPEED总分应引起医生对于VS-OSD的怀疑,很可能需要定制性的、多方面的、积极的术前治疗方案。

(2)体征筛查:客观、非侵入性泪液检查。

在完成问卷之后,技术人员可以进行非侵入性的客观检查,包括屈光和IOL检测(如非接触式光学生物测量、角膜曲率、断层扫描、角膜地形图和像差测量)和OSD客观体征。虽然目前存在各种各样的OSD诊断性检查方法,但委员会建议将泪液渗透压和泪液炎症标志物(MMP-9)纳入初始必需的筛查项目。

如果三个初始筛查项目(症状问卷、泪液渗透压、炎症标志物)中的任意一项存在异常,那么该术前患者就可能存在OSD风险,可进行进一步的诊断性检查来明确OSD亚型。

虽然未作为必需项目纳入基本路径,但脂质层厚度(LLT)、睑板腺成像、非侵入性泪膜破裂时间(NI-BUT)、泪河高度测量(TMH)、泪液乳铁蛋白水平、地形图/断层扫描、像差测量和散射指数(OSI)等可以作为确定OSD和DED亚型以及评估其视力影响显著性的辅助项目。

4. 临床检查　看、提、拉、压检查(LLPP)。

委员会建议进行快速集中的眼表检查,即LLPP检查,以确认任意OSD表现的亚型、严重程度和视力影响显著性。

看:观察眨眼的质量和数量,检查眼睑是否有错位、眼睑闭合不全、眼球突出及暴露、睑内翻或外翻,以及倒睫,然后目测评估泪河高度。

提 & 拉:提起和拉动上眼睑虽然可以发现上角膜缘角膜炎和上角膜瘢痕,但提拉上眼睑的主要原因是排除上角膜上皮基底膜变性(EBMD)以及识别眼睑松弛和眼睑松弛综合征。

压:通过按压下睑缘可以显示睑板腺,评估睑酯的质、量和分泌情况。

在此之后可以开始路径的最终阶段,即侵入性检查,最重要的是角膜染色和BUT,用以辅助鉴别NVS-OSD和VS-OSD。视力影响显著性是指对于视觉质量和敏锐度的潜在直接不良影响,不仅包括术前,也包括术后影响。此外,视力影响显著性还涉及所识别的OSD亚型和严重程度将会造成的术前检测失准并导致屈光不正和残余屈光不正的可能性。视力波动随眨眼或润滑剂而改善、高度升高的渗透压和MMP-9、不规则的波动地形图/像差、眨眼间OSI增加、角膜上皮异常造成的不规则散光、显著的角膜染色,出现这些情况的任意组合都可视为视力影响显著。最后,视力影响显著性也指代所识别的OSD导致术后感染(最重要的是眼内炎)的可能性。应该在术前全面识别和治疗细菌相关的OSD亚型,例如葡萄球菌性睑缘炎、细菌生物膜和感染性结膜炎。

当OSD得到确认但经认定为非视力影响显著时,可以按计划进行手术,但应对患者进行有关病情的教育,并进行预防性治疗,以防止术后恶化。

委员会共识认为,在术前患者群体中,OSD尤其是VS-OSD的治疗,需要更加积极、通常是多方面的处理方案,有针对性地联合处方药物干预和非药物干预,以便快速逆转OSD,使手术延迟最小化。

5. 治疗

角膜和白内障屈光术前,患者若存在VS-OSD,则应采取更加积极强化的治疗方案,以实现快速恢复,联合使用药物和非药物干预往往是最佳方案。NVS-OSD患者可按计划进行手术,但应进行病情教育,并采取预防性治疗,以防止术后恶化。

(1)基于亚型和严重性的治疗

术前患者的治疗方案具有独特性,具体而言,在进行术前白内障或角膜屈光评估时,如果诊断为VS-OSD,治疗需要从更高、更强的水平开始,这是因为需要快速恢复泪膜稳定性以优化术前检测,以及使术后结局和患者满意度达到最佳。术前患者OSD的治疗选择至少应该从TFOS DEWS Ⅱ治疗指南的第2阶段开始。第1阶段的治疗如人工泪液和润滑剂、热敷、睑缘清洁和营养补充剂是合理的辅助方案,但往往不足以快速逆转VS-OSD。基于OSD亚型和严重程度的药物和非药物干预联合方案是屈光术前患者的最佳方案。

1)抗炎治疗:鉴于各种类型的DED均会导致泪液稳态的丧失并最终导致炎症,因此抗炎治疗通常是有益的。通过局部激素冲击治疗可以实现快速强效的抗炎效果。局部抗炎处方药物如环孢素A(CsA)和lifitegrast已被证实在DED长期管理中是有效的。研究显示,每天2次0.05%CsA联合辅助性局部糖皮质激素可有效治疗白内障患者的干眼，在短短 2 周内就出现了症状和临床改善。当存在明显的眼红斑痤疮和睑缘炎症时可使用口服四环素。

2）睑缘疾病治疗：在眼内手术之前，MGD 和前睑缘炎的治疗尤为重要。MGD 治疗可在家中进行热敷及睑缘清洁，但有时效果较差，此时可以采用诊室内热脉动治疗以便更快起效。对于术前 OSD 患者，应更加积极地开始抗感染治疗（如抗生素软膏和睑缘擦洗），以控制睑缘细菌过度生长。此外，强脉冲光可以改善部分慢性 MGD 患者的症状，Ω-3 脂肪酸补充剂可作为 MGD 和睑缘炎的辅助治疗。

3）改善眼表染色的治疗：委员会共识认为，角膜染色是 OSD 的单一最重要的体征，应该在屈光手术之前恢复正常，其后是地形图、BUT、渗透压和 MMP-9，它们中每一个存在异常时都很可能引发 VS-OSD。在很多情况下，人工泪液可能不足以快速缓解点状染色，所以需要更加积极强化的治疗。自体血清滴眼液在治疗不愈合的眼表糜烂方面得到了初步普及，其改善糜烂的作用使得这一生物治疗被应用于慢性 DED。自留羊膜或治疗性绷带接触镜可解决严重的点状角膜炎，并恢复眼表光滑，可在术前应用。委员会建议在羊膜治疗停止与眼内手术开始之间继续使用局部抗生素并等待至少 7 天。若接触镜放置时间超过 24h，应使用抗生素眼药预防继发感染。

4）其他治疗：泪道栓塞可通过增加眼表湿润度来改善 DED，但对于炎症性 DED，泪液炎症细胞因子（MMP-9）水平显著升高的患者对于栓塞治疗可能出现阴性反应并出现症状恶化。因此委员会建议在眼表炎症（MMP-9）恢复正常之前避免使用泪道栓塞治疗 DED。轻度睑裂闭合不全的患者可以考虑使用夜用凝胶或软膏以及湿房镜。环境调整可能对 OSD 产生显著影响，术前进行降低风险因素的教育可能很有意义。很多全身性药物（如抗组胺药）也可能导致 DED 恶化，术前调整全身用药可能有助于优化术前眼表状态。有限证据显示，局部性激素治疗可以改善 DED 症状。对于角膜表面存在浅表异常并伴有地形图不规则散光的患者，如 Saltzmann 结节状角膜变性、翼状胬肉或 EBMD，外科医生可能考虑在完成屈光检测之前通过浅表切除或胬肉切除来使角膜表面平滑，进行这些干预之后，需要等待屈光、散光和地形图恢复稳定并且眼表愈合，然后再进行计划手术。接触镜配戴也可能导致术前角膜翘曲、不规则散光和眼表不稳定。多数委员会成员建议术前就诊前软性接触镜停止配戴至少 2 周，硬镜（RGP）的假期至少 1 个月，然后等待直至地形图和角膜曲率在两次连续就诊期间保持稳定。对于长期 RGP 配戴者，每 10 年增加 1 周配戴假期是大多数委员会成员的常规做法。

如果症状改善，眼表正常化并且已经进行可靠的术前检查，那么可在此次就诊时确定手术计划。患者应被告知 DED 的现有治疗在术后必须继续进行，以优化和保持长期视力结果。

（2）术中和术后因素

对于进行眼部手术的患有 OSD 的患者，有许多围手术期、术中和术后的考虑因素。手术当天患者会使用一系列的滴眼液，这些滴眼液所含的防腐剂可以造成或加重角膜上皮毒性。术中使用的聚维酮碘可能影响眼表，开睑器会使眼表长时间暴露。由于神经调节对于维持角膜上皮完整性至关重要，故造成角膜神经损伤的手术操作会导致上皮愈合延迟、上皮通透性增加以及上皮代谢下降。

作为整体手术计划的一部分，应该仔细考虑OSD患者术后使用的滴眼液方案。术后应继续密切监测眼表，特别是那些接受老视矫正 IOL（多焦点或调节性）的患者，这类患者更易受到泪膜差或其他 OSD 所造成视觉障碍的影响，术后通常需要密切监测和长期治疗。

6. 结论

本共识的诊断路径和治疗建议专门针对屈光手术术前患者，这些患者需要准确、高效诊断 VS-OSD，并且需要积极强化的多方面治疗以实现疾病的快速逆转。将新型 ASCRS 术前 OSD 问卷和诊断路径融入术前患者就诊流程将有助于屈光外科医生优化术前检测，改善屈光结局，降低术后感染风险并提高患者总体满意度。

四、白内障术后相关干眼的典型病例

【病例 1】（白内障术前未重视眼表环境，术后出现角膜上皮功能障碍）

患者，女性，68 岁。以“左眼渐进性视物模糊 1 年”为主诉就诊。1 年前患者无明显诱因出现左眼视物模糊，呈渐进性下降，不伴眼红痛、畏光、流泪，无视物重影、视物变形、闪光感，无偏头痛、恶心、呕吐等症状，未做处理，未诊治。近来觉视力进行性下降明显，影响日常生活。今来我院就诊，门诊拟“左眼白内障”收住院。

入院查体：左眼视力 0.05，矫正 -3.00DS/-1.00DC × 95 → 0.5，眼压 16.8mmHg，结膜无充血、水肿及赘生物，角膜透明，KP（-），前房浅，房水清，虹膜棕色、纹理清、无前后粘连，瞳孔圆，直径 3mm，直间接对光反射存在，晶状体皮质不规则灰白色混浊，核深黄色，眼底视盘色红，C/D 约 0.3，血管走行清晰，A/V 约 2∶3，视网膜平伏，黄斑中心凹反光存在（图 14-0-5）。

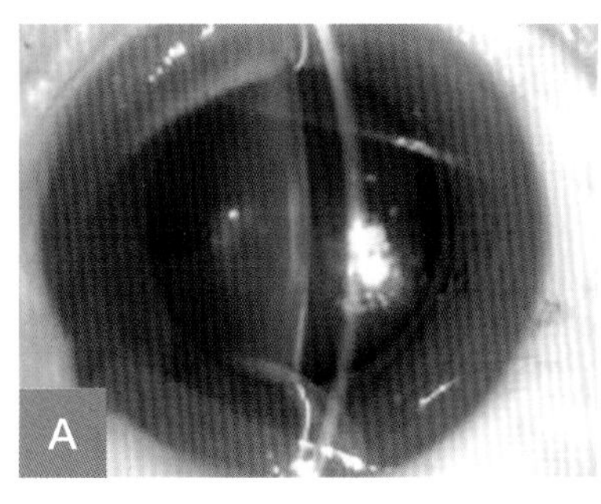

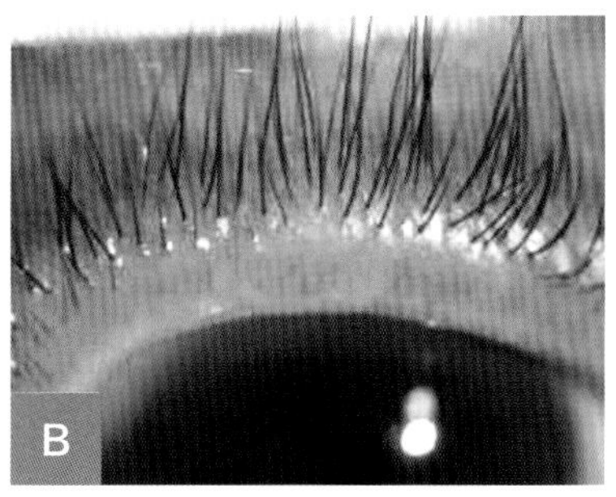

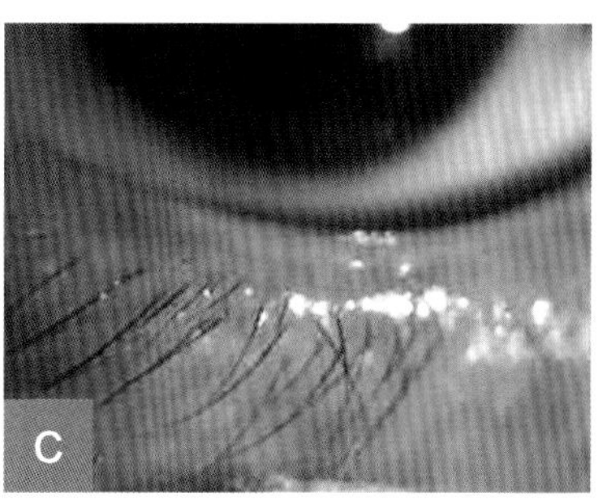

图 14-0-5　白内障术前眼表情况，可见睑缘圆钝，酯栓附着（A~C）

治疗：行左眼白内障超声乳化联合人工晶状体植入术，植入人工晶状体 SN60WF A 值（118.7+22.0D）预留 -0.21D。术后早期恢复尚可予出院。出院后常规点妥布霉素地塞米松滴眼液等抗炎药水。

出院后 20 天出现左眼红痛、视力下降，伴畏光、流泪，再次就诊我院，我院门诊以“左眼角膜上皮功能障碍”收住院。

入院查体：左眼视力 0.06，矫正无助，眼压 14.8mmHg，睑缘充血圆钝，睑板腺部分缺损，开口部分阻塞，可见酯栓附着，结膜混合充血（+），角膜中央见不规则形病灶，范围约 3mm × 6mm，上皮缺损，FL（+），病灶累及基质浅层，灰白色浸润，基质水肿，后弹力层皱褶，KP（-），未见明显新生血管长入角膜，前房深度正常，瞳孔圆，直径 3mm，直间接对光反射灵敏，人工晶状体在位，玻璃体窥不清，眼底窥不清。

治疗：予无防腐剂的人工泪液（玻璃酸钠滴眼液），滴左眼，每天 4 次；妥布霉素地塞米松眼膏，涂左眼，睡前 1 次。同时予睑板腺按摩、疏通治疗 5 天后，角膜上皮逐渐修复，左眼视力 0.6，矫正 0.8，眼压 11.5mmHg（图 14-0-6）。

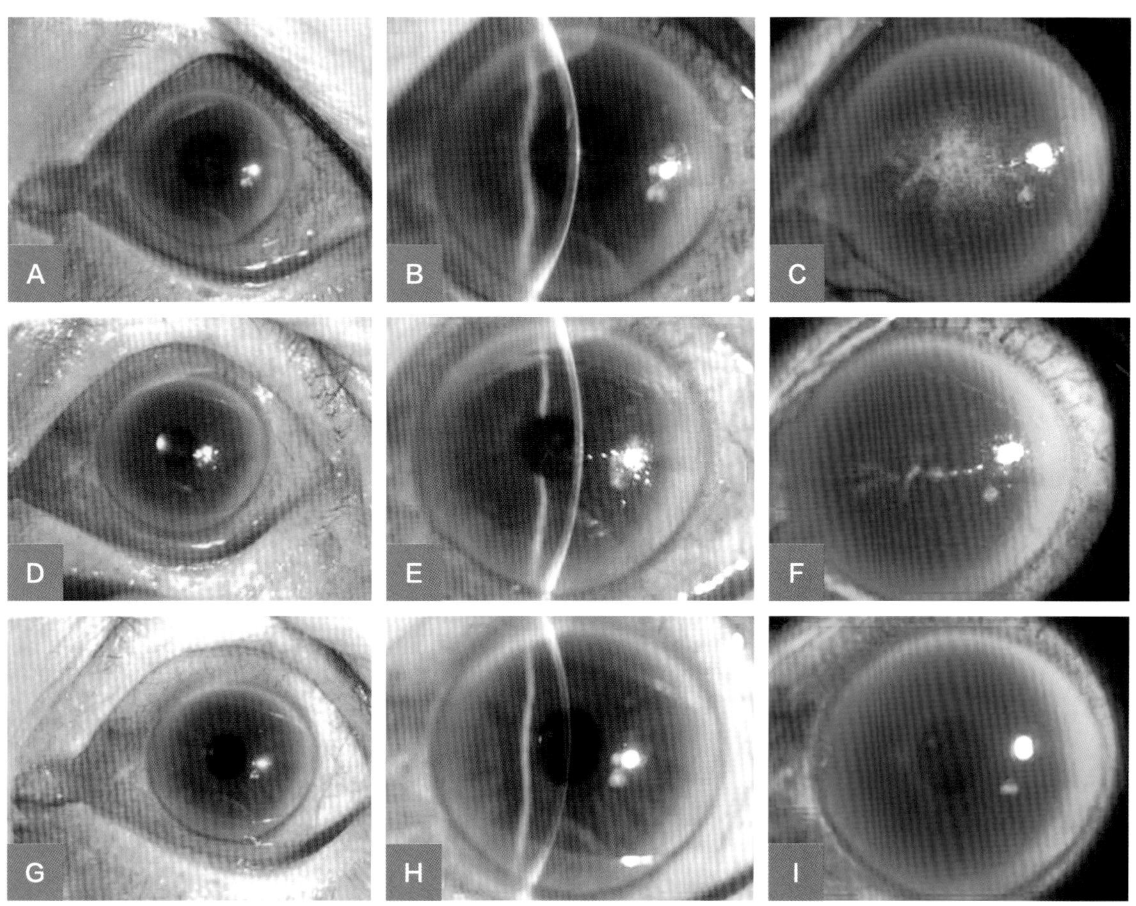

图 14-0-6　白内障术后眼部情况

白内障术前未重视眼表环境，未妥善处理眼表就行白内障手术，术后 20 天出现角膜上皮功能障碍（A~C），予睑板腺按摩、疏通治疗后好转（治疗 3 天，D~F；治疗后 10 天，G~I）。

该患者术前虽然没有进行眼表泪液指标的详细检查，但回顾白内障术前的裂隙灯照片，仍可发现角膜反光较为粗糙，睑板腺开口部分堵塞，有较大可能存在眼表亚健康状态。白内障手术刺激以及术后用药均可能加重泪膜不稳定和导致上皮损害。该患者术后 20 天复查时角膜荧光素钠染色可见角膜中央弥散点状缺损，局部可见少量假树枝状上皮着染，药物毒性角膜损害占主要原因。

【病例 2】(白内障术前干眼，先改善眼表环境再行白内障手术)

患者，男性，55 岁。以"右眼渐进性视物模糊半年"为主诉就诊。半年前患者无明显诱因出现右眼视物模糊，呈渐进性下降，不伴眼红痛、畏光、流泪，无视物重影、视物变形、闪光感，无偏头痛、恶心、呕吐等症状，未做处理，未诊治。近来觉视力进行性下降明显，影响日常生活。今来我院就诊，门诊拟"右眼白内障"收住院。

入院查体：右眼视力 0.15，矫正-1.00DC×180→0.3，眼压 11.8mmHg，结膜干燥，无充血、水肿及赘生物，泪河窄，角膜透明，KP(-)，前房深度正常，房水清，虹膜棕色、纹理清、无前后粘连，瞳孔圆，直径 3mm，直间接对光反射存在，晶状体皮质不规则灰白色混浊，后囊下混浊，眼底视盘色红，C/D 约 0.3，血管走行清晰，A/V 约 2∶3，视网膜平伏，黄斑中心凹反光存在。辅助检查：右眼泪膜平均破裂时间 3.2s，泪河高度 0.1mm，泪液分泌试验 3mm/5min。

治疗：先予玻璃酸钠滴眼液，每天 4 次；普拉洛芬滴眼液，每天 4 次；左氧氟沙星滴眼液，每天 4 次，并行下泪小管栓塞术(可降解)。治疗 3 天后，复查：右眼泪膜平均破裂时间 8.5s，泪河高度 0.19mm，眼表环境已改善，遂行右眼白内障超声乳化联合人工晶状体植入术，植入人工晶状体(LS-313 MF30，A 值 119.3+20.5D)预留-0.15D。术后第 2 天出院，眼部检查：右眼视力 0.8，矫正-2.00DS/-1.00DC×15→1.0，近视力+0.50，-1.00DC×15→0.8/40cm，眼压 15.7mmHg，结膜轻充血，角膜无水肿，房水清，瞳孔圆，人工晶状体位置居中，后囊膜完整，眼底网膜平伏(图 14-0-7)。

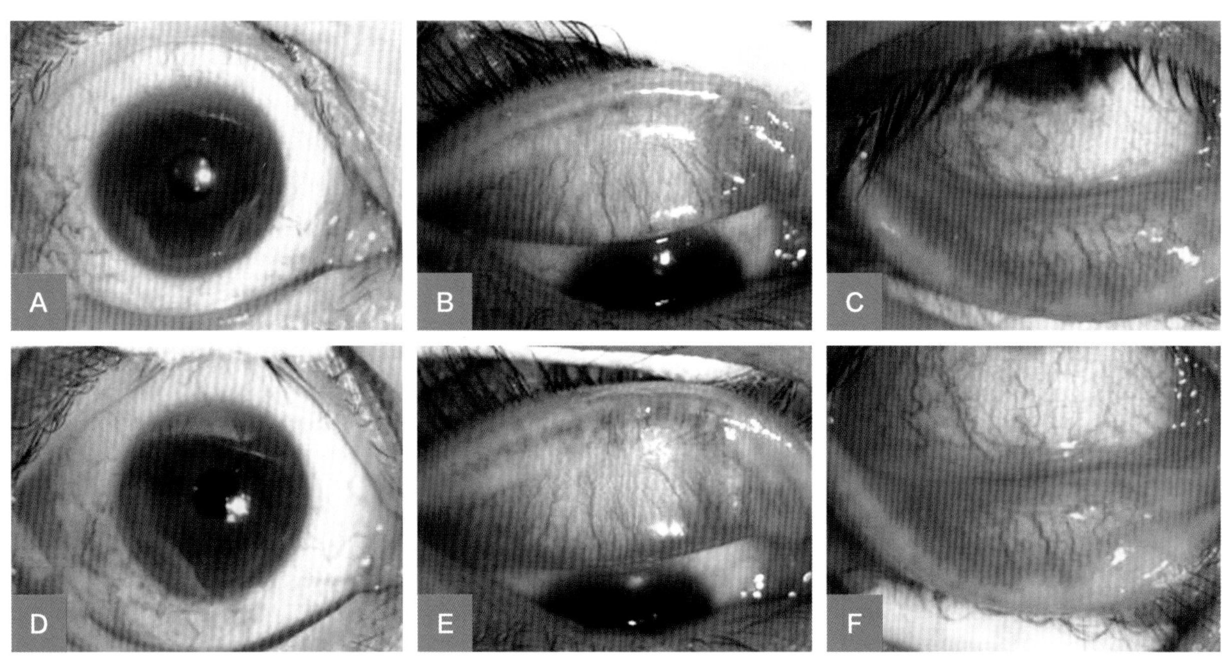

图 14-0-7 白内障术前干眼，先改善眼表环境再行白内障手术

白内障术前干眼(A~C)，先行下泪小管栓塞术(可降解)，干眼改善后再行白内障手术，术后视力良好，无眼表泪液系统并发症(D~F)。

该患者在白内障术前进行了干眼相关治疗，术后长时间未发现眼表泪液系统相关并发症。白内障术前的干眼治疗具体有多大的预防效果，至今未有文献阐述，但至少能够降低术后并发症概率，并且在遭遇相关术后纠纷时能够对医务人员有保护作用。

【病例 3】(OPT 强脉冲光联合无防腐剂的人工泪液)

患者，女性，65 岁。以"右眼白内障术后红痛伴视力下降 1 个月余"为主诉就诊。患者于 1 个多月前因右眼白内障于外院行右眼白内障超声乳化联合人工晶状体植入术，术后不久出现右眼红痛、畏光、流泪，伴视力下降，曾在当地医院就诊，予人工泪液、生长因子滴眼液点眼，病情无明显好转，现为进一步诊治求诊我院，门诊以

“右眼角膜上皮功能障碍，右眼睑板腺功能障碍”收入院。既往体健，否认高血压病、糖尿病等全身疾病。

入院查体：右眼视力 0.05，矫正无助，眼压 13.2mmHg，睑板腺开口大部分堵塞，可见酯栓附着，睑板腺部分缺损，球结膜充血（++），角膜中央可见片状上皮弥漫缺损，FL（+），基质浅层水肿，KP（-），前房深度正常，瞳孔圆，直径 3mm，直间接对光反射灵敏，隐约见人工晶状体在位，玻璃体视网膜窥不清。

治疗：无防腐剂的人工泪液（玻璃酸钠滴眼液），滴右眼，每天 4 次；妥布霉素地塞米松眼膏，涂右眼，睡前 1 次。同时给予右眼睑板腺 OPT 强脉冲光联合睑板腺按摩疏通治疗。

治疗 1 周后，角膜上皮逐渐修复，右眼视力 0.2，矫正 0.4，眼压 12.5mmHg（图 14-0-8）。

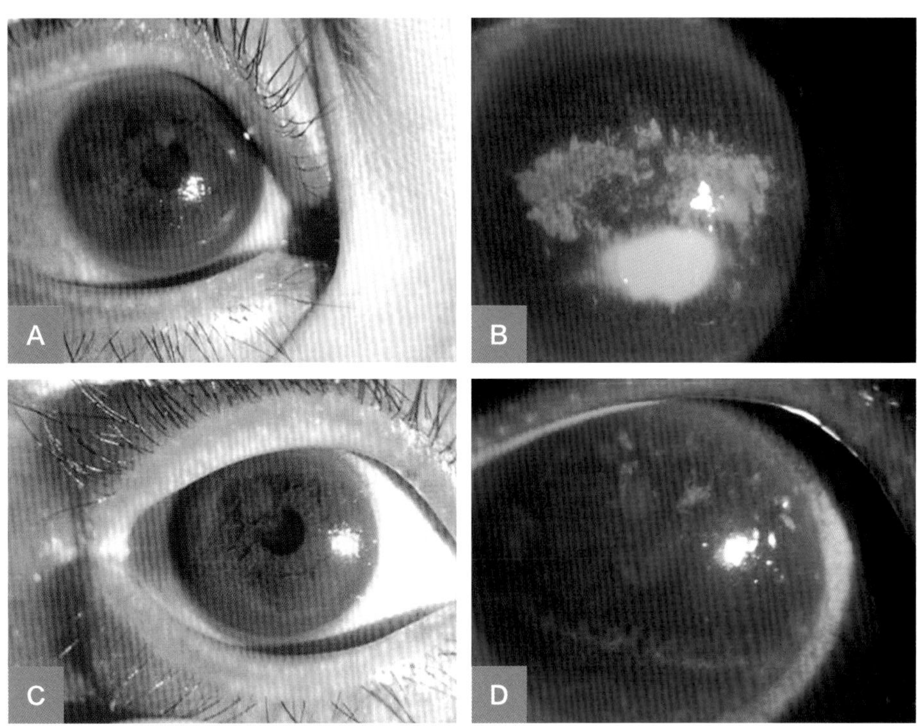

图 14-0-8　白内障术后角膜上皮功能障碍 OPT 强脉冲光治疗

白内障术后角膜上皮功能障碍（A、B），通过 OPT 强脉冲光联合睑板腺热敷、疏通治疗后 1 周，角膜上皮逐渐修复（C、D）。

该患者存在明显睑板腺功能障碍，上皮缺损明显，刺激症状重，但按照常规睑板腺功能障碍的治疗原则基本可获得好转。本例患者进行药物联合 OPT 治疗后症状好转较快。如患者刺激症状明显，也可早期配戴治疗性角膜接触镜或滴用自体血清。

【病例 4】（自体血清）

患者，女性，70 岁。以“右眼白内障术后红痛伴视力下降 3 个月”为主诉就诊。患者于 3 个月前因右眼白内障于外院行白内障超声乳化联合人工晶状体植入术，术后不久出现右眼红痛、畏光、流泪，伴视力下降，曾在当地医院就诊，长期予人工泪液、生长因子滴眼液点眼，病情无明显好转，现为进一步诊治求诊我院，门诊以“右眼角膜上皮缺损，右眼药物毒性角膜炎”收入院。既往体健，否认高血压病、糖尿病等全身疾病。

入院查体：右眼视力 0.1，矫正视力 0.3，眼压 10.5mmHg，球结膜充血（++），角膜上皮弥漫点状缺损，FL（+），基质轻度水肿，后弹力层轻度皱褶，KP（-），前房深度正常，瞳孔圆，直径 3mm，直间接对光反射灵敏，隐约见人工晶状体在位，玻璃体窥不清，眼底窥不清。

治疗：停用含有防腐剂的人工泪液；自体血清，每天 4 次点眼，妥布霉素地塞米松眼膏，涂右眼，睡前 1 次。

治疗 1 周后，角膜上皮逐渐修复，右眼视力 0.5，矫正 0.8，眼压 11.2mmHg（图 14-0-9）。

该患者病程长达 3 个月，角膜上皮呈现弥散点状缺损，后弹力层有皱褶但无明显对应 KP，病毒性角膜炎的可能性较小，而角膜上皮病变可能较大。由于用药史长，药物种类多，药物毒性角膜病变并发反应性后弹力层皱褶的可能性较大。按照前述诊断性治疗后，上皮病变好转迅速。

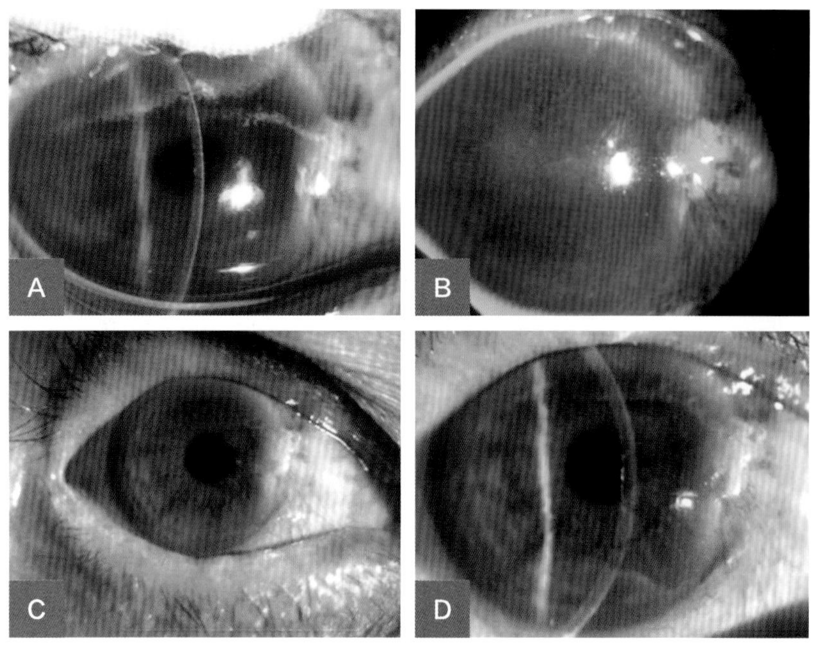

图 14-0-9 患者白内障术后 3 个月眼部情况
术后因长期应用含有防腐剂的人工泪液，造成药物毒性角膜炎（A、B）；予停用含有防腐剂的人工泪液，改用自体血清后 1 周，矫正视力由 0.3 恢复至 0.8（C、D）。

【病例 5】（飞秒激光辅助白内障摘除术后联合无防腐剂人工泪液）

患者，女性，70 岁。以“左眼白内障术后红痛、视力下降 25 天”为主诉就诊。患者于 25 天前因左眼白内障于外院行左眼飞秒激光辅助白内障摘除手术，术后早期恢复尚可，不久后出现左眼发红、疼痛、异物感、畏光流泪明显，伴视力轻度下降，无明显左侧头痛、左眼胀痛，无明显视物变形。在当地医院用药治疗（具体不详），病情无明显好转，我院门诊以“左眼角膜上皮功能障碍”收入我科进一步治疗。既往体健，否认高血压病、糖尿病等全身疾病。

入院查体：左眼视力 0.1，矫正无助，眼压 8.6mmHg，球结膜轻度充血，角膜中央偏鼻侧可见不规则形上皮缺损，FL（+），基质未见明显水肿，后弹力层轻度皱褶，未见明显新生血管长入角膜，前房深度正常，人工晶状体在位，玻璃体窥不清，眼底窥不清。

治疗：予无防腐剂的人工泪液点左眼，每天 4 次，妥布霉素地塞米松眼膏，涂左眼，睡前 1 次。治疗 4 天后，球结膜充血减轻，角膜上皮大部分修复，左眼视力 0.5，矫正 0.8，眼压 10.1mmHg（图 14-0-10）。

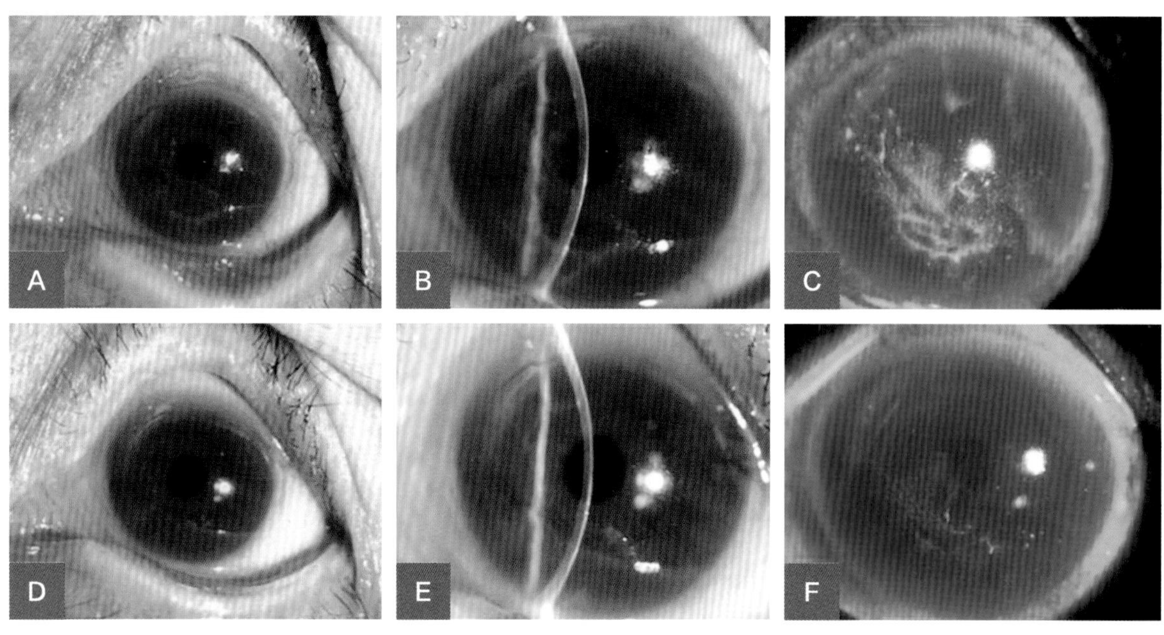

图 14-0-10 飞秒激光辅助白内障摘除术后联合无防腐剂人工泪液治疗
患者飞秒激光辅助白内障摘除术后 1 个月（A~C），予无防腐剂人工泪液及妥布霉素地塞米松眼膏点眼，治疗 4 天后（D~F），矫正视力由 0.1 恢复至 0.8。

该患者存在相对典型的飓风状角膜荧光素钠染色形态，同样考虑药物毒性角膜病变可能性最大。

【病例 6】(睑板腺热脉动治疗联合无防腐剂人工泪液)

患者，女性，71 岁。以"左眼白内障术后红痛、视力下降 10 天"为主诉就诊。患者于 10 天前因左眼白内障于外院行左眼白内障手术，术后早期恢复尚可，不久后出现左眼发红、疼痛、异物感、畏光流泪明显，伴视力轻度下降，无明显左侧头痛、左眼胀痛，无明显视物变形。在当地医院用药治疗(具体不详)，病情无明显好转。我院门诊以"左眼角膜上皮功能障碍"收入我科进一步治疗。既往体健，否认高血压病、糖尿病等全身疾病。

入院查体：左眼视力 0.08，矫正无助，眼压 8.0mmHg，睑缘充血圆钝，睑板腺部分缺损，开口部分阻塞，可见酯栓附着，球结膜轻度充血，角膜上皮弥散点状缺损，FL(+)，基质轻度水肿，后弹力层皱褶，未见明显新生血管长入角膜，前房深度正常，人工晶状体在位，玻璃体窥不清，眼底窥不清。

治疗：予无防腐剂的人工泪液点左眼每天 4 次，妥布霉素地塞米松眼膏，涂左眼，睡前 1 次；配戴角膜绷带片，同时给予左眼 Lipiflow 睑板腺热脉动治疗，联合睑板腺按摩、疏通治疗。治疗 1 周后，睑板腺开口阻塞较前好转，酯栓明显减少，角膜上皮逐渐修复，左眼视力 0.4，矫正 0.7，眼压 12.2mmHg(图 14-0-11)。

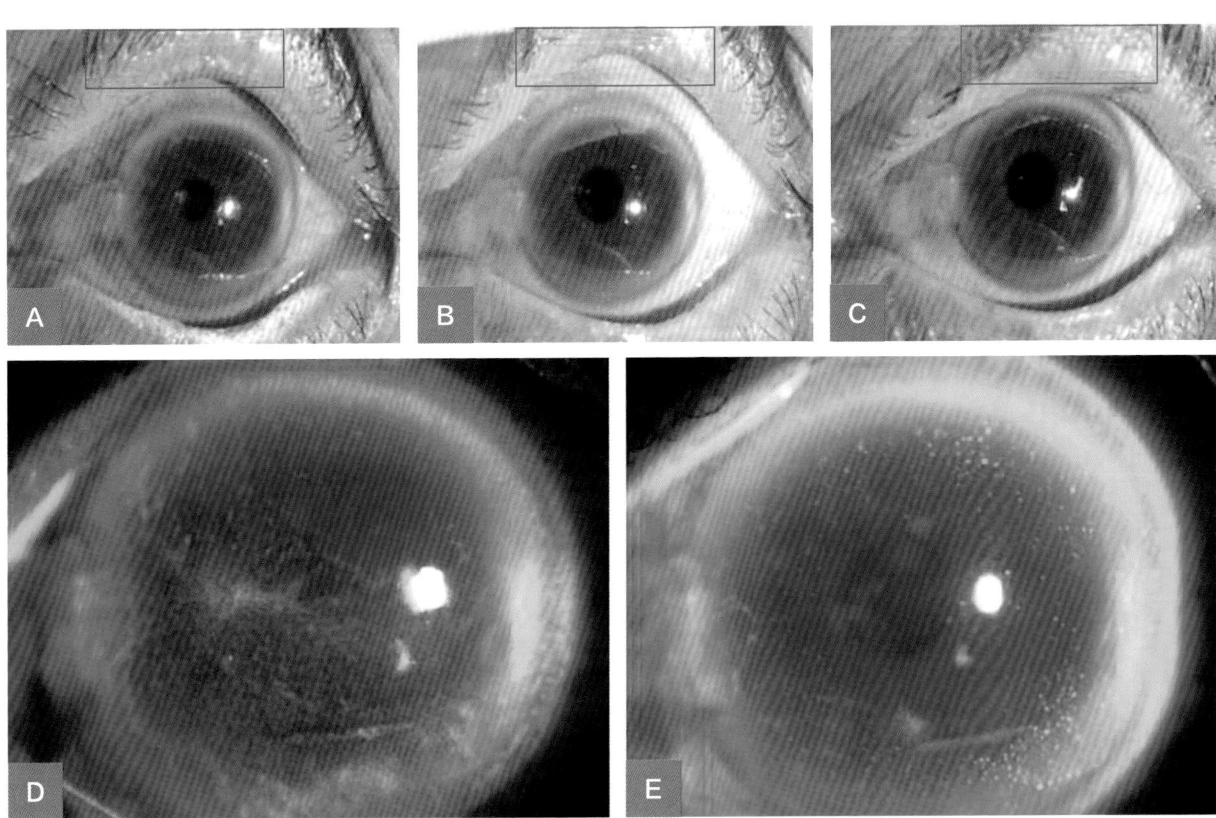

图 14-0-11 睑板腺热脉动治疗联合无防腐剂人工泪液治疗白内障术后角膜上皮功能障碍

白内障术后角膜上皮功能障碍(A、D)，通过 Lipiflow 睑板腺热脉动治疗联合睑板腺热敷、疏通治疗后 3 天(B)，治疗后 1 周(C、E)，睑板腺开口阻塞较前好转，酯栓明显减少，上皮逐渐修复，视力提高。

该患者既往存在较为明显的睑板腺功能障碍，这可能是白内障术后出现角膜上皮病变的主要原因。患者在当地医院用药不详，根据患者右眼的角膜荧光素钠染色形态，还很可能存在药物毒性的因素。因此，局部治疗药物不宜过度，以角膜绷带片以及无防腐剂人工泪液为主，配合睑板腺热脉动治疗，效果较为明显。

【病例 7】(羊膜移植术)

患者，女性，68 岁。以"右眼白内障术后红痛伴视力下降 1 个月"为主诉就诊。患者于 1 个月前因右眼白内障于外院行白内障超声乳化联合人工晶状体植入术，术后不久出现右眼红痛、畏光、流泪，伴视力下降，曾在当地医院就诊，予妥布霉素滴眼液、玻璃酸钠滴眼液、氧氟沙星眼膏等点眼，病情无明显好转，现为进一步诊治求诊我院，门诊以"右眼角膜上皮功能障碍"收入院。既往体健，否认高血压病、糖尿病等全身疾病。

入院查体：右眼视力 0.04，矫正无助，眼压 13.6mmHg，球结膜充血(++)，中央角膜上皮可见大片缺损，FL

(+),基质水肿,KP(-),前房深度正常,瞳孔圆,直径 3mm,直间接对光反射灵敏,隐约见人工晶状体在位,玻璃体窥不清,眼底窥不清。

治疗:予无防腐剂的人工泪液(玻璃酸钠滴眼液)每天 4 次;自体血清每天 4 次,妥布霉素地塞米松眼膏,涂右眼,睡前 1 次,治疗 5 天后病情无明显缓解,遂于局部麻醉下行羊膜移植术,术后第 4 天出院。术后 3 个月复诊,角膜上皮逐渐修复,右眼视力 0.6,矫正 0.8,眼压 10.2mmHg(图 14-0-12)。

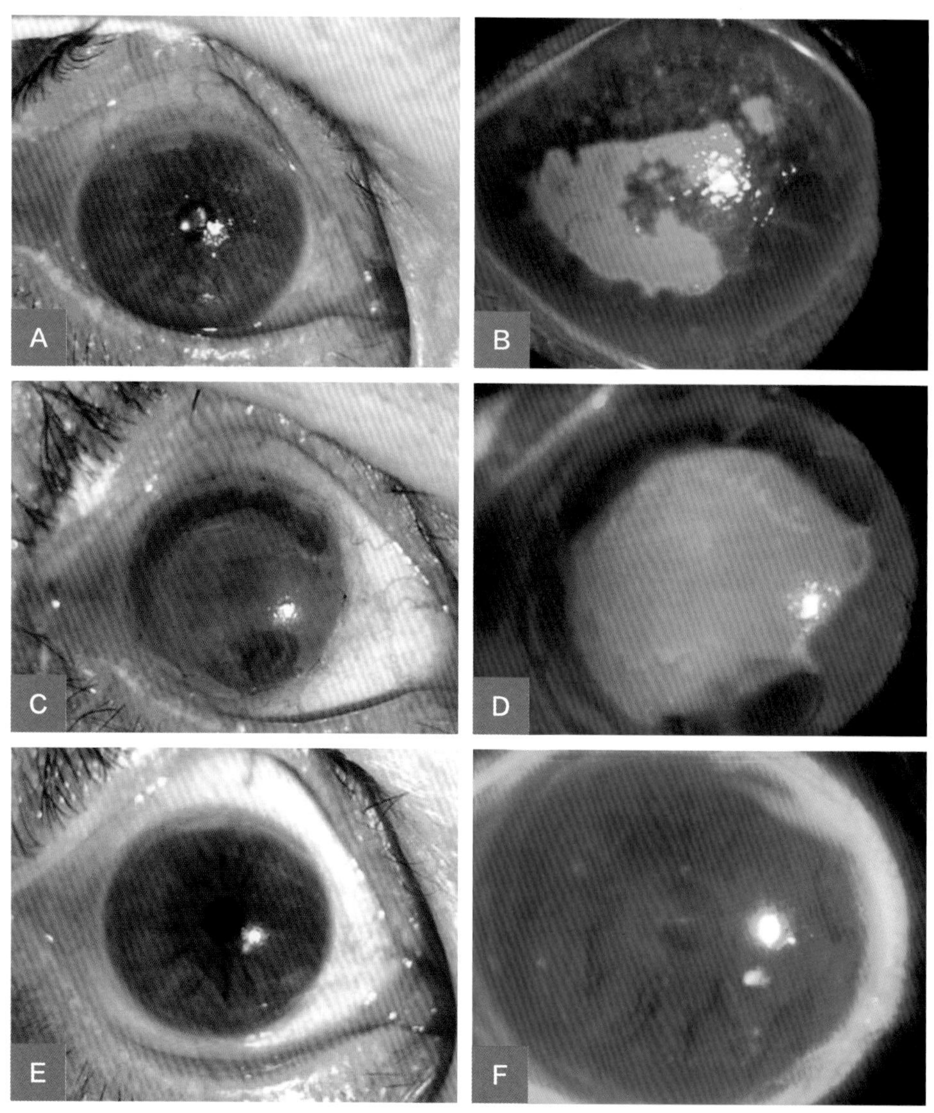

图 14-0-12 羊膜移植术治疗白内障术后角膜上皮功能障碍

白内障术后 1 个月角膜上皮功能障碍患者裂隙灯照相(A、B);通过行羊膜移植术,术后半个月裂隙灯照相(C、D),术后 3 个月患者角膜透明,上皮修复(E、F)。

该患者出现大片状角膜上皮缺损,是羊膜移植术的适应证之一。虽然通过前述的保守治疗也有可能逐渐好转,但较长的恢复时间可能存在潜在并发症,如角膜溃疡、感染、新生血管等;病程过长也容易遗留更多的角膜瘢痕,且患者在修复期内的症状仍较明显,影响生活质量。因此,这类患者建议尽早采取羊膜移植手术。

五、小结

随着屈光性白内障手术的广泛开展,白内障手术质量又提高到了一个新的层次。相应地,白内障手术相关干眼的诊断与处理已逐渐成为眼表学科与白内障学科共同面临的一个重要临床问题。主要问题包括:如何进行有效预防,以及出现相应类型干眼时如何进行个性化治疗。要解决这两个基本问题,还需要两个专科医师通力合作，开展一系列高质量的临床研究。目前国际上已经出现越来越多的相关临床以及基础研究，相信在不久的未来将出现更加具有指导意义、操作性更强的临床治疗规范以及预防原则。

（肖显文 何雪洪 张广斌）

参考文献

[1] 刘祖国，罗丽辉，张振平，等. 超声乳化白内障吸除术后泪膜的变化. 中华眼科杂志，2002，38（5）：274-277.

[2] OZDAMAR A，ARAS C，KARAKAS N，et al. Changes in tear flow and tear film stability after photorefractive keratectomy. Cornea，1999，18（4）：437-439.

[3] RAM J，GUPTA A，BRAR G，et al. Outcomes of phacoemulsification in patients with dry eye. J Cataract Refract Surg，2002，28（8）：1386-1389.

[4] 陈小璠，叶剑. 白内障术后干眼的研究进展. 中华眼视光学与视觉科学杂志，2008，10（2）：158-160.

[5] 董喆，施玉英，邹留河. 干眼症患者白内障手术后的观察. 中国实用眼科杂志，2002，20（7）：518-520.

[6] SUTU C，FUKUOKA H，AFSHARI N A. Mechanisms and management of dry eye in cataract surgery patients. Curr opin Ophthalmol，2016，27（1）：24-30.

[7] LEE J H，SONG I S，KIM K L，et al. Effectiveness and optical quality of topical 3.0% diquafosol versus 0.05% cyclosporine A in dry eye patients following cataract surgery. J Ophthalmol，2016，2016：8150757.

[8] IGLESIAS E，SAJNANI R，LEVITT R C，et al. Epidemiology of persistent dry eye-like symptoms after cataract surgery. Cornea，2018，37（7）：893-898.

[9] IPEK T，HANGA M P，HARTWIG A，et al. Dry eye following cataract surgery：The effect of light exposure using an in-vitro model Contact Lens Anterio，2018，41（1）：128-131.

[10] ISHRAT S，NEMA N，CHANDRAVANSHI S C L. Incidence and pattern of dry eye after cataract surgery. Saudi J Ophthalmol，2019，33（1）：34-40.

[11] SAJNANI R，RAIA S，GIBBONS A，et al. Epidemiology of persistent postsurgical pain manifesting as dry eye-like symptoms after cataract surgery. Cornea，2018，37（12）：1535-1541.

[12] GONZALEZ-MESA A，MORENO-ARRONES J P，FERRARI D，et al. Role of tear osmolarity in dry eye symptoms after cataract surgery. Am J Ophthalmol，2016，170：128-132.

[13] CHOI Y J，PARK S Y，JUN I，et al. Perioperative ocular parameters associated with persistent dry eye symptoms after cataract surgery. Cornea，2018，37（6）：734-739.

[14] HARDTEN D R. Dry eye disease in patients after cataract surgery. Cornea，2008，27（7）：855.

[15] Cho YK，Kim M S. Dry eye after cataract surgery and associated intraoperative risk factors. Kor J Ophthalmol，2009，23（2）：65-73.

[16] MOON H，YOON J H，HYUN S H，et al. Short-term influence of aspirating speculum use on dry eye after cataract surgery：A prospective study. Cornea，2014，33（4）：373-375.

[17] 李学民，赵欣，胡力中，等. 白内障患者手术前后干眼的临床观察. 中华眼科杂志，2007，43（1）：10-13.

[18] NISTOR M C，NISTOR C. Clinical correlations between dry eye and cataract surgery. Rev Bras of Talmol，2007，51（4）：79-82.

[19] 许荣，赵少贞. 飞秒激光辅助与微切口超声乳化白内障摘除术对眼表功能影响的比较. 中华眼科杂志，2019，37（11）：907-913.

[20] 王炜，徐雯.《ASCRS 屈光性手术前眼表疾病诊疗临床路径》解读. 中华实验眼科杂志，2020，38（7）：614-620.

第十五章 玻璃体手术相关干眼

随着仪器和玻璃体切除技术的发展，微创玻璃体切除术已成为诊断和治疗玻璃体视网膜疾病的常用方法，挽救了大量复杂玻璃体视网膜疾病患者的视力。虽然大部分微创手术切口免缝合，患者术后舒适度较好，但是，在临床工作中仍然发现许多患者术后出现眼部干涩、灼痛、异物感、视疲劳和视力下降等干眼症状。当前针对玻璃体手术相关干眼的研究仍较少。本章简单介绍目前已认识到的玻璃体手术引发干眼的发病机制、治疗及预防措施。

一、玻璃体手术相关干眼的发病机制

（一）手术切口的影响

1. 经睫状体平坦部做三管式玻璃体切除的三个巩膜切口分别在颞上、颞下和鼻上象限，一般距角膜缘3.5~4mm，传统20G和23G玻璃体切除手术行巩膜切口前须分别在三个方位上距离角膜缘1~2mm处做L形球结膜切口，随后进行的套管穿刺破坏了结膜和巩膜的结构；部分联合巩膜垫压术结膜切口位于角膜缘或角膜缘后4~8mm，由于需要进行相当多的结膜操作，为了防止结膜撕裂就必须制作放射状结膜切口或是角膜缘环形切开结膜，这些操作势必会损伤部分结膜杯状细胞、结膜上皮细胞以及角膜缘干细胞，导致黏蛋白分泌量减少以及影响眼表上皮细胞的更新修复。

2. 手术造成切口神经纤维的破坏导致多种神经肽释放和运输障碍，如乙酰胆碱、儿茶酚胺、P物质、降钙素等，以致对外界环境变化反馈不及时，丧失神经对角膜的营养与保护作用，最终引起泪膜不稳定、眼表组织受损及损伤修复障碍。

3. 术后切口组织的水肿或出血造成的局部隆起、创口的愈合等都可引起术后炎症反应及眼表上皮的不规则，同时切口形态及缝线松紧程度对术后角膜曲率的改变，也将影响泪膜均匀平铺，最终导致泪膜稳定性下降。

传统20G和23G玻璃体切除手术由于结膜损伤相对较明显，常有不同程度的结膜水肿，改变了眼表的正常形态，进而影响泪液在眼表的分布，使泪膜的稳定性下降。由于术后缝线和切口刺激的影响，手术后早期虽然泪液分泌增多，但可能是手术引起眼表上皮的机械性损伤、术后炎性反应、组织水肿、手术切口隆起等物理刺激引起的神经源性泪液分泌异常和反射性泪液分泌增多，且眼表上皮损伤释放炎性介质，造成泪液的pH值、渗透压及电解质改变，进一步影响上皮细胞的屏障功能，并使泪液中水分、蛋白质和脂质的比例失衡，使得黏蛋白对眼表的黏附力下降，造成泪膜不稳定，即使术后泪液的分泌量增加，患者的干眼症状却更为严重。

25G及27G经结膜无缝合玻璃体手术因无须剪开球结膜，不需要缝线关闭伤口，最大程度保存了眼的正常解剖结构，结膜的水肿较轻且恢复较快，也没有手术切口局部隆起及缝线刺激问题，对于眼表形态的影响相对较小，有利于泪液在眼表的分布；由于细胞因子产生减少，术后炎症反应更轻，手术后切口愈合时间也由传统20G手术的6~8周缩短至2周，缩短术后滴用眼药水的时间，进而减少药物对于眼表的刺激和损伤，术后干眼症状较轻。

（二）术中因素的影响

1. 有学者发现局部麻醉后泪液分泌量剧减引发角结膜干燥，加之随后暴露于具有眼毒性的聚维酮碘消毒液、过长的手术时间、接触的双目间接检眼镜系统与眼表的频繁接触，以及长时间手术光源的照射，都将加剧眼表细胞损害，进而影响泪膜的稳定。

2. 闭合式玻璃体手术当中常常发生角膜水肿，如频繁用表面麻醉剂点眼、使用较高浓度散瞳剂、接触式检眼镜机械损伤、术中眼压波动、不适当的气液交换以及手术时间过长等，均可造成角膜上皮细胞的脊样突起，微绒毛和微皱襞遭到破坏，使局部泪膜涂布障碍而无法正常附着；干燥引起角膜上皮的点状剥脱、角膜水肿，导致角膜厚度呈一过性增加，影响术中的观察及眼内操作进行，应对该情况的常规做法是使用甘油、高渗葡萄糖脱水，这一操作在促进手术进行的同时也造成了眼表渗透压的改变，进而对眼表细胞产生药源性损伤，甚至在脱水效果欠佳时仍须进一步刮除角膜上皮，导致眼表上皮细胞损伤愈合的迁延。

3. 顶压眼球观察周边眼底不仅直接造成眼表组织的机械损伤，对眼部血液循环也有一定的影响；术中为了稳定接触镜的放置须缝合金属环，选取的位置正位于邻近角膜缘处，缝合造成的组织损伤或是固定太紧，都对角膜缘血液循环产生不良影响。此外，术者的显微手术操作不熟练，器械反复进出造成组织损伤也时有发生。

（三）术后因素影响

手术操作不仅造成杯状细胞缺失以及角膜上皮表面和角巩膜缘正常稳态的破坏，同时会产生氧自由基、蛋白水解酶、前列腺素、白三烯和炎性细胞因子，这可能影响角膜的敏感性、增加炎症反应、造成泪膜不稳定；手术后结膜上皮细胞中炎性因子表达增强，也可影响泪膜恢复。因此合理有效的术后抗炎治疗对于手术的最终结果至关重要。局部使用激素、NSAID类药物等滴眼液是常规抗炎手段，但长期使用将造成眼表上皮细胞毒性，导致结膜上皮和杯状细胞损伤，同时滴眼液中含有的苯扎氯铵等防腐剂的毒性作用，可减弱亲水性黏蛋白对眼表上皮的黏附能力，导致术后泪膜稳定性的下降而引起干眼。

二、玻璃体手术相关干眼的治疗

手术源性干眼虽然具有一定的自限性,但仍需进行规范和积极的治疗,以减轻患者的不适症状、促进眼表修复、改善患者的视功能及生活质量。病因及诱因明确的干眼,针对病因治疗或者解除诱因对于疾病的治疗尤为关键。

(一) 控制术后炎症反应

术后常规使用激素类滴眼液、抗生素滴眼液或联合非甾体滴眼液,以预防眼部感染及控制术后炎症,根据眼部炎症的严重程度合理调整用药频率,全程监控眼压以及避免其他药物相关并发症的发生,一旦炎症控制,及时逐步减量至停药;对于重度干眼患者可使用自体血清治疗,通过下调炎症因子表达、抑制炎症因子活性,达到减轻炎症症状的效果。

(二) 润滑眼表及促修复治疗

进行充分完整的干眼检测,综合考量后进行个性化的人工泪液选择。

1. 右旋糖酐羟丙甲纤维素和羧甲基纤维素钠等滴眼液,因不含防腐剂且具有良好的黏稠性和润滑作用,使用后能较长时间覆盖眼表,具有润滑和保湿作用。

2. 玻璃酸钠滴眼液为黏多糖类人工泪液,因带有大量负电荷而具有较强的保水功能,同时较高的黏度增加眼表滞留时间,达到润滑、保湿及增加泪膜的稳定性的功能,此外还可促进角膜上皮伸展及创伤愈合。

3. 含维生素 A 的人工泪液能减轻角膜、结膜上皮细胞的角化,促进杯状细胞的分泌黏蛋白。

4. 小牛血去蛋白提取液可促进细胞的新陈代谢,改善细胞营养及刺激再生,从而加速组织修复。

(三) 羊膜移植术

对于重度干眼导致的持续性角膜上皮缺损和角膜溃疡(尤其因糖尿病性视网膜病变行玻璃体切除手术患者),行羊膜移植术具有较好的疗效。羊膜基底膜可以促进上皮细胞的黏附移行,分泌相关生长因子促进上皮生长,诱导上皮分化并防止上皮细胞凋亡,从而促进上皮细胞修复;抑制白细胞介素表达、调整炎症趋化因子表达、诱导多核白细胞凋亡、降低角膜金属蛋白酶表达,从而减轻角膜炎症反应,抵抗角膜融解。

(四) 其他治疗

实际上,许多接受玻璃体手术的患者在术前已经存在一定程度的干眼,其中一部分并无明显不适症状。老年人、糖尿病、使用视频终端、术前已经存在干眼等均是玻璃体切除手术后干眼加剧的高危因素,长期平稳控制血糖、适度用眼、规范使用人工泪液、睑板腺物理治疗、泪道栓塞和治疗性角膜接触镜等都可以有效缓解干眼及保护眼表。术后眼表微环境的调控应高度重视,长久不规律用药及病程的延长将导致角膜溃疡的形成,最终有可能需行角膜移植手术治疗。

三、玻璃体手术相关干眼的预防

术源性干眼的发生及程度往往与术前干眼密切相关,术前应做充分完整的干眼相关检测,问诊和了解患者的综合情况,以便术前治疗及预防,选择合适的手术时机。

无需缝线的微创玻璃体手术和非接触式视网膜镜的使用大大降低了干眼的发生和加剧;术中注意麻醉药量的使用、合理使用角膜保护剂和/或黏弹剂保护角膜上皮和角膜内皮、缩短手术时间、减少灯光长时间照射及避免医源性损伤等预防措施加大了眼表的保护,也可有效预防干眼的产生。

术后进行有效和安全的抗炎治疗减少炎症反应对眼表细胞及泪膜稳定的影响;不含防腐剂的人工泪液润滑眼表,减少眼表的机械性损伤,同时缩短创伤愈合时间;眼部避免使用有药物毒性滴眼液等均是预防干眼产生及加剧的有效措施。

四、玻璃体手术相关干眼的临床病例及治疗

【病例 1】

主诉:患者男性,65 岁,右眼玻璃体手术后 2 个月,刺痛流泪 1 个月。现病史:患者 2 个月前于当地诊断右眼糖尿病性视网膜病变,行“右眼白内障超声乳化联合玻璃体切除、硅油填充术”,术顺。术后予妥布霉素地塞米松滴眼液、普拉洛芬滴眼液滴眼(具体次数不详)。术后 1 个月逐渐出现眼部异物感加剧,刺痛感明显,无胀痛,伴视力下降。当地医院嘱停用普拉洛芬滴眼液,妥布霉素地塞米松滴眼液改为每天 4 次,加用聚乙二醇滴

眼液，每天 3 次，症状无明显好转，后就诊我院。

眼科检查（图 15-0-1）：右眼裸眼视力 0.1，矫正不提高；眼压 8.9mmHg，结膜无明显充血，角膜瞳孔下缘处可见类菱形病灶，病灶处上皮缺失，表面粗糙，基质轻水肿，病灶边缘呈毛刺样，前房中央深度正常，房水清，瞳孔药物性散大，晶状体缺失，玻璃体腔内硅油填充，眼底视盘色淡红，C/D 约 0.4，视网膜平伏，可见大量陈旧性激光斑，黄斑轻度水肿，无出血、渗出。

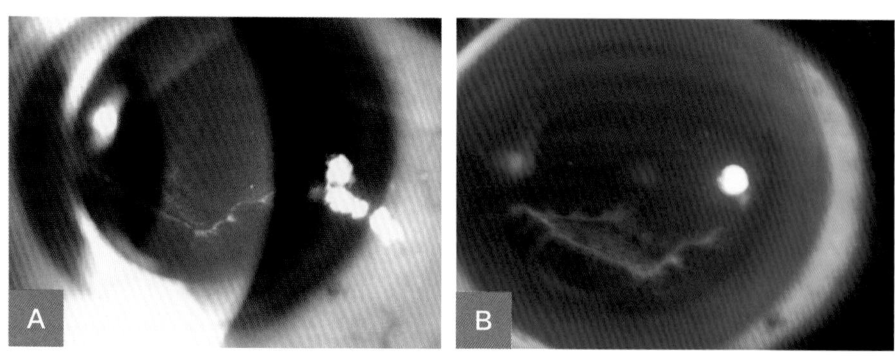

图 15-0-1　玻璃体手术后 2 个月眼前节裂隙灯照相
下方角膜可见类菱形病灶，病灶处上皮缺失，表面粗糙，基质轻水肿，病灶边缘呈毛刺样。

辅助检查：右眼泪膜破裂时间 5s，泪液分泌试验 10mm/5min。

治疗过程：配戴角膜绷带镜，应用 0.3% 玻璃酸钠滴眼液，每天 4 次，自体血清，每天 4 次，妥布霉素地塞米松眼膏，睡前涂抹。治疗后 1 个月，上皮逐渐愈合（图 15-0-2）。

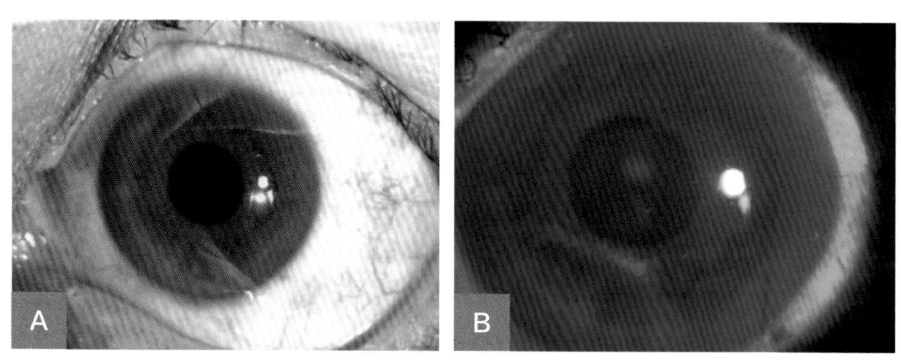

图 15-0-2　药物治疗 1 个月后眼前节裂隙灯照相
病灶部位角膜上皮逐渐愈合。

该患者角膜荧光素钠染色呈相对典型的裂隙状，提示很可能存在药物毒性因素。通过诊断性治疗，这类患者症状、体征大多数可迅速改善。

【病例 2】

患者女性，70 岁，退休工人。主诉：左眼玻璃体手术后 1 个月，刺痛异物感 2 周。现病史：患者 1 个月前于当地诊断为“左眼视网膜分支静脉阻塞、白内障”，行白内障超声乳化联合玻璃体手术，术后予妥布霉素地塞米松眼膏，每天 2 次，普拉洛芬滴眼液，每天 4 次。术后 2 周逐渐出现眼部异物感加剧，刺痛感明显，无胀痛，伴视力下降，停用普拉洛芬滴眼液，加用妥布霉素地塞米松滴眼液，每天 4 次，玻璃酸钠滴眼液，每天 3 次，症状无明显好转，后就诊我院。

眼科检查（图 15-0-3）：左眼裸眼视力 0.1，矫正无助；眼压 7.1mmHg，结膜充血（+），角膜中央偏鼻下方不规则上皮缺损，范围约 4mm × 8mm，FL（+），病灶累及基质浅层，灰白色浸润，病灶周围角膜轻度水肿，未见明显新生血管长入角膜，前房深度正常，房水清，瞳孔圆，直径 3mm，直间接对光反射灵敏，人工晶状体在位，玻璃体、眼底窥不清。

辅助检查：左眼泪膜破裂时间 4s，泪液分泌试验 5mm/5min。

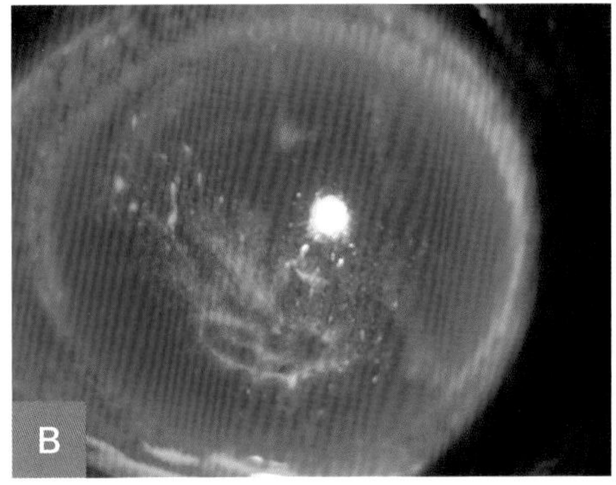

图 15-0-3 玻璃体手术后 1 个月眼前节照相
角膜中央偏鼻下方不规则上皮缺损，范围约 4mm × 8mm，FL（ + ），病灶累及基质浅层，灰白色浸润，病灶周围角膜轻度水肿，未见明显新生血管长入角膜。

治疗过程：行左眼下泪小点栓塞术联合配戴角膜绷带镜，应用妥布霉素地塞米松滴眼液，每天 4 次，加强抗炎，0.3% 玻璃酸钠滴眼液，每天 4 次，自体血清，每天 4 次，妥布霉素地塞米松眼膏，睡前涂眼。治疗后 3 周上皮愈合（图 15-0-4）。

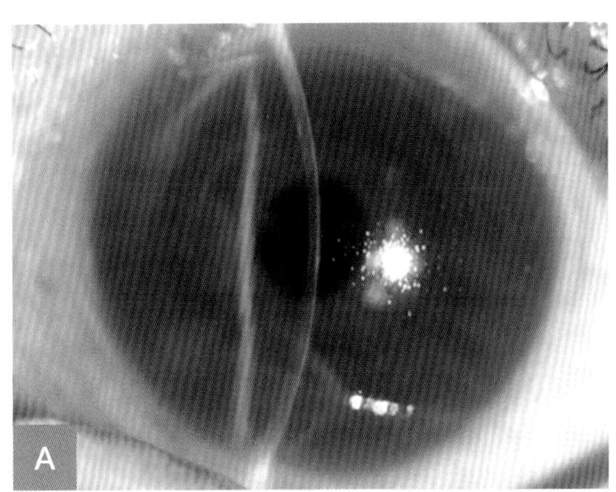

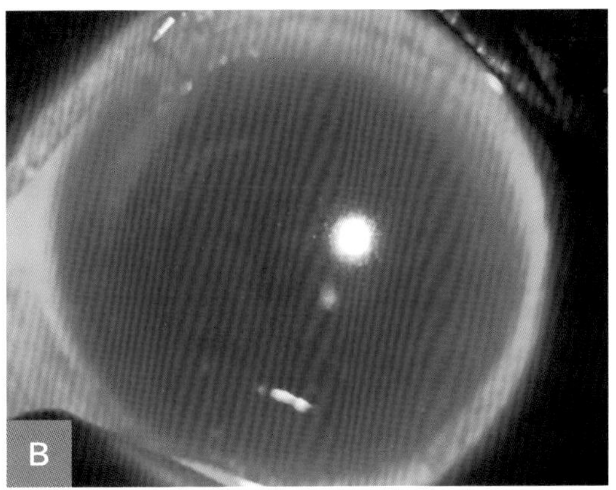

图 15-0-4 治疗 3 周后眼前节照相
左眼下泪小点栓塞联合配戴角膜绷带镜，治疗 3 周后角膜上皮愈合。

【病例 3】

患者男性，34 岁。主诉：右眼玻璃体手术后 1 个月，畏光流泪 2 周。现病史：1 个月前就诊当地医院诊断“右眼视网膜静脉周围炎”，无外伤史，否认全身病史。行右眼玻璃体切除术，术后予左氧氟沙星滴眼液，每天 4 次，妥布霉素地塞米松滴眼液，每 2 小时 1 次，玻璃酸钠滴眼液，每天 3 次点眼。术后 2 周出现右眼刺痛感，畏光流泪明显，予配戴绷带镜治疗，停用左氧氟沙星滴眼液，妥布霉素地塞米松滴眼液改为每天 4 次，玻璃酸钠滴眼液每天 4 次，症状初时好转，后逐渐加重，故转至我院就诊。

眼科检查（图 15-0-5A、B）：裸眼视力右眼指数/眼前 10cm；矫正无助，眼压 11.9mmHg，结膜充血（ + ），7：00 位周边部角膜上皮水肿伴不规则缺损，FL（ + ），KP（ − ），基质水肿，未见新生血管长入角膜，前房中央深度正常，房角开放，瞳孔尚圆，直径约 3mm，对光反射灵敏，晶状体尚清，散瞳见玻璃体腔内液体尚清，眼底视盘色淡红，C/D 约 0.3，视网膜平伏，可见大量陈旧性激光斑，黄斑部反光不显。

辅助检查：泪膜破裂时间 4s，泪液分泌试验 5mm/5min。前节 OCT 检查（图 15-0-5C）见中央角膜厚度 745μm，病灶处角膜厚度 1 041μm。

治疗过程：行右眼羊膜移植联合配戴角膜绷带镜（图 15-0-6A），应用 0.3% 玻璃酸钠滴眼液，每天 4 次，妥布霉素地塞米松滴眼液，每天 4 次，妥布霉素地塞米松眼膏，睡前涂抹；术后 1 周复查角膜上皮逐渐愈合，基质水肿减轻，中央角膜厚度 603μm，病灶处角膜厚度 731μm（图 15-0-6B）。

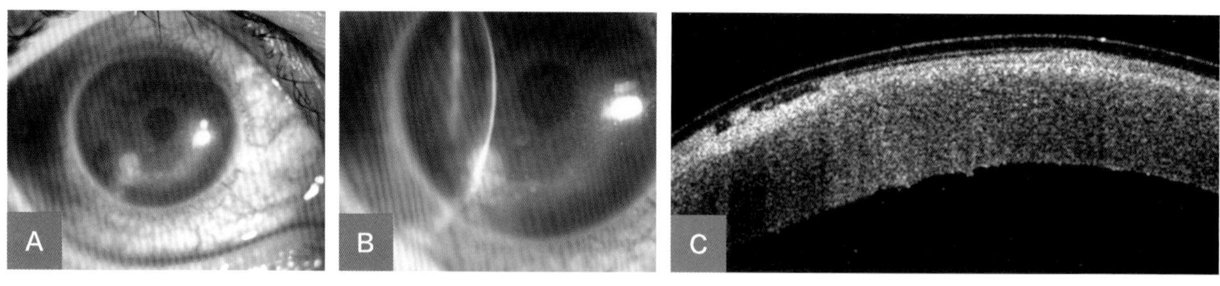

图 15-0-5 玻璃体手术后 1 个月眼前节照相及 OCT 图像
A、B. 治疗前 7:00 位周边部角膜上皮水肿伴不规则缺损；C. 角膜上皮水肿、缺损，基质水肿，组织结构层次较差。

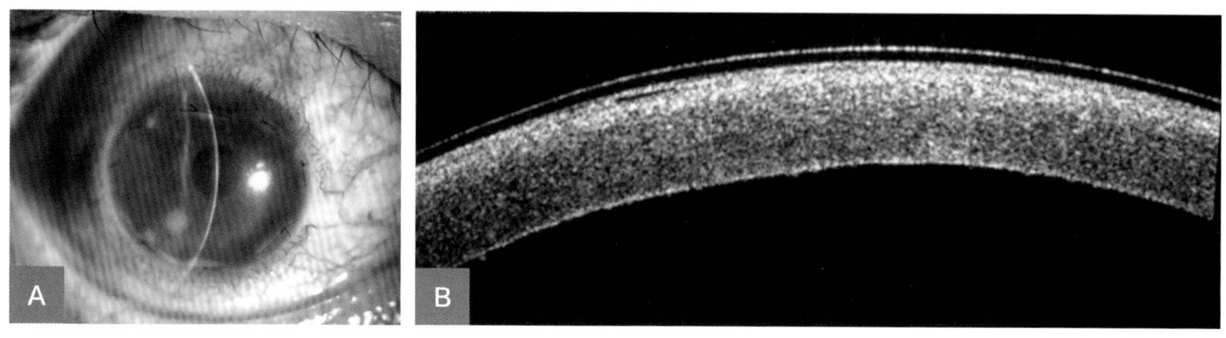

图 15-0-6 羊膜移植术后眼前节照相及 OCT 图像
A. 行羊膜移植术联合配戴绷带镜术后第 1 天；B. 术后 1 周角膜上皮逐渐愈合，基质水肿减轻。

【病例 4】

患者女性，64 岁，当地诊断“左眼病理性近视、晶状体全脱位、视网膜色素变性”，否认外伤史，否认全身病史。行左眼玻璃体切除、后路超声乳化、眼内光凝、气液交换术，术后予普拉洛芬滴眼液，每天 4 次，妥布霉素地塞米松滴眼液，每天 4 次，小牛血去蛋白提取物滴眼液，每天 4 次点眼。术后 3 周出现左眼刺痛感，畏光流泪明显，术后 1 个月就诊我院检查见角膜中央上皮缺损，基质水肿（图 15-0-7A、B），予配戴绷带镜治疗，停用普拉洛芬滴眼液，妥布霉素地塞米松滴眼液改为每天 3 次，加用妥布霉素地塞米松眼膏，睡前涂眼，玻璃酸钠滴眼液，

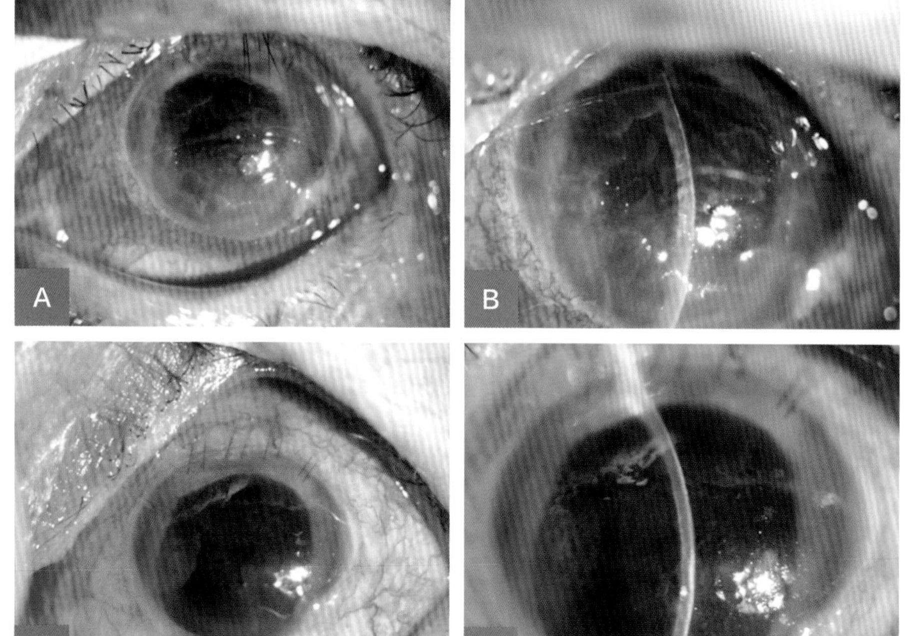

图 15-0-7 玻璃体手术后 1 个月及保守治疗后眼前节照相
A、B. 中央角膜上皮片状剥脱，残留上皮水肿，基质水肿；C、D. 药物及配戴绷带镜保守治疗症状好转，上皮逐步愈合，基质水肿明显减轻。

每天 4 次，症状逐步好转(图 15-0-7C、D)，后回当地医院继续复诊，诊疗情况不详。

玻璃体手术后 4 个月时，左眼红痛加剧，视力进一步下降，当地就诊诊断“左眼角膜溃疡”，具体症状及用药史不详，治疗 1 周后病情逐步加重，遂就诊我院。眼科检查(图 15-0-8)：裸眼视力左眼手动/眼前 10cm；矫正无助，眼压 10mmHg，结膜混合充血(++)，上方角膜缘处缝线在位，中央偏上方角膜见约 7mm × 5mm 横椭圆形灰白色浸润病灶，深达 1/2 角膜厚度，病灶处上皮缺损，表面乳白色分泌物附着，基质水肿，病灶边界尚清，卫星灶(-)，伪足(-)，内皮斑(-)，未见新生血管长入病灶，病灶周围角膜轻度水肿，前房深，房水窥欠清，下方虹膜萎缩伴缺损，瞳孔欠圆，直径约 6mm，晶状体缺如，玻璃体腔内液体及眼底窥不清。辅助检查：B 超提示左眼轴 29.6mm，玻璃体混浊声像。

治疗过程：行左眼部分板层角膜移植(图 15-0-9)，术后第 1 天应用 0.3% 玻璃酸钠滴眼液，每天 4 次，莫西沙星滴眼液，每天 6 次，他克莫司滴眼液，每天 4 次，溴芬酸钠滴眼液，每天 2 次；术后 1 周复查角膜植片水肿减

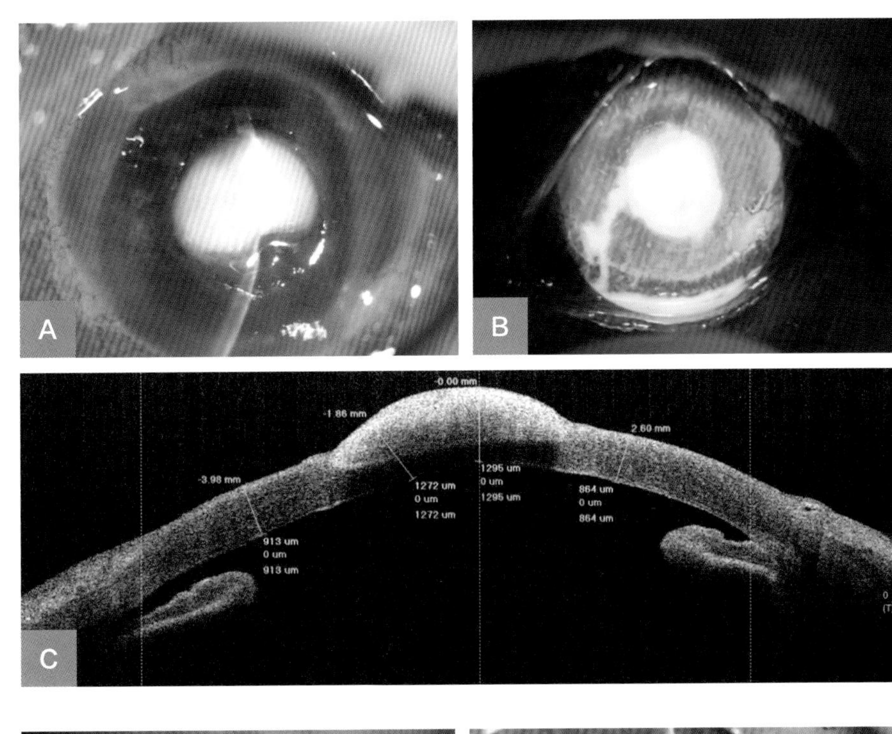

图 15-0-8 玻璃体手术后 4 个月眼前节图像
A、B. 中央偏上方角膜见约 7mm × 5mm 横椭圆形灰白色浸润病灶，表面乳白色分泌物附着；C. 角膜浸润灶深达 1/2 角膜厚度，表面分泌物附着。

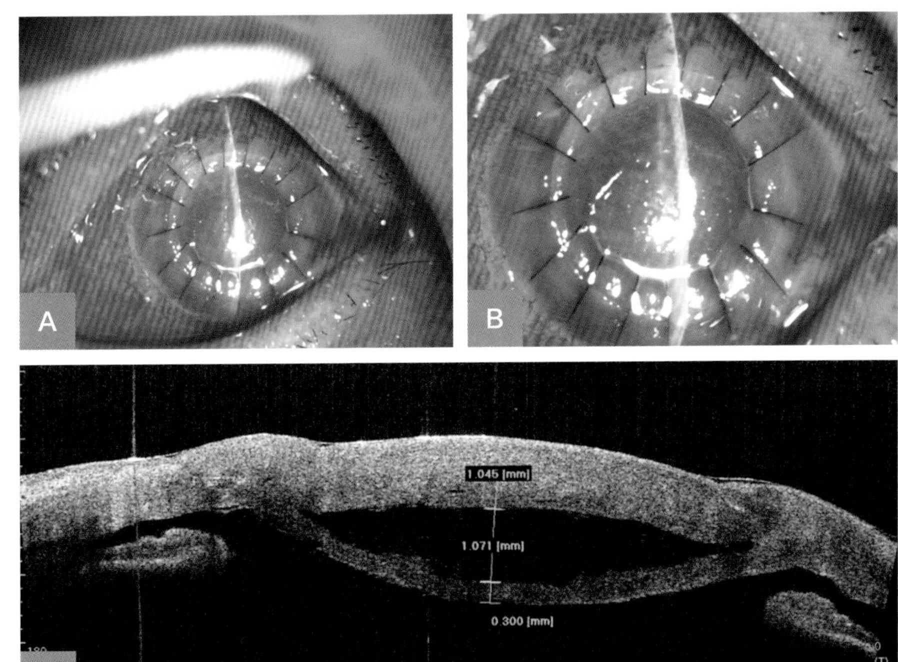

图 15-0-9 部分板层角膜移植术后第 1 天眼前节图像
A、B. 角膜植片水肿，可见植片后裂隙；C. 前节 OCT 显示角膜植片与植床贴合欠佳。

轻，植片与下方植床贴合，上皮逐渐长入（图 15-0-10）。目前随诊中。

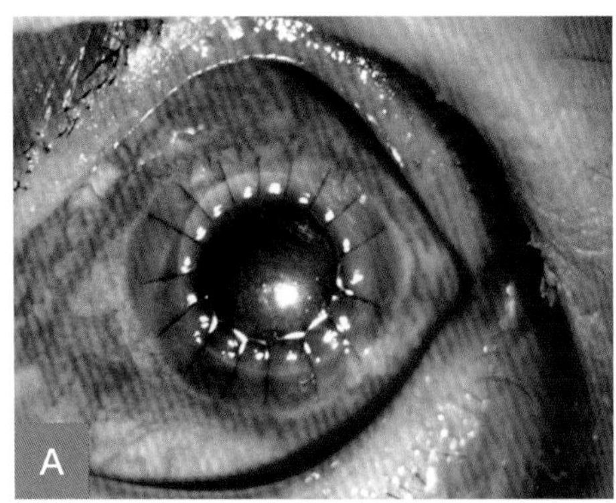

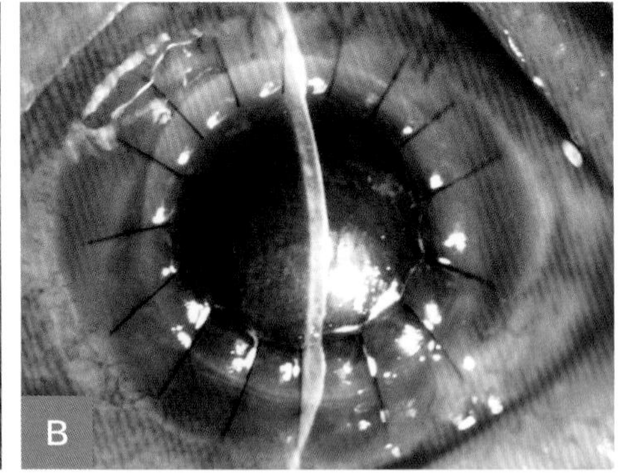

图 15-0-10 加压包扎 1 周后眼前节照相
A、B. 角膜植片水肿减轻，植片植床贴附良好，无感染复发。

（钟艳琳 吴东海 王晓波 吴护平）

参考文献

[1] 张祺，冯劼，周山. 玻璃体手术后干眼的相关因素分析. 国际眼科杂志，2011，1（10）：1840-1841.

[2] GHASEMI F K，SHAHEEN Y，KARIMI M A，et al. Schirmer test changes after 20 gauge and 23 gauge pars plana vitrectomy. Romanian J Ophthalmol，2017，61（1）：39-43.

[3] HEIMANN H，GOCHMAN R，HELLMICH M，et al. Dry eye symptoms following retinal surgery and ocular tumour therapy. Der Ophthalmologe：Zeitschrift der Deutschen Ophthalmologischen Gesellschaft，2004，101（11）：1098-1104.

[4] 郭嘉术，王海林，赵秀军. 新型 25-Gauge 与传统 20-Gauge 玻璃体切除术后干眼对比. 国际眼科杂志，2009，9（6）：1106-1108.

[5] CHEN W L，LIN C T，KO P S，et al. In vivo confocal microscopic findings of corneal wound healing after corneal epithelial debridement in diabetic vitrectomy. Ophthalmol，2009，116（6）：1038-1047.

[6] RIZZO S，GENOVESI E F，VENTO A，et al. Modified incision in 25-gauge vitrectomy in the creation of a tunneled airtight sclerotomy：An ultrabiomicroscopic study. Graefes Arch Clin Exp Ophthalmol，2007，245：1281-1288.

[7] SANO M，INOUE M，ITOH Y，et al. Efficacy of higher cutting rates during microincision vitrectomy for proliferative diabetic retinopathy. Eur J Ophthalmol，2018，26（4）：364-368.

[8] THORNTON I L，MCMAINS B K，SNYDER M E. Long-term safety and efficacy of single-port pars plana anterior vitrectomy with limbal infusion during anterior segment surgery. J Cataract Refract Surg，2018，44（7）：878-883.

[9] 孟葳，李秋明. 玻璃体手术前、后干眼症的临床研究. 河南医学研究，2014，23（4）：45-47.

[10] 闫雯娟，肖云，范银波. 微创玻璃体切割术对眼表和泪膜稳定性的影响研究. 人民军医，2018（1）：48-50.

[11] FRIBERG T R，OHJI M，SCHERER J J，et al. Frequency of epithelial debridement during diabetic vitrectomy. Am J Ophthalmol，2003，135（4）：553-554.

[12] 陈家祺，袁进. 重视手术源性干眼及其治疗. 眼科，2008，17（3）：151-153.

[13] 李凤鸣，谢立信. 中华眼科学.3 版. 北京：人民卫生出版社，2014：1241-1242.

[14] ARAGONA P，TRIPODI G，SPINELLA R，et al. The effects of the topical administration of non-steroidal anti-inflammatory drugs on corneal epithelium and corneal sensitivity in normal subjects. Eye（Lond），2000，14（Pt 2）：206-210.

[15] LIN J C，RAPUANO C J，LAIBSON P R，et al. Corneal melting associated with use of topical nonsteroidal anti-inflammatory drugs after ocular surgery. Arch Ophthalmol，2000，118（8）：1129-1132.

[16] 葛坚，刘奕志. 眼科手术学.3 版. 北京：人民卫生出版社，2015：468-470，526-527.

[17] VIRATA S R，KYLSTRA J A，SINGH H T. Corneal epithelial defects following vitrectomy surgery using hand-held，sew-on，and noncontact viewing lenses. Retina，1999，19（4）：287-290.

[18] VIRATA S R，KYLSTRA J A. Postoperative complications following vitrectomy for proliferative

diabetic retinopathy with sew-on and noncontact wide-angle viewing lenses. Ophthalmic Surg Lasers, 2001, 32(3): 193-197.

[19] CHEN H F, YEUNG L, YANG K J, et al. Persistent corneal epithelial defect after pars plana vitrectomy. Retina, 2016, 36(1): 148-155.

[20] 忻双华, 王惠云, 董飞. 超高速微创玻璃体切割术在糖尿病视网膜病变治疗中的应用. 现代实用医学, 2016, 28(10): 1347-1349.

[21] BRIGHTBILL F S, MYERS F L, BRESNICK G H. Postvitrectomy keratopathy. Am J Ophthalmol, 1978, 85(5 Pt 1): 651-655.

[22] PERRY H D, FOULKS G N, THOFT R A, et al. Corneal complications after closed vitrectomy through the pars plana. Arch Ophthalmol, 1978, 96(8): 1401-1403.

[23] FOULKS G N, THOFT R A, PERRY H D, et al. Factors related to corneal epithelial complications after closed vitrectomy in diabetics. Arch Ophthalmol, 1979, 97(6): 1076-1078.

第十六章 神经营养性角膜病变相关干眼

一、概述

角膜神经异常在干眼的发病中起到重要作用。神经营养性角膜炎（neurotrophic keratopathy, NK）是干眼中一个特殊类型，也被称为神经麻痹性角膜炎、神经营养性角膜病变以及神经营养不良性角膜炎等。随着人们对其长期后遗症的认识逐渐加深，神经异常在干眼发病中的重要作用和新近出现的能部分预防角膜损伤的创新治疗，NK 得到越来越多的关注。

NK 是一种以愈合延迟为特征的角膜上皮变性疾病，其主要特征是角膜知觉缺失，并最终发生角膜基质融解和穿孔。引起角膜知觉减退的原因多种多样，可以影响从三叉神经核到角膜神经末梢的感觉神经支配。角膜知觉减退使角膜表面易于出现隐匿性损害和反射性流泪减少，角膜上皮损伤后愈合概率降低。感觉神经异常使角膜易于受损和愈合不良，导致上皮缺损长期难以愈合。如果缺乏及时恰当的治疗，这些缺损会形成基质溃疡并最终导致角膜穿孔。

角膜知觉缺失最初的临床表现包括正常角膜上皮光泽的缺失和泪膜完整性的轻度异常。即使没有外伤，也会出现上皮缺损、点状角膜炎和继发出现基质溃疡。对于发现角膜知觉损害或缺失患者的评估包括对既往手术史和全身疾病的仔细回顾，以及局部或全身性用药史。详细的眼科检查有助于发现局部疾病引起角膜知觉缺失的证据，并可以排除其他外眼结构缺损导致的角膜上皮愈合不良。由于严重损害上皮愈合能力，所以应加强对上皮缺损的预防和治疗。

二、定义

《中国神经营养性角膜炎诊断及治疗专家共识（2021 年）》将 NK 定义如下：NK 为三叉神经损伤引起的角膜退行性疾病，NK 的特征是角膜知觉减退或缺失，出现干眼、角膜上皮缺损和角膜溃疡，最终引起角膜基质融解和穿孔。本病常见于病毒性角膜炎反复发作、眼科手术损伤、颅脑肿瘤、颅脑外伤以及糖尿病等患者。

NK 主要影响三叉神经 V1 分支，导致反射性泪液分泌和瞬目减少、神经营养因子产生减少，使眼表组织容易受损，最终导致角膜上皮屏障破坏，可能会导致从点状角膜上皮浸润到角膜穿孔的各种眼部损害。NK 不单独只是一种感觉神经现象，角膜神经支配包括感觉传入纤维以及交感和副交感传出纤维，角膜神经进入基质后均匀分布，穿过前弹力层后进入上皮组织，这种广泛分布的角膜神经丛能提供保护和营养功能。角膜神经和上皮之间的信号交叉调控眼表细胞的完整性、增殖、迁移和黏附能力，与上皮细胞释放的神经营养生长因子也有协同作用。神经营养因子具有多种功能，包括促进神经切断后神经元再生，为损伤后的神经元提供营养支持，逆转周围神经损伤引起的病理改变，促进反射性泪液分泌和上皮愈合，调节流向神经的血流。

三、角膜神经解剖及病理生理基础

角膜是人体中神经分布最丰富的组织之一，据测算，人角膜每平方毫米大约有 11 000 个神经末梢。因此，角膜比牙髓敏感 40 倍，比结膜和皮肤敏感度高 100 倍以上。角膜神经的解剖基础：角膜的感觉神经主要来源于三叉神经眼支的睫状长神经和睫状短神经。睫状长神经形成角膜缘神经环，呈放射状进入角膜基质后大部分神经失去髓鞘，在角膜前 2/3 厚度水平走行，再分成小支，穿过前弹力层，末端终止在角膜上皮翼状细胞层，形成上皮下神经纤维丛，即三叉神经眼支的终末神经末梢长入角膜上皮，构成了角膜神经的主要部分。角膜神经在调节角膜知觉、维持角膜上皮完整性，以及正常的泪液分泌、防御功能等方面均有重要作用。近年来研究表明，角膜神经可以释放 P 物质、降钙素基因相关肽等神经营养物质，从而调节角膜上皮的增殖，三叉神经（或眼支）的病变等原因导致的角膜神经异常可能导致角膜上皮再生障碍。此外，支配结膜和泪腺、眼睑等眼附属器的感觉神经同样来自三叉神经。因此，眼部神经结构的完整和功能正常对眼表健康的维持至关重要。

角膜的感觉神经末梢对维持眼表及角膜的正常功能起着关键作用，通过产生疼痛和刺激感等眼部症状，触发眨眼和流泪等保护性反射；还可以通过释放神经介质，为眼表组织提供营养支持，促进伤口愈合，并保持解剖结构的完整性。角膜失去神经可导致角膜上皮细胞活力、代谢降低，有丝分裂减少，引起上皮细胞胞内水肿、微绒毛丢失和基底膜发育异常，角膜伤口愈合迟缓，从而出现难治性角膜溃疡。

角膜神经释放的相关营养介质和因子：角膜神经可表达多种上皮营养神经介质，如 P 物质、降钙素基因相关肽等，促进 DNA 合成，刺激角膜上皮细胞增殖、黏附和迁移。当角膜感觉神经受损时，这些物质分泌减少，导致角膜上皮生理更替和泪液功能受损。同时，角膜上皮细胞通过释放神经生长因子、表皮生长因子等，对神经纤维的存活、分化和成熟产生影响，这些神经生长因子是眼表和角膜稳态以及伤口愈合的基础。

总的来说，角膜神经和角膜上皮及基质细胞之间相互作用，处于动态平衡：角膜神经分泌神经介质，为上皮细胞和基质细胞提供营养支持，刺激角膜损伤愈合，保持解剖结构的完整性。角膜上皮细胞及基质细胞分泌神经营养因子（如神经生长因子 NGF）介导神经纤维的存活、分化和成熟。在正常情况下，角膜神经与角膜细胞相互作用，维持营养与结构稳定，促进损伤修复。另一方面，角膜神经的感觉作用可以刺激反射性泪液分泌，营养角膜。所以，当角膜神经受损时，神经与角膜之间的稳态被打破，神经介质分泌减少，使得角膜缘上皮细胞有丝分裂、成熟和向心性迁移减慢。衰老的、活性较差的细胞脱落前，去角质角膜上皮细胞聚集在角膜中央，致使角膜中央难以湿润，从而出现角膜病变。

四、病因

引起角膜知觉减退的原因多种多样，从三叉神经核到角膜神经末梢，所有影响感觉神经的疾病，即中枢和周围神经病变均可导致角膜知觉减退（表 16-0-1）。

表 16-0-1 NK 常见病因列表

眼部因素	单纯/带状疱疹病毒感染
	其他造成神经损伤的感染
	毒性损伤：化学伤、烧灼伤
	药物毒性：表面麻醉剂滥用，噻吗洛尔、倍他洛尔、磺胺醋酰、双氯芬酸钠
	眼表长期慢性损伤
	慢性眼表炎症
	手术源性损伤：角膜屈光手术（LASIK、SMILE 等）、激光
	配戴隐形眼镜
	角膜营养不良：格子状角膜营养不良，颗粒状角膜营养不良
全身因素	糖尿病
	麻风病
	多发性硬化症
	维生素 A 缺乏症
	淀粉样变性
三叉神经麻痹	手术（治疗三叉神经痛）
	肿瘤（听神经瘤）
	颅内动脉瘤
	脑卒中
	面部外伤
	中枢神经系统退行性变

续表

遗传因素	Riley-Day 综合征 Goldenhar-Gorlin 综合征 Mobius 综合征 家族性角膜知觉异常 先天性痛觉缺失

（一）眼表和角膜

1. 病毒感染　单纯疱疹病毒和带状疱疹病毒性角膜感染是最常见的引起角膜知觉减退或缺失的病因。病毒感染角膜后反复发作可引起角膜知觉减退或缺失。带状疱疹病毒性角膜炎以角膜知觉减退为主要症状，表现为典型的神经营养性损伤角膜病变。单纯疱疹病毒性角膜炎反复发作者多发生角膜知觉缺失，表现为持续性角膜上皮缺损和神经营养障碍所致的坏死性角膜溃疡。

单纯疱疹病毒性角膜炎（HSK）是目前角膜移植的首位病因，是神经营养性角膜病变和感染性角膜盲的主要原因，且发病率有逐年上升的趋势。HSK 常会反复发作，难以彻底治愈，且重症病例较多，严重威胁视功能。角膜神经是该疾病的病理生理机制和表型表现的核心。在原发性感染时，疱疹病毒会通过角膜神经逆行轴突进入三叉神经节的导管，病毒颗粒会长期潜伏在此。通过一些非特异性刺激激活后，病毒颗粒又会沿着感觉神经轴突到达眼表，并在那里复制引起细胞病变效应，导致角膜炎的发生。有研究发现，HSK 患者的角膜基底下神经丛的密度、数量和分支明显减少。在感染的急性期，角膜基底下神经密度会显著降低，角膜敏感度下降，且单纯疱疹病毒对角膜神经的影响可长期存在。此前已经提到，角膜神经具有分泌和营养作用，同时会调节瞬目和泪腺的分泌，而单纯疱疹病毒会引起角膜神经密度降低，进而影响角膜神经功能，这便是单纯疱疹病毒导致干眼的致病基础。临床观察发现，与正常对照相比，HSK 患者对侧正常眼的角膜基底下神经丛也会变少，提示在临床单侧疾病中双侧神经改变。通常，在 HSK 消退后 1~12 个月内，大部分患者的基底下神经丛分布会逐渐恢复正常，但少数患者表现为基底下神经丛完全消失或神经纤维束减少。单纯疱疹病毒在初次感染后，可从三叉神经逆行至角膜，也可能以三叉神经为起点逆行至其他靶组织。有研究证明，单侧 HSK 患者正常眼泪腺功能也同样会受到损害，这可能是单纯疱疹病毒逆行影响泪腺神经导致的。

2. 眼部用药　眼部表面麻醉剂可造成角膜知觉减退，常见于诊断或治疗过程中过度使用或滥用眼部表面麻醉滴眼液。长期使用噻吗洛尔、倍他洛尔、30% 磺胺醋酰和双氯芬酸钠等滴眼液，也可引起角膜知觉障碍。

3. 医源性损伤　长期配戴角膜接触镜、角膜屈光手术（如准分子激光原位角膜磨镶术）、大切口白内障摘除手术、视网膜周边裂孔修复手术中行局部外路冷凝以及泪腺手术等，均可引起角膜知觉减退。此外，角膜移植术，尤其是穿透性角膜移植术后，易出现角膜植片上皮缺损或愈合不良，与角膜神经切断未修复密切相关。

4. 眼表和角膜化学烧伤　角膜硫化氢暴露等毒性损伤，常造成角膜神经损伤。

（二）颅内肿瘤、神经外科手术和外伤

1. 颅内肿瘤和神经外科手术

三叉神经是头部的主要感觉神经，分布于面部皮肤、角膜、口腔黏膜、鼻腔和副鼻窦。鼻咽癌（详见后续章节）、听神经鞘瘤、三叉神经鞘瘤、岩斜区脑膜瘤等病变位于或紧邻三叉神经、面神经，可直接导致三叉神经、面神经损伤，进而影响角膜神经功能。此外，这些部位的肿瘤手术或放射治疗过程中也极有可能损伤邻近的三叉神经、面神经，导致术后继发三叉神经及面神经功能障碍。三叉神经及眼周相关神经的损伤可直接或间接影响角膜神经的功能。若治疗不及时或术后护理不到位，可继发角膜神经异常相关干眼，严重者可能会发生角膜炎、角膜溃疡。

2. 颅脑外伤

颅脑外伤导致的面神经损伤，多数患者合并有颞骨骨折，由于面神经被约束在窄小的骨管内，骨折线通过面神经管，造成面神经直接挫伤、缺血和水肿。患者可在受伤时或其后数日至数周内出现面瘫症状。颅脑外伤合并三叉神经损伤可造成患侧三叉神经痛以及三叉神经麻痹为主的一系列临床症状，表现为所支配部位的感觉和运动功能丧失。患者受伤早期昏迷或仅表现为不完全性面瘫，临床上易漏诊。角膜的营养代谢除需要角膜缘血管网和房水外，还需多种神经营养因子等的调节。面神经或三叉神经的损伤均会导致角膜上皮修复异常，从而引起 NK 和暴露性角膜炎。

3. 三叉神经痛治疗后相关干眼

三叉神经周围性感觉支的第一支(眼支)穿过海绵窦,经过眶上裂进入眼眶,支配前额和头皮。当三叉神经感觉根完全切断或三叉神经节损害可引起损害侧面部及头皮前部、耳郭的皮肤和眼球部的感觉丧失,同时伴随鼻、口和舌前 2/3 黏膜的感觉丧失。三叉神经痛是指三叉神经分布区内反复发作的阵发性剧烈疼痛,而不伴三叉神经功能破坏的症状,常累及第 1 支,即眼神经支。疼痛性质表现为针刺、电击、刀割,通常会严重影响患者的生活质量。原发性三叉神经痛早期以药物治疗为主,药物治疗无效或者不能耐受药物副作用的患者可以选择手术缓解疼痛,手术方式包括三叉神经微血管减压术、射频温控热凝术、周围神经支剥脱术以及球囊压迫术。

射频温控热凝术是目前普遍认同的治疗三叉神经痛最为有效的方法之一,是一种微创神经损毁疗法。射频温控热凝术是通过射频针尖的不同温度作用于三叉神经半月节使其蛋白凝固变性,神经纤维电位短路消失,感觉神经冲动无法产生,从而达到治疗目的。其工作原理是通过将射频裸露的针尖加热到 70~75℃,使传导痛觉的无髓鞘 Aδ 和 C 纤维蛋白质变性,然而传导触觉的 Aβ 可以耐受相对较高的温度不会遭到破坏,因此可以达到缓解疼痛,保留颜面部感觉的效果。

三叉神经主要为感觉神经,在热凝毁损痛觉纤维的同时触觉神经纤维会不可避免地受到部分损伤。眼表的大多数感觉神经纤维都来自三叉神经眼支,任何损伤眼表神经的方式都可以引起眼表微环境的改变。2007 年国际干眼病专题研究会就提出三叉神经痛等神经系统类的疾病均可能导致干眼,国内外也有许多研究报道三叉神经手术治疗后常常导致角膜知觉敏感度下降,并伴有干眼、角膜炎等眼表类疾病。临床研究显示,在使用射频温控热凝术治疗三叉神经痛后往往会诱发多种并发症,例如角膜炎和角膜麻木等。支配角膜、结膜和泪腺等眼附属器的感觉神经来自三叉神经,因三叉神经主要为感觉神经,在热凝毁损传导痛觉的无髓鞘 Aδ 和 C 类传入神经纤维时,触觉神经纤维不可避免地将受到部分损伤,而角膜神经主要含有无髓鞘的 Aδ 和 C 类两种类型的感觉神经纤维,更易受损。有研究显示,三叉神经痛患者行射频温控热凝术后,角膜上皮下神经纤维密度与术前相比有所下降,且其连续性中断,说明三叉神经半月节射频温控热凝术对角膜的感觉神经产生了损伤。神经末梢具有将角膜上的感觉刺激转化为神经信号的重要功能,其密度直接决定角膜的感觉敏感性。

三叉神经眼支的终末神经末梢长入角膜上皮,其在调节角膜知觉、维持角膜上皮完整性,以及正常的泪液分泌、防御功能等方面都起到了重要作用。当角膜的传入神经受到刺激时,反射性瞬目和泪液分泌增加。瞬目活动是由神经支配的复杂过程,参与泪液分泌及分布的神经解剖学因素包括三叉神经及面神经,泪膜的保持及其生理功能的发挥与瞬目有关。角膜知觉敏感度的降低会引起瞬目动作减少和泪腺负反馈降低,导致泪液分泌减少,影响泪膜的稳定性及其重建。三叉神经半月节射频温控热凝术会损伤眼支末梢,引起传入性神经冲动减少和角膜知觉降低,瞬目反射减少,眨眼频率下降,泪液分泌量下降,最终导致角膜上皮营养不良,出现眼睛干涩等不适症状。角膜神经可以释放 P 物质、降钙素基因相关肽等神经营养物质,对角膜上皮的生长及自身稳态和创伤愈合能力起重要的调节作用。有研究报道,角膜去神经后可导致角膜上皮细胞有丝分裂和新陈代谢能力下降,三叉神经眼支的病变可造成角膜的感觉神经异常或中断,从而导致角膜上皮更新障碍。当出现眼部干涩等不适症状不做治疗处理,角膜会出现严重的营养障碍,加重眼表功能紊乱,角膜上皮呈现持续性缺损,炎症细胞浸润增多,角膜基质更易融解,最终形成角膜溃疡。

三叉神经半月节射频温控热凝术后出现干涩症状的常规措施可以通过补充人工泪液,比如:玻璃酸钠、羧甲基纤维素等滴眼液来缓解干眼症状,但是这些措施并不能从根本上修复受损的神经,无法保证神经末梢再次自主合成分泌营养物质。重组牛碱性成纤维细胞生长因子是一种内源性细胞生长因子,在体内分布广泛,具有促进神经修复和血管再生等生物学活性作用,在体外能促进施万细胞增生和神经轴突再生,因此可以促进神经纤维修复。当患者出现干眼症状时可给予重组牛碱性成纤维生长因子眼用凝胶每天 2 次,每次 1 滴。由于角膜营养不良会引起角膜上皮凋亡,导致上皮脱落和皮下神经末梢暴露,紫外线的照射可以恶化此现象,因此,建议患者长期配戴墨镜,可以减轻畏光、流泪的症状。

(三) 全身代谢性疾病

1. 糖尿病 病程较长糖尿病患者角膜知觉减退的严重程度与患病时间相关;治疗糖尿病视网膜病变行周边全视网膜光凝术,可加重角膜知觉减退。糖尿病除引起角膜知觉减退外,还可影响角膜上皮与基底膜附着以及眼表的微环境,增加眼科手术后发生持续性角膜上皮缺损和愈合不良的风险。

2. 维生素 A 缺乏症 可引起角膜上皮神经知觉减退,导致角膜上皮持续不愈合、皮肤角化改变和角膜溃疡,主要与全身营养代谢障碍和泪液减少有关。

(四) 先天性疾病

1. 先天性疾病 如先天性无痛症(详见后续章节)、家族性自主神经功能异常(Riley-Day 综合征)、Goldenhar-Gorlin 综合征、Mobius 综合征、先天性痛觉迟钝和无汗症、先天性家族性角膜神经发育异常等。

2. 遗传相关角膜病 格子状角膜营养不良等,常合并角膜知觉减退,出现反复性角膜上皮缺失或剥脱。

五、临床表现及分期

角膜知觉缺失可触发一系列眼表和角膜的异常反应,并使角膜溃疡进展加速。借鉴 Mackie 分期,临床表现包括以下方面。

1. 泪液异常(1 期) 角膜上皮出现点状荧光素染色,甚至灰色的浅层点状病变,原因是角膜知觉减退或缺失,导致反射性流泪和眨眼频率减少,黏蛋白分泌增多使泪液更加黏稠,引起泪液异常,造成角膜上皮微绒毛病变。体征为球结膜玫瑰红染色、泪膜破裂时间缩短、泪液黏蛋白黏性增加、角膜上皮点状荧光素染色和出现干燥角膜上皮的瘢痕性病灶(Gaule 斑)。

2. 角膜上皮异常(2 期) 急性角膜上皮脱落是因粗糙和异常角膜上皮表面的泪液湿化不足引起。体征为角膜上皮缺损,角膜基质水肿,可出现后弹力层皱褶、房水细胞和闪光。此期需要紧急和有效的治疗,否则易发展为角膜溃疡。椭圆或圆形的角膜上皮缺损是 NK 的典型特征。

3. 持续性角膜溃疡(3 期) 角膜基质融解、角膜穿孔发生率高是此期的特点。发生炎性反应和继发性感染、糖皮质激素滴眼液使用不当,均易增加角膜基质融解和穿孔的风险。

六、临床诊断

(一) 诊断原则

主要根据病史、角膜知觉减退和角膜损伤的体征以及相关的辅助检查结果,包括泪液、角膜知觉、神经形态等,进行综合评估。

(二) 诊断标准

1. 引起角膜知觉减退的疾病史 眼部包括疱疹病毒感染、眼科手术、眼底光凝术、眼部化学烧伤、眼部用药、配戴角膜接触镜等;全身包括糖尿病、多发性硬化症、神经系统疾病(如三叉神经痛治疗后、先天性神经发育异常)、颅内肿瘤、神经外科手术、卒中、创伤等。

2. 典型体征 如球结膜玫瑰红染色、角膜上皮点状荧光素染色、Gaule 斑、椭圆或圆形持续性角膜上皮缺损或角膜溃疡等,同时应注意有无眼睑病变和损伤。

3. 角膜知觉减退 最简单快速的检查方法是使用棉签在双眼周围皮肤划痕,比较双侧皮肤的感觉,也可以使用清洁柔软的细棉丝轻触角膜,观察眨眼反射,粗略评估角膜知觉是否减退。可采用 Cochet-Bonnet 触觉计进行定量检查,知觉正常的角膜在尼龙丝长度 6cm 时就有明显的眨眼反射;若尼龙丝长度<2cm,同时伴有角膜上皮脱落和基质溃疡,应高度怀疑 NK。

4. 泪液改变 患者往往有泪液质和量的异常,可采用 Schirmer 试验和泪膜破裂时间试验评估泪液状况。

5. 共聚焦显微镜检查 可发现角膜基质内神经纤维密度明显下降,甚至可见萎缩的神经。

6. 病原学检查 对发生持续性角膜上皮缺损或角膜溃疡者进行病原学检查,可排除感染因素。

在上述诊断标准中,符合 1~3 项即可临床确诊 NK。有条件的眼科机构可对 4~6 项进行检查,以辅助支持诊断。

七、治疗原则

NK 理想的治疗方法是改善角膜三叉神经的功能,以恢复角膜神经营养供应,促进角膜上皮再生和愈合。目前,我国临床选择治疗 NK 的方法取决于角膜损伤和角膜知觉减退的程度。治疗原则是阻止角膜损伤进展,逆转 NK,停止使用可能对角膜上皮产生有害影响的药物,修复眼睑正常解剖功能和尽可能治疗和排除造成角膜神经损伤的原因。

(一) 1 期病变

目的是防止角膜上皮细胞损伤,提高上皮细胞的修复能力。治疗相关眼表疾病,如干眼、暴露性角膜炎,最好选用不含防腐剂的人工泪液滴眼液或眼膏。

(二) 2 期病变

目的是促进角膜上皮缺损愈合,防止病情进展为严重的角膜溃疡。

1. 角膜上皮点状或片状缺损可应用自体血清(20% 和 50%)滴眼液或小牛血去蛋白提取物眼用凝胶,临床治疗效果肯定。

2. 局部使用抗生素预防感染,如涂用抗生素眼膏包眼。

3. 使用治疗性角膜绷带镜。

4. 局部使用低、中浓度糖皮质激素,以减轻炎性反应。使用过程中应密切观察,避免出现角膜融解和穿孔。

5. 治疗眼睑功能异常,以防出现暴露性角膜病变。角膜知觉严重减退或缺失者,可行永久性外侧睑裂缝合术或提上睑肌注射肉毒素 A。

(三) 3 期病变

目的是抑制角膜基质融解,保持眼球的完整性。

1. **睑裂缝合手术** 应用润滑剂、自体血清积极治疗角膜基质炎性反应;对于仍然出现角膜基质溃疡、融解和进行性变薄的患者,须行永久性睑裂缝合手术,以防发生进一步角膜基质融解和角膜穿孔。

2. **高透氧性巩膜镜** 对于知觉减退和缺失的角膜,短期和长期治疗均有效,尤其在角膜暴露情况下效果良好,但巩膜镜在国内尚未通过国家药品监督管理局批准用于临床。

3. **羊膜移植术** 可对病变角膜提供机械性保护作用,其中所含生长因子可促进角膜上皮愈合,减少新生血管,减轻眼表炎性反应。多层羊膜移植术可用于治疗深部神经营养性角膜溃疡。

4. **结膜瓣遮盖术** 可抑制角膜基质融解,并产生新的上皮屏障,有效治疗角膜旁中央或周边部溃疡,预防角膜穿孔。

5. **板层或穿透性角膜移植术** 大范围较深基质角膜溃疡须行板层角膜移植术;发生角膜穿孔时,应选择穿透性角膜移植术。由于角膜知觉减退或缺失可增加角膜移植术后植片上皮不愈合或移植失败的风险,故建议联合外侧睑裂缝合术。

(四) 新的治疗方法

1. **神经生长因子** 是一种神经营养素,能促进感觉神经元和交感神经元生长和存活,并恢复受损神经元功能,可使患者的角膜损伤迅速愈合,角膜知觉和泪液生成量均得到改善。神经生长因子滴眼液是目前临床治疗 NK 较有前途的方法之一,在欧美等国家已应用于临床,并证实具有较好的恢复角膜神经功能的效果。近期,我国国家药品监督管理局已批准神经生长因子滴眼液用于临床治疗中度或重度 NK,这是全球唯一用于临床治疗 NK 具有突破性的生物疗法,有望在治疗 NK 方面取得良好的临床结果。相关临床观察研究正在进行中。

2. **神经移植手术** 额神经或对侧正常神经分支等转位术,操作方法较为复杂,长期疗效尚需观察。

八、病例介绍

【病例 1】

患者,女,53 岁,主诉:右侧“三叉神经瘤”术后右眼红、视力下降 2 个月。2 个月前患者因为三叉神经瘤于综合医院神经外科行手术治疗,术后出现右侧面瘫,右眼眼睑闭合不全,右侧颜面部感觉障碍,门诊眼科检查见图 16-0-1。视力:右眼 0.1,矫正无提高,眼压 12.8mmHg,右眼睑闭合不全,结膜明显充血,颞下方角膜可见横形角膜上皮及浅基质层混浊,病灶周围角膜上皮不规则缺损,FL(+),上方角膜透明,前房中深。

因患者拒绝行睑缘缝合,遂予以保守治疗:泪小管栓塞治疗保存泪液,局部预防感染+人工泪液促进修复,夜间氧氟沙星眼膏封闭眼球,1 周后复诊,病情明显好转(图 16-0-2)。但是 1 个月后患者病情出现反复(图 16-0-3):病灶区域较前增大,遂在原治疗的基础上,嘱患者配戴湿房眼镜,1 周后再次复查,角膜基本恢复透明(图 16-0-4),但角膜荧光素染色也暴露了该患者的泪膜几乎不能均匀涂抹于角膜表面,所以日间护理相当重要。患者治疗期间,也一直坚持中医针灸治疗,颜面部皮肤感觉及角膜知觉均有所改善,患者眼睑闭合不全也较前好转,所以,后续随访患者眼表情况基本稳定(图 16-0-5)。

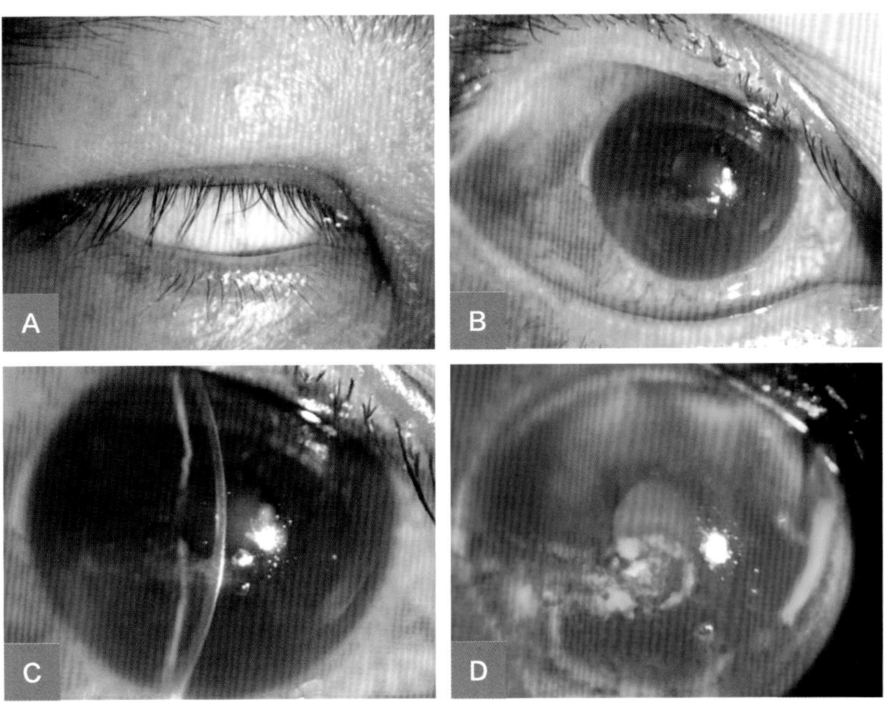

图 16-0-1　患者初次就诊裂隙灯照相

A. 10 倍闭眼状态下外眼像，可见眼睑闭合不全；B. 10 倍裂隙灯照相，可见结膜明显充血，角膜颞下方灰白色混浊；C. 16 倍裂隙灯照相，可见颞下方角膜上皮缺损，基质浅层混浊；D. 16 倍角膜荧光素染色裂隙灯照相，可见颞下方角膜大片不规则上皮缺损，FL（+）。

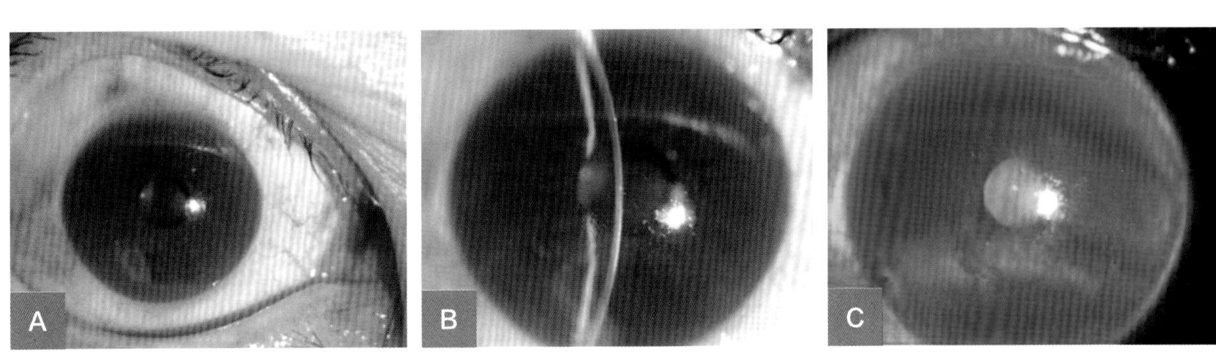

图 16-0-2　患者治疗 1 周后裂隙灯照相

A. 10 倍裂隙灯照相，可见结膜充血减轻，角膜尚透明；B. 16 倍裂隙灯照相，可见颞下方角膜病灶较前缩小；C. 16 倍角膜荧光素染色裂隙灯照相，可见颞下方角膜大片缺损病灶较前好转，但仍有大片点状角膜上皮缺损，FL（+）。

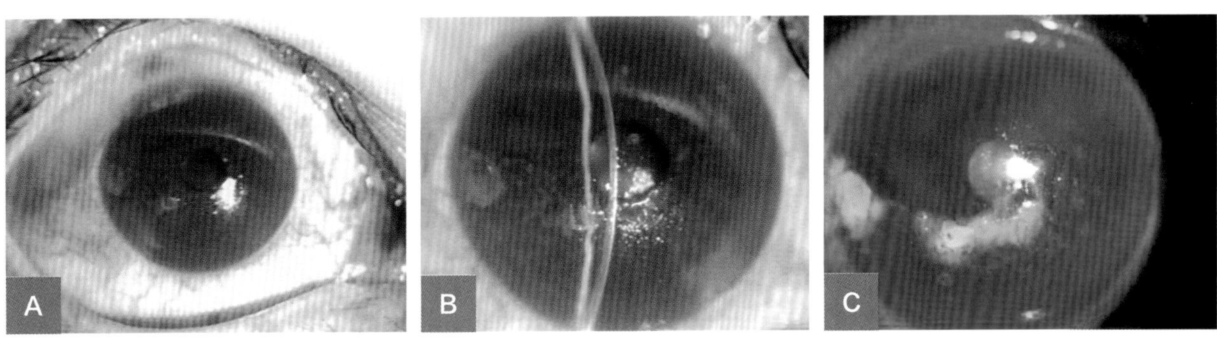

图 16-0-3　患者治疗 1 个月后裂隙灯照相

A. 10 倍裂隙灯照相，可见结膜充血，角膜颞侧及颞下方灰白色混浊；B. 16 倍裂隙灯照相，可见颞侧及颞下方角膜上皮缺损，基质浅层混浊；C. 16 倍角膜荧光素染色裂隙灯照相，可见颞侧及颞下方角膜大片不规则上皮缺损，FL（+）。

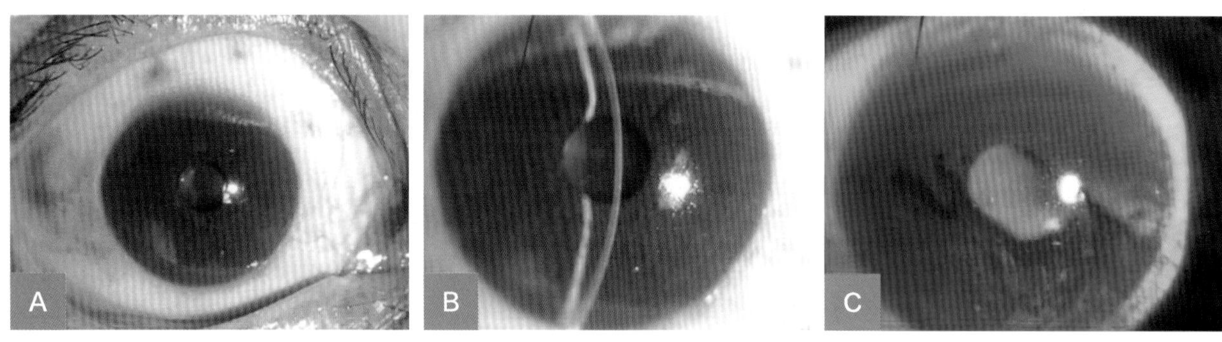

图 16-0-4 患者病情反复后加配戴湿房眼镜治疗 1 周后裂隙灯照相

A. 10 倍裂隙灯照相，可见结膜充血减轻，角膜尚透明；B. 16 倍裂隙灯照相，可见角膜尚透明，未见明显混浊浸润病灶；C. 16 倍角膜荧光素染色裂隙灯照相，可见角膜缘颞侧及颞下方病灶基本愈合，遗留少许弥漫点状角膜上皮缺损，FL(-)。

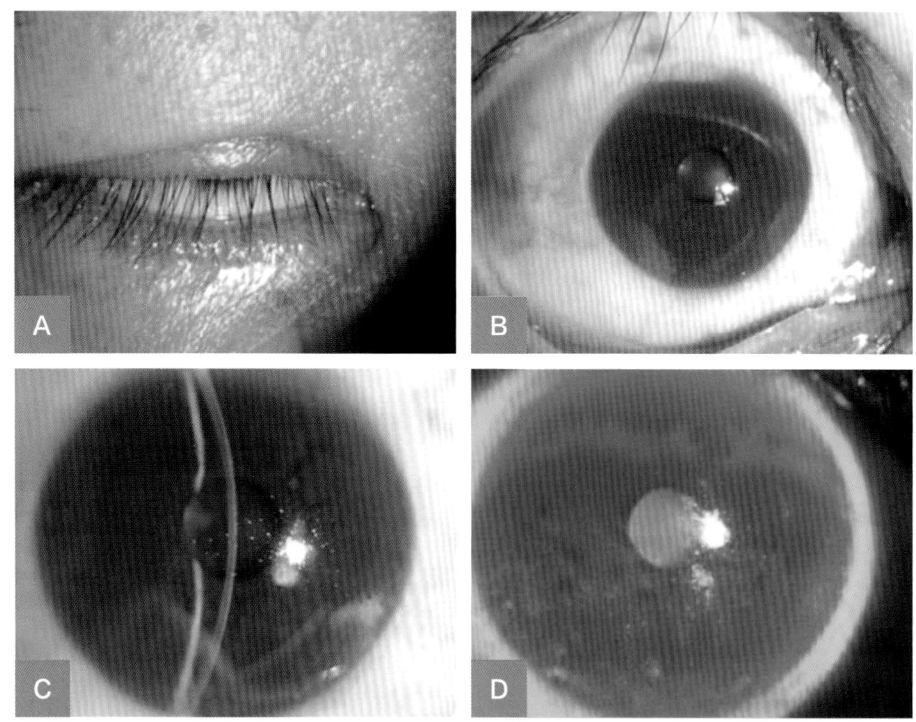

图 16-0-5 患者半年后裂隙灯照相

A. 10 倍闭眼状态下外眼像，可见眼睑闭合不全；B. 10 倍裂隙灯照相，可见结膜轻度充血，角膜尚透明；C. 16 倍裂隙灯照相，可见角膜表面粗糙；D. 16 倍角膜荧光素染色裂隙灯照相，可见下方弥漫点状角膜上皮缺损，FL(+)。

【病例 2】

患者，男，65 岁，主诉：右眼红痛伴视物不见 1 个月余。

现病史：3 个月前因右侧桥小脑角听神经瘤于外院行“右侧听神经瘤切除术”，术后不久出现右眼眼睑闭合不全，伴右眼发红、疼痛、异物感、畏光流泪明显，视力轻度下降。门诊以“右眼暴露性角膜炎”收入我科进一步治疗。

眼科检查(图 16-0-6)：右眼视力 0.12，矫正无提高，眼压 15.8mmHg，右侧眼睑闭合不全，结膜明显充血，下方角膜接近角巩膜缘处可见横椭圆形浸润病灶，大小约 2mm × 5mm，边界清楚，溃疡病灶表面上皮缺损，基质层浸润水肿，内皮面窥不清，上方角膜尚透明。

入院后完善相关检查，结合患者眼睑闭合不全暴露的情况，角膜溃疡发生的位置，最后选择予以行结膜瓣遮盖术，术后情况见图 16-0-7~图 16-0-9，最后患者眼表情况稳定，视力达到 0.5。

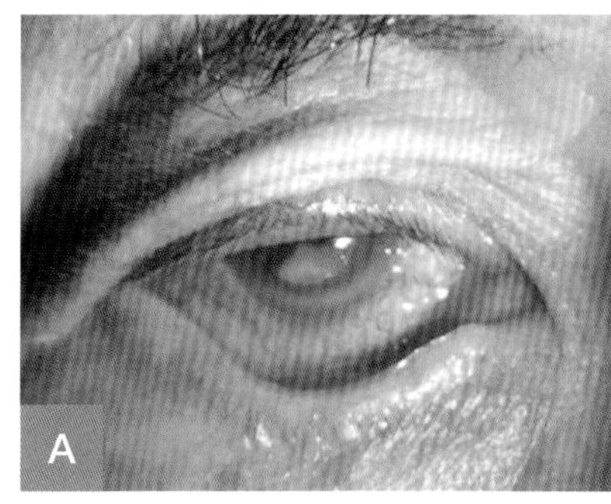

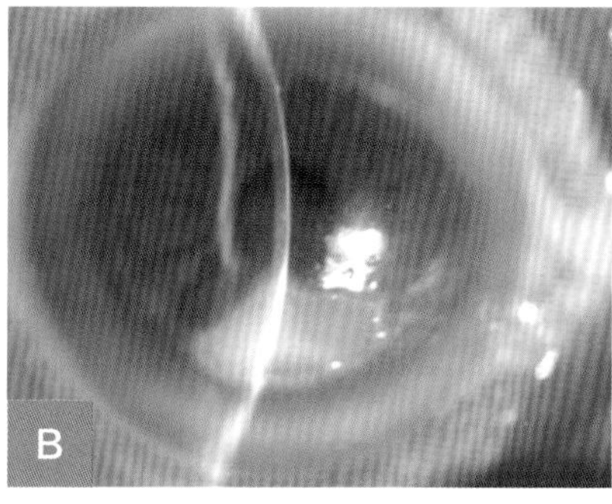

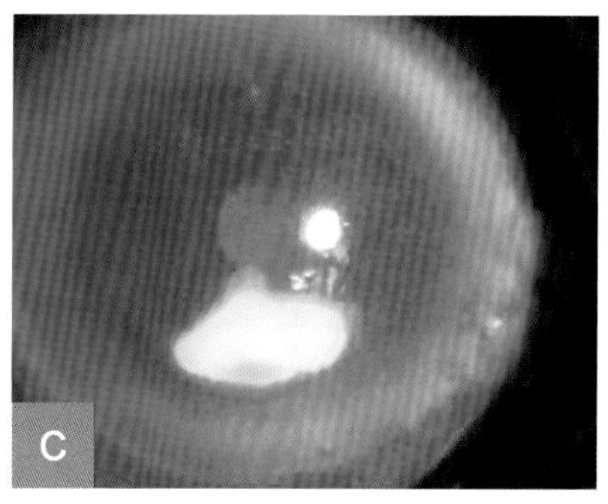

图 16-0-6　患者入院裂隙灯照相

A. 10 倍外眼像，可见眼睑闭合不全；B. 16 倍裂隙灯照相，可见下方暴露区角膜溃疡病灶，约 2mm × 5mm；C. 16 倍角膜荧光素染色裂隙灯照相，可见病灶表面角膜上皮缺损，基质裸露，周边透明角膜表面弥漫点状上皮缺损，FL(+)。

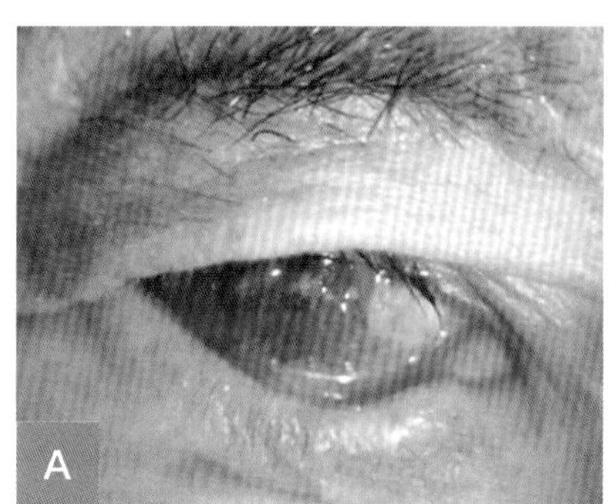

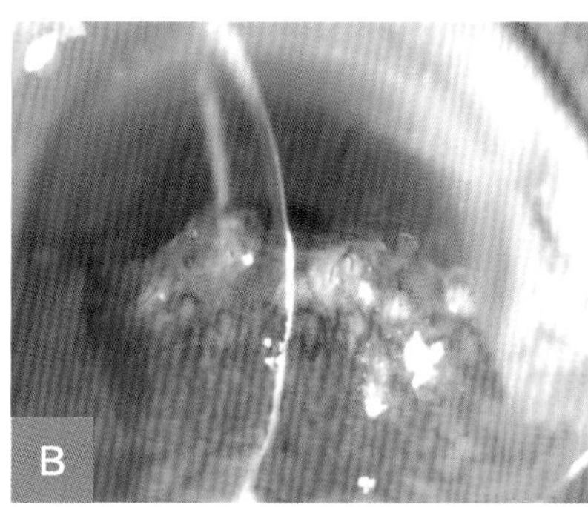

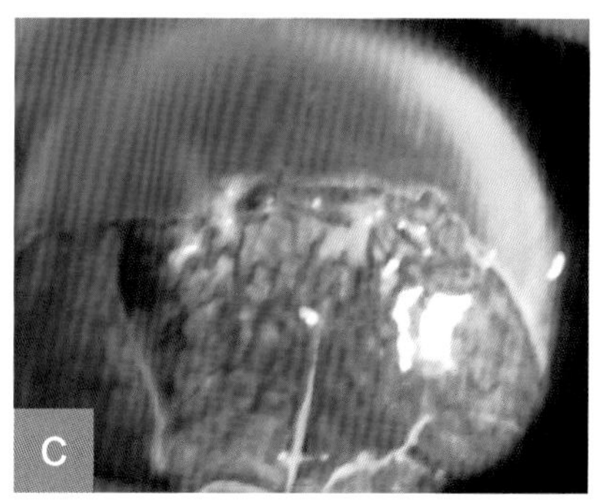

图 16-0-7　患者行结膜瓣遮盖术后 3 天裂隙灯照相

A、B. 分别为 10 倍以及 16 倍裂隙灯照相，可见下方结膜瓣在位；C. 为角膜荧光素染色照片。

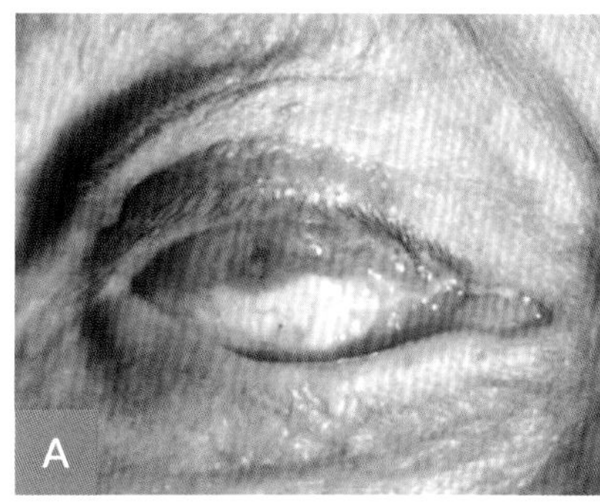

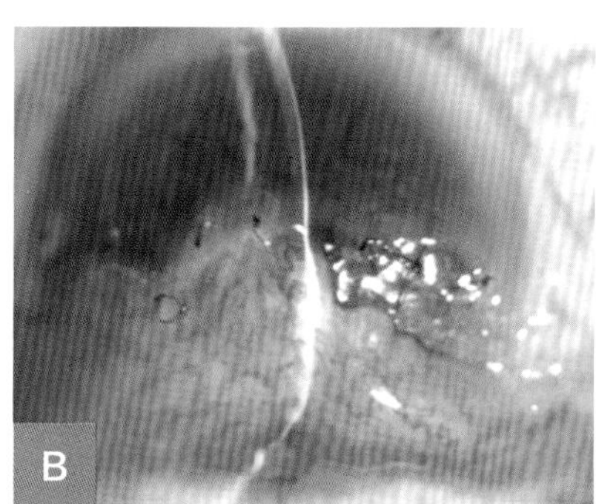

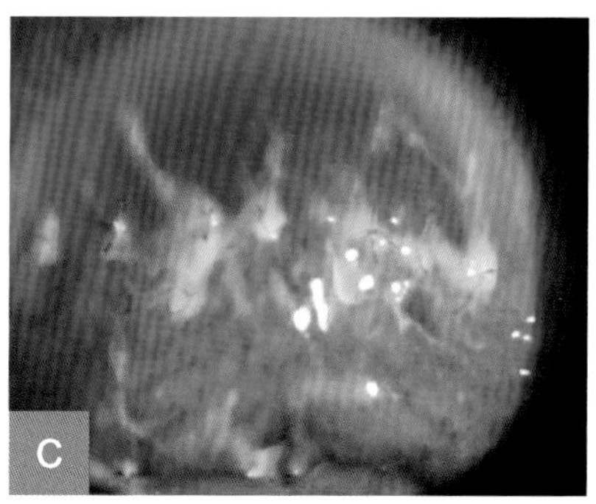

图 16-0-8　患者行结膜瓣遮盖术后 2 周裂隙灯照相

A、B. 分别为 10 倍以及 16 倍裂隙灯照相，可见下方结膜瓣存活；C. 为角膜荧光素染色照片。

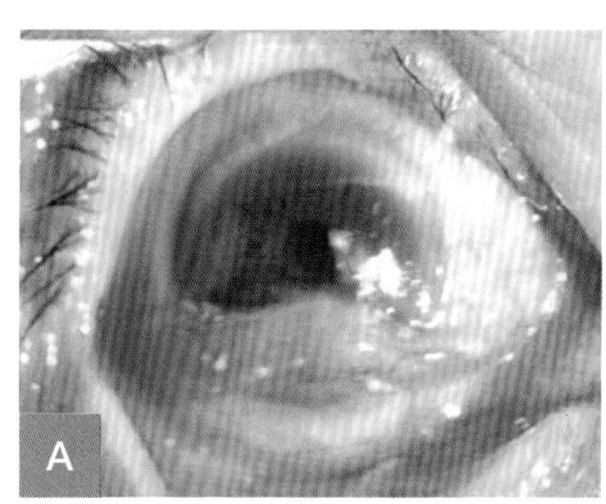

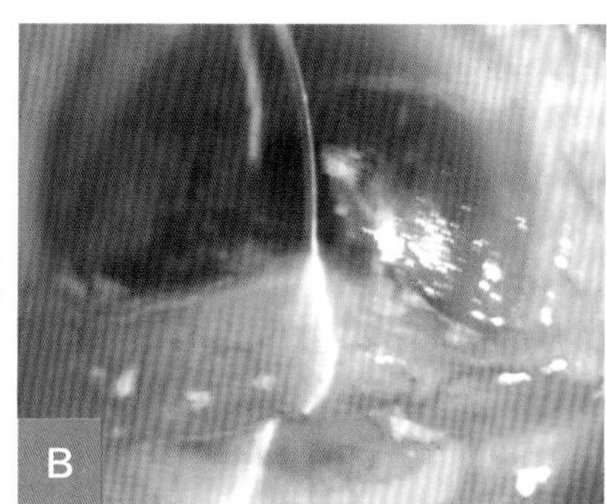

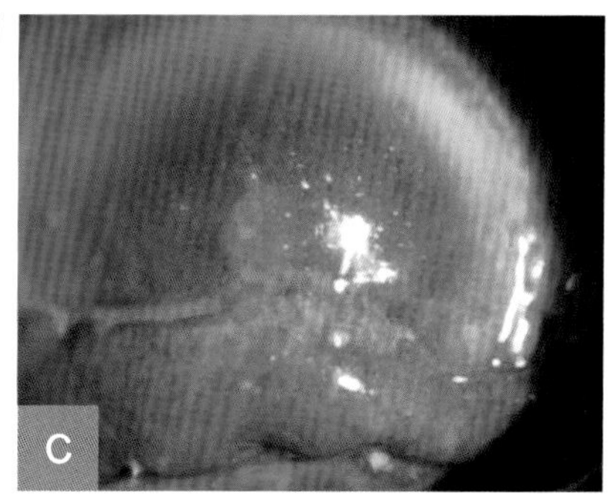

图 16-0-9　患者行结膜瓣遮盖术后 2 个月裂隙灯照相

A、B. 分别为 10 倍以及 16 倍裂隙灯照相，可见下方结膜瓣存活，露出瞳孔区，保存有用视力；C. 为角膜荧光素染色照片。

【病例 3】

患者,男,34 岁,主诉:三叉神经瘤术后 20 天,右眼红痛伴视力下降半个月。

现病史:20 天前因三叉神经瘤于当地医院行手术治疗,术后出现右眼眼睑闭合不全。半个月前出现右眼发红、疼痛、异物感、畏光流泪明显,视力明显下降。门诊以"右眼暴露性角膜炎"收入院。

入院眼科检查(图 16-0-10):右眼视力 0.1,矫正 0.3,眼压 11.9mm,右眼眼睑基本能正常闭合,结膜明显充血,下方角膜大片上皮缺损混浊,累及基质层,上方角膜尚透明,前房中深。

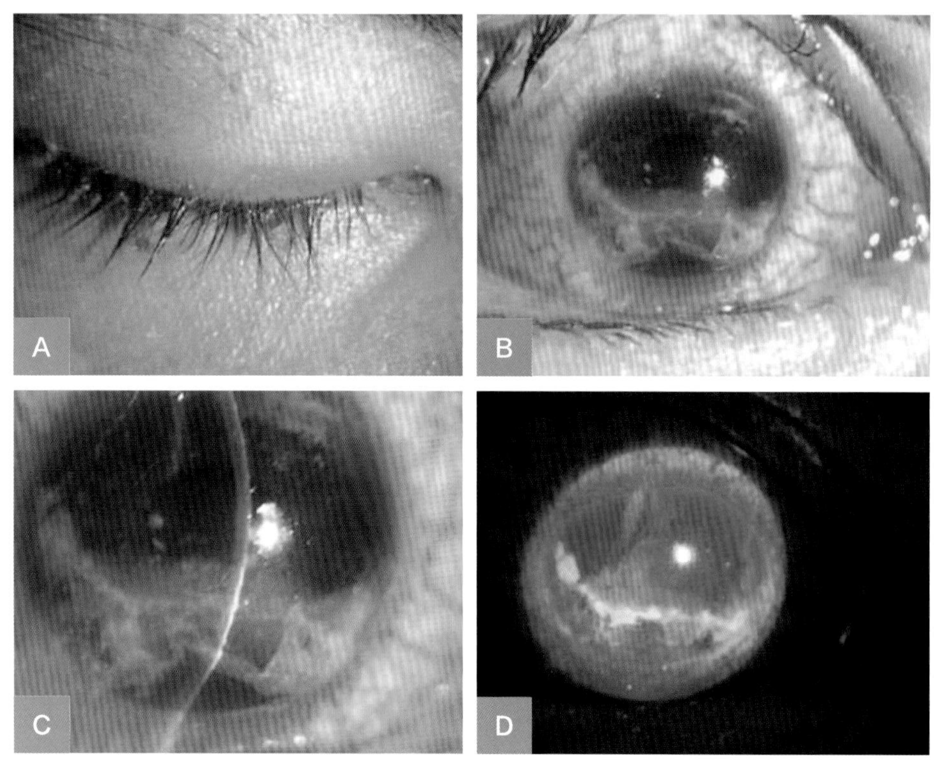

图 16-0-10 患者入院裂隙灯照相

A. 10 倍闭眼状态下外眼像,可见眼睑基本正常闭合;B. 10 倍裂隙灯照相,可见结膜明显充血,角膜下方灰白色混浊浸润;C. 16 倍裂隙灯照相,可见下方约一半角膜灰白色混浊浸润,累及基质层;D. 16 倍角膜荧光素染色裂隙灯照相,可见不规则角膜上皮缺损,FL(+)。

入院后完善相关检查,考虑患者眼睑基本恢复,能正常闭合,遂行左眼紫外光-核黄素角膜胶原交联术联合泪小管栓塞术,术后继续抗炎,促进角膜上皮修复,角膜逐渐恢复透明,视力恢复到 0.8(图 16-0-11)。

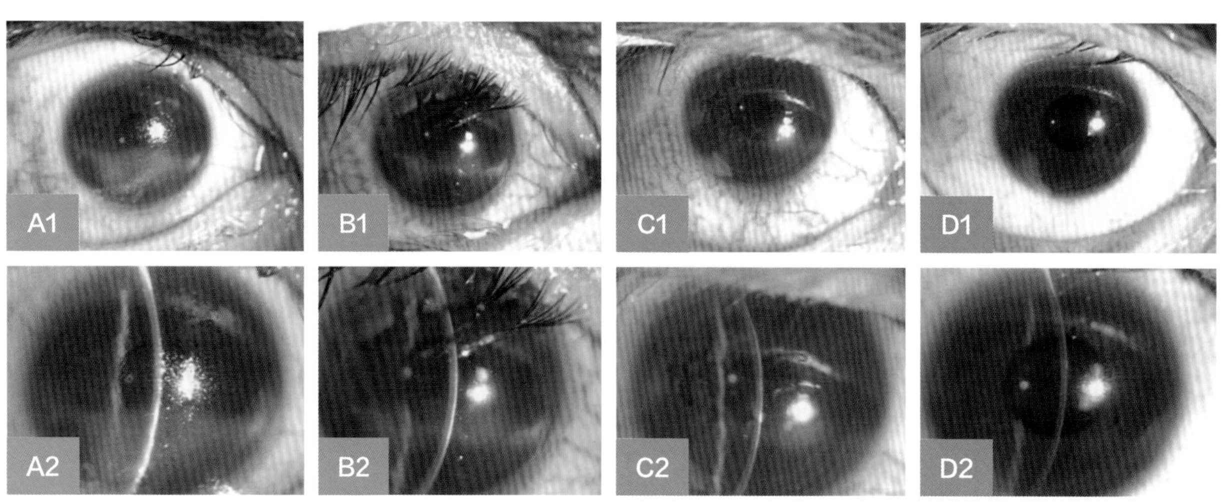

图 16-0-11 患者术后恢复裂隙灯照相

A1、A2 为术后 3 天;B1、B2 为术后 1 周;C1、C2 为术后 1 个月;D1、D2 为术后 2 个月。

【病例 4】

患者，男，38 岁。主诉：左眼眼睑闭合不全 4 个月，红痛不适 1 个月。现病史：4 个月前无明显诱因出现左眼眼睑闭合不全，并于当地医院就诊，诊断为左侧听神经瘤，并于当地医院手术治疗，术后恢复良好。1 个月前无明显诱因出现左眼发红、疼痛、异物感、畏光流泪明显，视力明显下降。在当地医院用药治疗（具体不详），病情无明显好转，现为进一步诊治求诊我院，门诊以"左眼暴露性角膜炎"收入我科进一步治疗。

眼科检查（图 16-0-12）：左眼视力 0.05，眼压 9.8mmHg，左眼眼睑闭合不全，结膜充血，角膜中央偏下方可见圆形浸润病灶，约 4mm × 4mm 大小，病灶中央约 1mm × 1mm 区域近穿孔，前房中深，晶状体透明，眼底窥不清。

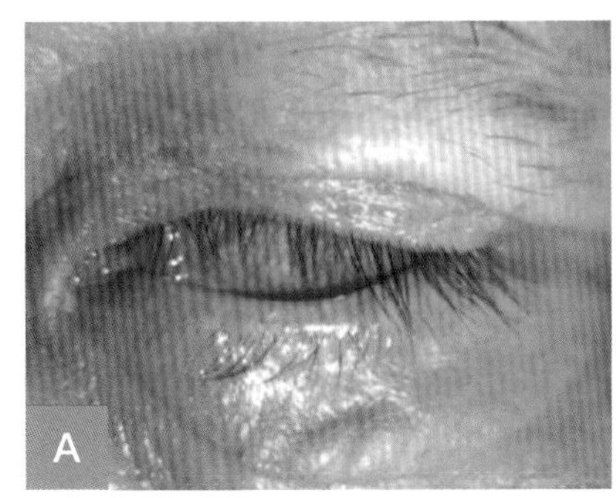

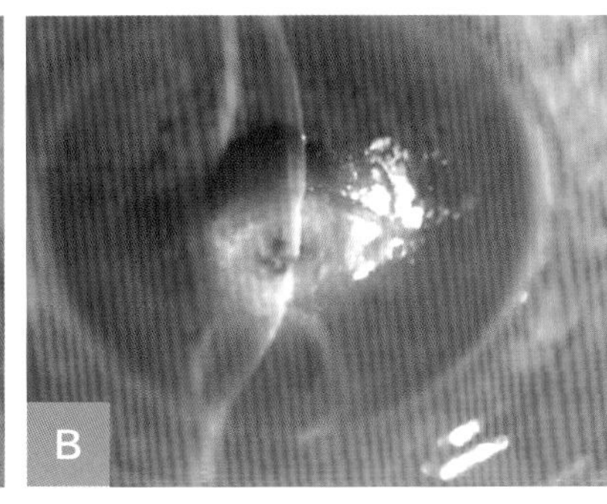

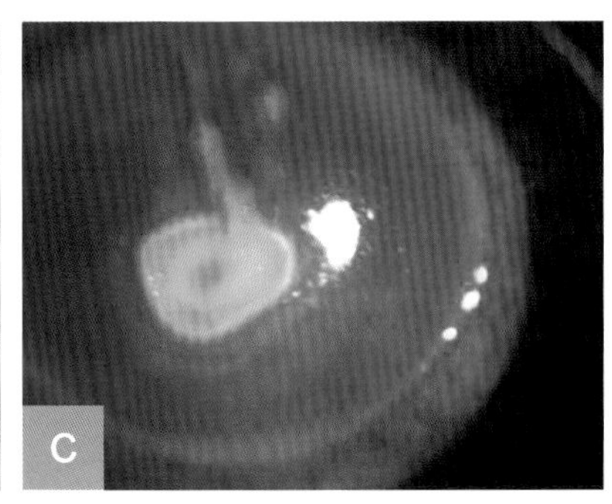

图 16-0-12　患者入院裂隙灯照相

A. 10 倍闭眼状态下外眼像，可见眼睑闭合不全；B. 16 倍裂隙灯照相，可见角膜中央偏下方圆形浸润病灶，约 4mm × 4mm 大小，病灶中央约 1mm × 1mm 区域近穿孔；C. 16 倍角膜荧光素染色裂隙灯照相，可见病灶区域角膜上皮缺损，FL（+）。

入院后完善相关检查（图 16-0-13），行部分板层角膜移植术联合部分睑缘缝合术，通过衡量患者眼睑闭合不全的程度和术后的视觉功能，予以单纯外眦部缝合一针，术后角膜植片情况稳定（图 16-0-14、图 16-0-15）。

临床上经常遇到颅脑手术后眼睑闭合不全引起的不同严重程度的神经营养性角膜病变，往往难以用药物控制病情，而解决闭合不全最后的办法乃是睑缘缝合，但缝合一方面影响外观，另一方面亦会影响患者视力，需充分向患者交代病情，同时缝合亦有一定的技巧，如图颅内肿瘤患者术后（图 16-0-16），予以行部分睑缘缝合术后，创面修复，亦保留一定的有用视力（如图 16-0-17）。

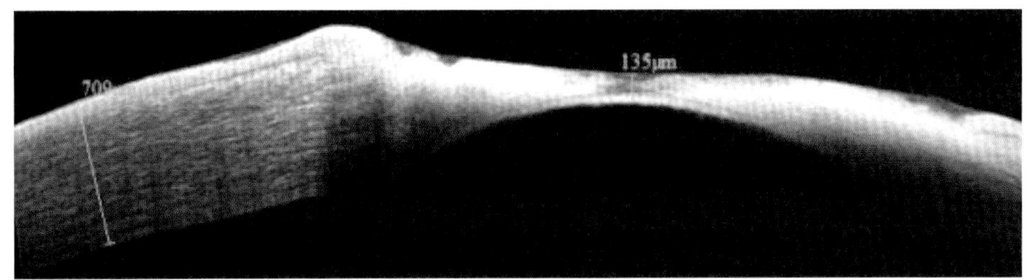

图 16-0-13　患者前节 OCT

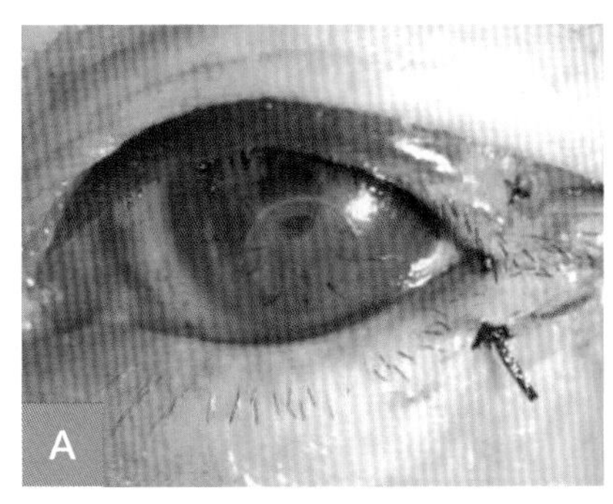

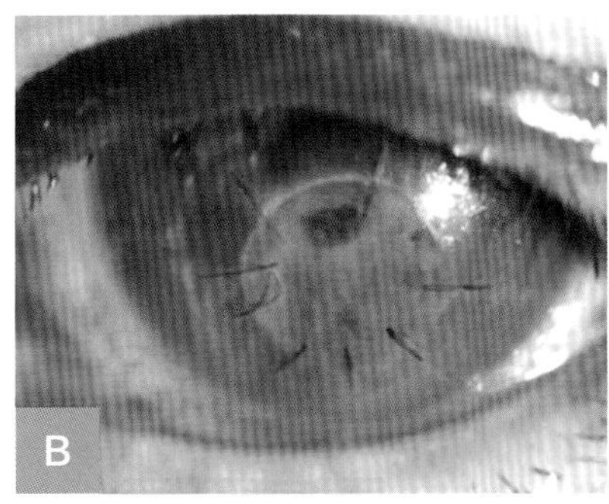

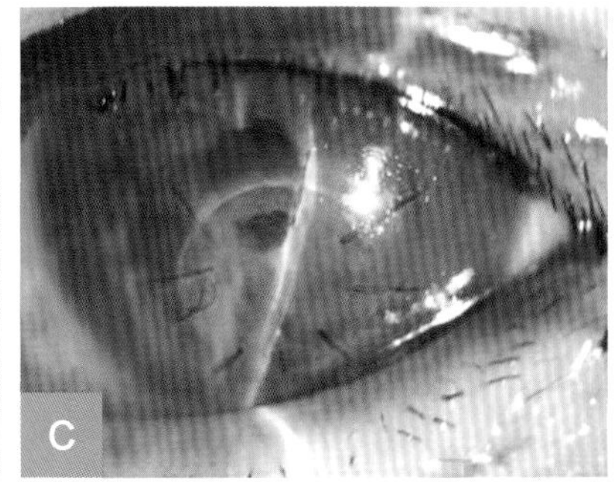

图 16-0-14　患者术后裂隙灯照相显示植片维持稳定，角膜基本透明

A. 10 倍弥散光裂隙灯照相，可见颞侧缝合 1 针；B、C. 16 倍弥散光、裂隙下裂隙灯照相，可见角膜植片及缝线在位。

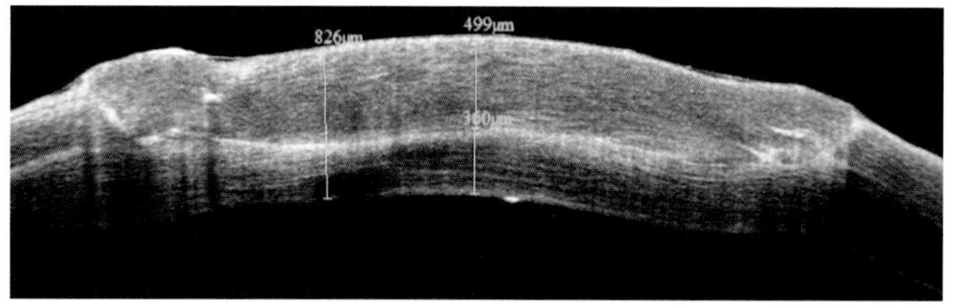

图 16-0-15 患者术后前节 OCT 显示植片愈合良好，角膜基本透明

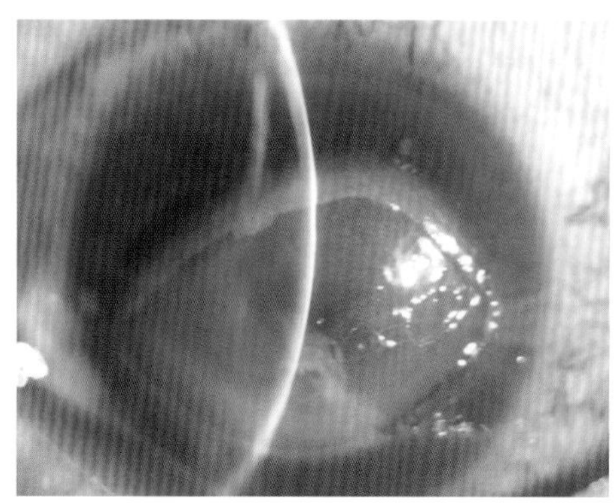
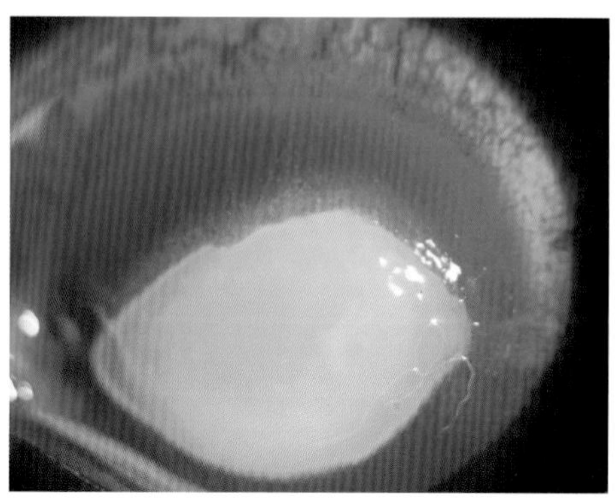

图 16-0-16 患者入院裂隙灯照相：可见大片角膜上皮剥脱，FL（+），基质部分溶解、水肿

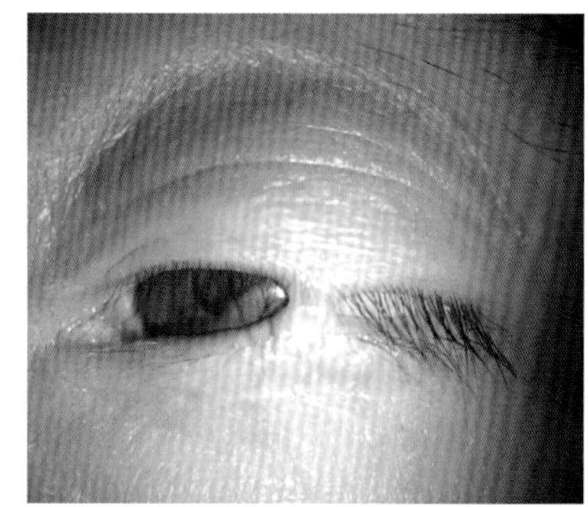
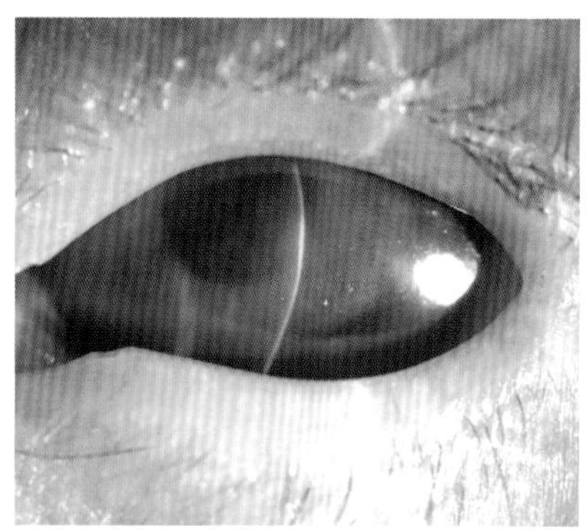
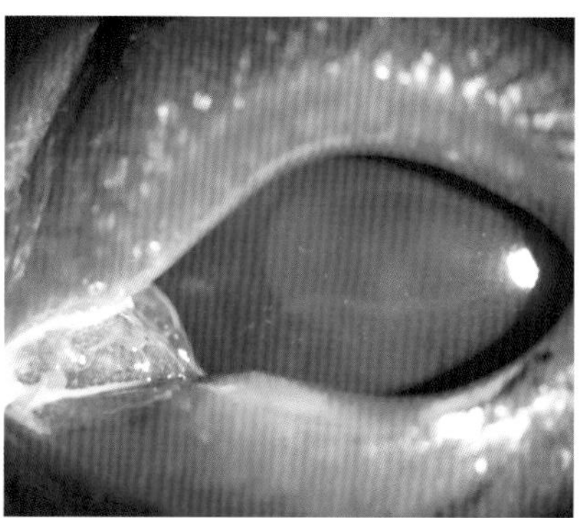

图 16-0-17 患者睑缘部分缝合术后裂隙灯照相：可见角膜上皮基本修复，FL（-）

九、先天性无痛症

先天性无痛症（congenital insensitivity to pain，CIP）是一种极为罕见的常染色体隐性遗传病，又称为遗传性感觉与自主神经病变ⅡD型（HSANⅡD）。这种疾病类型的患者，其痛感的传导受到阻滞，即丧失了痛觉，但智力及冷热、震动、运动感知等感觉能力则发育正常。完全丧失痛觉，意味着对有害刺激丧失了警觉，一个具有复杂调节功能的生命系统是不会轻易走向自我毁灭的"无痛症"的。自 1932 年首次报道以来，世界各地陆续有此类病例报道，但至今无痛症在全世界的医学界还是一个未解之谜。其病因主要考虑与基因突变有关，目前报道的相关基因包括 *SCN9A* 基因突变、*FAM134B* 基因变异等，另外有研究发现，可能内源性阿片系统异常是 CIP 发病机制之一。

先天性无痛症的临床表现主要为患者对伤害性刺激失去防御和保护反应。出生后免疫接种注射时没有反应是痛觉缺失的第一个表现，但此时很少引起患者父母及医护人员的注意。患者由于痛觉缺失，出牙期往往出现咬舌头、嘴唇和手指等自残行为，这时才引起父母的注意，发现患儿缺乏痛觉。痛觉缺失也导致患者缺乏自我保护意识，身体经常受到外伤，发生反复多发无痛性骨折，严重危害患者健康。

对致痛性强刺激的知觉和反应：先天性无痛症患者似乎可分为两种类型，不完全型和完全型。不完全型和完全型先天性无痛症患者均无痛感觉，但前者有"痛"反应（脉搏和呼吸的变化以及行为反应明显，大致与正常儿童相似）；后者无"痛"反应（脉搏和呼吸的变化轻微，无行为反应，与正常儿童不同）。部分无痛症患者智力明显落后，人格评定正常，各种恐惧感均明显缺乏。情绪经常呈明显欣快状态，突然刺激下有口语惊吓和动作反应，但无相应的面部表情和植物性神经系统的变化，有无目的多动作表现。除无痛症状外，有些患者还表现为嗅觉缺失或嗅觉减退，其余感觉和运动功能正常。先天性痛觉缺失患者眼部常见临床表现为眼部干燥导致反复发作、难以愈合的角膜溃疡，严重影响患者视力。

目前对该病的临床检查较少，主要可对患者进行定量感觉测试（quantitative sensory testing，QST）和嗅觉测试、基因筛查。诊断方面：临床病史结合定量感觉测试和遗传学筛查是先天性无痛症的诊断依据。

目前，先天性无痛症尚无根治方法，只能采取保护性措施，防止患者自残及外伤。阿片类药物拮抗剂纳络酮使 CIP 患者短时间出现痛觉，同样的“痛觉恢复”效应在 *Nav1.7* 基因敲除小鼠中出现。因此，阿片类药物拮抗剂如纳络酮可以有效治疗无痛症状。

先天性痛觉缺失患者眼部并发症治疗较棘手，轻度患者以局部药物治疗为主，另外，可采用泪小点栓塞、湿房镜，同时联合睑板腺按摩治疗。对于眼部出现角膜穿孔，可采用羊膜移植或角膜移植，但在术后须密切随诊，对于反复溃疡或角膜移植排斥患者，可采用结膜瓣覆盖术。

下面详细分享近 10 年来，于我院就诊的 3 例先天性无痛症患者的诊治经过。

【病例 1】

石某，女，13 岁，以“左眼角膜移植术后眼红 1 个月”为主诉入院。

病史：3 年前无明显诱因出现左眼球变白，视力逐渐下降，无明显眼痛等不适。1 个月前于当地医院诊为“左眼角膜白斑”，并行“左眼穿透性角膜移植术”。术后恢复欠佳遂转诊我院。既往史：否认风湿免疫系统疾病史，否认全身其他疾病史。全身检查：右位心脏，全内脏转位。

眼部检查：左眼视力，指数/眼前 10cm，光感 5m，光定位准，结膜混合充血（++），角膜植片在位，数根缝线松动，植片水肿并雾状混浊，中央角膜融解变薄向外膨隆，上皮弥漫片状缺损，FL（+），植床周边部角膜基质深层可见大量新生血管，前房中深，瞳孔欠圆，直径约 4mm，余窥不清（图 16-0-18）。右眼视力：0.4，矫正 0.6，结膜混合充血（+），角膜中央见小片点状病灶，FL（+），病灶累及基质浅层，前房中深，房水清，晶状体透明，眼底欠清（图 16-0-19）。

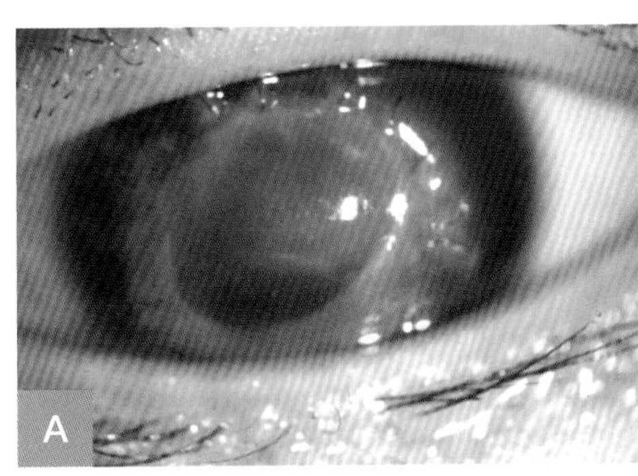
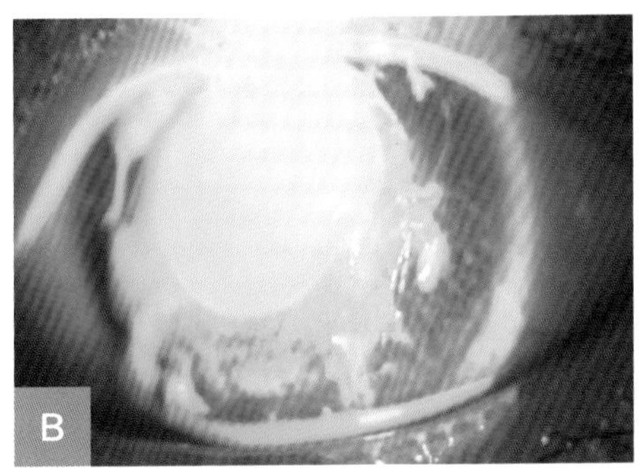

图 16-0-18 患者入院左眼裂隙灯照相

A. 可见角膜植片融解变薄近穿孔；B. 角膜荧光素染色照片。

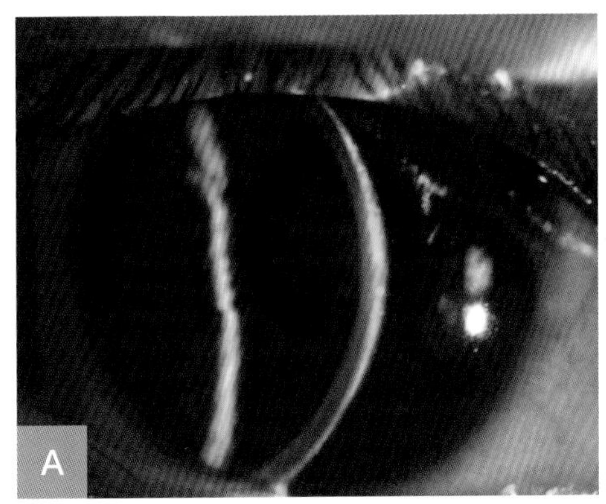
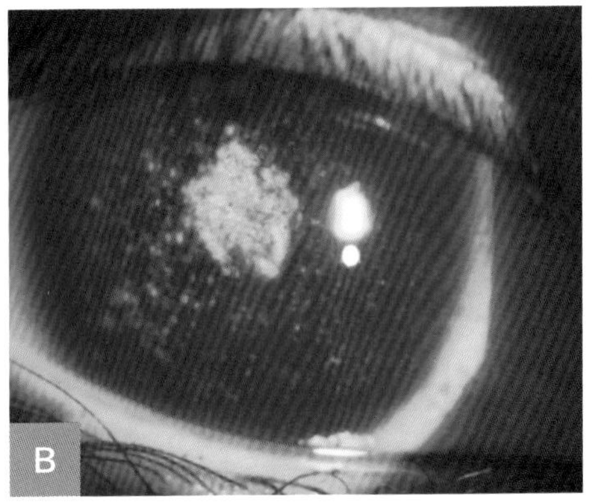

图 16-0-19 患者入院右眼裂隙灯照相

A. 可见角膜中央区上皮及浅基质层混浊病灶；B. 角膜荧光素染色可见大片不规则着染。

诊治经过及病情演变情况：因患者左眼植片数根缝线松动，植片水肿并雾状混浊，中央角膜已融解变薄并向外膨隆，随时可能发生穿孔，入院后遂于全麻下行左眼穿透性角膜移植术。术后角膜植片尚透明，但角膜上皮大片缺损，基质层轻度水肿，后弹力层轻度皱褶，术后 1 周裂隙灯照相见图 16-0-20。

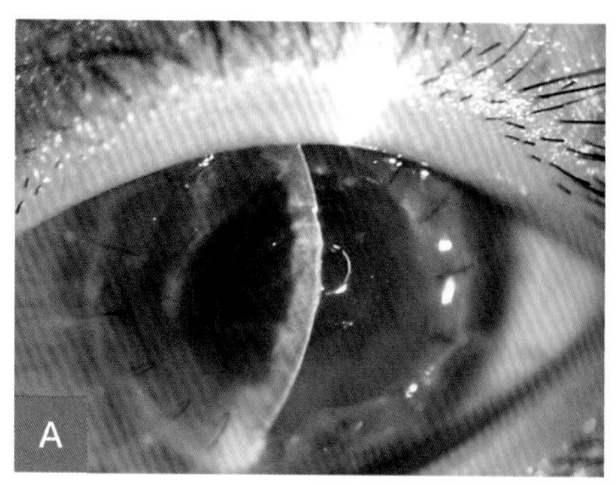
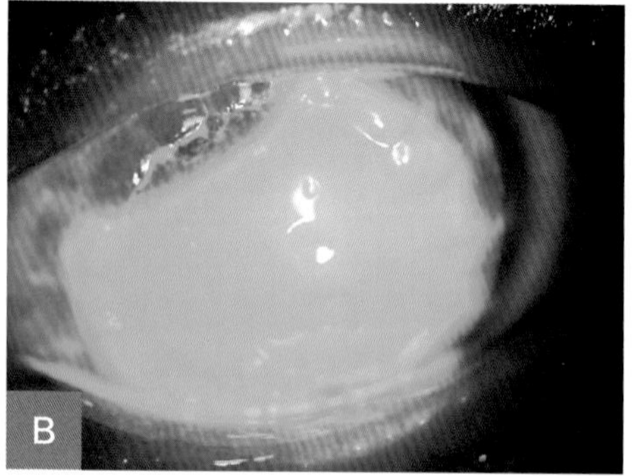

图 16-0-20　患者左眼角膜移植术后 1 周裂隙灯照相
A. 角膜植片透明，但角膜上皮大片缺损，基质层轻度水肿，后弹力层轻度皱褶；B. 角膜荧光素染色可见角膜上皮大片缺损，FL(+)。

为何角膜上皮"长不上"？患者上一次角膜移植术后 1 个月即融解濒临穿孔的原因是什么？直到术后 1 周，管床医生在一次检查时偶然发现，该患者全身均无痛觉，角膜也不例外，这是我们临床遇到的第一例先天性无痛症患者，虽无经验，但深知角膜知觉减退对角膜移植的影响，于是立即行临时性睑缘缝合术，但仍然未能阻挡角膜融解的进展，于术后 27 天发生融解穿孔（图 16-0-21）。最终，无奈之下，我们选择给该患者行自体结膜瓣遮盖术（图 16-0-22），术后远期复查眼表情况稳定，眼球逐渐萎缩（图 16-0-23）。而针对患者右眼，交代患者长期使用人工泪液，目前维持稳定。

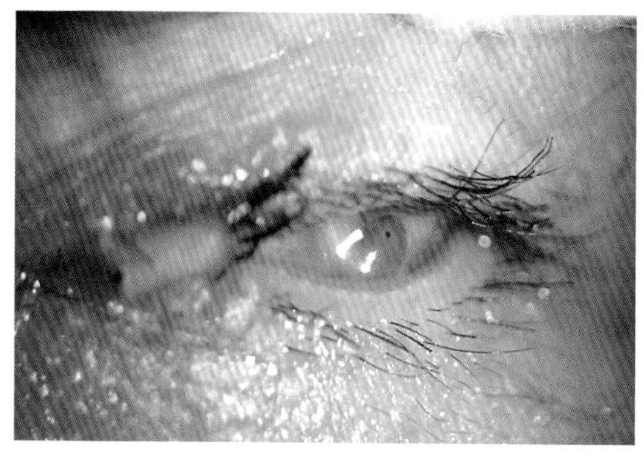

图 16-0-21　左眼行临时性睑缘缝合术后裂隙灯照相，角膜仍然发生了穿孔

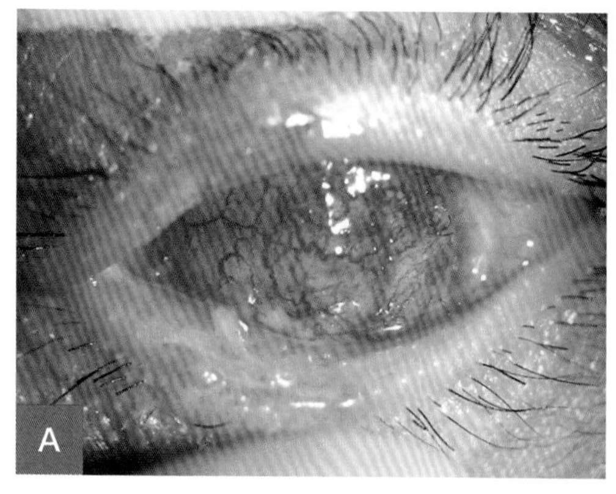
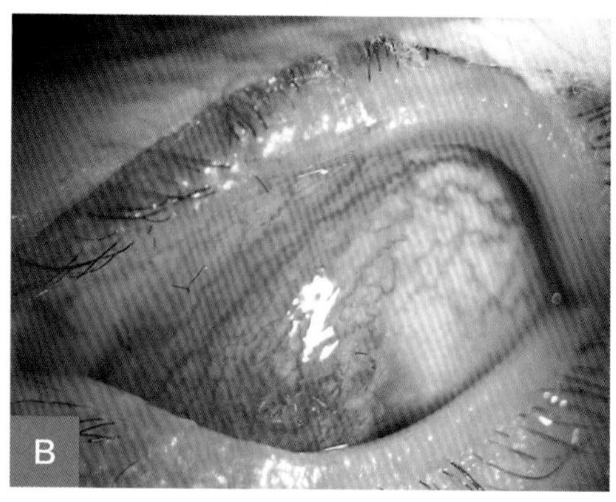

图 16-0-22　左眼行自体结膜瓣遮盖术后裂隙灯照相
A、B. 分别为 10 倍、16 倍裂隙灯照相。

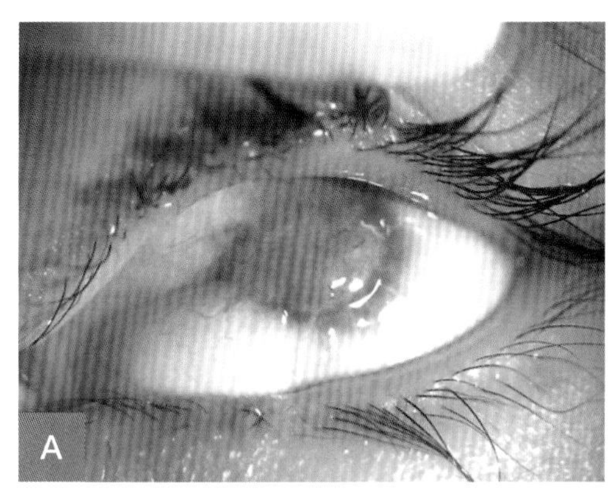

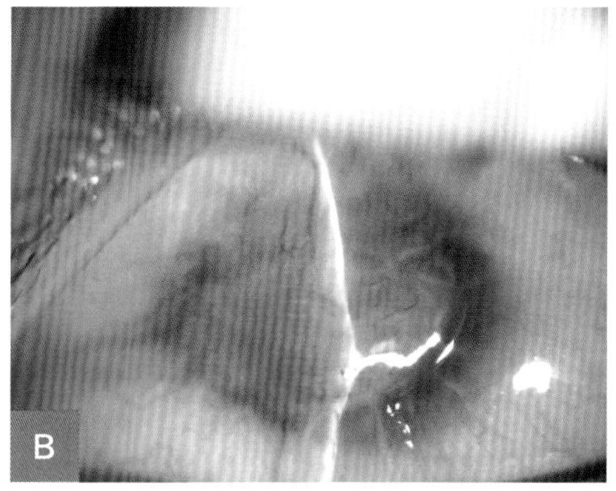

图 16-0-23　左眼行自体结膜瓣遮盖术后裂隙灯照相
A. 术后 4 个月；B. 术后 8 个月。

【病例 2】

章某，男，8 岁，因“左眼反复眼红 3 年，黑眼珠发白、分泌物增多 4 天”入院。3 年前无明显诱因出现左眼发红、畏光流泪，视力轻度下降，但无明显眼痛、头痛等症状。在当地用药治疗（具体不详），病情稍有好转，但症状反复发作。4 天前无明显诱因下突发左眼黑眼球发白，分泌物明显增多，我院就诊。既往史：自幼患有“先天性痛觉缺失”“先天性软骨症（瓷娃娃病）”（外院已确诊）（图 16-0-24）。长期于当地医院治疗，病情无好转。个人史：智力及体格发育较同龄儿低下，但出生史、喂养史无特殊。

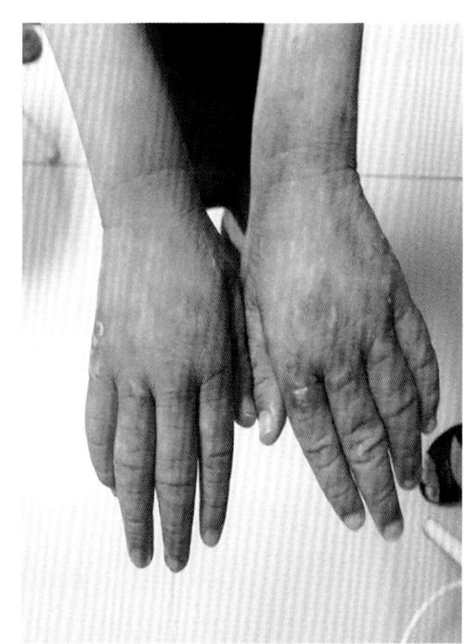
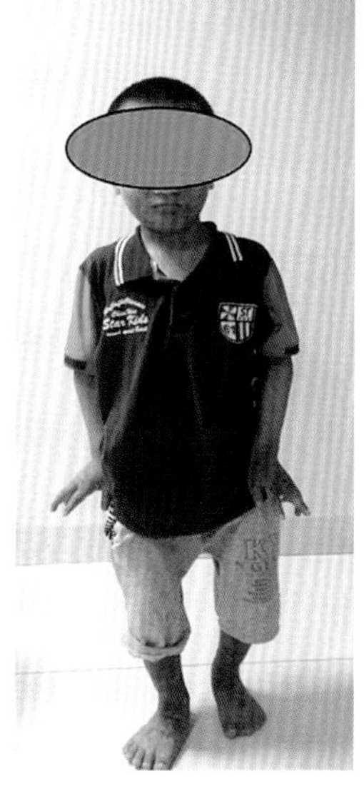
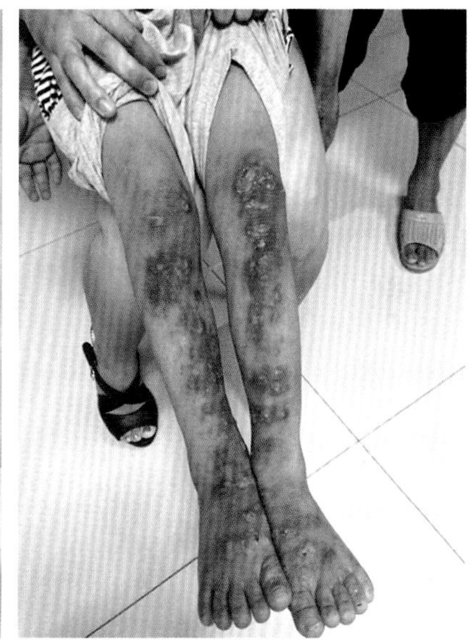

图 16-0-24　患儿外观，四肢均为自己咬伤所致瘢痕

眼科检查：视力检查不配合，双眼指测眼压 Tn，右眼结膜无充血，角膜下方可见多个圆形角膜斑翳，余角膜透明，FL（－），前房中深，瞳孔直径约 3mm，对光反射正常，晶状体透明，眼底隐约未见明显异常。左眼角膜混合充血，几乎全角膜灰白色浸润病灶，病灶表层上皮缺损，FL（＋），基质几乎全层浸润混浊，余窥不清（图 16-0-25、图 16-0-26）。

辅助检查：血尿常规、肝肾功能，白细胞 11.8×10^9/L，中性粒细胞百分比 78.84%，余无特殊。血沉，20mm/h，RF（－），抗 O（－）。B 超，双眼眼轴 22.5mm，玻璃体混浊。共聚焦显微镜，右眼浅瘢痕，神经密度下降；左眼角膜糜烂坏死，大量炎症细胞，神经密度低下，角膜新生血管（图 16-0-27）。角膜知觉测试，双眼角膜感觉缺失。

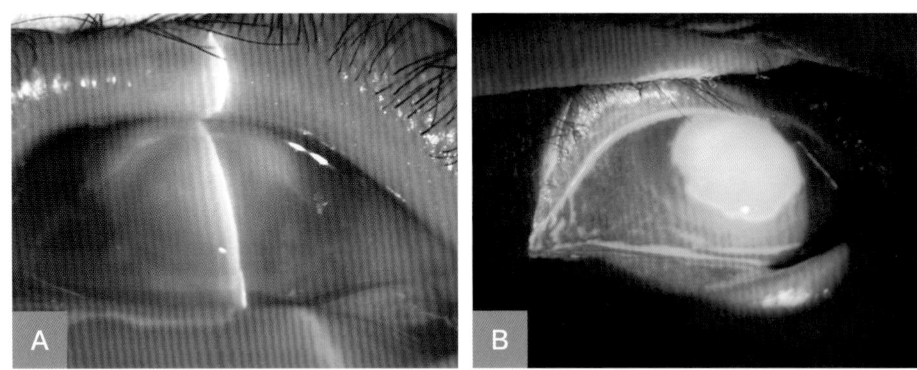

图 16-0-25 患者入院左眼裂隙灯照相(患儿检查欠配合)
A. 隐约可见全角膜溃疡病灶;B. 角膜荧光素染色可见大片上皮缺损,FL(+)。

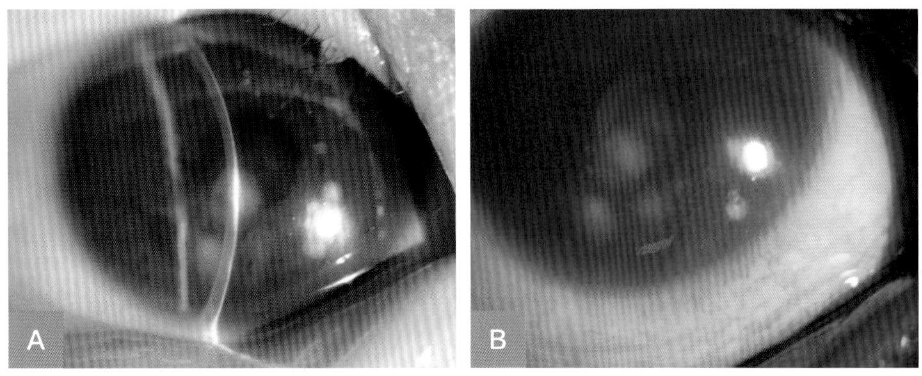

图 16-0-26 患者入院右眼裂隙灯照相(患儿检查欠配合)
A. 角膜多个陈旧斑翳;B. 角膜荧光素染色见少许上皮缺损,FL(+)。

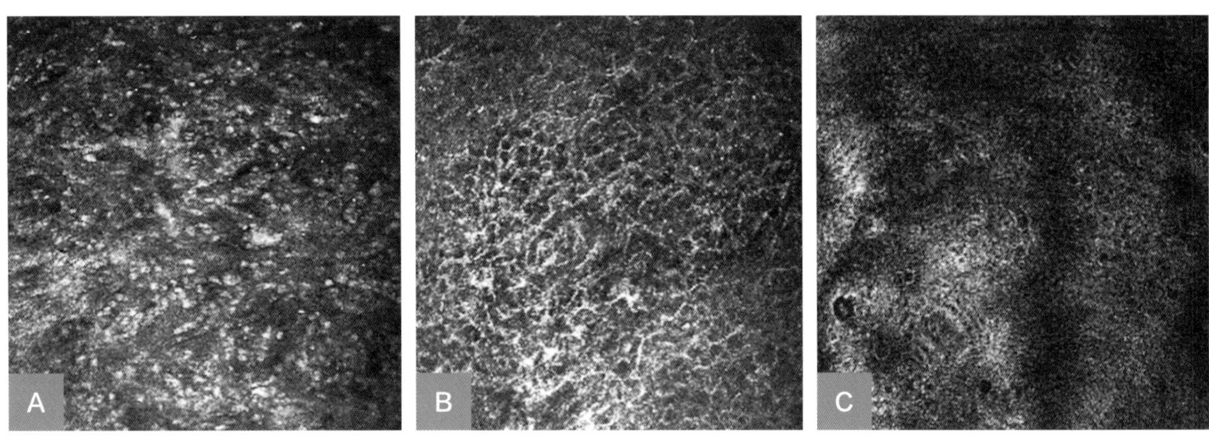

图 16-0-27 共聚焦显微镜检查
左眼角膜表面糜烂,上皮水肿,大量圆形炎症细胞,层间 Langerhans 细胞,深层不清。

诊治经过：入院后完善相关检查后，予以加强抗细菌治疗，左氧氟沙星滴眼液、妥布霉素滴眼液、加替沙星眼用凝胶，同时予以玻璃酸钠滴眼液点眼。治疗1周后，角膜溃疡逐渐好转（图16-0-28），出院1周再次复查后（图16-0-29、图16-0-30），患儿未再回院复查，电话回访患儿母亲表示患儿眼部情况明显好转。

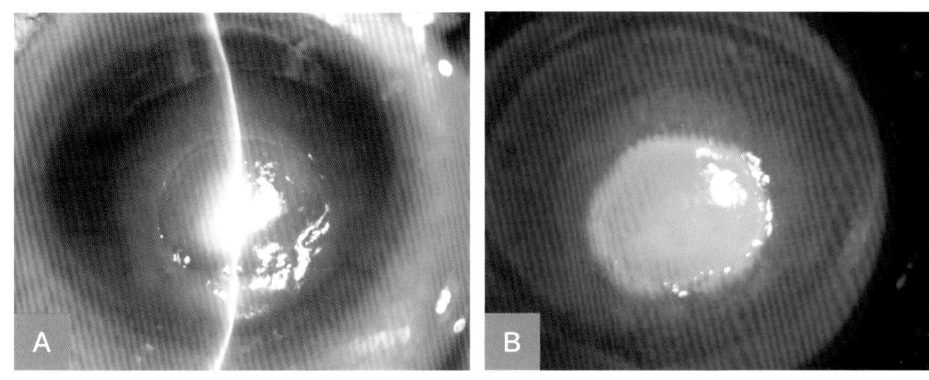

图16-0-28　患者出院裂隙灯照相

A. 角膜浸润明显减轻；B. 上皮缺损逐渐缩小。

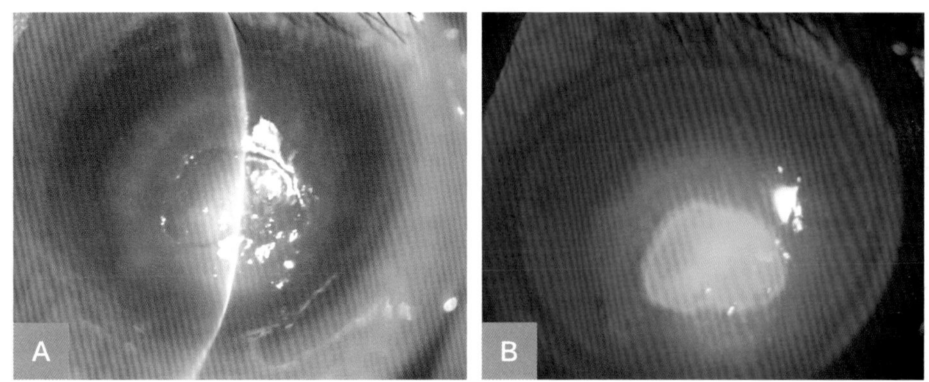

图16-0-29　患者出院1周复查裂隙灯照相

A. 角膜浸润进一步减轻；B. 上皮缺损进一步缩小。

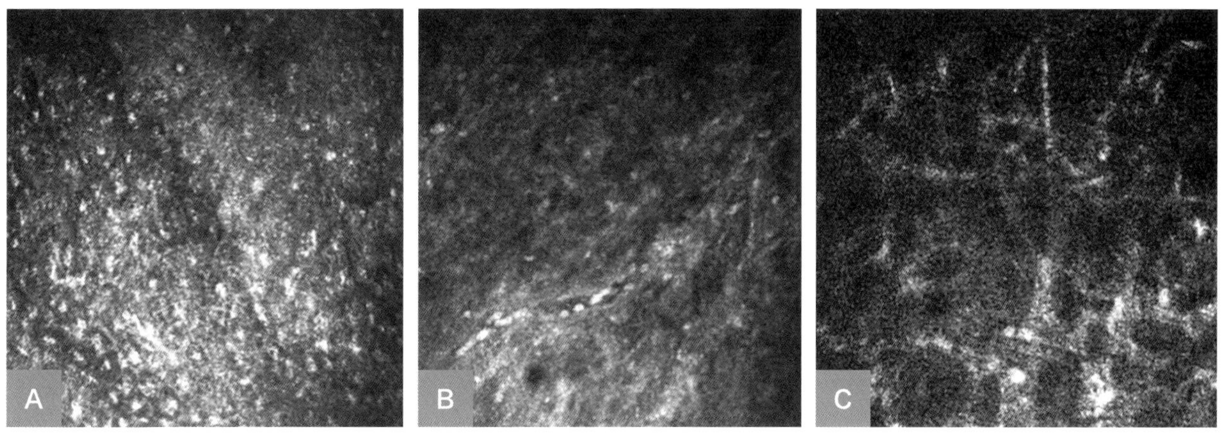

图16-0-30　患者出院1周复查共聚焦显微镜

可见炎症细胞明显减少，未见神经纤维结构。

【病例 3】

陈某,3 岁,以“双眼溅入‘洁面乳’4 天”为主诉入院。4 天前患儿玩耍时自用母亲“洁面乳”后,患儿父母发现患儿黑眼珠发白,患儿无眼红、眼痛等不适主诉。于当地医院就诊,具体诊治不详,病情无明显好转转诊我院。追问病史,患儿从小不怕痛,余无特殊。眼科检查见图 16-0-31,全身检查无针刺痛觉,余体格检查基本正常。

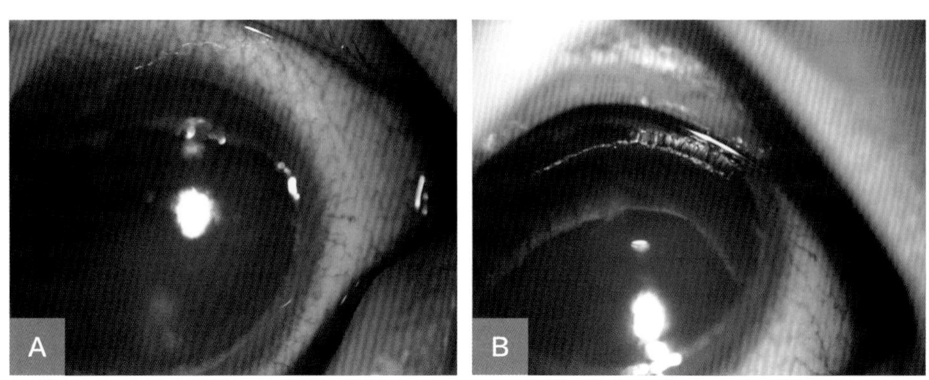

图 16-0-31 患儿入院裂隙灯照相

A、B. 分别为右眼、左眼裂隙灯照相,可见双眼角膜上皮全层缺损,基质层弥漫性水肿、混浊(患儿检查欠配合)。

诊治经过:患儿入院后完善相关检查,予以全麻下行“双眼生物胶无缝线羊膜移植术”,术后稳定后出院(图 16-0-32),但出院后患儿无复诊。

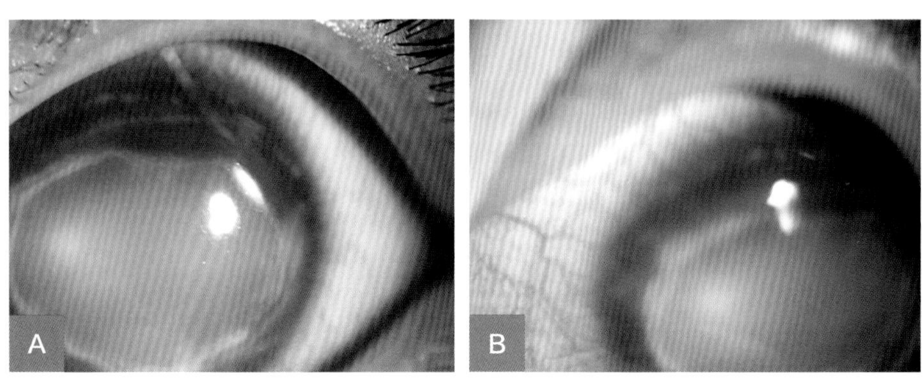

图 16-0-32 双眼羊膜移植术后裂隙灯照相

A、B. 分别为左、右眼裂隙灯照相,可见羊膜在位,角膜灰白色混浊。

小结:角膜痛觉缺失导致眼表-泪液反馈机制破坏,瞬目频率明显下降,且在外界刺激及已经发生上皮损害的情况下仍然如此,形成恶性循环。某种程度上讲,这类角膜痛觉缺失的实质是一种特殊类型的“暴露性角膜炎”,以及可能伴随的神经营养性角膜病变。因此,它也存在类似的轻、中、重症分级处理方案,但目前还没有诊疗常规供参考。此外,不应忽视其他专科的检查和治疗,例如有报道角膜痛觉缺失的患者可能存在三叉神经干或分支的结构功能异常,有条件者应完善头颅磁共振检查,以及三叉神经其他分支支配范围的感觉检查,必要时请神经专科会诊。笔者认为,轻度患者可进行药物保守治疗,加强稳定泪膜、促进修复类药物的使用,或联合泪小点栓塞、配戴湿房镜等物理辅助治疗;中度患者可联合羊膜移植或结膜瓣遮盖;重症患者存在角膜穿孔风险,宜采用睑缘缝合术或结膜瓣遮盖术。由于角膜痛觉缺失的患者比一般的暴露性角膜炎患者的角膜知觉更差,即使暴露区域不大,前者也更容易出现角膜溃疡,因此如行部分睑缘缝合,应尽可能减少睑裂暴露区的面积,或全部缝合睑缘。

十、鼻咽癌与 NK

鼻咽癌是发生于鼻咽部的恶性肿瘤，在我国福建、湖南、湖北、广西等地多发。发病率居耳鼻咽部恶性肿瘤首位。其中男性患病率约为女性患者的 2 倍，多发于 30~50 岁之间。

1. 概述

鼻咽癌主要临床表现为涕血或鼻塞、头痛、耳鸣、听力下降、面部麻木、复视等症状。鼻咽癌恶性程度高，且易向周围组织浸润，周围邻近重要器官较多，淋巴结转移多见。鼻咽癌与眼部的关系密切，合并眼部症状者约占 29%，其中以眼部为首发症状者约占 30%，因此常被误诊为眼部疾病，但此时鼻咽癌多数已累及眼眶。鼻咽癌侵犯眼部常引起以下症状和体征：复视、视力下降、视野缺损、眼球突出、眼球活动受限、神经麻痹性角膜炎。

鼻咽癌按病理分为非角化型癌、角化型鳞状细胞癌、基底细胞样鳞状细胞癌，由于低分化和未分化类型的鼻咽癌占多数（>95%），对放疗敏感度高。随着放射物理学的快速发展，放射治疗是鼻咽癌首选的治疗方法，患者的生存率得到明显提高。

2. 眼部损伤及机制

由于鼻咽癌位置的特殊性，与眼球眼眶相邻，放射治疗部位靠近眼部，因此临床上有不少患者在接受放疗后常并发眼部疾患。鼻咽癌放疗后眼部损害分为早期和晚期损伤。早期损伤多发生于 1 次或数次大剂量照射后，常见的眼部症状为眼睑红肿、球结膜充血、球结膜水肿、角膜上皮损伤、角膜炎。晚期损伤主要为放射性白内障、放射性视网膜损伤、放射性视神经损伤，可在放疗后数年发生，严重影响患者视力。

（1）角膜损伤

1）角膜上皮病变：是放射治疗最常见的并发症，部分患者角膜上皮病变在放疗早期即可出现，主要表现为点状上皮损害，此外还可出现浅层角膜炎、角膜基质水肿混浊。

2）角膜敏感度下降：在放疗早期大部分患者即出现角膜敏感度下降。早期出现角膜上皮损伤可能与角膜感觉神经的损伤有关。临床上常发现接受放射治疗的鼻咽癌患者，出现角膜上皮损害，甚至严重的角膜溃疡，但患者临床症状往往与体征不符，无明显畏光、流泪、疼痛等症状。

3）角膜缘干细胞损伤：研究发现，放疗对角膜缘干细胞会产生破坏，严重者会导致干细胞缺乏。动物实验发现，放射导致的角膜病变，只要角膜缘干细胞功能未完全破坏，角膜病变就可逐步恢复。这提示当出现角膜上皮损伤时，就须密切关注角膜缘干细胞情况，给予积极预防及必要的药物治疗，防止角膜病变进展至角膜溃疡、穿孔等严重并发症。有研究发现，鼻咽癌患者在接受放疗后出现角膜神经完全损伤，角膜神经再生不能恢复正常神经的密度和功能，提示放疗导致的角膜神经组织损伤后的再生、修复速度极其缓慢。对于放疗早期并发角膜病变，且损伤程度较轻的患者，给予停止放疗后角膜病变能够较快修复，而角膜病变较重时停止放疗，角膜修复速度则明显变缓。

4）内皮细胞损伤：放射治疗易引起角膜内皮细胞损伤，可能是由于放射线对角膜直接的损伤作用，使其屏障功能和主动转运功能遭受破坏，从而导致内皮细胞不能形成健康的缝隙连接复合体，内皮细胞泵功能下降，无法通过主动转运将基质内多余的水分泵出，最终角膜内皮功能失代偿。

5）睑板腺功能异常：由于鼻咽癌患者在接受放疗时，角膜知觉减退，可导致瞬目次数明显减少，长期的瞬目功能不全导致睑板腺分泌能力下降，加重睑板腺堵塞。

目前认为鼻咽癌放疗时并发角膜损伤程度与放疗剂量及时间关系密切。常规放疗中不同组织器官的耐受量也不相同，角膜最大耐受量>6 000CGy，晶状体最大耐受量为 1 200CGy。有研究发现，人晶状体对放射线的最大耐受量为角膜的 1/5，而研究中因放疗导致角膜损伤的患者，在术后均未出现晶状体混浊，因此认为放射性角膜损伤可能与个体对射线的敏感性差异有关，并非随鼻咽癌严重程度和照射剂量的增加而增多。

（2）视网膜损害

放射性视网膜病变也是放射治疗常见的并发症。放射性视网膜病变主要损伤视网膜血管的内皮细胞，导致血管内皮细胞连续性破坏，功能障碍，最终导致视网膜组织缺血、缺氧，病变部位主要位于黄斑区，最终可导致黄斑缺血、水肿等。放疗可使缺血视网膜组织中 VEGF 的表达增强，导致视网膜毛细血管无灌注、大血管阻塞、视网膜血管通透性改变、新生血管形成。

3. 治疗

对于鼻咽癌放疗后并发的眼部损伤，主要以预防为主，目前尚无特殊有效治疗方法。这就对肿瘤放疗科医生提出更高的要求，既要保证放疗效果，又要避免产生更多的放疗损伤。肿瘤放疗科医生需要严格掌握放射剂量及范围，同时还须提高对眼部的关注程度。因为放疗早期即可出现角膜神经敏感度下降、知觉减退，致使部分患者出现角膜损害时无明显眼部刺激症状而延误治疗。因此耳鼻咽喉科及放疗科医生在放疗前应告知患者放疗过程中可能并发的眼部损害，提高患者自身对放疗后眼部并发症的认知程度，患者在放疗期间须定期接受眼部检查，做到早期预防、早发现、早治疗。

1）人工泪液：在放疗早期可给予人工泪液预防性点眼。尽量选用不含防腐剂的人工泪眼点眼，保持眼表湿润。对于出现角膜上皮损害的患者，夜间使用眼用凝胶或抗生素眼膏涂抹保护眼表。

2）自体血清：自体血清中含有多种细胞因子，如 EGF、TGF-β、FGF 及纤维连接蛋白，在眼表上皮增殖、分化和成熟的过程中具有重要作用。此外，自体血清中的某些神经肽类物质，如 P 物质和胰岛素样生长因子，对于神经营养性角膜炎的治疗具有积极的作用。因此对于出现放疗角膜病变的患者，建议尽早使用自体血清。

3）对于干眼症状严重，角膜上皮反复愈合不良，可根据患者眼表情况选择配戴角膜绷带镜、巩膜镜。建议放疗后严重干眼患者日常配戴湿房镜。

4）睑板腺治疗：鼻咽癌患者在接受放疗后，因角膜知觉减退导致瞬目减少，可告知患者日常生活中有意识增加瞬目次数。对伴有睑板腺功能障碍的患者，应定期到眼科门诊进行睑板腺治疗。

5）神经营养治疗：对于角膜神经感觉明显减退的患者，可给予患侧注射复方樟柳碱，口服胞磷胆碱、脑络通、复方丹参、肌苷、辅酶 A 和维生素等。

6）对于药物治疗无效、角膜上皮反复糜烂，并进展为角膜溃疡患者，可行羊膜移植，必要时可考虑行临时性睑缘缝合术，待放疗结束后，角膜神经敏感度恢复至一定程度，再拆除缝合的睑缘。

【病例 1】

患者，男性，63 岁。以“左眼反复眼红、干涩，伴视力下降 3 个月余”为主诉就诊。患者 3 个月前因鼻咽癌(低分化鳞癌)，在当地肿瘤医院接受左侧筛窦放射治疗，不久即出现左眼红痛、异物感、畏光流泪，伴视力明显下降。在当地医院眼科就诊，给予溴芬酸钠滴眼液、庆大霉素氟米龙滴眼液、小牛血去蛋白提取物眼用凝胶等点眼，左眼症状无明显改善，之后到我院就诊。

眼科检查：右眼视力 1.0，眼压 10.5mmHg，球结膜无充血、水肿，角膜透明，前房深度正常，房水清，瞳孔圆，直径 3mm，直间接对光反射灵敏，晶状体透明，玻璃体未见明显混浊，眼底未见明显异常。左眼视力 0.6，矫正-0.75DC × 90 → 0.8，眼压 9.7mmHg，结膜混合充血（++），中央偏下方角膜可见范围约 3mm × 6mm 的上皮点状浸润，FL（+），前房深度正常，房水清，瞳孔圆，直径 3mm，直间接对光反射灵敏，晶状体透明，玻璃体未见明显混浊，眼底未见明显异常(图 16-0-33)。

眼部特殊检查：泪液分泌试验，右眼 10mm/5min，左眼 6mm/5min。泪膜破裂时间（BUT），右眼 8.3s、左眼 3.4s。脂质层厚度分析，右眼 80ICU、左眼 55ICU。角膜共聚焦显微镜，左眼角膜浅基质层可见少量炎症细胞浸润，中深层基质、角膜内皮结构大致正常。眼部 B 超提示左眼轴 24.2mm，左眼玻璃体轻混浊声像。

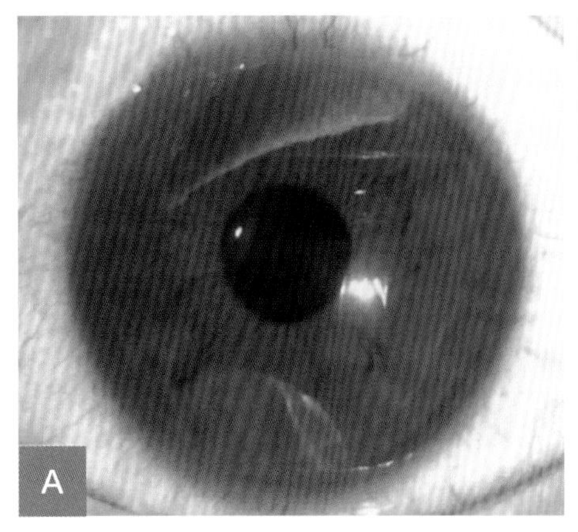

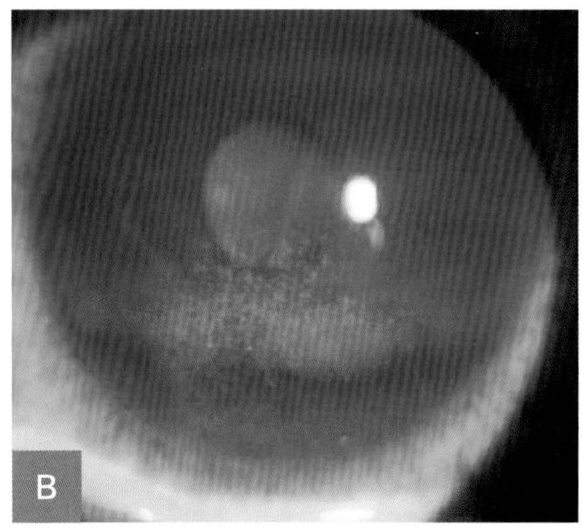

图 16-0-33　左眼裂隙灯照相

A. 16 倍裂隙灯弥散照相，可见角膜尚透明；B. 16 倍荧光素染色裂隙灯照相：可见中央偏下条带状上皮弥漫点状缺损，FL（+）。

临床诊断：左眼角膜炎、左眼干眼、左眼屈光不正、鼻咽癌放疗术后。

治疗：行左眼临时性下泪小管栓塞术，局部予左氧氟沙星滴眼液，滴左眼，每天4次；自家血清，滴左眼，每2小时1次；小牛血去蛋白提取物眼用凝胶，滴左眼，每天3次；玻璃酸钠滴眼液，滴左眼，每天6次。治疗1周后，左眼视力0.8，矫正0.9，角膜上皮基本修复（图16-0-34）。2个月复诊时，左眼视力1.0，角膜透明（图16-0-35）。

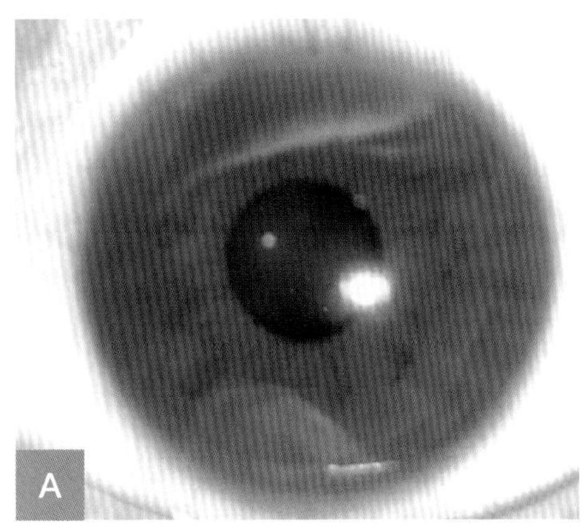

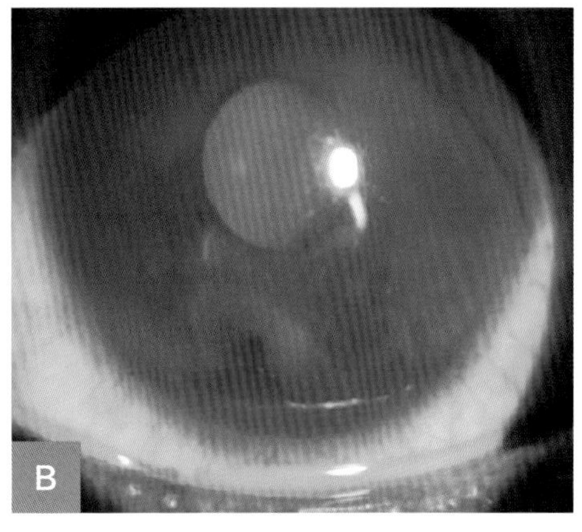

图16-0-34　治疗1周后左眼裂隙灯照相

A. 16倍裂隙灯弥散照相，可见角膜尚透明；B. 16倍荧光素染色裂隙灯照相：可见角膜上皮基本修复，少许点状角膜上皮缺损。

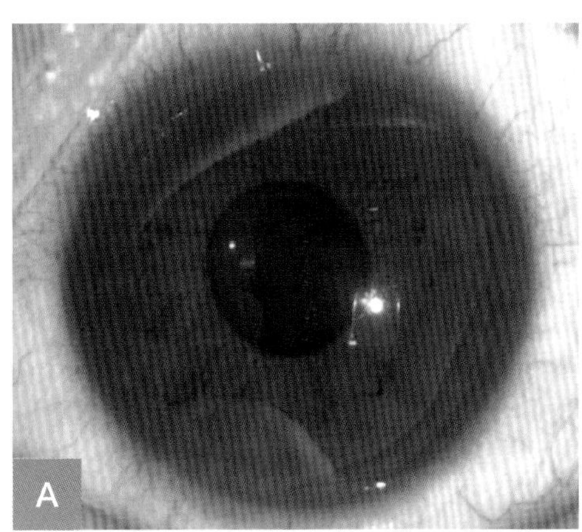

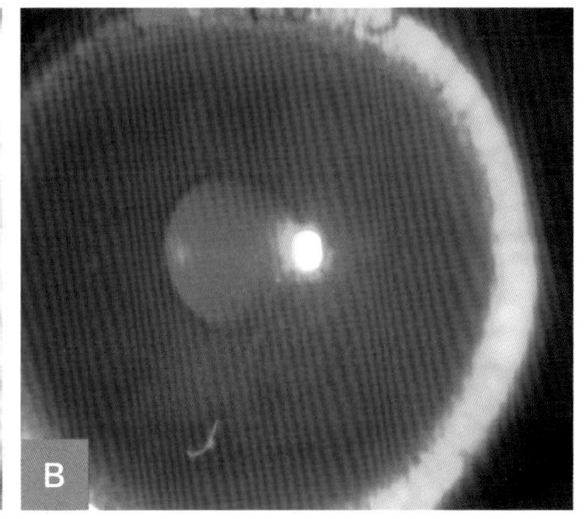

图16-0-35　患者治疗2个月后左眼裂隙灯照相

A. 16倍裂隙灯弥散照相，可见角膜透明；B. 16倍荧光素染色裂隙灯照相，可见角膜上皮基本修复，少许点状角膜上皮缺损。

【病例2】

患者，男性，65岁。以"右眼胬肉术后发红、视物不清1个月"为主诉就诊。1个月前曾因"右眼翼状胬肉"在外院行"右眼翼状胬肉手术"，术后右眼持续发红、视力下降。手术医院给予左氧氟沙星滴眼液、妥布霉素眼膏、玻璃酸钠滴眼液、生长因子滴眼液等点眼，右眼症状及视力均无改善，后转诊至我院。患者3年前因鼻咽癌在当地肿瘤医院接受放射治疗，放疗不久即出现左眼干涩症状，曾到当地医院眼科就诊，予玻璃酸钠滴眼液点眼，后因眼部无明显不适，未再行眼部检查。

眼部查体：右眼视力指数/眼前10cm，眼压19mmHg，平视右眼上睑遮盖上1/3瞳孔区，结膜混合充血（++），角膜知觉（-），鼻侧角膜上见约4mm×5mm不规则上皮缺损区，FL（+），缺损区基质裸露，浅层浸润，呈灰白色改变，表面无明显分泌物附着，病灶边界尚清，下方见大量毛刷样浅层新生血管长入角膜缘内，前房积脓约3mm，虹膜面可见新生血管（图16-0-36）。前节OCT见图16-0-37。

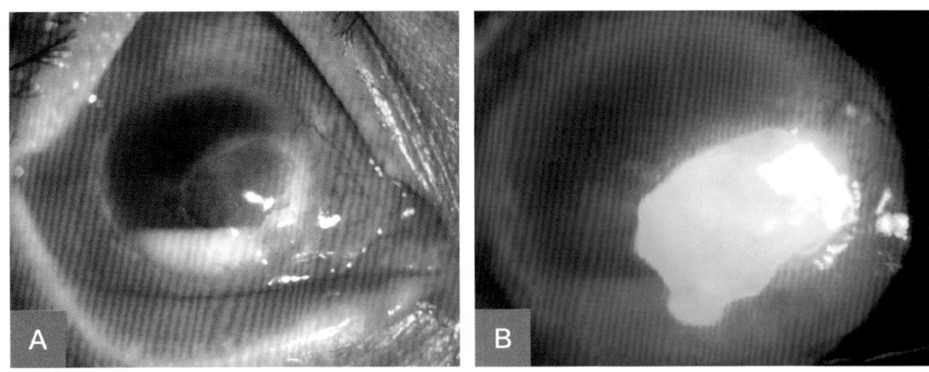

图 16-0-36 右眼裂隙灯照相

A. 角膜中央及鼻侧大片上皮缺损，基质浅层水肿，前房积脓约 3mm；B. 角膜荧光素染色见角膜上皮大片缺损，FL(+)。

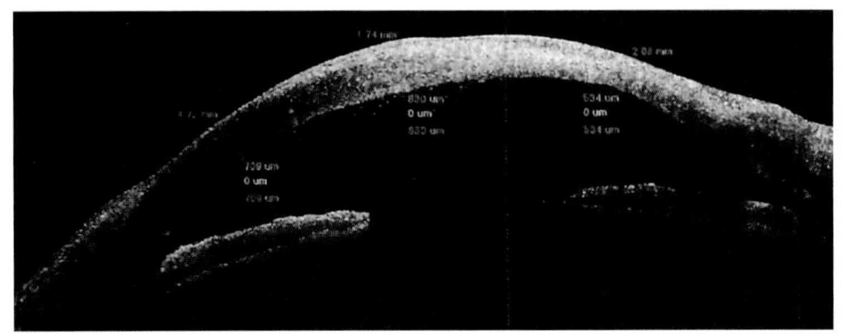

图 16-0-37 前节 OCT 可见角膜病灶水肿明显

临床诊断：右眼神经麻痹性角膜溃疡、右眼翼状胬肉术后、鼻咽癌放疗后。

给予患者住院治疗：五水头孢曲松全身静脉滴注，局部给予莫西沙星滴眼液，滴右眼，2 小时 1 次；氧氟沙星眼膏，涂右眼，睡前 1 次；玻璃酸钠滴眼液，滴右眼，1 小时 1 次；自体血清，滴右眼，2 小时 1 次。治疗恢复见图 16-0-38。

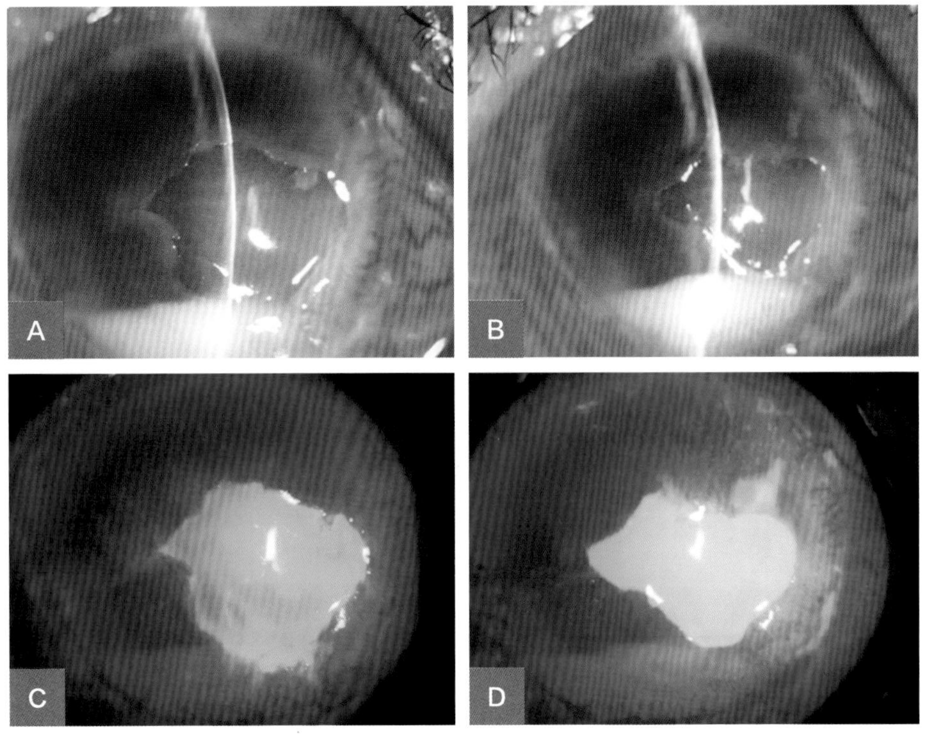

图 16-0-38 治疗恢复情况

A、C. 为治疗 2 天；B、D. 为治疗 4 天，右眼角膜上皮修复缓慢。

患者经全身及局部抗感染、促修复治疗后病情无明显改善，局麻下行"右眼羊膜移植术"，术后继续给予全身及局部抗感染、促修复治疗。术后 3 天出院，出院情况见图 16-0-39。

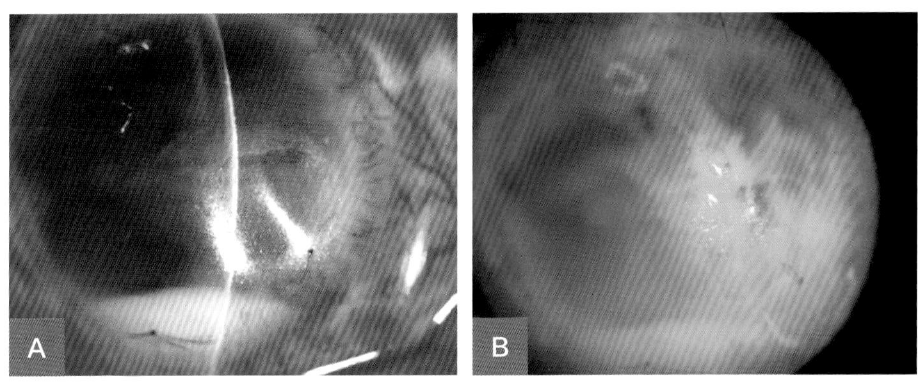

图 16-0-39 右眼羊膜移植术后 3 天裂隙灯照相
A、B 分别为弥散光以及角膜荧光素染色裂隙灯照相。

患者出院 1 个半月后因搬重物出现发红、视力下降 2 天，再次前来复诊。查体：右眼视力手动/眼前 10cm，矫正无助，眼压 26mmHg，角膜上皮片状不规则缺损，基质轻度水肿混浊，前房血水样混浊（图 16-0-40）。

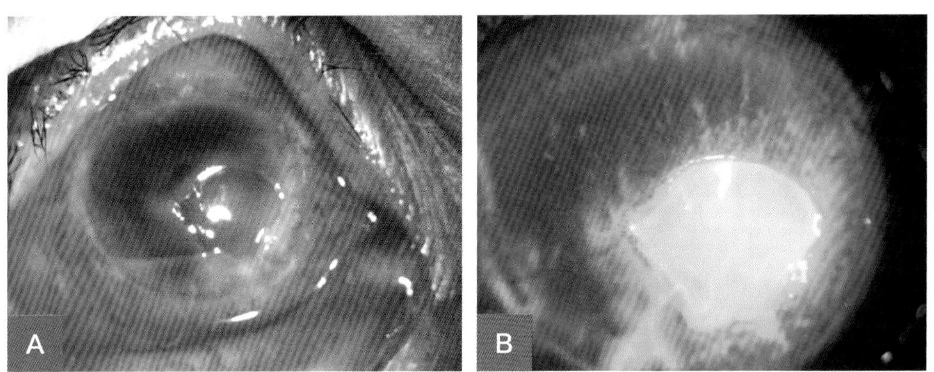

图 16-0-40 再次入院裂隙灯照相
A. 角膜上皮缺损范围增大，且伴有前房积脓、积血；B. 角膜荧光素染色见角膜上皮大片缺损，FL（+）。

再次收住院，给予全身及局部抗感染、促修复、止血治疗，同时局麻下行"右眼临时性睑缘缝合术"，术后缝合鼻侧 1/3 上下睑缘（图 16-0-41）。睑缘缝合后，角膜上皮逐渐修复（图 16-0-42）。

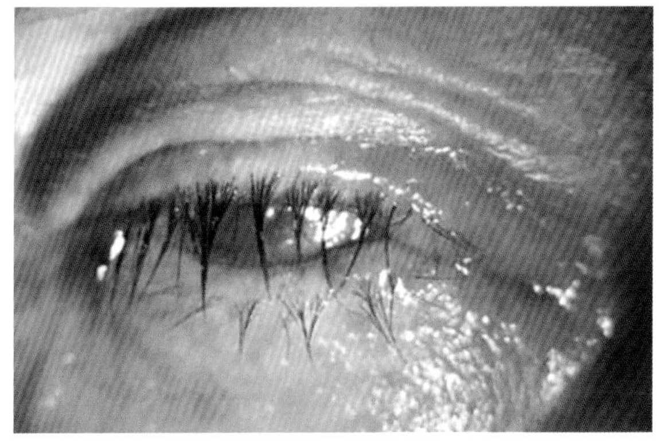

图 16-0-41 右眼临时性睑缘缝合

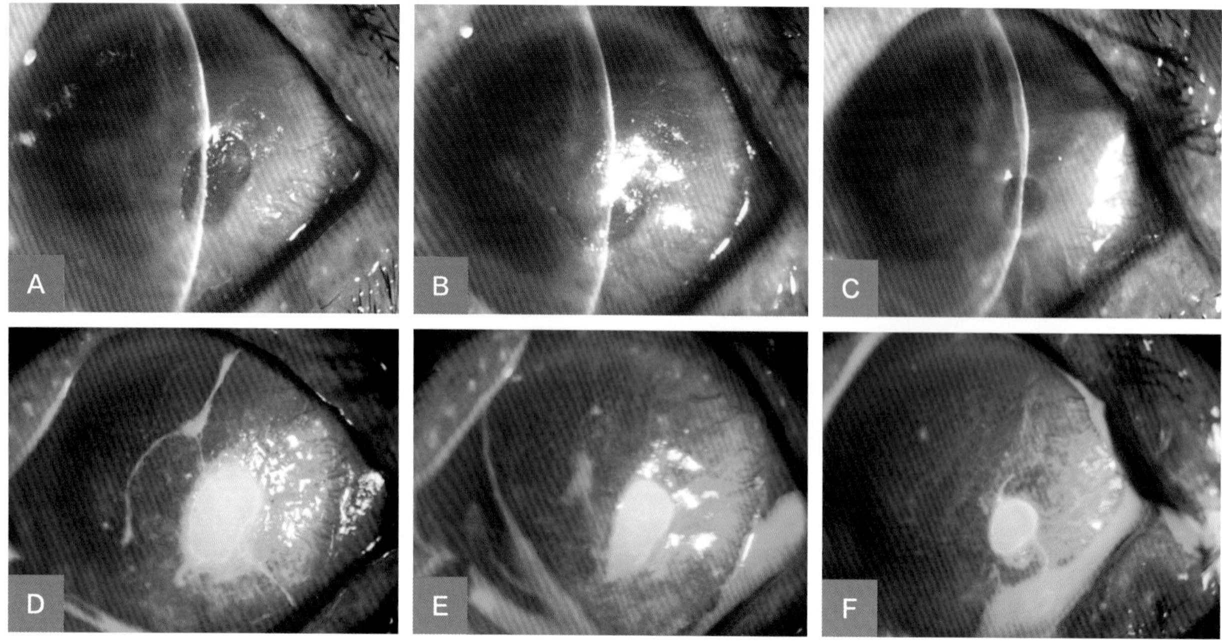

图 16-0-42 右眼术后裂隙灯显微镜照相
A、D. 术后 10 天;B、E. 术后 1 个月;C、F. 术后 1 个半月。

（罗顺荣 刘昭升 肖显文 吴护平）

参考文献

[1] GALOR A, MOEIN HR, LEE C, et al. Neuropathic pain and dry eye. Ocul Surf, 2018, 16(1): 31-44.

[2] 倪家骧. CT 引导射频热凝术治疗三叉神经痛. 中国疼痛医学杂志, 2005, 3(11): 183-186.

[3] CRUZAT A, QAZI Y, HAMRAH P. In vivo confocal microscopy of corneal nerves in health and disease. Ocul Surf, 2017, 15(1): 15-47.

[4] WELLS JR, MICHELSON MA. Diagnosing and treating neurotrophic keratopathy. (2008-08-01) [2023-01-01]. https://www.aao.org/eyenet/article/diagnosing-treating-neurotrophic-keratopathy.

[5] BONINI S, RAMA P, OLZI D, et al. Neurotrophic keratitis. Eye (Lond), 2003, 17(8): 989-995.

[6] FAROOQ AV, SHUKLA D. Herpes simplex epithelial and stromal keratitis: An epidemiologic update. Surv Ophthalmol, 2012, 57(5): 448-462.

[7] LOOKER KJ, GARNETT GP. A systematic review of the epidemiology and interaction of herpes simplex virus types 1 and 2. Sex Transm Infect, 2005, 81(2): 103-107.

[8] HAMRAH P, CRUZAT A, DASTJERDI MH, et al. Corneal sensation and subbasal nerve alterations in patients with herpes simplex keratitis: an in vivo confocal microscopy study. Ophthalmol, 2010, 117(10): 1930-1936.

[9] M'GARRECH M, ROUSSEAU A, KASWIN G, et al. Impairment of lacrimal secretion in the unaffected fellow eye of patients with recurrent unilateral herpetic keratitis. Ophthalmol, 2013, 120(10): 1959-1967.

[10] HOITSMA E, REULEN JP, DE BAETS M, et al. Small fiber neuropathy: A common and important clinical disorder. J Neurol Sci, 2004, 227(1): 119-130.

[11] TAVEE J, ZHOU L. Small fiber neuropathy: A burning problem. Cleve Clin J Med, 2009, 76(5): 297-305.

[12] TIEMSTRA JD, KHATKHATE N. Bell's palsy: Diagnosis and management. Am Fam Physician, 2007, 76(7): 997-1002.

[13] 熊丽. 鼠神经生长因子联合高压氧治疗贝尔面瘫效果观察. 中国乡村医药, 2016, 023(009): 15.

[14] SCHUSTER AK, HARDER BC, SCHLICHTENBREDE FC, et al. Valacyclovir versus acyclovir for the treatment of herpes zoster ophthalmicus in immunocompetent patients. Cochrane Database Syst Rev, 2016, 11(11): CD011503.

[15] KOYUNCUO, HOGUE IB, ENQUISTLW. Virus infections in the nervous system. Cell Host Microbe, 2013, 13(4): 379-393.

[16] LAMBIASE A, SACCHETTI M, MASTROPASQUA A, et al. Corneal changes in neurosurgically induced neurotrophic keratitis. JAMAOphthalmol, 2013,

131(12):1547-1553.

[17] 周凌云,刘微,刘铁镌,等.眶内电针治疗颅脑外伤后动眼神经麻痹的疗效及相关因素分析.国际神经病学神经外科学杂志,2019,46(04):85-90.

[18] 沈红霞,周剑峰,柴建农,等.先天性无痛症(附1例报告及文献复习).中国当代儿科杂志,2009,11(03):197-198.

[19] 吴振云,许淑莲,孙长华,等.两例先天性无痛症患者的心理生理特点研究Ⅱ.对致痛性强刺激的知觉和反应.心理学报,1984(03):298-306.

[20] 许淑莲,杨治良,阎希威,等.两例先天性无痛症患者的心理生理特点研究Ⅰ.情绪特点.心理学报,1984(03):289-297.

[21] COX JJ,SHEYNIN J,SHORER Z,et al. Congenital insensitivity to pain:novel SCN9A missense and in-frame deletion mutations. Hum Mutat,2010,31(9):E1670-E1686.

[22] WEISS J,PYRSKI M,JACOBI E,et al. Loss-of-function mutations in sodium channel Nav1.7 cause anosmia. Nature,2011,472(7342):186-190.

[23] KURTH I,PAMMINGER T,HENNINGS JC, et al. Mutations in FAM134B,encoding a newly identified Golgi protein,cause severe sensory and autonomic neuropathy. Nat Genet,2009,41(11):1179-1181.

[24] MICHAEL SM,VANESSA P,SHAFAQ S,et al. Endogenous opioids contribute to insensitivity to pain in humans and mice lacking sodium channel Nav1.7. Nat Commun,2015,6:8967.

[25] BARTESAGHIL,WANGY Q,FONTANET P, et al. PRDM12 is required for initiation of the nociceptive neuron lineage during neurogenesis. Cell Rep,2019,26(13):3484-3492.

[26] ISMAILOVA DS,FEDOROV AA,GRUSHA YO. Ocular surface changes in thyroid eye disease. Orbit,2013,32(2):87-90.

[27] BARTIEY G B,FATOURECHI V,KADRMAS E F, et al. Long-term follow-op of graves ophthalmopathy inan incidence cohort. Ophthalology,1996,103(6):958-662.

[28] DART J K. The 2016 Bowman lecture conjunctival curses:Scarring conjunctivitis 30 years on. Eye, 2017,31(2):301.

[29] KOHLHAASM,STAHLHUT O,THOLUCK J, et al. Changes in corneal thickness and endothelial cell density after cataract extraction using phaco-emulsification. Der Ophthalmologe,1997,94(7):515-518.

[30] DÍAZ-VALLE D,BENÍTEZ DEL CASTILLO SÁNCHEZ JM,CASTILLO A,et al. Endothelial damage with cataract surgery techniques. J Cataract Refract Surg,1998,24(7):951-955.

[31] TSUBOTA K,GOTO E,SHIMMURA S,et al. Treatment of persistent corneal epithelial defect by autologous serum application. Ophthalmol,1999, 106(10):1984-1989.

[32] ARCHER DB. DOYNE L. Responses of retinal and choroidal vessels to ionising radiation. Eye (Lond),1993,7(Pt1):1-13.

[33] SUBRAYANV,KHAW K W,PEYMAN M,et al. Intravitreal bevacizumab for radiation-induced cystoid macular oedema in patients with nasopharyngeal carcinoma:A clinical series. Ophthalmol,2013,229(4):208-211.

第十七章　全身免疫性疾病相关干眼

第一节　干燥综合征

干燥综合征是1933年由瑞典亨里克·舍格伦(Henrik Sjögren)医师首先报道的一个高度异质性的慢性炎症性、系统性、自身免疫类疾病,其特点是以泪腺、唾液腺功能低下以及其他多器官受累为特征,国际上公认本病名为Sjögren's syndrome,简称SS,我国于1980年命名本病为干燥综合征。

干燥综合征是仅次于类风湿性关节炎的第二大自身免疫缺陷性疾病,复杂且无法治愈,是干眼的主要原因之一。

临床上分为原发性和继发性两类。若单独出现,不伴随任何结缔组织病变,出现眼干、口干症状和体征,并符合血清学及组织学病理改变,称为原发性干燥综合征(primary SS,pSS)。若继发于其他各类免疫系统疾病,如类风湿性关节炎、多发性肌炎、系统性红斑狼疮(SLE)和Wegener肉芽肿病等,则被称为继发性干燥综合征(secondary SS,sSS)。

近来,美国风湿病学会提出应当对符合干燥综合征诊断标准的任何一个患者给出干燥综合征的诊断,不需要区分是原发性的还是继发性的，因为它们均是免疫失调的一种表现，但在过去的文献中仍保留了较旧的术语，本书为了临床上更好鉴别原发病相关干眼，未将原发性和继发性干燥综合征进行合并。

一、干燥综合征的流行病学

干燥综合征在全球的总体患病率是 0.04%~4.80%，主要发生在女性，男女比例为 1∶9，该病可发生于各年龄段，较易发于 40~50 岁的中老年。我国原发性干燥综合征患病率为 0.3%~0.7%，老年人群中患病率为 3%~4%。

干眼是干燥综合征的主要表现之一，属于水性泪液缺乏型干眼，部分临床医师将患者的此类症状视作干燥综合征的首发症状。干眼在干燥综合征患者的发生率为 84.9%，且随着年龄和病程而增高。

二、干燥综合征的发病机制

干燥综合征具体发病机制仍尚未明确，尽管普遍认为是 T 细胞介导的自身免疫疾病，但它的潜在机制是一个多因素（病毒感染、淋巴细胞和免疫病理损伤、性激素、基因及遗传因素）共同参与、相互影响的复杂过程。作为自身免疫疾病，这意味着健康的组织和细胞会被免疫系统错误地攻击。

三、干燥综合征眼表的炎症反应过程

干燥综合征的炎症反应过程一直是一个研究热点，但至今尚未阐明。一般认为它的发生和发展可分为三个阶段：①某一环境因子作用于有遗传敏感性的个体引起自身免疫反应。②通过正常的免疫反应机制使自身免疫持续下去。③不断产生的炎症引起组织损伤。

四、临床表现

本病起病多隐匿，大多数患者很难说出明确起病时间，从出现症状到确诊约为 6~8 年，临床表现多样，症状的类型和病情轻重各不相同，但是绝大多数患有干燥综合征的人能够过正常的生活。

（一）干眼

干燥综合征相关干眼的临床表现很多，包括视力下降或波动、干涩、异物感或沙砾感、泪少或无泪、痒痛、畏光、“红眼”、烧灼感、眼疲乏等症状，严重者伤心时或眼部受到刺激时流不出眼泪。临床体征包括因泪腺分泌的黏蛋白减少而出现结膜轻度角化和充血，泪液半月线低，被脂质沾染的黏蛋白在泪膜中积聚成颗粒或碎片，甚至伴有黏液丝、泡沫和杂质，伴随每次眨眼而移动，泪膜不稳定、角结膜上皮屏障功能常常受损、杯状细胞丢失和上皮细胞化生，临床表现为荧光素染色阳性的点状角膜上皮病变/糜烂，最常见于睑裂区。

与非干燥综合征相关干眼患病人群相比，干燥综合征相关干眼发病较早，且病情更加严重，表明其病情进展更快。泪液黏稠，甚至可拉出一条黄色或白色的长丝，可引起视力模糊或眼前幕状遮蔽感，无法夜间驾驶，甚至影响眼睑的活动。

（二）睑板腺功能障碍

尽管传统上认为干燥综合征相关干眼是水液缺乏型干眼，但是临床上已经认识到干燥综合征对眼表的影响不仅限于水样液缺乏，而且与睑板腺功能障碍（MGD）和蒸发性干眼密切相关。

国内晋秀明等研究发现，原发性干燥综合征患者同时患有水缺乏症和蒸发性干眼。当干眼病史少于或等于 3 年时，泪腺受到的影响更大，随后原发性干燥综合征患者的睑板腺开始受到很大的影响。因此，在原发性干燥综合征患者中，泪腺可能比睑板腺更早被破坏。

（三）角膜炎

睑缘炎和睑腺炎常与干眼伴角膜表现包括表面点状角膜病变（常在睑裂，易变化），症状持续而未经治疗者可出现眼痛、严重畏光等提示丝状分泌物、浅层点状角膜上皮缺损等角膜磨损的症状，严重者可继发角膜融解、角膜溃疡或穿孔，失明的风险也较高。部分患者有眼睑缘反复溃烂、化脓性感染、虹膜脉络膜炎、全眼炎等，少数患者可有泪腺肿大。

丝状角膜炎是一种慢性角膜疾病，表现为一端或两端与角膜相连的、由变性上皮细胞和黏液组成的丝状物。临床表现为异物感、砂砾感、不适、畏光、眼睑痉挛和眨眼频繁。干燥综合征是丝状角膜炎最常见的病因，合理的治疗需要正确处理干眼和去除角膜丝状物。

（四）口干燥症

干燥综合征患者因唾液腺发生病理改变，唾液数量及质量下降，黏蛋白分泌减少。常见症状：

1. 大部分患者诉有口干症状，常常是首发症状。少数患者可无症状，80% 患者因唾液减少而自觉口干、舌干痛、有口臭，甚至丧失味觉。

严重者即使食物刺激或咀嚼也不能相应增加唾液分泌，进干食必须用水送下；有时夜间须起床饮水；随身携带着水瓶，频饮水以保持口腔的湿润和舒适。但口干症状往往被患者自己或医师所忽略。

2. 口腔抗菌能力减弱导致猖獗性龋齿为本病的特征性改变之一，表现为牙齿逐渐变黑，继而小片脱落，最终只留残根，约 50% 患者出现多个难以控制发展的龋齿。

3. 约 40% 有唾液腺肿大，以腮腺为多见，颌下腺亦可见，舌下腺少见。腮腺炎、下颌下腺炎。腮腺炎表现为间歇性交替性腮腺肿痛，累及单侧或双侧，大部分约 10 天左右自行消退，少数患者出现持续性肿大。少数干燥综合征患者出现颌下腺肿大，舌下腺肿大较少。对有腮腺持续性肿大、变硬或呈结节状者应警惕有恶性淋巴瘤的可能。

4. 舌部表现为舌痛，舌面干、裂，红斑、舌乳头萎缩。

5. 口腔黏膜出现溃疡或继发感染，尤其是反复出现念球菌感染，表现为口腔黏膜烧灼感。

（五）其他外分泌腺

鼻黏膜、气管支气管黏膜、消化道黏膜、阴道黏膜等外分泌腺体均可受累，因分泌能力下降而出现相应临床症状。

由于唾液减少而引起咽和食管干燥，约 75% 的患者出现吞咽困难；而呼吸道黏膜外分泌腺体功能受损后，约 40%~50% 的干燥综合征患者有慢性干咳。

（六）系统表现

原发性干燥综合征是一系统性自身免疫病，可累及其他器官出现多种临床症状和体征，患者还可出现全身症状，如乏力、劳累、低热、消瘦等，其中发热见于约 40%~50% 的干燥综合征患者，有时为主要或首发表现，而长期疲劳乏力也常作为主诉之一，约有 2/3 患者出现系统损害。

干燥综合征患者多因某一症状突出而到口腔科、肾内科、神经科、心内科等科室就诊，且很少在眼科描述系统外症状，此外，绝大多数眼科医师对系统损伤的危害性了解不多，容易出现漏诊误诊。如当患者无口、眼干燥的主诉，而以腺体外受累为主要表现，比如皮疹、关节痛、低钾肌无力时，往往容易误诊。因关节痛、类风湿因子阳性误诊为类风湿性关节炎，因转氨酶高而诊为慢性肝炎，因抗核抗体阳性误诊为红斑狼疮等。当干燥综合征以肾小管酸中毒、间质性肺炎、外周神经炎、慢性胰腺炎等为突出表现时，临床医生可能会满足症状性诊断而忽略它只是干燥综合征的一个局部表现。

五、实验室检查

（一）血常规

可见红细胞、白细胞、血小板减少。其中 30% 患者的白细胞低于正常值；约 25% 患者有贫血，多为轻度的正细胞正色素性贫血，25% 患者的嗜酸性粒细胞或淋巴细胞增多，14% 患者的血小板低于 7.0×10^9/L，严重低下者可出现出血现象。

（二）血沉

血沉是以红细胞在第一小时末下沉的距离来表示红细胞的沉降速度，又称红细胞沉降率（ESR），90% 的干燥综合征患者出现血沉增快。

（三）唾液腺检查

1. 唇腺活检

此法对于诊断干燥综合征敏感且特异。由于小唾液腺如唇、硬腭、鼻黏膜等处的腺体与腮腺、颌下腺相似，因此小唾液腺的活检能反映主要唾液腺的情况，且操作简易，损伤性小。

取表面正常、至少包含四个腺体小叶的下唇黏膜活检，有病变者可见成簇的淋巴细胞、浆细胞浸润（图 17-1-5）。Chisholm 根据口唇活检材料，将淋巴细胞和组织细胞的浸润程度分为 0~Ⅳ级。在 $4mm^2$ 的观察范围内腺泡组织内淋巴细胞聚集数在 50 个以上记为一个病灶。0 级无淋巴细胞浸润；Ⅰ级有轻度淋巴细胞浸润；Ⅱ级有中度淋巴细胞浸润；Ⅲ级有一个灶；Ⅳ级多于一个灶。Ⅱ级以上者为异常。

2. 唾液流量测定

唾液流量测定是测定口干燥症的敏感指标之一。唾液量的检查常根据患者舌下口底唾液积聚的总量来估计，患者静坐，留取 10min 的唾液，离心去沉淀，测定流率。在我国，小于 40 岁应>0.1mL/min，对 40 岁及以上应>0.06mL/min。值得注意的是，流率测定与患者年龄、性别、服药、当天的时间等因素有关。

3. 唾液蛋白检查

血清和唾液中含微球蛋白（β2-M）水平增高，唾液中 β2-M 的增高更为明显，而且二者均与唾液腺病变程度和疾病活动性呈正相关，可作为监测指标。

4. 腮腺造影

腮腺造影是反映腮腺功能和形态受累的重要指标，被誉为诊断腮腺导管病变的金标准。以弯形钝针头插入腮腺导管内注入造影剂（40% 碘油）约 1~2mL，拔出针头，以消毒棉球压迫腮腺管口，拍摄腮腺后前位和侧位片，然后取出棉球，令患者含漱米醋 5min，再拍分泌期 X 线片。

可能出现下列异常：①分支导管呈颗粒状扩张，颗粒直径>1mm，大小一致，分布均匀，中间分支导管减少；②分支导管呈小球状扩张，直径大小不一，多数>1mm，分支导管摹本消失；③扩张的小球体融合成囊状；④腮腺不规则充盈；⑤分泌期有造影剂潴留。

5. 唾液腺核素检查

常用的放射性核素为锝，静脉注射 60min 后做唾液腺正侧位扫描，观察放射性核素到达各唾液腺的量及排泌的速度。此项检查灵敏度高，但特异性较差。

（四）免疫学检查

1. 高球蛋白血症

为本病的特点之一。50% 的干燥综合征患者免疫球蛋白 IgA、IgM、IgG 升高，其中以 IgG 升高最为常见显著，可作为判断病情活动性的指标。

巨球蛋白或混合性冷球蛋白血症较为少见，如有，则应警惕恶性淋巴癌发生的可能，此类患者临床上常出现高黏滞综合征。

2. 抗核抗体谱

目前，抗 SSA（Ro）抗体、抗 SSB（La）抗体被列为干燥综合征的诊断标准之一。

约 80%~90% 患者的抗核抗体（ANA）阳性，以抗可溶性酸性核蛋白 SSA（Ro）和 SSB（La）抗体的阳性率最高，分别为 60%~75% 和 40%~52%。其中抗 SSB 抗体的特异性较高。

抗 SSA（Ro）和抗 SSB（La）抗体两者均为阳性时，应首先考虑干燥综合征的可能，但这两种抗体与疾病活动性无关。

组织特异性抗体（TSA）是近年国际上出现的新型早期诊断标记物，包括碳酸酐酶 6（CA6）、唾液蛋白 1（SP1）和腮腺分泌蛋白（PSP）。将经典自身抗体和新型组织特异性自身抗体的血清学诊断组合可显著提高干燥综合征患者的早期诊断灵敏度（由 70% 提升至 93%）。详见本书第二章。

3. 类风湿因子（RF）

约 75% 患者类风湿因子（RF）阳性，其中以 IgM 型为主。

4. 器官特异性抗体

抗唾液腺导管上皮细胞抗体的阳性率在原发性干燥综合征患者中为 25%，在继发性干燥综合征合并类风湿性关节炎的患者中高达 70%~80%。抗甲状腺球蛋白抗体和抗胃壁细胞抗体阳性率各为 30%。抗线粒体抗体和 Coombs 试验（抗人球蛋白抗体试验）的阳性率各为 10%。

六、干燥综合征的诊断标准

干燥综合征经常未被诊断或误诊，诊断不明确也就意味着治疗不当和预后不良，因此眼科医师对该病的诊断是至关重要的。

（一）诊断标准

干燥综合征缺乏特异的临床表现和实验室检查，因而迄今尚无公认的诊断标准。风湿病专家从认识到深入了解这种疾病，经历了漫长的过程，从 1965 年到现在共有 12 个诊断标准问世。目前临床上应用最广泛的诊断标准是 2002 年干燥综合征国际分类（诊断）标准。然而 2002 年干燥综合征国际分类（诊断）标准过于复杂，不利于临床实践。含有主观症状，客观性较差，如“口干3个月以上”。强调必须有自身抗体或阳性唇腺活检，可能导致漏诊活检阴性或自身抗体阴性的患者。部分客观指标重复性不好，如Schirmer泪液分泌试验。对于随访患者无任何明确的预后意义，预后不良因素不包含在标准中。

在2012年，国际干燥综合征临床协作联盟（SICCA）提出了新的分类标准，而同年，SICCA和欧洲抗风湿病联盟（EULAR）的研究者共同组成了国际干燥综合征标准工作小组，通过对3个国际患者队列的数据分析，采用美国风湿病协会（ACR）和EULAR推荐和认可的方法，研究得到了2016年最新的原发性干燥综合征分类标准，其灵敏度及特异度分别为96%和95%，同步发表在2016年10月*Annals of the Rheumatic Diseases*杂志和2017年1月*Arthritis & Rheumatology*杂志上。

1. 2016年ACR/EULAR原发性干燥综合征分类标准

适用于任何满足人选标准，并除外排除标准者，且下列5项评分总和≥4分者诊断为原发性干燥综合征。

1）唇腺灶性淋巴细胞浸润，并且灶性指数≥1个灶/4mm^2（应由擅长灶性淋巴细胞浸润和灶性指数计数的病理学家依照Daniels等的方案进行评分），3分；

2）抗SSA（Ro）抗体阳性，1分；

3）至少单眼染色评分（OSS）≥5或van Bijsterveld评分≥4，1分；

4）至少单眼Schirmer试验≤5mm/5min，1分；

5）未刺激的全唾液流率≤0.1mL/min（Navazesh和Kumar测定方法），1分。

常规服用抗胆碱能药物的患者应充分停药后再进行上述3)~5)项评估口干和眼干的客观检查。

根据该标准的定义，当患者得分≥4分，则将之归类为原发性干燥综合征。

2. 入选标准

至少有眼干或口干症状其一的患者，即下列至少一项阳性。

1）每日感到不能忍受的眼干，持续3个月以上；

2）眼中反复砂砾感；

3）每日须用人工泪液3次或3次以上；

4）每日感到口干，持续3个月以上；

5）吞咽干性食物时须频繁饮水帮助。

或在EULAR SS患者疾病活动度指标（ESSDAI）问卷中至少一个系统阳性的可疑干燥综合征者。

3. 排除标准

下列疾病因为可能有重叠的临床表现或干扰诊断试验结果，其患者应予以排除，并且不可再纳入SS研究或治疗试验。

1）头颈部放疗史；

2）活动性丙型肝炎病毒感染［由聚合酶链反应（PCR）确认］；

3）获得性免疫缺陷综合征（AIDS）；

4）结节病；

5）淀粉样变性；

6）移植物抗宿主病；

7）IgG4相关性疾病。

（二）干燥综合征相关干眼的分类

2007年，第1版国际干眼指南（DEWS）Ⅰ根据病因将干眼分为水样液缺乏型和蒸发过强型。其中水样液缺乏型分为干燥综合征相关干眼和非干燥综合征相关干眼。

2008年，美国干眼临床诊疗指南提出的干眼病因分类主要借鉴了DEWS Ⅰ的分类方法。但是，除水样液缺乏型和蒸发过强型干眼外，该指南提出了混合型干眼的概念，即同时存在引起水样液缺乏和蒸发过强病因的干眼。

2017年DEWS Ⅱ进一步修改了DEWS Ⅰ的干眼病因分类，明确了干眼可以根据临床症状和体征分为蒸发过强型（睑板腺功能障碍所致的泪液脂质层缺乏）干眼和水液缺乏型干眼（泪液水液量分泌减少）为主两种类型以及处于两者之间的过渡类型。

2018年刘祖国教授撰写的《解读国际泪膜与眼表协会2017年干眼专家共识中的干眼定义与分类专家共识》一文，认为干眼炎性反应和组织损伤是一种恶性循环，其发展到一定程度均会同时具有水液缺乏和蒸发过强的特征。

目前临床上已经认识到干燥综合征相关干眼不是单纯的水样液缺乏，多伴随睑板腺功能障碍，可以说临床诊断和治疗的干燥综合征相关干眼基本均属于混合型干眼。

七、干燥综合征相关干眼的诊断

关于干燥综合征相关干眼治疗的文献及专著较少，2015 年美国干燥综合征基金会制定了首份美国在干燥综合征眼部管理临床实践指南。2017 年泪膜和眼表协会进一步发表了干眼病国际专家共识（Dry Eye Workshop，DEWS Ⅱ）报告第 2 版，其中有不少篇幅提到干燥综合征相关干眼的治疗。

（一）病史

与干眼和 MGD 患者相比，干燥综合征相关干眼患者往往伴有严重的体征和症状，遭受的痛苦甚至更多，严重影响患者的生活质量以及他们的个人和经济福祉。Begley 等研究发现，许多干眼患者感到干眼症状影响他们的日常活动，一天中必须紧闭双眼休息数次，这在干燥综合征患者中占 60%，而在非干燥综合征相关干眼患者中占 30%。实际上，干眼症状对生活质量影响很大，并造成严重经济负担。美国对干燥综合征相关干眼患者的治疗每年花费超过 1.5 亿美元。

1. 临床表现

虽然干燥综合征相关干眼症状和体征并不呈线性相关，并且不同个体的患者差异也很大，不能用干眼的症状轻重来估计干眼实际严重程度。某些眼表严重受损的患者可无明显不适，这可能和角膜感觉神经受到损伤有关。但是精确定量眼表的症状有助于帮助医生评估进行干燥综合征相关干眼额外检查的必要性。这对于检测疾病进展和治疗效果也十分重要。

（1）症状和体征

刺激感、流泪、烧灼感、针刺感、干燥或异物感、轻度发痒、畏光、视物模糊、不能耐受角膜接触镜、眼红、黏液性分泌物、瞬目频率加快、视疲劳、日间症状波动、日间症状逐渐加重。

干燥综合征相关干眼和非干燥综合征相关干眼具有相似的表现，常见症状大多数难以用词汇精确描述。

溢泪可能是疾病早期表现。“哭时无泪”是疾病程度较重的表现，即各种环境刺激和情感刺激均不能产生泪液。

（2）加重病情的情况

风吹、乘坐飞机、湿度降低、长时间用眼如阅读和使用电脑时瞬目减少。

（3）症状的持续时间。

2. 问卷

口头询问干燥综合征相关干眼获取的症状很难进行标准化和定量。为了增强临床诊断和治疗的标准化，因此推荐在接触患者的开始阶段就进行有效的症状量表评估。量表由患者填写，可评估眼表不适程度、相关的视觉症状、干眼对日常生活的影响或健康相关的生活质量。

2015 年美国干燥综合征眼部管理临床实践指南提出对相关干眼的关键筛查三个特定问题（表 17-1-1）。

表 17-1-1 干眼的门诊筛查问题

干眼的关键筛查问题
您的眼睛感到干燥、不适或刺激吗？经常吗？（是/否）
当您出现眼睛干燥、不适或发炎时，会影响您的工作或者生活（如，您停止还是减少了时间）吗？（是/否）
您觉得眼睛干吗？（是/否）

注：患者对上述任何一个问题回答为“是”则需要全面的眼科检查

2017 年 DEWS Ⅱ专家共识建议采用广泛普及的眼表疾病指数（OSDI）量表或者简单有效的 5 项干眼调查问卷（DEQ-5 量表）。

总体而言，眼表疾病指数（OSDI）是在临床上采用最广泛的问卷和症状评分系统，由 Allergan 公司 1995 年制定，内容包括有无眼部异物感、畏光、眼痛等，以及日常生活是否受限和对环境因素的反应，根据调查结果计算眼表疾病指数（OSDI）。OSDI 可以评估症状频率、环境诱发因素和视觉相关的生活质量，是衡量干眼严重程度的有效而可靠的工具。

杨涛等研究发现,原发性干燥综合征 OSDI 值最大且阳性率最高,无继发干燥综合征的结缔组织疾病次之,这提示我们干燥综合征患者的干眼发病程度最重。如果单纯干燥综合征患者 OSDI 值较高,即使其干眼常规检查结果还达不到目前干眼诊断标准,临床上仍有必要对这类患者进行更详细的眼部检查,以确切排除其是否存在眼表状态的改变,认识到这一点对风湿免疫科医师非常重要。

3. 眼部病史

眼部病史应当包括下列各项的详细情况。

(1)眼局部用药情况:包括用药频度及其用药对症状的作用(如人工泪液、“洗眼水”、抗组胺药、抗青光眼药物、血管收缩剂、糖皮质激素、顺势疗法或草药制剂)。

(2)角膜接触镜的配戴、方案和护理情况。

(3)过敏性结膜炎。

(4)眼部手术史(如既往的角膜移植术、白内障手术、角膜屈光手术)。

(5)眼表疾病(如单纯疱疹病毒感染、水痘带状疱疹病毒感染、眼黏膜类天疱疮、Stevens-Johnson 综合征等)。

(6)泪小点手术。

(7)眼睑手术(如既往上睑下垂矫正术、眼睑成形术,睑内翻、睑外翻矫正术)。

(8)Bell 麻痹。

(二) 视功能检查

2007 年,第 1 版国际干眼指南 DEWS Ⅰ首次将视觉障碍纳入干眼定义,随后干眼是一种视功能障碍的眼病也得到越来越多的临床医生认知。干燥综合征相关干眼视功能的研究不多,但从临床经验上来看,大部分患者都受到不同程度的影响。

临床上可采用传统的糖尿病视网膜病变早期治疗研究(Early Treatment Diabetic Retinopathy Study,ETDRS)测量远视力和 Lighthouse 近视力表测量近视力。

(三) 外眼检查

1. 外眼检查和裂隙灯活体显微镜检查要包括下列各项。

(1)记录干眼的体征。

(2)评估泪膜的质、量和稳定性。

(3)确定引起眼部刺激症状的其他疾病。

2. 外眼检查应当特别注意以下方面。

(1)皮肤:如玫瑰痤疮、脂溢性皮炎一致的面部改变。

(2)眼睑:闭合不全、位置异常、瞬目不完全或过少、眼睑松弛或退缩、睑缘红斑、异常沉着物或分泌物、睑内翻、睑外翻。

(3)眼附属器:泪腺增大。

3. 裂隙灯活体显微镜检查应当特别注意以下内容。

(1)泪膜:睑缘半月形泪河的高度、碎屑(图 17-1-1)、黏度增加、黏液丝和泡沫、泪膜破裂时间和类型。

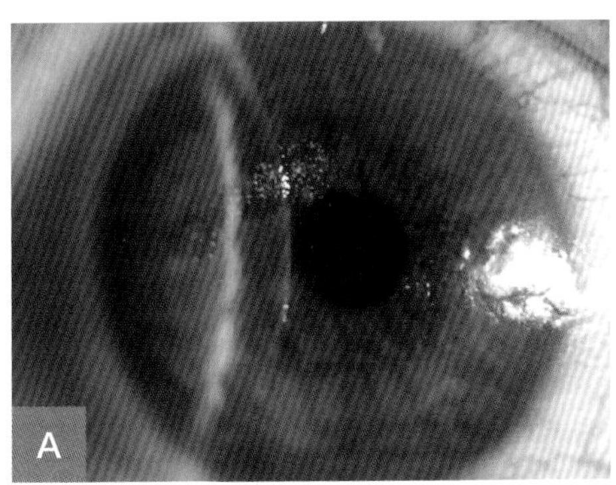

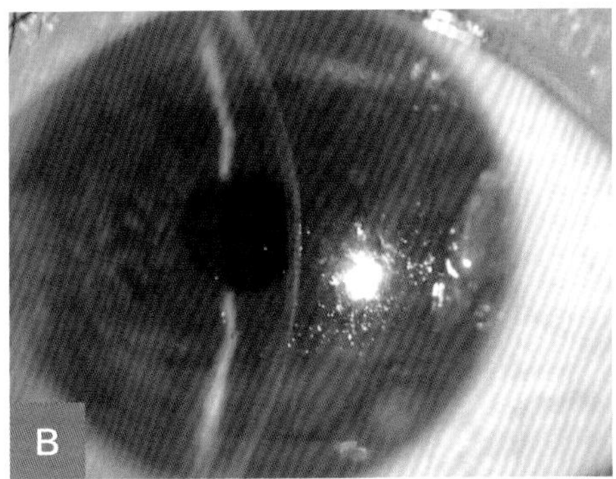

图 17-1-1　可见角膜表面干燥、泪膜碎屑

（2）睫毛：倒睫、双行睫、附着物。

（3）前部和后部睑缘：睑板腺异常（开口的化生、压迫后睑酯分泌减少、腺管萎缩）、睑板腺分泌物的特征（混浊、增厚、有泡沫、减少）、皮肤黏膜交界处血管化、角化、结痂。

（4）泪小点：开放和位置，有无栓子及其位置。

（5）结膜：下穹窿和睑结膜，如黏液线、瘢痕、红斑、乳头反应、滤泡增大、角化、缩短、睑球粘连。

球结膜（所有四个象限）：如丽丝胺绿或荧光素点状着色、充血、局部干燥、角化、水肿和滤泡。

（6）角膜：睑裂暴露处局部干燥，荧光素或丽丝胺绿着色来评估点状上皮糜烂，荧光素的点状染色、黏液性斑块、角化、血管翳形成，角膜变薄、浸润、溃疡、瘢痕、新生血管化，有角膜或屈光手术的证据。

（四）泪膜破裂时间和泪河高度

无论泪液的质还是量发生异常，均可导致泪膜不稳定，泪膜不稳定是干眼发病核心机制之一。

对于有轻度刺激症状的早期干燥综合征患者，快速的泪膜破裂时间测定可以表明其不稳定的泪膜，但水样泪液量的生成可能正常，存在轻度或没有眼表染色。

对于有中度至重度水样泪液生成不足的干燥综合征患者，当干眼病史超过 3 年时，泪腺受到严重损害，可采用下列试验中一种或多种进行检查：泪膜破裂时间、眼表染色（荧光素或丽丝胺绿）和 Schirmer 泪液分泌试验。

Schirmer 泪液分泌试验可以破坏泪膜的稳定性，引起眼表染色的假阳性结果，在染色试验与 Schirmer 泪液分泌试验之间应当间隔几分钟。泪膜破裂时间和眼表染色应放在 Schirmer 泪液分泌之前来实施。

没有任何单一的泪液检查对于确定干眼的诊断是恰当的，文献报道对泪河高度、泪膜破裂时间检查的客观性和可重复性分歧很大，需要结合多项干眼检查所得到的系列结果对临床医师了解患者的情况增添许多信息，避免误诊和漏诊。

一项欧洲的干燥综合征诊断研究显示，泪膜破裂时间变异大，与 Schirmer 泪液分泌检查、角结膜染色评分等指标相比缺乏一致性，不能单独作为干燥综合征诊断，缺乏特异性。而张顺华等对北京协和医院以 BUT≤5s 为诊断干燥综合征阳性标准，结果发现 174 例干燥综合征患者诊断灵敏度和特异度分别为 77. 3% 和 66.3%。

此外，泪膜破裂时间结果受年龄、种族、睑裂大小、温度和湿度影响。泪河线高度检查存在较大的主观性，且操作不当易出现假阴性，可重复性较差。

（五）角结膜染色

临床染料的使用对于干眼的诊断和监测至关重要。在 Shimazaki 等的一项研究中，发现干燥综合征患者泪液产生量（由 Schirmer 泪液分泌测试）与年龄匹配的干眼相同，只是干燥综合征患者角结膜上皮损伤的程度通常高于其他类型的干眼，且有特征性的分布形态。因此，角结膜染色是诊断干燥综合征相关干眼的重要检查。

目前，眼表（包括角膜、结膜和睑缘）染色最常见的是荧光素和丽丝胺绿染色检查，其中荧光素是评价角膜的首选染料，而丽丝胺绿观察结膜更可靠。

1. 角膜荧光素染色

在临床工作中常规使用荧光素钠对角膜进行染色，角膜荧光素染色试验阳性仅代表角膜上皮缺损，提示角膜上皮细胞层的不连续性。荧光素钠刺激性小，干燥综合征患者滴用后无明显不适。干燥综合征患者早期角膜染色的表现为点状高荧光点，大部分分布于瞳孔区外的周边角膜，数量可数，病情加重后可出现高荧光点融合成片以及出现于瞳孔区，病情严重时全角膜弥漫高荧光点，难以计数，部分融合成片，角膜表面有丝状物附着，泪液中有较多碎屑，使角膜表面变得污秽，影响对高荧光点的判断（图 17-1-2）。

2. 丽丝胺绿结膜染色

干眼最早出现的眼表损害是发生在结膜，需要丽丝胺绿染色。丽丝胺绿着染的对象为失活细胞、黏液、碎屑，以及没有黏蛋白保护的正常上皮细胞。丽丝胺绿刺激性小，干燥综合征患者滴用后无明显不适。干燥综合征患者结膜上皮损伤通常早于且程度重于角膜上皮损伤。在干燥综合征相关干眼疾病早期，睑裂区的鼻侧结膜和颞侧结膜出现散在点状或者簇状着染点，数量可数。疾病加重后，着染点数量增加，部分融合，着染点的分布显现出尖端指向内外眦的三角形（图 17-1-3）。病情严重时，着染点可融合成片，形成染色的三角形，这种染色形态是干燥综合征的特征表现，其他类型的眼表疾病罕有类似表现，结膜染色比角膜染色对诊断干燥综合征更有诊断意义。

此外，干燥综合征易合并丝状角膜炎，角膜细丝特别易于被丽丝胺绿着染。

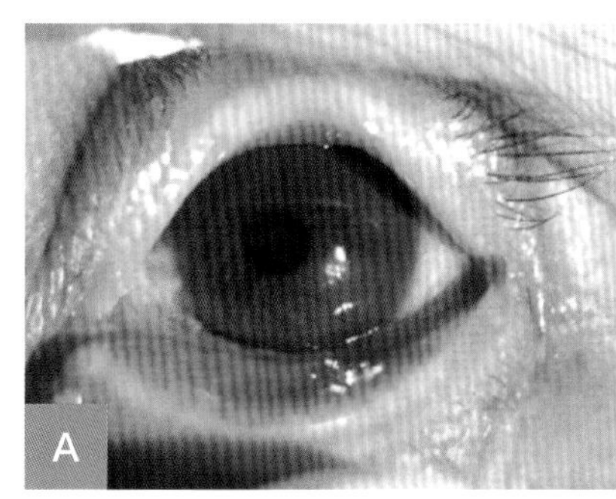

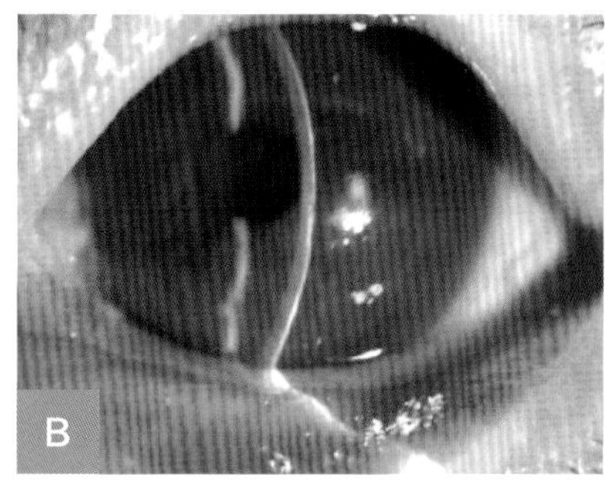

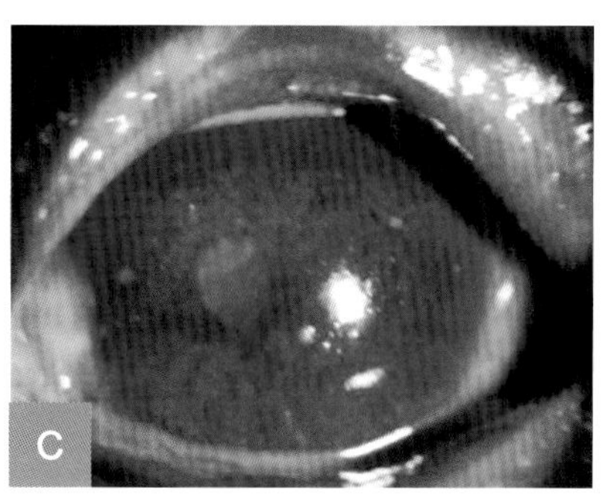

图 17-1-2 左眼裂隙灯照相

患者左眼视力 0.15，矫正 0.8，眼压 17.2mmHg，球结膜轻度充血，睑板腺开口阻塞，角膜上皮弥散点状荧光素染色，部分融合成片，中下方为主，伴有少量丝状物附着。

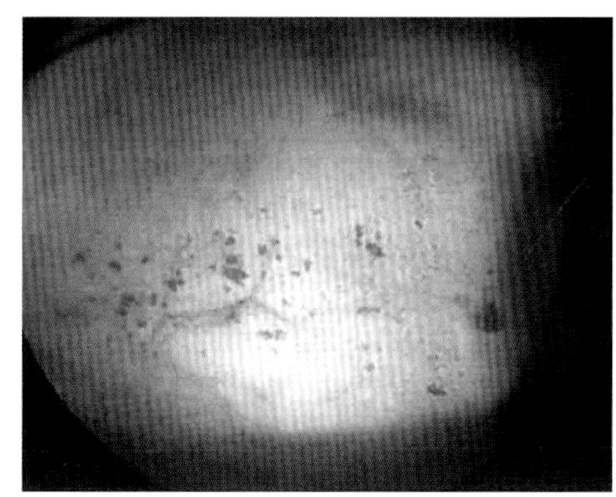
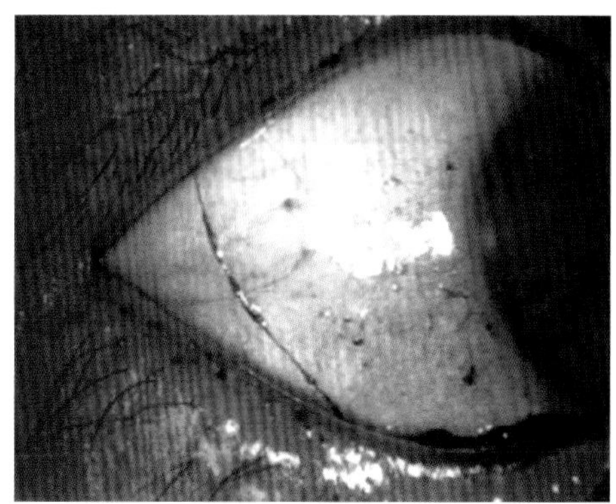

图 17-1-3 干燥综合征患者结膜丽丝胺绿染色表现

可见着染点分布为三角形，基底指向角膜；A. 示散在分布的着染点；B. 示着染点融合成片。

3. 角结膜染色评分

目前，常用的眼表染色评分方法有两个，分别是 van Bijsterveld 评分和 SICCA 研究提出的 OSS 评分方法。这两种评分方法都将眼表分为鼻侧结膜、角膜和颞侧结膜三部分，对每个部分分别进行评分，将三个部分的评分相加得到总评分。van Bijsterveld 染色评分法采用孟加拉红对结膜和角膜进行染色，每部分根据染色点的密度分为 0~3 分，单眼总分 0~9 分。OSS 评分法是目前临床最常用的方法，具体评分细则见表 17-1-2。

不同染色评分方法诊断干燥综合征的标准不同。1969 年 Van Bijsterveld 对其提出的染色评分方法进行评价（43 位干燥综合征患者 vs 550 位正常人），发现以 3.5 分为界限，可以将干燥综合征患者和正常人最大程度的区分开来，以此为界限诊断干燥综合征的假阳性率为 4%，假阴性率为 5%。

2002 年干燥综合征国际分类（诊断）标准采用 Van Bijsterveld 评分方法，眼表染色评分 ≥4 分为阳性。欧洲一项研究（the European community study group on diagnostic critena for SS）显示眼表染色评分 ≥4 分为阳性，诊断敏感性和特异性分别为 64.3% 和 81. 7%，角结膜染色与 Schirmer 和 BUT 相比更具有最高的诊断特异性。

2016 年 10 月 ACR/EULAR 发布的原发性干燥综合征分类标准，将至少单眼 OSS 染色评分 ≥5 或 van Bijsterveld 评分 ≥4 作为 1 分。张顺华等对北京协和医院 174 例符合 2002 年干燥综合征国际分类（诊断）标准患者的 OSS 评分分析显示，OSS≥5 是较为合适的阳性诊断标准，采用这一标准时诊断敏感性和特异性分别达到 90.0% 和 65.0%，且 OSS 评分与泪膜破裂时间及 Schirmer Ⅰ 泪液分泌试验具有很好的相关性。张顺华等还发现干燥综合征患者鼻侧结膜评分高于颞侧结膜，角膜出现着染点融合、着染点出现在瞳孔区以及丝状角膜炎的比例分别为 43.1%、20.1% 和 4.0%。

此外，眼表染色与 Schirmer 泪液分泌和泪膜破裂时间测定检查相比，受环境影响较小，重复性较好，检查者间的差异较小，具有较高的诊断意义。

（六）泪液分泌试验

2016 年 ACR/EULAR 发布的原发性干燥综合征分类标准强调了进行 Schirmer 泪液和角结膜染色测试的重要

表 17-1-2 OSS 评分法

丽丝胺绿染色（结膜）

评分	点数
0	0~9
1	10~32
2	33~100
3	>100

荧光素（角膜）

评分	点数
0	0
1	1~5
2	6~30
3	>30

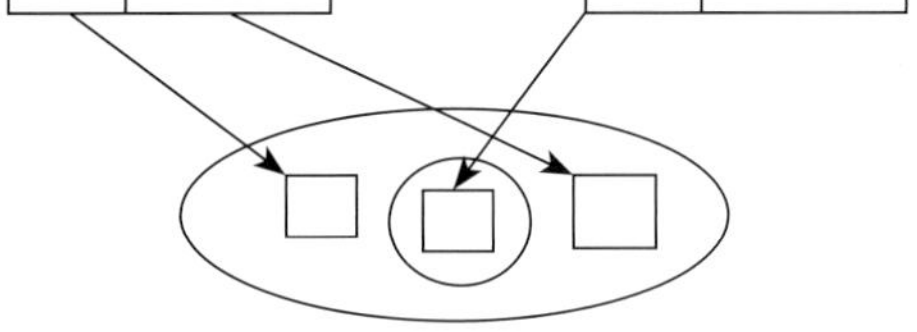

角膜附加评分：

☐ +1 角膜出现着染点融合或线性染色

☐ +1 角膜中央直径 4mm 区域出现染色点

☐ +1 角膜出现丝状染色

眼部总染色评分： ☐☐

角膜染色区域：每个区域染色程度 0~3 分，0 分为无染色，1 分为 1~5 个荧光素染色点，2 分为 6~30 个荧光素染色点，3 分为 >30 个荧光素染色点。下述三种情况为附加评分：角膜出现 1 个或多个融合斑块染色，包括线性染色，+1 分；角膜中央直径 4mm 区域部分出现染色点，+1 分；如果角膜出现丝状染色，+1 分。每个角膜的最大可能得分是 6 分。

结膜染色区域：每个区域点状染色 <10，0 分为无染色，1 分为少量散在点状染色（点状染色计数 10~32），2 分为较多点状染色但未融合成片（点状染色计数 33~100，融合区域面积均小于 4mm^2），3 分为出现片状染色（点状染色计数超过 100，多处融合）。每只眼睛结膜染色最大可能得分是 6 分。

结果判读：OSS 为每只眼睛三个区域分值的总和，每只眼睛最高评分为 12 分，任何一只眼睛 OSS>3 分为阳性结果，支持干眼的诊断。2016 年 ACR 制订的 SS 分类标准中，要求至少一只眼睛 OSS>5 分时计 1 分

性，至少单眼 OSS 染色评分≥5 或 van Bijsterveld 评分≥4 作为 1 分，至少单眼 Schirmer 试验≤5mm/5min 作为 1 分。

若要诊断原发性干燥综合征，患者必须具有至少 4 分的总得分，如果 Schirmer 评分或有足够的角结膜染色各得 1 分，则做抗 SSA（Ro）抗体阳性的简单血液检查即可做出诊断干燥综合征。由于大多数患者都希望避免进行唇部活检，因此 Schirmer 泪液分泌试验在干燥综合征诊断过程中发挥重要作用。

Murat Dogru 和 Kazuo Tsubota 在《角膜理论基础与实践（第 4 版）》一书中提出对干燥综合征相关干眼应首先行无麻醉的 Schirmer Ⅰ试验，接着再用表面麻醉下的 Schirmer Ⅱ试验检查反射性泪液分泌，即在患者 Schirmer 值<5mm/5min 时，同时进行鼻刺激。如果所得值仍<5mm，患者定为基础泪液分泌（－）和反射泪液分泌（－）。缺少反射性泪液分泌可区分干燥综合征和非干燥综合征相关干眼，前者泪腺既不能产生基础泪液也不能产生反射泪液分泌。

值得注意的是，临床上眼科医师并未常规监测这些患者的泪液分泌。一方面泪液分泌测试会造成患者不适，另一方面可能是因为局部用药缺乏改善泪液分泌的作用，或者认为一旦泪腺被干燥综合征中炎症浸润所破坏，泪液将无法恢复。实际上，0.05% 环孢素滴眼液基于 Schirmer 泪液评分的小幅提高而获得批准，该临床研究已被证实。

此外，泪液分泌试验影响因素较多，结果存在一定的偏差，操作不当易出现假阴性，因此不能凭此单独作为干眼和干燥综合征的诊断。

（七）泪液渗透压

泪液渗透压已被认为是干眼的一种检测指标，美国 FDA 已经批准一款商用仪器作为干眼的实验室检查，但国内尚未引进该设备。

尽管干眼中的泪液渗透压存在变化，几个应用这种仪器的研究报告显示在水性泪液生成不足或蒸发过强的干眼患者中泪液渗透压增高，294mOsm/L 阈值测量诊断正常眼和干眼患者的灵敏度和特异度分别为 67% 和 46%，使用>310mOsm/L 阈值诊断正常眼和干燥综合征患者则分别为 40% 和 100%。泪液渗透压水平无法与临床体征或患者症状相关联。

（八）睑板腺功能

干燥综合征患者发生睑板腺功能障碍的频率很高，尤其当干眼病史超过 3 年时，原发性干燥综合征患者的

睑板腺会受到更大的损害(图 17-1-4)。

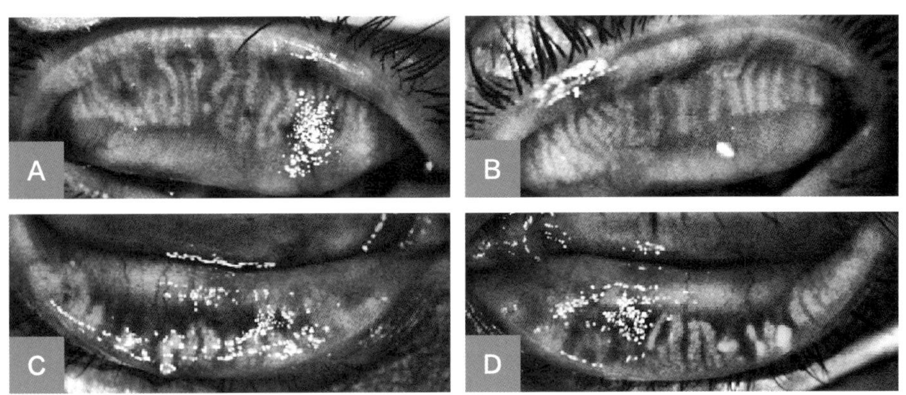

图 17-1-4　双眼睑板腺照相

双眼睑板腺管萎缩、缺失面积>1/2。

原发性干燥综合征患者的泪腺和睑板腺发生损害的时间间隔部分证明了睑板腺功能障碍可能继发于泪腺损害。

(九)活体角膜共聚焦显微镜

活体角膜共聚焦显微镜(in vivo confocal microscopy,IVCM)是一种非侵入式、在细胞层面评估干眼眼表损伤的技术,包括角膜上皮细胞密度减低(顶部和下方周边部)、结膜上皮细胞密度降低、结膜鳞状上皮细胞化生(单个上皮细胞面积均值增加、核质比降低和杯状细胞密度减少),以及角膜神经损伤(基底膜下神经密度降低、弯曲度增加和串珠样结构增加)(图 17-1-5)。

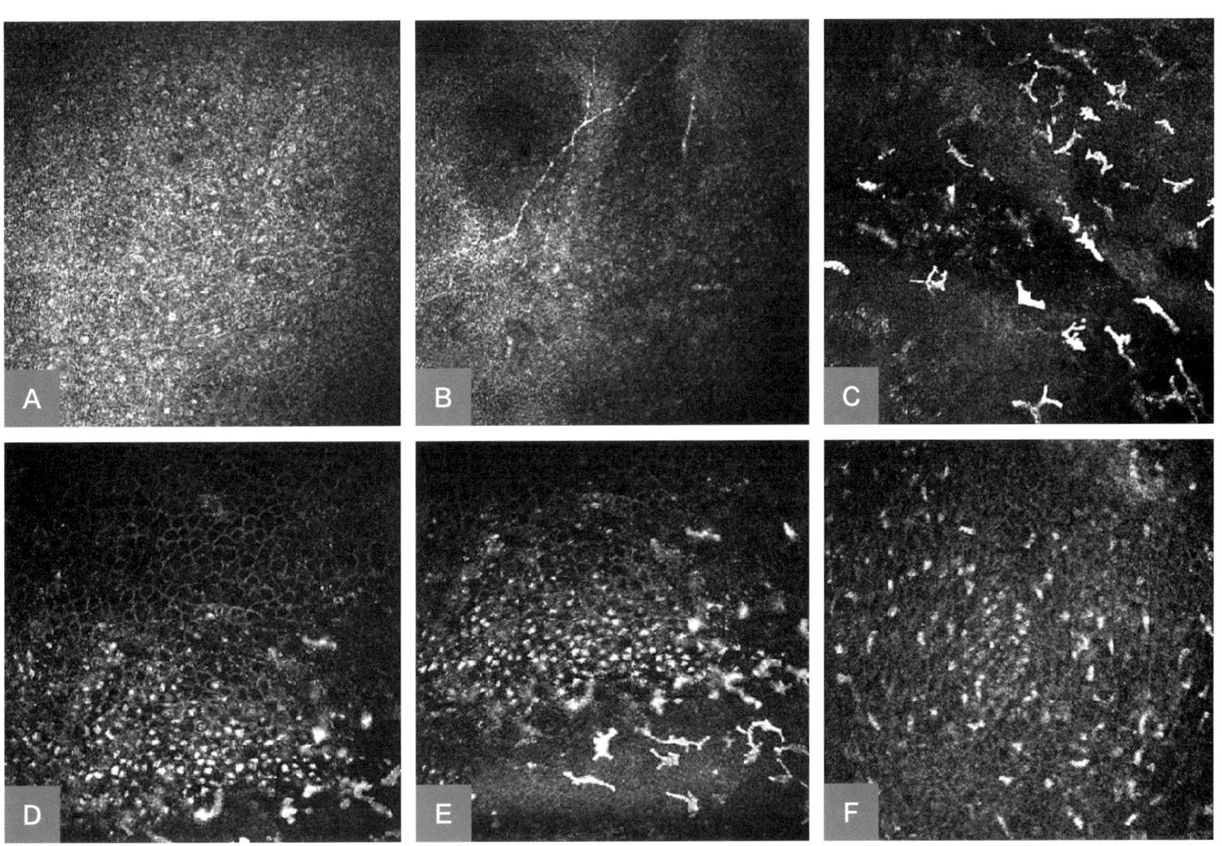

图 17-1-5　活体角膜共聚焦显微镜

见角膜上皮粗糙杂乱,伴大量 Langerhans 细胞浸润、组织碎屑堆积。

活体共聚焦显微镜可以清晰地看到结膜杯状细胞，是评估和监测干眼相关眼表损伤的有力工具。

除了常规的角结膜上皮的检查，共聚焦显微镜最近已应用于睑板腺功能检查，提供了一种新的非侵入性工具，可用于研究睑板腺的形态变化、描述和测试腺泡密度和直径、分泌物反射率和腺周炎。

通过对眼睑边缘进行共聚焦显微镜，我们不仅可以观察到睑板腺的腺泡，还可以观察到皮肤黏膜交界上皮和腺孔，并有望为黏膜上皮细胞分化活动提供潜在信息。

先前的研究报道了有关睑板腺周围炎性树突状细胞密度的定量炎症反应的数据，然而 Villani 等认为很难辨认和鉴定单个树突状细胞，可选择将周围间隙的不均匀外观解释为眼睑边缘和睑板炎症，对其中可见的点状元素进行半定量分析（1~4 级）（图 17-1-6）。

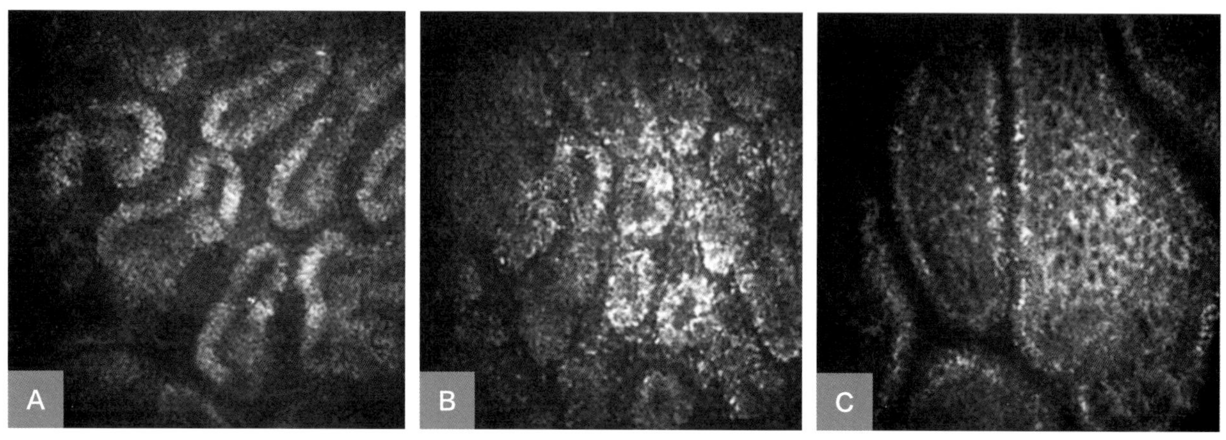

图 17-1-6　正常及异常睑板腺
A. 正常人的睑板腺；B. 干燥综合征患者的睑板腺；C. MGD 患者的睑板腺。

类似 MGD 患者，干燥综合征的腺泡壁的不均匀外观均明显增加。Villani 等还发现干燥综合征和 MGD 患者的基底黏膜皮肤上皮细胞比正常睑板腺的细胞密度低，这表明机械和炎症损伤无法通过基底上皮细胞的增生来补偿。干燥综合征患者较少的腺泡扩张、较低的分泌反射率和减小的孔直径，提示阻塞相关致病机制的作用较小。此外，睑板腺腺泡单位和孔的直径增加以及高反射性分泌物可能是睑板腺分泌的质变以及随之而来的睑板腺阻塞所致。

共聚焦显微镜较印迹细胞学损伤小且一致性好，但是目前尚未被临床广泛采用，因此缺乏其诊断干眼可预测性方面的相关数据。

（十）羊齿状结晶

羊齿状结晶模式是一种简单、经济的干眼检查方法。正常个体通常显示致密、均一、密集分枝的羊齿状结晶，其随着泪液功能和化学成分的变化而变化。

干眼患者泪液随着羊齿状结晶间区域的增加和羊齿状结晶的缩短，最终羊齿状结晶消失。1996 年 Maragou 提出泪液羊齿状结晶试验作为干眼的诊断方法。

90% 以上干眼患者为 3 级和 4 级羊齿状结晶模式，而干燥综合征患者 87.8% 和 83.3% 分别显示 3 级和 5 级羊齿状结晶模式。然而，另一项干燥综合征的研究发现，只有 59%、48% 的患者分别显示 3 级和 4 级羊齿状结晶模式。因此，临床上开展这种相对简单的方法应用，需要借助其他检查来确定干燥综合征相关干眼的敏感性、特异性以及临界值。

（十一）结膜印迹细胞学检查

结膜印迹细胞学检查是评估干眼相对简单而实用的病理形态学诊断技术，安全、可重复，可对原发性干燥综合征相关干眼的早期诊断及疗效评估提供帮助。在过去十年内，结膜印迹细胞学一直用来检查结膜杯状细胞形态和数量的改变以及鳞状上皮化生的程度，提示眼表损伤的严重程度，它对于杯状细胞缺乏型干眼的诊断堪称金标准，一经确诊，结论确凿。

研究发现，眼表上皮细胞学改变与干眼的严重程度成相关，用于诊断干燥综合征特异性高。Rives 等研究认为，结膜印迹细胞学检查是诊断干燥综合征特异敏感的指标，可以把它作为干燥综合征早期诊断的指标。

此外，印迹细胞学在干燥综合征患者中发现特定炎症细胞方面是十分有用的，比如眼表中性粒细胞的定量。

（十二）泪腺活检检查

泪腺活检的价值和安全性一直备受关注，从20世纪50年代就开始这项检查，证明了它的有效性和安全性，并对干燥综合征的诊断贡献很大。

由于活检本身可能干扰已经很复杂的泪腺功能，具有一定的创伤性，且因较复杂的技术不易推广，而且也很难随诊判断病情的变化，在我国开展的单位较少。

八、治疗

干燥综合征起病隐匿，不能根治，主要是采取措施改善症状，控制腺体损伤、继发感染和延缓因免疫反应而引起的组织器官损害的进展以及继发性感染，除涉及内科各科室外尚须与眼科、口腔科协作互动方能开展本病的诊疗。

国内赵福涛等牵头上海多家医院多个学科的知名专家于2017年7月16日召开原发性干燥综合征共识研讨会，进行了三次研讨协商修改，最终形成了干燥综合征多学科诊治建议。

本小节参考该诊治建议来细化各学科治疗方案，重点阐述眼科相关的最新治疗方法，但综合治疗还是优先推荐至风湿免疫科进行。

（一）眼科的治疗

干眼的治疗取决于干眼的性质和症状的严重程度。表17-1-3为2015年美国干燥综合征口腔管理临床实践指南专家建议，详细介绍了可用的眼科治疗。在早期干眼，局部应用人工泪液代替泪液可能就足够了，但是在多数情况下，泪腺和眼表进行性或更严重的炎症反应，需要使用膳食补充剂（ω-3必需脂肪酸）、抗炎措施（例如局部使用糖皮质激素或免疫调节剂）或口服促分泌剂。

1. 人工泪液

人工泪液的最主要成分都是水液成分，主要作用机制包括增加泪膜厚度、防止眼表干燥、延长药剂在眼表的作用时间、保护眼表、维持角膜的生理厚度、提高杯状细胞密度，以及减轻干眼症状等。尽管市面上有来自各个不同产地的大量配方和产品，但是它们的有效性并没有显著性差别。

规律使用人工泪液滴眼可以减轻干燥综合征患者眼部干燥、异物感、刺痛等不适症状，并预防角膜损伤，大部分患者点眼频率超过6次。由于患者长期依赖人工泪液，建议使用无防腐剂人工泪液，或尽量避免使用以苯扎氯铵（BAK）作为防腐剂的人工泪液。

黏度高的滴眼液在眼表的作用时间长，大部分干燥综合征患者眼睛黏性分泌物多，再应用黏度高的滴眼液会进一步影响患者视觉清晰度，并在眼睑和睫毛产生一些碎屑，干燥综合征患者对该药物的耐受性和依从性降低。

2. 促黏蛋白分泌

3%地夸磷索钠（diquas）滴眼液在我国已被批准用于干眼的治疗。它是一种嘌呤能P2Y2受体激动剂，可以通过刺激结膜上皮细胞和杯状细胞分泌水分和黏蛋白而改善干眼患者泪膜的稳定性。

免疫组化研究中发现，干燥综合征的结膜黏膜上皮层黏蛋白表达下降。最近，干燥综合征上皮细胞对MUC-1的表层免疫反应似乎减弱，提示正常上皮分化受到破坏，地夸磷索钠在包括干燥综合征相关干眼的治疗中具有潜在的应用价值。

3. 血清/血浆制品

对于干燥综合征合并严重的干眼状态，尤其是对标准干眼疗法无反应的患者，2015年美国干燥综合征眼部管理临床实践指南提出应考虑自体血清点眼。

血清是血液凝固后剩余的液体成分。虽然在20世纪70年代人们就发现并描述了自体血清的局部使用方法，但是直到多年之后，自体血清才被广泛地用于治疗严重的眼表疾病，例如化学烧伤、Stevens-Johnson综合征和干燥综合征等。

前述章节已提及自体血清的优点，对伴有角膜上皮损伤的干燥综合征患者，血清和其他血液衍生物可以增强角膜上皮的创伤愈合，抑制炎性细胞因子的释放，并增加结膜中杯状细胞的数量和黏蛋白的表达。2017年DEWS Ⅱ报道的综合应用自体血清的系列研究，共349例患者接受了自体血清治疗，其中大部分患者患有干燥

表 17-1-3 基于严重程度和对治疗的反应的治疗

诊断	治疗/严重程度 1	严重程度 2	严重程度 3	严重程度 4	表现	建议
干眼：水样液缺乏	教育和环境/饮食改变				好	强
	消除不适的系统性用药				好	强
	人工眼泪、凝胶、软膏				好	强
		ω-3 必需脂肪酸补充剂			中等	中强
		抗炎治疗：环孢素			好	中强
		抗炎治疗：脉冲、类固醇			好	中强
		泪管栓塞			好	中强
		促分泌素			好	中强
		潮湿的私人眼镜			好	中强
			局部自体血清		好	中强
			隐形镜片		好	中强
			永久性点状闭塞		好	中强
				全身抗炎用药	中等	酌情
				手术	好	中强
干眼：合并睑板腺功能障碍	教育和环境/饮食改变				好	强
	消除不适的系统性用药				好	强
	含脂成分的人工泪液				好	强
	眼睑治疗：温敷、按摩				好	强
		ω-3 必需脂肪酸补充剂			中等	中强
		抗炎治疗：环孢素			好	中强
		抗炎治疗：脉冲、糖皮质激素			好	中强
		局部阿奇霉素			好	中强
		脂质体喷雾剂			好	中强
		可口服多西环素			好	中强
		睑板腺按摩			好	中强
		泪小点栓塞			好	中强
		促分泌素			好	中强
		湿房镜			好	中强
			局部自体血清		好	中强
			绷带镜		好	中强
			永久性泪小点闭塞		好	中强
			(Lipiflow 热脉冲治疗)		不足	酌情
			(睑板腺疏通)		不足	酌情
				全身抗炎用药	中等	酌情
				手术	好	中强

综合征所致的重度干眼。在所有试验 1~3 个月的随访中，受试者症状均有明显改善，有 60%~80% 的患者对治疗的反应良好。大多数患者的泪膜破裂时间、角膜荧光素染色和结膜印迹细胞学的结果得到改善，而 Schirmer 泪液分泌评分则保持不变。

有趣的是，血清在稀释至 20% 或更低浓度时可增强上皮细胞的增殖，而 50% 或 100% 浓度的血清对促进成纤维上皮细胞的迁移和细胞外基质的沉积效果更好。在兔模型的角膜上皮创伤修复试验中，未稀释的血清比稀释后血清的治疗效果更佳。

此外，前瞻性比较队列研究显示，与原发性干燥综合征患者相比，自体血清对于继发性干燥综合征患者的治疗效果较差，而慢性眼表疾病较之急性眼表疾病更有可能在停药后复发。

与外周血清相比，脐带血清具有更高浓度的泪液活性成分，包括 EGF、NGF 和转化生长因子（TGF）-β。有研究显示，在严重干眼中，脐带血清能使患者的症状评分和角膜荧光素染色评分降低；在干燥综合征中，脐带血清能使患者的杯状细胞密度升高。这一结果可能与脐带血清含有更高浓度的生长因子和细胞因子相关。

小牛血去蛋白提取物滴眼液和眼用凝胶在不能制备自体血清的单位也可以应用代替血清制品。

4. 非甾体抗炎滴眼液

对于并发严重角结膜炎患者，可局部给予非甾体抗炎药物，有助于减轻眼部炎症、缓解眼部疼痛。然而，部分病例报告非甾体药物可降低干眼患者的角膜敏感度，严重的干眼患者在使用后出现角膜融解症状。因此，有研究者建议干燥综合征患者慎用非甾体抗炎药物。

5. 糖皮质激素类滴眼液

对严重的干眼或难治性干眼也可局部使用糖皮质激素非特异性抗炎，但须在严格监控下使用，避免长期使用这类药物提高可能的并发症风险，其中包括高眼压、白内障或机会性感染，这些并发症甚至可能在短期使用后即出现。

对于使用其他疗法无法控制的干燥综合征相关干眼、重度干眼患者，可以把短期多次糖皮质激素冲击疗法作为替代治疗。

在一项研究中，53 例干燥综合征患者每天使用 4 次不含防腐剂的 1% 甲基泼尼松龙滴眼液治疗 2 周，然后进行重新评估并逐渐减药，直至没有角膜荧光素着色或症状消失。大多数患者在接受第一次冲击治疗后相对较长的一段时间内（57 周）保持无病状态，有 11 位患者（21%）出现症状或体征复发。第二次冲击治疗后，患者有长达 72 周的无病期，且只有 1.9% 的患者复发。在整个随访期间未出现严重并发症（如眼内压升高或白内障形成）。

在一项单盲、随机、前瞻性临床试验中，Avunduk 等人调查了抗炎药（糖皮质激素和非甾体抗炎药）对 32 名干眼患者（有或没有干燥综合征）是否具有治疗作用。在第 15 天和第 30 天时，接受人工泪液加局部糖皮质激素滴眼液治疗的受试者与对照组相比，症状严重程度、角膜荧光素染色和玫瑰红染色，以及 HLA-DR 阳性细胞数有明显降低。Avunduk 等认为局部糖皮质激素类药物对中度至重度干眼的症状和体征有益，而不是局部非甾体抗炎药。

6. 免疫抑制剂

眼表炎症对于干燥综合征相关干眼的发生起重要作用，而且炎症在干眼的下游反应中起作用。环孢素是具有抗炎和免疫调节作用的药物，能减少许多炎症因子，降低泪液渗透压。环孢素还具有抗凋亡作用，该作用与逆转干眼中上皮细胞和白细胞的相互作用有关，而糖皮质激素没有该作用。

美国 FDA 于 2003 年批准了环孢素滴眼液治疗包括干燥综合征在内的中度至重度干眼。由于临床"治愈"（停药后症状消失）非常罕见，使用环孢素滴眼液治疗干燥综合征相关干眼需要延长用药时间。

与环孢素类似，他克莫司同样阻断了 T 淋巴细胞的活性，但其免疫抑制能力要高于环孢素。在一项前瞻性的双盲研究中，24 名干燥综合征相关干眼的患者每日两次滴用 0.03% 他克莫司滴眼液，7 天后，患者的平均角膜荧光素染色和玫瑰红染色分数均有显著好转，并在 90 天内持续好转。相对于治疗前的基线水平，Schirmer 泪液分泌和泪膜破裂时间的结果在治疗后最初的 21 天内没有变化，但治疗 28 天后有所改善。

2016 年 9 月，lifitegrast 滴眼液推出，用于干眼症状和体征的治疗。lifitegrast 滴眼液是淋巴细胞功能相关抗原 1（LFA-1）拮抗剂类新药，可以用于干燥综合征相关干眼的治疗，每日使用 2 次，每次相隔大约 12h。

7. 黏蛋白溶解剂

黏蛋白溶解剂是一组可解聚黏蛋白的物质，其中包括氨溴索和溴己定，这两种药物主要被用于治疗肺部疾病导致的黏液生成过多。一项小型临床试验表明，干燥综合征患者在口服氨溴索后其干燥症状有所改善。另一种具有抗氧化性质的黏蛋白溶解剂（乙酰半胱氨酸）在减少干眼患者的主观症状方面比人工泪液的效果更好，但对客观症状没有影响。此外，黏蛋白溶解剂亦可用于干眼潜在并发症（丝状角膜炎）的姑息治疗。

8. 口服胆碱能激动剂

国内现有的刺激泪腺、唾液腺分泌的药物乙酰胆碱能受体激动剂，化学名为茴三硫片，可增加毒蕈蕈碱受体数量，提高泪腺、唾液腺分泌量。国外选用乙酸胆碱能受体激动剂，如毛果芸香碱及西维米林，以刺激泪腺、唾液腺中尚未破坏的腺体分泌，所以其功效有赖于残存腺体的数目。用法如下：茴三硫片每次 25mg，3 次/d；毛果芸香碱每次 5mg，3~4 次/d 口服；西维米林每次 30mg，3 次/d 口服。

口服毛果芸香碱治疗干燥综合征的患者在用药 12 周后，其症状得到改善且角膜虎红染色减少，但是泪液生成并没有增加。另有研究显示，口服毛果芸香碱能减轻患者的症状，改善角膜荧光素染色、虎红染色、杯状细胞密度和泪膜破裂时间，但 Schirmer 测试显示泪液生成没有改善。也有研究表明，干燥综合征患者口服毛果芸香碱能够增加其泪河高度。这类药物的最常见副作用是大量出汗，发生率高达 25%。

在一项为期 12 周的双盲、随机、安慰剂对照研究中，Petrone 等人评估了两种剂量的西维美林在治疗干燥综合征患者的口腔干燥和干眼中的安全性和有效性，每天服用三次西维美林的患者，其眼干、口干的主观感觉以及唾液和泪液的流量增加均有显著改善。

口服的促分泌剂对于口干的治疗效果似乎比眼干的治疗效果更明显。由于西维美林的副作用比毛果芸香碱少，因此长期口服西维美林对于干燥综合征患者而言似乎是更好的选择。一种促分泌药物疗效不好并不能代表另一种药物也无效，第二次用药者可能更愿意继续长期用药治疗。

胆碱能受体激动剂的常见不良反应包括出汗（40%）、尿频（10%）、恶心（9%）、潮红（9%）等。应注意避免使用于胆石症、胆管疾病、肾结石、未控制的哮喘、急性虹膜睫状体炎、闭角型青光眼、严重血管疾病、腹泻、溃疡病以及有认知和精神障碍的患者。

9. 湿房镜、空气加湿器

湿房镜是专门设计用于减缓泪液蒸发的眼镜，它可以提高局部环境潮湿度，并最大限度地减少眼表的气流。

目前市面上此类产品种类繁多。虽然数例病例报告显示湿房镜具有一定的临床疗效，但迄今为止，尚未有更为严谨的研究来证明这些设备的治疗价值，但可以考虑作为常规治疗的辅助，尤其是当患者所处的生活环境对病情好转不利时。另外还有特制的含水眼罩可以减轻眼球表面水分的蒸发。

有人提出，使用空气加湿器可以增强局部的空气湿度，有助于保持眼睛湿润，最好使用蒸馏水。然而，迄今为止，仅有一项对照研究支持其在干眼治疗中的有效性。

10. 泪小点封闭

眼球表面泪液的含量取决于泪腺分泌的速率，以及从泪小管排出与蒸发量之间的平衡。如果干燥综合征患者每日须使用 6 次以上人工泪液或泪腺已基本无分泌功能，可考虑行泪点封闭。

泪小点封闭手术方法多种多样，包括全部或部分热凝法、泪小点的结膜瓣遮盖法或移植物遮盖法、泪小点缝合法、完全破坏性泪小管和泪小管结扎法。热凝法包括烧灼法、透热法和氩激光法，这些方法既可以作用于深处的泪小管，也可以用于泪小点的浅表部位。目前，临时性和永久性泪小点栓子在临床上应用最为广泛。

是否能在眼表活动性炎症的状态下进行泪小点封闭术目前仍有争议，理论上来说，阻止泪液流出可以延长促炎因子在眼表停留的时间，因此建议在使用泪小点栓塞术之前先控制干燥综合征患者眼表的炎症。

11. 睑缘清洁

良好的眼睑卫生对于治疗可导致合并睑板腺功能障碍的干燥综合征而言是非常重要的。使用蘸有温和、稀释的婴幼儿沐浴露的棉签或者棉球来擦拭并清洁眼睑，是目前被广泛接受的治疗方法。即便不采用婴儿洗发水作为治疗手段，现在市面上还有各种专业的眼睑清洁产品可供选择，它们的种类繁多，包括擦洗剂、泡沫剂、溶液和湿巾，具体描述见干眼的物理治疗章节。

实际上，极少患者能严格遵医嘱保持眼睑卫生。最近一项针对 207 名受检者的横截面研究显示，虽然医生已经给这些受试者传授了清洁眼睑的方法(每日热敷和眼睑擦洗)，然而在 6 周后只有 55% 的患者遵守了医嘱。

12. 螨虫感染

螨虫感染是许多顽固性睑缘炎的致病因素，并且经常与干眼的一些症状相关，尽管临床上已经发现干燥综合征的患者合并睫毛的螨虫感染，然而目前还没有证据显示螨虫感染与干燥综合征相关干眼和 MGD 的发生有直接联系。

当发现螨虫感染与刺激症状相关时，可选择包括 4-松油醇、茶树精油、2% 甲硝唑眼用凝胶、1% 氧化汞眼膏和 4% 毛果芸香碱凝胶等各种各样的产品治疗眼部螨虫。

13. 热敷治疗

尽管许多临床研究都证明热敷疗法有效，但热敷是否加重干燥综合征患者眼表炎症，目前尚无定论。此外，热敷治疗所需的时间长，而且在治疗过程中热敷的温度难以长时间维持，导致患者的依从性通常很差。

值得注意的是，在热敷 8min 左右后，角膜的温度将从约 36℃升高到约 39.4℃，患者易揉搓眼睛，则可能会导致角膜变形和视觉模糊，这是否对容易发生丝状角膜炎的干燥综合征患者造成一些风险，目前尚无研究，所以患者需要在指导下执行热敷操作。

14. 睑板腺按摩

干燥综合征患者的 MGD 患病率很高，表现为明显的睑板腺萎缩，希望临床上眼科医师重视睑板腺物理治疗。

（1）睑板腺按摩，见前述章节。

（2）热脉动是 MGD 的重要治疗方法，Godin 等首次应用 Lipiflow 热脉动治疗干燥综合征相关 MGD，患者平均年龄为 62.4 岁（范围 31~78 岁），其中女性 12 例，男性 1 例。结果显示，平均睑板腺脂质层评分从治疗前的 0.71 到治疗后 1 年（9~15 个月）增加到 1.75，平均角膜染色评分从治疗前的 1.04 下降到治疗后的 0.36，结膜平均染色评分从治疗前的 1.5 下降到治疗后的 0.48，平均泪膜破裂时间从治疗前的 3.8s 提高到热脉动治疗后的 7.5s，上述指标均有统计学差异，而眼泪渗透压或眼表疾病指数评分并没有显著改变。Godin 等认为单次热脉动治疗可改善干燥综合征患者的干眼和 MGD 的体征。

（3）IPL，见前述章节。

15. 治疗性软性角膜接触镜

硅水凝胶软性角膜接触镜拥有更高的透氧性，因此可用来治疗合并丝状角膜炎、角膜上皮缺损或溃疡的干燥综合征患者。有研究发现，绷带镜可以稳定泪膜，帮助上皮细胞修复，并且可以通过保护敏感的角膜神经免受外界环境的刺激从而达到治疗角膜疼痛的效果。

目前，关于使用绷带镜治疗干燥综合征相关干眼的文献报导较少。在一项前瞻、随机的Ⅰ级研究中比较了 40 例干燥综合征患者使用自体血清和绷带镜的疗效，发现硅水凝胶接触镜可以更有效地治疗干燥综合征相关干眼。治疗 6 周后，较自体血清治疗组相比，使用绷带镜的患者最佳矫正视力得到了显著的提升（在停用接触镜后 6 周内依然保持稳定），OSDI 评分也显著升高。相比较于治疗前，两个干预治疗组在生活质量评分、泪膜破裂时间和角膜染色方面具有相似的促进恢复作用，且均未产生不良安全事件。

16. 全身和局部使用抗生素抗炎治疗

控制睑缘（睑板腺）疾病可能需要局部应用抗生素或全身性多西环素治疗。一项随机、双盲、安慰剂对照的交叉试验研究了低剂量多西环素（20mg，每天 2 次）在治疗干燥综合征的临床症状中的疗效。16 名使用多西环素治疗的受试者中只有 5 名患者的症状得到明显改善。

17. 羊膜/自体结膜/角膜移植/睑缘缝合

严重的干眼可以导致持续的角膜上皮缺陷、角膜溃疡和角膜瘢痕。在干燥综合征导致的持续性角膜上皮缺损的情况下，可以考虑做羊膜移植。羊膜内含有多种神经肽和神经递质，包括乙酰胆碱和儿茶酚胺，可修复眼表环境，缓解不适。如果角膜溃疡持续加重，甚至穿孔，则须行角膜移植。若角膜移植效果不佳，则以支持治疗或睑缘缝合为主。

（二）口腔科治疗

与干燥综合征相关的唾液腺功能障碍经常导致大量龋齿、牙齿腐蚀和脱落，生活质量下降以及治疗费用昂贵。

1. 口干和龋齿的治疗

减轻口干症状较为困难，停止吸烟和饮酒及避免服用引起口干的药物如阿托品等颇为重要。

口干的治疗最直接的解决办法之一是饮水或含漱，或者咀嚼无糖口香糖等刺激唾液腺的分泌。

2015 年美国干燥综合征口腔管理临床实践指南专家建议干燥综合征口干的患者通过味觉、咀嚼刺激和药剂增加唾液分泌。药剂可以包括无糖锭剂和/或口香糖、木糖醇、甘露醇，以及处方药毛果芸香碱和西维美林。其中专家小组强烈推荐干燥综合征患者使用局部氟化物，但未就氟化物类型或频率提出建议（表 17-1-4）。

应用刺激唾液腺分泌的药物乙酰胆碱能受体激动剂，茴三硫片和毛果芸香碱及西维米林（选择性胆碱能受体激动剂），以刺激唾液腺中尚未破坏的腺体分泌，所以其功效有赖于残存腺体的数目。

对于口干和高龋齿率的干燥综合征患者，可考虑使用清洁、凝胶或冲洗液氯己定。由于缺乏证据和与氯己定有关的潜在副作用，此专家共识建议的强度被评为较弱。非氟化矿物质可以被视为辅助疗法，该建议的强度为中等，是基于研究表明磷酸钙漂洗可预防龋齿的益处。

表 17-1-4 2015 年美国干燥综合征口腔管理临床实践指南

使用氟化物	
建议	建议的强度
口腔干燥患者应使用局部氟化物	强
唾液刺激	
尽管迄今为止尚无研究将干燥综合征患者的唾液功能与预防龋齿联系起来，但 2015 年美国干燥综合征口腔管理临床实践指南认为前述的唾液刺激被广泛认为是预防干燥综合征患者龋齿的基本治疗方法 通过味觉、咀嚼刺激和药剂增加唾液分泌。药剂可以包括无糖锭剂和/或口香糖、木糖醇、甘露醇，以及处方药毛果芸香碱和西维美林	弱
抗菌药物	
口腔干燥和高龋齿率的干燥综合征患者，可考虑使用清洁、凝胶或冲洗液氯己定	弱
非氟化矿物质	
非氟化矿物质可被认为是干燥综合征口干和高龋齿率患者的辅助治疗	中

必要时可以使用人工唾液，如：含有羧甲基纤维素、黏液素、聚丙烯酸或黄胶原等成分的多种人工唾液制剂。缺点是作用时间短，口感较差。长效口腔滋润凝胶制剂是胶状物，可延长作用时间，建议夜间使用。

使用加湿器增加空气湿度有时有助于减轻患者口干症状。

尚无有力的证据能说明糖皮质激素及其他免疫抑制剂能增加唾液流率。

2. 口腔继发真菌感染

严重口干者往往继发口腔白色念珠菌感染，应予制霉菌素治疗。可将外用制霉菌素片 50 万 U 溶于 500mL 生理盐水中漱口，或予 1%~4% 碳酸氢钠溶液漱口，感染严重者给予氟康唑口服。

佩戴义齿则应清洁并浸泡在抗真菌的溶液中，以免重复感染，必要时可使用系统性抗真菌药物。

（三）皮肤科治疗

对皮肤干燥的治疗，应建议患者沐浴后不要完全擦干皮肤，而是轻柔地吸干水分，保留一定的湿度，并使用一些皮肤润滑剂和皮肤保湿剂。

阴道干燥可以使用阴道润滑剂，对于绝经后妇女可以阴道局部使用雌激素。注意预防阴道继发真菌（酵母菌）感染。

（四）肾内科的治疗

1. 肾小管酸中毒治疗

（1）纠正酸中毒和低钾血症

口服碱性药物如碳酸氢钠或枸橼酸合剂，每 1 000mL 水中含枸橼酸钾、枸橼酸钠、枸橼酸各 96g、98g、140g，每日口服 3 次，每次 20mL。

血钾低于 3.5mmol/L 时，应进行补钾治疗，根据病情急缓、轻重而予以氯化钾静脉滴注或口服，轻者可口服枸橼酸钾。

（2）防治肾结石、肾钙化和骨病

开始时大剂量补钙，避免在碱性环境中出现低钙性手足搐搦，之后改为一般剂量，纠正骨软化后可停用。补充维生素 D 制剂的原则与补钙相同。监测血钙<10mg/dL 和尿钙<4mg/kg/d，避免肾钙化。

（3）糖皮质激素

如患者有难以纠正的电解质紊乱、肾功能不全或肾活检病理示肾间质中重度炎细胞浸润，可考虑使用中等剂量糖皮质激素（0.4~0.6mg/kg/d），对改善或维持患者的肾功能有利。

（4）免疫抑制剂

目前无证据显示激素联合免疫抑制剂治疗较单纯激素治疗的预后更好，因此对于免疫抑制剂能否作为一线用药应用于肾小管酸中毒，以减少激素用量，仍无定论。

2. 肾小球肾炎治疗

（1）微小病变型肾炎初始以大剂量泼尼松龙治疗为主，对频繁复发、激素依赖和激素抵抗型的患者可使用环磷酰胺（CTX）治疗，效果不佳者可采用环孢素治疗。

（2）局灶性节段性肾小球硬化型首选大剂量泼尼松龙，对于激素依赖者可考虑用环磷酰胺（CTX）治疗。

（3）对肾活检为轻微组织学改变的 IgA 肾病首选泼尼松龙，难治型可加用环磷酰胺（CTX）。

（4）伴肾病综合征或组织学改变为Ⅲ或Ⅳ期的原发性膜性肾病型，应接受免疫抑制剂治疗。

（5）其他对激素和免疫抑制剂不敏感或无效的类型，对症支持治疗。

（五）神经内科的治疗

（1）糖皮质激素：针对中枢神经损害和单颅神经病，一般选用甲泼尼龙冲击和序贯治疗，根据病情选择用药疗程和剂量。

（2）环磷酰胺（CTX）联合糖皮质激素：适用于脊髓累及者。

（3）丙种球蛋白：冲击治疗适用于感觉运动神经病、感觉性共济失调、小纤维感觉神经病。

（4）环孢素：可用于视神经炎。

（5）CD20 单克隆抗体：可用于感觉性共济失调神经病和认知损害。

（6）血浆置换：用于急性横贯性脊髓炎、无菌性脑膜炎及干燥相关脑桥中央髓鞘融解。

（六）呼吸内科的治疗

（1）提高腺体分泌或降低黏液黏稠度

常用口服氨溴索 60mg，每天 3 次；还可选用稀化黏素、桉柠蒎、N 乙酰半胱氨酸或溴己新等。

（2）间质性肺病

选用环磷酰胺（CTX）、CD20 单克隆抗体等，预后较非结缔组织病相关的肺间质病变好。

（3）无症状的黏膜相关淋巴组织淋巴瘤

对症及观察治疗。

（七）血液内科的治疗

根据病情可使用糖皮质激素、环孢素、他克莫司等免疫抑制剂，丙种球蛋白冲击治疗，干细胞移植和骨髓移植等。

（八）中医辨证诊治

本质为阴虚津亏、津液不布，治疗需辨证施治。

（1）阴虚热毒证：沙参麦冬汤合竹叶石膏汤或普济消毒饮加减。

（2）阴虚血瘀证：一贯煎合大黄䗪虫丸或血府逐瘀汤加减。

（3）湿热蕴阻证：四妙散或连朴饮加减。

（4）痰瘀壅滞证：二陈汤合桃红饮加减。

（5）气阴亏虚证：生脉散加减。

（6）阴阳两虚证：金匮肾气丸或地黄饮子加减。

（九）特殊药物的使用

2015 年美国干燥综合征系统治疗的临床实践指南专家建议，全身性干燥综合征炎症的治疗、肌肉骨骼疼痛的治疗、生物制剂的使用和疲劳管理（表 17-1-5）。

1. 生物靶向药物

生物靶向药物可以特异性干预致病因子以达到治疗的目的，而且其副作用小、见效较快。随着近几年对 B 细胞在干燥综合征发病机制中发挥作用的深入研究，进行了多项 B 细胞相关的生物靶向治疗试验。

利妥昔单抗是嵌合抗 CD20（B 细胞特异性膜蛋白）单克隆抗体，其通过 4~12 个月时间对 B 细胞发挥直接毒性作用以耗尽 B 细胞。一些试验表明，利妥昔单抗治疗后原发性干燥综合征患者口干眼干、疲劳和疼痛等主要症状得到改善。在其他研究中发现，利妥昔单抗治疗全身活动性干燥综合征患者的效果更好。利妥昔单抗联合 R-CHOP 方案显著改善大多数干燥综合征合并低度恶性淋巴瘤患者预后。

2015 年美国干燥综合征系统管理临床实践指南提出，利妥昔单抗之类的生物疗法在治疗干燥综合征患者方面将变得越来越重要，并且最适合器官功能严重受损但无法接受更保守治疗的干燥综合征患者。

该指南还提出 TNF-α 抑制剂不用于治疗干燥综合征患者的干燥症状。考虑到如果患者还患有另一种可能需要进行这种治疗的疾病，则临床医生不应该停止 TNF-α 抑制剂的治疗，从而使该建议获得了认可。

针对 T 细胞靶向治疗，目前尚未见到在原发性干燥综合征的临床研究报道。

表 17-1-5 生物制剂及抗风湿药物的使用

生物疗法	
建议 1:TNF-α 抑制剂	推荐的强度
肿瘤坏死因子-α 抑制剂不应该用于治疗原发性干燥综合征患者的干眼症状 * 请注意,这一建议不应被解释为在干眼与类风湿性关节炎(RA)重叠的情况下,或在 TNF-α 抑制疗法被指示用于治疗炎症性关节炎的其他情况下,不鼓励使用 TNF-α 抑制剂	强
建议 2:TNF-α 抑制剂注意事项	
如果 TNF-α 抑制剂用于治疗干燥综合征患者的类风湿性关节炎或其他相关重叠条件,保健提供者应考虑并监测以下情况: ①淋巴瘤和其他恶性肿瘤,临床医师应认识到,与一般人群相比,原发性干燥综合征患者患非霍奇金淋巴瘤的风险大为增加;②严重感染,包括肺结核;③侵袭性真菌感染;④乙型肝炎重新激活;⑤肝脏毒性炎症;⑥心力衰竭;⑦细胞减少;⑧过敏反应,严重输液反应;⑨脱髓鞘病 * 患者和医生应参阅 FDA 标签以获得更多信息	强
建议 3:利妥昔单抗用于干眼	
包括局部人工泪液、促分泌剂、抗炎剂、免疫调节剂和泪小点栓塞等常规治疗,已经证明在疗效不佳的原发性干燥综合征患者中,利妥昔单抗可能被认为是治疗干燥性角结膜炎(KCS)的一种选择	弱
建议 4:利妥昔单抗治疗口干	
包括局部保湿剂和促分泌剂在原发性干燥综合征合并口腔唾液腺损伤患者的常规治疗中,已经证明在疗效不佳的患者,利妥昔单抗可能被认为是原发性干燥综合征患者口干的一种治疗选择	弱
建议 5:利妥昔单抗治疗全身症状	
利妥昔单抗可能被认为是治疗成人原发性干燥综合征和任何或改变以下所有系统表现的一种选择: ①冷球蛋白血症与血管炎有关;②血管炎;③严重腮腺肿胀;④炎症性关节炎;⑤肺疾病;⑥周围神经病变,特别是单神经炎 * 注:这些患者应该对标准口服 DMARD 药物有次优反应,和/或经历过这些药物或糖皮质激素的不可接受的毒性,或不能减少和停止糖皮质激素	中
建议 6:利妥昔单抗预防措施	
患者和医疗保健提供者应该意识到,虽然不常见,但严重的危害可能与利妥昔单抗的大量使用有关,在使用利妥昔单抗治疗 Sjögren 综合征的患者时,应谨慎并观察以下情况: ①输液反应;②患者肿瘤溶解综合征合并 NHL;③进行性多灶性白质脑病(PML);④乙型肝炎与可能的暴发性肝炎重新激活;⑤严重的黏膜皮肤反应;⑥传染病;⑦肠梗阻和穿孔;⑧心性心律失常和心绞痛;⑨细胞减少;⑩严重的细菌、病毒或真菌感染;⑪在怀孕和护理中,必须仔细考虑风险和安全;⑫当患者服用利妥昔单抗时,保健提供者应避免注射活疫苗 * 患者和医生应参考 FDA 标签获得更多信息	强
炎性 MSK 疼痛的抗风湿药物	
建议 1:羟氯喹(HCQ)	中
原发性干燥综合征炎症性肌肉骨骼疼痛的第一道治疗方法应该是羟氯喹	
建议 2:甲氨蝶呤(MTX)	中
如果羟氯喹在治疗原发性干燥综合征患者的炎症性肌肉骨骼疼痛方面不有效,单独考虑甲氨蝶呤	
建议 3:HCQ 加 MTX	中
如果羟基氯喹或甲氨蝶呤单独治疗原发性干燥综合征的炎症性肌肉骨骼疼痛不有效,则可考虑羟氯喹加甲氨蝶呤	
建议 4:a-ST 糖皮质激素	强
如果羟氯喹加甲氨蝶呤治疗原发性干燥综合征患者炎症性肌肉骨骼疼痛不有效,则可考虑短期(1 个月或以下)糖皮质激素,每天≤15mg	

续表

建议 4b:LT 糖皮质激素	中
长期(1 个月以上)≥每天 15mg 糖皮质激素可能有助于治疗原发性干燥综合征的炎症性肌肉骨骼疼痛,但应努力尽快找到一种保留类固醇的药物	
建议 5:来氟米特	弱
如果羟氯喹和/或甲氨蝶呤或短期(1 个月或更短)糖皮质激素在治疗原发性干燥综合征炎症性肌肉骨骼疼痛中不有效,则可考虑使用来氟米特	
建议 6:磺胺嘧啶	弱
如果羟氯喹和/或甲氨蝶呤、糖皮质激素或来氟米特在治疗原发性干燥综合征炎症性肌肉骨骼疼痛中不有效,则可考虑使用磺胺嘧啶	
建议 7:硫唑嘌呤	弱
如果羟氯喹和/或甲氨蝶呤、糖皮质激素、来氟米特或磺胺嘧啶在治疗原发性干燥综合征炎症性肌肉骨骼疼痛中不有效,则可考虑使用硫唑嘌呤	
建议 7b:顺序的潜在变化	中
如果主要器官受累发生在原发性干燥综合征患者,硫唑嘌呤可能是一个更好的选择,比来氟米特或磺胺嘧啶更能有效治疗所有并发症,包括炎症性肌肉骨骼疼痛	
建议 8:环孢素	弱
如果羟氯喹和/或甲氨蝶呤、糖皮质激素、来氟米特、硫唑嘌呤或磺胺嘧啶在治疗原发性干燥综合征的炎症性肌肉骨骼疼痛中不有效,则可考虑使用环孢素 * 很少有医生注意到在干燥综合征患者中使用环孢素的经验,许多医生说有更高水平的经验,并倾向于使用生物疗法代替环孢素	
疲劳	
建议 1:练习	强
关于自我护理措施的教育应该包括关于运动的建议,以减少干燥综合征患者的疲劳	
建议 2:脱氢表雄酮(DHEA)	强
DHEA 不推荐用于治疗干燥综合征患者的疲劳	
建议 3:羟氯喹	弱
羟氯喹在某些情况下可能被考虑,以治疗干燥综合征患者的疲劳 * 注意以下注意事项:用羟氯喹治疗干燥综合征患者疲劳的决定需要对疾病活动、SICCA 表现和主观变量进行全面评估,并应根据临床情况进行个体化治疗	
建议 4:TNF-α 抑制剂	强
依那西普和英利昔单抗都不推荐用于治疗干燥综合征患者的疲劳	
对于疲劳 TRG 处理的以下 10 个治疗问题,没有足够的证据提出建议: ①抑制 IL-1(白介素受体阻滞剂);②咪唑硫嘌呤;③免疫抑制剂;④叠氮脱氧胸苷;⑤多西环素;⑥拉米夫定;⑦来氟米特;⑧选择性 T 细胞共刺激调节剂;⑨贝利木单抗;⑩依帕珠单抗	

摘自 2015 年美国干燥综合征系统治疗临床指南。

2. 全身应用糖皮质激素和免疫抑制剂

有明显脏器受损时,包括肺间质性病变、神经病变、血管炎、溶血性贫血、血小板减少、肝脏损害、肾小球肾炎、肌凝,则有必要系统使用糖皮质激素和免疫抑制剂治疗,以控制病变发展,保持该脏器功能。

糖皮质激素如泼尼松用量为 0.5~1mg/(kg·d)。有严重脏器受累或病情进展活动者可予甲基泼尼松龙冲击,每天 1g 静脉滴注,连续 3 天为一疗程,病情需要可在 3~4 周后重复冲击治疗。

对于病情进展迅速者可合用免疫抑制剂,如甲氨蝶呤、环磷酰胺、硫唑嘌呤等。

环磷酰胺(CTX)每日 1~3mg/kg 口服或 0.75g/m^2(平均 0.5~1g/m^2)静脉冲击治疗,每月一次;疗效不好者,也可以考虑使用环孢素,疗程根据各患者具体情况而定。须监测糖皮质激素及免疫抑制剂的不良反应。

若确诊为淋巴瘤,需要进行联合化疗。

3. 羟氯喹

部分原发性干燥综合征患者可以出现滑膜炎，可用羟氯喹治疗，用量为每日不超过 6mg/kg，分 2 次服用，国内常用剂量为 200mg，每天 2 次，口服，对改善关节肌痛有较好疗效。

尽管羟氯喹是一种已经在风湿性疾病中成功使用多年的老药物，并且通常被认为是非常安全和有效的，但是这种药物的罕见副作用是视网膜损伤，因此应仔细考虑每个人的最合适剂量，并每 6~12 个月宜由眼科医师进行一次眼底检查。

4. 非甾体抗炎药物

关节痛、肌痛可选用非甾体抗炎药对症治疗，由于破坏性关节病变很少见，因此很少应用。

九、小结

干燥综合征患者的预后较好，大多数治疗旨在缓解眼干和口干症状，并预防和治疗感染和牙齿疾病等长期并发症。治疗通常不能完全消除干燥症状。

若无内脏受累，生存时间接近普通人群，有内脏损害者经适当治疗后，大多数可以控制病情或达到缓解，但易于复发。目前已描述了一些罕见的并发症，包括淋巴癌（淋巴瘤）的患病风险增加。因此，对所有患者而言，定期的医疗护理和随访很重要。

关于如何清洁干燥综合征患者睑缘部位和睑板腺按摩我们已经积累了一些经验。然而这个较为复杂而特殊的疾病仍有诸多问题有待进一步解决。

十、病例分享

【病例 1】

患者，女性，52 岁，以"双眼反复干涩、异物感、分泌物增多 1 年余"为主诉入院。患者自述 1 年多前无明显诱因出现双眼干涩，伴异物感明显，分泌物增多症状。起初自行到药店购买滴眼液点眼，但症状无明显改善。半年前在当地县医院就诊，给予多种滴眼液点眼，患者用药不规律，病情反复。1 周前左眼干涩较前加重，伴畏光症状明显，使用玻璃酸钠滴眼液、左氧氟沙星滴眼液点眼，症状稍有缓解，今日晨起突然左眼红痛明显加重，现求诊我院。患者自述既往体健。

眼科检查：右眼视力 0.8，眼压 14mmHg，球结膜无明显充血，角膜表面干燥、大量点染及丝状物附着（图 17-1-7）。左眼视力 0.4，矫正无助，眼压 13mmHg，球结膜充血（+），角膜中央见 3mm × 5mm 不规则地图状上皮缺损，FL（+），基质轻度水肿，其余角膜表面干燥（图 17-1-8）。

辅助检查：泪液分泌试验，右眼 2mm/5min，左眼 1mm/5min。角膜共聚焦显微镜提示角膜病灶上皮缺损，基质层可见中量活化的 Langerhans 细胞浸润，未见明显炎症细胞。

初步诊断：左眼角膜上皮缺损、双眼干眼、干燥综合征待排。治疗上给予配戴绷带镜，局部给予左氧氟沙星滴眼液，滴左眼，每天 3 次；玻璃酸钠滴眼液，滴双眼，每天 4 次；小牛血去蛋白提取物滴眼液，滴左眼，每天 4 次。嘱患者到综合医院风湿免疫科进一步确诊干燥综合征。

1 周后患者复诊，外院确诊为干燥综合征。右眼角膜点染明显减少（图 17-1-9）。左眼角膜上皮缺损大部分修复，有少量丝状物黏附（图 17-1-10）。此时加用双眼 0.05% 环孢素滴眼液点眼，每天 4 次。

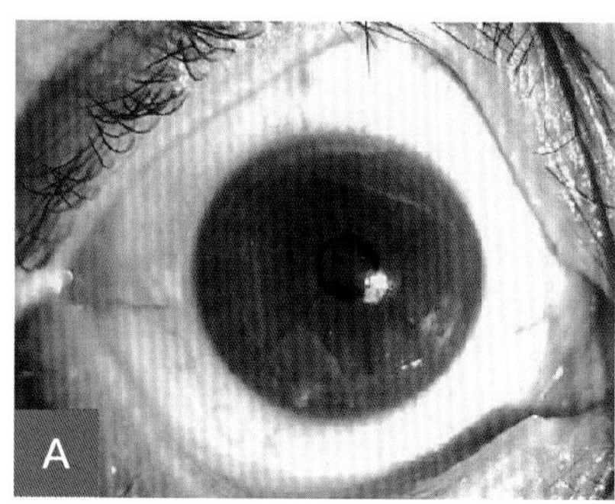

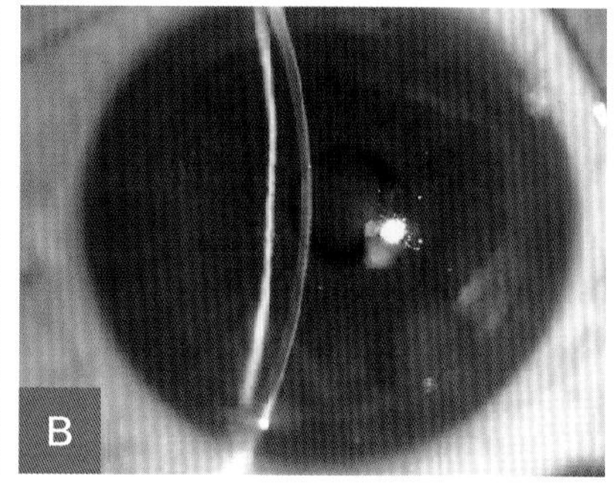

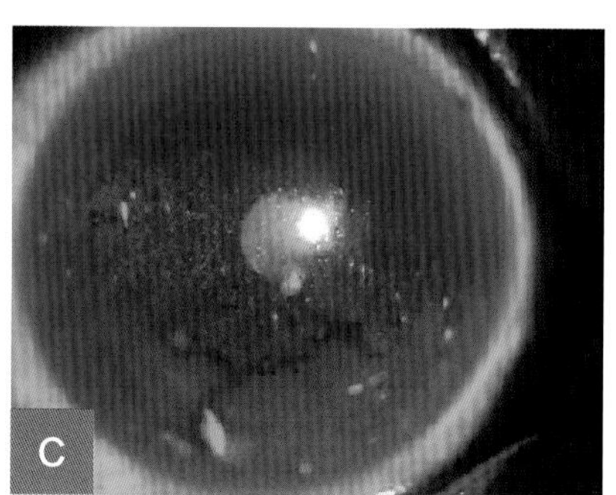

图 17-1-7　右眼角膜表面干燥、大量点染

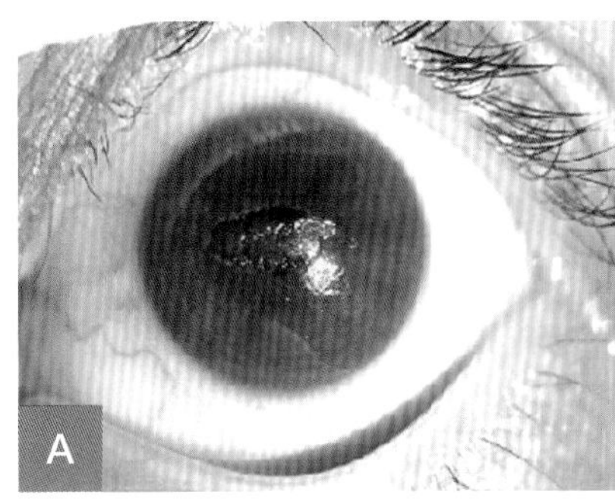

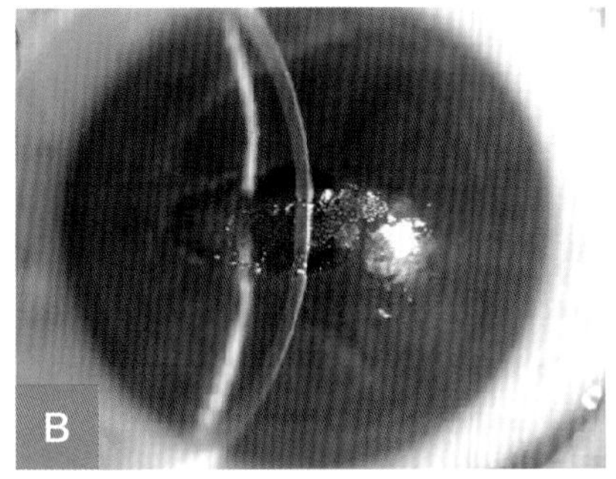

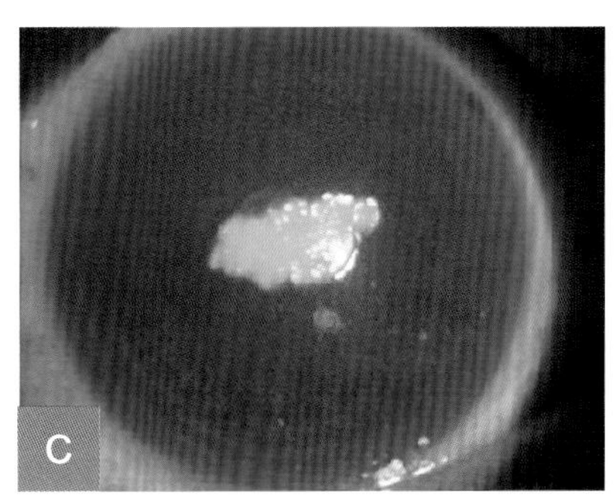

图 17-1-8　左眼角膜中央见 3mm × 5mm 不规则地图状上皮缺损

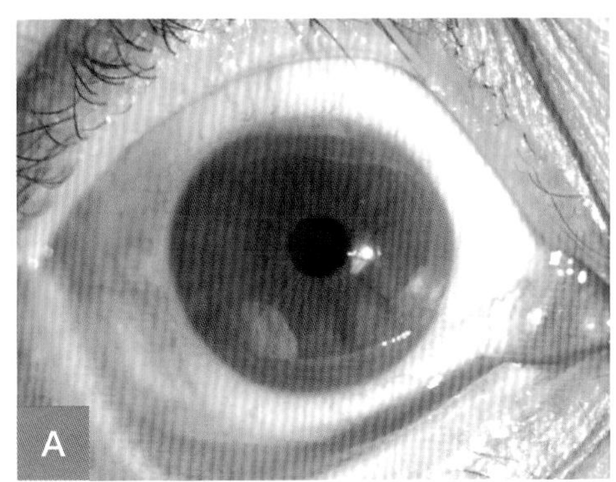

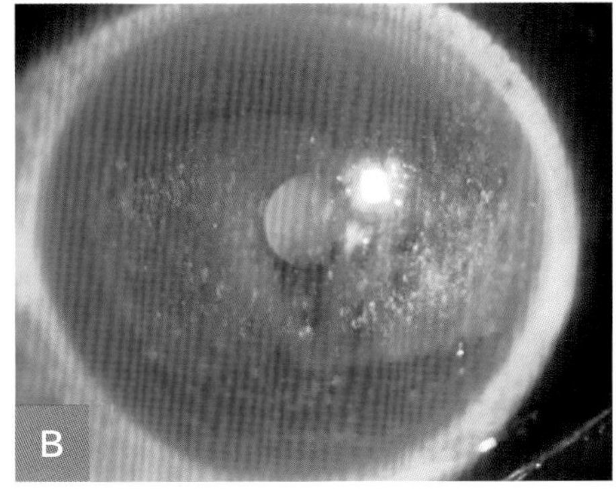

图 17-1-9　右眼角膜点染明显减少

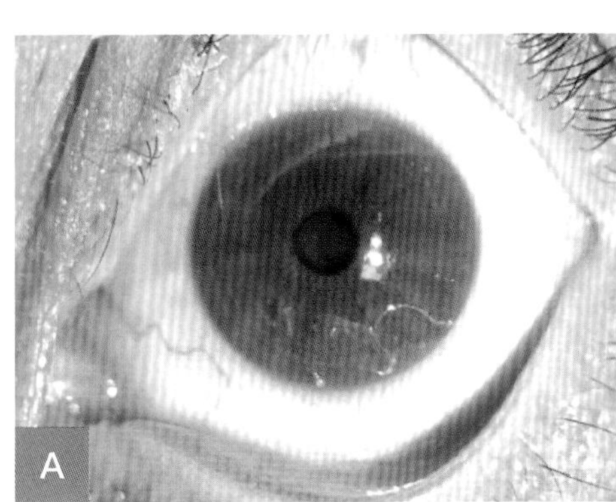

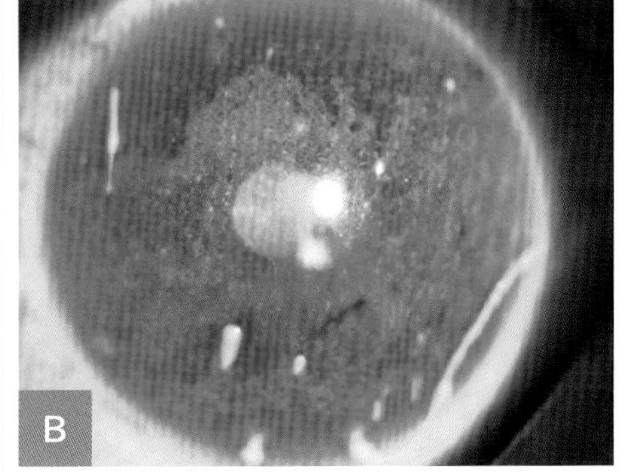

图 17-1-10　左眼角膜上皮缺损大部分修复

1 个月后复诊（图 17-1-11，图 17-1-12），双眼症状持续好转，左眼取下绷带镜，调整用药为 0.05% 环孢素滴眼液，滴双眼，每天 3 次；玻璃酸钠滴眼液，滴双眼，每天 6 次；0.02% 氟米龙滴眼液，滴双眼，每天 2 次。

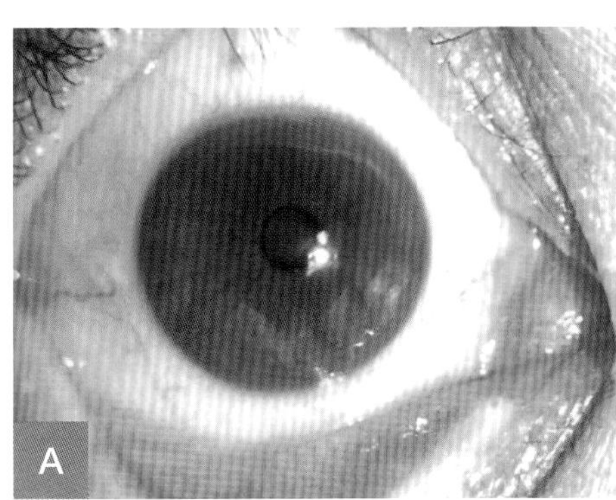

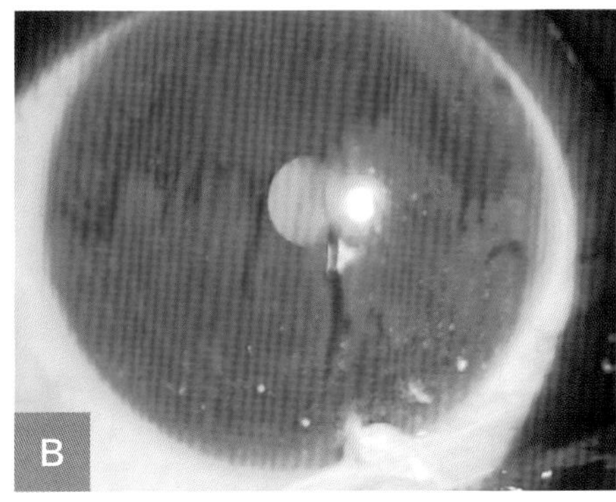

图 17-1-11　1 个月后复诊（右眼）

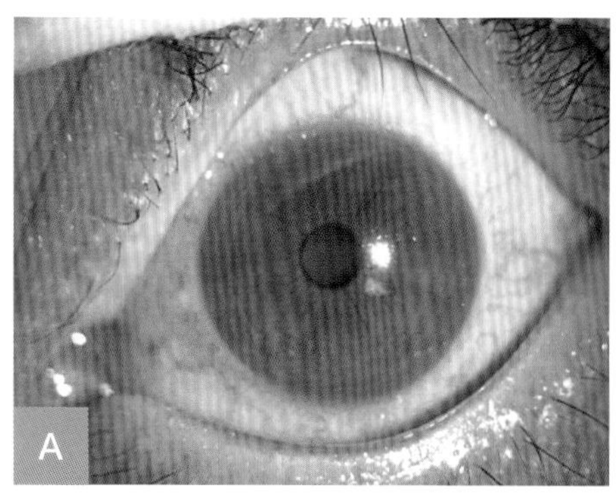

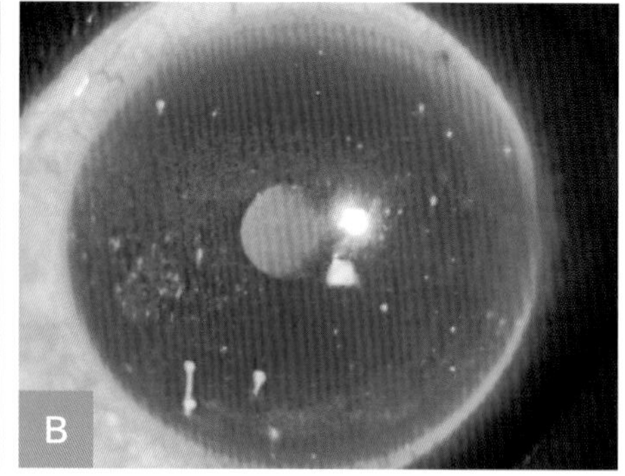

图 17-1-12 1 个月后复诊(左眼)

半年后复诊,患者坚持全身药物治疗,虽然双眼角膜上皮仍有点状缺损(图 17-1-13,图 17-1-14),但主观症状明显好转。维持用药 0.05% 环孢素滴眼液,滴双眼,每天 2 次;玻璃酸钠滴眼液,滴双眼,每天 4~6 次。

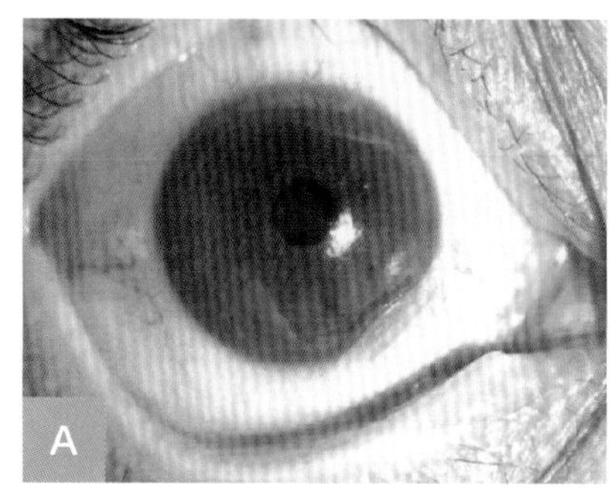

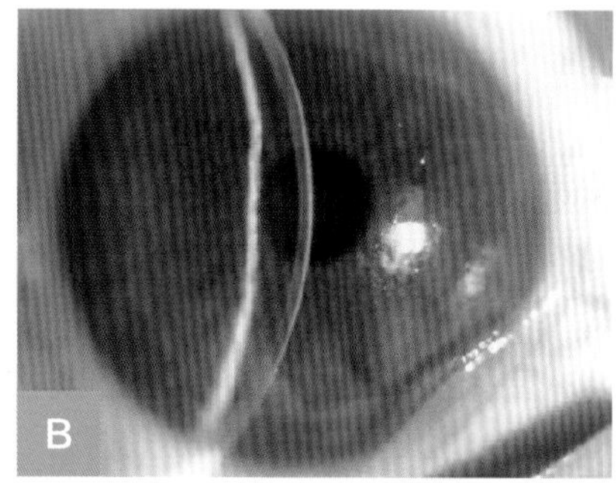

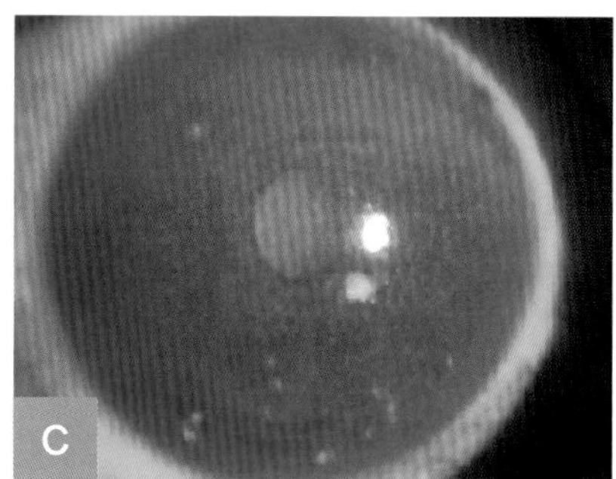

图 17-1-13 半年后复诊

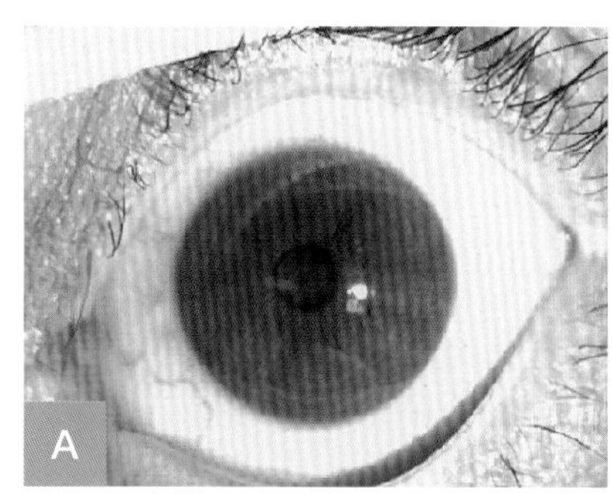

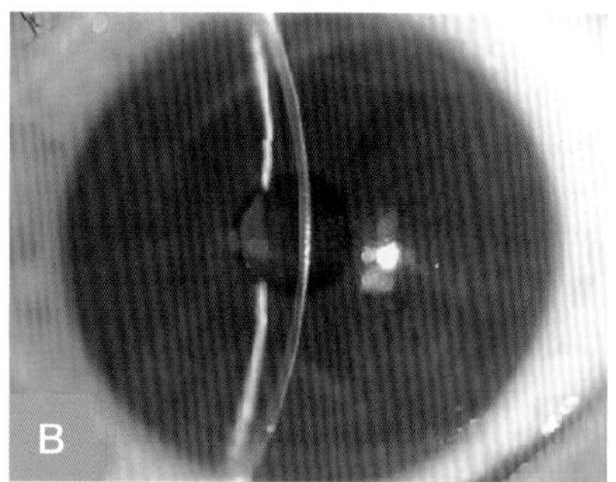

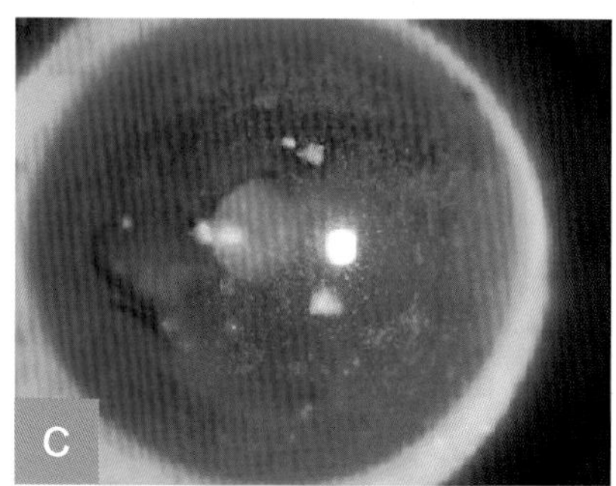

图 17-1-14 半年后复诊

【病例 2】

患者,女性,43 岁,以"双眼干涩、异物感伴右眼视物模糊 4 年"为主诉就诊。患者 4 年前无明显诱因出现双眼干涩、异物感,伴口干症状,在当地医院就诊,诊断为干燥综合征,间断在当地医院进行治疗(中西医结合治疗)。

眼科查体:右眼视力 0.2,矫正无助,眼压 10.5mmHg,睑板腺开口堵塞,泪河消失,球结膜轻度充血,角膜上皮糜烂、可见丝状物附着,浅层基质水肿,前房中等深,房水清,瞳孔圆,直径 3mm,直间接对光反射存在,晶状体皮质灰白色混浊,玻璃体混浊,眼底隐约见视盘色淡红,视网膜平伏(图 17-1-15A、B)。左眼视力 0.12,矫正无助,眼压 13.5mmHg,睑板腺开口堵塞,泪河消失,球结膜轻度充血,角膜中央见纵椭圆形病灶,病灶区浅层融解缺损,累及 1/3 角膜,病灶周边区轻度水肿,呈灰白色混浊,角膜缘见浅层新生血管长入,前房浅,瞳孔圆,直径 3mm,对光反射未引出,余窥不清(图 17-1-15C、D)。

眼部辅助检查:角膜共聚焦显微镜,右眼角膜上皮细胞部分缺损,少量 Langerhans 细胞,神经纤维密度

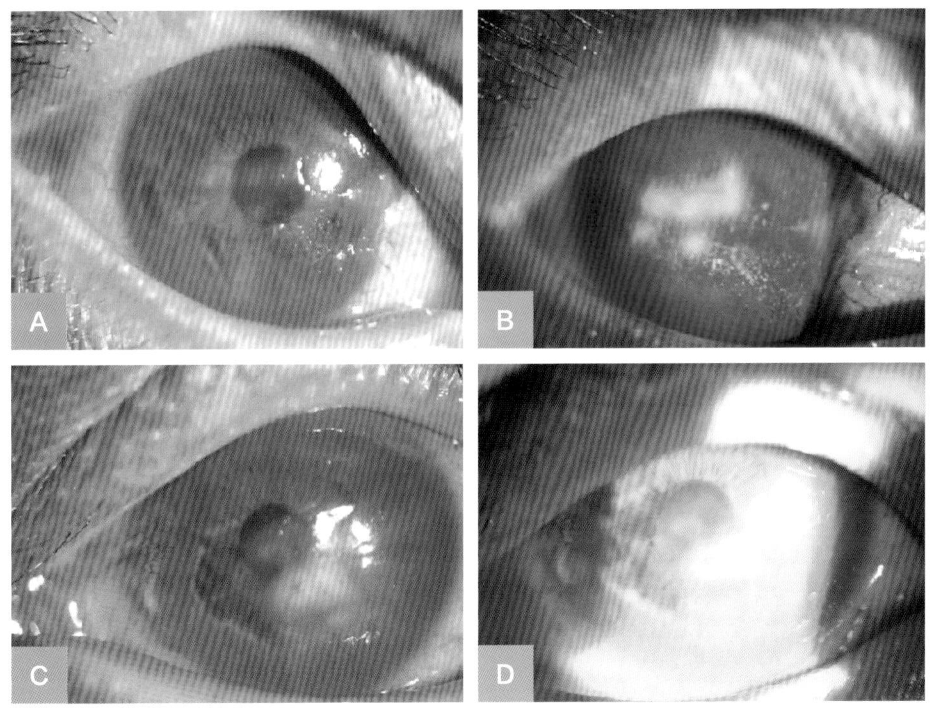

图 17-1-15　双眼裂隙灯显微镜照相

减少，基质浅层大量 Langerhans 细胞浸润、伴变性细胞（图 17-1-16）。BUT，右眼 1s、左眼 1s。Schirmer，双眼 0mm/5min。双眼睑板腺缺失范围>2/3（图 17-1-17）。

全身辅助检查，红细胞沉降率 94mm/h，抗核提取物抗体 SSA（++）、抗核提取物抗体 Ro-52（++）、抗核抗

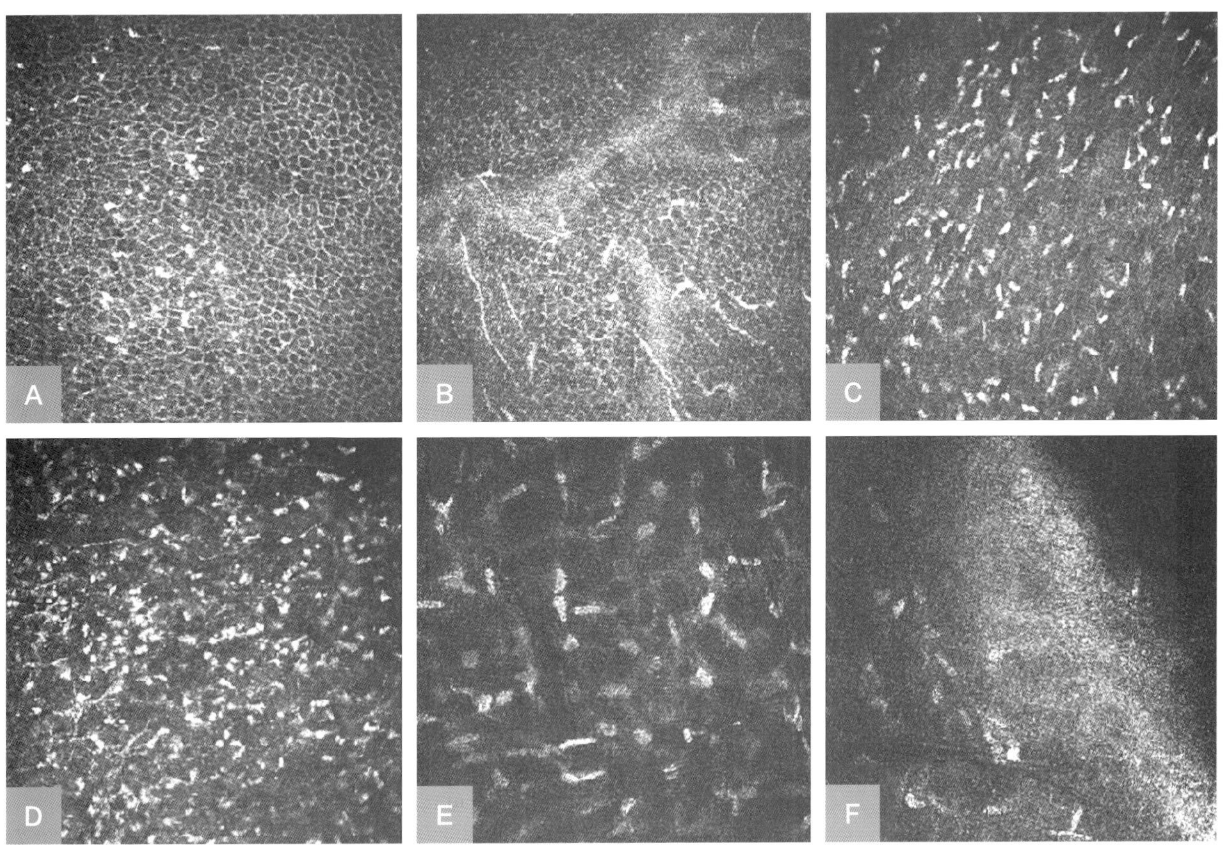

图 17-1-16　右眼角膜共聚焦显微镜

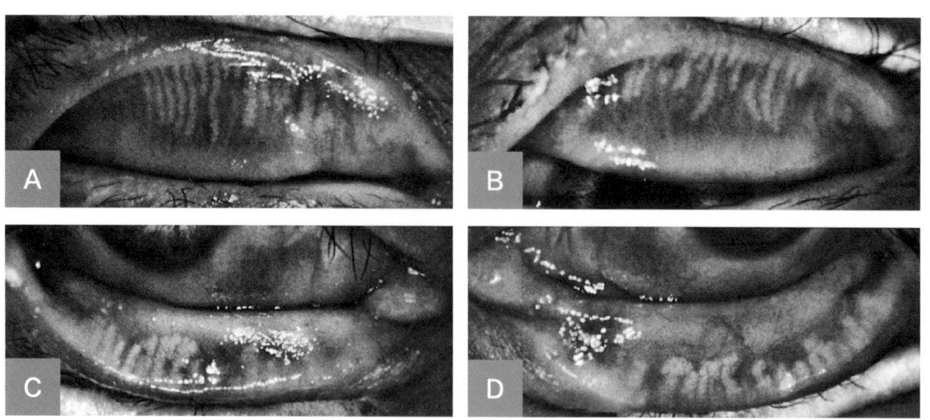

图 17-1-17 双眼睑板腺照相

体 ANA（++）。

临床诊断：右眼丝状角膜炎、左眼角膜斑翳、干燥综合征。治疗：给予氟甲松龙滴眼液，滴双眼，每天 3 次；他克莫司滴眼液，滴双眼，每天 3 次；羧甲基纤维素钠滴眼液，滴双眼，每天 4 次。同时行双眼临时性下泪小点栓塞术（半年）。患者一周后复查，右眼不适症状有所改善，右眼视力 0.6，角膜上皮基本修复，无丝状物附着（图 17-1-18）。复查 BUT 2s，Schirmer，2mm/5min。

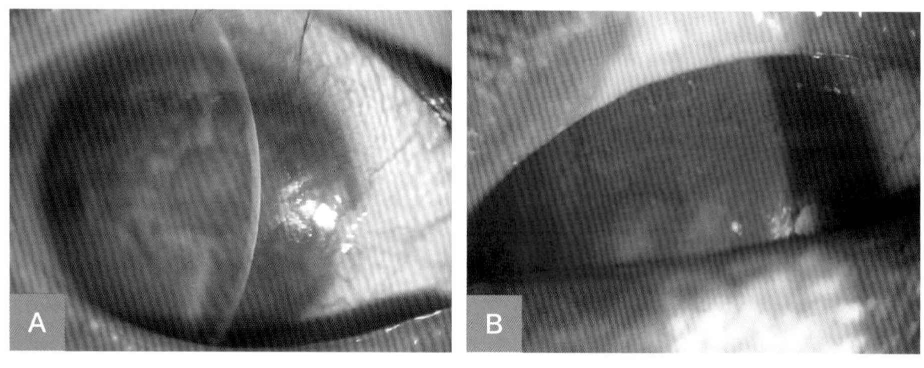

图 17-1-18 1 周后右眼角膜上皮基本修复

2 个月后，患者因“右眼视力急剧下降伴热泪盈眶半天”急诊入院。右眼视力 0.05，矫正无助，眼压 10.5mmHg，瞳孔区角膜见 1mm 穿孔区，前房消失（图 17-1-19）。前节 OCT 见角膜穿孔、虹膜组织嵌顿（图 17-1-20）。考虑自身免疫性疾病合并急性角膜融解。

入院后给予氧氟沙星眼膏加压包扎。由于患者依赖右眼视力，且角膜溃疡穿孔位于瞳孔区，缝线缝合易引起不规则散光，拟行“生物胶联合小板层角膜移植”。次日术前查房发现右眼前房形成，暂停手术，继续加压包扎患眼。3 天后角膜穿孔区修复愈合，前房深度正常，视力 0.08，小孔镜 0.1（图 17-1-21A）。局部给予他克莫司

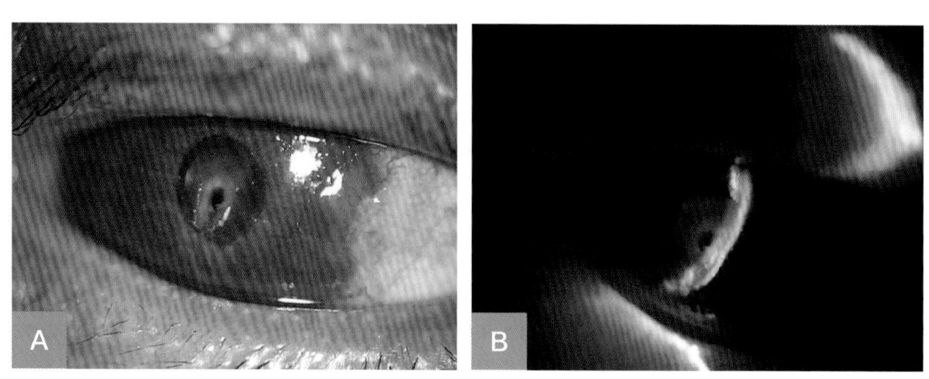

图 17-1-19 右眼角膜中央见 1mm 穿孔区

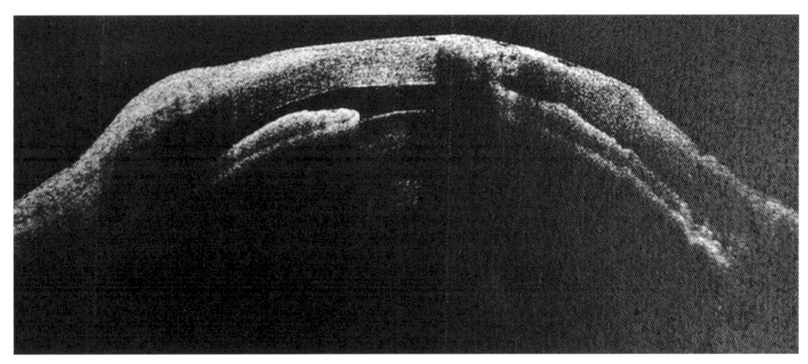

图 17-1-20　前节 OCT 见角膜穿孔、虹膜前粘连

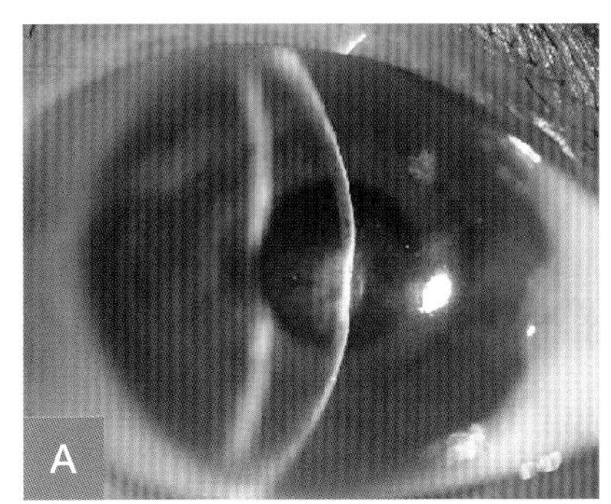

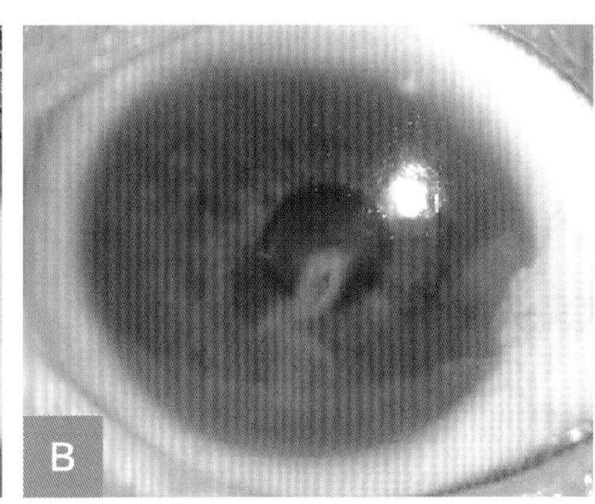

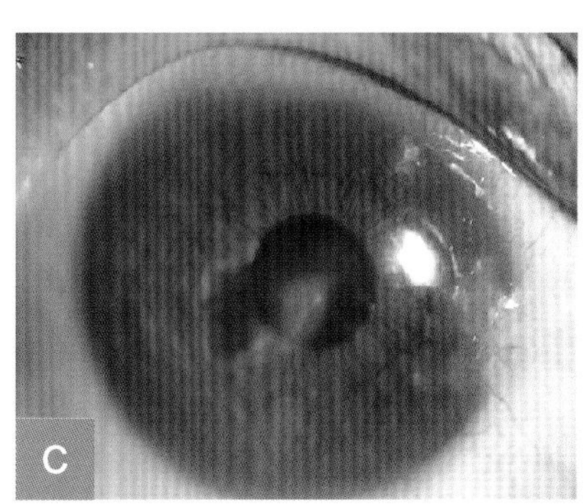

图 17-1-21　右眼治疗过程裂隙灯照相
A. 出院时右眼视力 0.08；B. 2 个月右眼视力 0.2；C. 4 个月右眼视力 0.4^-。

滴眼液，每天 4 次；无防腐剂人工泪液，每天 6 次；氧氟沙星眼膏，睡前涂右眼。患者出院后立即到综合医院风湿免疫科就诊，口服甲氨蝶呤片、柳氮磺吡啶。半个月后外院复查血沉恢复正常，铁蛋白恢复正常提示全身病情缓解。局部使用他克莫司滴眼液、无防腐剂人工泪液、氧氟沙星眼膏点眼。风湿免疫科定期随访。2 个月后复诊右眼视力 0.2（图 17-1-21B），4 个月复诊时右眼视力 0.4^-（图 17-1-21C）。

【病例 3】

唐某，女性，55 岁。以“左眼红痛、畏光、视力下降伴热泪涌出 1 周”为主诉就诊。1 周前开始出现左眼干涩、异物感，视力明显下降，伴热泪涌出。曾于外院局部药物治疗，未见明显好转，遂今日就诊于我院门诊，门诊拟“左眼角膜融解穿孔”收入院。患者确诊干燥综合征 20 年，口服艾拉莫德片、硫酸羟氯喹片、甲泼尼龙片、替普瑞酮胶囊、白芍总苷胶囊、甲氨蝶呤片控制风湿病情。双眼曾在外院行泪小管栓塞术。否认“冠心病”“高血压”“糖尿病”等全身重大疾病史，否认“肝炎”“肺结核”等传染性疾病史，否认外伤史、输血史，否认药物及食物过敏史。

眼科查体：右眼视力 0.1，矫正无助，眼压 12.4mmHg，结膜无明显充血，中央偏下方角膜见类圆形白色瘢痕病灶，约 5mm × 6mm 大小，遮盖大部分瞳孔区，病灶边界尚清，表面上皮完整，基质无明显水肿，后弹力层 KP（++），未见明显新生血管长入角膜，前房深度正常，房水清，瞳孔圆，直径 3mm，直间接对光反射存在，晶状体皮质灰白色混浊，玻璃体混浊，眼底隐约见视盘色淡红，视网膜平伏（图 17-1-22 A~C）。左眼视力 0.05，矫正无助，眼压 6.2mmHg（iCare），结膜无明显充血，角膜中央见纵椭圆形病灶，病灶区浅层融解缺损，深达 1/2 角膜，病灶周边区轻度水肿，呈灰白色混浊，角膜缘见有新生血管长入，前房消失，瞳孔圆，直径 3mm，对光反射未引出，晶状体皮质灰白色混浊，余窥不清（图 17-1-22 D~F）。

眼科特殊检查：泪液分泌试验，右眼 2mm/5min，左眼 0mm/5min。泪河高度，右眼 0.02mm、左眼 0.03mm。眼部 B 超，右眼轴 19.8mm，左眼轴 24.1mm，双眼玻璃体混浊，右眼后脱离声像。前节 OCT，左眼角膜病灶穿孔、虹膜嵌顿（图 17-1-23）。左眼角膜共聚焦显微镜，角膜上皮粗糙杂乱，局部基质融解、伴大量 Langerhans 细胞浸润、组织碎屑堆积，病变深层基质水肿、结构模糊，内皮层结构扫描不清（图 17-1-24）。

临床诊断：左眼角膜融解穿孔、右眼角膜斑翳、双眼年龄相关性白内障、双眼泪道栓塞术后、干燥综合征。

入院完善检查后在局麻下行“左眼部分板层角膜移植术（生物胶）”。术后给予甲泼尼龙粉针 80mg 静脉滴

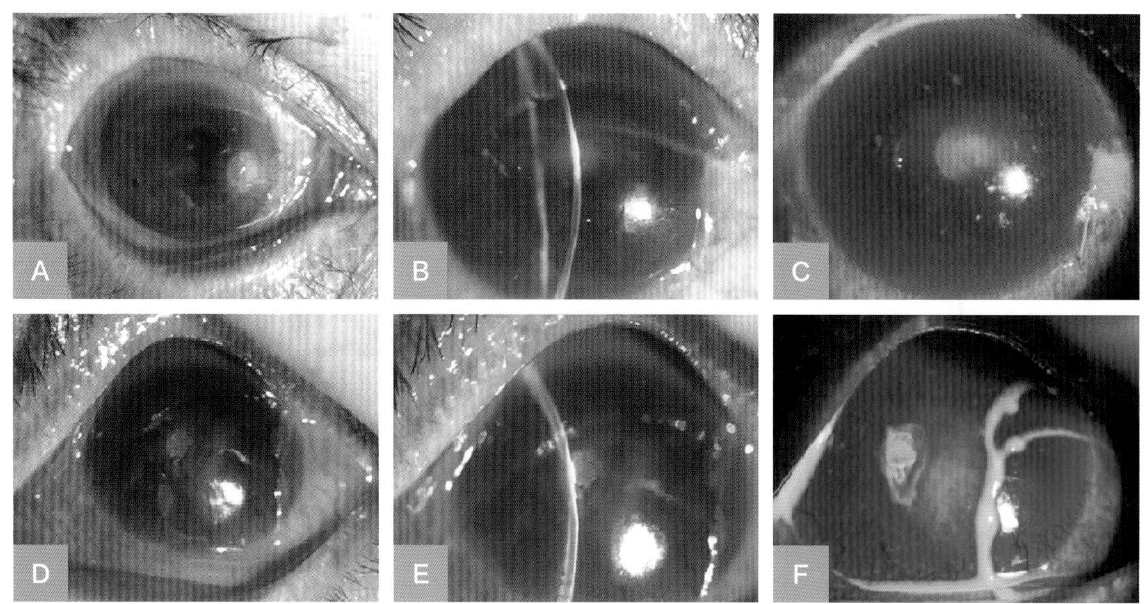

图 17-1-22　双眼初诊时裂隙灯显微镜照相

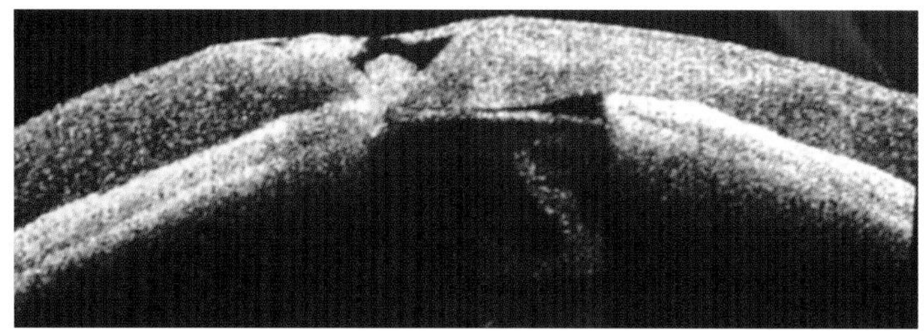

图 17-1-23　入院左眼前节 OCT

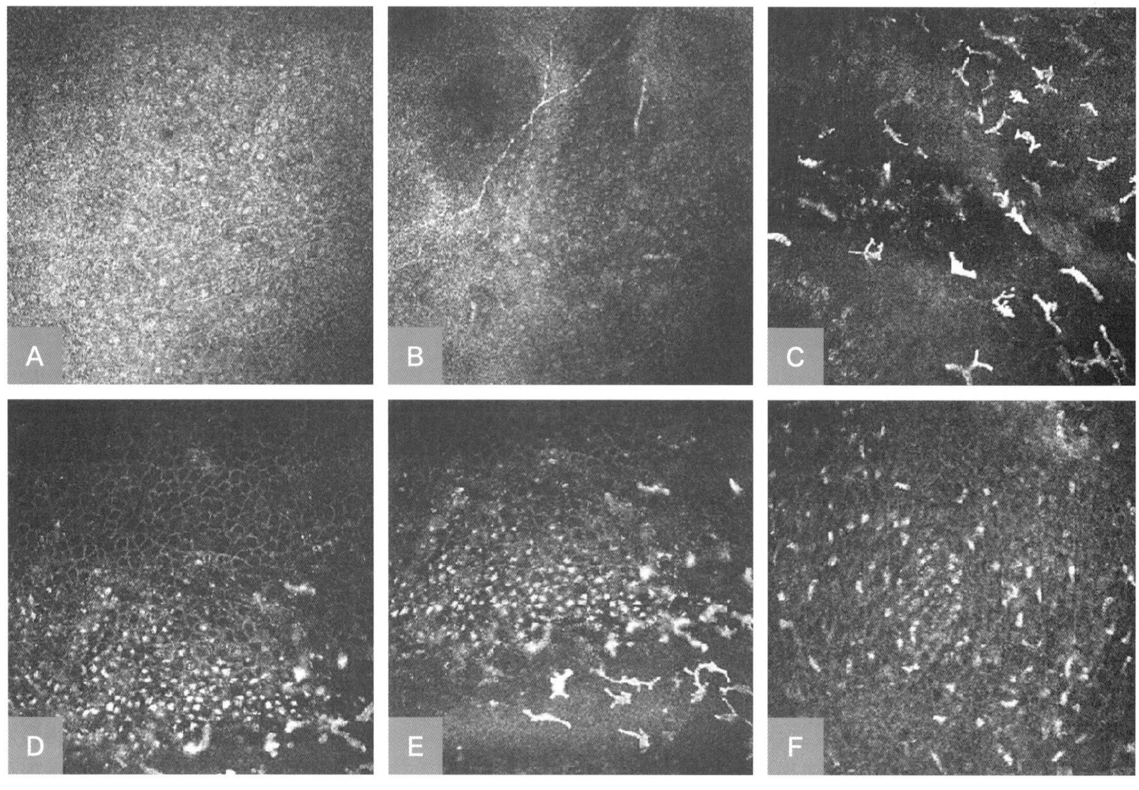

图 17-1-24　左眼共聚焦显微镜见大量 Langerhans 细胞浸润

注，每天1次；妥布霉素地塞米松眼膏加压包扎术眼3天。术后第3天可见板层植片贴附良好，左眼视力0.05，眼压12mmHg（图17-1-25）。3天后局部使用妥布霉素地塞米松滴眼液，滴双眼，每天4次；他克莫司滴眼液，滴双眼，每天4次；玻璃酸钠滴眼液，滴双眼，每天4次；妥布霉素地塞米松眼膏，涂双眼，睡前1次。

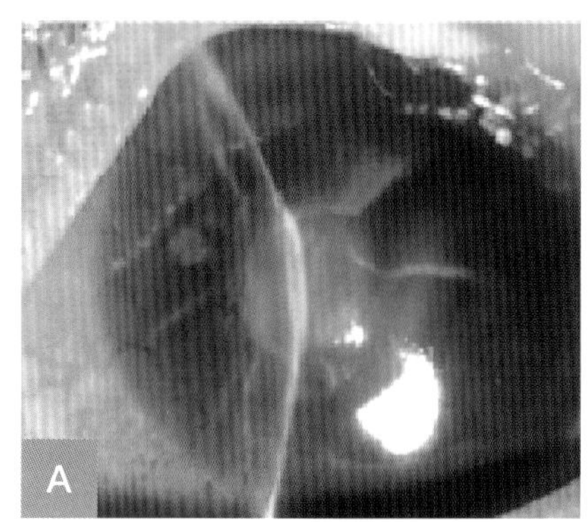

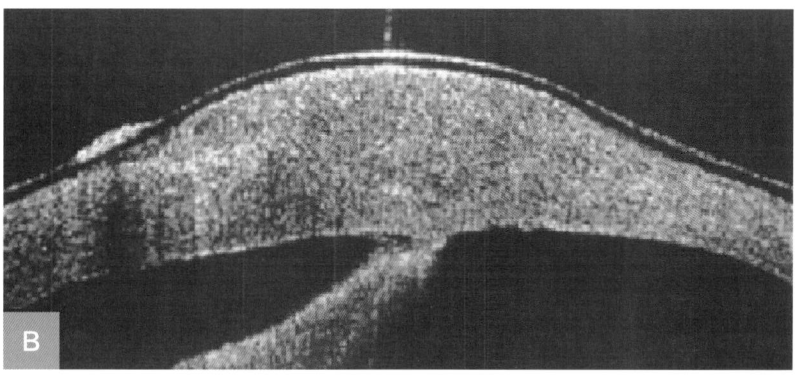

图17-1-25 角膜板层植片贴附良好

【病例4】

患者，女性，62岁。以"双眼干燥、异物感、酸涩、易疲劳11余年"为主诉就诊。患者11年前无明显诱因开始出现双眼干涩、异物感、疼痛、易疲劳，伴有畏光、烧灼感等不适。自行购买药水点眼，5年前因右眼症状明显到当地医院就诊，确诊为"干燥综合征"，予药物治疗（具体治疗不详），但双眼症状反复。近一周来因双眼干涩、刺痛症状加重到我院就诊。3年前因右眼缺血性视神经病变，曾在当地医院治疗，现右眼无光感。

眼科检查：右眼视力无光感，眼压13.8mmHg，皮肤无红肿，睑缘充血、圆钝，睑板腺开口堵塞，可见脂肪栓，结膜轻度充血，角膜上皮粗糙，颞侧角膜上皮不规则缺损，鼻侧角膜见类圆形白色瘢痕病灶，范围约4mm × 5mm，无明显水肿，可见束状新生血管从鼻侧长入病灶内，病灶深层可见虹膜粘连附着，角膜基质无明显水肿，前房深度正常，房水清，瞳孔圆，直径3mm，直间接对光反射灵敏，晶状体皮质灰白色混浊，玻璃体轻混，眼底视盘苍白，视网膜血管纤细，视网膜平伏（图17-1-26A、B）。左眼视力0.04，矫正+1.25DS → 0.05，眼压

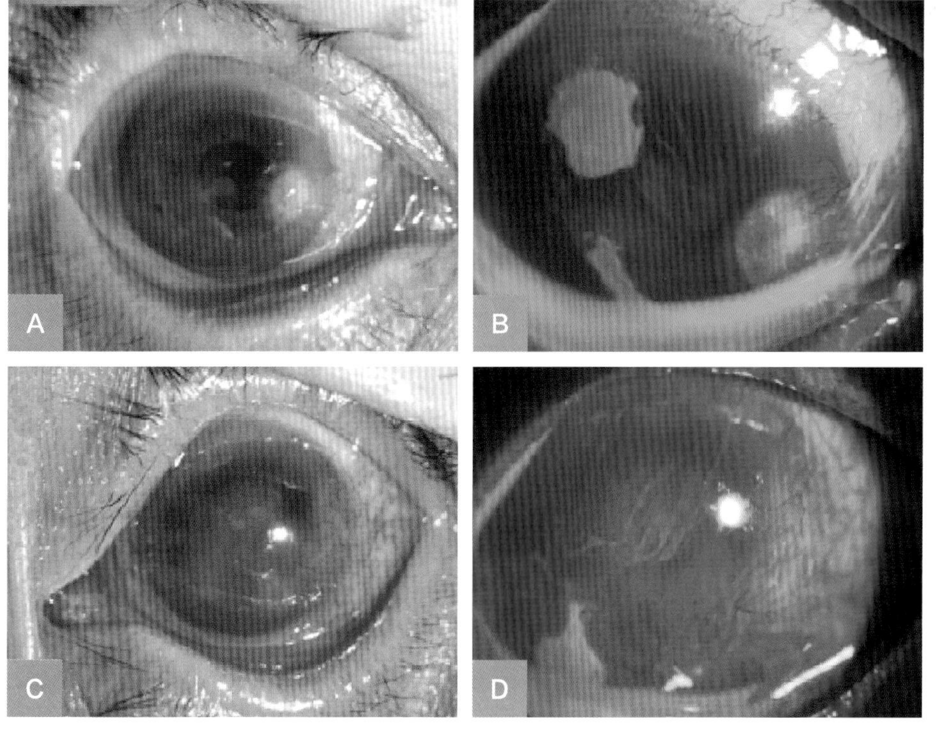

图17-1-26 双眼裂隙灯照相

10.8mmHg，皮肤无红肿，睑缘充血、圆钝，睑板腺开口堵塞，可见脂肪栓，结膜轻度充血，角膜上皮层粗糙，基质纤维瘢痕化改变，深层见大量新生血管长入，基质无明显水肿，前房深度正常，瞳孔圆，直径 3mm，直间对光反射迟钝，隐约见晶状体皮质混浊，玻璃体及眼底窥不清（图 17-1-26C、D）。

全身辅助检查：红细胞沉降率测定 42.9mm/h，抗核提取物抗体 SSA（+）、抗核提取物抗体 Ro-52（++）、抗核抗体 ANA（++）。泪液分泌试验，右眼 1mm/5min，左眼 2mm/5min。泪河高度，右眼 0.05mm、左眼 0.04mm。双眼上睑睑板腺中度萎缩，下睑轻度萎缩（图 17-1-27）。

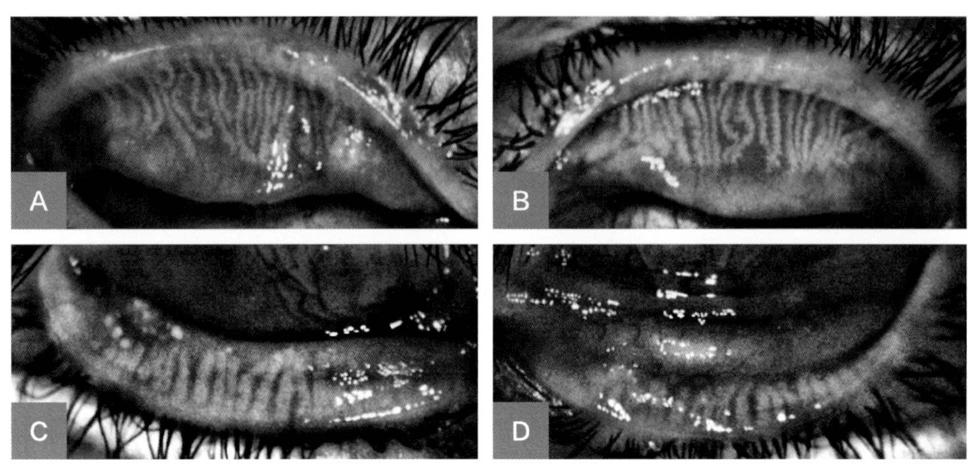

图 17-1-27　双眼睑板腺管萎缩扭曲

临床诊断：右眼粘连性角膜白斑、右眼视神经萎缩、左眼角膜血管斑翳、双眼睑板腺功能障碍、双眼年龄相关性白内障、双眼泪道栓塞术后、干燥综合征。局部使用他克莫司滴眼液，双眼每天 4 次；自体血清点眼，双眼每天 4 次；0.1% 氟米龙滴眼液，双眼每天 3 次；小牛血去蛋白提取物眼用凝胶，晚间涂双眼。

治疗 3 天后，患者双眼症状改善（图 17-1-28A、B）。给予双眼 OPT 强脉冲激光治疗睑板腺联合睑板腺按摩。

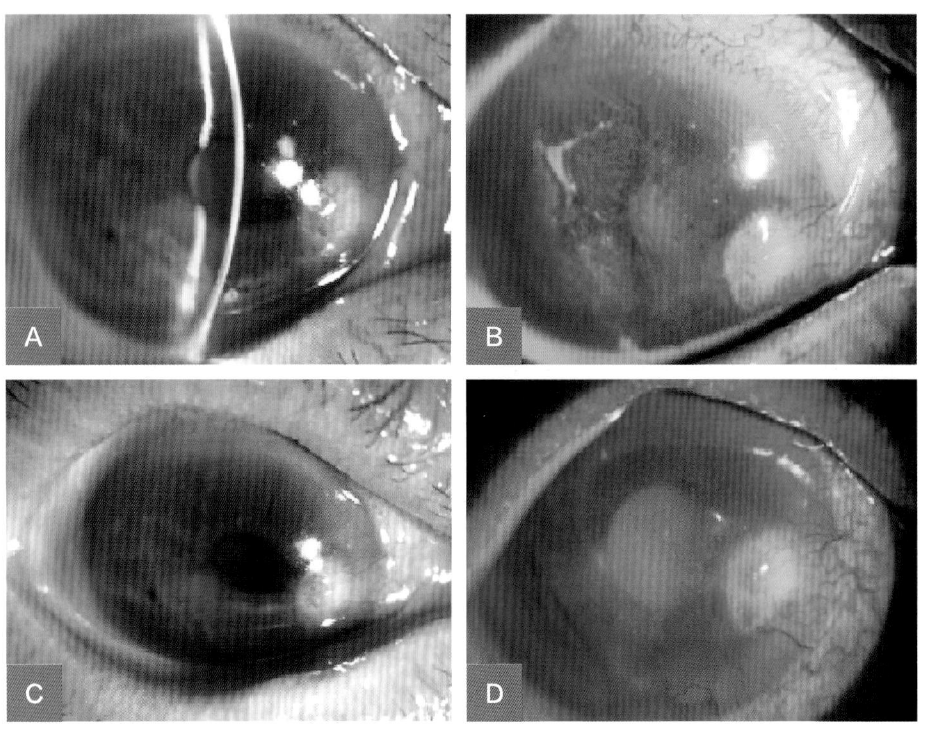

图 17-1-28　治疗后患者症状改善
A、B. 3 天后右眼角膜上皮部分修复；C、D. 1 周后右眼角膜上皮基本修复。

局部用药改为他克莫司滴眼液，滴双眼，每天3次；自体血清，滴双眼，每天4次；0.02%氟米龙滴眼液，滴双眼，每天3次；小牛血去蛋白提取物眼用凝胶，涂双眼，睡前1次。治疗1周后，患者诉双眼刺激症状明显减轻，右眼角膜上皮缺损基本修复，双眼角膜水肿明显减轻（图17-1-28C、D）。

【病例5】

患者，女性，48岁，以"双眼反复干涩、异物感1年余"到我院门诊就诊。患者1年前出现双眼干涩、发红、异物感、视力轻度下降，伴口干、乏力。2年前曾在当地某三甲综合医院确诊为"干燥综合征、双眼干眼"，确诊后口服泼尼松、羟氯喹治疗2个月后，患者因全身症状无异常自行停药，眼部症状未予处理。

眼科检查：右眼视力0.4，矫正-1.50DS→0.7，眼压11.2mmHg，睑板腺开口堵塞，睑缘充血，球结膜充血（+），角膜表面干燥、点状上皮缺损，基质无明显水肿（图17-1-29A）。左眼视力0.6，矫正-1.00DS→0.8⁻，眼压10.3mmHg，睑板腺开口堵塞，睑缘充血，球结膜充血（+），角膜表面干燥、点状上皮缺损，基质无明显水肿（图17-1-29B）。

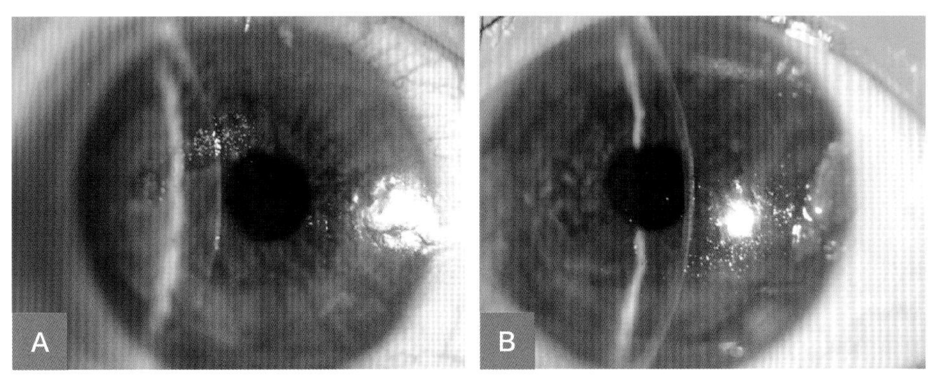

图17-1-29　患者双眼裂隙灯下可见角膜表面干燥、点状上皮缺损
A. 右眼；B. 左眼。

全身辅助检查：免疫全套，免疫球蛋白G，17.7g/L，补体C3，0.76g/L，抗核提取物抗体Ro-52（+++），SSB（+++），CENP-B（+++），ANA（++）；红细胞沉降率78.9mm/h。

眼科特殊检查：泪液分泌试验，右眼2mm/5min，左眼1mm/5min。双眼睑板腺照相，双眼睑板腺管萎缩、缺失面积>1/2（图17-1-30）。

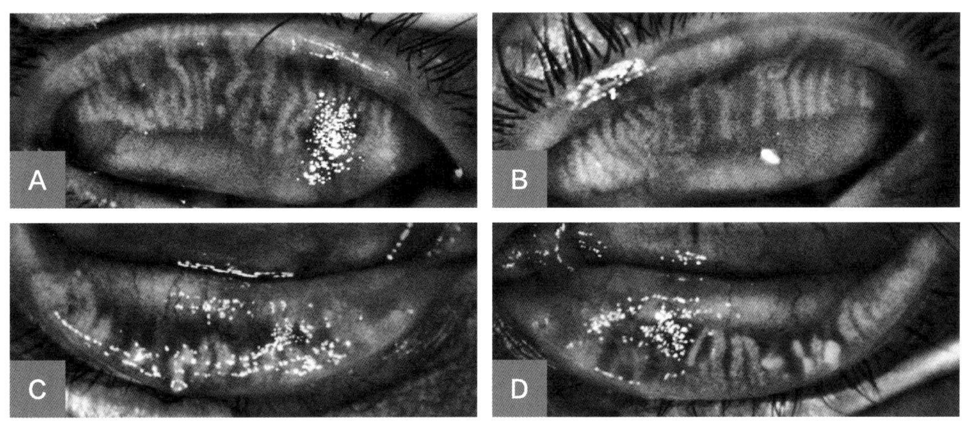

图17-1-30　双眼睑板腺管缺失明显

临床诊断：双眼干眼、双眼睑板腺功能障碍、双眼年龄相关性白内障、双眼屈光不正、干燥综合征。

治疗：使用他克莫司滴眼液，滴双眼，每天2次；无防腐剂人工泪液，滴双眼，每天4次；小牛血去蛋白提取物滴眼液，滴双眼，每天3次；卡波姆眼用凝胶，涂双眼，睡前1次。患者就诊后未再复诊。

10个月后患者以"右眼红痛、视力下降1周，流热泪2天"前来就诊。眼科检查：右眼视力0.05，矫正无提高，眼压 6.8mmHg，球结膜充血（+++），中央偏下方角膜见横椭圆形白色瘢痕病灶，约 5mm × 6mm 大小，遮盖大部分瞳孔区，病灶边界尚清，表面上皮完整，基质无明显水肿，9:00 位瞳孔缘处见约 1mm × 1mm 大小穿孔区，周围角膜轻度水肿，角膜缘处见少量浅层新生血管长入，前房深度正常，房水清，瞳孔横椭圆形，直径 3mm，直间接对光反射迟钝，虹膜纹理清，9:00 位瞳孔缘处虹膜局部嵌顿于角膜穿孔区，晶状体皮质轻混，玻璃体未见明显混浊，眼底窥不清（图 17-1-31A~C）。左眼视力 0.4，-1.50DS → 0.6，眼压 9.7mmHg，结膜充血（++），角膜干燥，表面粗糙、大量点状上皮缺损，部分丝状物附着，基质无明显水肿，前房深度正常，房水清，瞳孔圆，直径 3mm，直间接对光反射灵敏，晶状体皮质轻混，玻璃体未见明显混浊，眼底窥不清（图 17-1-31D~F）。前节 OCT 示右眼角膜病灶穿孔，虹膜嵌顿（图 17-1-32）。

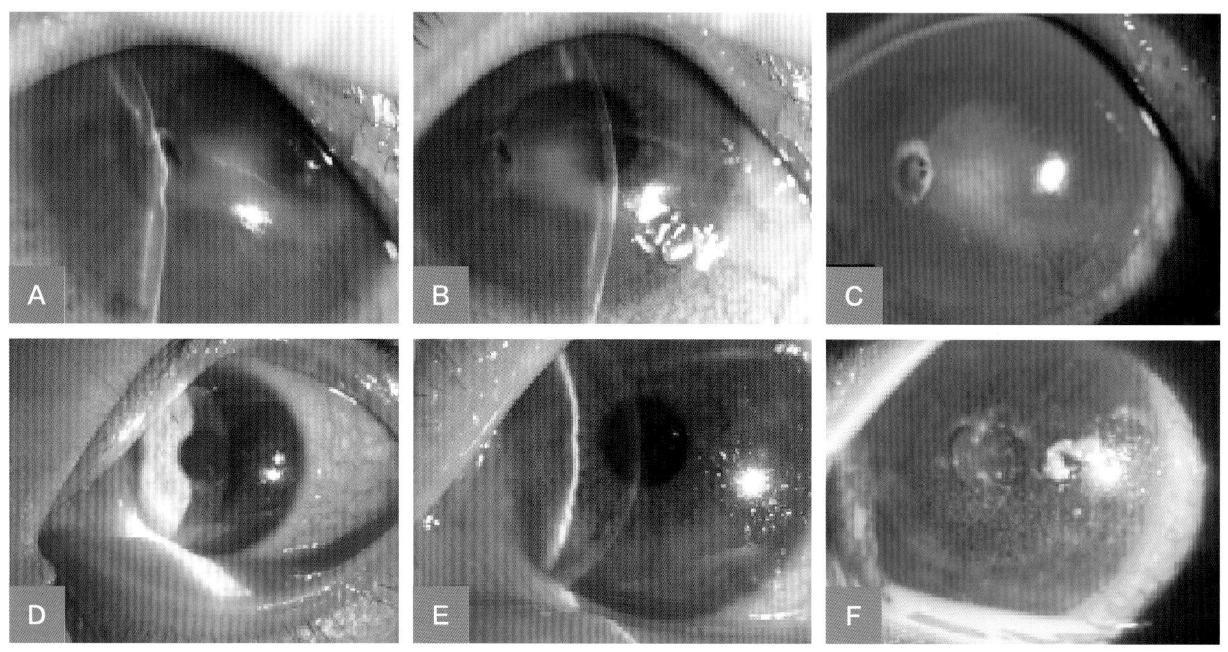

图 17-1-31 双眼角膜裂隙灯显微镜照相

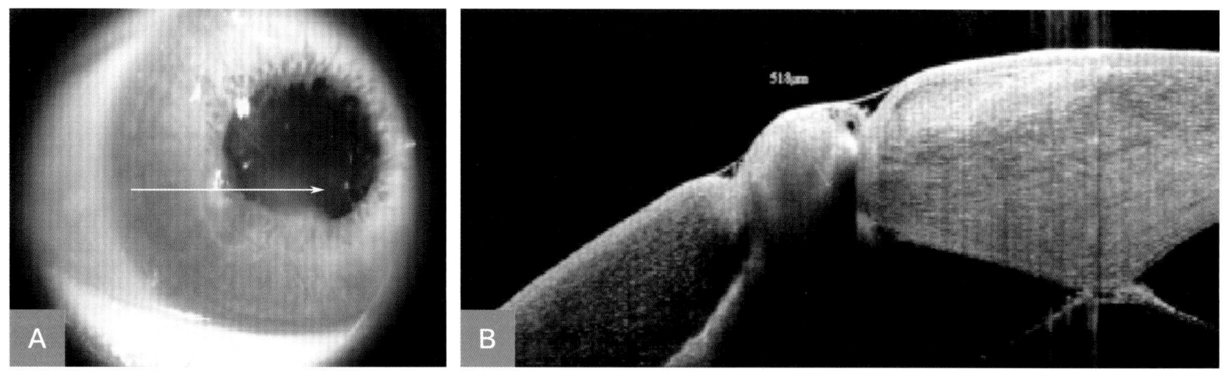

图 17-1-32 前节 OCT 见右眼角膜穿孔

临床诊断：右眼角膜溃疡伴穿孔（免疫性）、双眼干眼、双眼睑板腺功能障碍、双眼年龄相关性白内障、双眼屈光不正、干燥综合征。治疗：局麻下行“右眼部分板层角膜移植术（生物胶）”。术后 3 天出院，右眼视力 0.05，小孔 0.1。术后给予他克莫司滴眼液，滴双眼，每天 3 次；0.02% 氟米龙滴眼液，滴双眼，每天 3 次；无防腐剂人工泪液，滴双眼，每天 6 次；妥布霉素地塞米松眼膏，涂双眼，睡前 1 次。患者术后定期复诊，术后 1 个月复诊，右眼视力 0.08，矫正 0.12（图 17-1-33A）。术后 3 个月复诊，右眼视力 0.1，矫正 0.15（图 17-1-33B）。术后半年复诊，右眼视力 0.12，矫正 0.15^{+}（图 17-1-33C）。

右眼角膜移植术后 8 个月，患者以“左眼感冒后红痛 3 天，加重伴流热泪 1 天”为主诉就诊。眼科检查：右

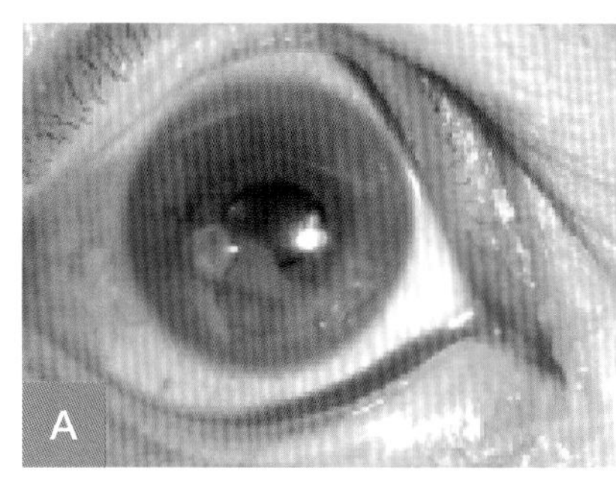

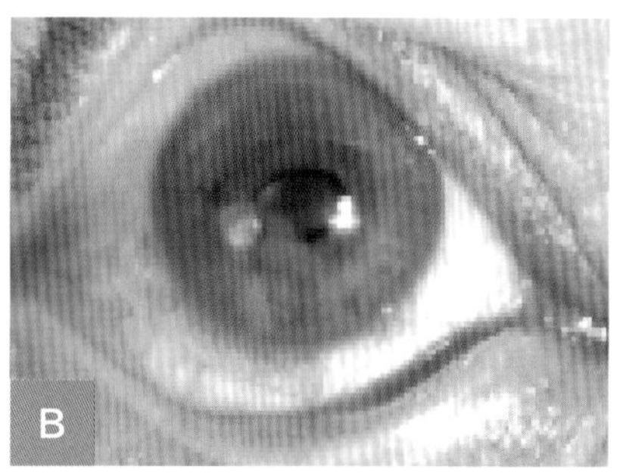

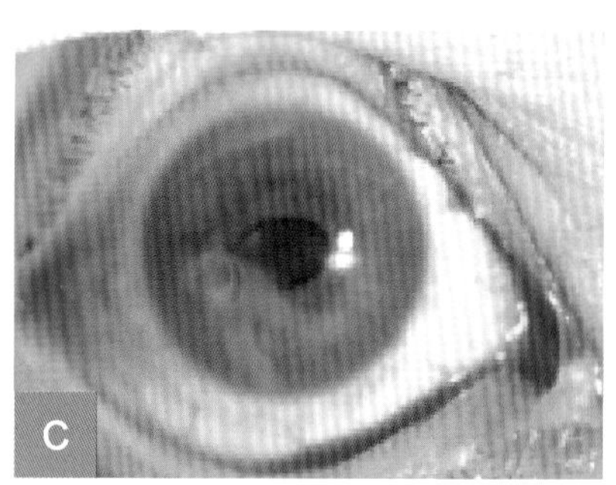

图 17-1-33 患者术后复诊情况
A. 术后 1 个月;B. 术后 3 个月;C. 术后半年。

眼视力 0.3,矫正-1.00DS/-3.00DC×170→0.6⁺,眼压 9.9mmHg,球结膜轻度充血,角膜板层植片在位,前房深度正常,房水清,瞳孔圆,直径 3mm,对光反射正常,晶状体皮质轻混,玻璃体未见明显混浊,眼底未见明显异常(图 17-1-34A、B)。左眼视力 0.12,矫正-8.00DS→0.3⁺,眼压 5.3mmHg,结膜充血(++),中央偏下方角膜见横椭圆形白色瘢痕病灶,约 5mm×6mm 大小,病灶中央角膜明显变薄,见约 1.5mm 穿孔区,角膜缘处见少量浅层新生血管长入,前房深度浅,房水清,瞳孔圆,直径 3mm,对光反射正常,晶状体皮质轻混,玻璃体未见明显混浊,眼底未见明显异常(图 17-1-34C、D)。

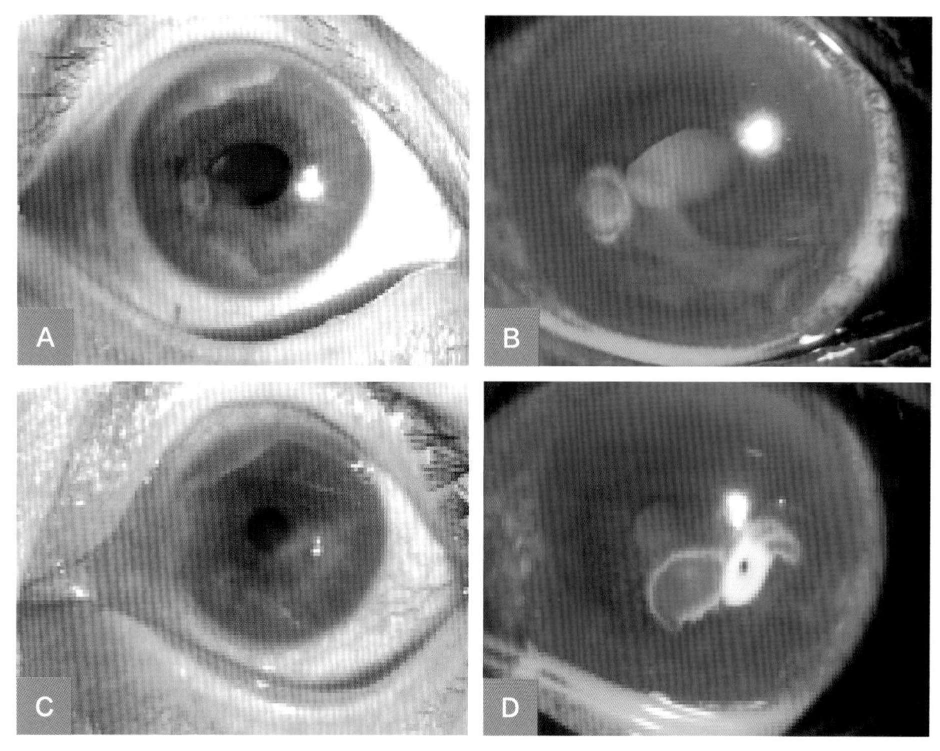

图 17-1-34 患者角膜移植术后 8 个月时复诊裂隙灯所见
A、B. 右眼板层植片在位;C、D. 左眼瘢痕病灶中央角膜明显变薄,见小穿孔区。

临床诊断:左眼角膜溃疡伴穿孔、右眼部分板层角膜移植术后、双眼干眼、双眼 MGD、双眼年龄相关性白内障、干燥综合征。局麻下行"左眼部分板层角膜移植术(生物胶)"(图 17-1-35)。

半年后,患者再次以"左眼红痛 3 天"为主诉就诊。查体:左眼视力 0.05,矫正无助,眼压 5.3mmHg,结膜无明显充血,瞳孔正下方角膜见大小约 3mm 灰白色病灶,病灶区角膜变薄,表面无明显分泌物附着,见少量浅层新生血管长入角膜,前房消失,瞳孔欠圆,对光反射迟钝,晶状体混浊,玻璃体、眼底窥不清(图 17-1-36)。治疗:局麻下再次行"左眼生物胶联合小板层角膜移植术"。患者术后定期眼科及风湿免疫科复诊治疗,术后 2 年随诊双眼角膜情况良好(图 17-1-37、图 17-1-38)。

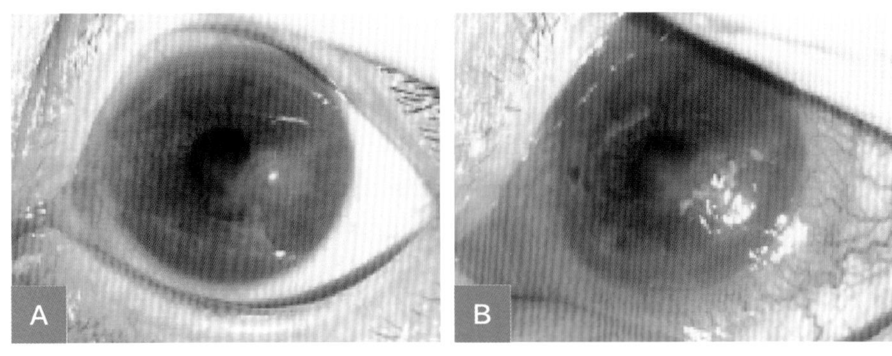

图 17-1-35 左眼行生物胶联合小板层角膜移植术
A. 左眼术后 2 个月；B. 左眼术后 4 个月。

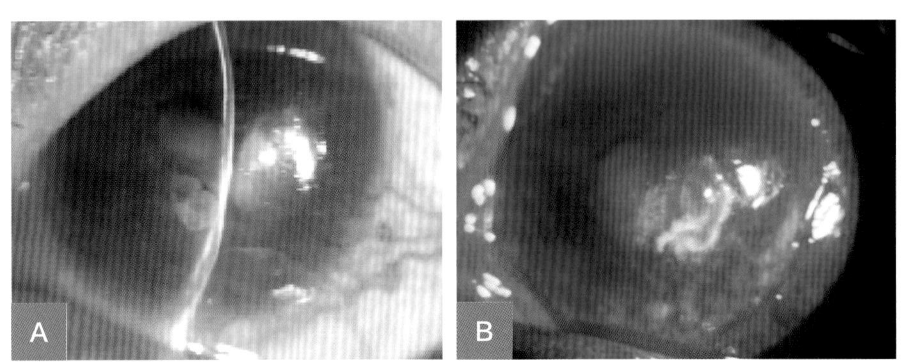

图 17-1-36 患者再次复诊时裂隙灯及角膜荧光素钠染色所见
A. 瞳孔正下方角膜见灰白色病灶，角膜变薄；B. 角膜荧光素钠染色呈小范围地图状。

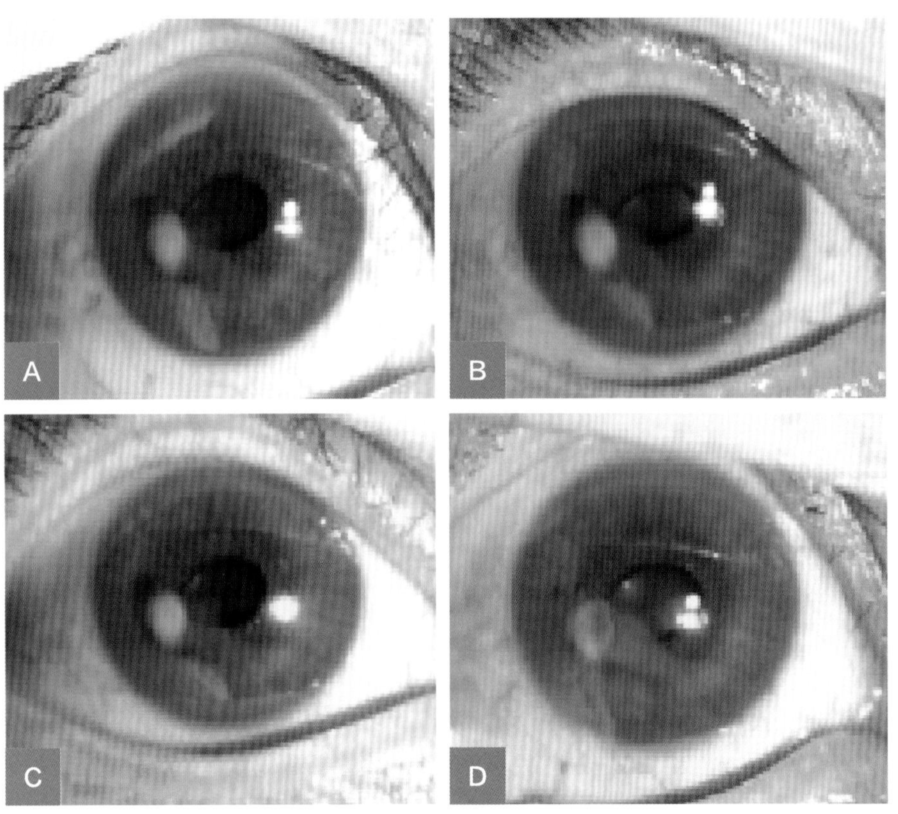

图 17-1-37 右眼术后裂隙灯照相
A. 术后半年；B. 术后 1 年；C. 术后 1 年半；D. 术后 2 年。

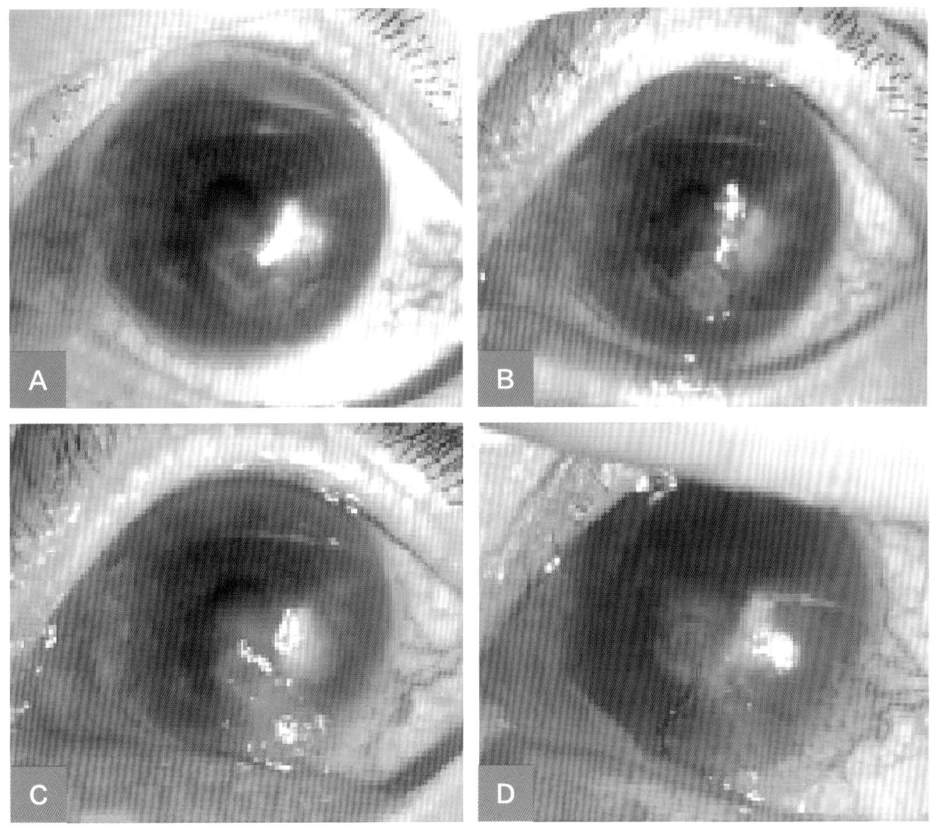

图 17-1-38　左眼术后裂隙灯照相
A. 术后半年；B. 术后 1 年；C. 术后 1 年半；D. 术后 2 年。

【病例 6】

患者，女性，46 岁。以“双眼干燥、异物感、酸涩 1 年余，加重半个月”为主诉就诊。患者 1 年前无明显诱因开始出现双眼干涩、异物感、疼痛、易疲劳，伴有畏光、烧灼感等不适，视力逐渐下降，无伴眼分泌物增多、肿胀疼痛等症状。曾在当地医院就诊，诊断为“双眼干眼”，行双眼下泪小管栓塞术，局部予人工泪液点眼，患者经治疗后双眼症状好转。半个月前再次出现双眼红痛、伴异物感明显，遂就诊于我院门诊。患者自述既往健康。

眼科检查：右眼视力 0.3，矫正 0.8，眼压 16.7mmHg，球结膜轻度充血，睑板腺开口阻塞，加压有少量轻混分泌物流出，角膜表面泪膜不稳定，上皮散在点状缺损，表面反光粗糙，中下方为主，伴有少量丝状物附着，FL（+），KP（-），基质无明显水肿，下方见少量新生血管长入角膜，其余角膜透明，前房深度正常，房水清，瞳孔圆，对光反射灵敏，晶状体透明，眼底未见明显异常（图 17-1-39）。左眼视力 0.15，矫正 0.8，眼压 17.2mmHg，球结膜轻度充血，睑板腺开口阻塞，加压有少量轻混分泌物流出，角膜表面泪膜不稳定，上皮散在点状缺损，表面反光粗糙，中下方为主，伴有少量丝状物附着，FL（+），KP（-），基质无明显水肿，下方见少量新生血管长入角膜，

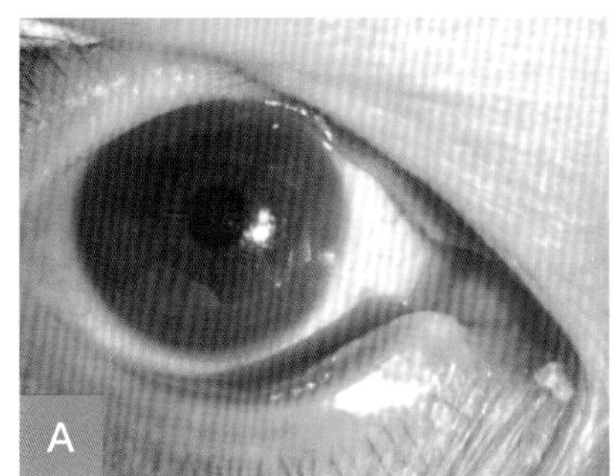

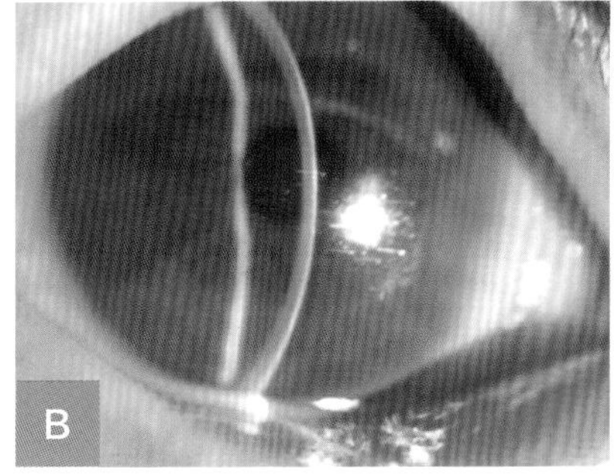

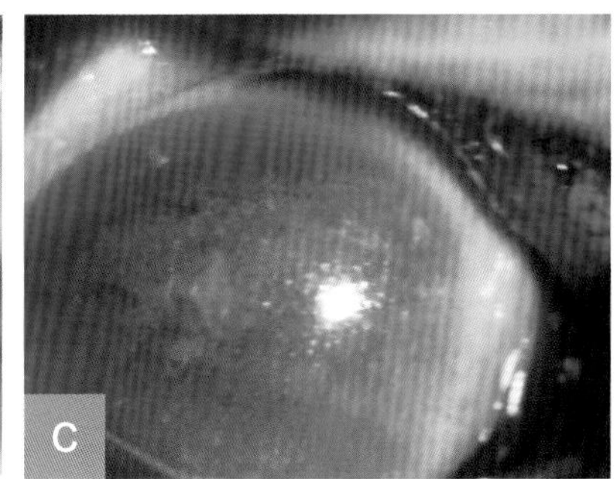

图 17-1-39　右眼裂隙灯照相

其余角膜透明，前房深度正常，房水清，瞳孔圆，对光反射灵敏，晶状体透明，玻璃体及眼底未见明显异常（图 17-1-40）。

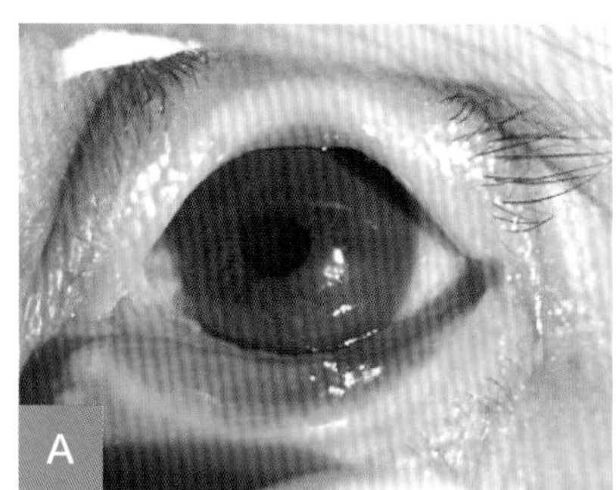

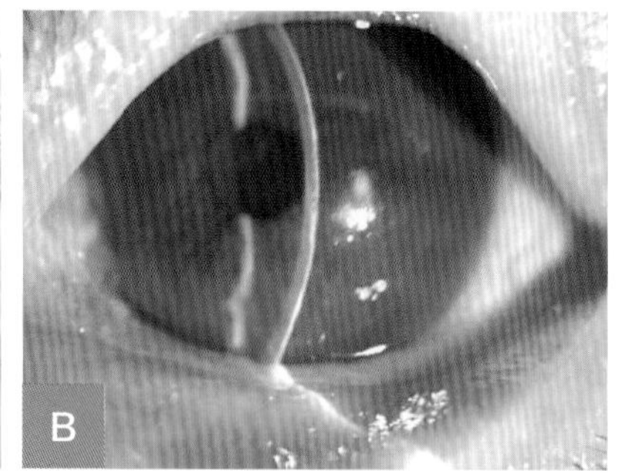

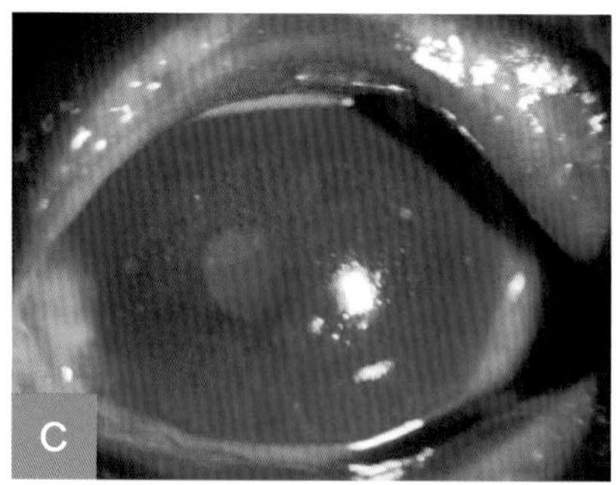

图 17-1-40 左眼裂隙灯照相

患者自述近半年常出现口干口涩症状。免疫全套检测：免疫球蛋白 G，19.8g/L，抗 Ro-52（+++），抗 SSA（+++），抗 CENP-B（+++）、ANA（++）。红细胞沉降率 64mm/h。类风湿因子 66IU/mL。泪液分泌试验，右眼 0mm/5min，左眼 0mm/5min。泪膜破裂时间，右眼 1.2s、左眼 1.0s。睑板腺照相，双眼睑板腺Ⅲ度缺失（图 17-1-41）。

临床诊断：双眼丝状角膜炎、双眼干症、双眼睑板腺功能障碍、双眼屈光不正、干燥综合征。治疗：局部给予氟米龙滴眼液，滴双眼，每天 2 次；玻璃酸钠滴眼液，滴双眼，2 小时 1 次；他克莫司滴眼液，滴双眼，每天 2 次；卡波姆眼用凝胶，涂双眼，睡前 1 次。患者治疗 3 天后症状明显缓解（图 17-1-42），出院后前往综合医院治疗。

5 个月后因感冒出现双眼红痛、伴分泌物增多，再次到我院就诊。查体可见双眼睑缘红肿，新生血管，球结膜充血，结膜囊见黄色分泌物，角膜缘附近角膜出现不规则片状上皮缺损，大量点状上皮缺损（图 17-1-43）。给予左氧氟沙星滴眼液，滴双眼，每天 4 次；氟米龙滴眼液，滴双眼，每天 2 次；玻璃酸钠滴眼液，滴双眼，2 小时 1 次；他克莫司滴眼液，滴双眼，每天 2 次；妥布霉素地塞米松眼膏，涂双眼，睡前 1 次。双眼睑板腺热敷按摩。

患者治疗 3 天后双眼睑缘持续红肿，上皮缺损范围加大，结膜囊出现黄色分泌物（图 17-1-44），此时取结膜囊分泌物进行培养。局部给予左氧氟沙星滴眼液，滴双眼，2 小时 1 次；万古霉素滴眼液，2 小时 1 次；夫西地酸眼膏，睡前涂双眼；他克莫司滴眼液，滴双眼，每天 4 次；玻璃酸钠滴眼液，2 小时 1 次；每日使用伤口清洁液湿敷 5min。治疗 1 周后双眼睑缘炎症仍持续加重，内眦部出现溃烂（图 17-1-45）。此时结膜囊分泌物培养提示假单胞菌阳性，对左氧氟沙星、妥布霉素、万古霉素敏感。根据药敏结果局部调整用药：左氧氟沙星滴眼液，滴双眼，2 小时 1 次；妥布霉素滴眼液，滴双眼，2 小时 1 次；万古霉素滴眼液，2 小时 1 次；妥布霉素眼膏，睡前涂双眼；玻璃酸钠滴眼液，2 小时 1 次。10 天后复诊，双眼睑缘溃烂仍持续加重（图 17-1-46）。

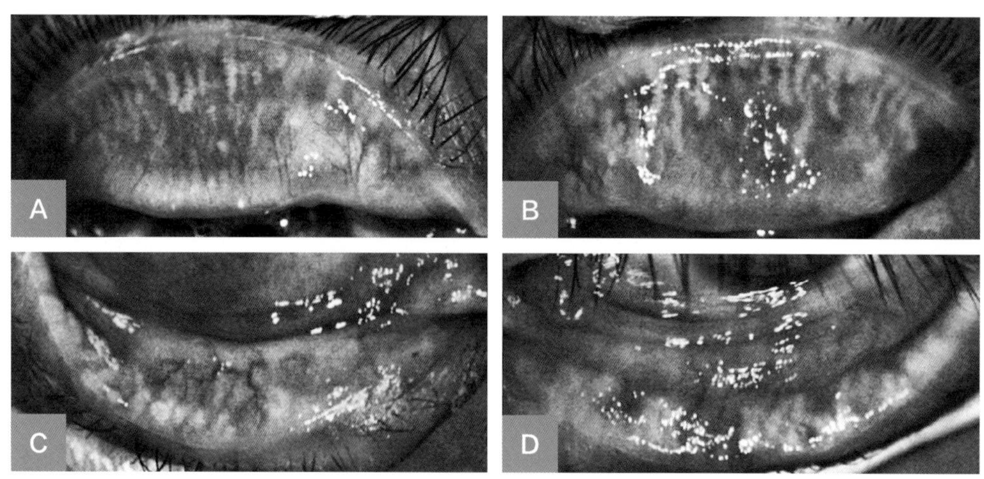

图 17-1-41 双眼睑板腺Ⅲ度缺失

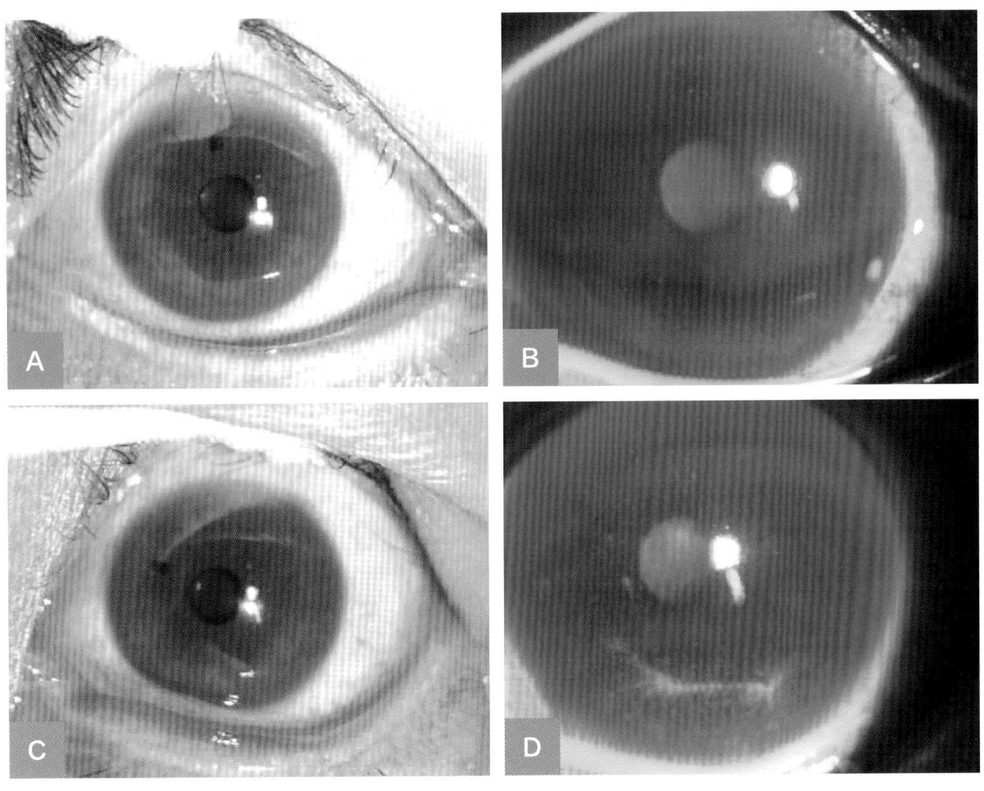

图 17-1-42　治疗 3 天后双眼裂隙灯照相

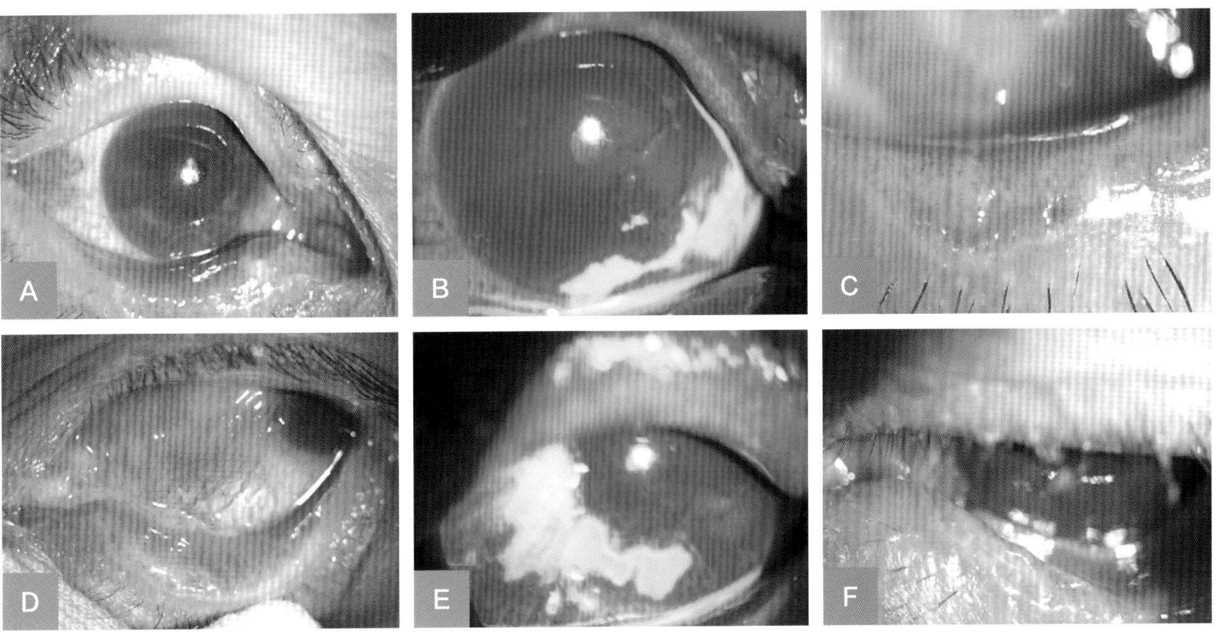

图 17-1-43　5 个月后因感冒导致双眼红痛加重复诊

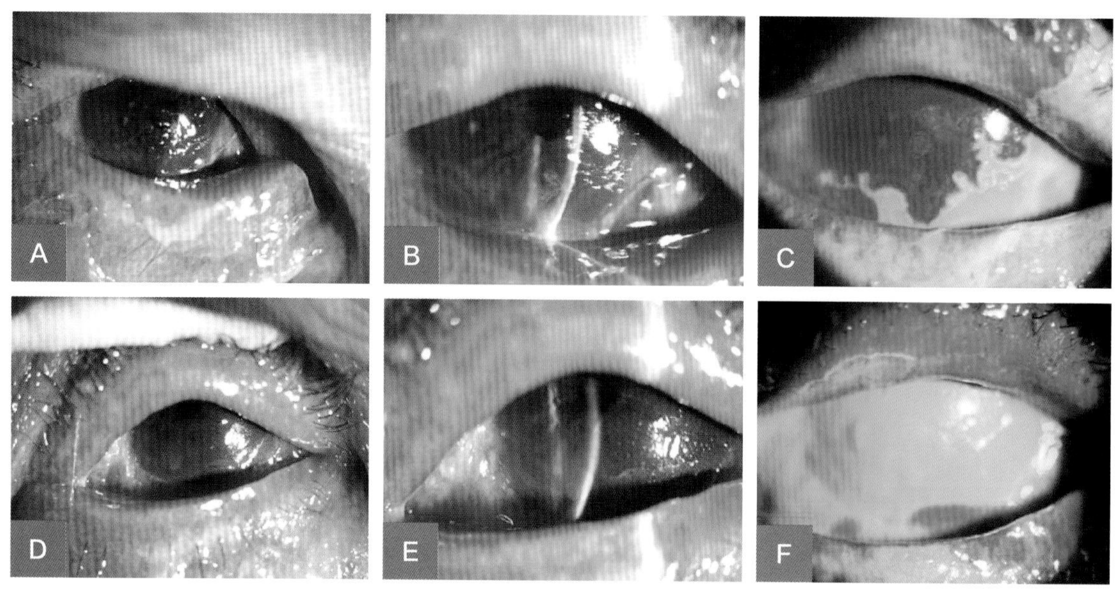

图 17-1-44 治疗 3 天后双眼眼睑及角膜炎症仍持续加重

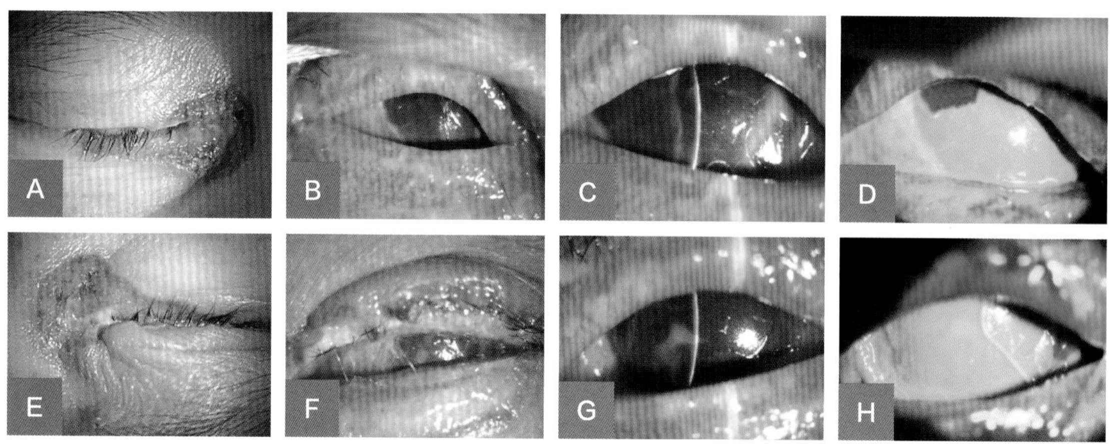

图 17-1-45 治疗 1 周，双眼睑缘溃烂，角膜大片上皮缺损

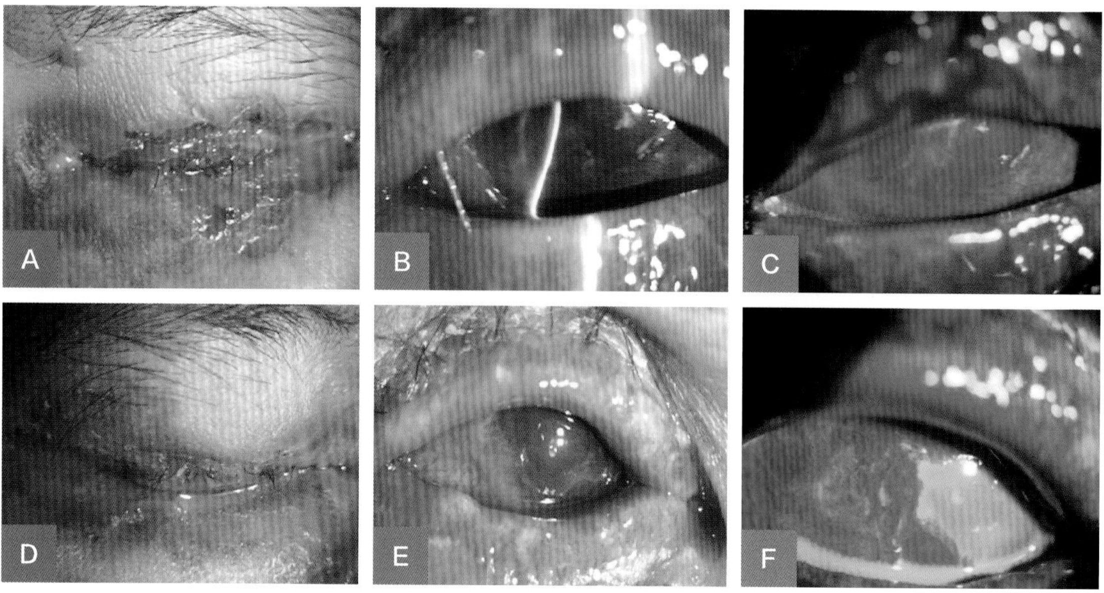

图 17-1-46 10 天后双眼睑缘溃烂仍持续加重

治疗半个月后，双眼眼睑溃疡灶逐渐结痂，角膜上皮缺损也逐渐修复(图 17-1-47)。此时调整抗生素滴眼液频次：根据药敏结果局部调整用药：左氧氟沙星滴眼液，滴双眼，每天 4 次；妥布霉素滴眼液，滴双眼，每天 4 次；妥布霉素眼膏，睡前涂双眼；他克莫司滴眼液，滴双眼，每天 4 次；玻璃酸钠滴眼液，2 小时 1 次。1 个月后双眼睑缘痂块基本脱落，角膜上皮基本修复，新生血管长入(图 17-1-48)。此时停用妥布霉素眼膏，改为妥布霉素地塞米松眼膏夜间涂眼。2 个月后双眼睑缘及角膜炎症逐渐稳定，角膜逐步瘢痕血管化(图 17-1-49)。

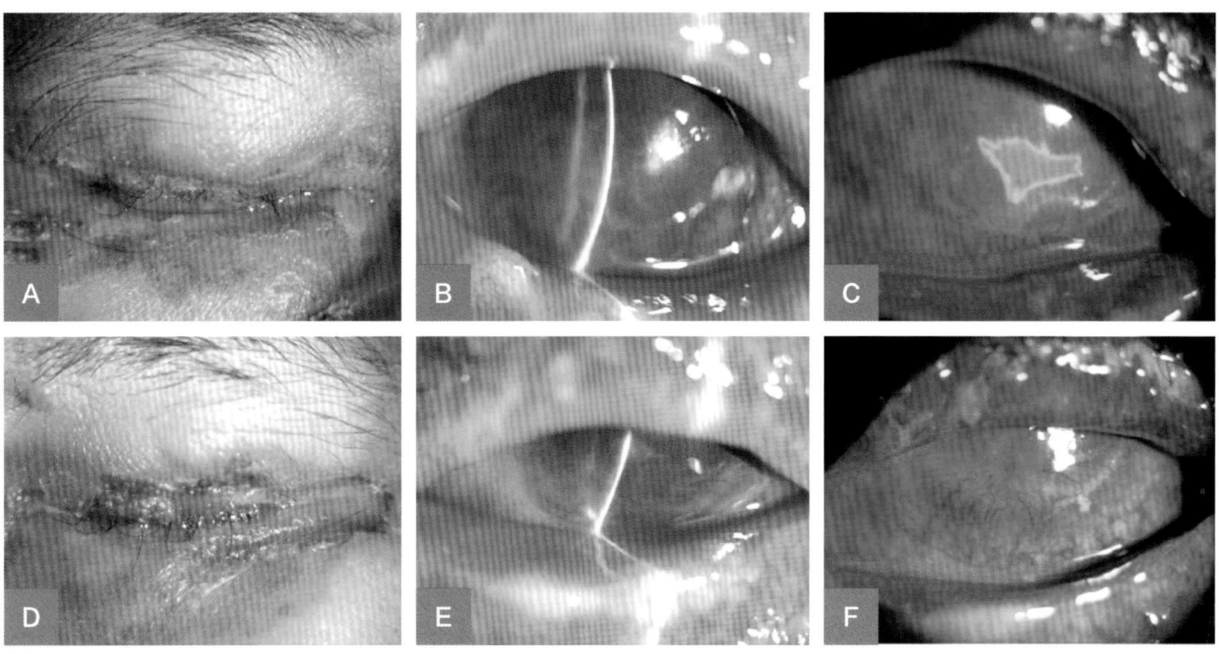

图 17-1-47 半个月后眼睑溃疡逐渐结痂、上皮缺损逐步修复

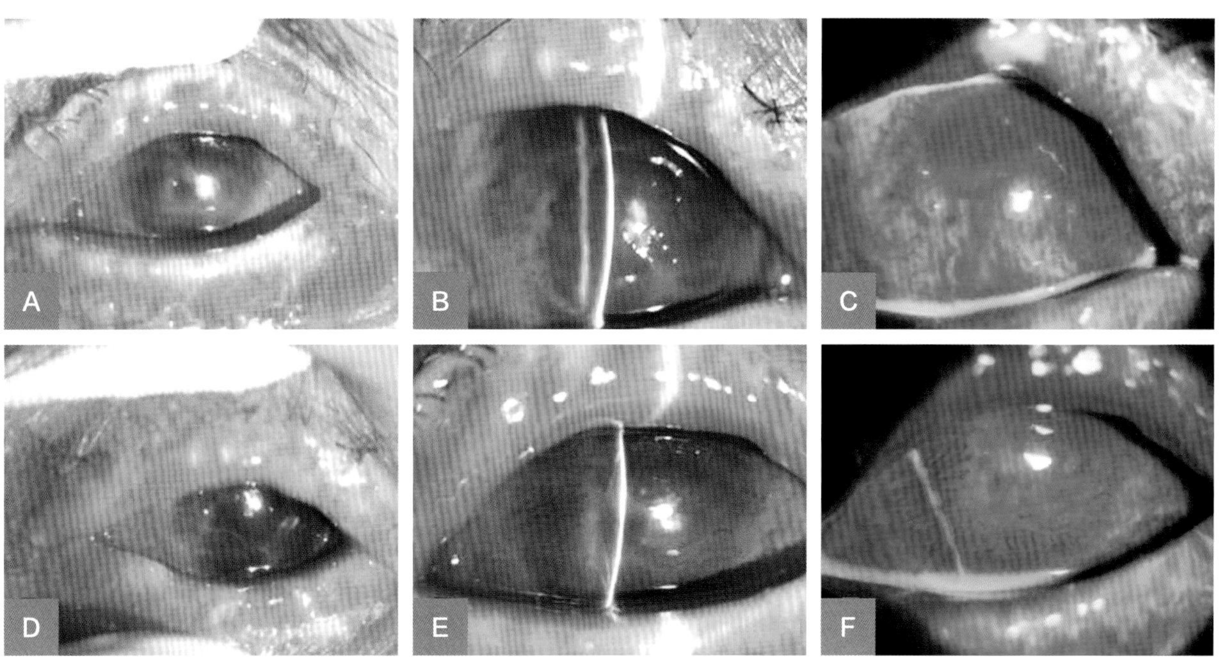

图 17-1-48 1 个月后双眼眼睑及角膜炎症减轻，角膜上皮基本修复

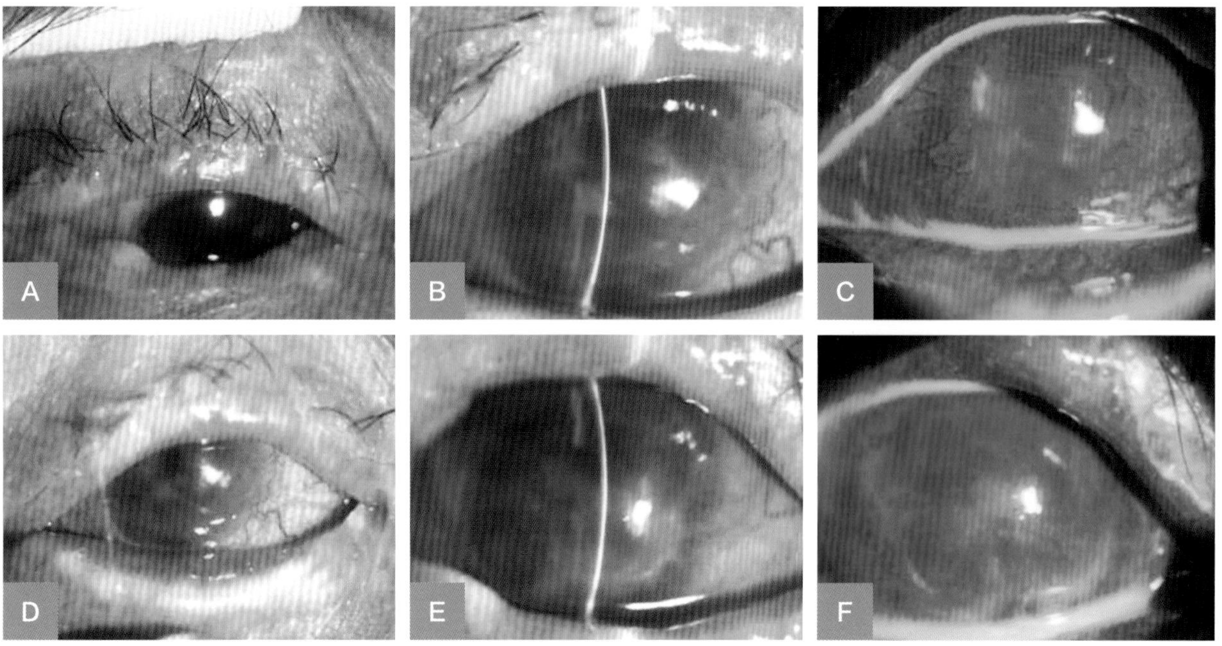

图 17-1-49 2 个月后双眼睑缘溃烂愈合、角膜瘢痕化

（方 颉 林育安 董 诺 吴护平）

参考文献

[1] LIEW MS, ZHANG M, KIM E, et al. Prevalence and predictors of Sjögren's syndrome in a prospective cohort of patients with aqueous-deficient dry eye [J]. Br J Ophthalmol, 2012, 96(12): 1498-1503.

[2] 王焕荣，赵乐. 126 例干眼病因分析[J]. 中国斜视与小儿眼科杂志，2012，20(3)：115-117.

[3] TSUBOI H, ASASHIMA H, TAKAI C, et al. Primary and secondary surveys on epidemiology of Sjögren's syndrome in Japan [J]. Modern Rheumatology, 2014, 24(3): 464-470.

[4] MACIEL G, CROWSON CS, MATTESON EL, et al. Incidence and mortality of physician-diagnosed primary Sjögren syndrome: Time trends over a 40-year period in a population-based US cohort. Mayo Clin Proc, 2017, 92(5): 734-743.

[5] MACIEL G, CROWSON CS, MATTESON EL, et al. Prevalence of primary Sjögren's syndrome in a population-based cohort in the United States. Arthritis Care Res Hob, 2016.

[6] 中华医学会风湿病学分会. 干燥综合征诊断及治疗指南[J]. 中华风湿病学杂志，2010，14(11)：766-768.

[7] 袁锁娟，陆雯俊，沈友轩. 原发性干燥综合征 93 例临床表现[J]. 中国微循环，2009，13(4)：316.

[8] HUNGER RE, CARNAUD C, VOGT I, et al. Male gonadal environment paradoxically promotes dacryoadenitis in nonobese diabetic mice. J Clin Invest, 1998, 101(6): 1300-1309.

[9] TODA I, SULLIVAN BD, WICKHAM LA, et al. Gender- and androgen-related influence on the expression of proto-oncogene and apoptotic factor mRNAs in lacrimal glands of autoimmune and non-autoimmune mice. J Steroid Biochem Mol Biol, 1999, 71(1-2): 49-61.

[10] 赵浩，王丹，薛鸾，等. 桑珠滋阴口服液对干燥综合征患者血清 Th17/Treg 及免疫功能影响研究[J]. 辽宁中医药大学学报，2017，3(19)：88-90.

[11] WAHRE-HERIENIUS M, DORNER T. Immunopathogenic mechanisms of systemic autoimmune disease[J]. Lancet, 2013, 382(9894): 817-831.

[12] LI Y, ZHANG K, CHEN H, et al. A genome wide association study in Han Chinese identifies a susceptibility locus for primary Sjögren's syndrome at 7q11.23 [J]. Nat Genet, 2013, 45(11): 1361-1365.

[13] CROIA C, ASTORRI E, MURRAY-BROWN W, et a1. Implication of Epstein-Barr virus infection in disease-specific autoreactive B cell activation in ectopic lymphoid structures of Sjögren's syndrome [J]. Arthritis Rheumatol, 2014, 66(9): 2545-2557.

[14] ISHIMARU N, ARAKAKI R, YOSHIDA S, et al. Expression of the retinoblastoma protein RbAp48 in exocrine glands leads to Sjögren's syndrome-like autoimmune exocrinopathy [J]. J Exp Med, 2008, 205(12): 2915-2927.

[15] GOTTENBERG J E, CAGNARD N, LUCCHESI C, et al. Activation of FN pathways and plasmacytoid dendritic cell recruitment in target organs of primary Sjögren's syndrome [J]. Proc Natl A-cad Sci USA, 2006, 103(8): 2770-2775.

[16] RUDDY S, HARRIS ED JR, SLEDYE CB. Kelly's textbook of rheumatoloty. 6th ed. Phliladelphia: WB Saunders Company, 2001: 1028.

[17] DERK C T, VIVINO F B. A primary care approach to Sjögren's syndrome. Helping patients cope with sicca symptoms, extraglandular manifestations [J]. Postgrad Med, 2004, 116(3): 49-54.

[18] LYNN M PETRUZZI, FREDERICK B VIVINO. Sjögren's syndrome—implications for perioperative practice [J]. Aorn J, 2003, 77(3): 612-621.

[19] DAVID A SULLIVAN, REZA DANA, ROSE M SULLIVAN, et al. Meibomian gland dysfunction in primary and secondary Sjögren's syndrome. Ophthalmic Res, 2018, 59(4): 193-205.

[20] SHIMAZAKI J, GOTO E, ONO M, et al. Meibomian gland dysfunction in patients with Sjögren's syndrome. Ophthalmology, 1998, 105(8): 1485-1488.

[21] BRON AJ, DE PAIVA CS, CHAUHAN SK, et al. TFOS DEWS Ⅱ pathophysiology report. Ocul Surf, 2017, 15(3): 438-510.

[22] LI S, GALLUP M, CHEN YT, et al. Molecular mechanism of proinflammatory cytokine-mediated squamous metaplasia in human corneal epithelial cells. Invest Ophthalmol Vis Sci, 2010, 51(5): 2466-2475.

[23] KAM WR, SULLIVAN DA. Neurotransmitter activation of signaling pathways in human meibomian gland epithelial cells. Invest Ophthalmol Vis Sci, 2011, 52(12): 8542-8548.

[24] KONTTINEN YT, HUKKANEN M, KEMPPINEN P, et al. Peptide-containing nerves in labial salivary glands in Sjögren's syndrome. Arthritis Rheum, 1992, 35(7): 815-820.

[25] CRIPPS MM, PATCHEN-MOOR K. Inhibition of stimulated lacrimal secretion by [D-Ala2] Met-enkephalinamide. Am J Physiol, 1989, 257(1 Pt 1): G151-G156.

[26] SULLIVAN DA, BÉLANGER A, CERMAK JM, et al. Are women with Sjögren's syndrome androgen-deficient? J Rheumatol, 2003, 30(11): 2413-2419.

[27] 2007 Report of the International Dry Eye Work Shop (DEWS). Ocul Surf, 2007, 5: 65-204.

[28] VILLANI E, BERETTA S, DE CAPITANI M, et al. In vivo confocal microscopy of meibomian glands in Sjögren's syndrome. Invest Ophthalmol Vis Sci, 2011, 52(2): 933-939.

[29] 赵福涛,周曾同,沈雪敏,等. 原发性干燥综合征多学科诊治建议. 老年医学与保健, 2019, 25(1): 7-10.

[30] GODIN MR, STINNETT SS, GUPTA PK. 5 outcomes of thermal pulsation treatment for dry eye syndrome in patients with Sjögren's disease. Cornea, 2018, 37(9): 1155-1158.

[31] SHEN G, QI Q, MA X. Effect of moisture chamber spectacles on tear functions in dry eye disease. Optom Vis Sci, 2016, 93(2): 158-164.

[32] CRAIG J, CHAN E, EA L, et al. Dry eye relief for VDU users from a USB-desktop humidifier. Contact Lens Anter Eye, 2012, 35: 28.

[33] WATSON SL, SECKER GA, DANIELS JT. The effect of therapeutic human serum drops on corneal stromal wound-healing activity. Curr Eye Res, 2008, 33(8): 641-652.

[34] HWANG J, CHUNG SH, JEON S, et al. Comparison of clinical efficacies of autologous serum eye drops in patients with primary and secondary Sjögren's syndrome. Cornea, 2014, 33(7): 663-667.

[35] YOON KC, HEO H, IM SK, et al. Comparison of autologous serum and umbilical cord serum eye drops for dry eye syndrome. Am J Ophthalmol, 2007, 144(1): 86-92.

[36] MARSH P, PFLUGFELDER SC. Topical nonpreserved methylprednisolone therapy for keratoconjunctivitis sicca in Sjögren's syndrome. Ophthalmology, 1999, 106(4): 811-816.

[37] MOSCOVICI BK, HOLZCHUH R, SAKASSEGAWA-NAVES FE, et al. Treatment of Sjögren's syndrome dry eye using 0.03% tacrolimus eye drop: Prospective double-blind randomized study. Cont Lens Anter Eye, 2015, 38(5): 373-378.

[38] POKUPEC R, PETRICEK I, SIKIC J, et al. Comparison of local acetylcysteine and artificial tears in the management of dry eye syndrome. Acta Med Croat, 2005, 59(4): 337-340.

[39] KAWAKITA T, SHIMMURA S, TSUBOTA K. Effect of oral pilocarpine in treating severe dry eye in patients with Sjögren's syndrome. Asia Pac J Ophthalmol Phila, 2015, 4(2): 101-105.

[40] PETRONE D, CONDEMI JJ, FIFE R, et al. A doubleblind, randomized, placebo-controlled study of cevimeline in Sjögren's syndrome patients with xerostomia and keratoconjunctivitis sicca. Arthritis Rheum, 2002, 46(3): 748-754.

[41] GRESSET J, SIMONET P, GORDON D. Combination of a side shield with an ocular moisture chamber. Am J Optom Physiol Opt, 1984, 61(9): 610-612.

[42] ALGHAMDI YA, CAMP A, FEUER W, et al. Compliance and subjective patient responses to eyelid hygiene. Eye Contact Lens, 2017, 43(4): 213-217.

[43] MARSH P, PFLUGFELDER SC. Topical nonpreserved methylprednisolone therapy for keratoconjunctivitis sicca in Sjögren's syndrome. Ophthalmology, 1999, 106(4): 811-816.

[44] HONG S, KIM T, CHUNG SH, et al. Recurrence after topical nonpreserved methylprednisolone therapy for keratoconjunctivitis sicca in Sjögren's syndrome. J Ocul Pharmacol Ther, 2007, 23(1): 78-82.

[45] ARAGONA P, STILO A, FERRERI F, et al. Effects of the topical treatment with NSAIDs on corneal sensitivity and ocular surface of Sjögren's syndrome patients. Eye (Lond), 2005, 19(5): 535-539.

[46] AVUNDUK AM, AVUNDUK MC, VARNELL ED, et al. The comparison of efficacies of topical corticosteroids and nonsteroidal anti-inflammatory drops on dry eye patients: A clinical and immunocytochemical study. Am J Ophthalmol, 2003, 136(4): 593-602.

[47] SEITSALO H, NIEMELÄ RK, MARINESCU-GAVA M, et al. Effectiveness of low-dose doxycycline (LDD) on clinical symptoms of Sjögren's syndrome: A randomized, double-blind, placebo controlled cross-over study. J Negat Results Biomed, 2007, 6: 11.

[48] LI J, ZHANG X, ZHENG Q, et al. evaluation of silicone hydrogel contact lenses and autologous serum for management of Sjögren's syndrome-associated dry eye. Cornea, 2015, 34(9): 1072-1078.

[49] KOGBE O, LIOTET S, TIFFANY JM. Factors responsible for tear ferning. Cornea, 1991, 10(5): 433-444.

[50] MARAGOU M, VAIKOUSIS E, NTRE A, et al. Tear and saliva ferning tests in Sjogren's syndrome (SS). Clin Rheumatol, 1996, 15(2): 125-132.

[51] BEGLEY CG, CAFFERY B, CHALMERS RL, et al. Use of the dry eye questionnaire to measure symptoms of ocular irritation in patients with aqueous tear deficient dry eye. Cornea, 2002, 21(7): 664-670.

[52] RIVES L, RODRIGUEZ JJ, ALVAREZ ML, et al. Correlation between impression cytology and tear function parameters in Sjögren's syndrome [J]. Acta Ophthalmologica, 1993, 71(3): 353-359.

第二节 类风湿性关节炎

在患有全身性自身免疫疾病的患者中常见干眼，许多干眼最严重的病例与干燥综合征相关。此外，其他自身免疫病症如类风湿性关节炎、红斑狼疮、硬皮病、甲状腺炎、移植物抗宿主病等也都与干眼有关。在这些疾病中，干眼和类风湿性关节炎（rheumatoid arthritis，RA）之间的关联性最强。

RA 是一种以关节滑膜炎及对称性、破坏性的关节病变为主要特征的自身免疫性疾病。病变可累及所有含滑膜的关节，以手、足最为常见。其病理特征是滑膜增生和向外生长，增生的炎症组织（血管肉芽翳）破坏关节和关节周围组织，引起关节畸形和功能障碍。RA 是最常见的炎性关节病，患病率占世界总人口的为 1%~2%，我国的发病率约为 0.2%~0.4%。女性患病率大约是男性的 3 倍，可在任何年龄段发病。

类风湿因子（rheumatoid factor，RF）可形成免疫复合物激活补体，可以造成关节外损害。眼部损害引起的并发症包括干眼、浅层巩膜炎、结膜炎、溃疡性角膜炎等，其中以干眼最常见。RA 患者中干眼的患病率大约为 90%，约 11%~31% 的 RA 患者患有继发性干燥综合征，许多研究表明，RA 患者与同年龄、性别的健康人群相比，其眼部和口腔干燥症状的患病率较高，泪液和唾液分泌量也更少，这也提示 RA 患者有必要明确是否患有继发性干燥综合征（sSS）。RA（伴或不伴 SS）患者的眼表致病过程与其全身炎症情况相关。

（一）发病机制

RA 的发病机制是多因素的，至今也尚未明确，可能涉及遗传易感性、感染因子，以及免疫系统紊乱等。RA 所致干眼的确切发病机制仍在探索中，有临床证据提示干眼的发病与 RA 的炎症有关。如 RA 患者的泪膜破裂时间短、泪河高度低、Schirmer 试验阳性等检查异常，其病因可能与炎症介质有关。这些炎症因子包括：TNF-α、IL-1、IL-6、IL-8、IL-10 等，其中 IL-1 是其他炎性细胞因子如 IL-6 和 TNF-α，以及趋化因子的有效诱导剂，在

RA 的发病过程中发挥着重要的作用。此外，研究表示 IL-6 和 TNF-α 在 RA 所致角膜溃疡的发病机制中表达上调这些细胞因子也存在于 RA 患者的关节滑膜液和组织中。临床证据表明，使用 TNF-α、IL-1α 和 IL-6 阻断剂进行干预治疗效果显著。

（二）临床表现

1. 全身症状及体征　RA 患者的主要临床表现为对称性、持续性的关节肿胀和疼痛，常伴有晨硬，以手腕、近侧指间关节和掌指关节、肘及足趾关节最为常见。早晨持续 1h 以上的僵硬表明炎症可能为该病的病因。由滑膜炎引起的触诊有沼泽感的关节肿胀，在关节检查时可以触及轻微的滑膜增厚。全身活动性疾病可能会导致疲劳、体重减轻和低烧等症状。中晚期患者可出现典型的手指“天鹅颈”及“纽扣花”样畸形，关节强直和掌指关节半脱位，表现掌指关节向尺侧偏斜。此外，RA 患者还可出现皮下结节，称为类风湿结节。部分患者有心、肺和神经系统等受累表现。

2. 眼部表现　RA 患者的眼表症状主要表现为干涩、异物感、烧灼感、眼痒、易疲劳，严重情况下还可出现眼痛、畏光等不适。干眼常为眼部的首发症状。当出现继发性干燥综合征时，患者还有口干、吞咽干性食物困难等唾液腺分泌减少的不良症状。眼部检查呈现泪液分泌不足以及角膜荧光素着染等。临床发现 RA 患者的睑板腺缺失萎缩程度及堵塞程度也常较同龄人群严重。

随着病情的进展，部分患者在疾病晚期常并发角膜症状，如丝状角膜炎、角膜上皮浅层点状缺损、复发性角膜上皮糜烂，严重者可继发角膜融解、角膜穿孔、角膜溃疡。RA 所致角膜病变多始发于上方角膜缘，少数始发于下方角膜缘，常伴异物感、刺痛、畏光流泪等眼部刺激症状。角膜融解通常沿角膜缘和向角膜中央方向进展，溃疡多为无菌性，溃疡灶常融解变薄，严重者出现穿孔，角膜缘常见新生血管长入。

（三）分期与检查

病变活动分期：

1. 急性活动期　以关节的急性炎症表现为主，晨僵、疼痛、肿胀及功能障碍显著，全身症状较重，常有低热或高热，血沉超过 50mm/h，白细胞计数超过正常，中度或重度贫血，类风湿因子阳性，且滴定度较高。

2. 亚急性活动期　关节处晨僵、肿痛及功能障碍较明显，全身症状多不明显，少数可有低热，血沉异常但不超过 50mm/h，白细胞计数正常，中度贫血，类风湿因子阳性，但滴定度较低。

3. 慢性迁延期　关节炎症状较轻，可伴不同程度的关节僵硬或畸形，血沉稍增高或正常，类风湿因子多阴性。

4. 稳定期　关节炎症状不明显，疾病已处于静止阶段，可留下畸形并产生不同程度的功能障碍。

实验室检查：

（1）血清学检查：RA 患者的红细胞沉降率（ESR）加快、C-反应蛋白（CRP）和血清 IgG、IgM、IgA 升高。大部分患者血清中出现类风湿因子（RF）、抗环瓜氨酸多肽（CCP）抗体、抗修饰型瓜氨酸化波形蛋白（MCV）抗体、抗瓜氨酸化纤维蛋白原（ACF）抗体、抗角蛋白抗体（AKA）、抗核周因子（APF）、抗 P68 抗体等多种自身抗体。部分患者可出现轻中度贫血。

（2）角膜、结膜刮片和组织活检：可见淋巴细胞或其他炎性反应效应细胞聚集。

（3）角膜共聚焦显微镜检查：在病变活动期，角膜基质内可见大量活化的朗格汉斯细胞和炎症细胞浸润。

影像学检查：

（1）X 线：早期表现为关节周围软组织肿胀、关节附近骨质疏松；随病情进展可出现关节面破坏、关节间隙狭窄、关节融合或脱位。

（2）磁共振成像（MRI）：关节炎性反应初期可出现滑膜增厚、骨髓水肿和轻度关节面侵蚀，对 RA 的早期诊断极为重要。

（3）超声检查：高频超声能清晰显示关节腔、关节滑膜、滑囊、关节腔积液、关节软骨厚度及形态等。彩色多普勒血流显像（CDFI）和能量图（CDE）在检测 RA 患者关节内血流分布方面具较高敏感性，能反映滑膜增生的情况。

（四）诊断

RA 的诊断主要依靠特征性的临床表现、实验室检查及影像学检查。1987 年美国风湿病学会（American College of Rheumatology，ACR）制定了 RA 的诊断标准，更适用于典型病例的诊断，不适用于早期症状及不典型的病例。目前，更多采用 2009 年 ACR 和欧洲抗风湿病联盟（The European League Against Rheumatism，EULAR）

联合制定的RA分级标准和评分系统,该标准操作性更强、分类更为详细。其主要内容为:至少1个关节肿痛,并有滑膜炎的证据(临床、超声或MRI);同时排除其他疾病引起的关节炎,有典型的放射学RA骨破坏。该标准评估内容包括:关节受累情况、血清学指标、滑膜炎持续时间及急性时相反应物进行评分,总得分6分以上可诊断为RA(表17-2-1)。

表17-2-1 类风湿性关节炎诊断项目及评分

评估项目	得分
关节受累情况	
中大关节	
1个关节受累	0
2~10个关节受累	1
小关节	
1~3个关节受累	2
4~10个关节受累	3
至少1个为小关节,受累关节数超过10个	5
血清学	
RF或抗CCP抗体均阴性	0
RF或抗CCP抗体至少1项低滴度阳性	2
RF或抗CCP抗体至少1项高滴度阳性	3
滑膜炎持续时间	
<6周	0
≥6周	1
急性时相反应物	
CRP或ESR均正常	0
CRP或ESR增高	1

(五)治疗

RA的治疗,无论是全身治疗或眼部治疗,都应遵循早期治疗、联合用药和个体性治疗的治疗原则。

1. 一般治疗 RA相关眼病的治疗管理应多学科合作,眼科、风湿免疫科、康复科、心理科等共同参与管理。对RA患者应进行全面的健康教育,包括疾病性质、病程、治疗、自我管理和心理支持。生活方式调整同样至关重要,包括戒烟、控制体重、合理饮食和适当运动等。

2. 全身治疗 RA患者在专业风湿免疫科医师的指导下积极控制原发病症是治疗的前提。RA的药物治疗包括非甾体抗炎药(NSAID)、改善病情抗风湿药物(DMARD)、甲氨蝶呤(MTX)、柳氮磺吡啶、抗疟药(氯喹和羟氯喹)、糖皮质激素等。药物治疗同时,RA患者须配合关节锻炼及功能训练。经积极内科治疗病情仍不可控制,关节严重畸形者,可通过外科手术(如滑膜切除、关节置换、关节融合术等)矫正畸形,改善生活质量。

3. 眼部治疗 对RA所致的干眼,眼部治疗原则是根据干眼的严重程度和患者对每种治疗效果的反应。

(1)物理治疗:轻度、偶发性RA干眼的患者可以通过改变其环境和日常生活活动来进行缓解,如避免服用减少泪液分泌的全身药物,以帮助维持足够的泪液分泌;保持睑缘卫生以减少睑缘炎和睑板腺功能障碍引起的不适;避免吸烟并保持健康的饮食;有条件的情况下避免在非常干燥或多风的环境中生活;限制某些与减少眨眼率有关的活动,例如长时间阅读或使用视频终端。合并严重干眼的患者,可考虑采用泪点栓塞、佩戴湿房镜等措施,减少泪液丢失或减少泪液蒸发。

(2)药物治疗:RA所致的干眼患者在建议使用无防腐剂人工泪液或有助于角膜上皮损伤修复的人工泪液,夜间可使用凝胶制剂。抗炎治疗贯穿治疗全程,常用的药物有糖皮质激素、免疫抑制剂及非甾体抗炎药,药物的选择需具体根据患者的眼部情况。局部糖皮质激素联合免疫抑制剂是临床上最常用的治疗方法,可增加局部免疫抑制抗炎效果。在炎性急性期，主要以糖皮质激素为主、局部免疫抑制剂为辅；当炎症控制稳定时，则应减少糖皮质激素的用量及频次，应逐渐减量至停用，以局部免疫抑制剂为主。在慢性期或稳定，则以免疫抑制剂为主。

（3）手术治疗：当 RA 所致的干眼引起角膜病变如角膜溃疡时，不能行保守治疗的情况下，手术治疗将是唯一有效手段，但无论手术与否，病情均容易反复。浅部溃疡可行羊膜移植或自体结膜移植覆盖（图 17-2-1），但对于范围较大或进展较快的角膜溃疡，行结膜瓣遮盖须十分谨慎，因结膜瓣及血管含有的炎性细胞可能会加重角膜病变。深部以及穿孔性溃疡则须行部分板层或穿透性角膜移植手术（图 17-2-2~图 17-2-4）。临床常见 RA 患者，角膜并发症常发生于全身治疗药物减量时，因此患者在调整全身用药剂量时，须提高对眼部症状的重视程度。对于部分长期使用激素类滴眼液或配戴角膜绷带镜缓解眼部症状的 RA 患者，必须严格定期随诊，避免角膜溃疡的发生。

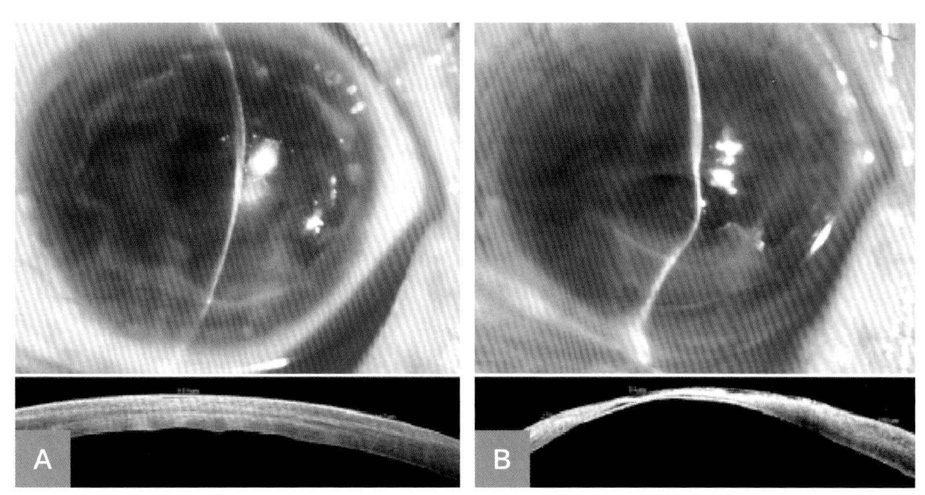

图 17-2-1 类风湿性关节炎患者角膜上皮反复缺损
A. 行羊膜移植后上皮修复；B. 术后 2 个月后角膜仍融解近穿孔。

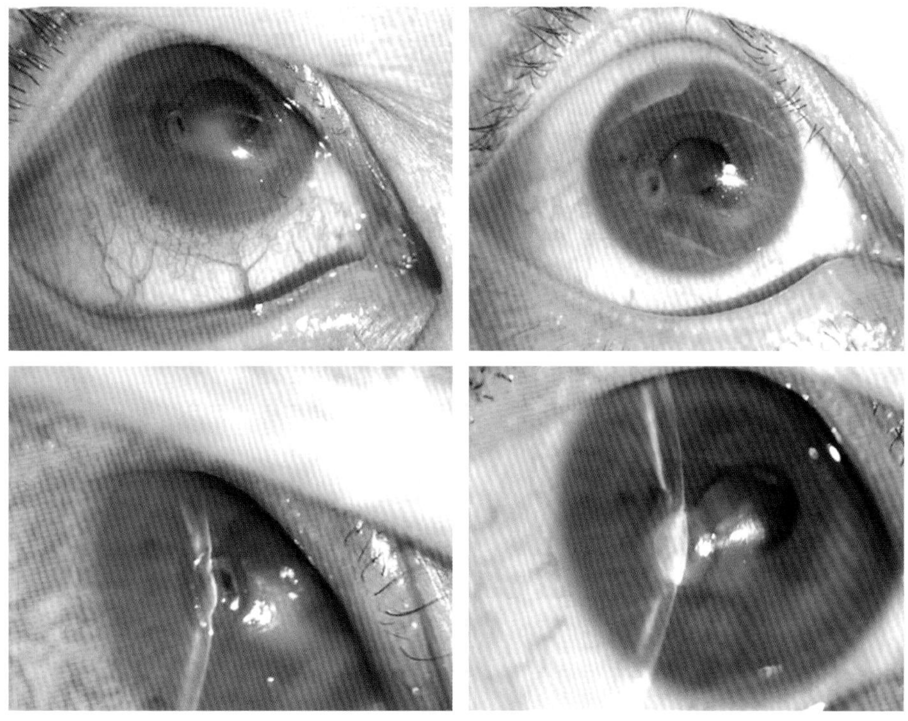

图 17-2-2 RA 继发角膜溃疡穿孔行生物胶下部分板层角膜移植术

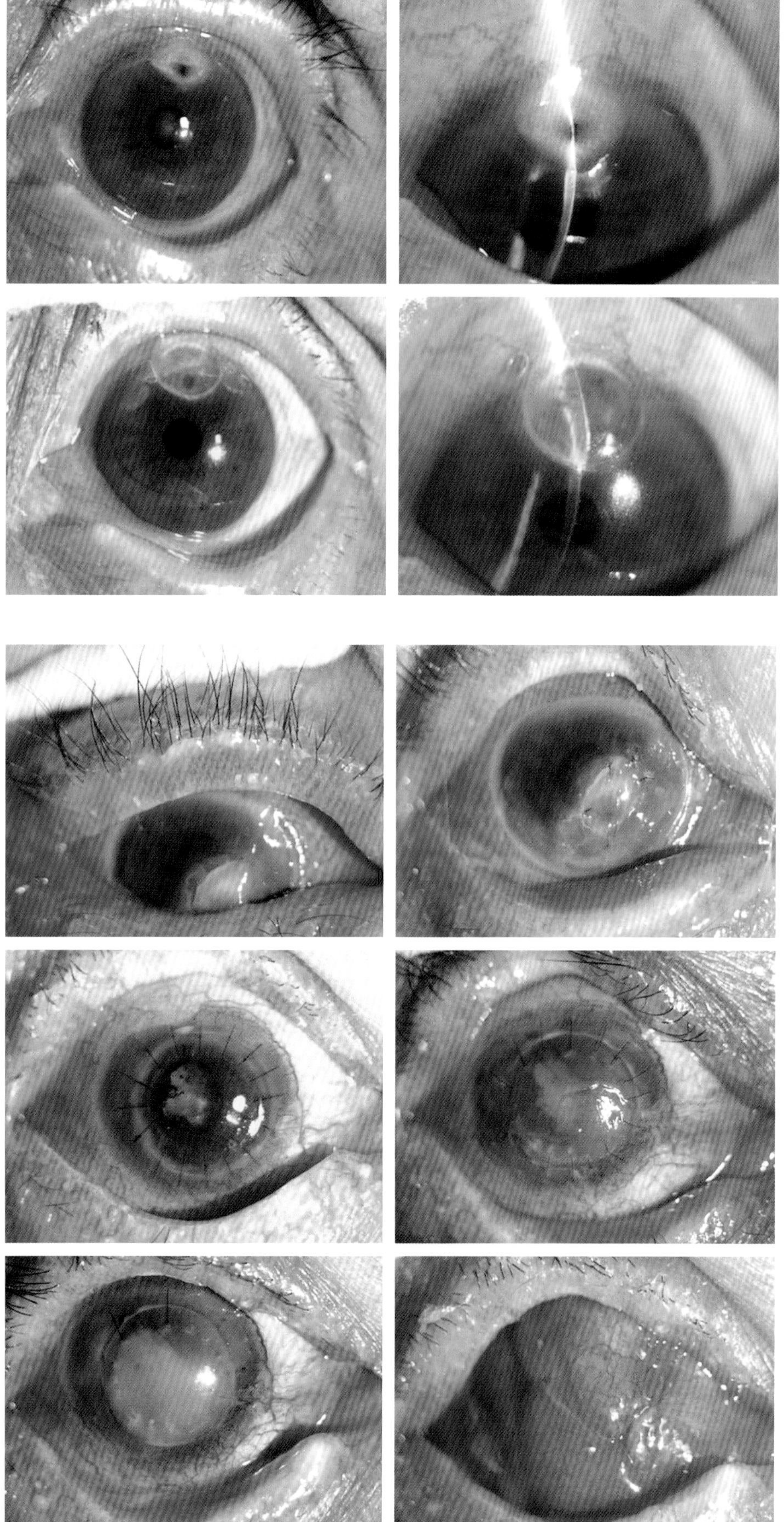

图 17-2-3 RA 患者上方角膜缘处溃疡穿孔行生物胶下部分板层角膜移植术

图 17-2-4 类风湿性关节炎合并 BKC 患者在部分板层角膜移植后发生排斥反应，再行穿透性角膜移植术，术后再次发生严重排斥反应后行结膜瓣覆盖术

（六）典型病例分享

【病例 1】

患者，女性，42 岁。双眼反复红痛、畏光流泪，伴视力下降 1 个月余。当地诊断为“双眼丝状角膜炎”，予丝状物剔除，人工泪液、生长因子滴眼液点眼，无明显好转。患者确诊类风湿性关节炎 3 年，确诊后半年有规律口服药物治疗。

眼科检查：右眼视力 0.15，-1.75DS/-0.75DC × 130 → 0.6，眼压 13.2mmHg，睑板腺开口大部分堵塞，球结膜充血（++），10：00 位角膜缘内角膜见 1.5mm 白色圆形浸润灶，全角膜表面见大量白色点状浸润，病灶表面上皮缺损，FL（+），基质浅层水肿，KP（-）（图 17-2-5A、B）。左眼视力 0.1，-1.50DS/-2.00DC × 20 → 0.4^{-}，眼压 15.3mmHg，睑板腺开口大部分堵塞，球结膜充血（++），下方角膜缘内见 1.5mm × 6mm 月牙形瓷白色浸润灶，全角膜表面见大量白色点状浸润，病灶表面上皮缺损，FL（+），基质浅层水肿，KP（-）（图 17-2-5C、D）。

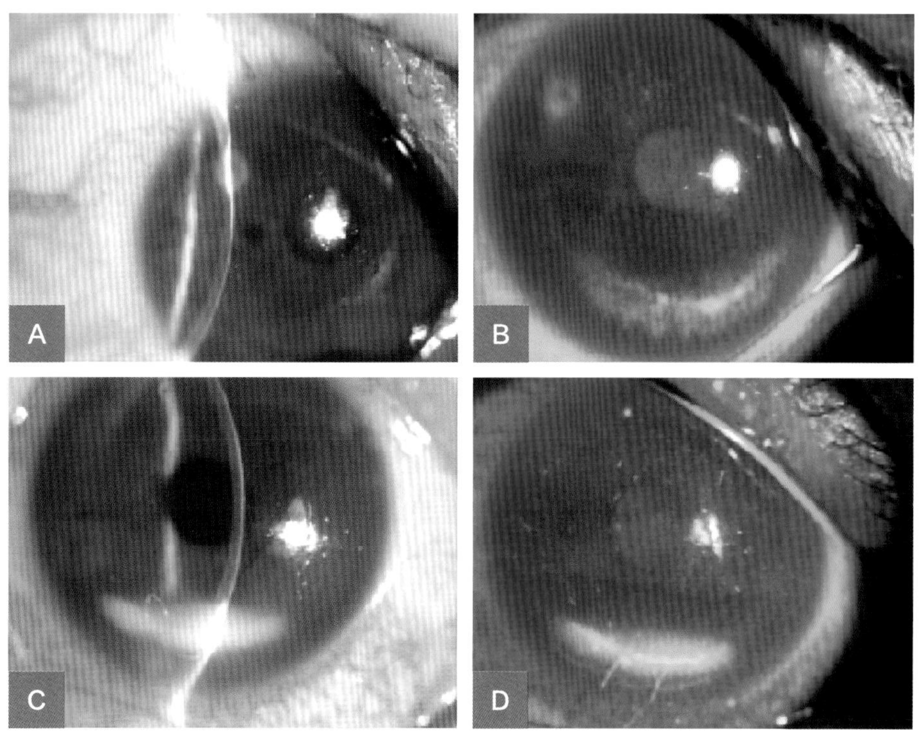

图 17-2-5　双眼裂隙灯显微镜照相

全身辅助检查：红细胞沉降率 108.0mm/h↑、免疫球蛋白 A 11.18g/L↑，免疫球蛋白 G 36.00g/L↑、类风湿因子 704.0IU/mL↑、C-反应蛋白 12mg/L↑。

眼部辅助检查：角膜共聚焦显微镜见右眼下方角膜基质层中量活化免疫细胞，基质层见少量炎症细胞浸润（图 17-2-6）；左眼病灶上皮缺损，可见大量活化免疫细胞，基质全层见大量炎症细胞浸润（图 17-2-7）。泪液分泌试验：右眼 3mm/5min，左眼 5mm/5min。睑板腺评分：右眼上睑 2 分、下睑 1 分，左眼上睑 2 分、下睑 1 分（图 17-2-8）。

临床诊断：双眼免疫性角膜炎、双眼睑板腺功能障碍、双眼干眼、类风湿性关节炎。治疗：甲泼尼龙 80mg 全身静脉滴注，一天 1 次；他克莫司滴眼液，滴双眼，一天 3 次；自家血清，滴双眼，一天 4 次；玻璃酸钠滴眼液，滴双眼，一天 4 次；妥布霉素地塞米松眼膏，涂双眼，睡前 1 次。同时给予双眼睑板腺 OPT 强脉冲激光联合睑板腺按摩疏通，见睑板腺分泌物呈黄色牙膏状。10 天后复诊，患者诉双眼不适症状明显减轻，右眼视力 0.4，矫正 0.9，左眼视力 0.3，矫正 0.8（图 17-2-9）。

该患者角膜周边病灶呈半月形且有多个病灶，容易与一般的边缘性角膜炎相混淆。结合患者明确的 RA 病史，RF 显著增高，且无配戴绷带镜、无异物外伤病史、无明显睑缘或睑板腺炎症，故仍考虑 RA 相关的免疫性角膜炎症可能性最高。由于不存在深层溃疡病灶，通过强力抗炎及促修复治疗，配合睑板腺物理治疗，通常能够较快控制病情。须配合风湿免疫专科联合治疗。

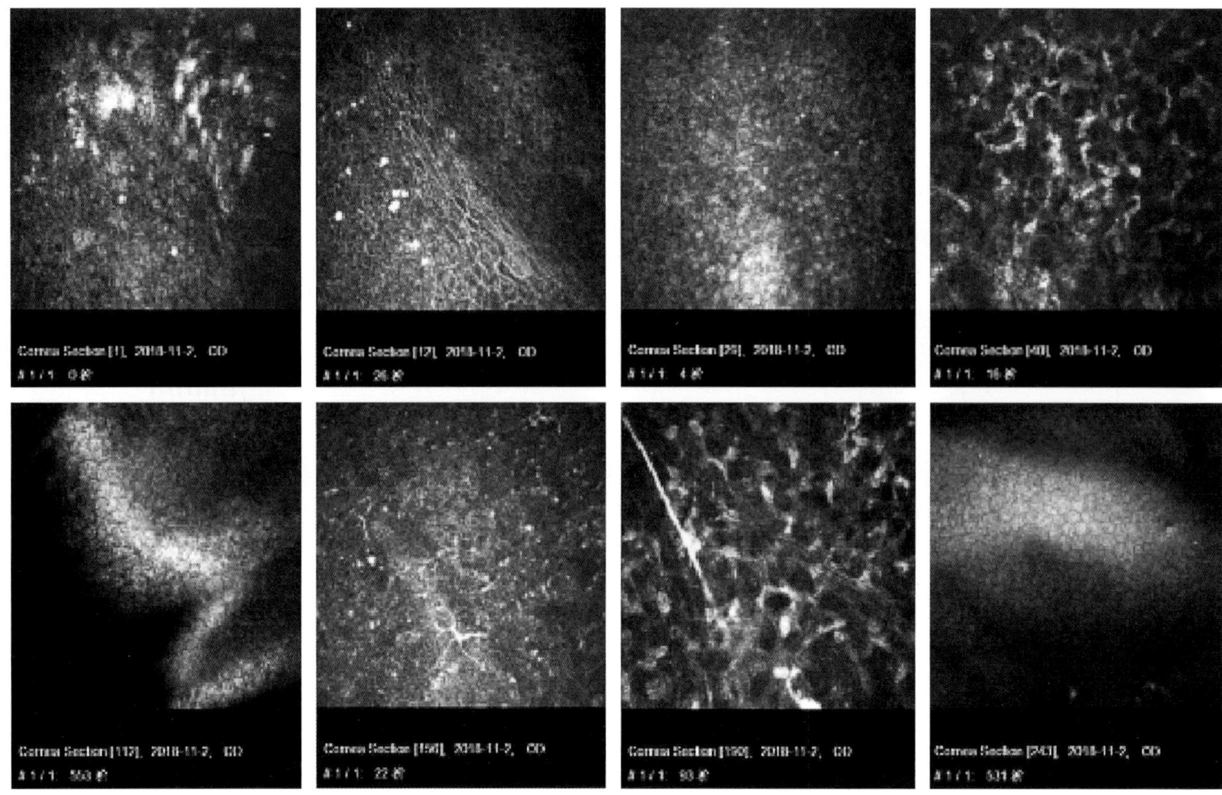

图 17-2-6 右眼角膜共聚焦显微镜见中量活化免疫细胞，基质层少量炎症细胞

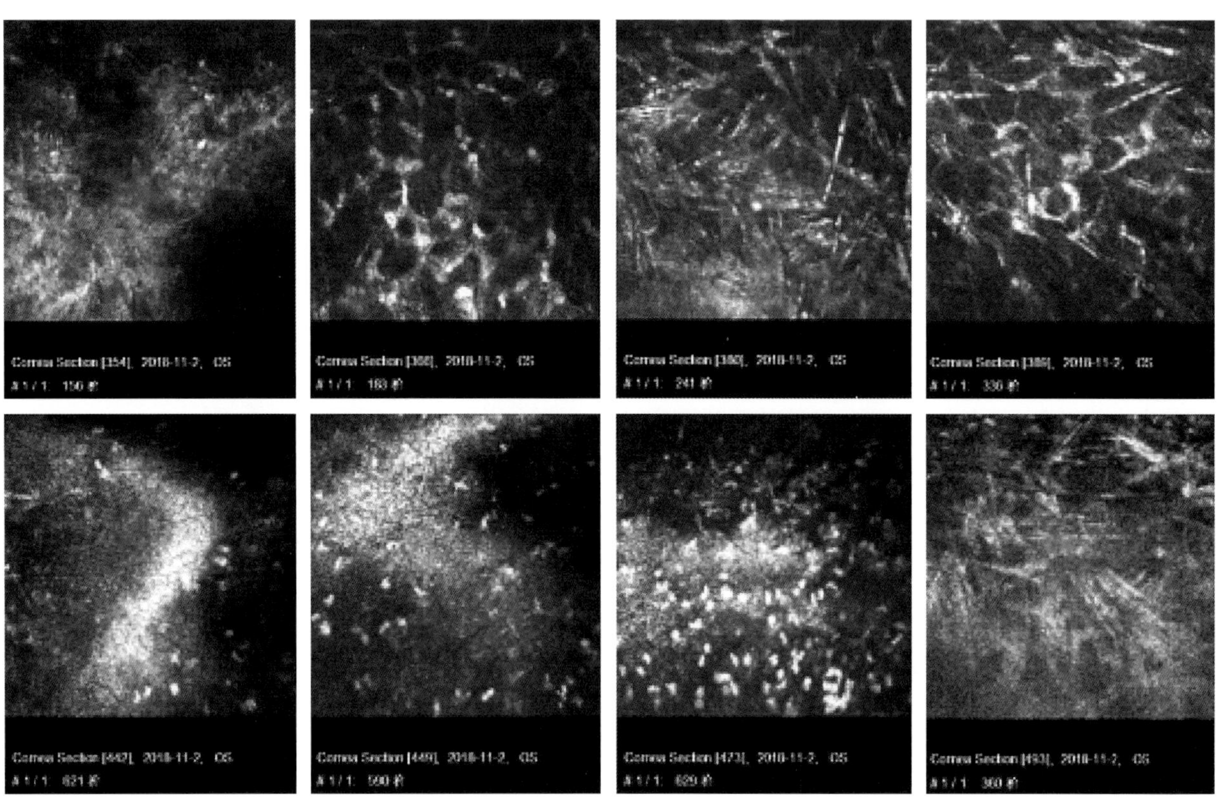

图 17-2-7 左眼共聚焦显微镜见大量活化免疫细胞，基质全层见炎症细胞浸润

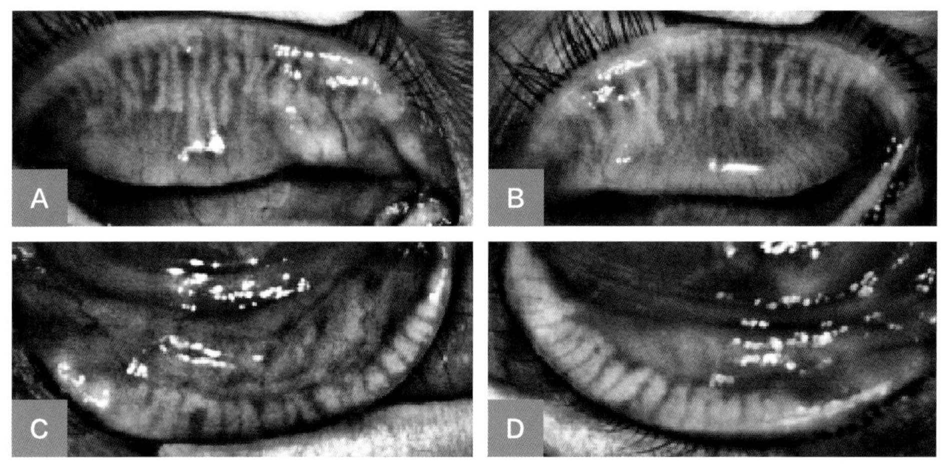

图 17-2-8 双眼睑板腺管萎缩明显

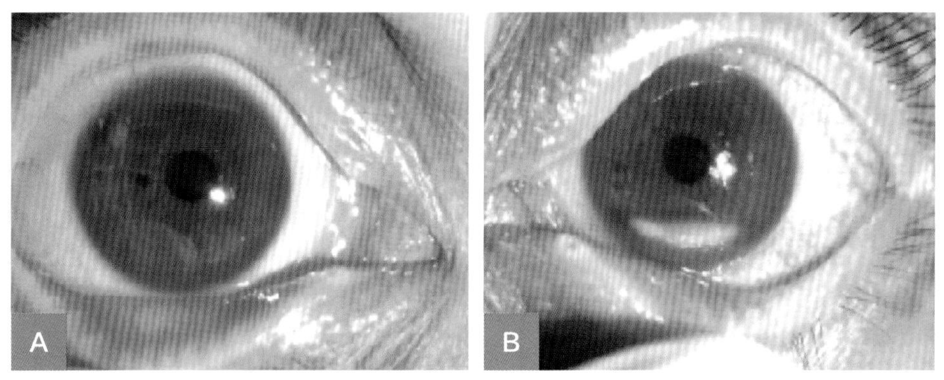

图 17-2-9 10 天后双眼裂隙灯照相
A. 右眼视力 0.4，矫正 0.9；B. 左眼视力 0.3，矫正 0.8。

【病例 2】

张某某，女性，56 岁。以“左眼翳肉术后红痛、视力下降 2 个月”为主诉就诊。患者 2 个月前在当地局麻下行左眼翼状胬肉切除手术(具体术式不详)，后一直存在左眼发红、异物感、畏光流泪明显，伴视力明显下降。在当地多家医院就诊，使用左氧氟沙星滴眼液、双氯芬酸钠滴眼液、妥布霉素眼膏、聚乙二醇滴眼液、重组人表皮生长因子衍生物滴眼液等 10 余种滴眼液点眼，病情仍持续加重、视力逐渐下降。我院门诊以“左眼角膜上皮持续缺损、左眼药物毒性角膜炎”收入院。

眼科查体：右眼视力 0.6，矫正+0.75DS → 0.8，眼压 14mmHg，球结膜轻度充血，角膜上皮见多处不规则片状缺损及弥漫性点状缺损，基质轻水肿，未见明显新生血管长入(图 17-2-10A、B)。左眼视力 0.03，矫正-3.00DS → 0.2，眼压 19mmHg，球结膜轻度充血，角膜表面反光粗糙，中下方见少量点状上皮缺损，基质无水肿(图 17-2-10C、D)。

全身辅助检查：红细胞沉降率测定 55.0mm/h↑、C-反应蛋白 15.6mg/L↑、类风湿因子 657IU/mL↑。眼部特殊检查：角膜共聚焦显微镜见左眼角膜上皮糜烂、片状缺损，基质水肿、伴炎症细胞浸润，基质前中层见大量活化免疫细胞浸润，内皮层结构扫描不清。睑板腺评分：右眼上睑 3 分、下睑 1 分，左眼上睑 2 分、下睑 1 分(图 17-2-11)。

临床诊断：左眼角膜上皮持续缺损、左眼翼状胬肉术后、双眼屈光不正、类风湿性关节炎。局部麻醉下行“左眼羊膜移植术”(图 17-2-12A)。术后给予妥布霉素地塞米松滴眼液，滴左眼，一天 3 次；自体血清，滴左眼，一天 4 次；氧氟沙星眼膏，夜间睡前涂左眼。20 天后羊膜基本融解吸收，角膜上皮缺损修复(图 17-2-12B)。

该患者在接受眼部手术之前并不清楚自身存在 RA，也没有明显关节症状。这种情况在很多中老年翼状胬肉以及白内障手术患者中较为常见。无症状性 RA 可能已经使眼表处于亚健康状态，在接受眼部手术后容易出现角膜上皮愈合延迟、药物毒性角膜病变等，个别患者出现角膜深层溃疡甚至穿孔。但因为翼状胬肉手术前很难做到风湿免疫指标的筛查，因此，切实做好术后随访，关注患者眼表修复情况是眼科复查的重要内容。

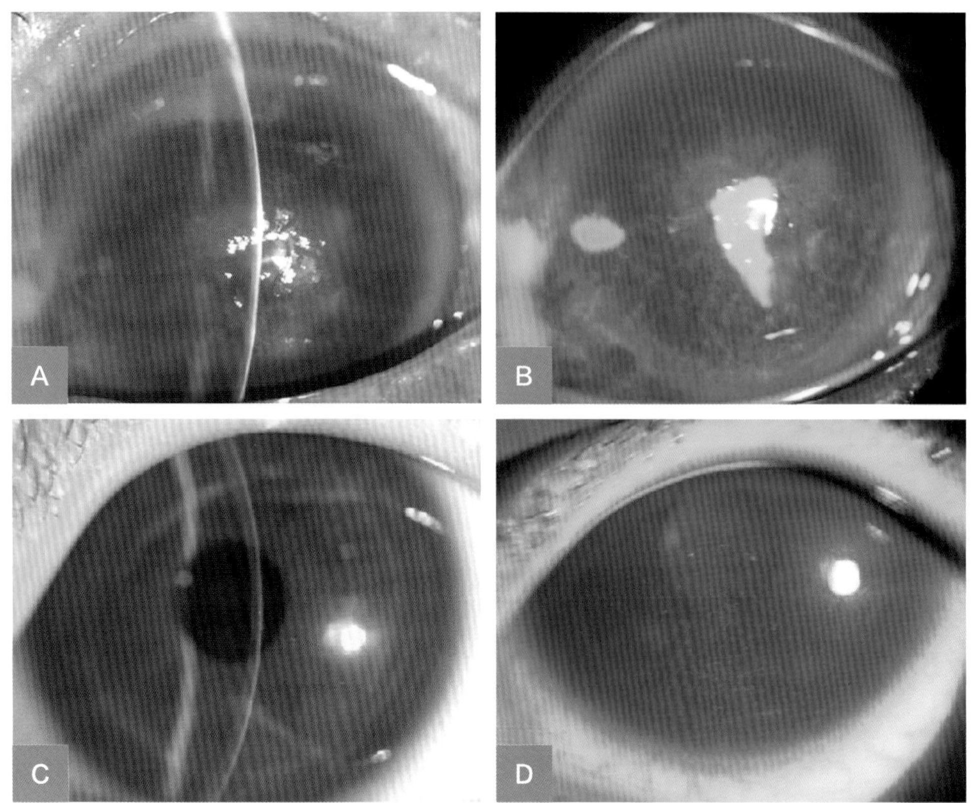

图 17-2-10 双眼裂隙灯照相及荧光素钠染色情况

A、B. 右眼角膜上皮见多处不规则片状缺损及弥漫性点状缺损；C、D. 左眼角膜表面反光粗糙，中下方见少量点状上皮缺损。

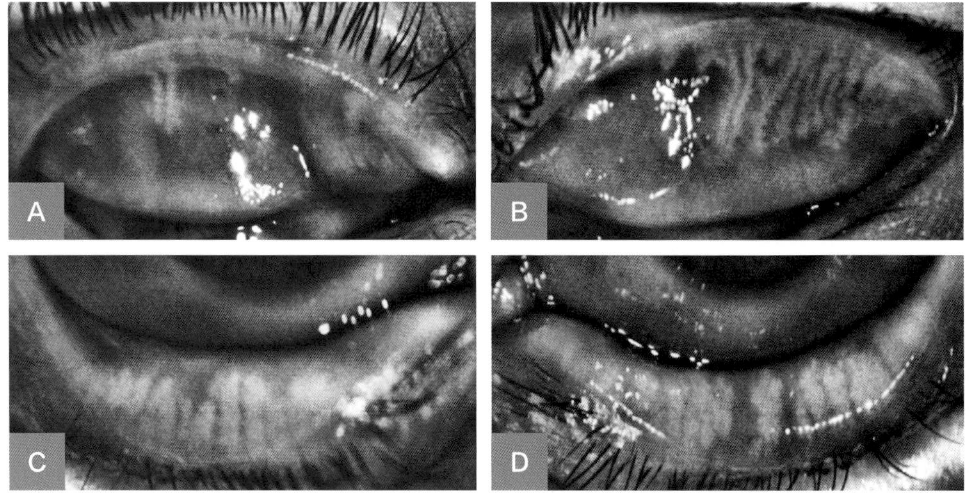

图 17-2-11 睑板腺评分

右眼上睑 3 分、下睑 1 分，左眼上睑 2 分、下睑 1 分。

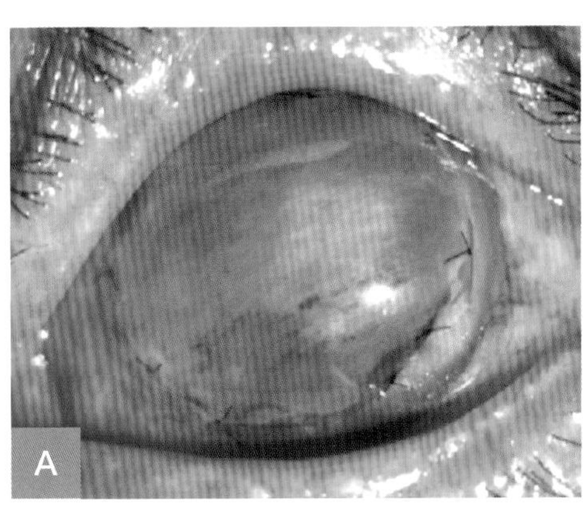
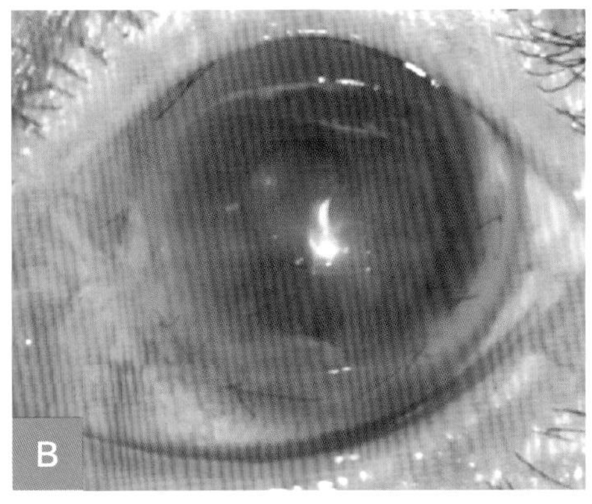

图 17-2-12 术后裂隙灯照相
A. 术后 3 天;B. 术后 20 天。

【病例 3】

患者,女性,61 岁。以“左眼反复红痛、视力下降伴流热泪 20 天余”为主诉就诊。当地住院治疗(具体不详),病情无明显好转。风湿性关节炎病史 30 余年,口服药物治疗。糖尿病 10 余年,注射胰岛素治疗,控制欠佳。10 余年前于外院行双侧膝关节手术治疗。

眼科查体:左眼视力手动/眼前 10cm,眼压 7.1mmHg,结膜混合充血(+++),鼻侧大片角膜灰白色混浊,上方为甚,角膜可见大面积上皮缺损,8:00 至 9:00 位角巩膜缘处角膜可见约 3mm×3mm 穿孔区,虹膜嵌顿,基质层水肿,后弹力层皱褶,周围见大量毛刷样新生血管长入角膜,前房极浅,瞳孔欠圆(图 17-2-13)。

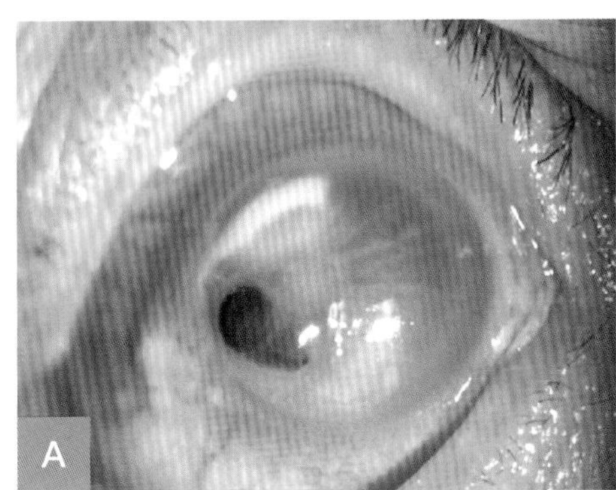
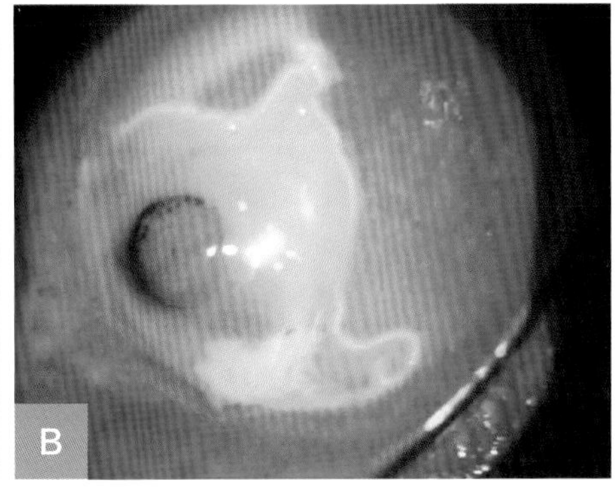

图 17-2-13 左眼视力手动/眼前 10cm,眼压 7.1mmHg。

全身查体:患者双指、双趾关节明显畸形(图 17-2-14)。

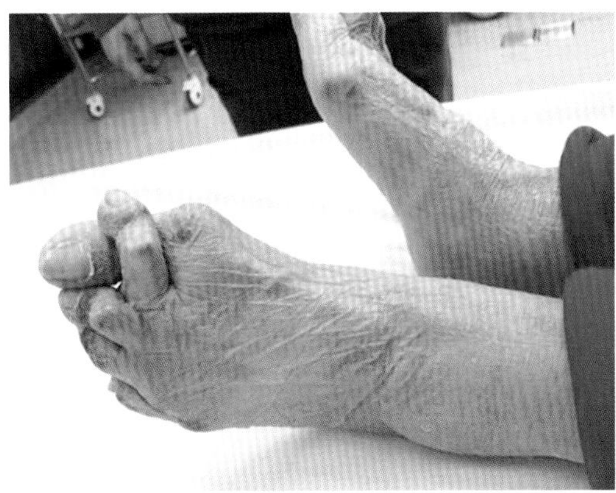
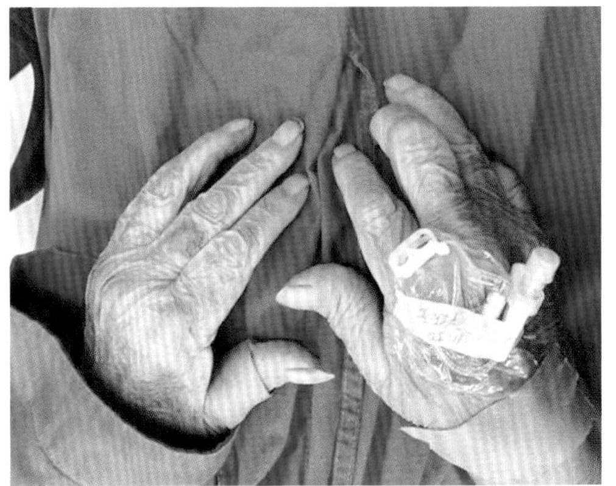

图 17-2-14 患者双指、双趾关节畸形

眼部特殊检查：眼部B超示左眼玻璃体混浊、脉络膜水肿。泪液分泌试验，右眼3mm/5min，左眼5mm/5min。睑板腺评分，右眼上睑2分、下睑1分，左眼上睑2分、下睑1分。前节OCT示角膜穿孔、虹膜前粘连（图17-2-15）。全身辅助检查：血沉59.8mm/h↑、免疫球蛋白G 27.33g/L↑、类风湿因子126.0IU/mL↑、C-反应蛋白65.7mg/L↑、触珠蛋白2 480.0mg/L↑、α1酸性糖蛋白1 890mg/L↑。

临床诊断：左眼角膜溃疡伴穿孔、双眼年龄相关性白内障、类风湿性关节炎、2型糖尿病、双腿膝关节置换术后。治疗：入院次日全麻下行"左眼穿透性角膜移植术"（图17-2-16）。术后给予甲泼尼龙40mg，全身静脉滴注，一天1次；左氧氟沙星滴眼液，滴左眼，每2小时1次；玻璃酸钠滴眼液，滴双眼，一天4次；他克莫司滴眼液，滴左眼，一天3次；妥布霉素地塞米松眼膏，睡前涂1次。术后1周出院，患者左眼视力0.02（图17-2-17）。嘱出院后风湿免疫科就诊。

但患者因行动不便，术后未规律复诊及用药，也未曾就诊治疗类风湿性关节炎。术后7个月因"左眼红痛、流泪、伴视力下降3天"再次由家属陪同到我院复诊。左眼视力手动/眼前10cm，眼压7.1mmHg，结膜混合充血（++），角膜植片，融解、变薄，后弹力层膨隆，前房深度浅，其后眼内结构窥不清（图17-2-18A）。考虑到患者治疗依从性差，全身风湿病情未得到良好控制，最终局麻下行"左眼自体结膜瓣遮盖术"（图17-2-18B、图17-2-19）。

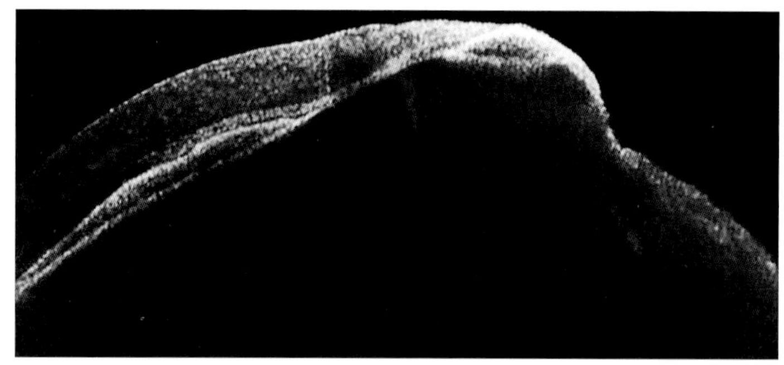

图17-2-15 前节OCT见角膜穿孔、虹膜嵌顿

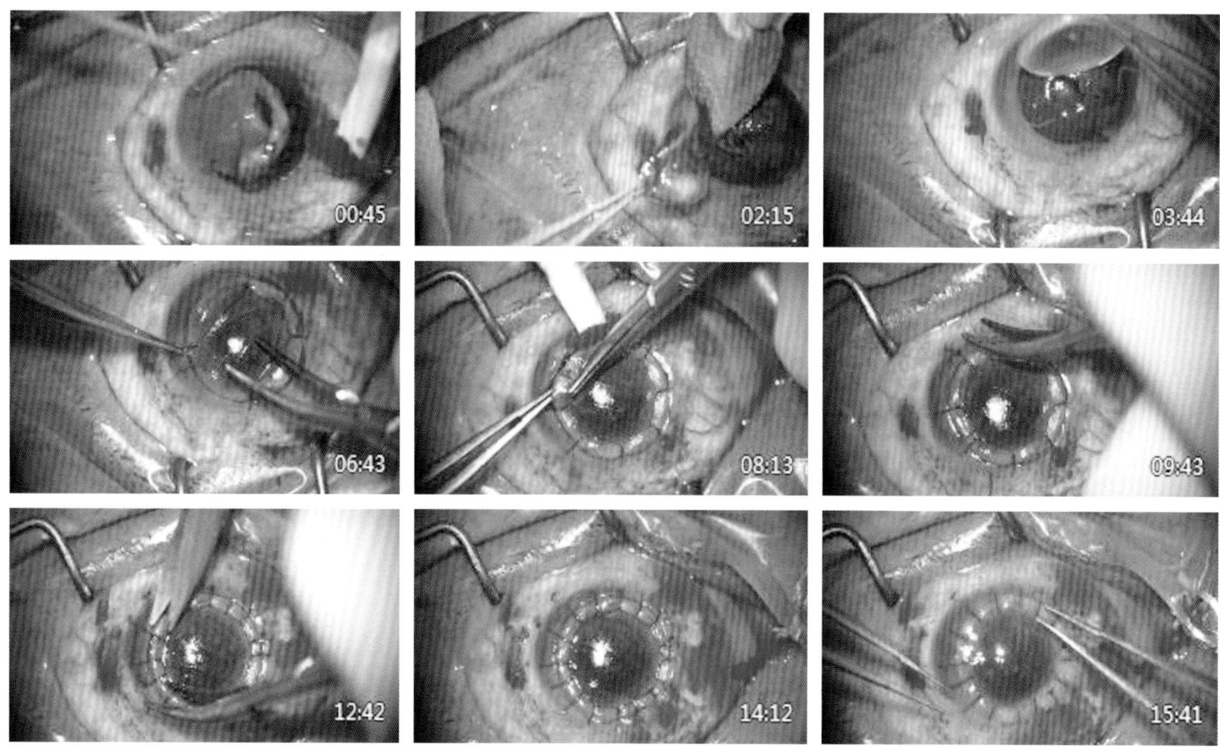

图17-2-16 左眼行穿透性角膜移植手术过程

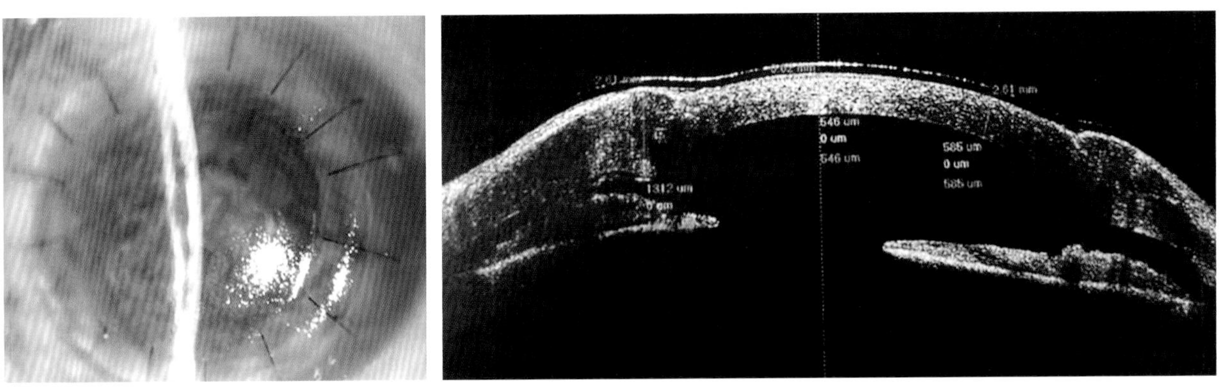

图 17-2-17　术后 1 周左眼视力 0.02

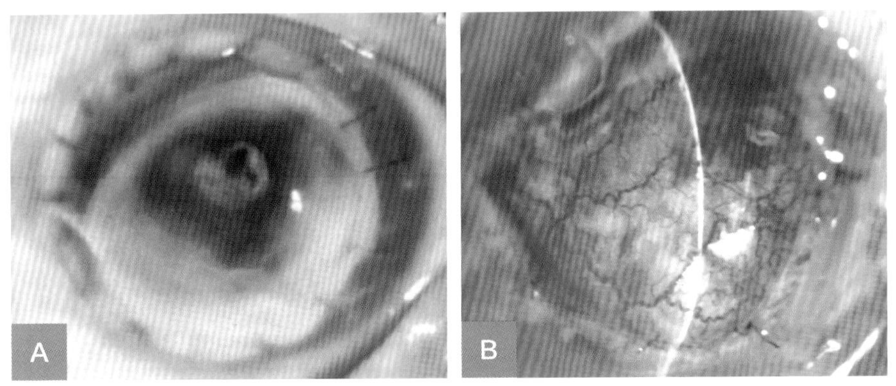

图 17-2-18　患者术后半年复诊时裂隙灯所见

A. 术前可见角膜植片融解；B. 结膜瓣遮盖术后。

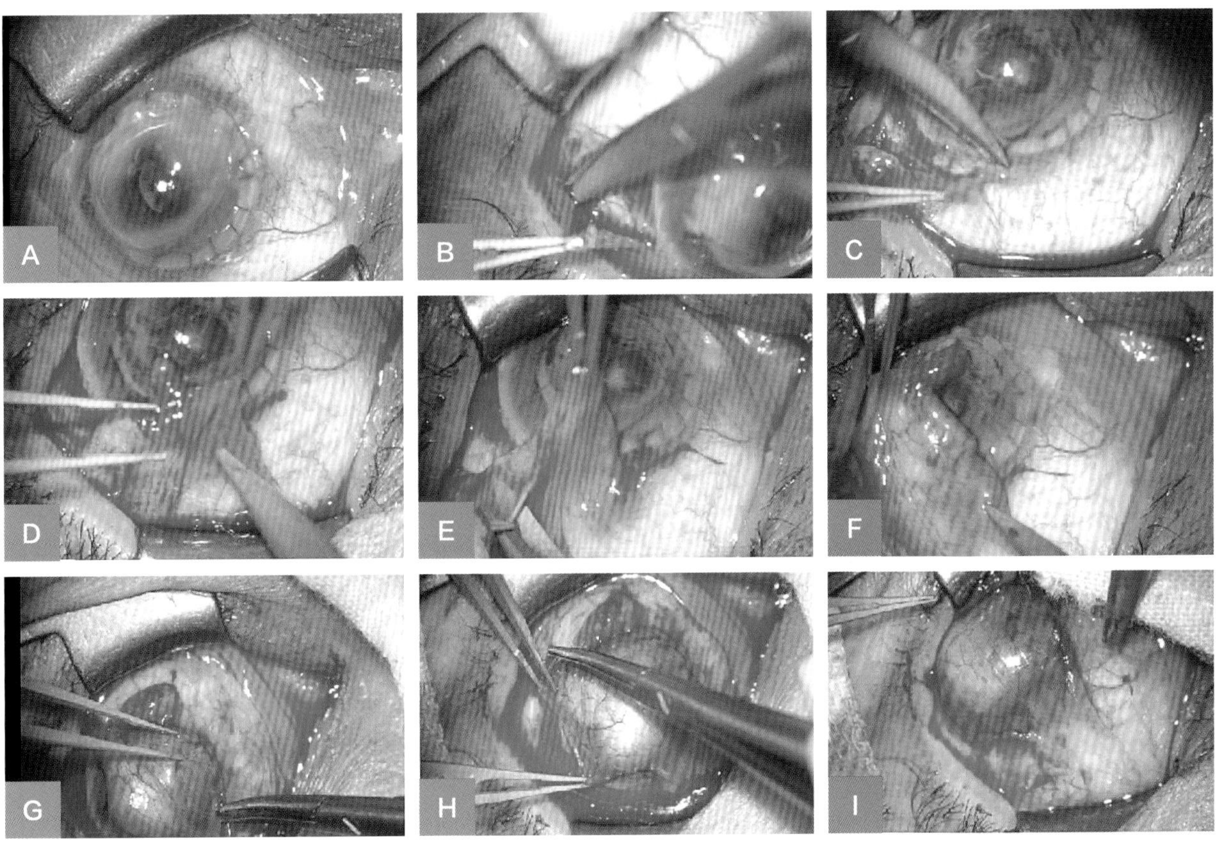

图 17-2-19　自体结膜瓣遮盖术的手术过程

该患者有多年 RA 及糖尿病病史，眼表很难处于健康状态，平素从未进行人工泪液等基础治疗，角结膜极易出现不同程度病变，再加上患者随访、用药均难以规律，手术干预后病情复发在所难免。

【病例 4】

叶某某，女性，60 岁，双眼反复红痛、视力下降 3 年，左眼加重 1 个月。患者确诊为风湿性关节炎 10 余年，干燥综合征 1 年余，规范治疗，治疗后症状有所好转。高血压病 6 年，口服药物，血压控制良好。

眼科查体：右眼视力 0.3，矫正-0.50DS/-2.00DC × 30 → 0.7，眼压 10.2mmHg，结膜无明显充血，4:00 位角膜见大小约 2mm × 2mm 白色瘢痕形成，病灶区角膜上皮无明显缺损，基质层无明显水肿，虹膜前粘连，晶状体混浊（图 17-2-20）。左眼视力手动/10cm，矫正无助，眼压 5.2mmHg，结膜混合充血（+++），散在片状不规则灰白色混浊，上下方为甚，角膜大面积上皮缺损，基质层水肿，中央角膜见约 1mm × 1mm 穿孔区，虹膜嵌顿，前房消失，其后窥不清（图 17-2-21）。

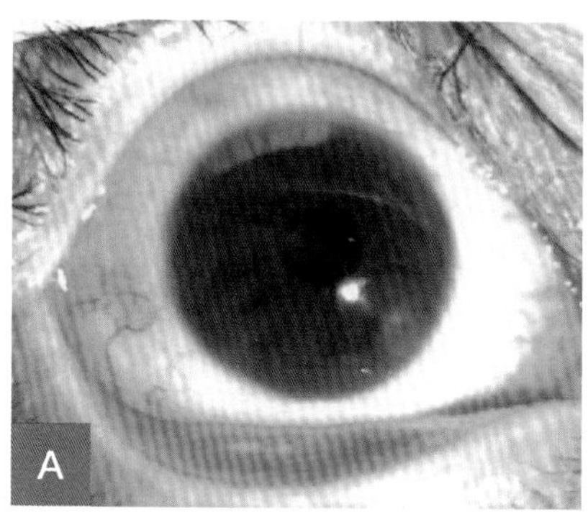

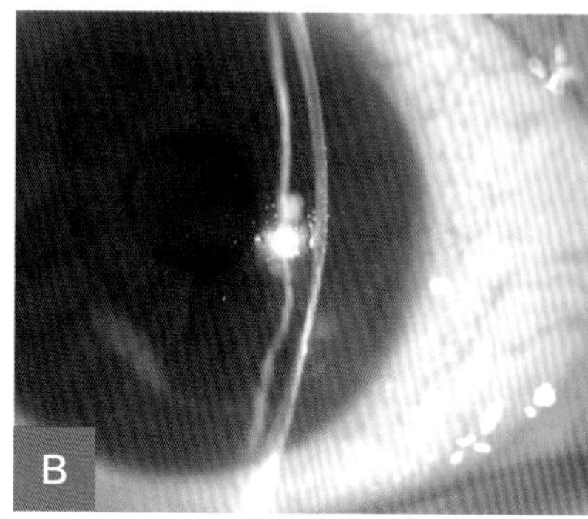

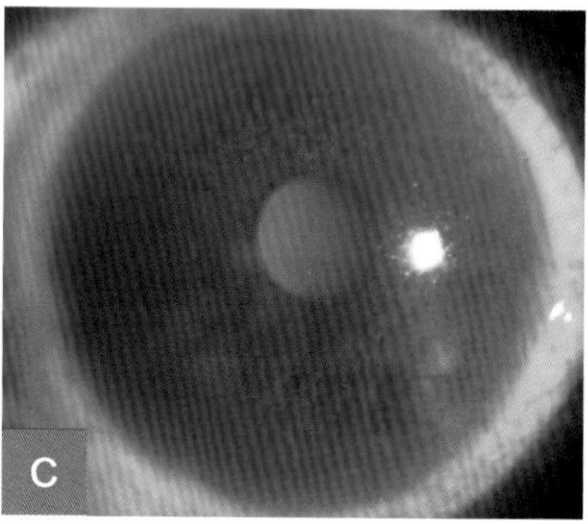

图 17-2-20 右眼视力 0.3，矫正 0.7，眼压 10.2mmHg

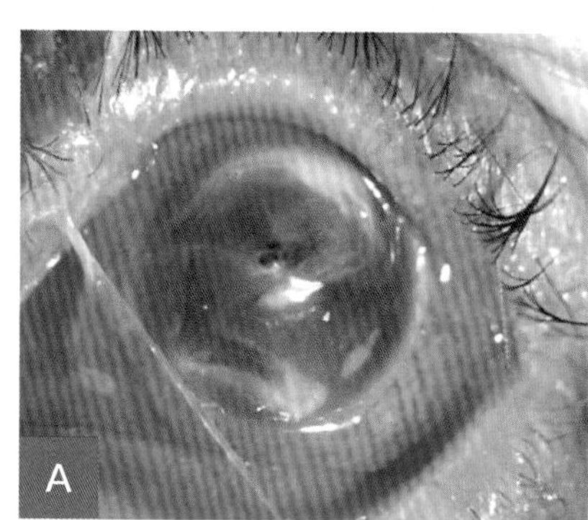

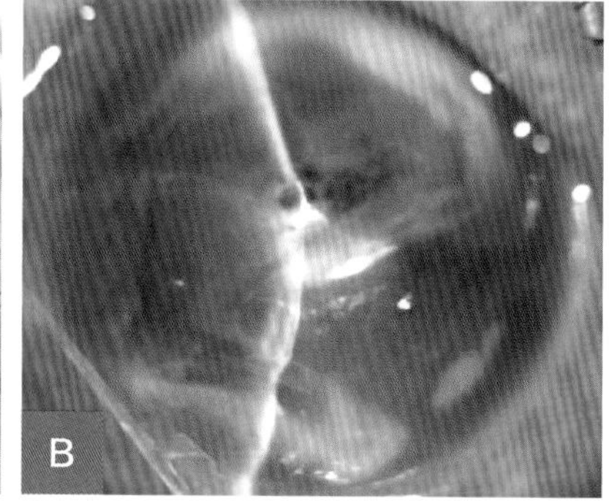

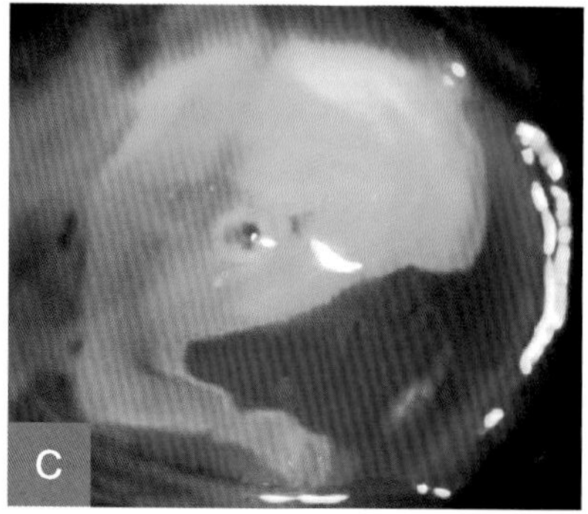

图 17-2-21 左眼中央见 1mm × 1mm 微穿孔

眼部特殊检查：B 超示左眼玻璃体混浊、后脱离声像。前节 OCT 见角膜病灶糜烂、穿孔，虹膜组织嵌顿（图 17-2-22）。角膜共聚焦显微镜显示角膜病灶上皮缺损糜烂，基质层见大量炎症细胞及免疫细胞浸润（图 17-2-23）。睑板腺评分，右眼上睑 1 分、下睑 3 分，左眼上睑 1 分、下睑 3 分（图 17-2-24）。全身辅助检查：血沉 93.4mm/h↑、免疫球蛋白 G 29.40g/L↑、补体 C4 0.15g/L↓、类风湿因子 599.0IU/mL↑、C-反应蛋白 8.6mg/L↑、触珠蛋白 1 960.00mg/L↑、抗核提取物抗体（SSA）（+++）、抗核提取物抗体（Ro-52）（++）、抗核提取物抗体（SSB）（+++）。

临床诊断：双眼免疫性角膜炎（左眼穿孔）、双眼干眼、双眼睑板腺功能障碍、双眼年龄相关性白内障、类风湿性关节炎、高血压病。入院于局部麻醉下行“左眼部分板层角膜移植术”。术后给予甲泼尼龙 80mg 全身静脉滴注，一天 1 次；妥布霉素地塞米松滴眼液，滴左眼，一天 3 次；他克莫司滴眼液，滴双眼，一天 3 次；玻璃酸钠滴眼液，滴双眼，一天 4 次；妥布霉素地塞米松眼膏，涂双眼，睡前 1 次。术后 2 年，左眼视力指数/眼前 30cm，角膜植片在位，新生血管生长（图 17-2-25）。

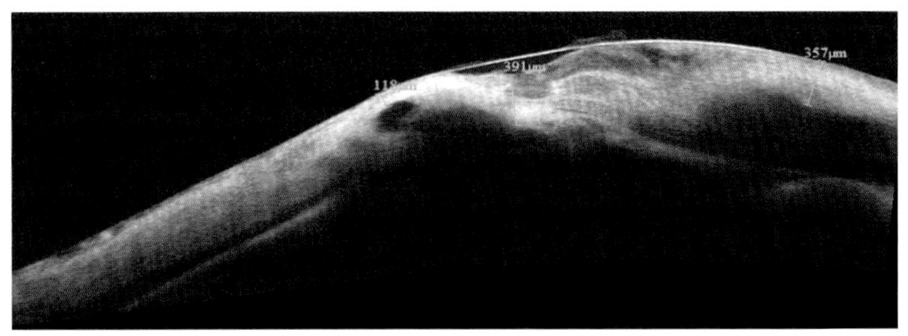

图 17-2-22　前节 OCT 见角膜穿孔，虹膜嵌顿

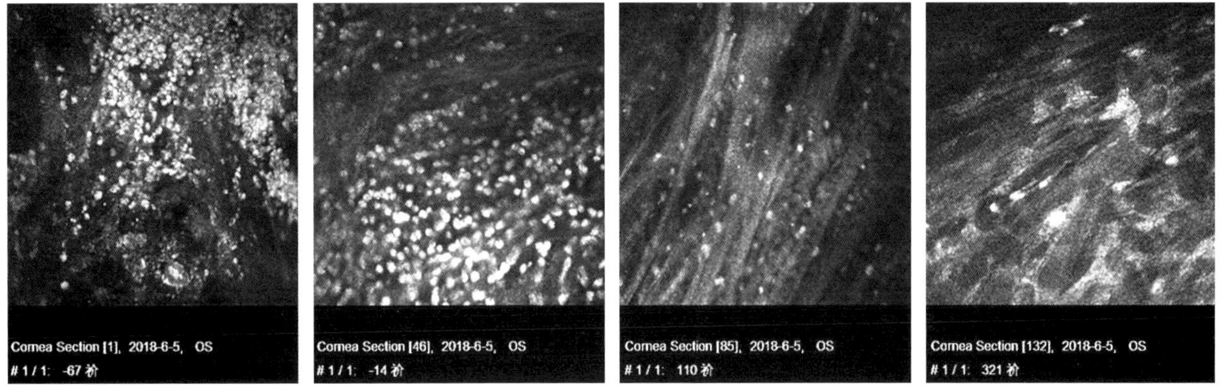

图 17-2-23　角膜共聚焦显微镜显示角膜病灶上皮缺损糜烂，基质层见大量炎症细胞、少量免疫细胞浸润

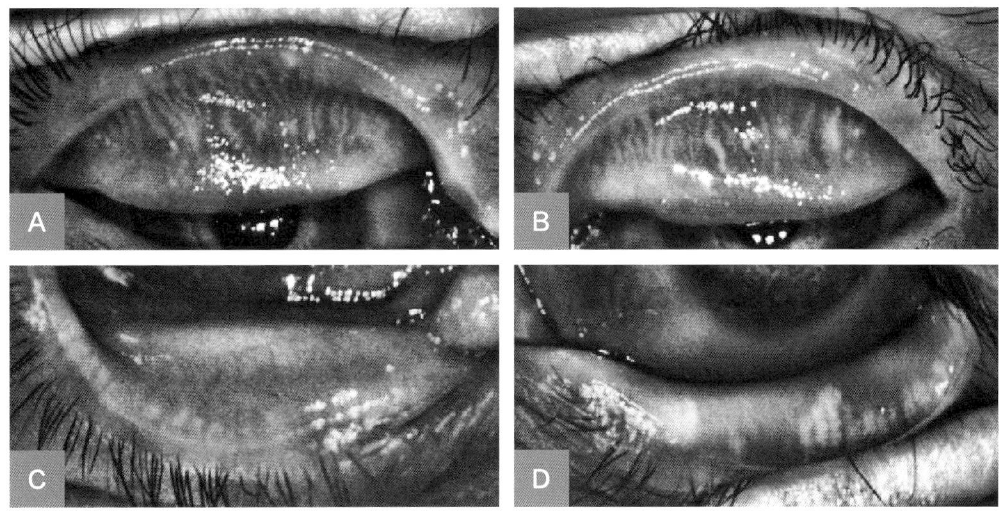

图 17-2-24　双眼睑板腺照相

睑板腺评分：右眼上睑 1 分、下睑 3 分，左眼上睑 1 分、下睑 3 分。

该患者属于继发性 SS，存在明显睑板腺异常，发生角膜大范围变薄穿孔，只能进行角膜移植手术。患者对视力要求不高，依从性较好，术后通过密切随访、规范局部及全身用药，眼部情况较为稳定。但术后远期仍然出现角膜纤维增生。

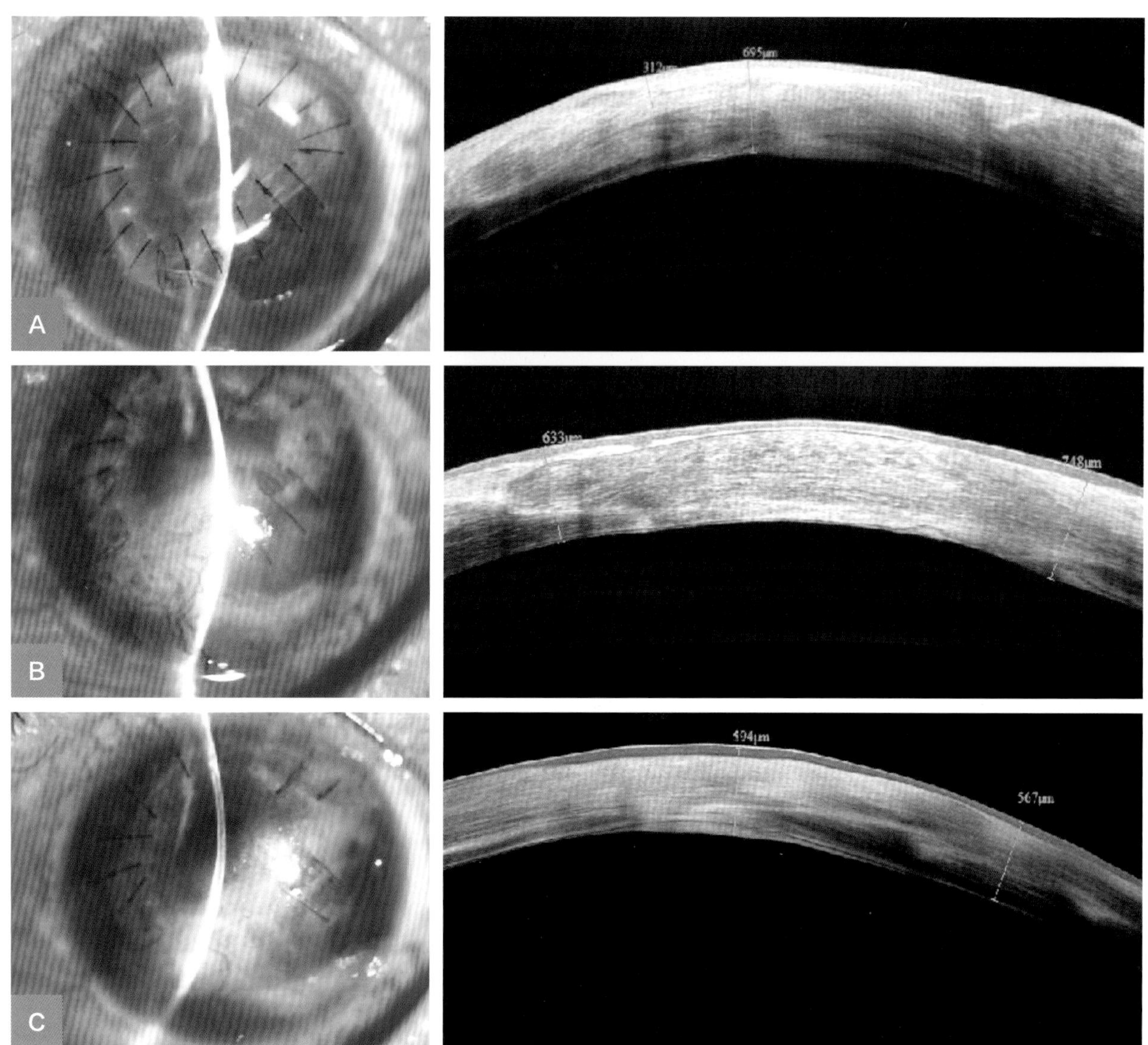

图 17-2-25 术后裂隙灯照相和前节 OCT 检查
A. 术后 1 个月;B. 术后 1 年;C. 术后 2 年。

【病例 5】

林某某,女性,58 岁。双眼反复红痛伴视力下降 3 年余,右眼流热泪伴视物不见 1 周。门诊以"双眼免疫性角膜溃疡(右眼穿孔)"收入院。患有类风湿性关节炎病史 20 余年,未规范治疗及定期就诊。

眼科查体:右眼视力 0.05,矫正无助,眼压 5.7mmHg,睑缘充血、圆钝,新生血管生长,睑板腺开口大部分堵塞,睫状充血(++),结膜干燥,角膜表面干燥粗糙,3:00、5:00 位不规则白色浸润灶,厚度变薄,基质水肿。左眼视力 0.05,矫正无助,眼压 7.6mmHg,睑缘充血、圆钝,新生血管生长,睑板腺开口大部分堵塞,睫状充血(++),结膜干燥,角膜表面干燥粗糙,2:00、4:00、7:00 位处见数个圆形白色浸润灶,上皮缺损,厚度变薄,基质水肿,大量浅层新生血管长入(图 17-2-26)。

全身辅助检查:红细胞沉降率测定 72.0mm/h↑,免疫球蛋白 M 3.61g/L↑,类风湿因子 885.0IU/mL↑,C-反应蛋白 13.5mg/L↑,触珠蛋白 1 980.00mg/L↑,余未见异常。眼科特殊检查:前节 OCT 见右眼角膜微穿孔,虹膜嵌顿(图 17-2-27),左眼角膜融解、厚度明显变薄近穿孔(图 17-2-28)。眼部 B 超示右眼轴 22.82mm,左眼轴 23.58mm,双眼玻璃体混浊。睑板腺评分,右眼上睑 3 分、下睑 2 分,左眼上睑 3 分、下睑 2 分(图 17-2-29)。

临床诊断:双眼免疫性角膜溃疡(右眼穿孔、左眼近穿孔)、双眼年龄相关性白内障、双眼干眼、双眼睑板腺功能障碍、类风湿性关节炎。局麻下行"双眼部分板层角膜移植术"(图 17-2-30、图 17-2-31),术后给予甲泼

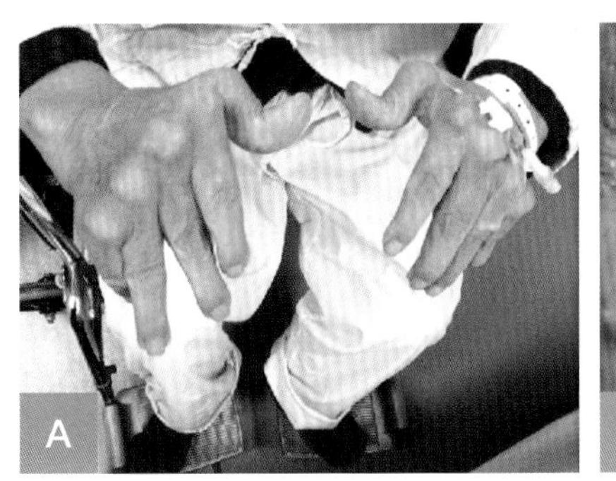

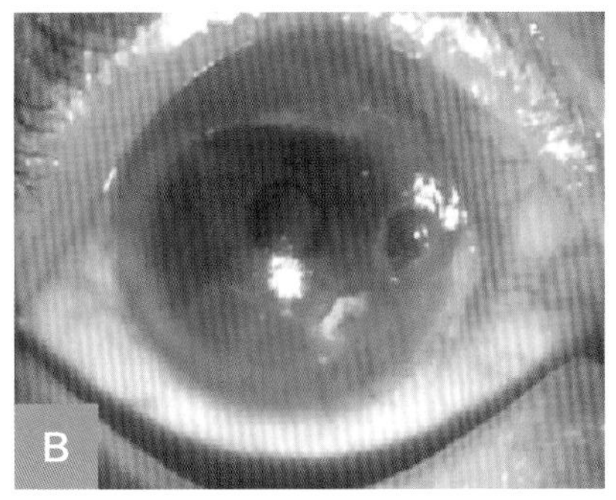

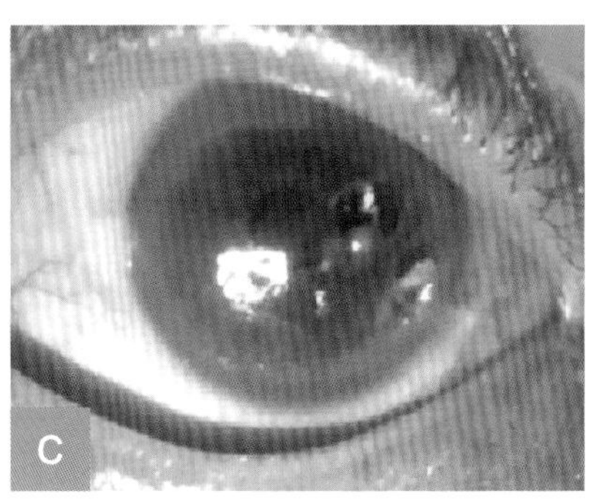

图 17-2-26　患者临床表现
A. 患者双手指畸形；B. 右眼鼻侧角膜融解变薄；C. 左眼角膜多处融解变薄。

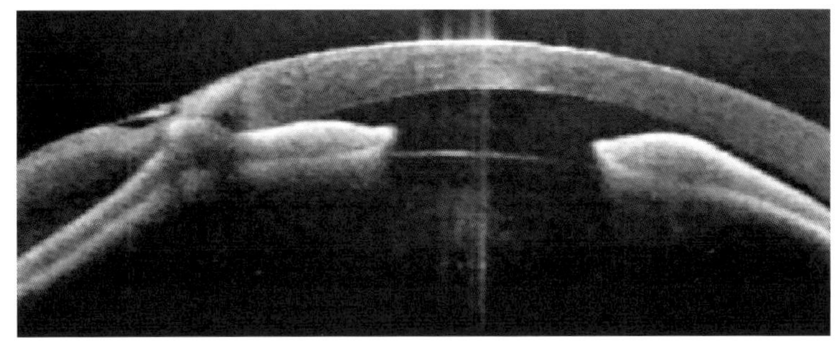

图 17-2-27　右眼前节 OCT 可见角膜穿孔，虹膜嵌顿

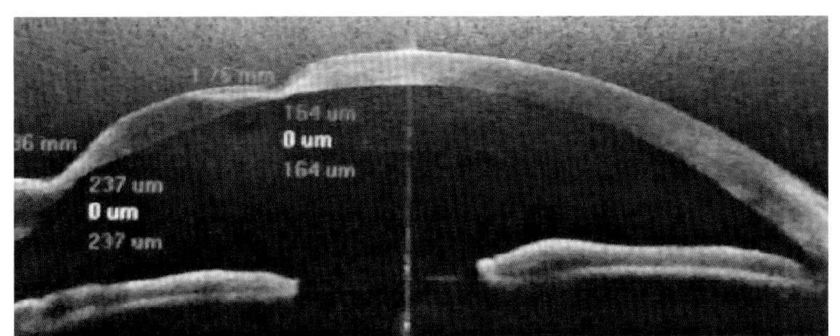

图 17-2-28　左眼前节 OCT 见角膜融解、厚度明显变薄近穿孔

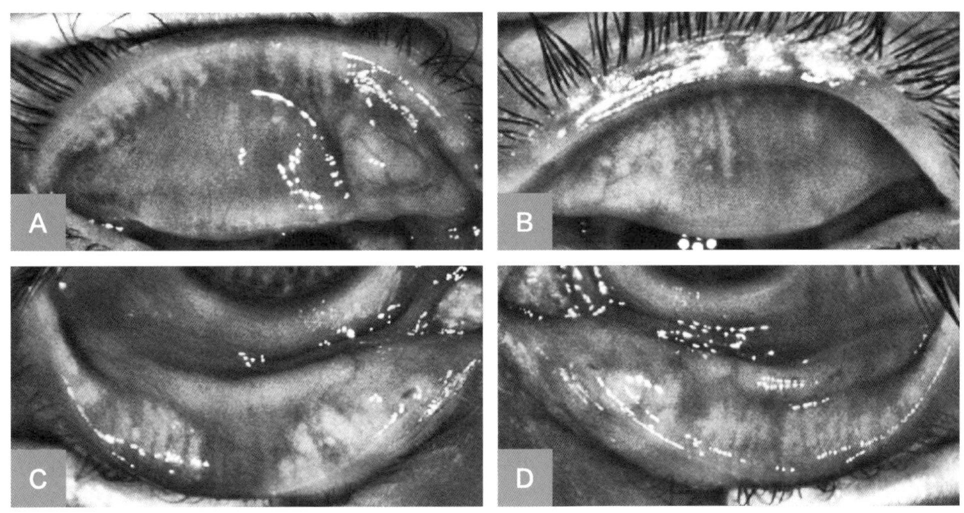

图 17-2-29　睑板腺评分：右眼上睑 3 分、下睑 2 分，左眼上睑 3 分、下睑 2 分

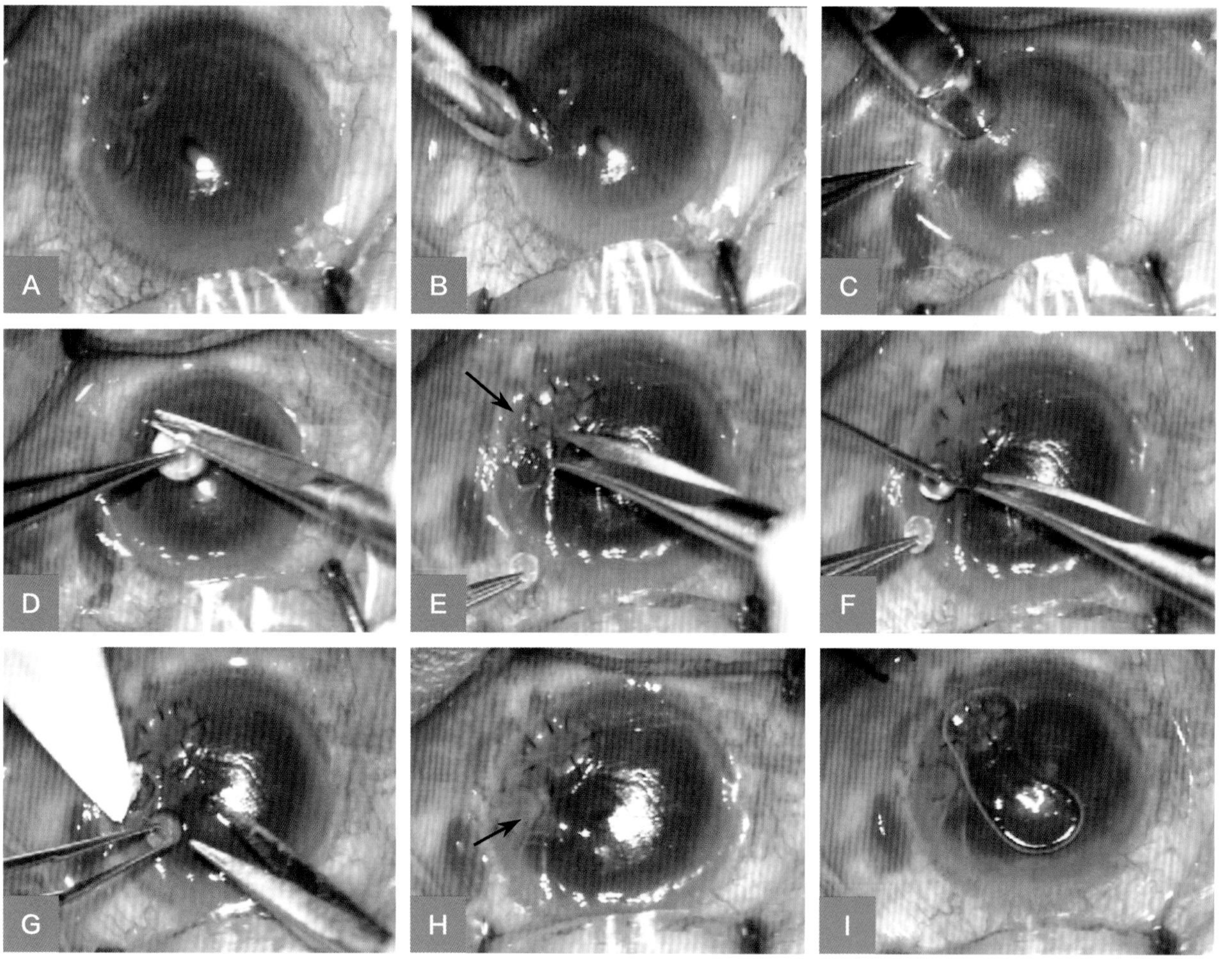

图 17-2-30 左眼行板层角膜移植手术过程

A. 鼻上方角膜见 2 处溶解病灶；B、C. 使用小换钻标注病灶大小；D、制作板层角膜小植片；E. 上方较大病灶使用缝线缝合植片；F、G、H. 下方较小病灶使用生物纤维胶代替角膜缝线；I、术后佩戴角膜绷带镜。

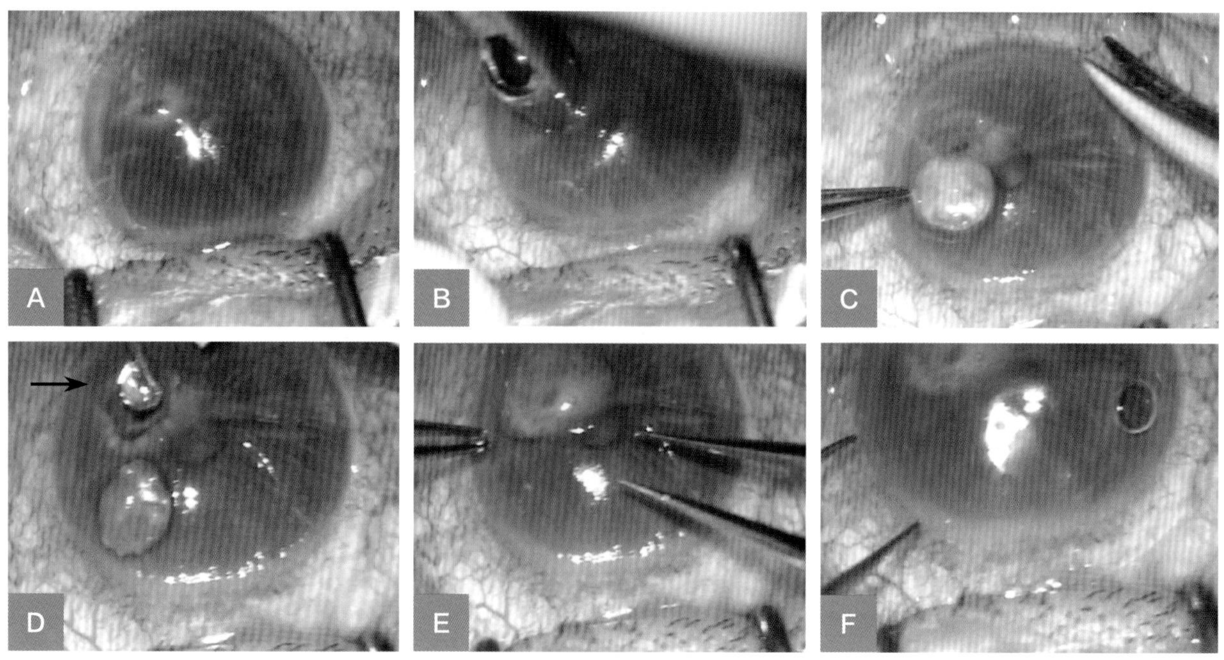

图 17-2-31 右眼行生物胶辅助板层角膜移植

尼龙粉针 60mg，全身静脉滴注，一天 1 次；他克莫司滴眼液，滴双眼，一天 3 次；氯替泼诺妥布霉素滴眼液，滴双眼，一天 3 次；玻璃酸钠滴眼液，滴双眼，一天 4 次。

术后 10 天复诊，双眼角膜植片贴敷良好，右眼视力 0.08，小孔 0.12；左眼视力 0.08，小孔 0.1（图 17-2-32）。

该患者存在多发角膜病灶，使用保守治疗或微创手术方法干预较为安全。生物胶辅助小直径板层修补手术操作较为简单，若病情复发可多次手术，对免疫学角膜病变的患者疗效和安全性均较好。

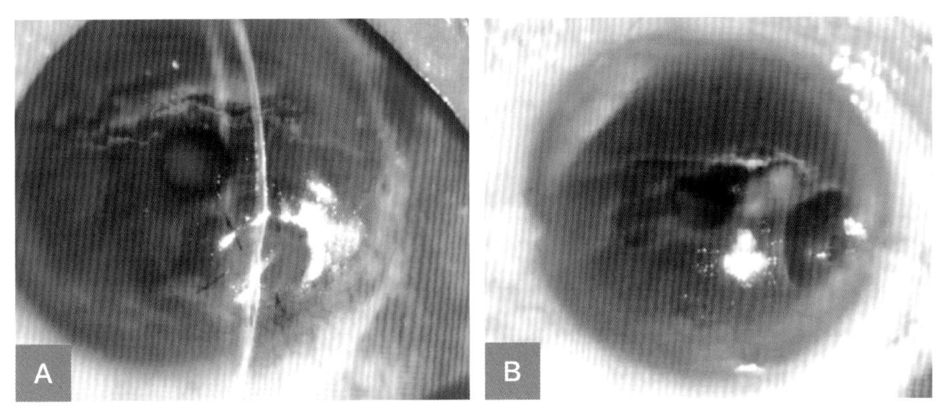

图 17-2-32　术后 10 天
A. 右眼视力 0.08，小孔镜 0.12；B. 左眼视力 0.08，小孔镜 0.1。

【病例 6】

蔡某某，男性，79 岁。左眼红痛异物感，伴视物不清 3 年，加重 1 个月。门诊以"左眼边缘性角膜溃疡"收入院。患者类风湿性关节炎 20 余年，未曾规律用药，双侧腕、掌指、膝、踝和跖趾关节畸形，活动受限（图 17-2-33）。高血压 10 余年，口服药物控制血压良好。

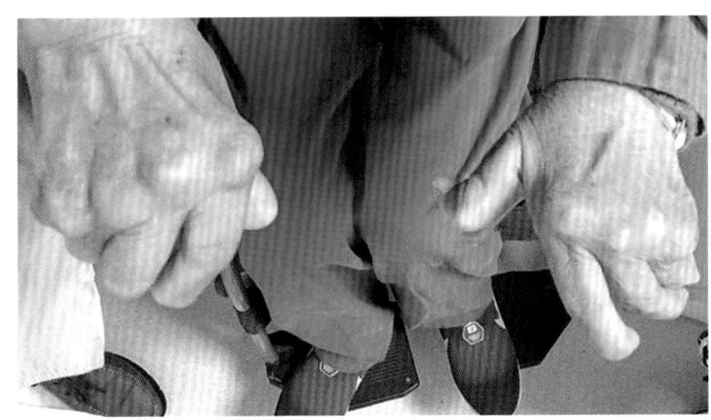
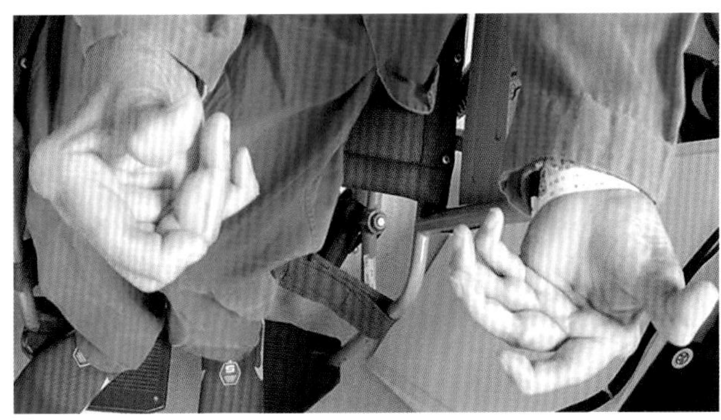

图 17-2-33　患者双侧腕、掌指、膝、踝和跖趾关节畸形，活动受限

眼科查体：左眼视力 0.08，矫正无助，眼压 6.0mmHg，6:00 至 11:00 位角膜缘见月牙形灰白色浸润灶，呈凿蚀样达全层，穿孔区虹膜嵌顿，1/3 角巩膜周长，最宽处约 3mm，溃疡灶周边角膜基质轻水肿，见纤维血管膜状物长入病灶区，余角膜透明（图 17-2-34）。

全身辅助检查：红细胞沉降率 95.1mm/h、免疫球蛋白 A 7.01g/L、类风湿因子 135.0IU/mL。眼科特殊检查：前节 OCT 见角膜融解、厚度变薄、玻璃体混浊（图 17-2-35）。角膜共聚焦显微镜见角膜病灶上皮糜烂、缺损，基质水肿伴中量炎症细胞浸润，见大量免疫细胞浸润，病灶区域内皮层结构扫描不清（图 17-2-36）。

临床诊断：左眼免疫性角膜溃疡、双眼年龄相关性白内障、类风湿性关节炎、高血压病。入院后完善检查，次日在全身麻醉下行"左眼环形双板层角膜移植术"。术后妥布霉素地塞米松滴眼液，滴左眼，一天 4 次；妥布霉素地塞米松眼膏，涂左眼，睡前 1 次；玻璃酸钠滴眼液，滴左眼，一天 4 次；他克莫司滴眼液，滴左眼，一天 4 次。术后 1 周，左眼视力 0.1，角膜植片轻度水肿（图 17-2-37A）。术后 1 个月，左眼视力 0.15（散瞳后），角膜植片透明（图 17-2-37B）。

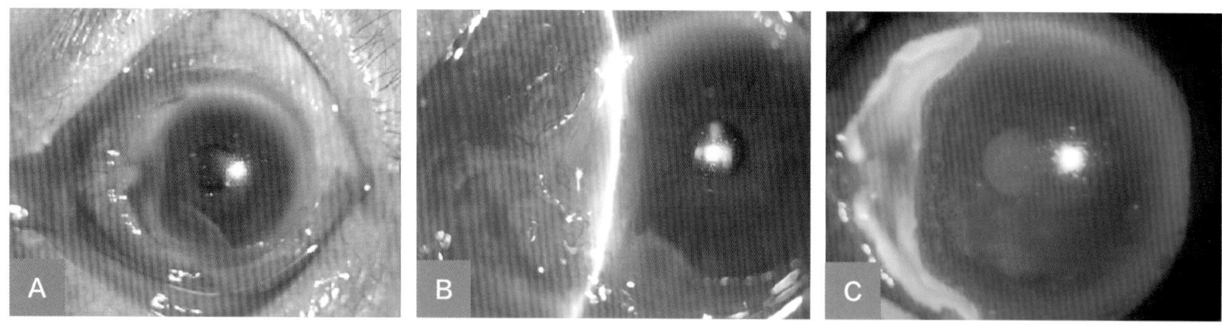

图 17-2-34 左眼视力 0.08，矫正无助，眼压 6.0mmHg

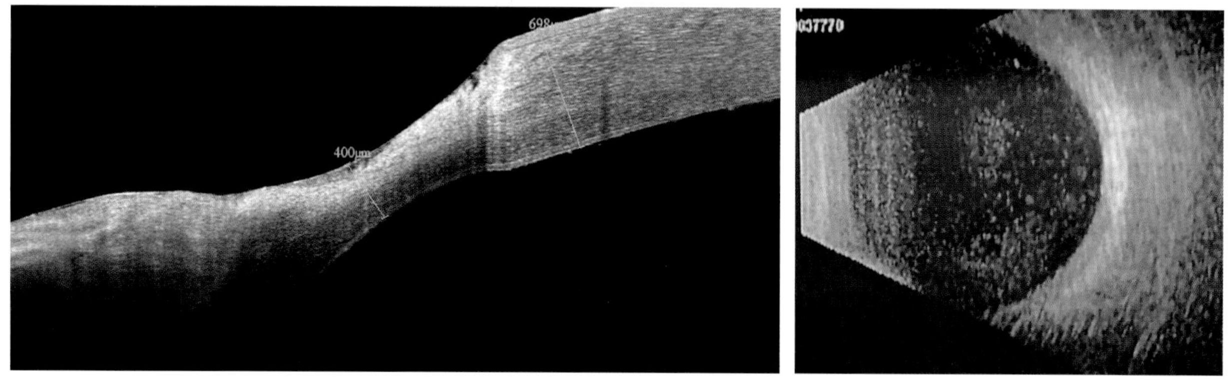

图 17-2-35 前节 OCT 见角膜融解、厚度变薄、玻璃体混浊

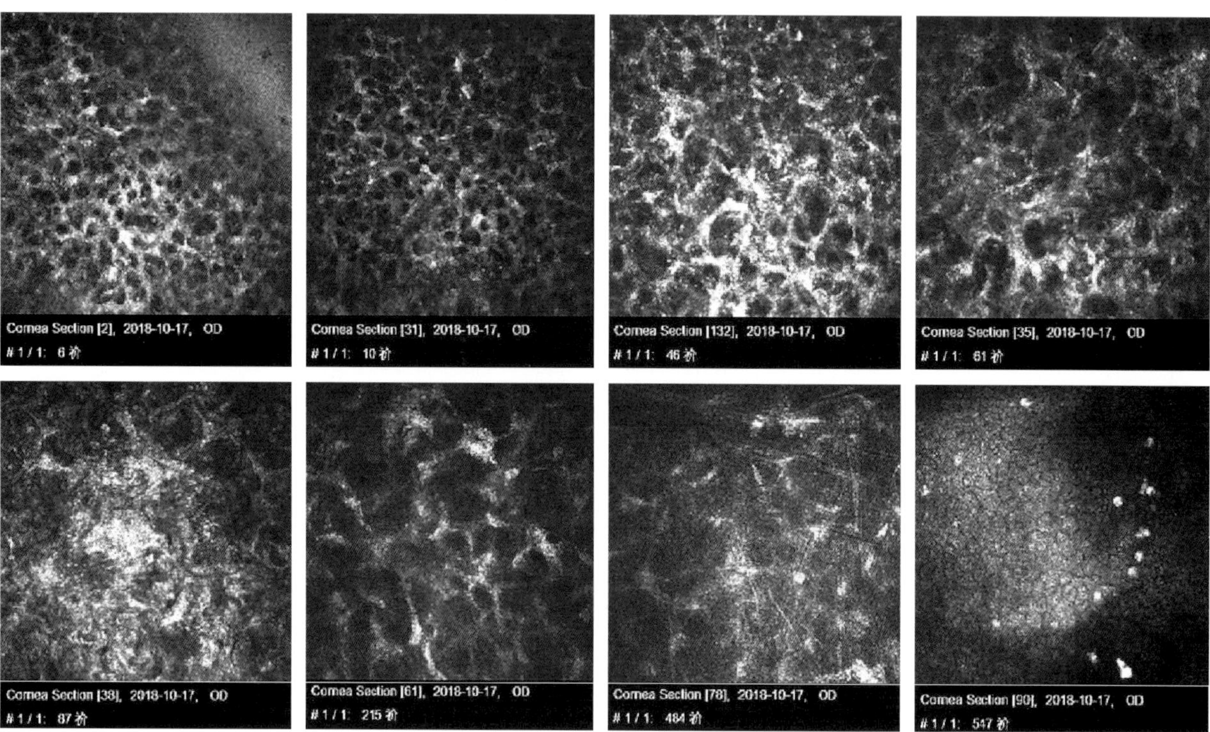

图 17-2-36 活体角膜共聚焦显微镜示病灶区上皮糜烂，基质炎症细胞、免疫细胞浸润

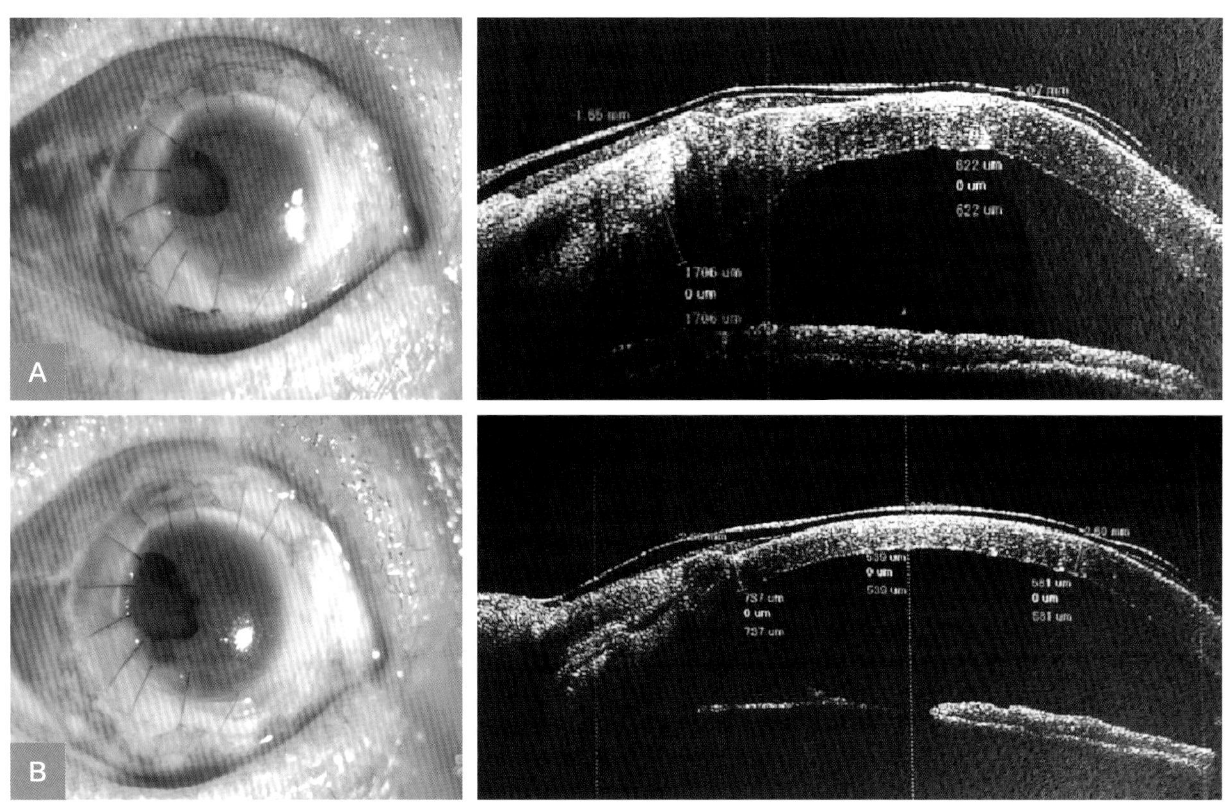

图 17-2-37　术后裂隙灯照相与前节 OCT 检查

A. 术后 1 周；B. 术后 1 个月。

该患者病灶形态类似蚕食性角膜溃疡，但结合 RF 等辅助检查，RA 相关免疫性角膜溃疡诊断并不困难。术中发现该患者溃疡区实际范围较大，且局部穿孔，因此进行双板层角膜移植。也有学者主张行多层羊膜移植术，但适用于病灶更为局限的患者。

【病例 7】

王某某，男性，69 岁。左眼反复红痛伴视力下降 2 个月余，红痛加重伴流热泪 3 天。患者 2 个月在当地医院就诊，诊断为“左眼边缘性角膜溃疡”（图 17-2-38），先后使用莫西沙星滴眼液、普拉洛芬滴眼液、妥布霉素地塞米松眼膏、小牛血去蛋白提取物滴眼液等多种滴眼液点眼，病情无明显好转。3 天前左眼红痛明显加重，伴流热泪，视力明显下降，当地诊断为“左眼边缘性角膜溃疡伴穿孔”，转至我院。

患者自述确诊为类风湿性关节炎 20 余年，现口服通痹片 0.6g/次，一天 3 次，艾拉莫德片 25mg/次，一天 2 次，叶酸片 5mg/次，一天 4 次，双氯芬酸钠肠溶胶囊 75mg/次，一天 2 次，盐酸乙哌立松片 50mg/次，一天 2 次，甲氨蝶呤片 10mg/次，每周 1 次，控制病情。高血压病史 20 余年，曾口服药物控制，近 2 年来监测血压正常后未再

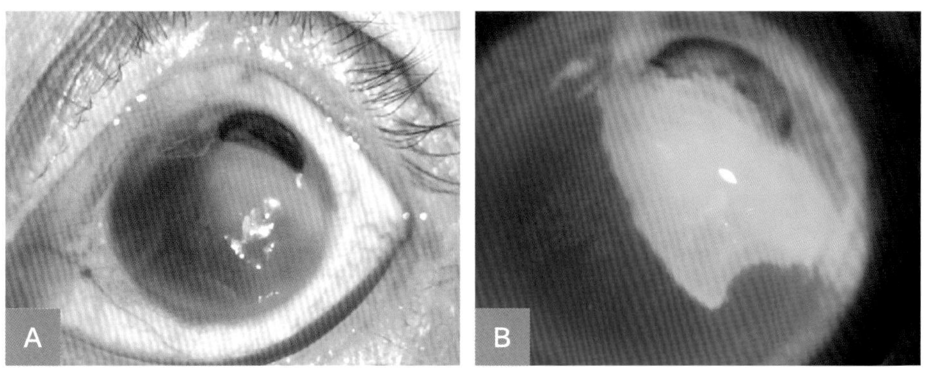

图 17-2-38　当地医院首次就诊时裂隙灯及荧光素钠染色情况

口服降眼压。近 1 年来因心动过速，口服倍他乐克控制心动过速。患者对四环素类药物过敏。无眼部外伤及手术史。

眼科查体：左眼视力手动/眼前 30cm，矫正无助，眼压 5mmHg，结膜混合充血（++），鼻上象限角膜见 7mm × 6mm 类圆形灰白色浸润病灶，完全遮盖瞳孔区，累及角膜全层，病灶边界不清，表面上皮缺损，FL（+），无明显分泌物附着，基质水肿，12:00~2:00 位角膜缘处见宽约 2.5mm 的环形穿孔区，虹膜组织嵌顿，病灶周围角膜轻度水肿，鼻上方见明显毛刷样新生血管长入角膜，前房深度浅，瞳孔窥不清，其后眼内结构窥不清。

全身辅助检查：$CD4^+/CD8^+$淋巴细胞百分比 3.51↑、红细胞沉降率 63.9mm/h↑、类风湿因子 27IU/mL↑、白细胞计数 $14.88 \times 10^9/L$↑、中性粒细胞百分比 84.35%↑、中性粒细胞绝对值 $12.55 \times 10^9/L$↑、淋巴细胞百分比 10.19%↓、嗜酸性粒细胞百分比 0.34%↓、单核细胞绝对值 $0.69 \times 10^9/L$↑，其余未见明显异常。前节 OCT 示左眼角膜大范围穿孔、虹膜膨出（图 17-2-39）。

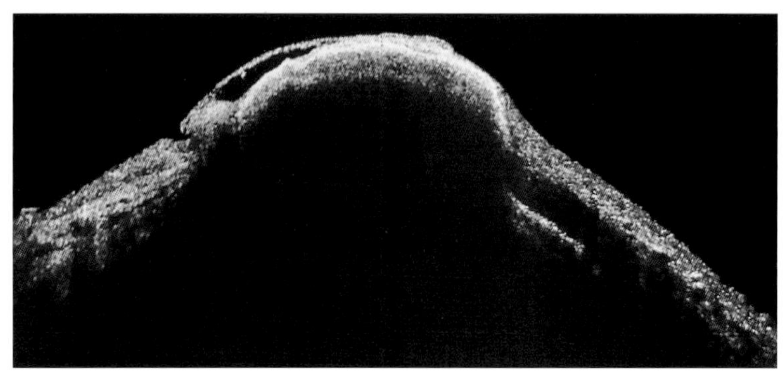

图 17-2-39 前节 OCT 示左眼角膜大范围穿孔、虹膜膨出

临床诊断：左眼免疫性角膜溃疡伴穿孔、左眼脉络膜脱离、双眼年龄相关性白内障、双眼玻璃体混浊、类风湿性关节炎、高血压病。

治疗：入院后完善检查，次日全麻下行"左眼角膜病灶切除联合部分板层角膜移植术"，术后给予妥布霉素地塞米松滴眼液，滴左眼，一天 4 次；妥布霉素地塞米松眼膏，涂左眼，睡前 1 次；玻璃酸钠滴眼液，滴左眼，一天 4 次；他克莫司滴眼液，滴左眼，一天 4 次。右眼给予玻璃酸钠滴眼液，滴右眼，一天 4 次；同时行下泪小点栓塞。

术后 1 个月，左眼角膜植片及周边植床水肿仍较明显（图 17-2-40A）。术后 2 个月，左眼角膜植片及植床水肿明显减轻（图 17-2-40B）。

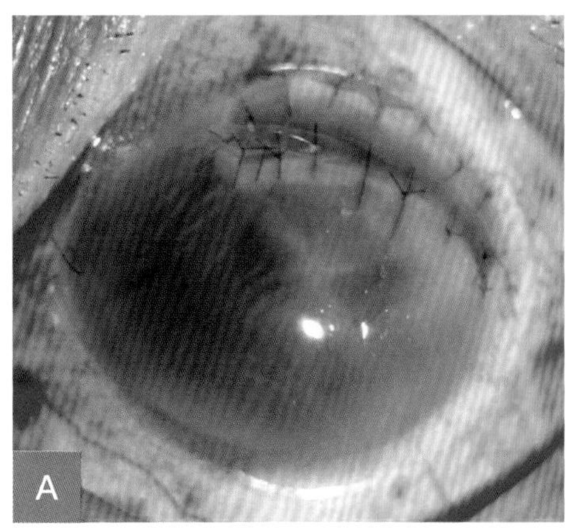

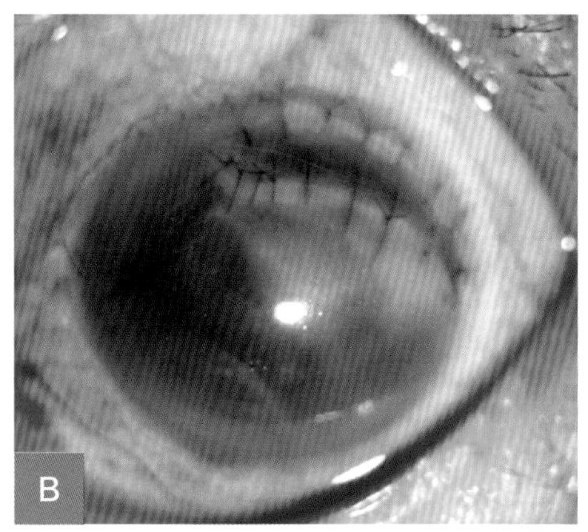

图 17-2-40 术后裂隙灯照相

A. 术后 1 周；B. 术后 2 个月。

该患者出现弧形角膜糜烂穿孔区，且位于周边，若行大直径穿透性角膜移植，术后极易发生排斥反应和植片上皮愈合不良等情况。因此，对于免疫性角膜穿孔，笔者认为应尽量坚持小范围修复的微创原则，或联合羊膜移植进一步控制炎症。术后长期规律使用局部抗炎滴眼液及人工泪液，配合风湿免疫科治疗，是控制这类病变、减少复发和严重并发症的关键。

（方 颉 商旭敏 董 诺 吴护平）

参考文献

[1] 中华医学会风湿病学分会. 类风湿关节炎诊断及治疗指南. 中华风湿病学杂志，2010，14(4)：265-270.

[2] Daniel A，Tuhina N，Alan J S，et al. 2010 Rheumatoid arthritis classification criteria：An American college of rheumatology/European league against rheumatism collaborative initiative. Arthritis Rheumatol，2010，62(9)：2569-2581.

[3] ST CLAIR E W，PISETSKY D S，HAYNES B F. 类风湿关节炎. 王吉波，吕振华，译. 北京：人民卫生出版社，2008：13-16.

[4] FUJITA M，IGARASHI T，KURAI T，et al. Correlation between dry eye and rheumatoid arthritis activity. Am J Ophthalmol，2005，140(5)：808-813.

[5] AUSAYAKHUN S，LOUTRENOO W. Ocular diseases in patients with rheumatic diseases. J Med Assec Thai，2002，85(8)：855-862.

[6] 郝慧琴，黄烽. 原发性干燥综合征系统表现及其临床治疗进展. 中华风湿病学杂志，2006，10(1)：49-52.

[7] CHEN Y T，LI S，NIKULINA K，et al. Immune profile of squamous metaplasia development in autoimmune regulator-deficient dry eye. Mol Vision，2009，15(9)：563-576.

[8] 邹留河. 充分认识风湿相关性疾病的眼表病变. 眼科，2006，15(3)：159.

第三节 慢性移植物抗宿主病

同种异体造血干细胞移植（HSCT）是治疗血液性疾病最有效的办法。移植物抗宿主病（GVHD）为同种异体造血干细胞移植术后的常见并发症，异体供者移植物中所含免疫活性细胞，识别受者宿主体内的自身抗原，以宿主靶细胞为目标发动细胞毒攻击所致的疾病，属于免疫介导的炎症性疾病。GVHD可影响包括皮肤、口腔、肝脏、胃肠道、肺及眼等在内的多个器官，造成不可逆性损伤，但移植物不遭排斥。HSCT术后约60%~90%的患者会继发眼部病变，临床上主要分为以持续的干眼为主要表现的慢性眼移植物抗宿主病（chronic ocular graft-versus-host disease，coGVHD）和以激素性青光眼、白内障、感染性葡萄膜炎、多种眼底病等为代表的非眼移植物抗宿主病（non-ocular graft-versus-host disease，non-oGVHD）所致的眼部病变。

（一）GVHD的分型

根据GVHD发生的时间，多以100天为界分为急性GVHD（aGVHD）和慢性GVHD（cGVHD）。但目前随着减低剂量预处理和供体淋巴细胞输注的广泛开展，aGVHD和cGVHD的发生时间也出现变化，cGVHD可发生在100天内，aGVHD也延迟到移植后4~6个月，因此近年来对于急性或慢性GVHD的诊断，更多的以临床表现为依据，代替并发症发病时间。aGVHD主要累及皮肤、消化道及肝脏，较少累及眼。cGVHD一般多伴发眼部并发症，其中并发干眼最为常见，发病率为40%~76%，大部分患者眼部GVHD的出现要早于全身GVHD，但由于疾病初发期眼部临床表现隐匿，大多数患者难以在早期接受规范的诊疗。

（二）cGVHD眼表损伤的发病机制

接受造血干细胞移植手术的患者，为了提高移植的成功率，须在移植前接受大量的放射治疗和化学药物治疗，目的是人为地造成免疫抑制状态，降低术后排斥反应发生的概率。有学者认为cGVHD的发生与移植前的预处理有关，HSCT术前接受放射治疗会加重cGVHD患者的眼部损害。近年来临床观察及研究发现，白血病患者体内抗原，经抗原提呈细胞激活免疫细胞，产生一系列免疫反应，导致相应受体组织或靶器官损害。

cGVHD导致的眼表损害通常不可逆，并常导致患者的视力严重受损。cGVHD的具体发病机制还尚未明确，目前认为T淋巴细胞介导的眼部炎症反应、细胞凋亡和慢性纤维化可能是导致眼睛干涩和其他眼表疾病的主要因素。cGVHD导致眼表损害的主要组织学特征是引起眼表组织广泛萎缩和纤维化，伴淋巴细胞浸润。

1. 泪腺导管阻塞 在cGVHD患者的泪腺中成纤维细胞不断累积，分泌大量胶原纤维到细胞外，泪腺导管周围异常的淋巴细胞浸润、泪腺间质的纤维化改变及炎性破坏。

2. 结膜上皮细胞纤维化 结膜上皮微绒毛和糖被黏蛋白的表达异常，润湿性遭到破坏，导致结膜角质化及瘢痕形成。

3. 睑板腺阻塞 共聚焦显微镜观察到GVHD睑板腺腺周大量炎症细胞浸润，纤维化和睑板腺导管阻塞程度比MGD中更弥散（图17-3-1）。角膜上皮细胞变薄、角质化，化疗药物的眼毒性继发于全身放射和免疫抑制治疗的睑板腺破坏。

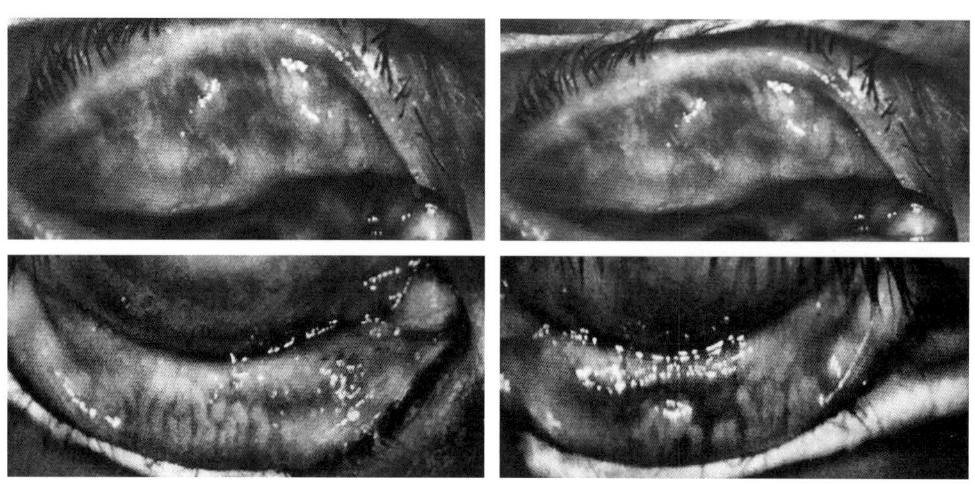

图17-3-1 慢性移植物抗宿主病患者的睑板腺明显萎缩

（三）眼部cGVHD的临床特点

慢性眼移植物抗宿主病（coGVHD）可累及几乎所有的眼表组织，以角膜、结膜及眼睑最为常见。眼部表现缺乏特异性，主要表现为眼涩、眼痒、异物感、烧灼痛、畏光、红肿、视物模糊等，出现干燥性角结膜炎、点状角膜炎、持续性角膜上皮缺损、角膜糜烂、角膜溃疡、角膜融解甚至穿孔。结膜炎症可导致结膜瘢痕化，引起睑球粘连、睑内翻、睑外翻、倒睫、眼睑闭合不全。部分患者可出现眼周色素沉着、眼睑炎。

（四）眼部GVHD的诊断和临床分期

对于眼部GVHD的诊断目前国内外尚未统一诊断标准，主要是根据接受造血干细胞移植后的眼部症状和活检或其他相关检查来确定。

2005年美国国立卫生研究院（National Institute of Health，NIH）共识标准：在至少其他一个器官受累的情况下，患者出现双眼干涩症状且双眼Schirmer试验均值<5mm/5min，或裂隙灯下发现干燥性角结膜炎证据，且Schirmer试验均值6~10mm/5min。

2013年国际眼部GVHD共识工作组标准（ICCGVHD）建议眼部GVHD的诊断标准综合眼表疾病指数（OSDI）、结膜充血、无表面麻醉Schirmer试验、角膜荧光素染色四项指标，根据各项指标累积评分，同时结合全身GVHD发病情况进行诊断。ICCGVHD更适用于眼科临床诊疗及研究。

德国-奥地利-瑞士共识会议（German-Austrian-Swiss Consensus Conference on Clinical Practicein Chronic GVHD），共识提出cGVHD眼部损害的临床表现，针对cGVHD患者的通用监测评分标准和诊断及治疗建议。共识推荐使用泪液分泌试验（不使用表面麻醉）加上另一个独特表征，分为如下两种情况：①泪液分泌试验<5mm/5min，加上1个或多个器官受累（尤其是涉及结膜和腺体，如结膜囊活组织检查示淋巴细胞浸润、淋巴细胞分泌因子出现、卫星灶、基底膜空泡形成、杯状细胞密度降低、上皮细胞衰减或坏死、鳞状上皮化生等）；②泪液分泌试验为6~10mm/5min，再加上近期新发的干燥性角结膜炎症状。

（五）cGVHD的眼部治疗

对于眼部cGVHD的治疗应重视多学科协作的综合治疗。眼部治疗主要以减轻眼表炎症为核心，改善症状，积极防治眼部并发症。治疗分局部药物治疗、物理治疗，必要时需手术治疗。

1. 局部药物治疗 药物治疗为抗炎及泪液补充、眼表修复。局部抗炎是整个治疗的核心，由于cGVHD病程长且反复，建议尽早使用抗炎药物。免疫抑制类滴眼液，如环孢素滴眼液、他克莫司滴眼液，是临床常用的一线药物。糖皮质激素滴眼液也是常用抗炎药物，使用过程中除须警惕青光眼、白内障等并发症外，对于持续性角膜上皮缺损、角膜融解的患者，有增加其角膜感染的风险，使用时须十分谨慎。coGVHD 患者的眼表组织广泛受损，推荐无防腐剂人工泪液和凝胶作为治疗一线药物，并须长期使用。地夸磷索钠滴眼液具有促进泪液分泌功能，对 coGVHD 患者治疗有益。小牛血去蛋白提取物、重组牛碱性成纤维细胞生长因子滴眼液及眼用凝胶具有促进眼表组织修复的作用。自家血清富含多种上皮生长因子、神经生长因子、维生素等营养物质，对 coGVHD 具有良好的治疗作用，根据笔者经验，部分 coGVHD 患者的血液炎症因子仍高于正常水平，有条件的医院在使用前可先对其血液炎症因子进行检测。有研究发现，重链透明质酸（heavy chain-hyaluronan，HC-HA）/穿透素（pentraxin 3，PTX3）具有抗炎及抑制瘢痕形成的作用，皮下或结膜下注射重链透明质酸或对抑制 cGVHD 患者眼表的炎症反应可能有益。

2. 物理治疗 泪小管填塞术、配戴湿房镜有助于延缓 coGVHD 患者泪液流失。对于伴有睑板腺功能损伤的患者，需要定期进行睑板腺热敷、按摩、疏通睑板腺等治疗。由于 cGVHD 患者须长期使用滴眼液及凝胶，因此保持睑缘及睫毛的清洁也至关重要。配戴角膜绷带镜、巩膜镜，具有缓解眼部干涩，促进角膜上皮损伤修复的作用，但使用时须重视其继发角膜感染的风险，配戴时可预防性使用抗生素滴眼液。

3. 手术治疗 对持续性角膜上皮愈合不良、角膜基质浅层融解的患者可行羊膜移植术。对于严重的角膜融解、角膜穿孔患者，可行板层角膜移植、穿透性角膜移植术，但由于 coGVHD 患者眼表情况较差，术后仍将面临植片上皮愈合不良、植片融解等风险，手术远期效果有限。部分眼睑缝合术可减少泪液蒸发、保护角结膜组织，主要用于慢性重度干眼患者，对于 coGVHD 角膜移植术后患者，也可行临时性部分眼睑缝合，待角膜植片上皮愈合稳定后，再择期拆除。

因此，对于 coGVHD 患者，更应该重视早期检查与诊断，综合治疗，预防严重并发症的发生。

（六）病例分享

【病例 1】

患者，女性，38 岁。2005 年诊断为“慢性粒细胞性白血病”，当年行亲缘异体骨髓移植手术。术后半年出现食欲下降、口腔黏膜及胃肠道溃烂、皮肤色素沉着、关节肿痛，诊断为慢性移植物抗宿主病（cGVHD），给予泼尼松、环孢素、甲氨蝶呤（具体药量不详）治疗近一年半。全身无不适症状，患者于 2012 年底停止口服药物。2013 年春节前开始出现双眼干涩、异物感、畏光，伴视力波动，长期局部人工泪液点眼治疗。2013 年 12 月右眼红痛、异物感加重，视力下降至我院就诊。

眼科检查：右眼视力 0.5，矫正 0.8^{+}，眼压 9.3mmHg，睑板腺开口堵塞，球结膜充血，瞳孔下方角膜可见直径约 2mm 类圆形白色浸润病灶，病灶处角膜上皮缺损、基质轻度融解变薄（图 17-3-2）。左眼视力 0.8，矫正 1.0^{-}，眼压 11.9mmHg，睑板腺开口堵塞，球结膜轻度充血，角膜尚透明，表面反光粗糙，可见散在点状上皮缺损，FL（+），KP（-）。

眼部特殊检查：前节 OCT（图 17-3-3）示右眼病灶累及角膜基质浅中层，病灶周围角膜水肿增厚。泪河高度，右眼 0.07mm、左眼 0.05mm。泪膜破裂时间，右眼 3.4s、左眼 2.5s。Schirmer 试验，右眼 3mm/5min、左眼 3mm/5min。睑板腺照相（图 17-3-4），脂质层平均厚度，右眼 32 ICU、左眼 55 ICU。

初步诊断：右眼角膜融解、双眼干眼、双眼睑板腺功能障碍、双眼屈光不正、慢性移植物抗宿主病、骨髓移植术后。

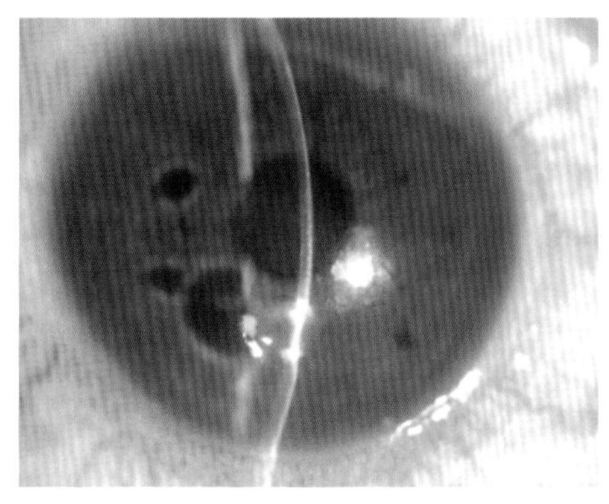

图 17-3-2 病灶处角膜基质融解变薄

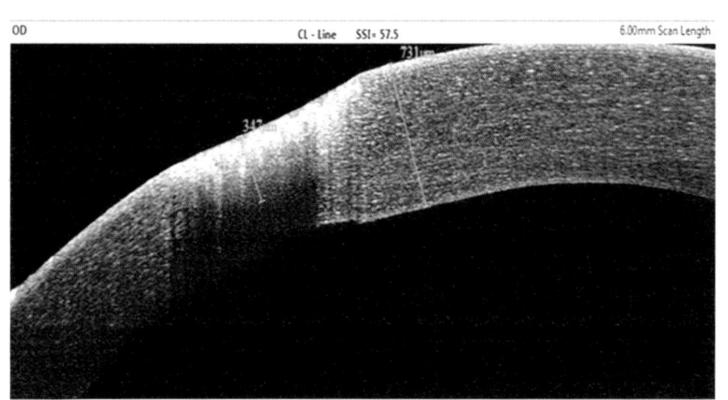

图 17-3-3 病灶累及角膜基质浅中层

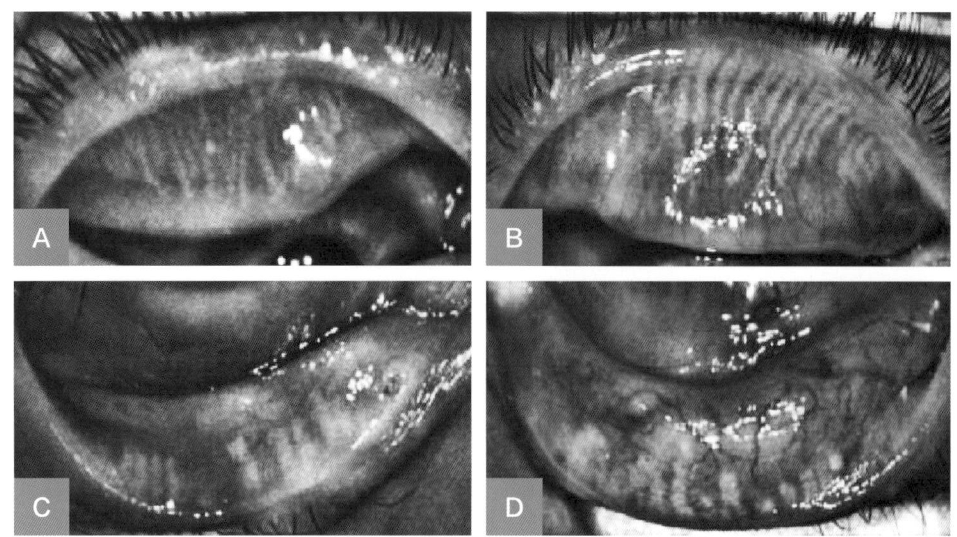

图 17-3-4 睑板腺红外照相
A、C. 右眼上睑 Ⅰ 度缺失，右眼下睑 Ⅱ 度缺失；B、D. 左眼上下睑均为 Ⅱ 度缺失。

治疗：配戴角膜绷带镜。他克莫司滴眼液，双眼每天 4 次；无防腐剂人工泪液，双眼每天 4 次；妥布霉素地塞米松眼膏，睡前涂双眼。建议患者行双眼泪小点栓塞，患者因费用问题拒绝使用。患者用药 3 天后因他克莫司滴眼液刺激症状明显，自行停用。半个月后患者诉右眼晨起流热泪，视力下降，到我院门诊复诊，发现右眼角膜病灶出现微穿孔，伴虹膜组织嵌顿（图 17-3-5），右眼视力 0.3，矫正 0.5，眼压 7.8mmHg。考虑患者穿孔范围小，且位于瞳孔区边缘，矫正视力仍有 0.5，故选择药物保守治疗，予配戴绷带镜，使用妥布霉素地塞米松眼膏连续加压包扎 3 天，角膜穿孔区闭合，前房形成（图 17-3-6）。之后局部继续给予他克莫司滴眼液，每天 4 次；无防

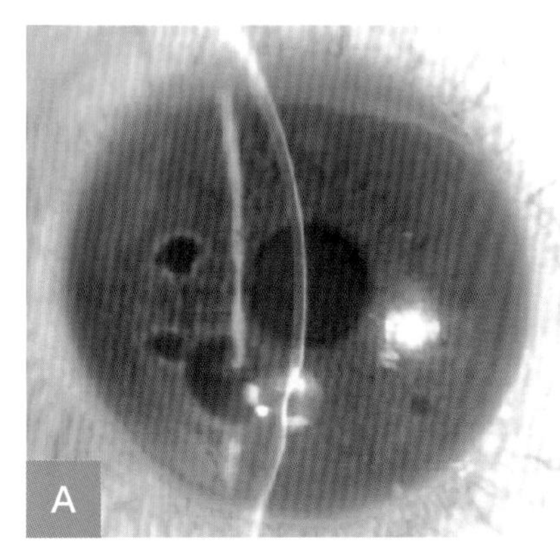

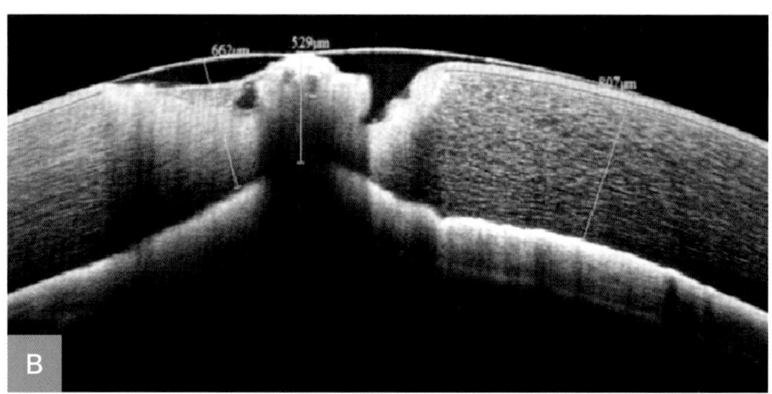

图 17-3-5 角膜穿孔伴虹膜嵌顿

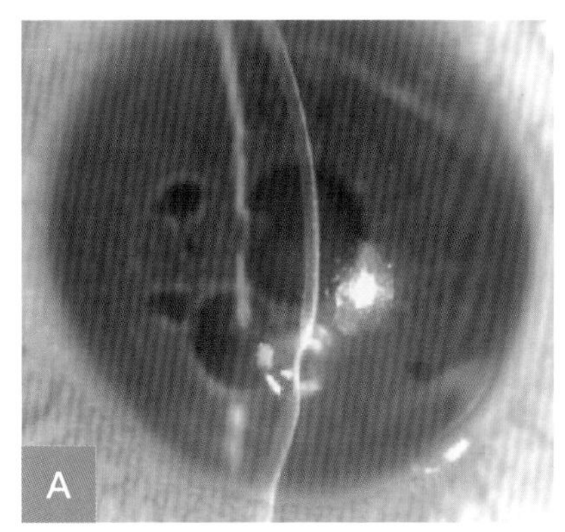

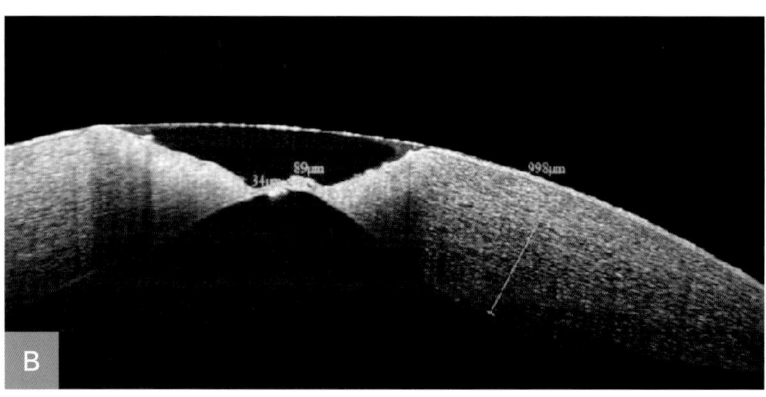

图 17-3-6 角膜穿孔区闭合

腐剂人工泪液，每天 4 次；妥布霉素地塞米松眼膏，睡前涂眼；双眼下泪小点植入临时性泪点栓子。治疗 1 个月后，角膜穿孔区逐渐修复增厚，视力 0.5，矫正 0.8^-（图 17-3-7）。

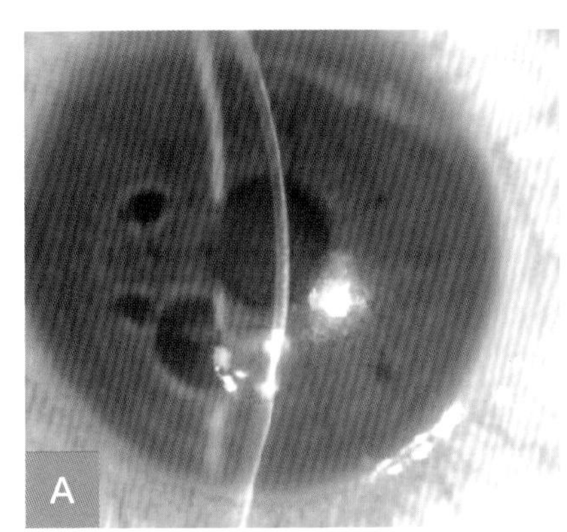
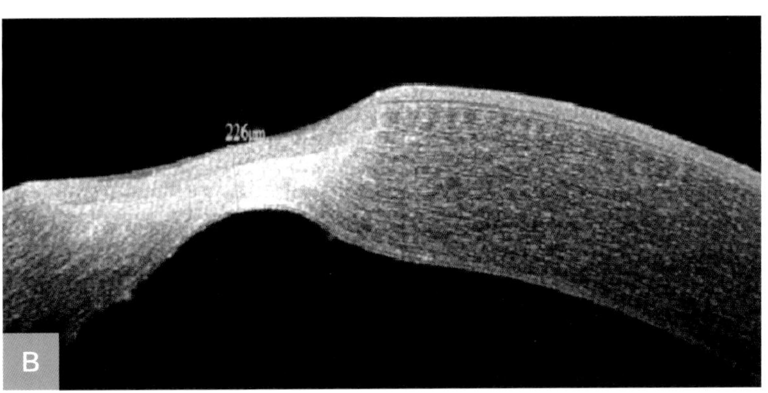

图 17-3-7　角膜穿孔区逐渐修复增厚

该病例提示我们 GVHD 的病程不但很长，累及器官很多，眼表的病变可以在短期内多次反复变化，甚至发生角膜穿孔，GVHD 引起的溃疡多见小而深，容易发生小的穿孔，但容易通过保守治疗修复。出现角膜穿孔时，不宜急于进行手术修复，可通过加强抗炎药物、促进纤维修复，配合绷带镜或者加压包扎等方法治疗后再决定后续方案。同时，血液科的定期随访治疗及用药的调整至关重要，切勿因自身情况良好而自行停药。

【病例 2】

患者，男性，32 岁。2013 年因“急性髓系白血病”行亲缘异体骨髓移植术。术后规律口服泼尼松片、他克莫司胶囊。术后 1 年半开始出现双眼干眼症状，规律使用人工泪液、氟米龙滴眼液点眼。2018 年 12 月左眼红痛、畏光流泪，视力明显下降，当地医院诊断为“左眼细菌性角膜溃疡”，予左氧氟沙星滴眼液、妥布霉素滴眼液、加替沙星凝胶等药物抗细菌治疗，病情无明显好转后转至我院就诊。眼科检查：右眼视力 0.6，眼压 12.5mmHg，角膜表面干燥，可见弥漫性点状上皮缺损（图 17-3-8A、B）。左眼视力手动/10cm，矫正无助，眼压 8.8mmHg，球结膜混合充血，角膜中央见大片上皮缺损，病灶表面尚干净、基质融解变薄，前房中等深，瞳孔中等

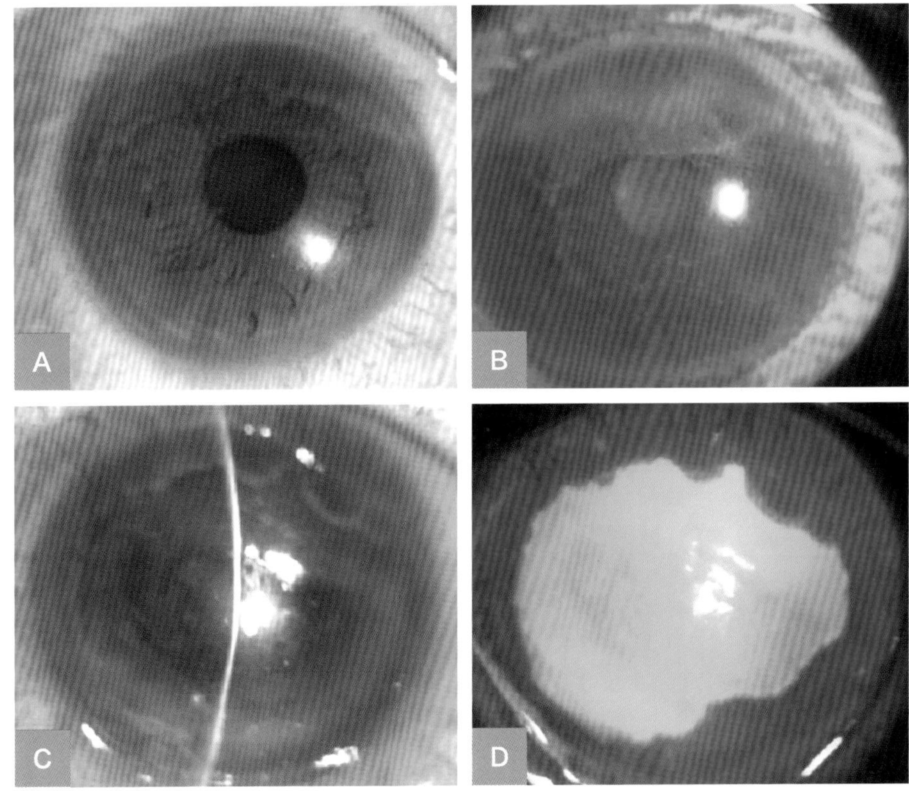

图 17-3-8　患者双眼裂隙灯照相
A. 右眼角膜表面干燥伴大量点染；B. 左眼角膜大片上皮缺损。

大，直径 5mm，对光反射稍迟钝，晶状体透明，眼底窥不清(图 17-3-8C、D)。

辅助检查：角膜共聚焦显微镜提示角膜病灶上皮缺损，少量炎症细胞，基质水肿，可见大量 Langerhans 细胞，内皮细胞结构尚可。眼表特殊检查：泪河高度，右眼 0.02mm、左眼 0.04mm。泪膜破裂时间，右眼 3.4s、左眼测不出。Schirmer 试验，右眼 2mm/5min、左眼 0mm/5min。睑板腺红外照相显示双眼上下睑板腺腺体明显缺失(图 17-3-9)。

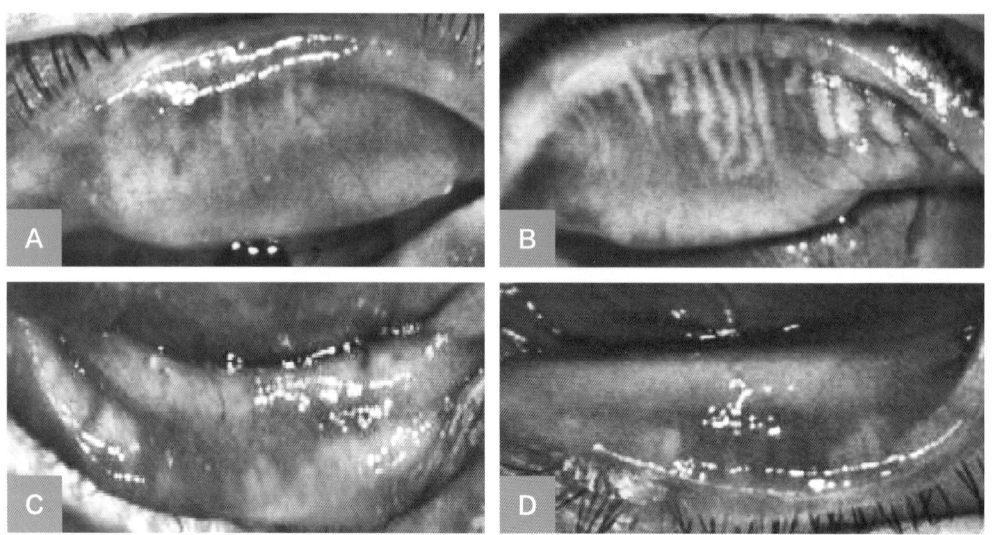

图 17-3-9 患者睑板腺照相

A、C. 右眼上下睑Ⅱ度缺失；B、D. 左眼上睑Ⅱ度缺失、下睑Ⅲ度缺失。

临床诊断：左眼角膜融解、双眼干眼症、双眼屈光不正、慢性移植物抗宿主病、骨髓移植术后。收入院行左眼羊膜移植术，术后配戴绷带镜。局部给予左氧氟沙星滴眼液，左眼每天 4 次；自体血清，左眼每天 4 次；氧氟沙星眼膏，睡前涂左眼；他克莫司滴眼液，双眼每天 4 次；无防腐剂人工泪液，双眼每天 4 次。术后 40 天复诊时可见角膜瘢痕化、新生血管长入角膜(图 17-3-10C、D)。给予双眼植入永久性泪小点栓子，配戴湿房镜。术后

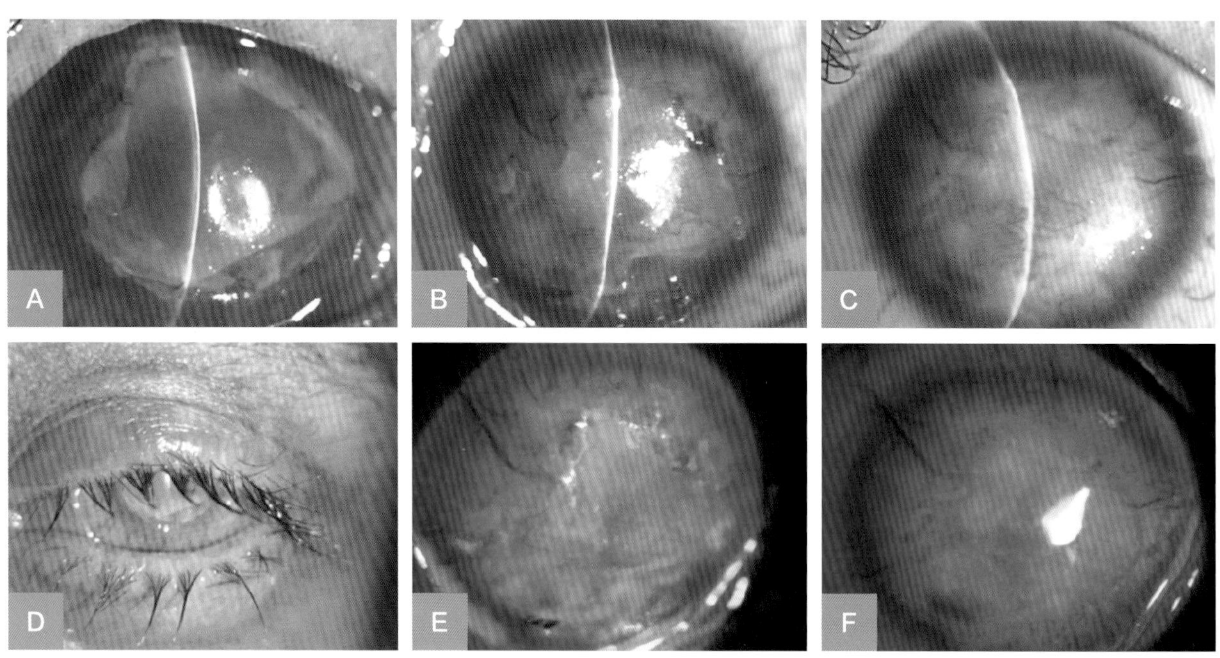

图 17-3-10 左眼羊膜移植术后裂隙灯照相

A、D. 术后 1 周；B、E. 术后 40 天；C、F. 术后 60 天。

60 天复诊时可见左眼角膜完全瘢痕化、炎症反应明显减轻(图 17-3-10E、F),患者诉双眼干涩症状明显减轻,左眼仅有轻度异物感,右眼结膜无明显充血,角膜透明(图 17-3-11)。

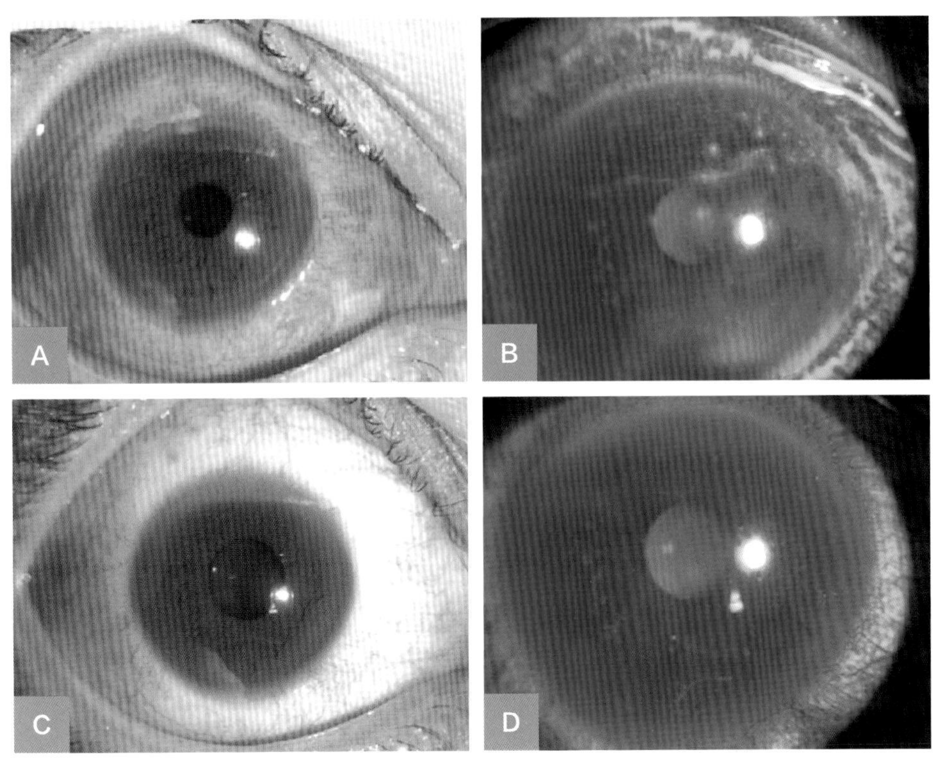

图 17-3-11　右眼裂隙灯照相
A、B. 治疗后 1 周;C、D. 治疗后 40 天。

从病例 1、病例 2 我们可以发现,GVHD 患者的睑板腺功能通常很差,可能与长期的局部炎性破坏有关。睑板腺异常再加上 GVHD 本身长期存在的眼表炎症和微环境异常,患者容易发生不同程度的上皮病变。此患者在我院初诊时左眼的角膜上皮缺损为大片剥脱,与病例 1 不同,可能是 GVHD 和睑板腺异常共同作用的结果。对此类患者进行泪小点栓塞治疗时应较为谨慎,尽量在病情稳定期进行,或者配合强力免疫抑制治疗。

【病例 3】

患者,男性,59 岁。以"左眼干涩、异物感 10 年,视力下降明显 1 年余"为主诉就诊。10 年前患者因"急性粒细胞白血病"在外院行骨髓移植手术。术后 1 年开始出现双眼干涩、异物感、疼痛、易疲劳,伴畏光、烧灼感等不适,视力逐渐下降,无伴眼分泌物增多、肿胀等症状。曾在我院门诊随诊,予"他克莫司、羧甲基纤维素钠"滴眼,病情尚稳定。近 1 年左眼视力下降明显,无伴红痛不适,复诊我院门诊,加戴绷带片,门诊拟"左眼角膜融解近穿孔"收入院。双眼白内障手术 12 年。

既往史:8 年前因"右眼角膜融解穿孔",在外院行"右眼穿透性角膜移植手术"。糖尿病病史 8 年,规律口服药物,血糖控制良好。

眼科检查:右眼视力无光感,眼压 7.7mmHg,结膜无明显充血,全角膜呈白色瘢痕化改变,表面上皮完整,基质无明显水肿,可见血管长入角膜植片内,其后眼内结构窥不清(图 17-3-12A、B)。左眼视力 0.05,矫正无助,眼压 6.6mmHg,结膜轻度充血(+),绷带片在位,中央偏下方角膜融解变薄,约 3mm × 4mm,遮盖瞳孔区,深达 2/3 角膜厚度,病灶角膜表面上皮缺损,基质水肿,表面无明显分泌物,FL(+),周边角膜呈灰白色改变,见血管长入角膜,前房深度浅,房水清,瞳孔圆,直径 3mm,对光反射(+),隐约见人工晶状体位正,玻璃体、眼底窥不清(图 17-3-12C、D)。前节 OCT 见左眼绷带镜覆盖于角膜上方,病灶角膜基质融解变薄、残留菲薄后弹力层(图 17-3-13)。

临床诊断:左眼角膜融解近穿孔、慢性移植物抗宿主病、双眼人工晶状体眼、右眼角膜植片衰竭、右眼盲、骨髓移植术后、白血病、2 型糖尿病。跟患者反复沟通后,告知预后,患者及家属仍强求再次行角膜移植手术,全麻下行“左眼穿透性角膜移植术”。术后 1 个月复诊，左眼视力 0.05（矫正 0.1）（图 17-3-14）。

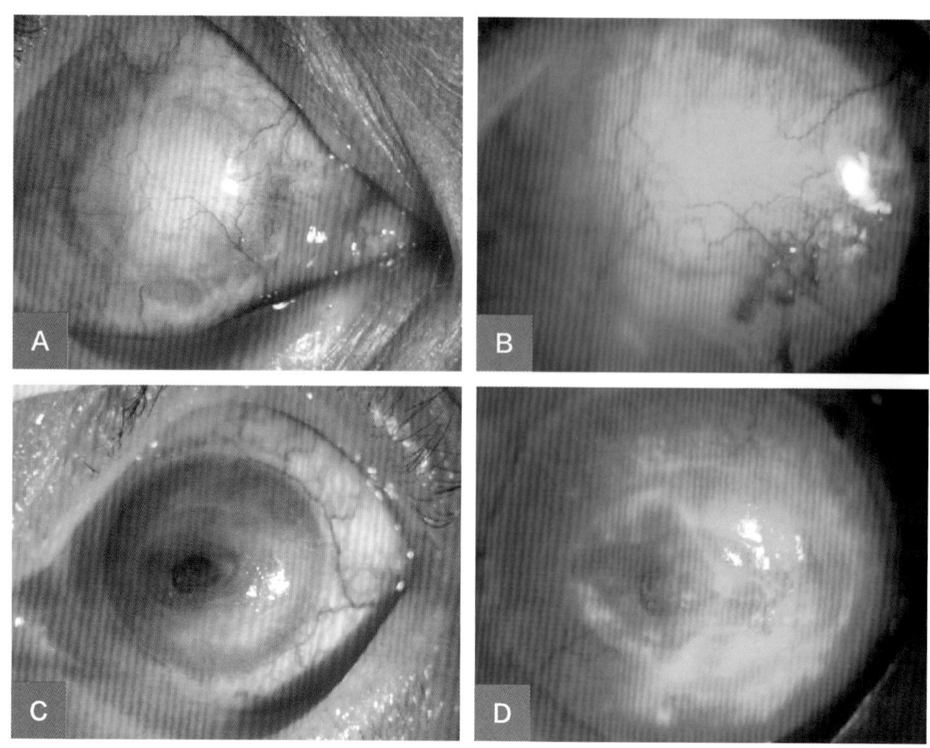

图 17-3-12 患者双眼裂隙灯照相

A、B. 右眼角膜呈白色混浊；C、D. 左眼中央角膜融解变薄。

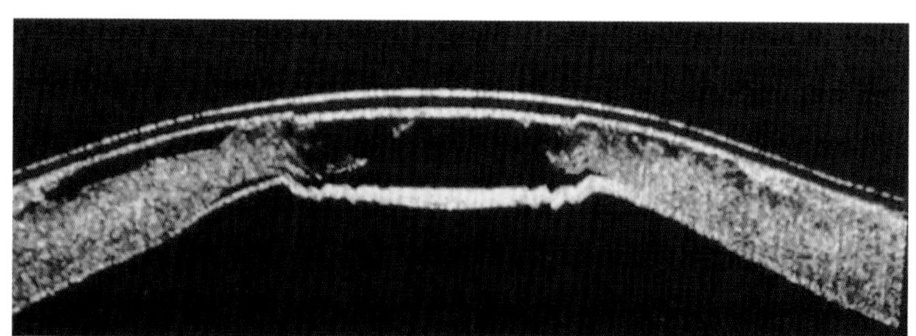

图 17-3-13 前节 OCT 见左眼角膜融解变薄、残留菲薄后弹力层

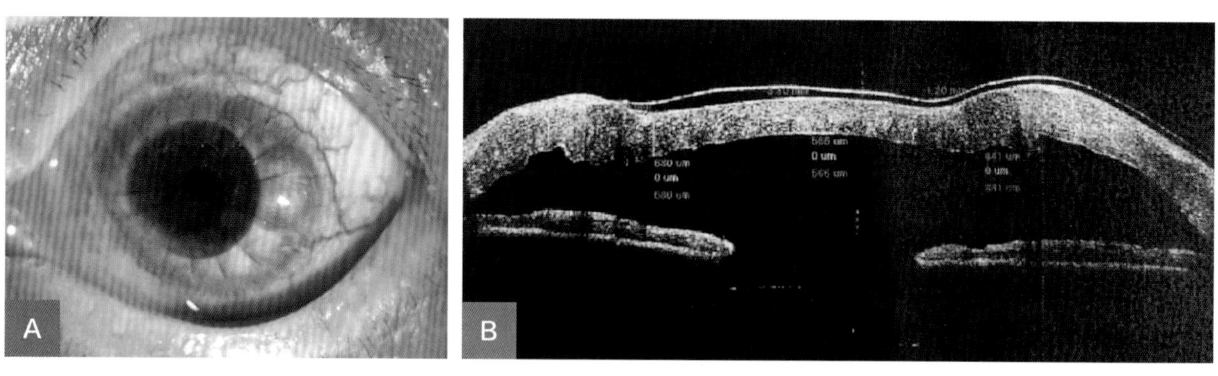

图 17-3-14 左眼角膜移植术后 1 个月

该患者同时具有多年的 GVHD 以及糖尿病病史，眼表很难处于健康状态。角膜虽然已经出现明显的纤维瘢痕组织，但仍容易发生“冷溃疡”。虽然在家属及患者强烈要求下进行了角膜移植手术，但术后仍容易复发，远期预后欠理想。

【病例 4】

患者，男性，37 岁。以“左眼红痛伴视力下降 1 个月余，加重伴流热泪 2 天”为主诉就诊。患者于 2015 年 1 月因“急性髓系白血病（M5）”在当地医院行异体骨髓移植术，术中曾大量输血。术后长期规律口服抗排斥药物：泼尼松片，5mg/次，一天 1 次；环孢素胶囊，0.5mg/次，一天 2 次；他克莫司胶囊，10mg/次，一天 1 次。近 3 年来出现双眼干涩、异物感、畏光症状，并且逐渐加重，伴视力波动。在当地医院诊断为“双眼干眼”（图 17-3-15），长期局部使用玻璃酸钠滴眼液、氟米龙滴眼液、普拉洛芬滴眼液等点眼，病情反复。1 个月余来左眼红痛、畏光逐渐加重，伴视力下降。患者未予重视，仍自行使用滴眼液点眼，2 天前左眼红痛加重伴流热泪，视力明显下降，当地建议转至我院进一步治疗。

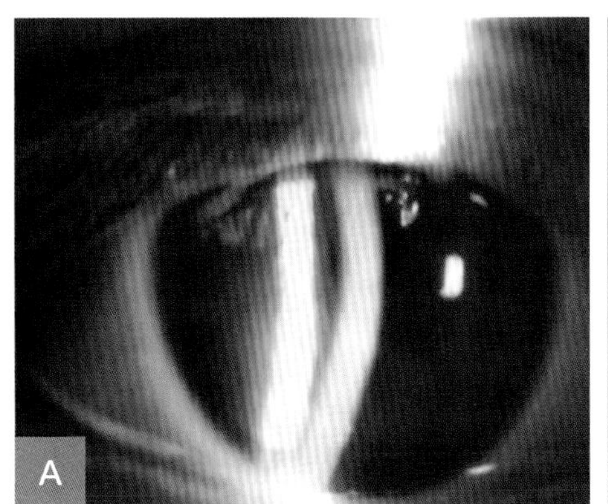
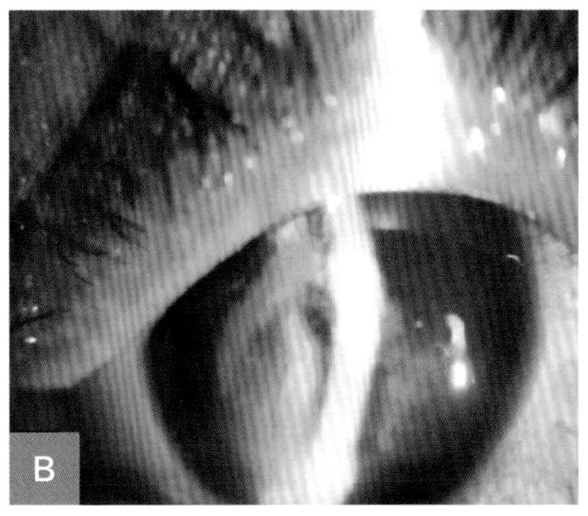

图 17-3-15 外院就诊时裂隙灯照相，双眼角膜上皮粗糙

入院查体：右眼视力 0.5，矫正 1.0，眼压 12.3mmHg，睑板腺开口堵塞，球结膜轻度充血，角膜尚透明，但表面反光粗糙，FL（-），KP（-），基质无水肿，前房深度正常，房水清，瞳孔圆，直径 3mm，直间接对光反射灵敏，晶状体透明，玻璃体未见明显混浊，眼底未见明显异常（图 17-3-16A、B）。左眼视力手动/眼前 40cm，矫正无提高，眼压 8.6（iCare）mmHg，结膜混合充血（++），角膜中央见约 7mm × 7mm 类圆形灰白色浸润病灶，遮盖瞳孔区，累及角膜全层，病灶边界不清、表面上皮缺损，FL（+），表面少量白色分泌物附着，病灶中央见 3mm × 5mm 穿孔区，其后虹膜组织嵌顿，病灶周围角膜水肿，下方角膜见浅层新生血管长入，前房消失，瞳孔欠圆，呈横椭圆形，直间接对光反射迟钝，其后眼内结构窥不清（图 17-3-16C）。

眼表特殊检查：泪河高度，右眼 0.09mm、左眼 0.02mm。泪膜破裂时间，右眼 2.3s、左眼测不出。Schirmer 试验，右眼 2mm/5min、左眼 1mm/5min。睑板腺照相见图 17-3-17。结膜囊分泌物涂片及培养（-）。

入院诊断：左眼角膜溃疡伴穿孔、双眼干眼、右眼屈光不正、慢性移植物抗宿主病、骨髓移植术后。急诊全

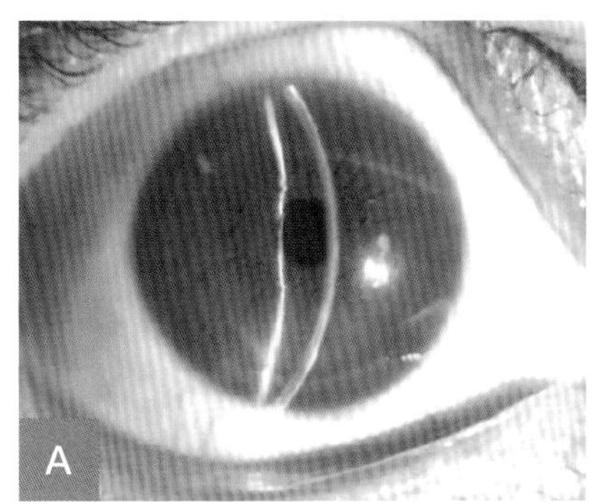
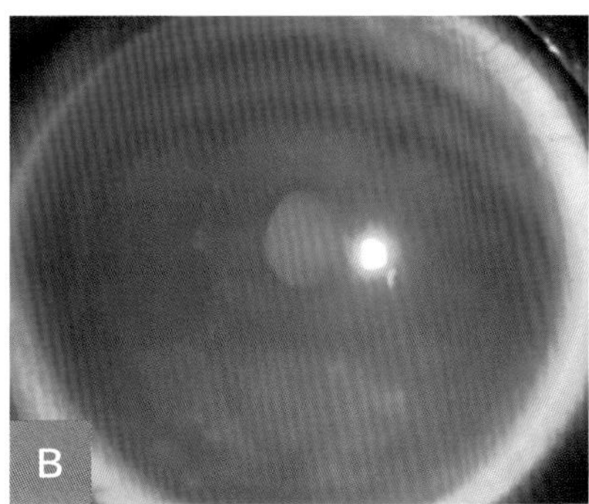
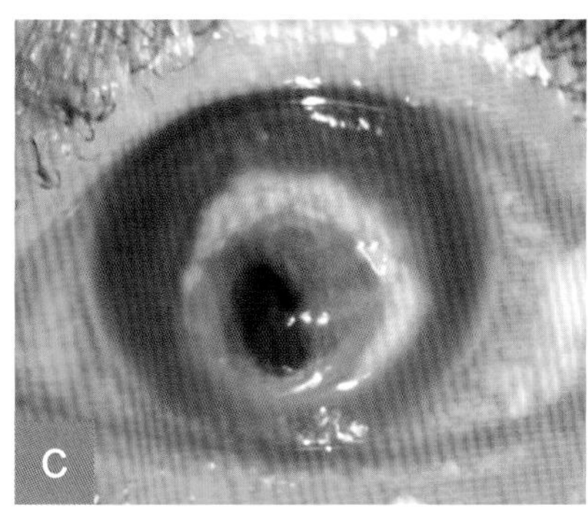

图 17-3-16 患者双眼裂隙灯照相
A、B. 右眼裂隙灯照相及角膜荧光素钠染色；C. 左眼裂隙灯照相。

麻下行“左眼穿透性角膜移植术”(手术过程见图 17-3-18)。术后给予他克莫司滴眼液,左眼一天 4 次;左氧氟沙星滴眼液,左眼一天 4 次;妥布霉素地塞米松眼膏,睡前涂左眼;玻璃酸钠滴眼液,双眼一天 4 次。

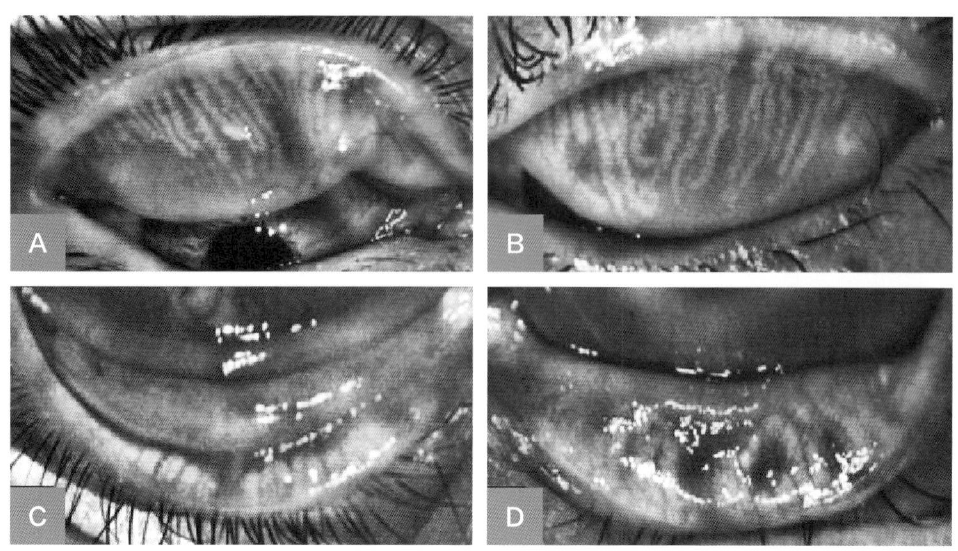

图 17-3-17 双眼睑板腺照相

A、C. 右眼上下睑腺体 II 度缺失;B、D. 左眼上睑 I 度缺失,下睑 II 度缺失。

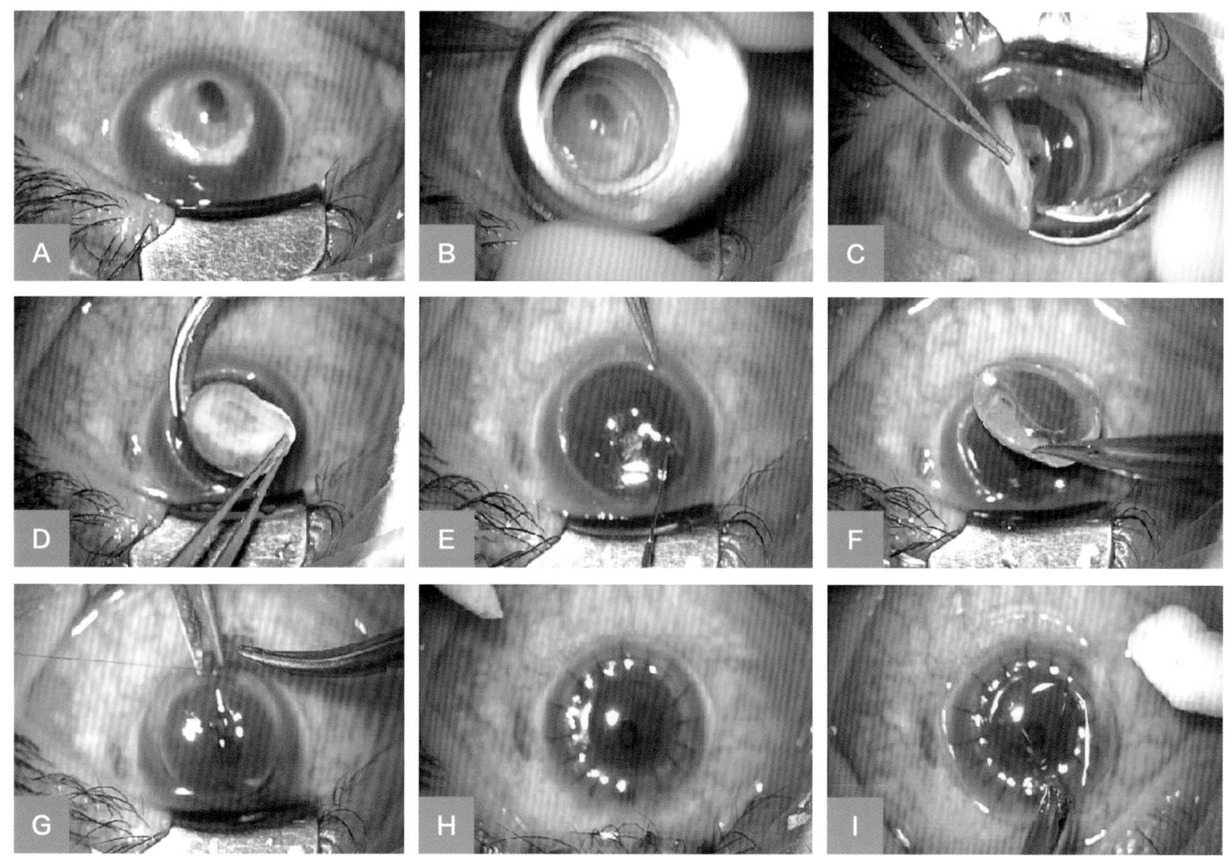

图 17-3-18 左眼行穿透性角膜移植手术过程

术中角膜片病理检查结果：镜下可见角膜上皮坏死、上皮消失，基质变性、坏死，局部血管增生、充血，多量中性白细胞浸润，伴钙化（图 17-3-19）。患者术后 1 周复诊右眼视力 0.02，矫正 0.05（图 17-3-20）。术后 3 个月复诊，右眼视力 0.15，矫正 0.3（图 17-3-21）。

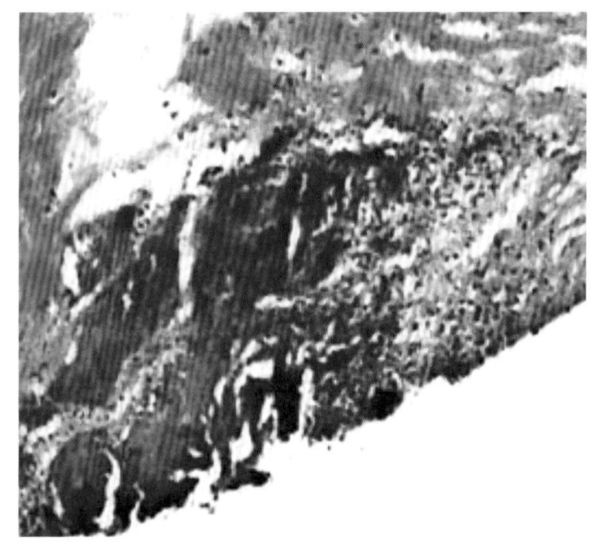

图 17-3-19 术中角膜片病理检查

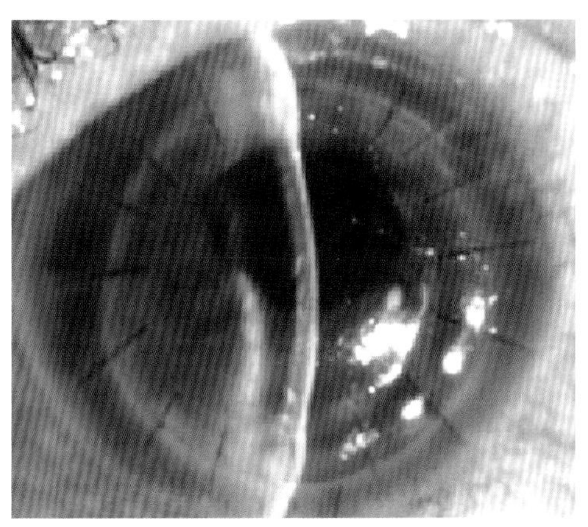

图 17-3-20 术后 1 周右眼裂隙灯照相

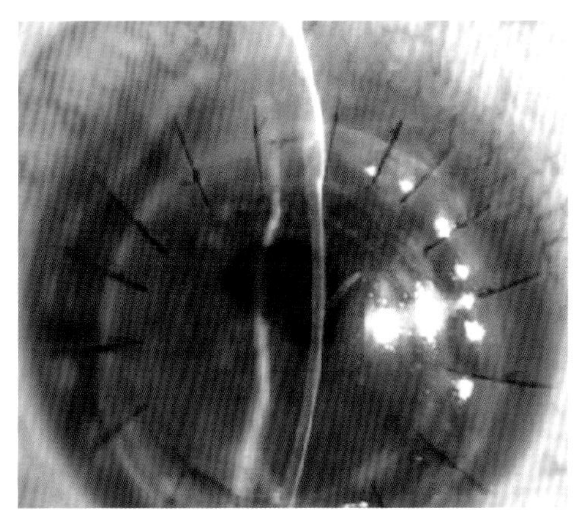

图 17-3-21 术后 3 个月右眼裂隙灯照相

上述几个病例均为免疫学角膜疾病出现角膜穿孔或近穿孔。实际上，临床患者更多处于轻度或中度，眼表体征并不严重的时候往往忽略了关键性的局部免疫调节治疗和长期的人工泪液使用，容易进展成重症病例。换言之，眼表微环境的保护以及全身病的控制是这类患者的永恒话题，需要患者与眼科、风湿免疫科、血液科医师一起共同努力。

（方 颉 吴护平）

参考文献

[1] 中华医学会血液学分会造血干细胞应用学组，中国抗癌协会血液病转化委员会. 慢性移植物抗宿主病（cGVHD）诊断与治疗中国专家共识（2021 年版）. 中华血液学杂志，2021，42（04）：265-275.

[2] 慢性移植物抗宿主病眼部损害的诊断和治疗共识. 中华移植杂志（电子版），2012，6（2）：I0001.

[3] TATEMATSU Y，OGAWA Y，SHIMMURA S，et al. Mucosal microvilli in dry eye patients with chronic GVHD. Bone Marrow Transpl，2012，47（3）：416-425.

[4] JAGASIA MH，GREINIX HT，ARORA M，et al. National institutes of health consensus development project on criteria for clinical trials in chronic graft-versus-host disease：I. the 2014 diagnosis and staging working group report［J］. Biol Blood Marrow Transplant，2015，21（3）：

389-401.

[5] OGAWA Y, KIM S K, DANA R, et al. International chronic ocular graft-vs-host-disease (GVHD) consensus group: Proposed diagnostic criteria for chronic GVHD (Part I). Sci Rep, 2013, 3: 3419.

[6] 费文雷,陈家祺,杜欣,等. 移植物抗宿主病相关的干眼病. 中华眼科杂志, 2003, 39(11): 686-690.

[7] 苗恒,陶勇,黎晓新. 重视眼部移植物抗宿主病的诊断和治疗. 中华眼科医学杂志(电子版), 2014, (1): 1-6.

[8] ARAIN M A, NIAZI M K, KHAN M D, et al. Frequency of ocular manifestations of chronic graft versus host disease. Journal of Ayub Medical College, Abbottabad: JAMC, 2010, 22(1): 80-83.

[9] ZALLIO F, MAZZUCCO L, MONACO F, et al. A single-center pilot prospective study of topical application of platelet-derived eye drops for patients with ocular chronic graft-versus-host disease. Biol Blood Marrow Tr J Am Soc Blood Marrow Tr, 2016, 22(9): 1664-1670.

[10] TAHMAZ, VOLKAN, GATHOF, et al. Treatment of severe chronic ocular graft-versus-host disease using 100% autologous serum eye drops from a sealed manufacturing system: A retrospective cohort study. Brit J Ophthalmol, 2017, 101(3): 322-326.

[11] BAN Y, SHIMAZAKI-DEN S, TSUBOTA K, et al. Morphological evaluation of Meibomian glands using noncontact infrared meibography. Ocul Surf, 2013, 11(1): 47-53.

[12] 赵文心,梁凌毅. 慢性眼移植物抗宿主病的临床特点及相关机制的新进展. 器官移植, 2022(002): 013.

第四节 Stevens-Johnson 综合征和中毒性表皮坏死松解症

一、概述

Stevens-Johnson 综合征(Stevens-Johnson syndrome, SJS)和中毒性表皮坏死松解症(toxic epidermal necrolysis, TEN)是由药物引起的皮肤和黏膜的严重不良反应,严重者可致命。临床一般根据受累皮肤黏膜面积进行区分,剥脱面积<10% 者称 SJS,>30% 者为 TEN,介于 10%~30% 之间为重叠的 SJS/TEN。儿科医师 Albert Mason Stevens 和 Frank Chambliss Johnson 最早于 1922 年报道该病,故称 Stevens-Johnson 综合征。

SJS 和 TEN 多发生在感染、口服某些药物后,出现多形性红斑,进一步可发展成为毒性表皮坏死溶解。其中,80% 可出现眼部并发症,其眼部表现较严重,病变可累及角膜、睑结膜、球结膜、眼睑,严重者可并发角膜炎、角膜穿孔,甚至眼内炎。慢性并发症有结膜瘢痕、睑内翻、干眼、睑球粘连等,可长期继发角膜的损伤。

二、病因学

在 SJS 中,引起免疫反应的诱导因素尚不明确。可能与多种因素有关,包括全身用药、局部用药、感染、疫苗、移植物抗宿主病、恶性肿瘤及胶原血管性疾病等。目前研究表明,药物是引起 SJS 的主要原因。相关研究数据表明,临床上超过 100 种药物可能引起 SJS,主要包括抗癫痫类药物,如卡马西平、苯巴比妥、奥卡西平等,抗菌类药物如磺胺等。在眼科用药中,经常有报道的是青光眼手术前后口服醋甲唑胺所致 SJS。

三、发病机制

SJS 主要由药物引起,是细胞毒性 T 淋巴细胞(cytotoxic T lymphocyte, CTL)、自然杀伤(natural killer, NK)细胞、中性粒细胞和巨噬细胞活化参与的迟发型皮肤免疫反应,与人类白细胞抗原基因(human leukocyte antigen, HLA)多态性相关,但其发病的具体发病机制尚未明确,目前有多种报道。

1. 遗传易感性 随着药物基因组学和人类基因组学研究的进展以及对主要组织相容性复合物(MHC)研究的不断深入,已证实 HLA 与 SJS 明显相关,且具有种族差异性。目前已有药物皮肤严重不良反应与特定等位基因相关性的研究报道:①HLA-B*1502 与卡马西平引起的 SJS 强相关;②HLA-B*1511 和 HLA-A*3101 与卡马西平导致 SJS 具有相关性;③HLA-B*5701 与阿巴卡韦导致的 SJS 相关;④*CYP2B6*、*HCP5* 和 *TRAF3IP2* 基因与奈韦拉平(nevirapine)导致的 SJS 相关;⑤HLA-B*5801 与别嘌醇导致的 SJS 相关;⑥HLA-A*0206 及 Toll 样受体 3(Toll-like receptor 3, TLR3)多态性与 SJS 引起的眼部并发症相关。

2. 免疫因素

(1)药物的免疫原性:半抗原/前半抗原模式(hapten/prohapten model),大多数药物均是小分子,无免疫原性，其需要与“载体蛋白”如自体膜蛋白、血清白蛋白共价结合后才具有免疫原性，这种共价结合物可作为半抗原，经抗原提呈细胞（APC）修饰成抗原肽后提呈给 MHC 分子，之后半抗原-肽-MHC 复合物被 T 细胞表面的 T 细胞受体（TCR）识别，从而激活 T 细胞。

（2）参与药物过敏反应的 T 细胞：效应性 T 细胞可分为 $CD4^+$和 $CD8^+T$ 细胞，根据释放的细胞因子不同，$CD4^+T$ 细胞可分化为 Th0、Th1、Th2、Th9、Th17 和 Th22 等。研究表明，活化 T 细胞的质量和数量决定了药疹的皮肤表现。$CD8^+T$ 细胞浸润皮肤的严重程度与表皮细胞坏死的程度相关，所以 $CD8^+T$ 细胞活化的状态可以作为预示药疹严重程度的因素。Th2 免疫反应可导致组织中嗜酸性粒细胞和 IgE 过表达，引起水肿性红斑和水疱。

（3）角质形成细胞凋亡：$CD8^+T$ 细胞释放的穿孔素、颗粒酶、肿瘤坏死因子（TNF-α）等可产生细胞毒作用，最终导致角质形成细胞凋亡。SJS 和 TEN 患者皮肤活体组织检查中干扰素 γ（IFN-γ）、TNF-α、IL-2、IL-5、IL-13、IL-6、IL-10、IL-18 以及趋化因子受体 4（CXCR4）、CC 趋化因子受体 3（CCR3）表达均明显增高，外周血单核细胞中 IL-2、IL-6、IL-10 及 CCR10 表达也升高，均与角质形成细胞凋亡有关。

（4）Fas 受体与 FasL 途径：目前普遍认为 SJS 与 TEN 的发病机制主要是外周血液中角化细胞表面所表达的 Fas 受体与单个核细胞分泌的可溶性 Fas 配体（FasL）之间发生了相互作用，从而使角化细胞迅速凋亡、表皮损伤，但对引起细胞凋亡的原因尚不明确。有研究称，在 SJS 与 TEN 发病初期，Fas 受体与 FasL 介导的细胞凋亡发挥了一定作用。

（5）人疱疹病毒（HHV）再活化与药物导致的超敏综合征（DIHS）：DIHS 中最为神秘的现象就是各种 HHV 亚型的再活化，包括巨细胞病毒（即 HHV-5）、EB 病毒（即 HHV-4）、HHV-6、HHV-7。HHV-6 再活化可出现于 60% 病例中，且预后不佳。Hashizume 等人发现，DIHS 患者外周血单核细胞的数量在发病 3 周内迅速上升，其后又恢复正常，并经过一系列研究后提出，单核细胞、T 细胞和皮肤定居 $CD4^+T$ 细胞内出现的 HHV-6 有密切联系。$CD4^+T$ 细胞感染 HHV-6 是病毒复制和再活化的一个重要环节，而单核细胞促使此环节的发生。

四、临床表现

1. 全身表现　多形性红斑型 SJS 的临床表现多种多样，发病突然，常多发于手脚的背侧和前臂、腿、脚掌、足底表面，局部病变的直径常<3cm，全身皮肤面积<20%。其早期表现为环形红斑和丘疹，有时候相互融合成囊泡或水疱，也可出现荨麻疹斑，伴发热、咽痛、不适、关节痛和呕吐。水疱性病变可累及口咽部黏膜、结膜、生殖器黏膜、唇、内脏，毒性表皮坏死溶解型 SJS 的前驱症状为发热、结膜和皮肤的烧灼感，出疹常呈麻疹样，可累及面部和肢端。皮疹相互融合导致大的水疱形成和皮肤剥脱，局部病变的直径>3cm，皮肤的受损面积多超过 20%。口腔黏膜、生殖器黏膜和结膜也可受累，还可出现发热、白细胞计数增多、肾功能衰竭、肺栓塞等现象。在临床中，该病几乎无首诊眼科患者，多于综合医院抢救生命，图 17-4-1 为一患者因口服药物过敏，全身情况相对较轻，于过敏后 13 天我院就诊。

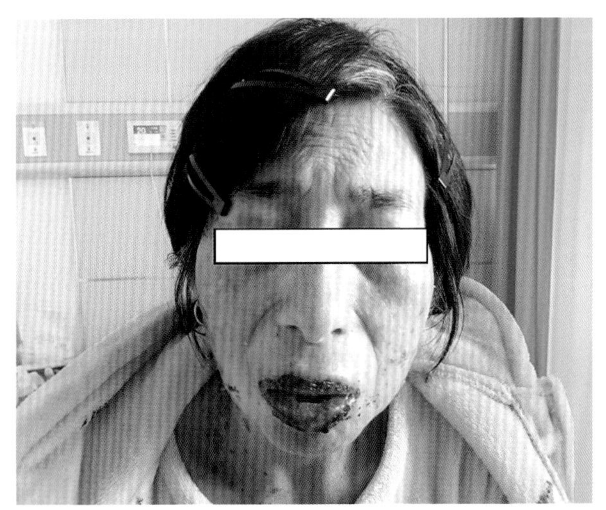

图 17-4-1　患者口服药物过敏后 13 天，头颈部外观照相

2. 眼部表现

（1）早期表现：可发生非特异性结膜炎，但结膜炎常出现在皮肤受累之前，部分患者还会发生双侧卡他性、化脓性和假膜性结膜炎。有时可出现严重的前葡萄膜炎。急性期可出现角膜溃疡，其持续时间一般为 2~4 周。

（2）慢性期表现：由于炎症反应的长期存在，睑缘、睑结膜形成大量瘢痕、角质化增生，可发生睑球粘连；结膜杯状细胞破坏所引起的泪道瘢痕化可能导致泪膜异常，同时出现因睑缘、睑板腺开口的堵塞引起睑板腺功能障碍，并发严重的干眼，同时，还可出现睑内翻和倒睫。由于睑缘、睑结膜瘢痕、干眼的存在，长期损伤角膜，引起眼表损伤严重，可继发角膜缘干细胞缺乏，甚至角膜溃疡。

五、眼部治疗原则

1. 急性期的治疗 局部用药可使用人工泪液点眼，维持角膜上皮完整性，并预防性应用抗生素。手术治疗常选择羊膜移植，可减轻眼表炎症、防止睑球粘连、促进角膜上皮愈合。此外，还可采用结膜瓣来覆盖眼表面，如果出现角膜穿孔，可考虑进行板层角膜移植或穿透性角膜移植。

2. 慢性眼部疾病的治疗 一般采用对症治疗，局部可使用糖皮质激素、免疫抑制剂、无防腐剂人工泪液、小牛血去蛋白提取物或自体血清长期点眼。眼表较干燥患者可同时行泪道栓塞术；睑内翻、倒睫可采用高频电刀电解倒睫，或进行睑内翻矫正术；睑板腺功能障碍者建议长期进行睑板腺热敷按摩，重者行 OPT、E-eye 激光治疗。睑缘角质化瘢痕患者，可行睑缘重建术，采用羊膜、自体结膜或口唇黏膜重建睑缘，出现泪囊炎或溢泪现象，这时需要进行硅胶管泪道插入和泪囊鼻腔吻合术。并发角膜缘干细胞缺乏的患者在眼表泪膜情况改善后，可行组织工程角膜上皮重建眼表。对那些严重角膜混浊须行角膜移植的患者，须先通过唇腺移植、颌下腺移植等方式改善眼表，再行角膜移植术，对于眼表情况极差或者已行角膜移植失败的患者，可考虑尝试人工角膜。

六、SJS 和 TEN 相关干眼

(一) 发生机制

由于 SJS 和 TEN 具体发病机制尚不明确，所以 SJS 和 TEN 导致干眼的具体发病机制也在研究之中，结合目前相关的临床及实验研究，可以说干眼贯穿着 SJS 和 TEN 的始终，包括急性期和慢性期，轻症以及重症患者，具体总结如下：①急性期直接损伤泪腺、结膜杯状细胞、睑板腺等，从源头上减少泪液的产生；②角膜上皮下神经的异常，通过共聚焦显微镜检查发现，角膜神经失去正常的平行走行，卷曲交叉，呈弯曲短线状或者分叉呈芽状，部分可见神经串珠样结构，这种角膜下神经的异常，引起反射性分泌泪液的减少；③慢性期眼睑瘢痕形成、结膜瘢痕化、角膜上皮角化、睑板腺开口阻塞、睑板腺管损伤或者萎缩缺失、泪腺以及副泪腺的损伤等，均导致泪液分泌异常以及泪膜的异常从而加重干眼；④通过对 SJS 患者的泪液成分进行分析，发现 IL-17 等炎症水平明显高于正常，亦提示该类患者局部炎症反应加重干眼；⑤该类患者往往存在长期用药的问题，多种抗生素、抗炎药物以及人工泪液的使用，均存在防腐剂对眼表的损伤；⑥该类患者中很多患者存在药物使用不规范，多种、长期抗生素的使用导致眼表微环境菌群失调，容易导致感染的发生。

(二) 临床特点

干眼虽然在 SJS 和 TEN 早期即出现，但由于本病的发病特点，早期几乎以抢救生命为主，并且早期眼部亦以炎症反应为主要表现，所以早期干眼经常被忽略。而干眼是 SJS 和 TEN 慢性期最常见的并发症，患者主要表现为干涩、眼红、畏光等症状。有文献报道，SJS 和 TEN 相关干眼的临床严重程度常常超过干燥综合征相关干眼，这可能与该类患者一般存在较为严重的睑板腺功能障碍、睑球粘连、结膜囊缩窄、角膜缘干细胞缺乏、角膜鳞状上皮化有关。

(三) 治疗

针对 SJS 和 TEN 相关干眼的治疗，急性期应在抢救生命等全身治疗的同时，应重视眼部的治疗。对于轻症患者，应使用或预防性使用人工泪液，对于角膜大片缺失难以恢复的患者，可予以行羊膜移植术，对于极重症角膜穿孔者须行角膜移植术，但术后预后亦不佳。慢性期的治疗，应根据干眼的程度，治疗干眼的同时，应重视并发症的治疗，如中重度干眼，可以使用自体血清，合并眼表炎症，可以使用免疫抑制剂（如他克莫司滴眼液、环孢素滴眼液等）、非甾体药物或者糖皮质激素（使用糖皮质激素时，应注意长期使用时该药的副作用）。

近来有报道采用巩膜型角膜接触镜可以有效地减少泪液蒸发、保护角膜上皮，同时还可以避免由于结膜瘢痕化以及眼睑倒睫等对角膜的物理刺激，增加患者的舒适度，改善干眼的症状。

SJS 和 TEN 患者尽量不行手术治疗，换言之，该类患者行任何手术都必须非常慎重，因为该类患者的眼表情况破坏严重，手术成功率低。对于重度须行角膜移植的患者，可考虑先行唇腺移植或者颌下腺移植，改善眼表后再行角膜移植以增加手术成功的概率。眼表情况极差或者已行角膜移植失败的患者，可考虑尝试人工角膜。

七、病例介绍

【病例1】

陈某，女，54岁。主诉：双眼干涩、视力下降2年余，右眼流热泪1周。现病史：2年余前因“发热”出现全身红斑、疱疹、脱皮，并伴有双眼红痛、异物感、畏光等眼部症状，于当地综合医院住院治疗，诊为“Stevens-Johnson综合征”，具体治疗情况不详。2年来双眼反复红痛、干涩、异物感、畏光、烧灼感等不适，视力逐渐下降，曾于外院多次就诊，多种药物治疗，未手术，病情反复1周前突发右眼流热泪，当地医院诊为“右眼角膜穿孔”，转诊我院。

眼科检查：视力，右眼手动/眼前30cm，左眼手动/眼前10cm。眼压，右眼5mmHg，左眼12.5mmHg。右眼（图17-4-2、图17-4-3）：睑板腺开口堵塞，结膜囊少许黄白色分泌物，结膜充血，结膜囊缩窄，角膜鼻下方可见角膜溃疡穿孔病灶，穿孔面积约1mm×1mm，周边区域融解变薄并浸润改变，穿孔区域少许虹膜组织嵌顿，前

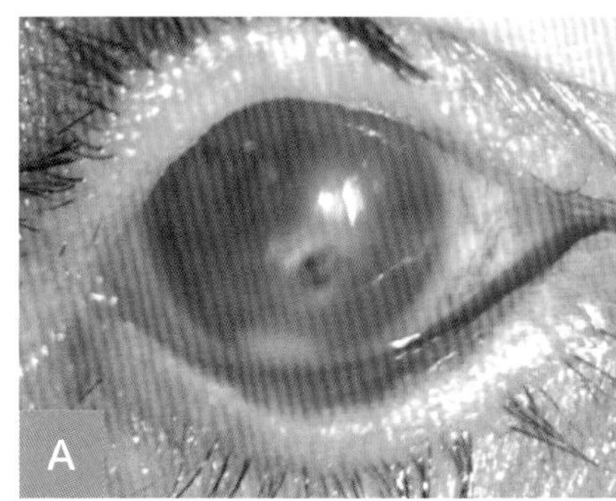

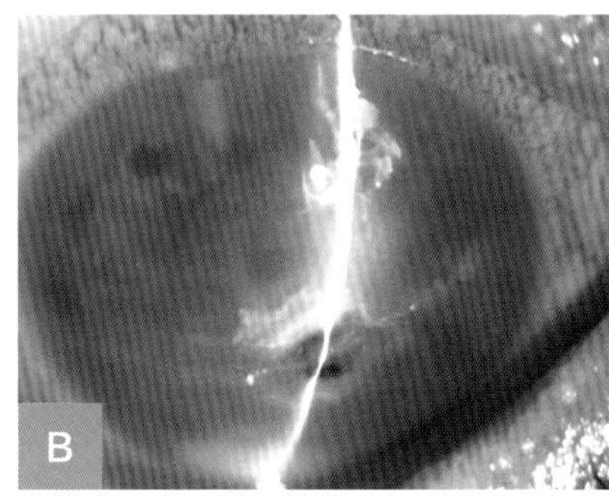

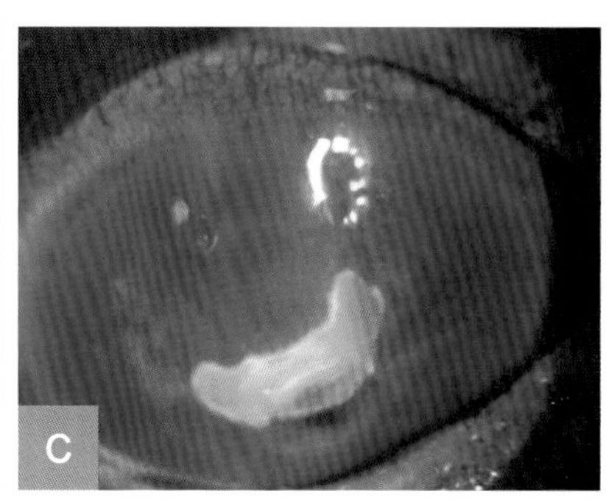

图17-4-2　患者右眼裂隙灯照相

A. 10倍裂隙灯照相，可见睑缘充血、圆钝，睑板腺开口堵塞，结膜混合充血（++），角膜中央可见灰白色浸润病灶；B. 16倍裂隙灯照相，可见角膜鼻下方溃疡穿孔病灶，穿孔面积约1mm×1mm，周边区域融解变薄并浸润改变，穿孔区域少许虹膜组织嵌顿，前房深度尚可，下方可见少许积脓，隐约见晶状体混浊；C. 16倍角膜荧光素染色，可见角膜中央溃疡病灶上皮缺损，FL（+）。

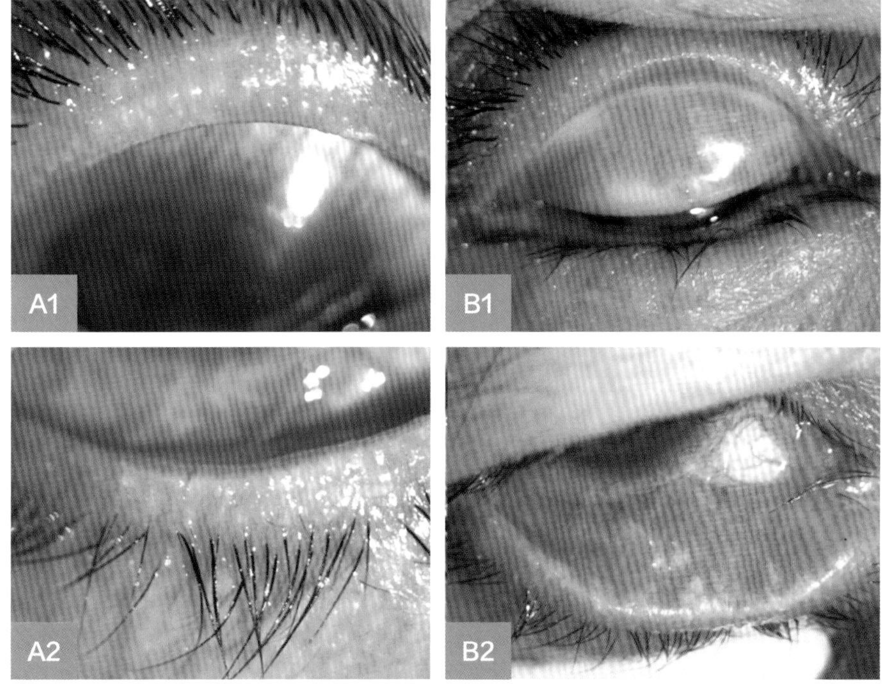

图17-4-3　患者右眼睑缘及结膜情况

A1、A2. 上下睑缘充血、圆钝，睑板腺开口堵塞；B1、B2. 上下睑结膜瘢痕化，结膜囊缩窄，部分睑球粘连。

房深度尚可，下方可见少许积脓，隐约见晶状体混浊，眼底窥不清。左眼（图 17-4-4、图 17-4-5）：睑板腺开口堵塞，结膜囊少许黄白色分泌物，结膜充血，结膜囊缩窄，颞下方可见角膜斑翳，晶状体混浊，眼底窥不清。

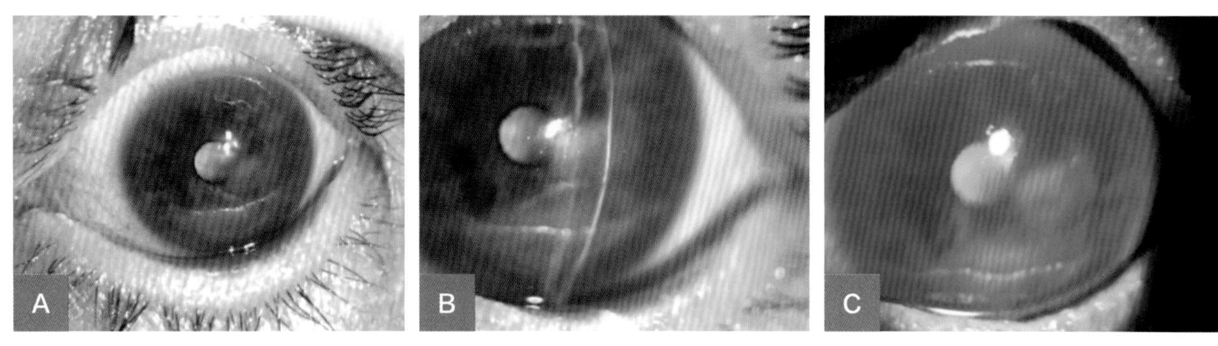

图 17-4-4 患者左眼裂隙灯照相

A. 10 倍裂隙灯照相，可见睑板腺开口堵塞，结膜轻度充血，角膜可见陈旧斑翳；B. 16 倍裂隙灯照相，角膜中央偏下方可见角膜斑翳，晶状体混浊；C. 16 倍角膜荧光素染色，可见角膜上皮完整，FL（–）。

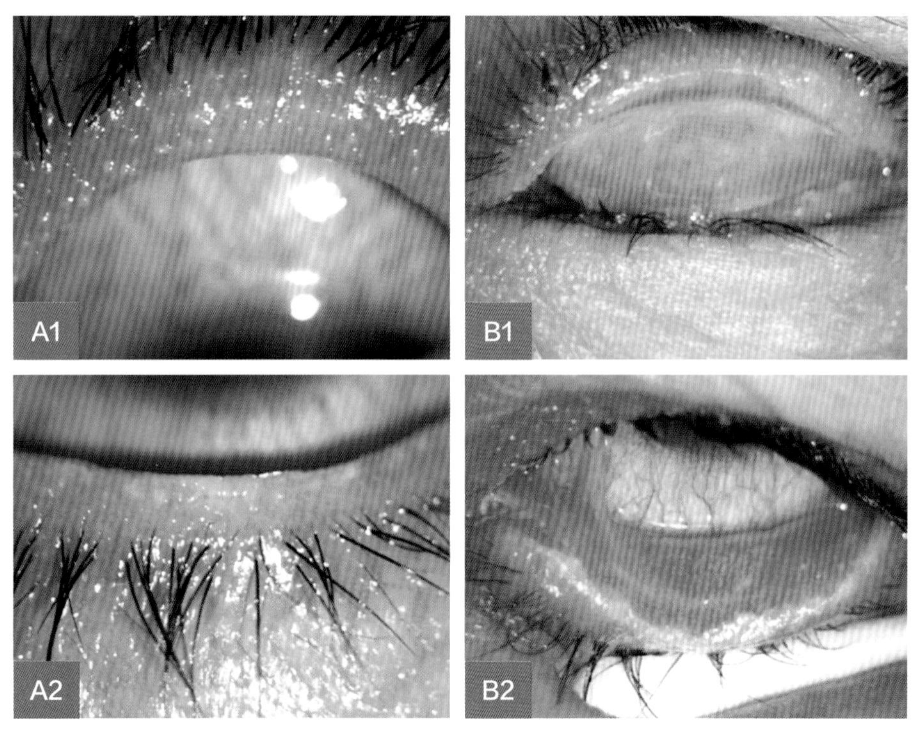

图 17-4-5 患者左眼睑缘及结膜情况

A1、A2. 上下睑缘充血、圆钝，睑板腺开口堵塞；B1、B2. 上下睑结膜瘢痕化，部分睑球粘连。

入院诊断：Stevens-Johnson 综合征，右眼角膜溃疡伴穿孔，左眼角膜斑翳，双眼并发性白内障，双眼睑板腺功能障碍，双眼干眼，双眼睑球粘连。

入院后，该患者首先予以取结膜囊分泌物进行培养，并行共聚焦显微镜（图 17-4-6）、眼部 B 超等检查。共聚焦显微镜检查可见大量炎症细胞，考虑细菌感染；眼部 B 超示后段玻璃体未见明显炎症反应。遂局部主要是右眼抗感染治疗：左氧氟沙星滴眼液，妥布霉素滴眼液交替频点，加替沙星眼用凝胶点眼。

经治疗 3 天效果欠佳，除结膜囊分泌物较前减少外，角膜溃疡病灶及前房积脓未见明显好转（图 17-4-7）。此时，细菌培养结果显示表皮葡萄球菌感染，对克林霉素、红霉素、万古霉素、头孢西丁、庆大霉素、复方新诺明敏感，对氧氟沙星、左氧氟沙星均耐药。遂予以按照药敏试验进行调整用药，经过 3 天的治疗，病情明显好转，如图 17-4-8；角膜溃疡逐渐修复，前房积脓完全消失，如图 17-4-9，前节 OCT 可更见穿孔部位修复情况。治疗 1 个月后，溃疡穿孔部位进一步稳定，如图 17-4-10 以及图 17-4-11。

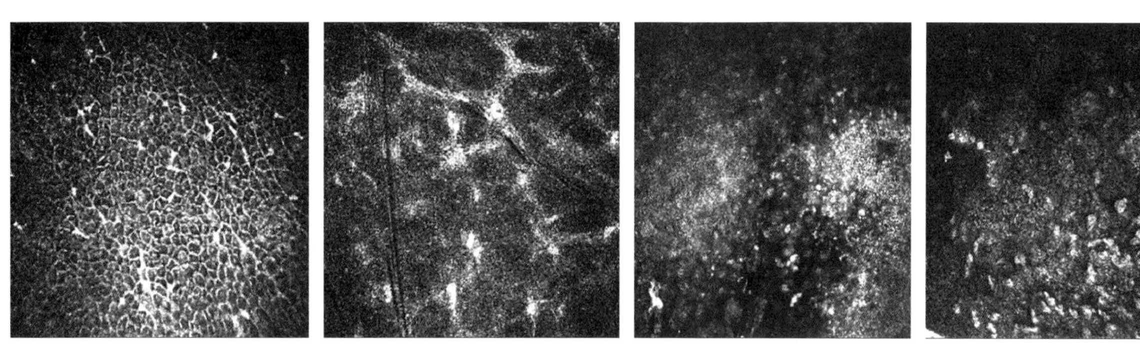

图 17-4-6　患者共聚焦显微镜检查

可见基质深层及内皮面大量炎症细胞，未见明显真菌菌丝。

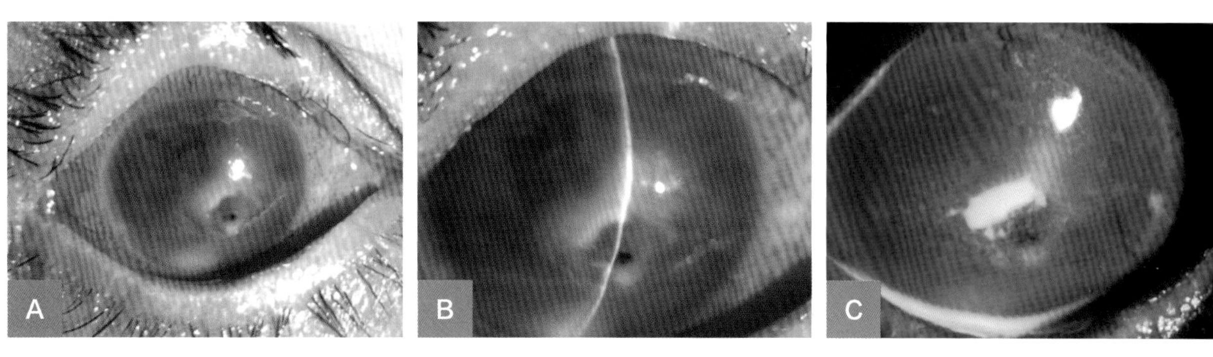

图 17-4-7　患者左眼治疗 3 天后裂隙灯照相

A. 10 倍裂隙灯照相，可见角膜中央浸润病灶变化不大，前房仍有少许积脓；B. 16 倍裂隙灯照相，角膜中央溃疡病灶，穿孔区域虹膜组织嵌顿，前房形成，下方少许积脓；C. 16 倍角膜荧光素染色，可见角膜大片上皮缺损，FL(+)。

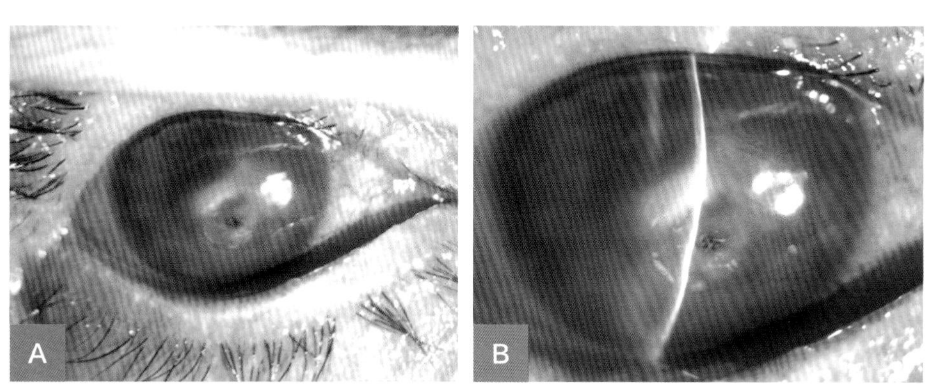

图 17-4-8　患者右眼按照药敏试验调整用药治疗 3 天后裂隙灯照相

A. 10 倍裂隙灯照相，可见角膜中央浸润病灶变化不大，前房仍有少许积脓；B. 16 倍裂隙灯照相，角膜中央溃疡病灶，穿孔区域虹膜组织嵌顿，前房形成，下方少许积脓。

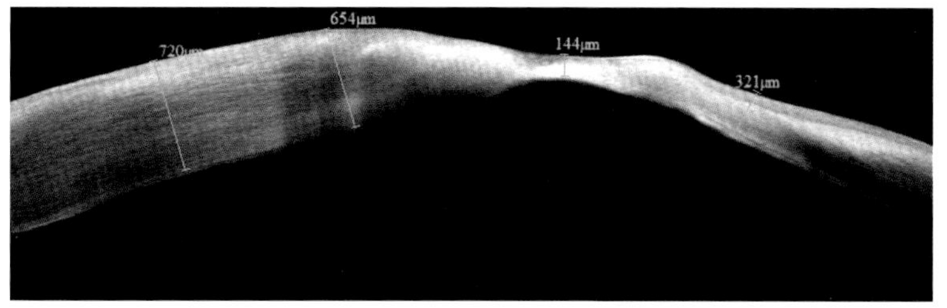

图 17-4-9　患者右眼前节 OCT，可见角膜溃疡穿孔部位修复

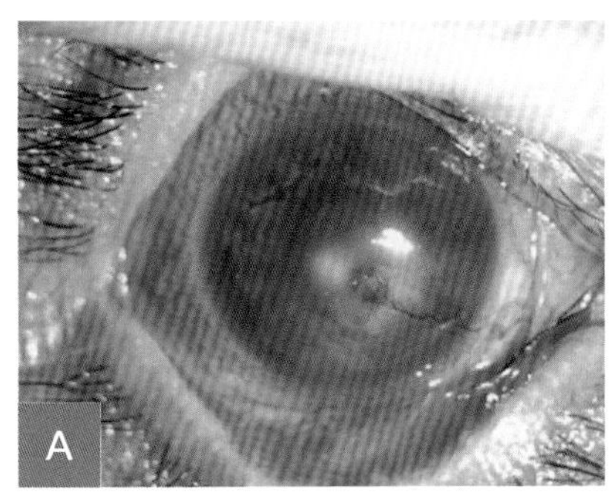
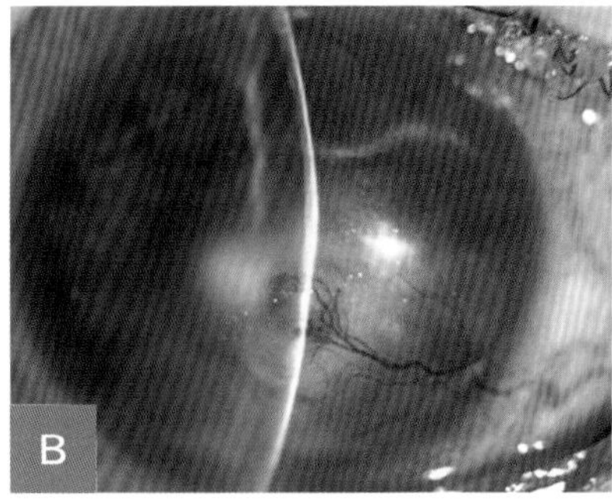
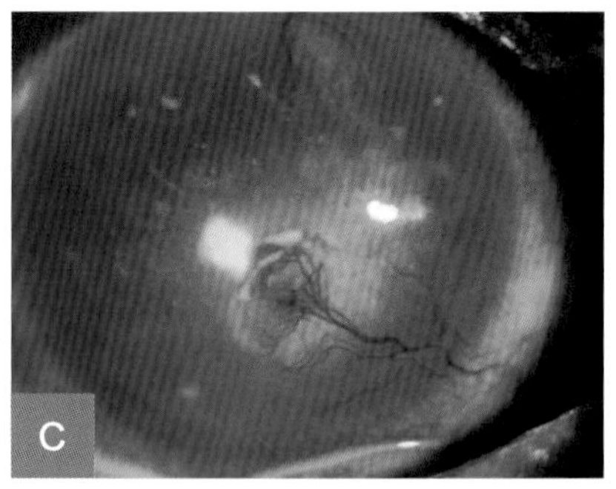

图 17-4-10 患者右眼治疗 1 个月后裂隙灯照相

A. 10 倍裂隙灯照相，可见角膜溃疡病灶基本修复，前房未见积脓；B. 16 倍裂隙灯照相，角膜穿孔区域基本修复，新生血管长入；C. 16 倍角膜荧光素染色，可见原穿孔区域基本愈合，荧光素染色阴性，边缘可见小片角膜上皮缺损，FL（+），基质少许浸润。

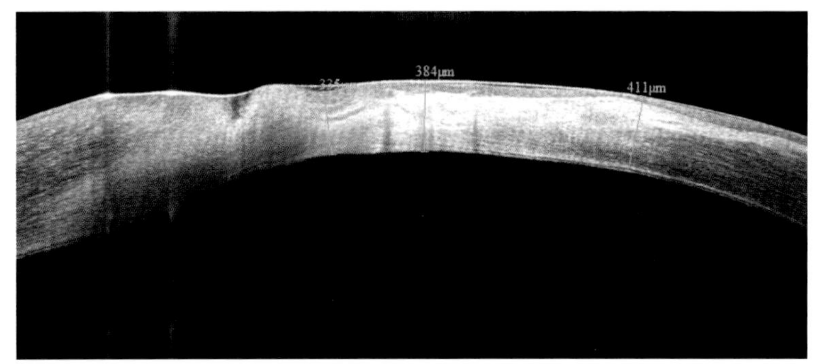

图 17-4-11 患者右眼前节 OCT，可见角膜溃疡穿孔部位修复

在治疗右眼角膜溃疡的同时，我们也没有忘记该患者为双眼盲患者，而仔细检查患者左眼，影响视力的主要原因是白内障，所以在右眼治疗的同时亦加强对左眼的治疗，予以行 OPT 联合睑板腺按摩，局部 FK506，人工泪液点眼，眼表情况改善后，予以行左眼白内障超声乳化联合人工晶状体植入术，术后视力 0.8，图 17-4-12 裂隙灯照相可见，局部炎症反应明显较重，但患者从此脱盲，生活质量明显改善。因此，白内障手术的时机尽量选择在 SJS 病情稳定期进行，且需要珍惜这种时机，做好与患者的沟通工作。

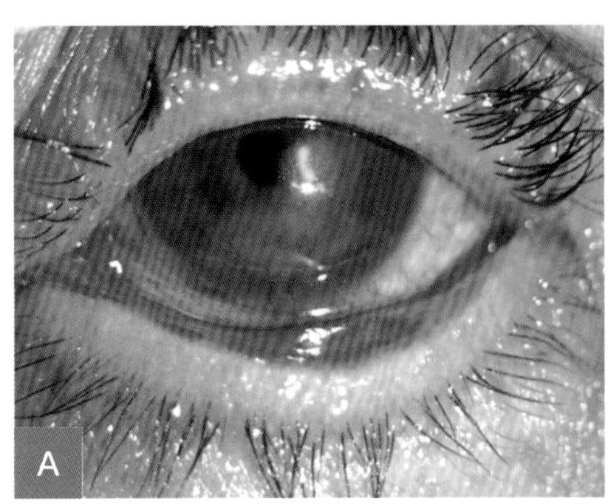
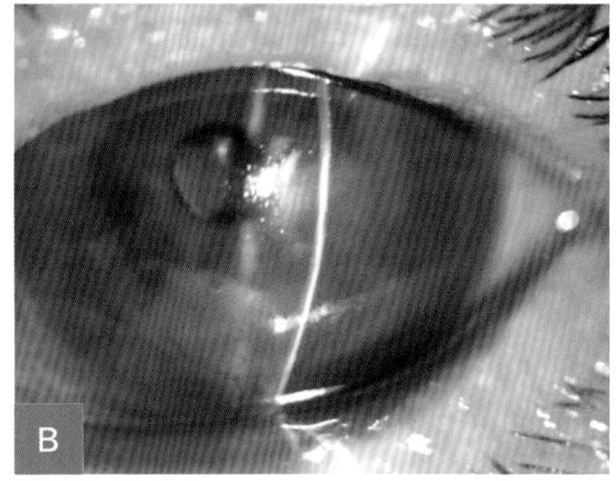

图 17-4-12 患者左眼行白内障超声乳化联合人工晶状体植入术后裂隙灯照相

A. 10 倍裂隙灯照相，可见睑缘明显充血，睑板腺开口堵塞；B. 16 倍裂隙灯照相，角膜下方上皮轻度水肿，人工晶状体在位。

【病例 2】

叶某，女，47 岁，以“双眼反复干涩、红痛 10 余年，加重 1 个月”为主诉于 2018 年 2 月 11 日入院。10 多年前曾因口腔溃疡在当地医院治疗时出现全身过敏反应，后转至厦门市第一医院 ICU 住院治疗，诊断为“Stevens-Johnson 综合征”，后出现双眼干涩，视力下降，时常反复疼痛，长期配戴绷带片治疗，并分别于 2009 年行左眼羊膜移植术，2013 年行右眼羊膜移植术。

入院时眼部检查见图 17-4-13 和图 17-4-14，入院后查共聚焦显微镜检查可见左眼大量真菌菌丝。入院诊断：左眼真菌性角膜溃疡，右眼角膜斑翳，双眼睑板腺功能障碍，Stevens-Johnson 综合征。

入院后完善相关检查，予以全麻下左眼穿透性角膜移植术，术后裂隙灯照相见图 17-4-15。左眼穿透性角

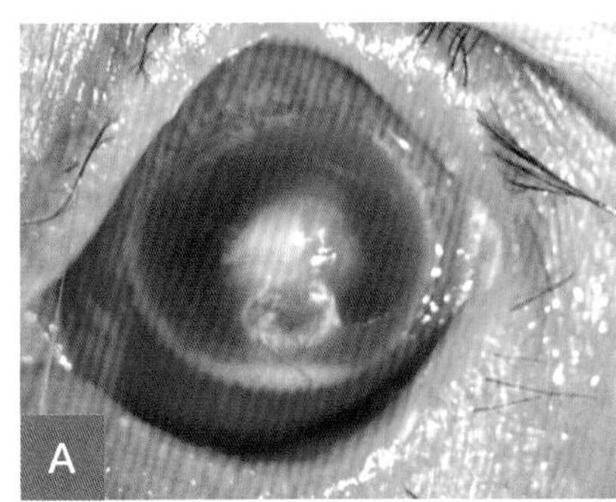

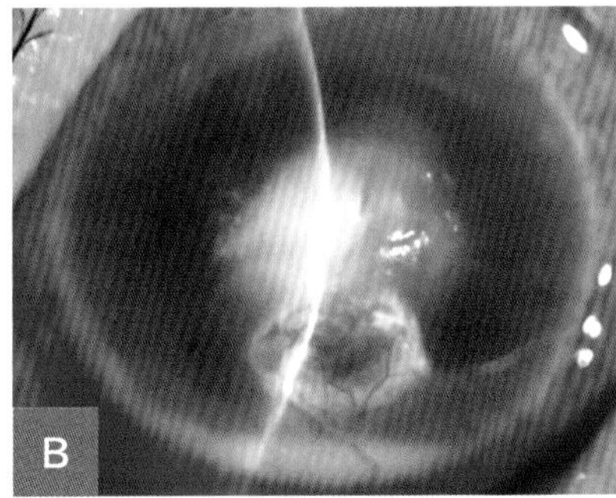

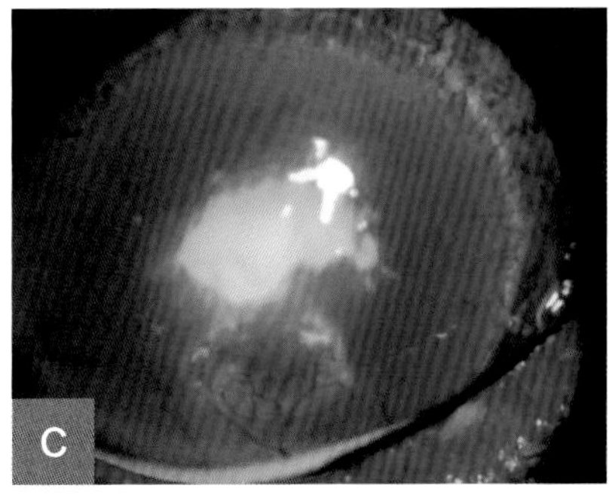

图 17-4-13　患者左眼入院裂隙灯照相

A. 10 倍裂隙灯照相，可见结膜混合充血（++++），角膜中央可见不规则浸润病灶，前房下方少许积脓；B. 16 倍裂隙灯照相，可见角膜中央约 7mm × 6mm 浸润病灶，累及基质全层，下方新生血管长入；C. 16 倍角膜荧光素染色，可见溃疡病灶表面大片上皮缺损，FL（+）。

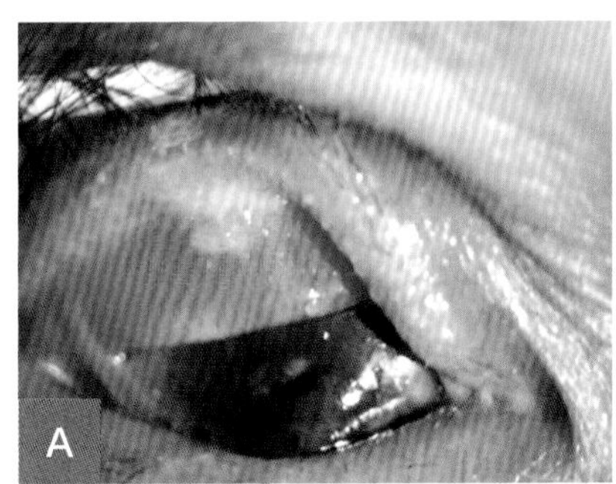

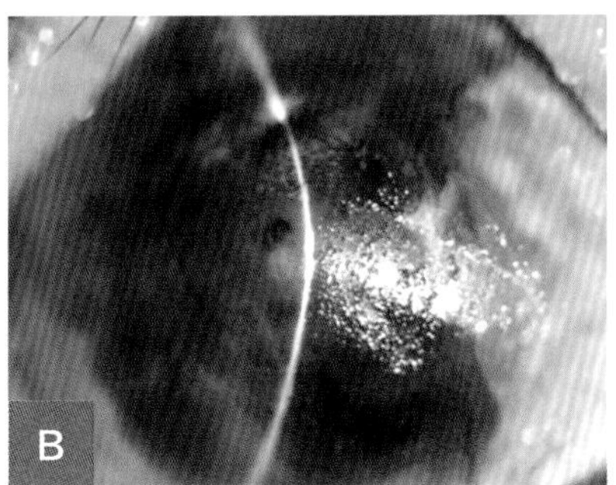

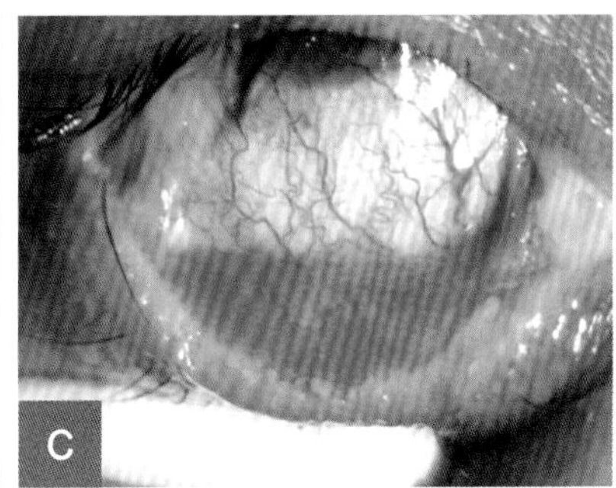

图 17-4-14　患者右眼入院裂隙灯照相

A. 10 倍裂隙灯照相，可见睑板腺开口堵塞，结膜瘢痕化；B. 16 倍裂隙灯照相，可见角膜鳞状上皮化生，表面干燥，大量新生血管长入；C. 10 倍裂隙灯照相，可见下方睑球粘连。

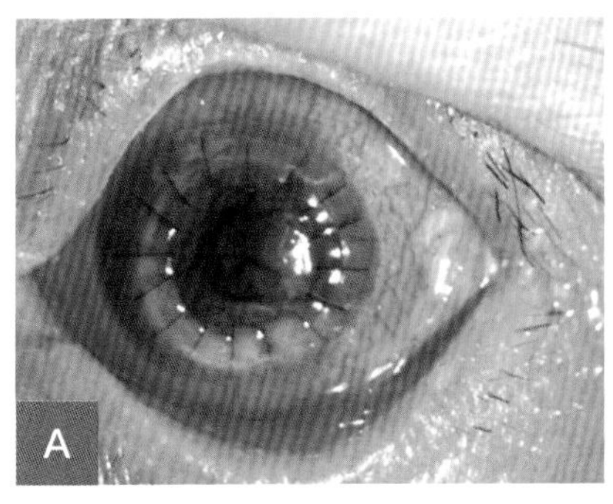

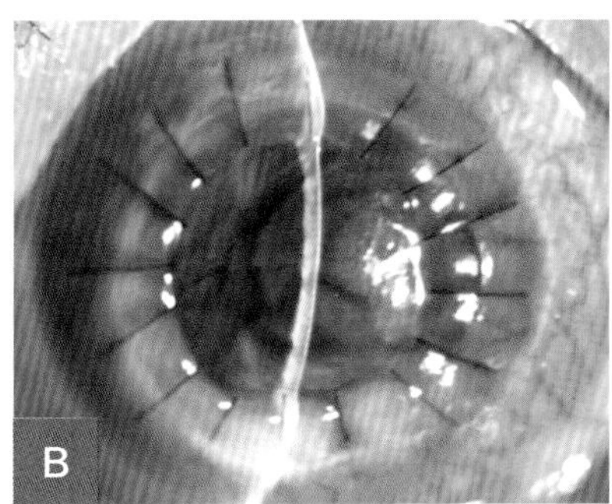

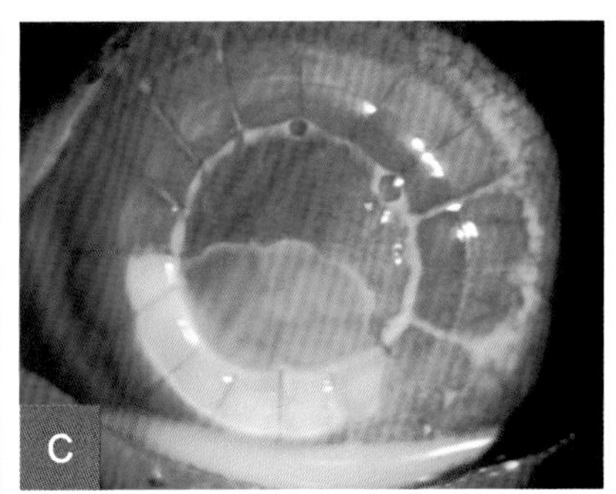

图 17-4-15　患者左眼第一次穿透性角膜移植术后裂隙灯照相

A. 10 倍裂隙灯照相，可见角膜植片在位，轻度水肿；B. 16 倍裂隙灯照相，可见角膜植片水肿，鼻下方角膜上皮大片缺损；C. 16 倍角膜荧光素裂隙灯照相，可见鼻下方大片状上皮缺损，FL（+）。

膜移植术后，角膜植片上皮持续不愈合，局部多种药物联合以及配戴绷带镜等处理，均效果不佳。术后 5 个月角膜植片融解穿孔，再次入院，见图 17-4-16。于是，左眼行第二次穿透性角膜移植术（图 17-4-17）。第二次角膜移植术后 1 个月，鼻下方角膜植片、植床连接处再次出现浸润病灶（图 17-4-18），共聚焦显微镜检查发现真菌

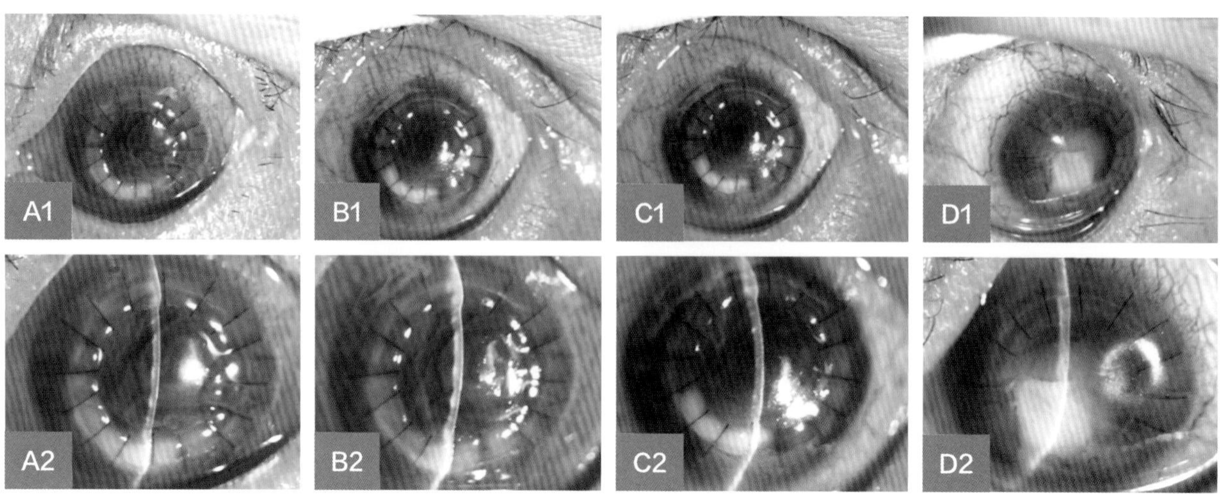

图 17-4-16　左眼穿透性角膜移植术后角膜植片变化情况

A1、A2. 术后 1 个月，可见角膜植片尚透明，鼻下方角膜边缘呈灰白色；B1、B2. 术后 2 个月，鼻下方角膜边缘灰白色混浊基本同前；C1、C2. 术后 3 个月，鼻下方角膜边缘浸润较前范围扩大；D1、D2. 术后 5 个月，角膜植片从鼻下方融解穿孔。

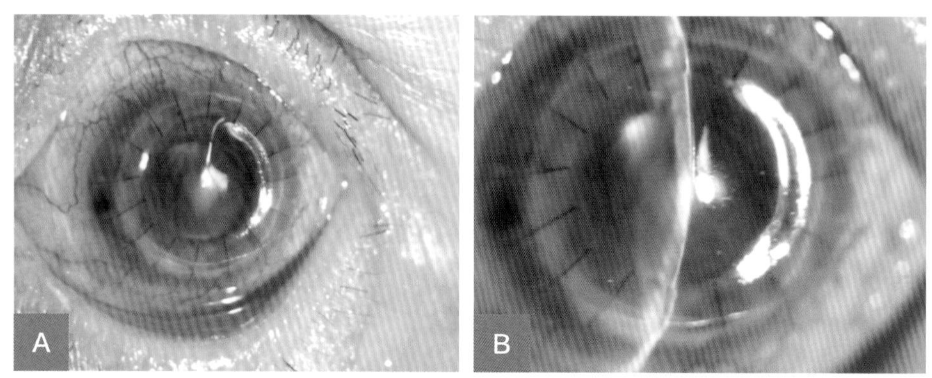

图 17-4-17　左眼第二次穿透性角膜移植术后裂隙灯照相

A、B. 分别为 10 倍裂隙灯照和 16 倍裂隙灯照相，可见角膜植片在位，轻度水肿。

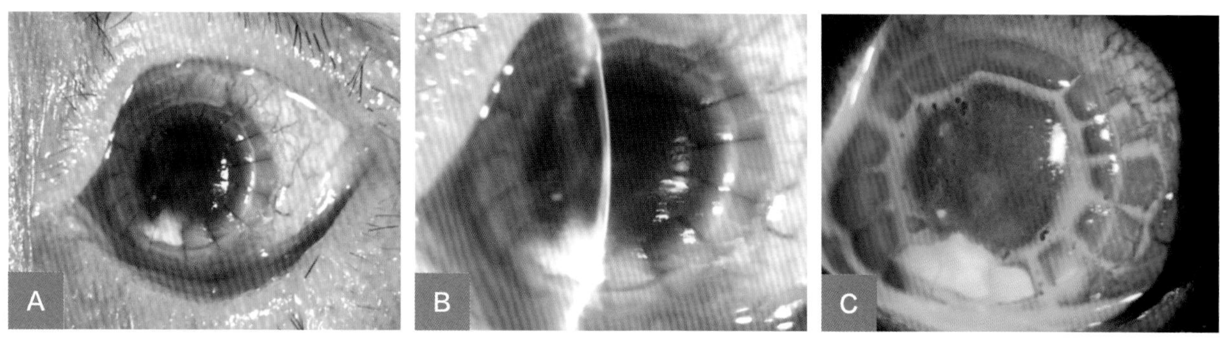

图 17-4-18　左眼第二次穿透性角膜移植术后 1 个月继发真菌感染

A. 10 倍裂隙灯照相；B. 16 倍裂隙灯照相；C. 16 倍角膜荧光素裂隙灯照相，可见鼻下方角膜植片、植床均出现浸润改变，上方角膜植片尚透明。

菌丝，遂行第三次穿透性角膜移植术（图 17-4-19）。术后不久角膜再次融解穿孔于是再次手术，其病情演变过程可见图 17-4-20~图 17-4-25。虽然经过多次努力，均以失败告终，这也就是本病对眼表的严重损伤。所以相对稳定的右眼，最后行人工角膜移植术（图 17-4-26），患者获得能够独立生活的有用视力。

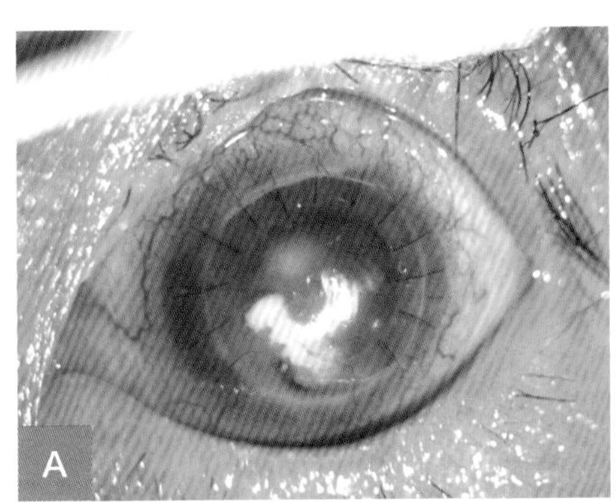

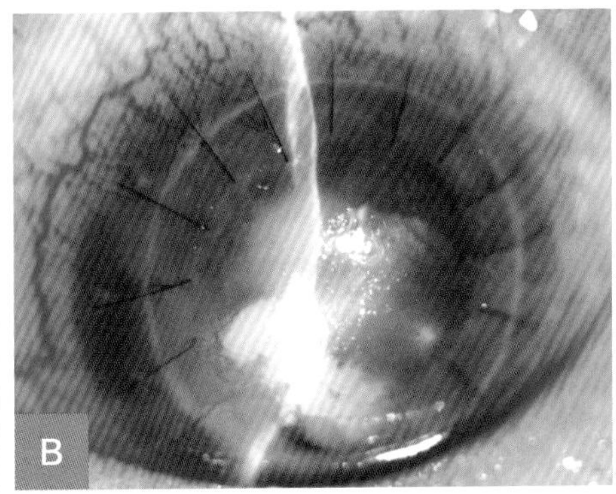

图 17-4-19 左眼第三次穿透性角膜移植术后裂隙灯照相
A. 10 倍裂隙灯照相；B. 16 倍裂隙灯照相，可见角膜植片尚透明，晶状体明显混浊。

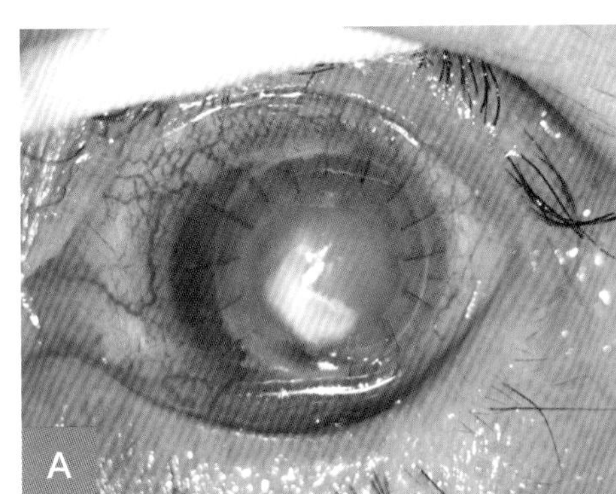

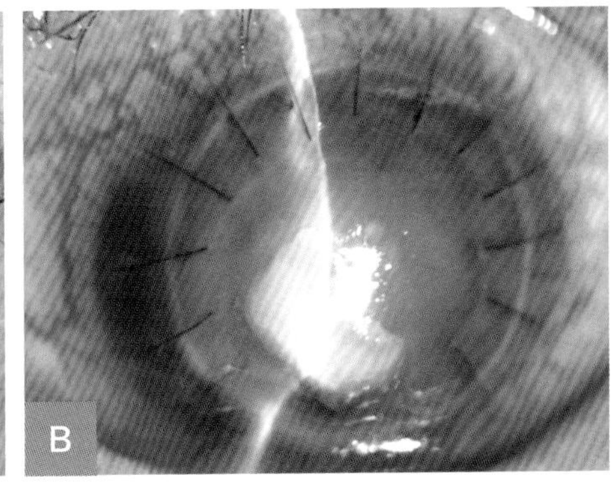

图 17-4-20 左眼第三次穿透性角膜移植术后 1 周裂隙灯照相
A. 10 倍裂隙灯照相；B. 16 倍裂隙灯照相，可见下方角膜植片出现融解。

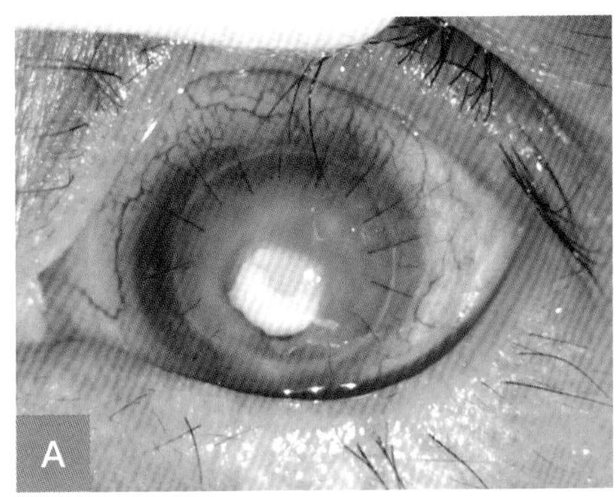

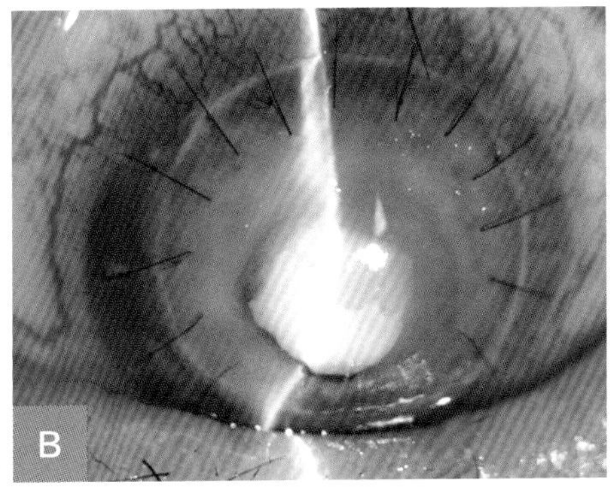

图 17-4-21 左眼第三次穿透性角膜移植术后 2 周裂隙灯照相
A. 10 倍裂隙灯照相；B. 16 倍裂隙灯照相，可见下方融解进一步加重。

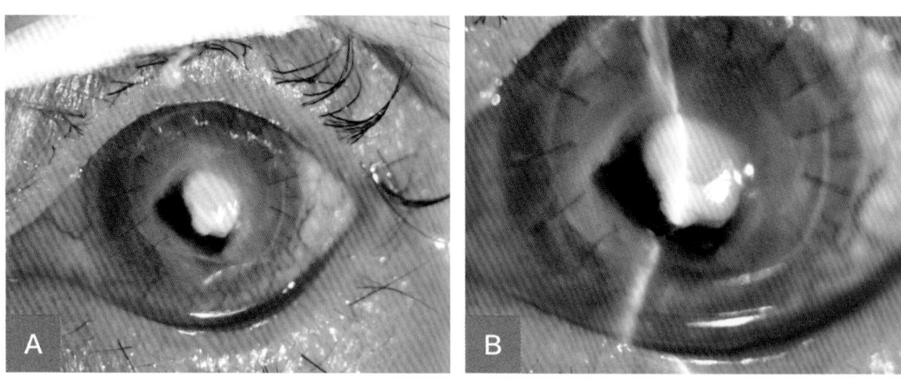

图 17-4-22 左眼第三次穿透性角膜移植术后 3 周裂隙灯照相
A. 10 倍裂隙灯照相;B. 16 倍裂隙灯照相,可见大面积穿孔。

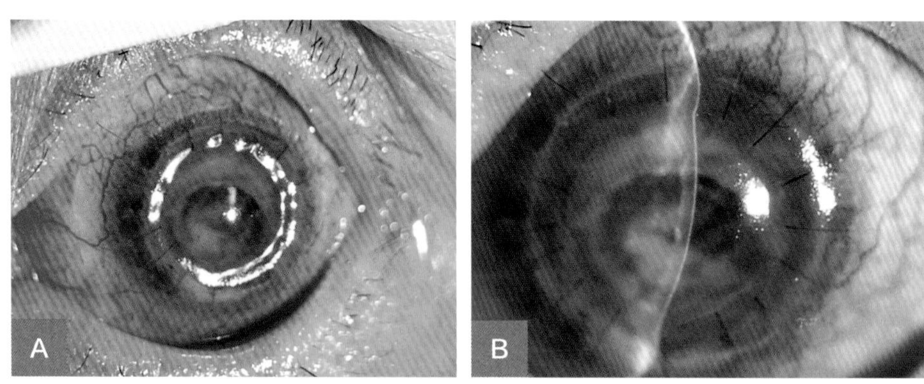

图 17-4-23 左眼第四次穿透性角膜移植术裂隙灯照相
A. 10 倍裂隙灯照相;B. 16 倍裂隙灯照相,角膜植片在位,轻度水肿。

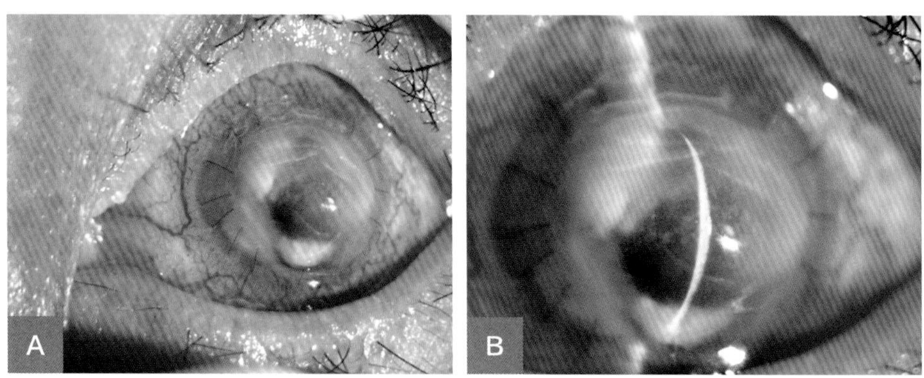

图 17-4-24 左眼第四次穿透性角膜移植术后 1 个月裂隙灯照相
A. 10 倍裂隙灯照相;B. 16 倍裂隙灯照相,角膜植片再次融解。

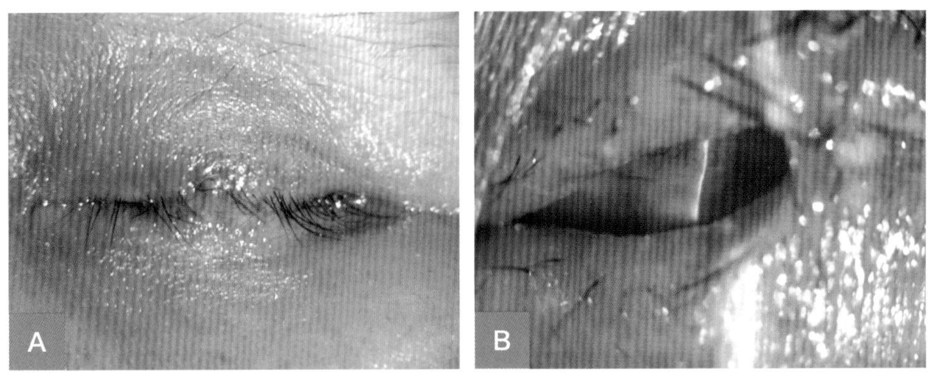

图 17-4-25　左眼睑缘缝合术后裂隙灯照相

A. 睑缘缝合术后外观；B. 隐约从缝隙看到灰白色的角膜。

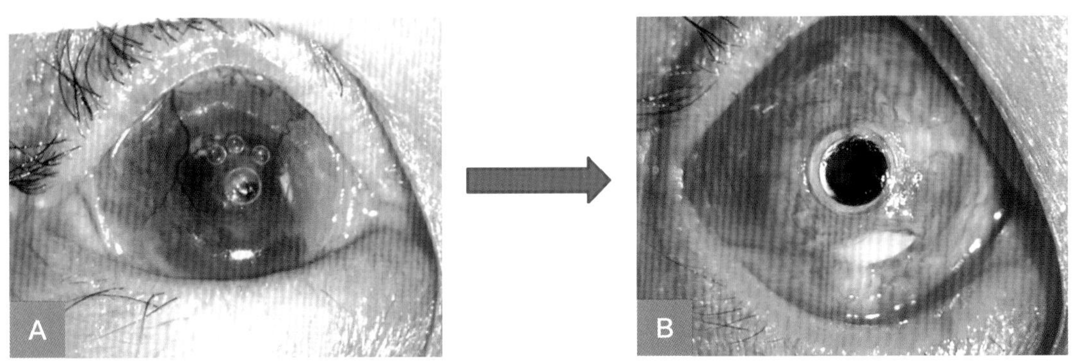

图 17-4-26　右眼外院行人工角膜移植术后裂隙灯照相

A. 为术前裂隙灯照相；B. 人工角膜移植术后，患者获得部分生活视力，可以独自来医院复诊，但可见下方结膜已经出现部分融解，长期疗效未知。

该患者多次常规角膜移植失败，是中重度 SJS 的常见表现。即使角膜移植术后十分规律使用他克莫司等抗排斥药物，其排斥甚至溃疡的发生概率仍然很高，角膜植片难以存活，因此，对于有视力需求的双眼盲患者往往需要人工角膜移植。但更多的患者则处于长期使用药物、发作性眼表炎症及上皮病变、视力低下的状态。因此，SJS 仍然是眼科医师和基础研究方面极为棘手的问题之一。

（罗顺荣　李学治　吴护平）

参考文献

[1] PARK S Y，OH I Y，KIM J H，et al. Therapeutic effects of mesenchymal stem cells on a Stevens-Johnson syndrome/toxic epidermal necrolysis model. J Korean Med Sci，2020，35（15）：e130.

[2] MOCKENHAUPT M，MESSENHEIMER J，TENNIS P，et al. Risk of Stevens-Johnson syndrome and toxic epidermal necrolysis in new users of antiepileptics. Neurol，2005，64（7）：1134-1138.

[3] DI PASCUALE M A，ESPANA E M，LIU D T，et al. Correlation of corneal complications with eyelid cicatricial pathologies in patients with Stevens-Johnson syndrome and toxic epidermal necrolysis syndrome. Ophthalmol，2005，112（5）：904-912.

[4] SANGWAN V S，BURMAN S. Cataract surgery in Stevens-Johnson syndrome. J Cataract Refract Surg，2005，31（4）：860-862.

[5] FRENCH L E. Toxic epidermal necrolysis and Stevens Johnson syndrome：Our current understanding. Allergol Int，2006，55（1）：9-16.

[6] WALL V，YEN M T，YANG M C，et al. Management of the late ocular sequelae of Stevens-Johnson syndrome. Ocul Surf，2003，1（4）：192-201.

[7] GERULL R，NELLE M，SCHAIBLE T. Toxic epidermal necrolysis and Stevens-Johnson syndrome：

a review. Crit Care Med, 2011, 39(6): 1521-1532.

[8] WORSWICK S, COTLIAR J. Stevens-Johnson syndrome and toxic epidermal necrolysis: a review of treatment options. Dermatol Ther, 2011, 24(2): 207-218.

[9] FERRÁNDIZ-PULIDO C, GARCÍA-FERNÁNDEZ D, GÓMEZ-MORELL P, et al. Stevens-Johnson syndrome and toxic epidermal necrolysis: a review of the clinical experience of a University Hospital (1989-2008). Med Clin (Barc), 2011, 136(13): 583-587.

[10] KAMOLZ L P, SPENDEL S, PRANDL E C. Toxic epidermal necrolysis and Stevens-Johnson syndrome: Things we should know. Crit Care Med, 2011, 39(6): 1600-1601.

[11] ZIEMER M, KARDAUN S H, LISS Y, et al. Stevens-Johnson syndrome and toxic epidermal necrolysis in patients with lupus erythematosus: A descriptive study of 17 cases from a national registry and review of the literature. Br J Dermatol, 2012, 166(3): 575-600.

[12] LALEVÉE S, CONTASSOT E, ORTONNE N, et al. Advances in understanding of the pathophysiology of epidermal necrolysis (Stevens-Johnson syndrome and toxic epidermal necrolysis). Ann Dermatol Venereol, 2020, 147(6-7): 475-481.

第五节 眼部黏膜类天疱疮

一、概述

黏膜类天疱疮(mucous membrane pemphigoid, MMP)是指一系列获得性自身免疫性上皮下疱样疾病，主要影响黏膜，也可累及皮肤。MMP 的本质是一组慢性炎症性疱性疾病，与瘢痕形成密切相关，在结膜、喉部及食道黏膜、尿道黏膜受累时其表面瘢痕尤为严重。在眼部，MMP 的最主要特征是双侧性、进行性结膜下瘢痕形成，也常被称为眼部瘢痕性类天疱疮(ocular cicatricial pemphigoid, OCP)。该病预后较差，常导致眼表干燥角化、睑球粘连、角膜混浊及新生血管等，可致盲甚至眼球丧失。OCP 在临床上较为少见，容易被临床医生忽视。尤其是早期的 OCP，其全身没有明显临床表现，局部可仅表现为结膜炎症，极易误诊为慢性结膜炎或一般的干眼，从而耽误治疗，引起一系列严重后果。干眼既是 OCP 的主要并发症和早中期主诉，同时也是疾病进展的重要因素。

OCP 属少见病，有研究认为在眼科患者中有 1/46 000~1/8 000 患有 OCP。但因该病的早期极易漏诊误诊，实际患病可能远高于此。目前的文献尚未提示 OCP 存在地域性或种族性发病率差异，但可能存在遗传易感性。老年人更易发病，60~80 岁为发病高峰。该病极早期的上皮下细微纤维化可能在 40~60 岁人群中就已经出现。多数研究报道显示女性发病率高于男性，女男比例约 2∶1。

二、发病机制

OCP 属自身免疫性疾病，其基本特征是在结膜上皮基底膜带上出现自身抗原，以及出现与经典和旁路途径补体成分结合的自身抗体(多为免疫球蛋白 IgG)。自身抗体与基底膜带的抗原结合后，激活相关炎症细胞和补体途径，释放细胞因子诱发细胞外基质重建，导致上皮下纤维化。另外，常可检测到 T 细胞失调，细胞因子如 IL-1、IL-6、TNF-α 等异常。

OCP 存在遗传易感性，在 *HLA-DQB1*0301* 基因(*DQw7*)的人群中发病率较高，另外 HLA-DR2 和 HLA-DR4 抗原者亦有报道。抗原提呈细胞表面的 HLA-DQ 分子的免疫功能即是向 T 细胞提呈抗原。*DQB1*0301* 基因则在基底膜抗原的 T 细胞识别过程中起作用，产生抗基底膜带的 IgG 自身抗体。另有研究报道，在 OCP 患者的结膜上皮基底膜区的 α6β4 整合素的 β4 蛋白亚基是一个极易被作为目标的自身抗原。自身抗体与上皮基底膜带的目标自身抗原结合，激活补体级联反应，补体产物和炎症细胞及因子等在基底上皮半桥粒和基底膜透明层水平明显沉积。淋巴细胞、巨噬细胞、树突状细胞、浆细胞、中性粒细胞、肥大细胞等在上皮下组织中聚集，其比例与疾病临床活动性相关。因此，OCP 并非单纯的抗体介导的疾病，其中还有 T 细胞功能失调的因素。在慢性结膜炎症以及结膜上皮瘢痕化的基础上，逐渐出现泪膜功能异常、睑板腺功能障碍，进而累及角膜上皮、眼睑形态及功能。

三、临床表现

(一) 眼部表现

在 OCP 发病极早期,临床上往往难以与其他非特异性的慢性结膜炎症相区别。患者多主诉眼部刺激、烧灼感、刺痛感、流泪、充血、分泌物增多等非特异症状,若合并角膜上皮损害则可伴异物感或畏光症状。OCP 的早期眼部表现是间歇性的单侧慢性结膜炎,结膜乳头增多,后变为双侧性炎症。随后,结膜会逐渐形成大疱,但不易在临床上观察到此期改变,因其往往很快进展为结膜溃疡、结膜增厚或瘢痕。

结膜瘢痕形成的最早体征是上皮下花边状或白线样纤维化,多位于血管旁,一般先出现于下穹窿部。另一早期临床体征为眦部结构受累,形成眦部凹陷狭窄。内眦受累可能导致正常结构缺失,如正常的结膜皱褶或泪阜变平,甚至消失。疾病更进一步发展,可形成睑球粘连,以及睑球结膜之间的纤维条索。仔细行外眼检查,配合牵拉眼睑和转动眼位,有利于发现这类早期的睑球粘连。

在 OCP 的慢性期将逐渐出现较为明显的眼表泪液系统异常。结膜瘢痕形成后,上睑板结膜和上穹窿结膜上皮下纤维化可引起泪腺和副泪腺管道堵塞,导致干燥性角结膜炎。在 OCP 晚期,显著的结膜收缩致结膜囊变浅、变窄,或改变眼睑结构造成睑内翻或眼睑闭合不全。若缺乏有效治疗,严重的长期结膜瘢痕有可能造成睑缘粘连、下睑与球结膜融合,致使眼球运动受限等表现。随着瘢痕的进展,眼睑毛囊的位置会发生改变,引起倒睫、双行睫,并伴有睑缘角化的鳞状上皮化生。在这些因素的综合作用下,极有可能损伤角膜(图 17-5-1)。

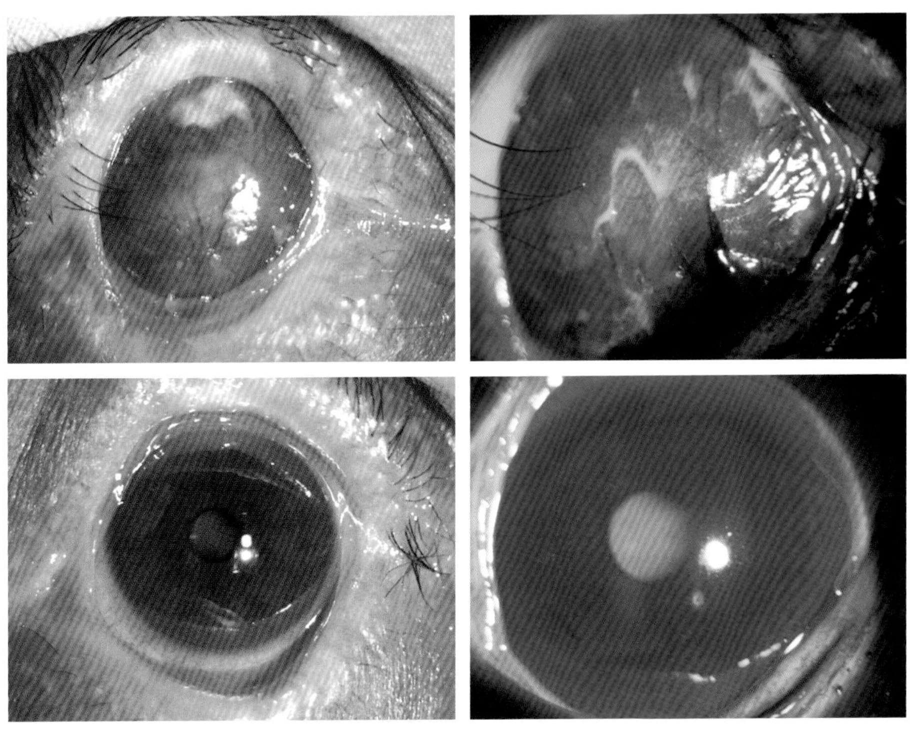

图 17-5-1　一例女性眼瘢痕性类天疱疮患者(62 岁)

上图示右眼全周睑缘结膜粘连,结膜囊几乎消失,结膜下可见纤维组织增生,角膜可见纤维血管翳,染色见中量着染;下图示左眼结膜囊轻度缩窄,在内、外眦部可见睑球粘连条索,角膜尚透明,染色见少许点状着染。

角膜的损害随疾病进展而逐渐出现,包括角膜新生血管、假性胬肉、角膜变薄或穿孔等。持续性角膜上皮损害,以及使用局部类固醇激素、倒睫、眼睑闭合不全等均是 OCP 易继发细菌、真菌等感染或溃疡的易感因素。此外,OCP 所致房水流出改变易导致青光眼。

(二) 黏膜皮肤及其他全身表现

常见口腔黏膜受累。其中,剥脱性龈炎最为常见,表现为斑片状或弥散状,发红、易出血,可发展为溃疡。另外亦常见口腔黏膜小疱和大疱形成,发展迅速,可在几天内保持完整然后破裂。此外,喉部、气道、食管亦可受累。喉部及气管受累可致呼吸困难、间歇性声嘶或发音困难。65% 的患者以脱屑性牙龈炎为首发症状，25% 的患者咽喉部及食道、生殖器受累，出现吞咽不适、食道缩窄、生殖器疱疹。由于 OCP 患者最初多见眼部症状，因此眼科医师需要了解并尝试发现这些潜在的致命性喉部或气道受累征象。严重的瘢痕或狭窄可导致死亡，因此需要指导患者进行相关检查或至相关专科就诊。

MMP 患者中，有 9%~24% 的患者存在皮肤受累。皮肤病变比黏膜病变更为少见。OCP 临床上主要表现为慢性全身皮肤反复出现不对称分布的、不明原因的疱疹，既可以表现为复发性大小疱性皮疹，累及肢端和腹股沟，或表现为头面部局限性红斑，表面覆盖小疱和大疱，进而发展为瘙痒性水疱破裂、遗留瘢痕。

OCP 与其他自身免疫性疾病相关。可能与类风湿性关节炎相关，或与系统性红斑狼疮相关。亦有报道 MMP 伴发 Wegner 肉芽肿等。

四、诊断、鉴别及分期

(一) 诊断

由于 OCP 早期诊断极为困难，往往是中重度结膜瘢痕和眼表病变出现后才被诊断。为了减少延误诊断，必须对任何一个结膜瘢痕形成的患者进行仔细的眼部和全身检查。一个有经验的医师，必须仔细询问病史，包括但不限于如口腔病损、用药史、既往眼部感染史、外伤史、手术史、遗传病史、皮肤黏膜和大小关节相关病史等；了解有无任何相关的系统性或医源性疾病。

利用直接免疫荧光或免疫过氧化物酶技术的球结膜活检或口腔受累黏膜活检，发现线状免疫复合物（IgG、IgM、IgA、补体 C3）沉积于表皮基底膜区域是 OCP 诊断的“金标准”。但并不建议在结膜炎症活动期进行结膜活检，因其可能导致原有结膜炎症加剧。此外，由于免疫荧光学检查存在约为 20% 的假阴性率，而且许多医院可能没有开展此项检查，因此，认识 OCP 的病情发展规律、临床表现及病理检查特征对于 OCP 的诊断具有重要意义。

目前关于 OCP 的诊断共识：①全身黏膜出现大范围的水疱及瘢痕；②单侧或双侧反复出现的原因不明的非感染因素的慢性结膜炎；③典型的临床体征，如结膜瘢痕化、穹窿部结膜浅窄、睑球粘连、结膜下纤维组织增生肥厚、难治性干眼、角膜血管翳等；④直接免疫荧光或免疫过氧化物酶结膜活检，示线状免疫复合物沉积于表皮基底膜区域。

(二) 鉴别诊断

此病例因为其全身皮肤及眼部表现，须和 Stevens-Johnson 综合征、特应性角结膜炎、副肿瘤型天疱疮、线性 IgA 疱性皮病等相鉴别。

Stevens-Johnson 综合征慢性期可出现结膜瘢痕、睑内翻、难治性干眼等，但多有服药史，急性发病，全身伴随发热，皮肤大面积斑疹、破溃，胃肠道溃疡、肾炎、生殖器疱疹等一系列病变。

特应性角结膜炎，男性多见。此病虽也可有睑球粘连表现，但多数伴随特应性皮炎及过敏史，且全身不会出现皮肤疱疹。

副肿瘤型天疱疮突出表现为全身黏膜大范围糜烂，常有眼部表现，多表现为结膜炎症反应，瘢痕形成，甚至可以发生角膜融解。但其发病与淋巴系统肿瘤相关，如霍奇金淋巴瘤、非霍奇金淋巴瘤、胸腺瘤等，预后较差。

线性 IgA 疱性皮病、大疱性类天疱疮、获得性大疱表皮松解症、药物引发的结膜瘢痕化等疾病亦可出现结膜瘢痕化，但通常程度较轻。这几类疾病亦可在直接免疫荧光法中出现基底膜带的线性免疫沉积，但对 OCP、获得性大疱表皮松解症和大疱性天疱疮中，沉积物主要为 IgG 和 C3 组成，而线性 IgA 疱性皮病者则主要是 IgA。此外，皮疹的形态和分布对这些疾病的诊断和鉴别有一定帮助。

(三) OCP 临床分期

OCP 是以进行性结膜瘢痕化和收缩为特征的慢性病程。在临床上，对于 OCP 患者的结膜炎症及纤维瘢痕化、结膜皱缩程度的评估及分期，对 OCP 病情评估和治疗有着非常重要的价值。目前国际上有 4 类关于 OCP 的临床分期（表 17-5-1），分别是 Foster 分期、Mondino/Brown 分期、Rowsey 分期，以及 2012 年 Reeves 提出的一种新的分期理念，即通过从下睑结膜的水平位及垂直位与结膜瘢痕化的关系，来评价结膜缺失的临床分期。

在临床应用中，Foster 分期较为直观及简单，其他分期则是对于 Foster 分期的一系列完善及补充，能更好地评估患者病情。

表 17-5-1 OCP 临床分期

Foster 分期	Mondino/Brown 分期
Ⅰ期，结膜下瘢痕化和纤维化	Ⅰ期，0~25% 的穹窿部结膜皱缩
Ⅱ期，穹窿缩短	Ⅱ期，25%~50% 的穹窿部结膜皱缩
Ⅲ期，睑球粘连	Ⅲ期，50%~75% 的穹窿部结膜皱缩
Ⅳ期，睑缘粘连、眼球固定	Ⅳ期，75%~100% 的穹窿部结膜皱缩
Rowsey 分期	
（分别于 5:00 方向，6:00 方向，7:00 方向测量其角巩膜缘下界与回退的下睑缘后界的距离之和）	
35~45mm　<25% 结膜缺损	
24~34mm　25%~50% 结膜缺损	
12~23mm　50%~75% 结膜缺损	
0~11mm　>75% 结膜缺损	
Reeves 分期	
结膜垂直方位评级：下睑缘 6:00 位垂直距下睑结膜出现纤维瘢痕化位置的距离（以 10mm 作为标准穹窿部结膜深度）	结膜水平方位评级：球结膜纤维瘢痕化受累程度超过 2mm 宽的区域所占下睑结膜的百分比
a 期　<25% 的结膜缺失	a 期　<25% 的结膜缺失
b 期　25%~50% 的结膜缺失	b 期　25%~50% 的结膜缺失
c 期　50%~75% 的结膜缺失	c 期　50%~75% 的结膜缺失
d 期　>75% 的结膜缺失	d 期　>75% 的结膜缺失

五、OCP 的治疗原则

OCP 的自然病程中，慢性渐进性炎症和结膜瘢痕足以致盲。早期诊断和治疗有助于预防或延缓眼部并发症，但在疾病后期，常规治疗后仍常发生不可逆视力丧失。MMP 的治疗目标包括控制全身免疫失调、抑制结膜瘢痕化进程、保持眼睑与眼表的正常关系以减少眼表损害等，但尚无一种局部治疗能够有效控制眼部炎症和瘢痕化。局部和结膜下使用糖皮质激素、环孢素、丝裂霉素 C 等治疗均无明显疗效。一旦确诊，必须尽快进行长期的全身治疗，往往需要多个专科配合。

OCP 的治疗包括药物治疗及手术治疗两方面。

（一）药物治疗

1. 全身治疗

氨苯砜为轻度及中度瘢痕性类天疱疮的首选药物，可用于轻中度炎症和慢性进展性 OCP 患者。但氨苯砜不可用于有磺胺药过敏史或葡萄糖 6 磷酸脱氢酶缺陷的患者。另外氯苯砜易致溶血性贫血、皮疹、腹泻等不良反应，须引起重视。在开始治疗前应进行全血细胞计数、肝功能检查和葡萄糖 6 磷酸脱氢酶活性检查。初始剂量为 25mg，每天 2 次，若能较好耐受，则可在必要时增加至 50mg 每天 2 次，最大剂量为每天 150mg。若患者使用12 周后仍无任何反应，可考虑加用更常规的全身免疫抑制剂如甲氨蝶呤（7.5~15mg，每周 1 次）、硫唑嘌呤（每天 2~3mg/kg）或麦考酚酸酯（每天 1~2g）。在病情严重或进展迅速的患者，一线治疗药物为全身泼尼松（剂量为每天 1mg/kg）联合环磷酰胺（剂量为每天 2mg/kg）。但眼科医师应尽可能请风湿免疫科或皮肤科医师会诊后制订用药方案。

吗替麦考酚酯通过选择性地抑制免疫系统，抑制嘌呤生物合成肌苷单磷酸脱氢酶，能与氨苯砜联合用药，控制大部分的轻中度炎症反应。McCluskey 报道，通过 15 个月的随访，83% 重症 OCP 患者在使用甲氨蝶呤后，症状完全控制，24% 的患者出现药物副作用。因此对于病情发展较快，较重的患者建议使用甲氨蝶呤。但在长期使用甲氨蝶呤过程中，有可能导致不可逆的肺纤维化病变，需要密切观察。另外，全身使用糖皮质激素对于控制 OCP 活动性炎症有明显效果，如果与其他免疫抑制剂联合应用效果更加理想。进展性病例静脉使用免疫球蛋白治疗可以作为全身免疫抑制剂的替代疗法。对于上述治疗措施效果欠佳的患者，El Darouti 等人使用了抗 TNF-α 药物，发现亦能取得较好的效果。近年发现，静脉注射利妥昔单抗治疗效果确切，副作用相对更少。

2. 局部治疗

对 OCP 患者眼表病变的药物治疗亦十分重要。泪膜异常可通过人工泪液和凝胶等进行治疗,最好选择使用无防腐剂剂型。可在瘢痕尚未阻塞泪小点前试行泪点或泪小管栓塞术。对结膜穹窿深度尚可的患者,可试戴治疗性角膜接触镜。巩膜镜也是治疗严重眼表病变的有效工具,具有大幅减少眼部疼痛、畏光症状、降低角膜上皮缺损复发概率等作用。此外,由于结膜与眼睑角膜可刺激细菌增殖,有引起睑缘炎、角膜炎的风险。因此,有条件的医院应反复进行病原培养,如为阳性应予局部抗生素治疗。

(二) 手术治疗

OCP 患者伴随严重并发症时,可以手术治疗。手术的主要目的在于解决倒睫及睑球粘连,恢复正常眼表结构。一般认为,手术时机须选择在眼部炎症及瘢痕化基本控制时进行,否则会加剧病情的发展。且手术后,必须联合使用药物治疗,否则手术效果只能维持较短时间。若眼部炎症未得到控制,贸然手术,易致病情急剧加重。

当眼部炎症平静后,结膜、眼睑的机械性操作甚至白内障手术等均可在患者进行免疫抑制治疗的基础上进行。免疫炎症控制后,应积极治疗破坏眼表的机械因素(如瘢痕性眼睑病变、结膜和睑缘角化、倒睫等),在确诊患者无显著干眼后,可行全层角膜移植术以尝试复明。但因 OCP 患者的泪膜和眼睑功能大多受损,此类患者行全层角膜移植的意义和预后均有限。角膜缘干细胞移植可在全层角膜移植术之前或联合进行,以改善疗效。但总体而言,成功率很低。

对 OCP 终末期患者,人工角膜移植是唯一可行的重获视力的选择。在国外,多种类型的人工角膜移植术显示了一定的疗效,许多患者获得了有用视力。但人工角膜移植术后的各种潜在并发症仍然存在,如镜柱后膜、青光眼、眼内炎、角巩膜融解、视网膜脱离等。在我国,仅有极为少数的医师掌握此类手术,此外尚有种种原因,此类手术尚不能广泛开展。OCP 典型病例详见本书第二十三章。

OCP 作为一种临床上少见全身性免疫系统疾病,在全身症状不明显时,眼部前期表现具有很强的迷惑性。因此,发现慢性结膜炎久治不愈且出现睑球粘连倾向者,应想到 OCP 的可能,及时行黏膜活检。条件允许时,进行免疫学分析以便及时诊断。治疗时需要全身及局部联合用药,手术时应严格把握时机,不建议在病情活动期进行手术治疗,否则效果会适得其反。

(林志荣 吴护平)

参考文献

[1] FOSTER C S. Cicatricial pemphigoid.//KRACHMER JH, MANNIS MJ, HOLLAND EJ. Cornea. Volume One: Fundamentals, Diagnosis and Management. 3rd ed. Philadelphia, PA: Mosby Elsevier, 2011: 591-599.

[2] BRUCH-GERHARZ D, HERTL M, RUZICKA T. Mucous membrane pemphigoid: Clinical aspects, immunopathological features and therapy. Eur J Deramtol, 2007, 17(3): 191-200.

[3] FOSTER C S. Cicatricial pemphigoid. Trans Am Ophthalmol Soc, 1986, 84: 527-663.

[4] KIRZHNER M, JAKOBIEC F A. Ocular cicatricial pemphigoid: A review of clinical features, immunopathology, differential diagnosis, and current management. Semin Ophthalmol, 2011, 26(4-5): 270-277.

[5] AHMED M, ZEIN G, KHAWAJA F, et al. Ocular cicatricial pemphigoid: Pathogenesis, diagnosis and treatment. Prog Retin Eye Res, 2004, 23(6): 579-592.

[6] FOSTER C S, SAINZ D L, MAZA M. Ocular cicatricial pemphigoid review. Curr Opin Allergy Clin Immunol, 2004, 4(5): 435-439.

[7] WILLIAMS G P, RADFORD C, NIGHTINGALE P, et al. Evaluation of early and late presentation of patients with ocular mucous membrane pemphigoid to two major tertiary referral hospitals in the United Kingdom. Eye, 2011, 25(9): 1207-1218.

[8] SAW V P, DART J K, RAUZ S, et al. Immunosuppressive therapy for ocular mucous membrane pemphigoid strategies and outcomes. Ophthalmol, 2008, 115(2): 253-261.

[9] SMITH R J, MACHE E E, MONDINO B J. Ocular cicatricial pemphigoid and ocular manifestations of pemphigus vulgaris. Int Ophthalmol Clin, 1997, 37(2): 63-67.

[10] KATZ S. Cicatricial pemphigoid Fitzpatrick

dermatology in general medicine. United States: McGraw-Hill Professional, 2007: 981-982.

[11] MONDINO B J. Cicatricial pemphigoid and erythema multiforme. Ophthalmol, 1990, 97: 939-952.

[12] 陈西,晏晓明. 双眼瘢痕性类天疱疮一例. 中华眼科杂志,2010,46(7):656-657.

[13] JONKMAN M F, GROOT A C, SLEGERS T P, et al. Immune diagnosis of pure ocular mucous membrane pemphigoid: Indirect immunofluorescence versus immunoblot. Eur J Dermatol, 2009, 19(5): 456-460.

[14] CHAN L S, AHMED A R, ANHALT G J, et al. The first international consensus on mucous membrane pemphigoid: Definition, diagnostic criteria, pathogenic factors, medical treatment, and prognostic indicators. Arch Dermatol, 2002, 138(3): 370-379.

[15] LAWRENCE S C. Ocular and oral mucous membrane pemphigoid. Clin Dermatol, 2012, 30(1): 34-37.

[16] THOME J E, ANHALT G, JABS D A. Mucous, membrane pemphigoid and pseudopemphigoid. Ophthalmology, 2004, 111(1): 45-52.

[17] 晏晓明,陈西,李海丽. 眼瘢痕性类天疱疮病例的回顾性分析. 中华眼科杂志,2010,46(9):781-784.

[18] FIORE J M, PERRY H D, DONNENFELD E D, et al. Pemphigus vulgaris: Bilateral plica semilunaris involvement. Cornea, 2011, 30(3): 357-359.

[19] 李凤鸣,中华眼科学. 北京:人民卫生出版社,2005: 3493-3494.

[20] PRENDIVILLE J S, HERBERT A A, GREENWALD M J, et al. Management of Stevens-Johnson syndrome and toxic epidermal necrolysis in children. J Pediatr, 1989, 1(15): 881-887.

[21] BEELE H, CLAERHOUT I, KESTELYN P, et al. Bilateral corneal molting in a patient with paraneoplastic pemphigus. Dermatology, 2001, 202(2): 147-150.

[22] YEH S W, AHMED B, SANFI N, et al. Blistering disorders: Diagnosis and treatment. Dermotol Ther, 2003, 16(3): 214-223.

[23] MONDINO B J, BROWN S I. Ocular cicatricial pemphigoid. Ophthalmology, 1981, 88(2): 95-100.

[24] ROWSEY J J, MACIAS-RODRIGUEZ Y, CUKROWSKI C. A new method for measuring progression in patients with ocular cicatricial pemphigoid. Arch Ophthalmol, 2004, 122(2): 179-184.

[25] REEVES G M, LLOYD M, RAJLAWAT B P, et al. Ocular and oral grading of mucous membrane pemphigoid. Graefes Arch Clin Eyp Opthalmol, 2012, 250(4): 611-618.

[26] ZALTAS M M, AHMED A R, FOSTER C S. Association of HLA-DR4 with ocular cicatricial pemphigoid. Curr Eye Res, 1989, 8(2): 184.

[27] AHMED A R, FOSTER C S, ZALTAS M M. Association of DQw7 (DQb1*0301) with ocular cicatricial pemphigoid. Proc Natl Acad Sci USA, 1991, 88(24): 11579-11582.

[28] TYAGI S, BHOL K, NATARAJAN K, et al. Ocular cicatricial pemphigoid antigens: Partial sequence and characterization. Proc Nat Acad Sci USA, 1996, 93(25): 14714-14719.

[29] DOAN S, LEROUIC J F, ROBIN H, et al. Treatment of ocular cicatricial pemphigoid with sulfasalazine. Ophthalmology, 2001, 108(9): 1565-1568.

[30] MISEROCCHI E, BALTATZIS S, ROQUE M R, et al. The effect of treatment and its related side effects in patients with severe ocular cicatricial pemphigoid. Ophthalmology, 2002, 109(1): 111-118.

[31] DANIEL E, THORNE J E, NEWCOMB C W, et al. Mycophenolate mofetil for ocular inflammation. Am J Ophthalmol, 2010, 149(3): 423-432.

[32] MCCLUSKEY P, CHANG J H, SINGH R, et al. Methotrexate therapy for ocular cicatricial pemphigoid. Ophthalmology, 2004, 111(4): 796-801.

[33] BARRERA P, LAAN R F, VAN RIEL P L, et al. Methotrexate-related pulmonary complications in patients with rheumatoid arthritis. Ann Rheum Dis, 1994, 53(7): 434-439.

[34] VISSER K, VAN DER HEIJDE D M. Risk and management of liver toxicity during methotrexate treatment in rheumatoid and psoriatic arthritis: a systematic review of the literature. Clin Exp Rheumatol, 2009, 27(6): 1017-1025.

[35] ELDER M J, LIGHTMAN, DAR K. Role of cyclophosphamide and high dose steroid in ocular cicatricial pemphigoid. Br J Ophthalmol, 1995, 79(3): 264-266.

[36] EL DAROUTI M A, FAKHRY KHATTAB M A, HEGAZY R A, et al. Pentoxifylline (anti-tumor necrosis factor drug): Effective adjuvant therapy in the control of ocular cicatricial pemphigoid. Eur J Ophthalmol, 2011, 21(5): 529-537.

[37] FOSTER C S, CHANG P Y, AHMED A R. Combination of rituximab and intravenous immunoglobulin for recalcitrant ocular cicatricial

pemphigoid:A preliminary report. Ophthalmol, 2010,117(5):861-869.

[38] BAMBINO S,ROLANDO M,BENTIVO G, et al. Bole of amniotic membrane transplantation for conjunctival reconstruction in ocular cicatricial pemphigoid. Ophthalmology,2003,110(3): 474-480.

[39] LETKO E,MISEROCHI E,DAOUD Y J. A nonrandomized comparison of the clinical outcome of ocular involvement in patients with mucous membrane (cicatricial) pemphigoid between conventional immunosuppressive and intravenous immunoglobulin therapies. Clin Immunol,2014, 111(3):303-310.

第六节 系统性红斑狼疮

系统性红斑狼疮(systemic lupus erythematosus,SLE)是一种常见的、复杂的自身免疫性疾病,以免疫性炎症为突出表现的弥漫性结缔组织病。SLE 主要临床特征是:血清中出现以抗核抗体为代表的多种自身抗体和多系统受累。SLE 好发于生育年龄女性,多发于 15~45 岁,女男发病比例为(7~9):1。我国 SLE 患病率为 70/10 万人,妇女的患病率高达 113/10 万人。SLE 不仅累及全身多个重要器官组织,也常并发眼部症状。国内外研究发现,近 1/3 的 SLE 患者合并干眼症状,部分患者甚至并发严重角膜疾患,影响患者的视力及生活质量。

(一) 发病机制

1. SLE 发病机制 SLE 的病因至今尚未肯定,研究显示 SLE 的发病可能与遗传、免疫异常、感染、内分泌异常和环境因素等有关。在遗传因素、环境因素、雌激素水平等各种因素相互作用下,导致 T 淋巴细胞减少、T 抑制细胞功能降低、B 细胞过度增生,产生大量的自身抗体,并与体内相应的自身抗原结合形成相应的免疫复合物,沉积在皮肤、关节、小血管、肾小球等部位。在补体的参与下,引起急慢性炎症及组织坏死(如狼疮肾炎),或抗体直接与组织细胞抗原作用,引起细胞破坏(如红细胞、淋巴细胞及血小板壁的特异性抗原与相应的自身抗体结合,分别引起溶血性贫血、淋巴细胞减少症和血小板减少症),从而导致机体的多系统损害。

2. SLE 相关干眼的发病机制可能与以下有关

(1)眼表微环境改变:SLE 为自身免疫性疾病,SLE 患者眼表的免疫增强。研究发现,SLE 患者角膜中 Langerhans 细胞增多,免疫应答增强。眼表细胞稳态被破坏,造成眼表微环境改变,导致干眼的发生。

(2)泪液分泌异常:SLE 患者眼部的炎症增强,泪液中免疫炎性因子的释放,使结膜杯状细胞和上皮细胞遭到破坏,影响黏蛋白的分泌。SLE 患者体内组织细胞抗原性发生改变,产生多种自身抗体,抗原与抗体结合产生免疫复合物在眼部组织异常沉积,引发一系列超敏反应,损害结膜及泪腺组织。研究发现,SLE 可导致泪膜渗透压增高,破坏泪膜功能。

(3)角膜神经敏感度下降:SLE 可以引起角膜神经敏感度下降、角膜知觉减退,导致眼睑瞬目次数减少,瞬目减少使睑板腺分泌物排出受阻,睑酯分泌减少、泪膜稳定性下降、泪液蒸发加快。

(二) 临床表现

SLE 临床表现复杂多样。疾病早期多数呈隐匿起病,开始仅累及 1~2 个系统,表现为轻度的关节炎、皮疹、隐匿性肾炎、血小板减少性紫癜等。多数患者病情由轻型逐渐进展至多系统损害,而部分患者可长期稳定在亚临床状态或轻型狼疮,少数患者可由轻型突然进展为重症狼疮。SLE 的自然病程多表现为病情的加重与缓解交替。

1. 全身表现

(1)特征性的改变:鼻梁和双颧颊部呈蝶形分布的红斑。

(2)皮肤损害:包括光敏感、脱发、手足掌面和甲周红斑、盘状红斑、结节性红斑、脂膜炎、网状青斑、雷诺现象等。

(3)口或鼻黏膜溃疡常见。

(4)对称性多关节疼痛、肿胀,但通常不引起骨质破坏。

(5)发热、疲乏也是常见的全身症状。

2. 重要脏器受累表现

(1)狼疮肾炎(LN):见于 50%~70%SLE 患者,LN 对 SLE 预后影响甚大,肾功能衰竭是 SLE 的主要死亡原因之一。

(2)神经精神狼疮:轻者仅有偏头痛、性格改变、记忆力减退或轻度认知障碍;重者可表现为脑血管意外、昏迷、癫痫持续状态等。

（3）血液系统：贫血和/或白细胞减少和/或血小板减少常见。

（4）心脏、肺部表现：表现为心包炎、心肌炎、心律失常，重症 SLE 可伴心功能不全，部分患者甚至出现急性心肌梗死。肺部方面常出现胸膜炎。

（5）消化系统表现：SLE 可出现肠系膜血管炎、急性胰腺炎、蛋白丢失性肠炎、肝脏损害等。

3. 眼部表现

SLE 患者眼部受累表现多样，患者可出现干眼、结膜炎、葡萄膜炎、眼底改变、视神经病变等。干眼是 SLE 疾病早期最常见的眼部表现。SLE 常伴有继发性干燥综合征，有外分泌腺受累，表现为口干、眼干，血清检测抗 SSB、抗 SSA 抗体呈阳性。有研究报道，在 SLE 患者的眼部黏膜、神经及泪腺等组织均发现自身抗体或抗原抗体免疫复合物沉积，导致上皮细胞角化脱落、淋巴细胞浸润泪腺影响泪液分泌，引起干燥性角结膜炎（KCS），且 KCS 的炎症反应会跟随 SLE 疾病的活动期变化，炎症活动期时 KCS 的发病率要明显高于非活动期。此外，因弥漫性血管病变的存在，SLE 患者常伴随其他眼部疾病，如睑缘炎、结膜炎、角膜炎、巩膜炎、视神经病变、视野缺损、新生血管性青光眼等。

（三）实验室检查

1. 血清学检查　主要体现在抗核抗体谱（ANA）方面。免疫荧光抗核抗体（IFANA）是 SLE 的主要筛查指标，其诊断灵敏度为 95%，特异度为 65%。ANA 包括一系列针对细胞核抗原成分的自身抗体。其中，SLE 抗双链 DNA（dsDNA）抗体的特异度 95%，灵敏度 70%，与疾病活动性有关；抗 Sm 抗体的特异度高达 99%，但灵敏度仅 25%，该抗体的存在与疾病活动性无明显关系；抗核小体抗体、抗核糖体 P 蛋白抗体、抗组蛋白、抗 ulRNP、抗 SSA 抗体和抗 SSB 抗体等也可出现于 SLE 的血清中。另外，SLE 患者还常出现血清类风湿因子（RF）阳性，高 γ 球蛋白血症和低补体血症。此外，抗 SSA、SSB 抗体阳性可作为 SLE 合并干燥性角结膜炎和继发性干燥综合征的重要辅助诊断手段之一。

2. 免疫病理学检查　皮肤狼疮带试验，表现为皮肤的表、真皮交界处有免疫球蛋白 IgG 和补体沉积，对 SLE 具有一定的特异性。

（四）诊断

早期不典型 SLE 可表现为：原因不明的反复发热，抗炎退热治疗往往无效；多发和反复发作的关节痛和关节炎，往往持续多年而不产生畸形；持续性或反复发作的胸膜炎、心包炎；抗生素或抗结核治疗不能治愈的肺炎；不能用其他原因解释的皮疹、网状青紫、雷诺现象；肾脏疾病或持续不明原因的蛋白尿；血小板减少性紫癜或溶血性贫血；不明原因的肝炎；反复自然流产或深静脉血栓形成或脑卒中发作等。对这些可能为早期不典型 SLE 的表现，需要提高警惕，避免诊断和治疗的延误。

目前，普遍采用美国风湿病学会（ACR）1997 年推荐的 SLE 分类标准（表 17-6-1）。该分类标准的 11 项中，符合 4 项或 4 项以上者，在除外感染、肿瘤和其他结缔组织病后，可诊断 SLE。其灵敏度和特异度分别为 95% 和 85%。

表 17-6-1　美国风湿病学会 1997 年推荐的 SLE 分类标准

1. 颊部红斑	固定红斑，扁平或高起，在两颧突出部位
2. 盘状红斑	片状高起于皮肤的红斑，黏附有角质脱屑和毛囊栓；陈旧病变可发生萎缩性瘢痕
3. 光过敏	对日光有明显的反应，引起皮疹，从病史中得知或医生观察到
4. 口腔溃疡	经医生观察到的口腔或鼻咽部溃疡，一般为无痛性
5. 关节炎	非侵蚀性关节炎，累及 2 个或更多的外周关节，有压痛、肿胀或积液
6. 浆膜炎	胸膜炎或心包炎
7. 肾脏病变	尿蛋白定量（24h）>0.5g 或+++，或管型（红细胞、血红蛋白、颗粒或混合管型）
8. 神经病变	癫痫发作或精神病，除外药物或已知的代谢紊乱
9. 血液学疾病	溶血性贫血，或白细胞减少，或淋巴细胞减少，或血小板减少
10. 免疫学异常	抗 dsDNA 抗体阳性，或抗 Sm 抗体阳性，或抗磷脂抗体阳性（包括抗心磷脂抗体、狼疮抗凝物、至少持续 6 个月的梅毒血清试验假阳性三者中具备一项阳性）
11. 抗核抗体	在任何时候和外来用药物诱发“药物性狼疮”的情况下，抗核抗体滴度异常

在 2009 年 ACR 年会上 SLE 国际协作组（SLICC）依据 1997 年分类标准提出新的 SLE 分类标准（表 17-6-2）。该标准分临床标准和免疫学标准 2 部分，取消部分特异度和灵敏度不高的临床表现，更重视脏器受累，并将肾活检作为一项独立的标准。确诊标准为满足以下 4 项标准，包括至少 1 个临床指标和 1 个免疫学指标；或肾活检证实狼疮性肾炎（LN），同时抗核抗体阳性或抗 dsDNA 抗体阳性。

表 17-6-2 系统性红斑狼疮国际协作组修改的美国风湿病学会系统性红斑狼疮的分类标准

临床标准	免疫学标准
1. 急性或亚急性皮肤狼疮表现	1. 抗核抗体阳性
2. 慢性皮肤狼疮表现	2. 抗双链 DNA 抗体阳性（酶联免疫吸附测定法需 2 次阳性）
3. 口腔或鼻咽部溃疡	3. 抗 Sm 抗体阳性
4. 脱发	4. 抗磷脂抗体 狼疮抗凝物阳性、梅毒血清试验假阳性、中高水平抗心磷脂抗体/抗 β2 糖蛋白 1 抗体阳性
5. 关节炎	5. 补体减低 C3、C4、血清总补体活性（CH50）
6. 浆膜炎 胸膜炎或心包炎	6. 无溶血性贫血，但 Coombs 试验阳性
7. 肾脏病变 尿蛋白肌酐比>0.5 或 24h 尿蛋白>0.5g 或出现红细胞管型	
8. 神经病变 癫痫发作或精神病，多发性单神经炎、脊髓炎、外周或脑神经病变、急性精神混乱状态	
9. 溶血性贫血	
10. 至少 1 次白细胞减少（$<4.0\times10^9/L$）或淋巴细胞减少（$<1.0\times10^9/L$）	
11. 至少 1 次血小板减少症（$<100\times10^9/L$）	

（五）治疗

1. 一般治疗 患者宣教，正确认识疾病，消除恐惧心理，规律用药，定期复诊，配合治疗，长期随访；避免过多的紫外光暴露，使用防紫外线用品，避免过度疲劳。

2. 药物治疗 目前还没有根治的办法，强调早期诊断和早期治疗，以避免或延缓不可逆的组织脏器的病理损害。SLE 是一种高度异质性的疾病，临床医生应根据病情的轻重程度，掌握好治疗的风险与效益之比。既要清楚药物的不良反应，又要明白药物给患者带来的生机。

（1）轻型 SLE：使用非甾体抗炎药（NSAID）控制关节炎；抗疟药可控制皮疹和减轻光敏感，常用氯喹或羟氯喹，但应注意眼底视网膜病变。用药超过半年者，须每半年检查眼底；可短期局部应用激素治疗皮疹，小剂量激素（泼尼松≤10mg/d）有助于控制病情；必要时可用硫唑嘌呤、甲氨蝶呤等免疫抑制剂。

（2）中度活动型 SLE：个体化糖皮质激素治疗是必要的，联用其他免疫抑制剂，如甲氨蝶呤、硫唑嘌呤，使用时应注意其不良反应及并发症。

（3）重型 SLE：主要分诱导缓解和巩固治疗 2 个阶段。诱导缓解目的在于迅速控制病情，阻止或逆转内脏损害，力求疾病完全缓解，但应注意过分免疫抑制诱发的并发症，尤其是感染。常用糖皮质激素，可选用免疫抑制剂，如环磷酰胺、硫唑嘌呤、甲氨蝶呤等。巩固治疗阶段常需要继续环磷酰胺冲击治疗，延长用药间歇期至约 3 个月 1 次，维持 1~2 年。

3. 眼部治疗

由于大部分患者在疾病早期，无明显眼表症状，并且眼表的损伤程度与 SLE 发病的活动期有关，常常未得到重视。随 SLE 病情发展，眼部症状逐渐加重，大部分患者在眼部出现明显症状甚至角膜穿孔时才就医，错失治疗的良机。治疗上仍是强调多学科协同治疗，风湿免疫科积极控制原发免疫性疾病，重视并尽早进行眼局部抗炎治疗。

（1）药物治疗

1）抗炎治疗：患者一旦出现眼部不适，应及时到眼科就诊，并尽早应用局部抗炎药物。临床上糖皮质激素及免疫抑制剂仍是常用的一线抗炎药物。对于轻症患者，可给予局部应用低浓度糖皮质激素滴眼液（如

0.02% 氟米龙滴眼液、0.1% 氟米龙滴眼液）或免疫抑制剂（如 0.05% 环孢素滴眼液）。对于慢性炎性反应患者，局部用药仍建议以免疫抑制剂治疗为主，临床常用药物包括环孢素 A、他克莫司眼用制剂等。他克莫司的免疫抑制效果较环孢素 A 更强，可选择用于重度患者。对存在眼表急性炎性反应的患者，在排除感染的前提下，可短期使用糖皮质激素滴眼液，使用时须警惕激素的不良反应（如激素性高眼压、晶状体后囊膜混浊等）。对重症患者常局部应用免疫抑制剂联合糖皮质激素滴眼液，以增加抗炎效果，减少相关药物不良反应。

2）人工泪液：常作为对症治疗方法应用于免疫性疾病相关干眼的治疗。轻度干眼患者，选择黏稠度较低的人工泪液。对于中重度干眼患者，推荐使用黏稠度较高的人工泪液，或使用凝胶及膏剂延长药物在眼表的作用时间。临床上可具体根据患者的病情与症状选择不同种类人工泪液或凝胶（或眼膏）联合使用。由于免疫相关干眼患者需要长期用药，因此建议使用不含防腐剂的人工泪液。

3）血清类滴眼液：对于继发角膜上皮损伤的中重度干眼，可使用自体血清和小牛血去蛋白提取物眼用制剂。应注意由于免疫性疾病患者血清中可能存在循环抗体和炎症细胞因子，使用自体血清可能增加眼表炎性反应，因此使用时应谨慎。

（2）物理治疗

1）睑板腺治疗：免疫性疾病相关干眼患者常合并睑板腺功能障碍，不应忽视睑板腺的治疗。对于中重度腺管堵塞患者可考虑行强脉冲光治疗或 Lipiflow 热脉动治疗。

2）泪小点填塞：对于干眼患者，可考虑通过泪小点填塞减少泪液丢失。由于 SLE 患者泪液中所含炎症因子可能高于正常水平，因此建议在眼表炎性反应控制后植入栓子。

（3）手术治疗：对于使用药物治疗，眼表症状仍持续加重，角膜上皮出现缺损，通过配戴绷带镜等仍效果较差时，可通过行羊膜覆盖促进角膜上皮修复，或行自体带蒂结膜瓣移植，避免角膜融解。若出现角膜穿孔，应尽量避免行较大范围的穿透性角膜移植，穿孔范围较小时可考虑使用生物胶代替缝线行角膜移植或行双板层角膜移植。但因为 SLE 眼表整体情况一般较差，因此角膜移植术后仍面临植片上皮缺损、植片融解等风险。

（六）病例分享

【病例 1】

周某某，女性，62 岁。以“双眼红痛、视力下降伴大量分泌物 6 天”为主诉就诊。患者 6 天前无明显诱因出现双眼红痛、异物感、畏光流泪明显，视力明显下降，伴大量脓性分泌物。在当地医院用药治疗（具体不详），病情无明显好转求诊我院。患者系统性红斑狼疮 5 年余，患者面部双颊蝶形红斑（图 17-6-1A），双手皮肤角质化伴脱屑（图 17-6-1B），确诊后规则服用激素治疗。患者 4 年前开始出现干眼症状，长期使用玻璃酸钠滴眼液、聚乙烯醇滴眼液点眼，2 年前曾在当地医院行双眼下泪小点栓塞。

眼科检查：右眼视力 0.02，矫正无助，眼压 5.1mmHg，结膜混合充血（++），鼻下方角膜见约 3mm × 2mm 斜椭圆形灰白色浸润病灶，遮盖部分瞳孔区，深达角膜全层，病灶中央角膜穿孔，虹膜嵌顿，病灶角膜表面上皮缺损，基质水肿，表面少量白色分泌物附着，病灶边界尚清，鼻下方少量浅层新生血管长入角膜。病灶周围角膜轻

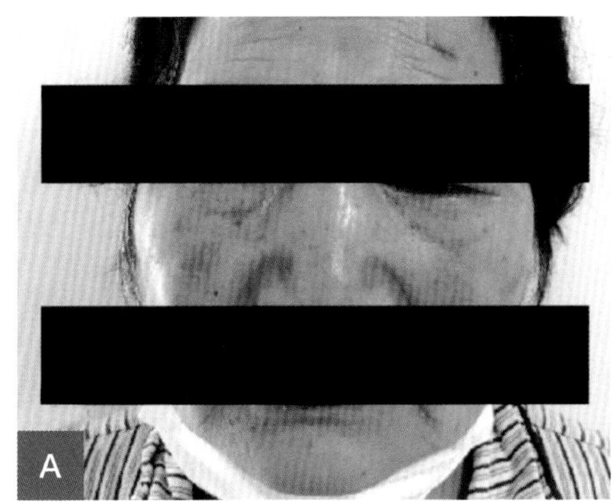

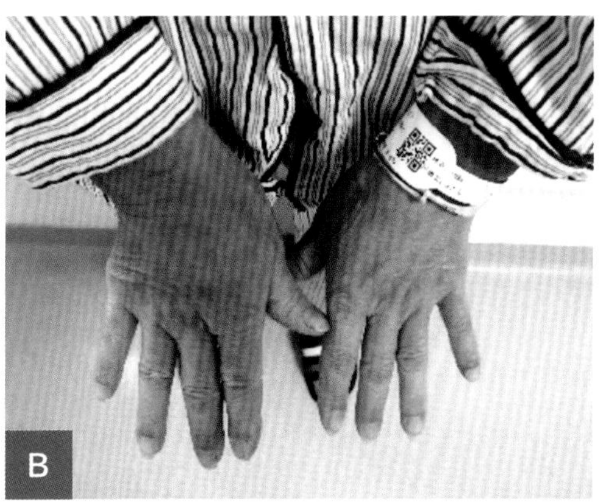

图 17-6-1 患者面部及双手皮肤所见

A. 双颊蝶形红斑；B. 双手皮肤角质化伴脱屑。

度水肿，前房略浅，穿孔区前房消失，房水尚清，瞳孔欠圆，向鼻下方偏移，晶状体皮质灰白色轻混，眼底窥不清（图 17-6-2A）。

左眼视力 0.02，矫正无助，眼压 6.6mmHg，结膜混合充血（++），鼻下方角膜见约 4mm × 4mm 类圆形灰白色浸润病灶，遮盖部分瞳孔区，深达角膜全层，病灶中央角膜穿孔，虹膜嵌顿，病灶角膜表面上皮缺损，基质水肿，表面少量白色分泌物附着，病灶边界尚清，FL（+），见鼻下方少量浅层新生血管长入角膜，病灶周围角膜轻度水肿，前房略浅，穿孔区前房消失，房水尚清，瞳孔欠圆，向鼻下方偏移，晶状体皮质灰白色轻混，眼底窥不清（图 17-6-2B）。

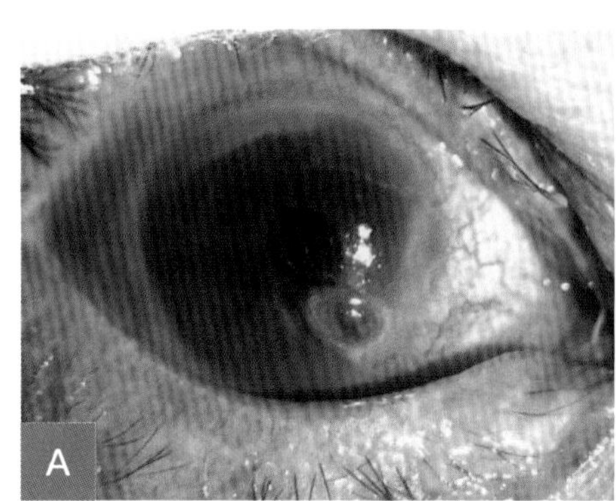

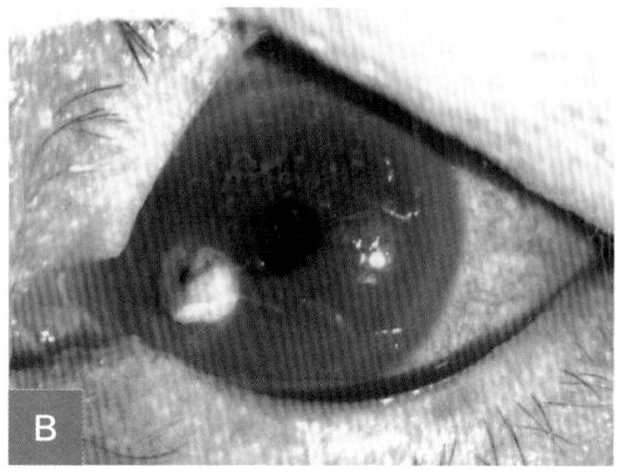

图 17-6-2 双眼鼻下方角膜可见直径约 2.5mm 穿孔区

全身辅助检查：免疫球蛋白 G，4.53g/L↓，免疫球蛋白 M，0.31g/L↓，C-反应蛋白 12.8mg/L↑。

眼科特殊检查：前节 OCT 见双眼角膜病灶溶解变薄伴穿孔，虹膜组织嵌顿（图 17-6-3）。眼部彩超示右眼轴 23.9mm，左眼轴 24.1mm，双眼玻璃体混浊、后脱离声像，右眼可疑脉络膜浅脱离声像。脂质层厚度，右眼 55ICU、左眼 60ICU。睑板腺照相，双眼睑板腺缺失评分 2 分。

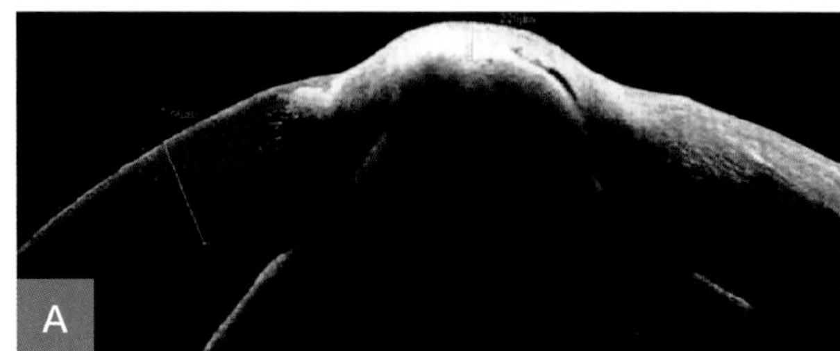

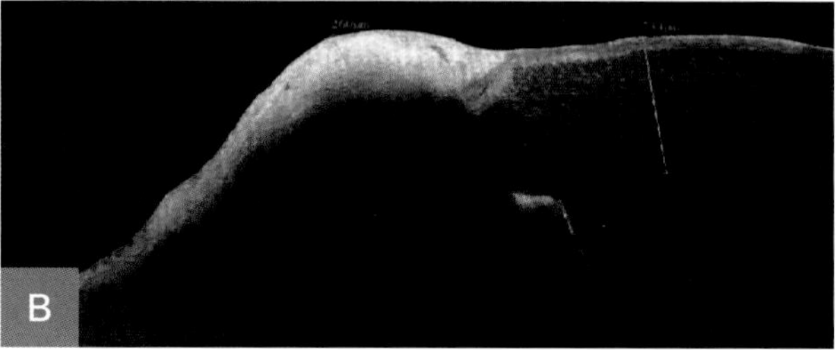

图 17-6-3 前节 OCT 示双眼角膜穿孔、虹膜嵌顿

临床诊断：双眼免疫性角膜炎伴穿孔、双眼年龄相关性白内障、双眼屈光不正、系统性红斑狼疮、高血压病 3 级。

治疗：局部给予莫西沙星滴眼液，滴双眼，每天 4 次；妥布霉素滴眼液，滴双眼，每天 4 次；玻璃酸钠滴眼液，滴双眼，2 小时 1 次。第 3 天，双眼未见脓性分泌物，行“双眼穿透性角膜移植术”。术后给予妥布霉素地塞米松滴眼液，滴双眼，每天 4 次；他克莫司滴眼液，滴双眼，每天 4 次；妥布霉素地塞米松眼膏，涂双眼，睡前 1 次；玻璃酸钠滴眼液，滴双眼，2 小时 1 次。术后 3 天，右眼视力 0.02，矫正无助，眼压 9.2mmHg；左眼视力 0.02，矫正无助，眼压 9.4mmHg（图 17-6-4）。

此病例双眼虽发生穿孔，鉴于穿孔范围不大且偏瞳孔区，行较大范围的穿透性角膜移植术后面临较高的排斥反应、植片上皮愈合不良等风险。此外，SLE 患者眼表情况较差，手术应尽量减少眼表损伤，也不建议行结膜瓣遮盖术。因此，进行小范围角膜修补是较好选择。部分患者可在角膜修补或角膜移植基础上联合羊膜移植术。

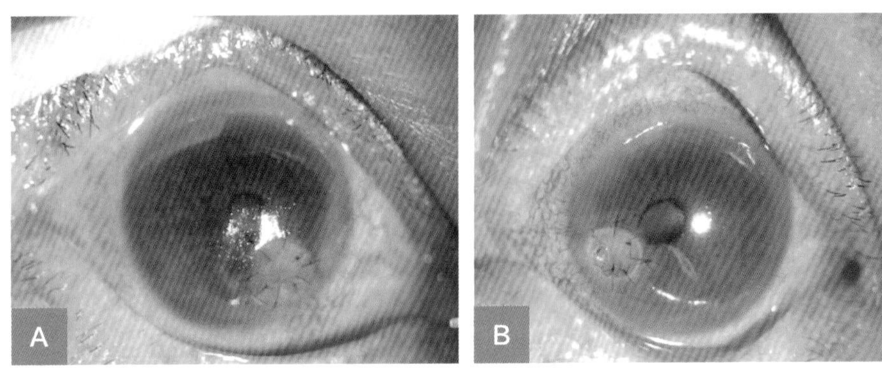

图 17-6-4 双眼角膜移植术后 3 天

【病例 2】

黄某某,女性,76 岁。以右眼胬肉术后反复红痛、视力下降 2 个月为主诉就诊。患者 2 个月前在当地医院行“右眼翼状胬肉切除术”(具体术式不详)。术后右眼持续红痛、伴异物感、畏光流泪症状,视力较术前下降。手术医院给予配戴绷带镜,局部使用左氧氟沙星滴眼液、玻璃酸钠滴眼液、生长因子类滴眼液等点眼近 1 个多月,病情无明显好转后求诊我院。患者患系统性红斑狼疮 7 年。3 年前当地医院行左眼白内障手术。

眼科检查:右眼视力 0.04,-2.50DS/-1.50DC × 180 → 0.15,眼压 6.8mmHg,结膜混合充血(++),鼻侧角膜见黄豆大小白色浸润病灶,病灶上皮缺损,FL(+),基质融解变薄,后弹力层膨出,病灶周围角膜轻度水肿,未见明显新生血管长入角膜(图 17-6-5~图 17-6-6)。前房深度正常,房水清,瞳孔圆,直径 3mm,对光反射灵敏,晶状体皮质灰白色混浊,玻璃体及眼底窥不清。

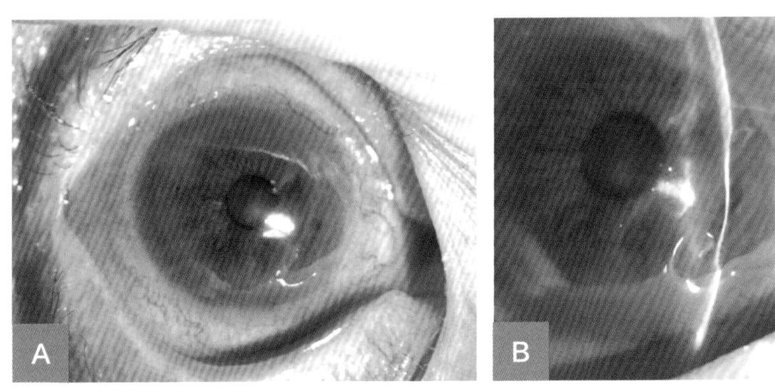

图 17-6-5 鼻侧角膜融解变薄、残留菲薄的后弹力层

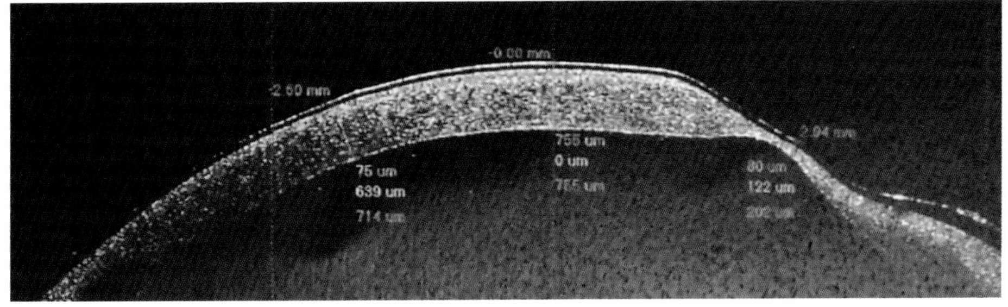

图 17-6-6 前节 OCT 可见病灶角膜明显变薄

初步诊断:右眼免疫性角膜炎、右眼后弹力层膨出、右眼翼状胬肉术后、右眼年龄相关性白内障、左眼人工晶状体眼、双眼屈光不正、系统性红斑狼疮。局麻下行“右眼部分板层角膜移植术”。术后给予氯替泼诺妥布霉素滴眼液,滴右眼,每天 4 次;妥布霉素地塞米松眼膏,涂右眼,睡前 1 次;玻璃酸钠滴眼液,滴右眼,每天 4 次;

他克莫司滴眼液，滴右眼，每天 4 次。术后 2 个月复诊右眼视力 0.2，矫正 0.5（图 17-6-7），前节 OCT 扫描可见植片、植床贴附良好（图 17-6-8）。

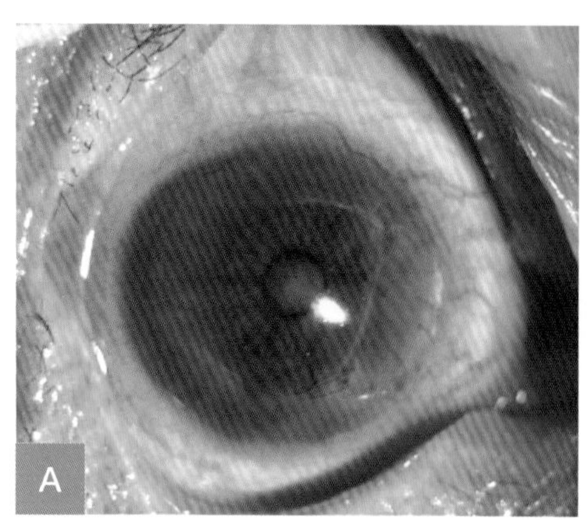

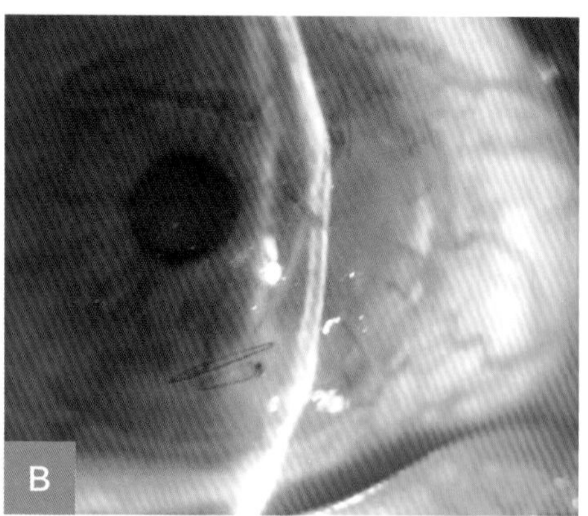

图 17-6-7 右眼部分板层角膜移植术后 2 个月

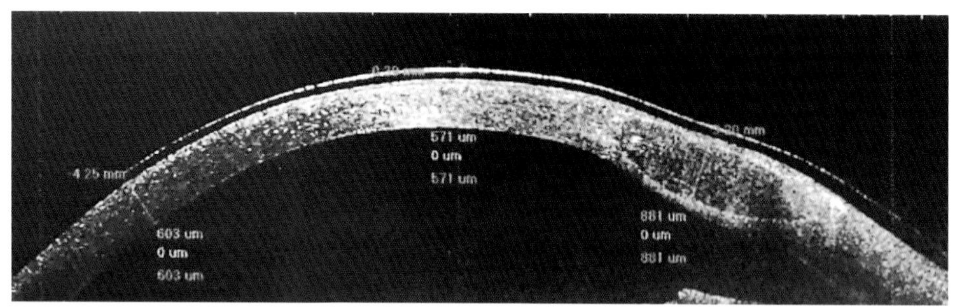

图 17-6-8 前节 OCT 可见植片、植床贴附良好

此病例与病例 1 类似，但存在后弹力层膨出，部分板层角膜移植是较好选择，也可在板层角膜移植的基础上联合羊膜移植。有学者主张在角膜材料匮乏的情况下直接行多层羊膜移植，但该患者角膜变薄范围较大，羊膜移植术后可能仍然会发生后弹力层膨出。由于 SLE 患者的结膜中通常也存在较多炎症细胞，因此结膜瓣遮盖暂不作为优先方案。

【病例 3】

患者，女性，63 岁，以“左眼红痛伴视力下降 1 个月、加重 1 周，流热泪 1 天”为主诉入院。患者自述 1 个月前无明显诱因出现左眼发红、刺痛，视力轻度下降，伴畏光流泪等刺激症状。患者到当地县医院就诊，诊断为“左眼角膜炎”，给予妥布霉素滴眼液、阿昔洛韦滴眼液、普拉洛芬滴眼液等点眼，症状改善不明显。1 周前左眼红痛加重，再次到当地县医院就诊，收住院，全身头孢曲松静脉滴注，局部给予左氧氟沙星滴眼液、妥布霉素滴眼液、阿昔洛韦滴眼液等药物点眼，今日晨起自觉左眼流热泪，视力明显下降，当地医院给予妥布霉素眼膏包扎左眼后，建议患者转至我院就诊。

患者自述系统性红斑狼疮 10 余年，曾口服中药治疗，未规律诊治。右眼 2 年前因急性闭角型青光眼，在当地医院行青白联合手术（具体术式不详），术后恢复良好无明显不适。

眼科检查：右眼视力 0.15，矫正 0.2，眼压 14mmHg，球结膜轻度充血，角膜上皮粗糙、大量点染，前房偏浅，瞳孔欠圆，人工晶状体在位、后囊膜混浊、眼底窥欠清（图 17-6-9）。左眼视力手动/眼前，眼压 7mmHg，球结膜充血（+++），角膜中央见 5mm × 7mm 横椭圆形浸润灶，病灶中央见直径约 3mm 穿孔区，虹膜组织嵌顿，前房消失，其后眼内结构窥不清（图 17-6-10）。

辅助检查：眼部 B 超，双眼玻璃体混浊。角膜共聚焦显微镜提示角膜病灶上皮缺损，基质层可见中量活化

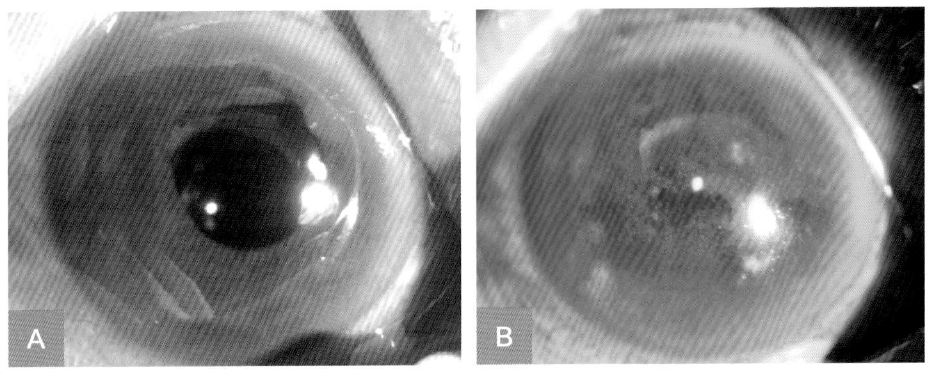

图 17-6-9 右眼视力 0.15，矫正 0.2，角膜上皮粗糙、大量点染

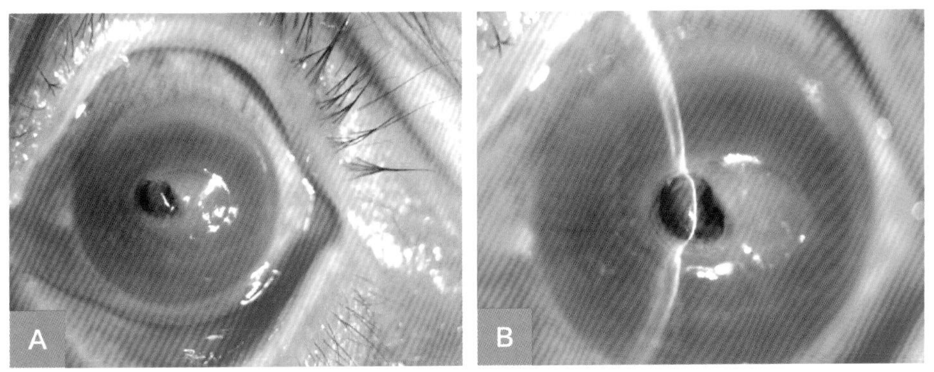

图 17-6-10 左眼视力手动/眼前，角膜中央见直径 3mm 穿孔区，虹膜嵌顿，前房消失

的 Langerhans 细胞浸润，未见明显炎症细胞。抗核抗体谱，抗 Sm 抗体（+）、抗 dsDNA 抗体（+）、抗 SSA 抗体（+）。红细胞沉降率，89mm/h。

初步诊断：左眼角膜溃疡伴穿孔、右眼人工晶状体眼、右眼抗青光眼术后、系统性红斑狼疮。

患者入院后急诊全麻下行"左眼穿透性角膜移植术"，术后给予莫西沙星滴眼液、他克莫司滴眼液、玻璃酸钠滴眼液、妥布霉素地塞米松眼膏点眼。患者出院到风湿免疫科就诊进一步治疗系统性红斑狼疮，眼科严格定期复诊，遵医嘱用药，5 年长期随访，角膜植片仍透明（图 17-6-11~图 17-6-13）。

该患者角膜穿孔位于中央区，且范围较大，故穿透性角膜移植术为首选。术后须强化抗排斥及促修复治疗。同时，需要定期眼科及风湿免疫专科随访，尤其需要长期监测眼表泪液系统的细小变化，尽早处理。

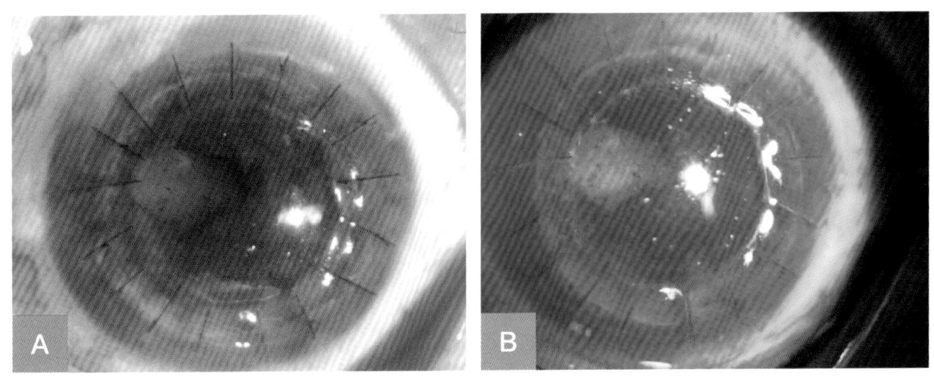

图 17-6-11 角膜移植术后 1 个月

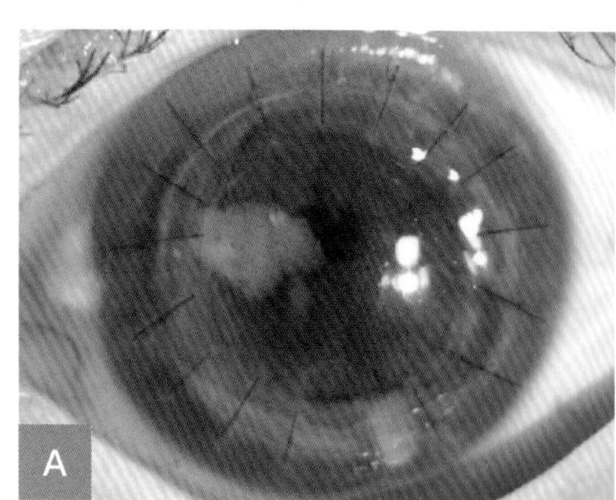

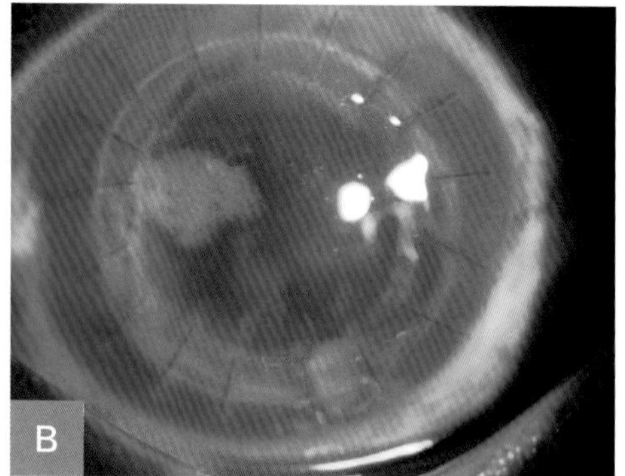

图 17-6-12 角膜移植术后半年

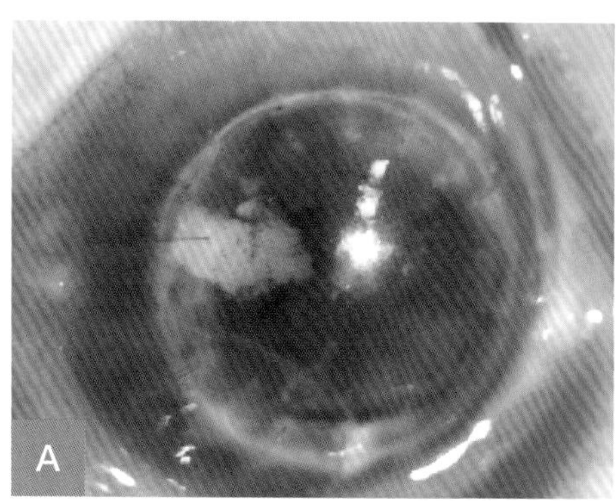

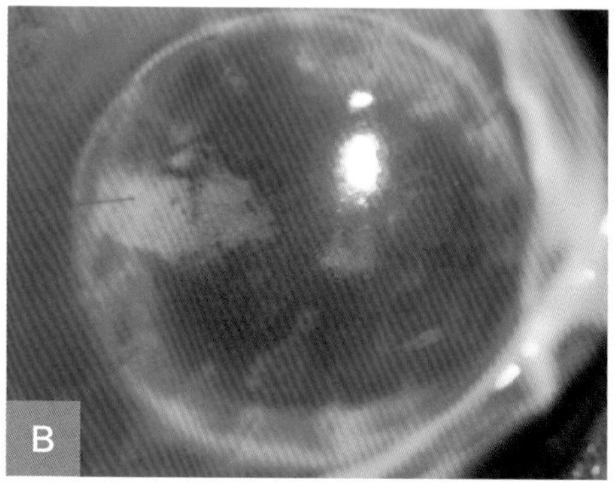

图 17-6-13 角膜移植术后 5 年

（方 颉 吴护平）

参考文献

[1] SKOPOULI F, SIOUNA-FATOUROU H, DIMOU G S, et al. Histologic lesion in labial salivary glands of patients with systemic lupus erythematosus. Oral Surg Oral Med Oral Pathol, 1991, 72(2): 208-212.

[2] PETRI M, ORBAI A M, GRACIELA S A, et al. Derivation and validation of the systemic lupus international collaborating clinics classification criteria for systemic lupus erythematosus. Arthritis Rheumatol, 2012, 64(8): 2677-2686.

[3] CHEN A, CHEN H T, HWANG Y H, et al. Severity of dry eye syndrome is related to anti-dsDNA autoantibody in systemic lupus erythematosus patients without secondary Sjögren syndrome. Medicine, 2016, 95(28): e4218.

[4] SHUAI Z W, HUANG Y, ZHANG L, et al. Role of autoantibodies to various Ro60 epitopes in the decrease of lymphocytes seen in systemic lupus erythematosus and primary Sjögren's syndrome. Genet Mol Res, 2015, 14(3): 10096-10102.

[5] RESCH M D, MARSOVSZKY L, NÉMETH J, et al. Dry eye and corneal Langerhans cells in systemic lupus erythematosus. J Ophthalmol, 2015, 2015: 543835.

[6] DURU N, ALTINKAYNAK H, UYSAL B S, et al. Increased tear film osmolarity in systemic lupus erythematosus. Semin Ophthalmol, 2017, 32(5): 582-587.

[7] 胡建民，林玲，陈瑞华，等. 系统性红斑狼疮患者眼表损害及相关抗体检测. 中国实用眼科杂志，2004，22(7)：555-558.

[8] 雷小妹，李守新，胡绍先，等. 系统性红斑狼疮相关性眼部损害. 中华风湿病学杂志，2009，013(012)：837-840.

第七节 高 IgE 综合征

高 IgE 综合征（HIES），又称 Job 综合征，是一种临床少见的原发性免疫缺陷病。本病以皮肤、肺等多器官复发性感染、嗜中性白细胞趋化障碍、血清 IgE 升高为特征。高 IgE 综合征发病率近年逐渐增高，但国内外关于其对相关眼表的损害尚未见报道。

（一）病因与发病机制

1. **遗传因素** 与常染色体遗传有关。

2. **I 型变态反应** 体内干扰素与白介素-4（IL-4）水平失衡，致 IL-4 相对或绝对过多，从而促进 IgE 的产生，大量 IgE 覆盖在肥大细胞表面，在金黄色葡萄球菌抗原存在下激活过敏反应，释放组胺等生物活性物质，从而麻痹中性粒细胞，使其趋化作用减低，抗金黄色葡萄球菌 IgE 明显增高。

3. **对金黄色葡萄球菌感染的易感性** 抗金黄色葡萄球菌的 IgE 优先与金黄色葡萄球菌结合形成脓肿或溃疡。

（二）分型

1. **I 型** 也称经典型、多系统型，占 60%~70%，多数（约 90%）为散发。除累及免疫系统外，还累及全身多个系统。首发症状一般为新生儿期顽固性湿疹样皮炎、金黄色葡萄球菌感染引起的皮肤脓疱疹。面部皮肤因反复感染及湿疹样皮疹出现 HIES 特有面容：粗糙面容、脸部不对称、鼻梁增宽、鼻翼及鼻尖肥大。一般无其他过敏表现。实验室检查可提示外周血沉、血清 IgE 水平显著增高。

2. **Ⅱ型** 仅累及免疫系统；常出现严重的金黄色葡萄球菌、肺炎球菌或流感嗜血杆菌肺部感染。早期可出现严重的湿疹样皮炎、皮肤脓肿。实验室检查可提示血嗜酸性粒细胞及血清 IgE 水平显著增高。

（三）临床表现

高 IgE 综合征的临床表现具有高度多样性，常见体征包括：

1. 婴幼儿期发病，持续终生。男女发病率大致相等，发作无明显季节性，无明确过敏史。

2. **特殊面容** 粗糙面容，前额隆突、宽鼻梁、大鼻子，齿异常、颊颌不相称。

3. **皮肤损害** 瘙痒性丘疹多见，可伴脓疮和红斑，分布于身体皱褶部。常有多发性疖肿、毛囊炎、化脓性汗腺炎和蜂窝组织炎。皮肤脓肿多为“寒性脓肿”。

4. **深部感染** 肺部最多见，表现为复发性肺炎、肺脓肿、脓胸，反复感染导致肺膨出。

5. 骨代谢异常、成骨不全、病理性小骨折。

6. **眼部** 眼睑皮肤皮疹瘢痕形成、睑缘充血、睑板腺功能障碍，可并发干眼症，重者引起角膜瘢痕及角膜溃疡。

（四）实验室检查

1. 血常规大多正常，血沉长期增加，常达 30~60mm/h。

2. 外周血白细胞总数、中性粒细胞比例正常或偏高，吞噬功能正常；中性粒细胞趋化能力存在明显缺陷，外周血/痰液嗜酸性粒细胞呈轻中度增高，有时高达 30%~50%。

3. 血清总 IgE 呈持续增高状态，一般>2 000U/mL。

（五）治疗

1. **抗生素治疗** 一旦确诊，需长期应用抗生素治疗及预防本病引起的感染。

2. 针对中性粒细胞趋化缺陷的治疗，包括：

（1）H2 受体拮抗剂：口服西米替丁；

（2）干扰素；

（3）维生素 C；

（4）静脉注射人免疫球蛋白。

3. **外科手术治疗** 对已有肺脓肿、脓胸、纵隔念珠菌肉芽肿和葡萄球菌肺部感染引起的肺膨出（病程达 6 个月以上者），应及时行胸外科手术。

4. **眼表的治疗**

从笔者的经验看，高 IgE 综合征对眼表的影响为双眼性，影响因素多，病理过程复杂，累及多个脏器，依从性差，病情呈现多样化，需要个性化治疗，但目前疗效仍然有限。

（1）广谱抗生素滴眼液抗感染是整个治疗的基础用药；

（2）对于严重的感染，激素的使用仍须慎重，尽早使用免疫抑制剂可能是更好的选择；

（3）同时辅以无防腐剂人工泪液，改善眼表的微环境。

（六）病例分享

王某某，女性，3 岁 4 个月。**主诉：**双眼反复红痛、干涩、畏光 3 年，加重 1 个月。病史：患儿出生后 3 个月因全身手脚、腰背部皮肤出现湿疹样改变，伴瘙痒。在当地医院诊断为"湿疹"，予抗过敏及抗菌消炎药物治疗后好转，但之后症状仍反复发作。随后出现额部、眼周皮肤、口唇疱疹生长，睑缘红肿，2 年前开始出现双眼反复发红、干涩、畏光，左眼尤甚，在当地医院眼科就诊，诊断为"双眼角膜炎、双眼过敏性结膜炎"。经治疗无明显好转，左眼黑眼球逐渐变白。随后出现发热、咳嗽，病程长，逐就诊上海某医院，确诊为"高 IgE 综合征"。确诊后一直全身使用 γ-干扰素治疗。

个人史：足月顺产，否认宫内缺氧、抢救史；母乳喂养，按时预防接种；智力发育与同龄人无差别。

家族史：父母非近亲结婚，否认家族中有类似病例。

全身体格检查：躯干、四肢皮肤黏膜广泛瘢痕形成，皮肤皱褶处最明显。腹背部广泛皮疹，面部皮肤呈湿疹样，眶周皮肤及嘴唇增厚，见大量皮疹生长，牙齿排列不齐（图 17-7-1A）。

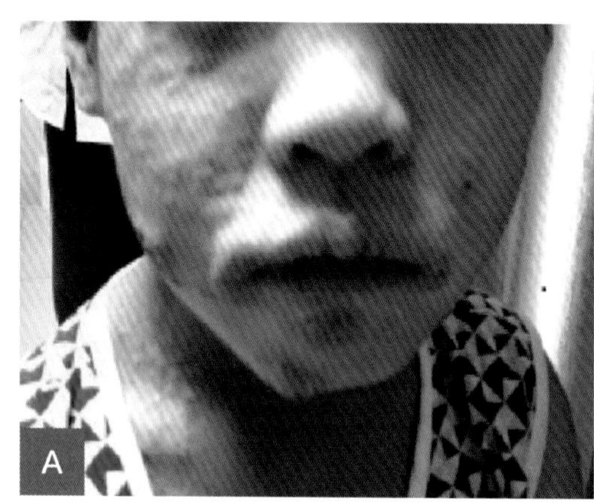

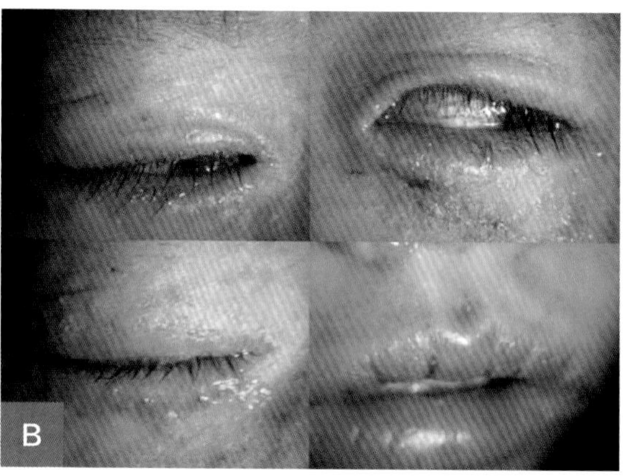

图 17-7-1 患儿临床表现

A. 患儿头颈部皮肤、口唇呈湿疹样改变；B. 患儿眼睑皮肤红肿、皮疹。

眼部检查：右眼眼睑红肿、眼睑皮疹，睑缘位置正常，睫毛排列整齐，球结膜混合充血（+），6:00 位角膜缘内见白色浸润病灶，病灶上皮缺损、荧光素钠染色阳性，病灶周围角膜水肿明显（图 17-7-2B）。左眼眼睑皮肤红肿、广泛皮疹，睑缘位置正常，睫毛排列整齐，球结膜混合充血（++），角膜中央见一类圆形病灶，病灶中央角膜融解变薄，下方见新生血管长入，前房浅，虹膜局部前粘连（图 17-7-2C、D）。

角膜共聚焦显微镜检查：右眼病灶上皮缺损，可见大量活化 Langerhans 细胞、伴中量小圆形炎症细胞；中央浅层基质不规则瘢痕，夹杂少量小圆形炎症细胞；深层扫描不清（图 17-7-3）。左眼角膜上皮层层次紊乱；基质层纤维瘢痕化，结构致密，伴有血管长入，中深基质层轻度水肿，结构模糊；角膜内皮细胞结构扫描欠清。全程未见典型菌丝结构（图 17-7-4）。睑板腺照相：双眼睑板腺萎缩明显（图 17-7-5）。

实验室检查：嗜酸性细胞百分比 36.81%↑（参考值 0.4%~0.8%）、红细胞计数 5.42×10^{12}/L ↑（参考值 3.8×10^{12}~5.1×10^{12}/L）、白细胞计数 12.9×10^{9}/L↑（参考值 3.5×10^{9}~9.5×10^{9}/L）、碱性磷酸酶 552IU/L↑（参考值 50~135IU/L）、血沉 36mm/h，其余血液检查未见明显异常。胸片、心电图检查均未见明显异常。

临床诊断：双眼免疫性角膜炎、双眼干眼、双眼睑板腺功能障碍、高 IgE 综合征。

治疗经过：门诊给予左氧氟沙星滴眼液，滴右眼，每天 4 次；加替沙星凝胶，涂右眼，睡前 1 次；0.02% 氟米龙滴眼液，滴左眼，每天 3 次；他克莫司滴眼液，滴双眼，每天 3 次；无防腐剂人工泪液，滴双眼，每天 4 次。患儿之后未曾复诊。半年后因发烧肺炎后出现双眼红肿、畏光流泪 20 余天，在当地医院住院治疗 10 余天，肺部炎症好转后到我院就诊。

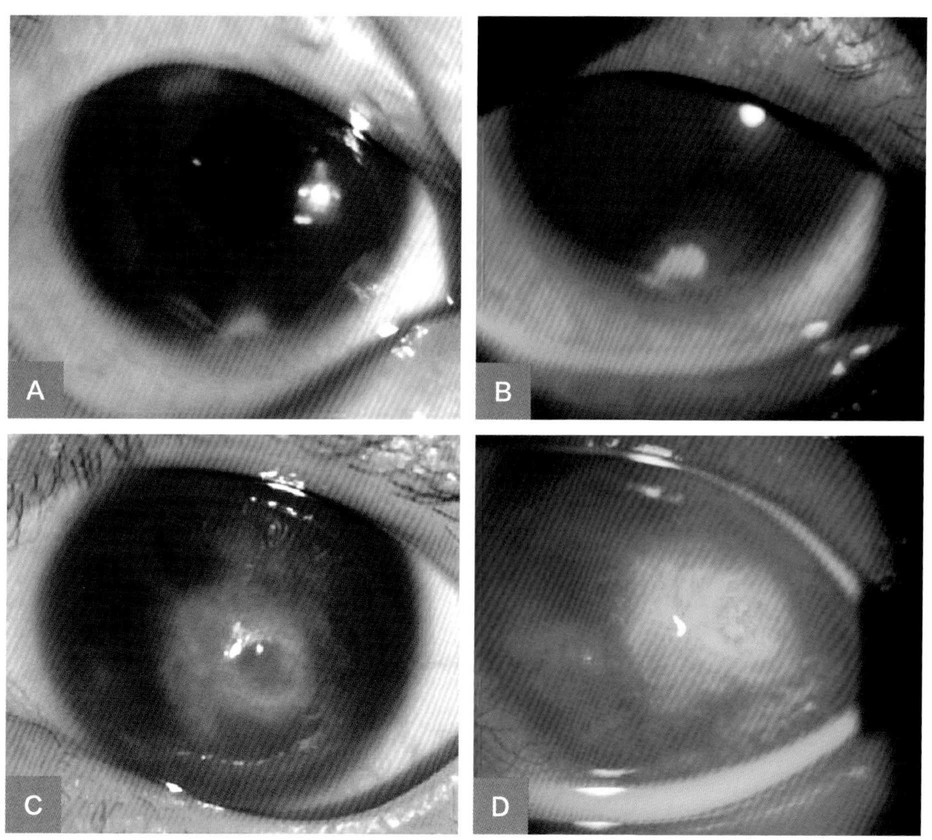

图 17-7-2 双眼裂隙灯显微镜照相

A、B. 右眼 6:00 位角膜缘处见白色浸润病灶，病灶上皮缺损、荧光素钠染色阳性；C、D. 左眼角膜中央见一类圆形病灶，病灶中央角膜融解变薄。

眼部检查：右眼角膜中央见 5mm × 7mm 横椭圆形浸润灶，病灶上皮缺损，基质水肿、融解变薄，四周见大量新生血管长入角膜缘内（图 17-7-6A、B）。左眼角膜中央见直径约 5mm 类圆形白色瘢痕病灶，病灶上皮未见明显缺损，基质轻度水肿，下方见新生血管长入（图 17-7-6C、D）。

查右眼共聚焦显微镜可见大量炎症细胞浸润。给予莫西沙星滴眼液与妥布霉素滴眼液，滴右眼，每 30 分钟 1 次频点；加替沙星凝胶，涂右眼，睡前 1 次；他克莫司滴眼液，滴右眼，每天 4 次；无防腐剂人工泪液，滴右眼，每天 4 次。

患者于住院半个月右眼病情仍持续恶化，全角膜呈白色混浊，局部融解变薄（图 17-7-7、图 17-7-8），前节 OCT 检查示右眼角膜病灶最薄点厚度约 332μm（图 17-7-9）。本考虑行角膜移植手术控制感染进一步发展，但鉴于患儿年纪小，若行角膜移植，术后继发青光眼概率极高，即使手术成功，角膜植片也可能面临因排斥反应很快出现融解，需要再次行角膜移植，给患儿身心及其家庭经济带来很大的压力。眼部 B 超（图 17-7-10）检查提示右眼眼后段情况正常。因此在与患儿家属充分沟通后，仍继续根据角膜刮片培养及药敏结果（表 17-7-1），采用敏感抗生素药物保守治疗。治疗 2 周病灶局限，周围新生血管开始重新长入；治疗 3 周病灶开始缩小，但病灶下方仍可见变薄融解区，可透见其后虹膜组织，此时维持原治疗方案不变；治疗 4 周病灶明显缩小，感染得到较好控制，下方融解区继续修复，此时在原有治疗基础上加用妥布霉素地塞米松眼膏，夜间包扎右眼，加强抗炎治疗；到第 5 周病灶继续缩小，下方融解区也逐渐修复增厚；到 7 周时病灶基本愈合，逐渐血管瘢痕化（图 17-7-11）。

半年后患儿再次复诊，右眼视力手动/眼前，角膜见大片瘢痕形成，大量新生血管生长（图 17-7-12A、B）；左眼常光下视力 0.1，暗室中视力 0.25，中央偏颞侧角膜见类圆形白色瘢痕病灶，其余角膜透明（图 17-7-12C、D）。

治疗体会

关于高 IgE 综合征相关眼表疾病，目前尚未见报道。高 IgE 综合征属于自身免疫性疾病，其本质是 IgE 异常升高诱发长期的变态反应。因此，理论上高 IgE 对眼表的影响为双眼性，类似过敏性结膜炎对眼表的影响，

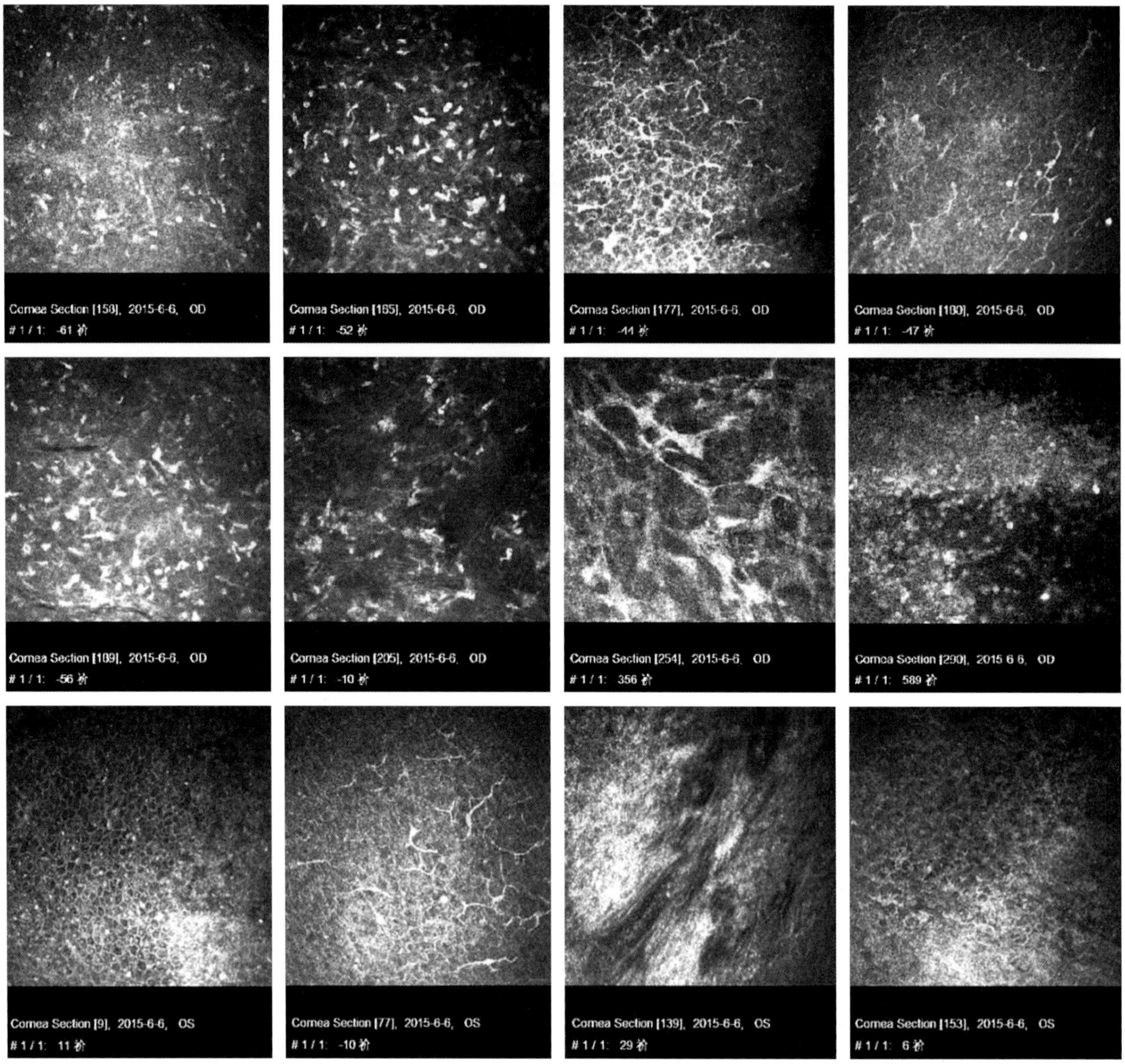

图 17-7-3 右眼角膜共聚焦显微镜病灶

可见大量活化 Langerhans 细胞、伴中量小圆形炎症细胞。

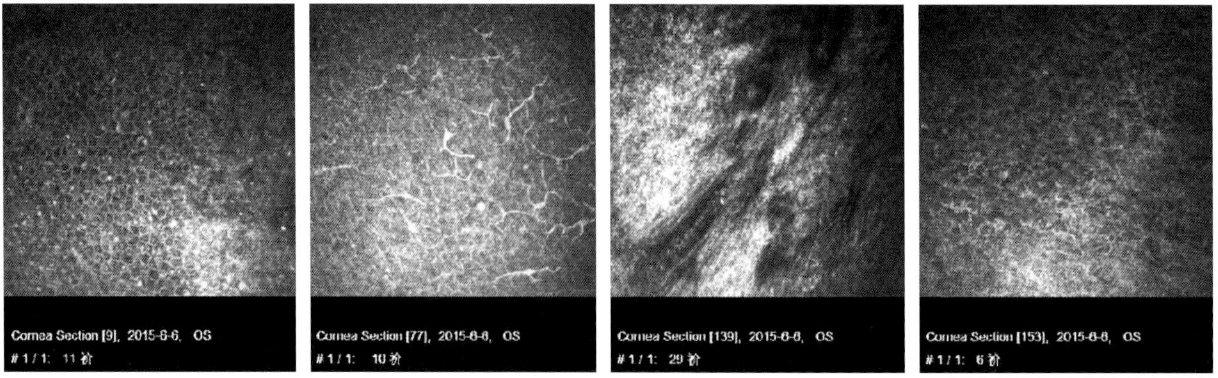

图 17-7-4 左眼角膜共聚焦显微镜

示上皮层次紊乱；基质层纤维瘢痕化，伴血管长入，中深基质层轻度水肿，结构模糊；角膜内皮细胞结构扫描欠清。

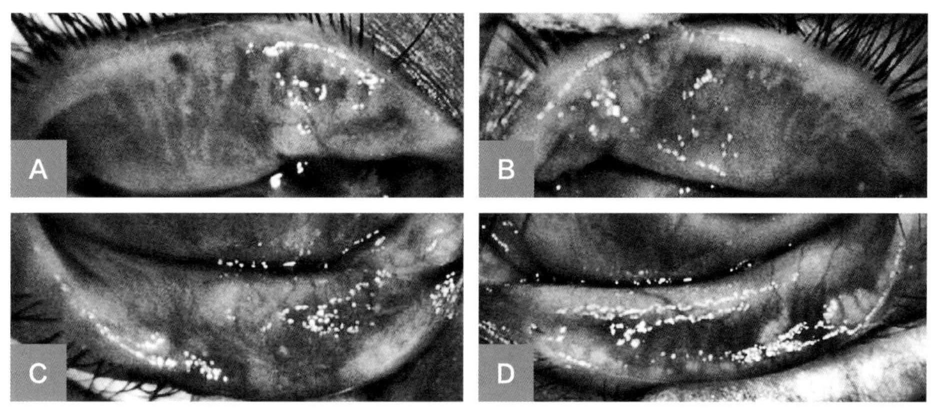

图 17-7-5　双眼睑板腺照相

A、C. 右眼上睑板腺Ⅱ度萎缩，下睑板腺Ⅲ度萎缩；B、D. 左眼上下睑板腺Ⅲ度萎缩。

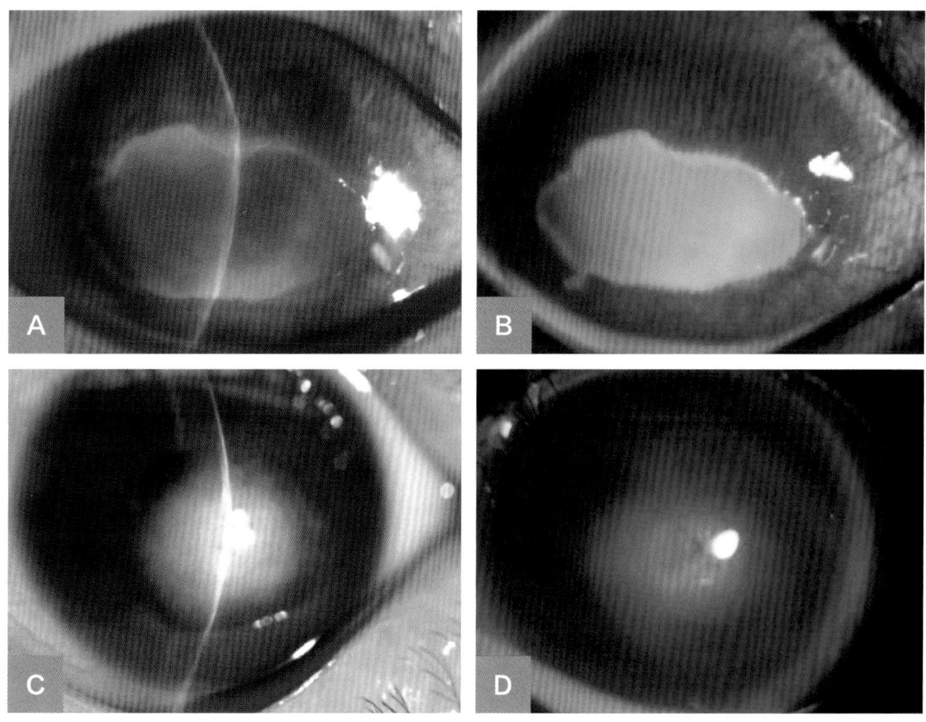

图 17-7-6　再次就诊时双眼裂隙灯照相

A、B. 右眼角膜中央见 5mm×7mm 横椭圆形浸润灶，病灶上皮缺损，基质水肿、融解变薄，周围大量新生血管长入；C、D. 左眼角膜中央见直径约 5mm 类圆形白色瘢痕病灶，病灶上皮未见明显缺损，基质轻度水肿，下方见新生血管长入。

表 17-7-1　角膜刮片培养及药敏结果

培养结果	头状葡萄球菌	
	抗生素	敏感度
药敏结果	妥布霉素	S
	庆大霉素	S
	万古霉素	S
	左氧氟沙星	S
	复方新诺明	S

S，敏感。

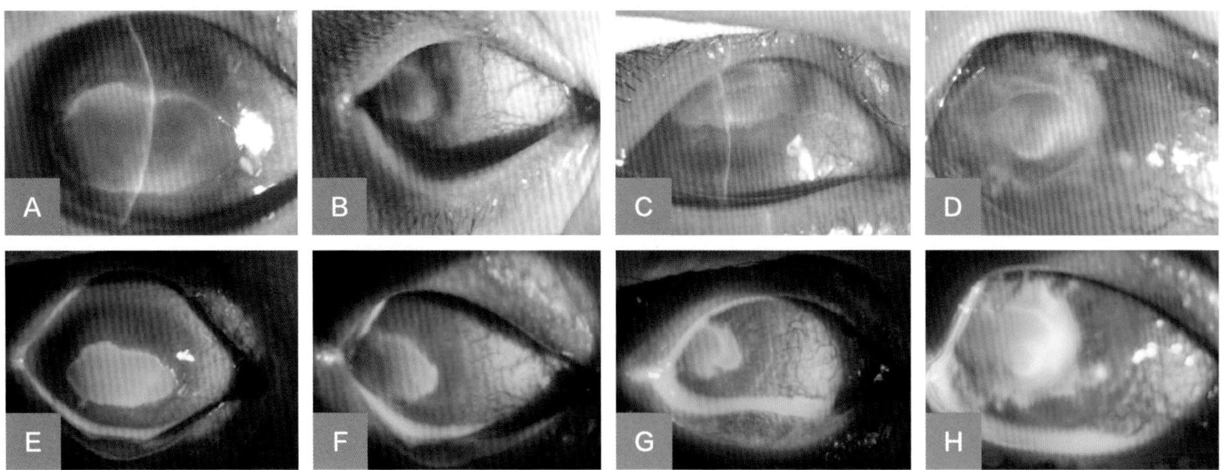

图 17-7-7 右眼治疗过程中的裂隙灯照相
A、E. 治疗前；B、F. 治疗 3 天；C、G. 治疗 6 天；D、H. 治疗 10 天。

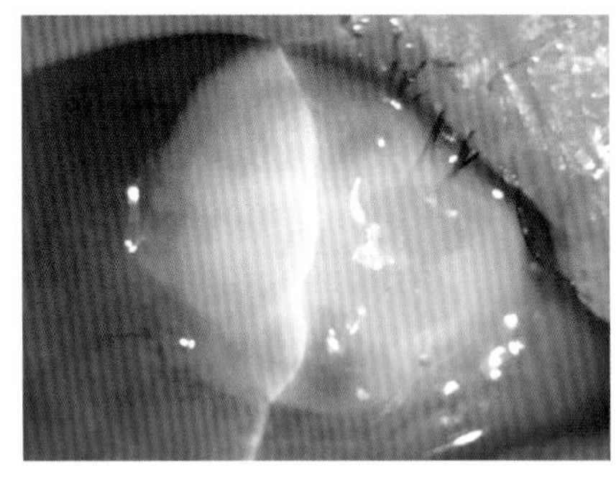

图 17-7-8 治疗半个月右眼感染持续加重、全角膜融解

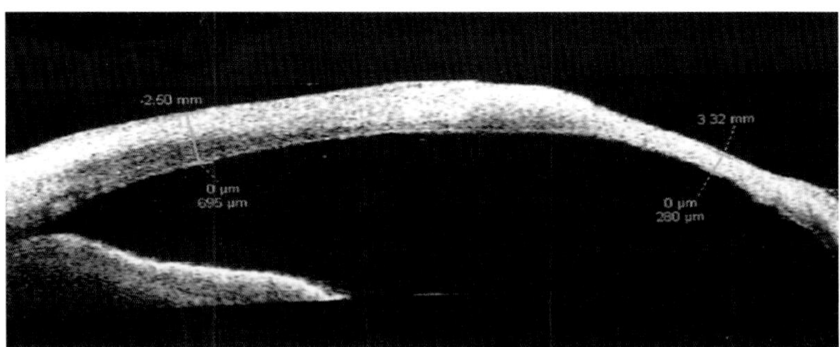

图 17-7-9 OCT 示右眼角膜病灶最薄点厚度约 332μm

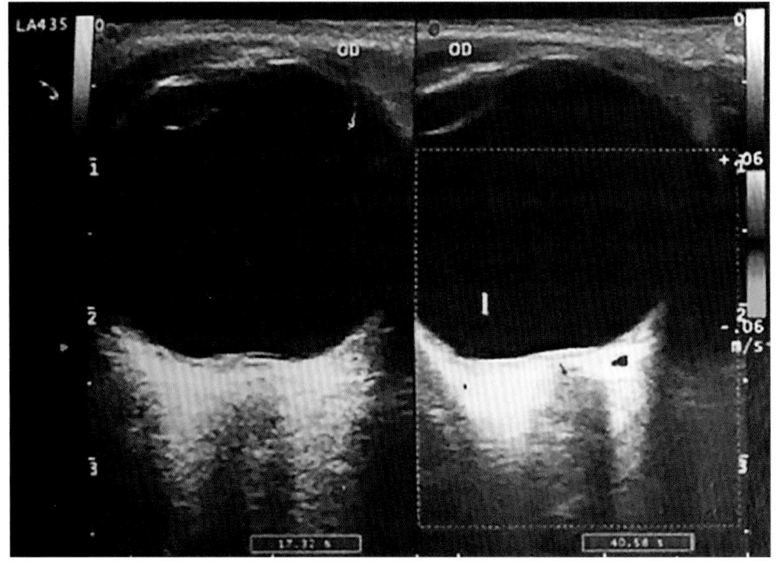

图 17-7-10 右眼玻璃体轻度混浊

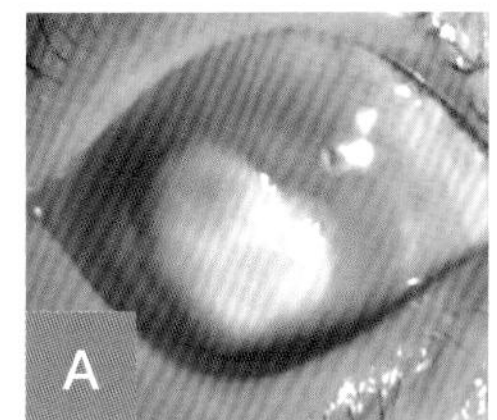

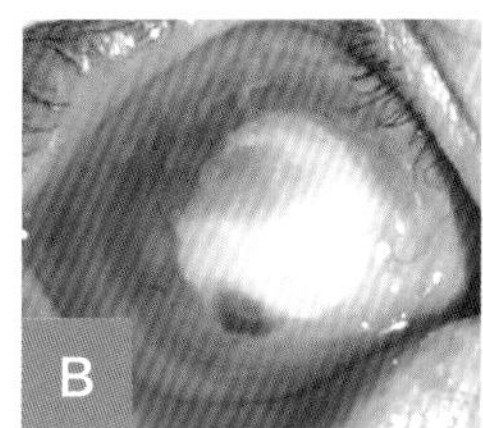

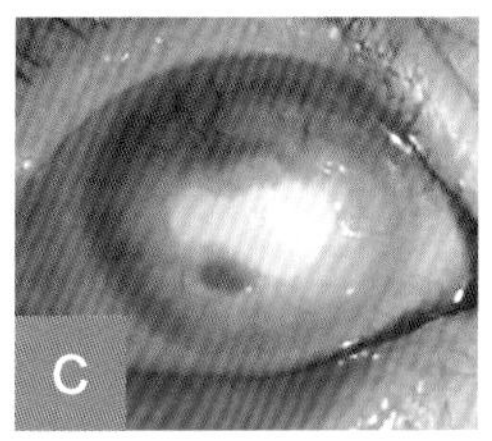

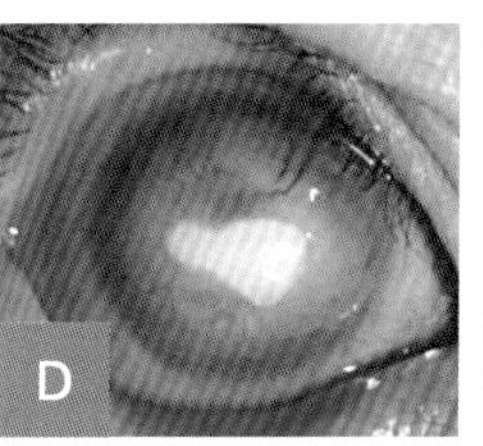

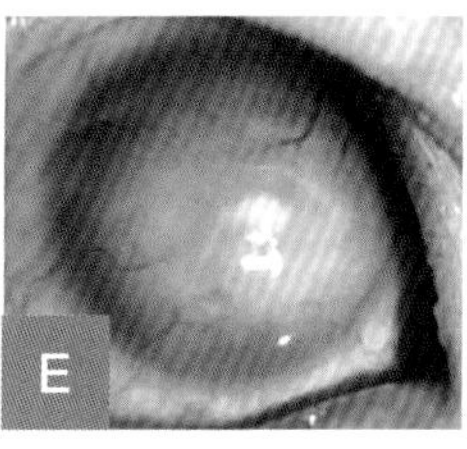

图 17-7-11　右眼治疗过程裂隙灯照相

A. 治疗 2 周病灶局限，周围新生血管长入；B. 治疗 3 周病灶开始缩小，病灶下方仍可见变薄融解区；C. 治疗 4 周病灶明显缩小，下方融解区继续修复；D. 治疗 5 周病灶持续缩小，下方融解区修复增厚；E. 治疗 7 周病灶基本愈合形成瘢痕。

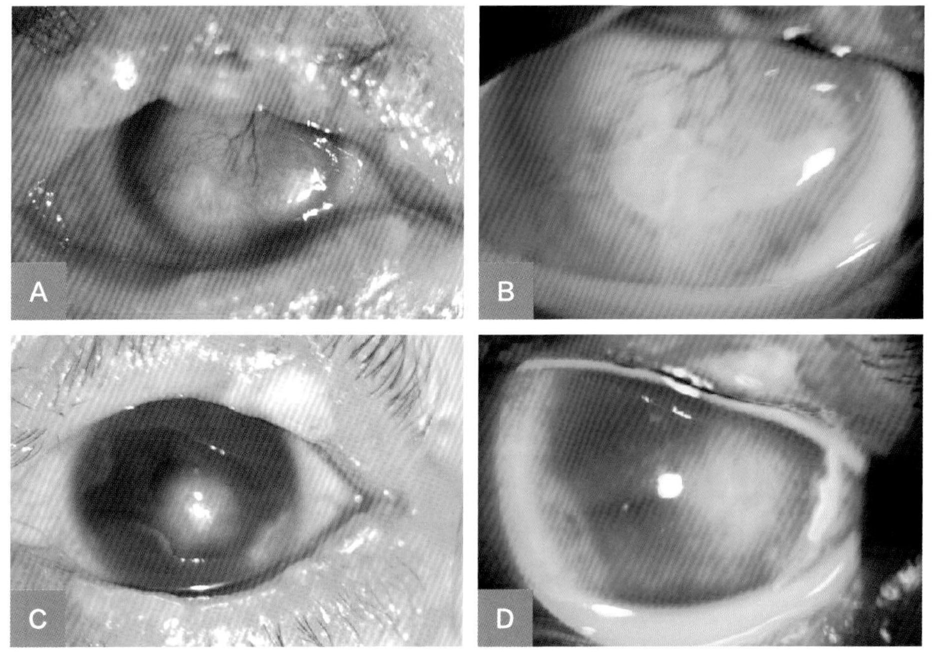

图 17-7-12　半年后复诊双眼裂隙灯照相

A、B. 右眼视力手动/眼前，角膜见大片瘢痕形成，大量新生血管生长；C、D. 左眼视力 0.25（暗室），中央偏颞侧角膜见类圆形白色瘢痕病灶，其余角膜透明。

但其对眼表微环境的破坏比后者更加剧烈和持久，有可能造成角膜上皮干细胞衰竭，上皮愈合能力极差，从而反复出现感染、上皮缺损甚至溃疡穿孔。

笔者认为，在疾病各阶段均应予无防腐剂人工泪液点眼；可配合眼睑清洁湿巾保持睑缘卫生，以减少睑缘炎和睑板腺功能障碍引起的不适，减少感染发生率。由于眼表炎症反应长期存在，故对此类患者行泪小点栓塞、配戴绷带镜时须十分谨慎。尽早使用免疫抑制剂可能是更好的选择。若继发角膜感染，足量广谱抗生素滴眼液抗感染是整个治疗的基础，尽早角膜刮片病原培养，选择敏感抗生素治疗。对于严重的病例，激素的使用仍须慎重。对于浅部角膜溃疡可行羊膜移植或自体结膜移植覆盖。对于高 IgE 综合征患者继发严重角膜溃疡，行角膜移植手术仍应十分谨慎。

（方　颉　吴护平）

参考文献

[1] ROLANDO M，REFOJO M F. Tear evaporimeter for measuring water evaporation rate from the tear film under controlled conditions in humans. Exp Eye Res，1983，36（1）：25-33.

[2] TIFFANY J M, TODD B S, BAKER M R. Computer-assisted calculation of exposed area of the human eye. Adv Exp Med Biology, 1998, 438: 433-439.
[3] EHLERS N. On the size of the conjunctival sac. Acta Ophthalmol, 2010, 43(1): 205-210.
[4] MILLER K L, POLSE K A, RADKE C J. Black-line formation and the "perched" human tear film. Curr Eye Res, 2002, 25(3): 155-162.
[5] KING-SMITH E, FINK B, HILL R, et al. The thickness of the tear film. Curr Eye Res, 2004, 29(4-5): 357.
[6] YOKOI N, BRON A J, TIFFANY J M, et al. Relationship between tear volume and tear meniscus curvature. Arch Ophthalmol, 2004, 122(9): 1265-1269.
[7] ANTHONY J B, TIFFANY J M, YOKOI N, et al. Using osmolarity to diagnose dry eye: A compartmental hypothesis and review of our assumptions. Adv Exp Med Biol, 2002, 506(Pt 8): 1087-1095.
[8] NORN M S. The conjunctival fluid, its height, volume, density of cells, and flow. Acta Ophthalmol, 1966, 44(2): 212-222.
[9] EHLERS N. The precorneal film. Biomicroscopical, histological and chemical investigations. Acta Ophthalmol Suppl, 1965, SUPPL 81: 1.
[10] S M, A G, JR K S, et al. Determination of tear volume and tear flow. Invest Ophth, 1966, 5(3): 264.
[11] LEMP M A, WEILER H H. How do tears exit? Investigative Ophthalmol Vis Sci, 1983, 24(5): 619.
[12] PAULSEN F P, FÖGE M, THALE A B, et al. Animal model for the absorption of lipophilic substances from tear fluid by the epithelium of the nasolacrimal ducts. Invest Ophthalmol Vis Sci, 2002, 43(10): 3137-3143.
[13] MATHERS W D, DALEY T E. Tear flow and evaporation in patients with and without dry eye. Ophthalmol, 1996, 103(4): 664-669.

第十八章 糖尿病相关干眼

糖尿病是一个历史非常悠久的疾病，从公元前1500年古埃及时代人类就已经记录了糖尿病。因为糖尿病表现为多饮（口渴）、多食（饥饿）、多尿、体重下降（三高一低），我国古代用消渴症（因渴而消瘦）来命名。

糖尿病作为一组由多种病因所引起的长时间处于高血糖水平为特征的代谢紊乱疾病，通常以损害机体处理血糖的能力（胰岛素分泌绝对或相对不足以及外周靶细胞对胰岛素不敏感）为基本病理特征，常引起糖代谢紊乱为主，伴有蛋白质、脂肪、继发性水电解质代谢紊乱的全身性疾病，是全球患病率最高的慢性系统性疾病之一。

在既往的临床工作和科研中，眼科医师对糖尿病引起的视网膜病变、视神经病变、新生血管性青光眼和代谢性白内障等病变给予了大量的关注，而忽视了糖尿病性眼表改变。科学技术的发展带来我们对糖尿病的认识和诊疗上的进步，国内外不断涌现出糖尿病及其慢性并发症的循证医学新证据，随着糖尿病患者预期寿命及对视觉质量要求的提高，糖尿病所致干眼综合征也逐渐引起人们的重视。

一、糖尿病的流行病学

我国是成人患者数最多的国家，2020年4月28日，由滕卫平教授牵头的最新一项流行病学调查结果显示我国成人糖尿病患病率为12.8%，前期比例35.2%，糖尿病患者总人数1.298亿（男7 040万，女5 940万），全球每4个糖尿病患者就有1个来自中国，这一趋势预计将持续到2045年，中国将步入慢病时代。

二、糖尿病相关干眼的流行病学

2017年DEWS Ⅱ和2018年美国干眼综合征临床指南（PPP）均明确提出糖尿病是干眼的主要系统危险因素之一。据报道，糖尿病患者中干眼综合征的患病率为15%~33%，并且随着年龄的增长而增加，女性比男性更普遍。干眼综合征的发生与糖化血红蛋白的水平相关：糖化血红蛋白的水平越高，干眼综合征的发生率越高。这表明对于糖尿病患者，干眼检查应作为眼部检查不可或缺的一部分。

三、糖尿病相关干眼的发病机制

关于糖尿病导致眼表改变的机制有多种学说，目前认为和蛋白质非酶性糖基化作用、醛糖还原酶（山梨醇）

途径、视网膜生长因子产生、蛋白激酶 c 激活血管舒张性前列腺素产物等有关。

(一) 蛋白质非酶性糖基化反应

法国化学家 Maillard 在 1912 年首次发现蛋白质的非酶促糖基化反应。当体内血糖水平异常升高时,葡萄糖分子与蛋白质分子发生化学反应,蛋白质分子内的氨基端经非酶性糖基化产生酮胺化合物。酮胺化合物再经过一系列变化形成糖基化蛋白终产物(advanced glycosylated-end products,AGEs)。临床上常用于监测血糖控制情况的糖化血红蛋白(HbAlc1)即为红细胞内早期糖基化产物的指标。由于 AGEs 性质稳定,不易被分解而易滞积于组织器官内,在多种糖尿病并发症的发病过程中具有重要作用。当血红蛋白转变成糖化血红蛋白时,其结合 2,3-双磷酸甘油酸的能力下降,与氧气亲和力增加,最终造成组织缺氧。有学者在糖尿病大鼠的角膜上皮基底膜及泪腺均发现有 AGEs 异常蓄积,AGEs 通过抑制正常的上皮细胞迁移、增殖分化和黏附,使角膜上皮功能受损,同时还影响泪腺细胞的正常代谢,导致泪液量下降。糖尿病患者由于过度的糖基化反应,导致角膜上皮细胞出现异常的糖原颗粒滞留,基质层及后弹力层液也可见异常的宽间隙胶原纤维束分布。有研究表明蓄积于角膜基底膜的 AGEs(尤其是层粘连蛋白)在角膜上皮病变的发病过程中起主要作用,层粘连蛋白的非酶糖基化作用减弱角膜上皮细胞黏附和迁移的能力。

(二) 醛糖还原酶(山梨醇)通路

醛糖还原酶通路是一条不依赖胰岛素的通路。当体内血糖正常时,80% 的葡萄糖经无氧酵解产能,很少受醛糖还原酶(aldose reductase,AR)的作用而减少。当糖尿病患者体内血糖水平异常升高时,细胞浆内葡萄糖浓度随之升高,当体内参与正常糖代谢的己糖激酶达饱和状态时便激活醛糖还原酶通路,过量的葡萄糖在醛糖还原酶的催化下生成山梨醇,山梨醇在山梨醇脱氢酶(sorbitol dehydrogenase,SDH)催化下产生大量果糖。体内过量的果糖会负反馈抑制山梨醇脱氢酶活性,使山梨醇分解减少、合成增加。由于山梨醇是强极性水溶性物质,难以透过细胞膜,且在细胞内代谢缓慢,山梨醇在上皮下神经细胞内大量堆积使细胞内渗透压增高,大量细胞外液不断渗入,最终导致细胞水肿、变性崩解。此外过量蓄积的山梨醇和果糖消耗细胞内还原型 NADPH,细胞内还原型谷胱甘肽含量下降进一步降低细胞抵抗氧化应激的能力。通过产生细胞内高渗透压对角膜超微结构及神经传导造成破坏,进而影响角膜正常的生理功能。糖尿病患者角膜上皮内山梨醇高于正常水平。醛糖还原酶是山梨醇通路反应的限速酶,可通过抑制酶醛糖还原酶活性或减少其生成,从而有效减少山梨醇的生成。临床发现应用醛糖还原酶抑制剂(aldose reductase inhibitor,ARI)不仅能够缓解已有角膜病变,还能够延缓病情进展。Fujishima 等对糖尿病患者在白内障术后给予口服 ARI,发现口服 ARI 患者的眼表症状、角结膜染色情况及敏感度较口服安慰剂的患者均有显著改善。

(三) 肌醇减少学说

当糖尿病患者体内血糖增高时,经醛糖还原酶途径产生的大量山梨醇蓄积的同时,还会导致肌醇的减少。肌醇是重要的神经信息传递物质肌醇磷脂的主要成份,体内肌醇含量的下降会对磷脂酰肌醇的正常代谢产生影响,蛋白激酶 C 活性下降,导致 Na^+-K^+ ATP 酶活性因磷酸化而降低,细胞内 Na^+蓄积降低了跨膜 Na^+浓度梯度,影响神经信号的传导。此外神经组织内肌醇含量的减少可引起异常的轴浆流,同样会延缓神经的传导,最终导致角膜神经敏感度下降,泪液分泌减少。

(四) 基质金属蛋白酶作用

基质金属蛋白酶(matrix metalloproteinase,MMP)是一组 Ca^{2+}、Zn^{2+}依赖的蛋白酶,参与角膜上皮基底膜细胞外基质(extracellularmatrix,ECM)的降解代谢,与 ECM 的破坏和重塑有关,是维持 ECM 动态平衡的最重要酶系之一。有研究发现糖尿病角膜上皮病变及损伤后修复障碍与 MMP 激活有关。Saghizadeh 等发现 MMP-10 的 mRNA 在糖尿病患者角膜上皮和角膜基质内过度表达,认为这与角膜上皮细胞黏附异常、角膜上皮容易剥脱有关。

此外,角膜细胞内生长细胞因子表达下降导致角膜上皮损伤修复延迟、高糖状态下细胞的氧化应激损伤等也与糖尿病角膜病变有关。然而导致糖尿病相关眼表病变的多种机制并非完全独立,上述多种机制也可能同时存在、相互联系。

四、糖尿病对眼表的影响

(一) 基础泪液分泌量减少、泪膜稳定性下降

研究发现糖尿病患者的基础泪液分泌量减少、泪膜稳定性下降,并且干眼的症状与血糖控制情况成正

相关。糖尿病患者糖代谢异常与周围神经病变累及泪腺和角膜，导致泪液分泌量出现下降。高糖状态抑制结膜杯状细胞增殖及角膜神经传导，导致黏蛋白分泌减少，泪液成分异常改变，泪膜稳定性下降。此外糖尿病使结膜杯状细胞数量减少，黏蛋白分泌下降，影响泪膜与角膜上皮间的黏附，使泪膜稳定性进一步受到破坏。

（二）泪液渗透压升高

糖尿病患者泪液葡萄糖含量的升高导致泪液渗透压升高，继而引起胶蛋白发生改变，使泪膜稳定性遭到破坏并进一步加剧泪液渗透压的升高。

（三）睑板腺形态及功能异常

笔者在临床中还发现，糖尿病患者的睑板腺形态及功能可出现异常改变，泪液与睑板腺状态与血糖控制水平尤其是糖化血红蛋白水平密切相关，睑板腺形态及功能的异常改变随糖尿病病程的延长而加重。且糖尿病患者睑板腺形态功能的异常改变要早于泪液的异常。

（四）角膜知觉异常

角膜主要受两种神经的支配，感觉神经纤维占主要作用，主要来源于三叉神经第一支眼支和眼神经的睫状神经。此外还受交感神经和副交感神经支配，丰富的神经支配对正常的角膜结构与功能的维持具有重要意义。糖尿病患者常并发周围性神经病变，角膜神经病变使角膜在感觉、营养代谢等方面发生障碍，是糖尿病患者角膜疾病反复发作的根本原因。糖尿病角膜神经病变最常见的体征是角膜知觉减退。高糖状态正常的角膜神经结构及其分布发生改变，神经纤维脱髓鞘化，神经冲动传导的速度下降，导致角膜知觉减退。共聚焦显微镜可观察糖尿病患者角膜纤维密度在糖尿病早期即出现下降，且发生的时间要早于角膜知觉减退。糖尿病患者角膜神经纤维及分支的长度、密度与正常对照组相比均明显降低。有研究研究发现糖尿病患者角膜神经纤维长度缩短与血红蛋白含量升高有关，角膜知觉减退导致角膜经反射弧传导到大脑的神经冲动减少，下传至泪腺的神经冲动也随之减弱，导致基础泪液分泌下降。因此角膜知觉减退导致眼睑瞬目频率下降，使睑酯的排出受到影响，泪膜黏蛋白层和脂质层分布不均匀，水样层难以良好附着，泪液蒸发加快，从而诱发干眼。

五、糖尿病相关干眼的临床表现

有干眼的糖尿病患者可能与没有糖尿病的干眼综合征（DES）具有相同的症状/体征，包括沙砾感、酸痛、视敏度降低、畏光、瘙痒、杯状细胞密度降低和角膜敏感性降低、流泪和疼痛，并伴有泪膜破裂时间（BUT）、Schirmer 试验和角膜染色异常。更严重的病例可能并发角膜病变，甚至致盲。据报道，在糖尿病相关干眼综合征（DMDES）患者中，沙砾感是最突出的症状，其次是泪膜异常。

干眼的症状是在糖尿病患者中，其血糖控制差通常严重。糖尿病持续时间较长的人可能报告较少的干眼症状，而泪液渗透压升高与症状呈负相关。但是，那些没有症状的人不太可能寻求护理。糖尿病周围性角膜神经病引起的角膜敏感性降低可能导致缺乏症状。即使角膜敏感性的最小降低也足以引起泪液分泌的变化。在一项基于医院的研究中，糖尿病持续时间越长，眼表疾病指数就越低（不那么严重）。

BUT 和 Schirmer 测试是用于诊断 DES 的最常用的临床方法。眼渗透压和动力学也可以用作辅助诊断方法。国内外多项研究发现干眼 SPEED 评分、泪膜破裂时间（BUT）测定、泪液分泌试验（SⅠt）、角膜荧光染色评分和糖尿病病程没有表现出相关性。笔者综合文献及临床实践认为可能与：①不同研究糖尿病病程判定的时间不同；②由于高血糖对角膜神经的损伤，角膜敏感性进一步下降，患者自觉症状并不会加重，导致 BUT 测定、泪液分泌试验（SⅠt）等传统泪液检查具有一定假阴性。因此对于糖尿病患者，仍建议常规行 BUT 和 Schirmer 测试。

主要表现为眼部干燥、酸涩、刺激症状、异物感等症状及体征。糖尿病患者早期即可角膜知觉减退，可先于视网膜病变的发生。病程长、血糖控制较差的患者可出现畏光、流泪症状，角膜上皮点状缺损。严重者角膜上皮反复缺损、愈合不良，甚至继发角膜感染。

与非糖尿病患者相比较，接受白内障手术的糖尿病患者似乎更容易发生干眼，一般来说其眼部症状和泪膜稳定性恶化的时间更长。糖尿病对眼表的影响包括角膜敏感性降低、泪膜破裂时间缩短和 Schirmer 试验下降、上皮化生和泪液蛋白的变化。据报道，病情持续时间越长、血糖控制越差，则眼表情况愈加恶化。与干眼的其他原因相比，糖尿病患者的泪膜渗透压更高，并且这可能与血糖控制差导致的血液渗透压增加有关。这个结论得到了一项观察性研究的支持，该研究发现血液渗透压较高的个体更容易发生干眼症状。

六、糖尿病相关干眼的诊断

针对糖尿病相关干眼患者的诊治过程应当包括全面的病史采集和眼部评估，特别注意首先排除危及生命的急性、慢性并发症，然后再排除危及视力的眼科检查，最后再评估干眼相关检查。

（一）糖尿病史

首次病史采集应包括以下几个方面。

1. 糖尿病病程。
2. 既往的血糖控制水平。
3. 用药史。
4. 既往就诊史（如肥胖症、肾脏疾病、系统性高血压、血脂水平、妊娠情况和神经病变）。
5. 眼病史（如外伤、其他眼病、手术史包括视网膜激光治疗和屈光性手术等）。

（二）眼部检查

首次检查应包括以下几个方面。

1. 视力和视野

糖尿病导致视神经病变，需要排查视野有无缺损。

2. 眼压。

3. 外眼检查应当特别注意以下方面：

（1）皮肤：排除糖尿病相关皮肤病变。皮肤病变通常呈红色面孔、皮肤疱疹、毛囊炎、难忍的瘙痒、感觉异常、出汗反常、黄色瘤等。

（2）眼睑：眼睑下垂（排除糖尿病动眼神经麻痹）、眼睑浮肿（排除糖尿病相关肾病）、闭合不全、位置异常、瞬目不完全或过少、眼睑松弛或退缩、睑缘红斑、异常沉着物或分泌物、睑内翻、睑外翻。

（3）眼附属器：泪腺有无增大。

（4）眼球运动：排除糖尿病眼外肌麻痹引起的运动受限、复视。

4. 裂隙灯活体显微镜检查应当特别注意以下内容：

（1）泪膜：睑缘半月形泪河的高度、碎屑、黏度、黏液丝和泡沫、泪膜破裂时间和类型。

（2）睫毛：倒睫、双行睫、附着物。

（3）前部和后部睑缘：睑腺炎或者睑板腺囊肿、睑板腺异常（开口的化生、压迫后睑酯分泌减少、腺管萎缩）、睑板腺分泌物的特征（混浊、增厚、有泡沫、减少），皮肤黏膜交界处血管化、角化、结痂。

（4）泪小点：开放和位置，有无栓子及其位置。

（5）结膜：下穹窿和睑结膜，如黏液线、瘢痕、红斑、乳头反应、滤泡增大、角化、缩短、睑球粘连。

球结膜（所有四个象限），如丽丝胺绿或荧光素点状着色、充血、局部干燥、角化、血管瘤、水肿和滤泡。

（6）角膜：睑裂暴露处局部干燥，荧光素或丽丝胺绿着色来评估点状上皮糜烂，荧光素的点状染色，黏液性斑块，角化，血管翳形成，角膜变薄、浸润、溃疡、瘢痕、新生血管化，有角膜或屈光手术的证据，角膜皱裂性纹状混浊。

（7）晶状体：糖尿病患者常有晶状体的变化，因此须记录晶状体的混浊程度。

（8）虹膜：进行瞳孔检查，以判断有无视神经的失能。

虹膜新生血管在散瞳之前可以很好辨认。

当有或怀疑有虹膜新生血管时，或如有眼压升高，应当在不散瞳时进行前房角镜检查来发现前房角的新生血管。

（9）彻底的眼底检查：包括眼底后极部、周边部视网膜和玻璃体检查。

在未散瞳的情况下，仅有 50% 的眼可以被准确地确定有无糖尿病视网膜病变，因此，散大瞳孔对于满意的检查视网膜是必要的，并可以对疾病严重程度进行准确分期。

5. 泪膜评估

泪液分泌试验、泪膜破裂时间、泪河高度、泪液渗透压、角膜荧光素染色等干眼检查。

6. 睑板腺检测

（1）睑板腺体形态、缺失程度、睑板腺分泌物性状的分析评估；

（2）脂质层厚度测量；

（3）睑酯的评估。

7. 角膜知觉检查。

8. 角膜共聚焦显微镜检查

糖尿病患者角膜上皮细胞增大、形状不规则、微绒毛减少，上皮下及上皮内神经纤维密度明显下降，神经纤维明显变细、稀疏、扭曲、走行僵直，朗格汉斯细胞密度增加（图 18-0-1）。

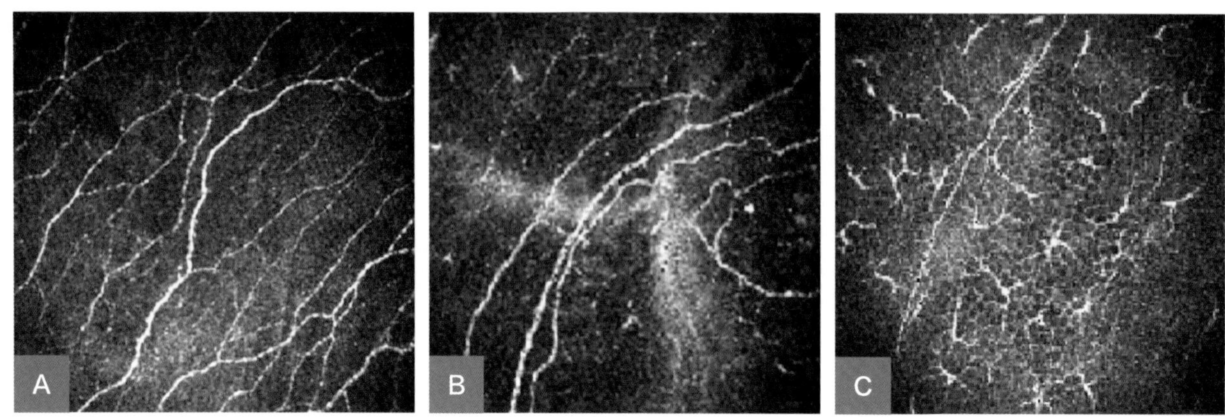

图 18-0-1 角膜共聚焦显微镜检查

A. 正常角膜神经纤维密度；B. 糖尿病患者角膜神经纤维密度下降；C. 糖尿病患者角膜朗格汉斯细胞密度增加。

（三）视觉损伤的检查

由于治疗对于降低视功能丧失的危险是有效的，应当进行包括欧堡在内的彩色眼底照相、光学相干断层扫描（OCT）、荧光素眼底血管造影（FFA）和超声扫描检查等，对下列常常引起视觉损伤的特征进行详细的检查。

七、糖尿病的治疗

糖尿病治疗的近期目标是通过控制高血糖和代谢紊乱来消除糖尿病症状和防止出现急性代谢并发症。

糖尿病治疗的远期目标是通过良好的代谢控制达到预防慢性并发症、提高患者生活质量和延长寿命的目的。

糖尿病相关干眼患者的治疗首先应针对治疗危及生命的全身并发症，然后再治疗危及视力的眼部并发症，最后再针对干眼进行治疗，且干眼的治疗过程中医师应不断教育患者进行全身和眼底的治疗和随访。

为了达到这一目标，应建立完善的糖尿病教育和管理体系，2017 年中国糖尿病防控专家共识主要推荐治疗如下。

（一）生活方式干预

生活方式干预是 2 型糖尿病的基础治疗措施，贯穿糖尿病治疗的始终，以降低糖尿病发生、发展的风险。

1. 具体的生活方式干预目标

（1）使超重或肥胖者体重指数（BMI）达到或接近 $24kg/m^2$，或体重至少下降 7%；超重/肥胖患者减重的目标是 3~6 个月减轻体重的 5%~10%。消瘦者应通过合理的营养计划达到并长期维持理想体重。

（2）每日饮食总热量至少减少 400~500kcal（1kcal=4.184kJ）；糖尿病前期或糖尿病患者应当接受个体化能量平衡计划，目标是既要达到或维持理想体重，又要满足不同情况下的营养需求。不推荐 2 型糖尿病患者长期接受极低能量（<800kcal/d）的营养治疗。

（3）每日膳食

1）脂肪

a. 饱和脂肪酸摄入占总脂肪酸摄入的 20%~30% 以下。

b. 饱和脂肪酸摄入量不应超过饮食总能量的 7%，尽量减少反式脂肪酸的摄入。单不饱和脂肪酸是较好的膳食脂肪酸来源，在总脂肪摄入中的供能比宜达到 10%~20%。多不饱和脂肪酸摄入不宜超过总能量摄入的

10%,适当增加富含 n-3 脂肪酸的摄入比例。

c. 应控制膳食中胆固醇的过多摄入。

2）碳水化合物

a. 膳食中碳水化合物所提供的能量应占总能量的 50%~65%。对碳水化合物的数量、质量的体验是血糖控制的关键环节。

b. 低血糖指数食物有利于血糖控制,但应同时考虑血糖负荷。

c. 糖尿病患者适量摄入糖醇和非营养性甜味剂是安全的。过多蔗糖分解后生成的果糖或添加过量果糖易致甘油三酯合成增多,不利于脂肪代谢。

d. 定时定量进餐,尽量保障碳水化合物均匀分配。

e. 控制添加糖的摄入,不喝含糖饮料。

3）蛋白质

a. 肾功能正常的糖尿病患者,蛋白质的摄入量可占供能比的 15%~20%,保证优质蛋白质比例超过三分之一。

b. 推荐蛋白摄入量约 0.8g/kg/d,过高的蛋白摄入（如>1.3g/kg/d）与蛋白尿升高、肾功能下降、心血管及死亡风险增加有关,低于 0.8g/kg/d 的蛋白摄入并不能延缓糖尿病肾病进展,已开始透析患者蛋白摄入量可适当增加。蛋白质来源应以优质动物蛋白为主,必要时可补充复方 α-酮酸制剂。

c. 推荐摄入范围内,单纯增加蛋白质不易引起血糖升高,但可能增加胰岛素分泌反应。

4）饮酒

a. 不推荐糖尿病患者饮酒。若饮酒应计算酒精中所含的总能量。

b. 女性一天饮酒的酒精量不超过 15g,男性不超过 25g（15g 酒精相当于 350mL 啤酒、150mL 葡萄酒或 45mL 蒸馏酒)。每周不超过 2 次。

c. 应警惕酒精可能诱发的低血糖,避免空腹饮酒。

5）膳食纤维

豆类、富含纤维的谷物类(每份食物≥5g 纤维)、水果、蔬菜和全谷物食物均为膳食纤维的良好来源。提高膳食纤维摄入对健康有益。建议糖尿病患者达到膳食纤维每日推荐摄入量,即 10~14g/1 000kcal。

6）钠

a. 食盐摄入量限制在每天 6g 以内,每日钠摄入量不超过 2 000mg,合并高血压患者更应严格限制钠摄入量。

b. 同时应限制摄入含钠高的调味品或食物,例如味精、酱油、调味酱、腌制品、盐浸等加工食品等。

7）微量营养素

糖尿病患者容易缺乏 B 族维生素、维生素 C、维生素 D,以及铬、锌、硒、镁、铁、锰等多种微量营养素,可根据营养评估结果适量补充。长期服用二甲双胍者应预防维生素 B_{12} 缺乏。不建议长期大量补充维生素 E、维生素 C 及胡萝卜素等具有抗氧化作用的制剂,其长期安全性仍待验证。

8）膳食模式

a. 合理膳食模式是指以谷类食物为主,高膳食纤维摄入、低盐低糖低脂肪摄入的多样化膳食模式。合理膳食可以降低 2 型糖尿病风险 20%。6 项大型队列研究和 21 项随机对照试验的 meta 分析:每天摄入 48~80g 全谷物,2 型糖尿病发病风险降低 26%。

b. 建议控制畜肉摄入量。meta 分析多个国家研究的 43 万人群,高畜肉摄入增加 2 型糖尿病发生风险 20%,同时监测血脂、肾功能以及营养状况的变化。

（4）中等强度体力活动至少保持在 150min/周

运动锻炼在 2 型糖尿病患者的综合管理中占重要地位。

成年 2 型糖尿病患者每周至少 150min 中等强度有氧运动。

成年 2 型糖尿病患者应增加日常身体活动,减少坐姿时间。

血糖控制极差且伴有急性并发症或严重慢性并发症时,慎重运动治疗。

（5）戒烟

吸烟与糖尿病、糖尿病大血管病变、糖尿病微血管病变、过早死亡的风险增加相关。研究表明,2 型糖尿病患者戒烟有助于改善代谢指标、降低血压和白蛋白尿。

2. 生活方式干预的随机对照研究

多项随机对照研究显示，糖耐量异常（IGT）人群接受适当的生活方式干预可延迟或预防 2 型糖尿病的发生。

我国大庆研究的生活方式干预组推荐患者增加蔬菜摄入量、减少酒精和单糖的摄入量，鼓励超重或肥胖患者（BMI>25kg/m^2）减轻体重，增加日常活动量，每天进行至少 20min 的中等强度活动；生活方式干预 6 年，可使以后 14 年的 2 型糖尿病累计发生风险下降 43%。

美国预防糖尿病计划（DPP）研究的生活方式干预组推荐患者摄入脂肪热量<25% 的低脂饮食，如果体重减轻未达到标准，则进行热量限制；生活方式干预组中 50% 的患者体重减轻了 7%，74% 的患者可以坚持每周至少 150min 中等强度的运动；生活方式干预 3 年可使 IGT 进展为 2 型糖尿病的风险下降 58%。随访累计 10 年后，生活方式干预组体重虽然有所回升，但其预防 2 型糖尿病的益处仍然存在。

（二）1 型糖尿病患者须依赖胰岛素维持生命

胰岛素在调节体内葡萄糖水平中起关键作用。胰岛素可以抑制糖原的分解或糖异生的过程，可以刺激葡萄糖向脂肪和肌肉细胞的运输，并可以糖原形式刺激葡萄糖的储存。

1 型糖尿病患者在发病时就需胰岛素治疗，且需终身胰岛素替代治疗控制高血糖，以降低糖尿病并发症的发生风险。

根据来源和化学结构的不同，胰岛素可分为动物胰岛素、人胰岛素和胰岛素类似物。根据作用特点的差异，胰岛素又可分为超短效胰岛素类似物、常规（短效）胰岛素、中效胰岛素（NPH）、长效胰岛素、长效胰岛素类似物、预混胰岛素和预混胰岛素类似物。胰岛素类似物与人胰岛素相比，控制血糖的效能相似，但在减少低血糖发生风险方面胰岛素类似物优于人胰岛素。

（三）对于新诊断、年轻、无并发症或合并症的 2 型糖尿病患者

血糖控制目标应分层管理，糖化血红蛋白（HbA1c）在临床上已作为评估长期血糖控制状况的金标准，也是临床决定是否需要调整治疗的重要依据。

标准的 HbA1c 检测方法的正常参考值为 4%~6%，在治疗初期建议每 3 个月检测 1 次，一旦达到治疗目标可每 6 个月检查一次。

对大多数非妊娠成年 2 型糖尿病患者而言，合理的 HbA1c 控制目标为<7%。更严格的 HbA1c 控制目标（如<6.5%，甚或尽可能接近正常）适合于病程较短、预期寿命较长、无并发症患者。

处于早期阶段的患者，严格控制血糖可以显著降低糖尿病微血管病变的发生风险。随后的长期随访结果显示，早期严格血糖控制与长期随访中糖尿病微血管病变、心肌梗死及死亡的发生风险下降相关。这表明，对新诊断的 2 型糖尿病患者，建议及早采用强化血糖控制，以降低糖尿病并发症的发生风险。

1. 单药控制血糖

如果单纯生活方式不能使血糖控制达标，应开始单药治疗，2 型糖尿病药物治疗的首选是二甲双胍，主要通过减少肝脏葡萄糖的输出和改善外周胰岛素抵抗而降低血糖。二甲双胍的降糖疗效为 HbA1c 下降 1.0%~1.5%，并可减轻体重。二甲双胍的主要不良反应为胃肠道反应。从小剂量开始并逐渐加量是减少其不良反应的有效方法。若无禁忌证，二甲双胍应一直保留在糖尿病的治疗方案中。

不适合二甲双胍治疗的患者可选择 α-糖苷酶抑制剂或胰岛素促泌剂。

α-糖苷酶抑制剂有阿卡波糖、伏格列波糖和米格列醇。通过抑制碳水化合物在小肠上部的吸收而降低餐后血糖。适用于以碳水化合物为主要食物成分和餐后血糖升高的患者。

胰岛素促泌剂主要为格列本脲、格列美脲、格列齐特、格列吡嗪和格列喹酮等磺脲类药物，主要药理作用是通过刺激胰岛 β 细胞分泌胰岛素，增加体内的胰岛素水平而降低血糖。

使用口服降糖药者可每周监测 2~4 次空腹或餐后 2h 血糖。值得一提的是，2 型糖尿病是一种进展性的疾病，自然病程进展中，对外源性的血糖控制手段的依赖会逐渐增大。

2. 二联药物控制血糖

如单药治疗而血糖仍未达标，则可进行二联治疗，加用胰岛素促泌剂、α-糖苷酶抑制剂、DPP-4 抑制剂、TZDs、SGLT2 抑制剂、胰岛素或 GLP-1 受体激动剂。

DPP-4 抑制剂通过抑制 DPP-4 而减少 GLP-1 在体内的失活，使内源性 GLP-1 的水平升高。GLP-1 以葡萄糖浓度依赖的方式增强胰岛素分泌，抑制胰高血糖素分泌。目前在国内上市的 DPP-4 抑制剂为西格列汀、沙格列汀、维格列汀、利格列汀和阿格列汀。在我国 2 型糖尿病患者中的临床研究结果显示 DPP-4 抑制剂的降糖疗效(减去安慰剂效应后)为：可降低 HbA1c 0.4%~0.9%。

TZDs 主要有罗格列酮和吡格列酮，主要通过增加靶细胞对胰岛素作用的敏感性而降低血糖。

格列奈类药物为非磺脲类胰岛素促泌剂，我国上市的有瑞格列奈、那格列奈和米格列奈，此类药物主要通过刺激胰岛素的早时相分泌而降低餐后血糖，可将 HbA1c 降低 0.5%~1.5%。

SGLT2 抑制剂通过抑制肾脏肾小管中负责从尿液中重吸收葡萄糖的 SGLT2 降低肾糖阈，促进尿葡萄糖排泄，从而达到降低血液循环中葡萄糖水平的作用。SGLT2 抑制剂降低 HbA1c 幅度大约为 0.5%~1.0%；减轻体重 1.5~3.5kg，降低收缩压 3~5mmHg。目前在我国被批准临床使用的 SGLT2 抑制剂为达格列净、恩格列净和卡格列净。

GLP-1 受体激动剂通过激动 GLP-1 受体而发挥降低血糖的作用。GLP-1 受体激动剂以葡萄糖浓度依赖的方式增强胰岛素分泌、抑制胰高血糖素分泌，并能延缓胃排空，通过中枢性的食欲抑制来减少进食量。目前国内上市的 GLP-1 受体激动剂为艾塞那肽、利拉鲁肽、利司那肽和贝那鲁肽，均需皮下注射。

2 型糖尿病患者虽不需要胰岛素来维持生命，但在生活方式和口服降糖药联合治疗的基础上，若血糖仍未达到控制目标，应尽早(3 个月)开始胰岛素治疗。

在某些时候，尤其是病程较长时，胰岛素治疗可能是最主要的，甚至是必需的控制血糖措施。

使用胰岛素治疗者可根据胰岛素治疗方案进行相应的血糖监测。使用基础胰岛素的患者应监测空腹血糖，根据空腹血糖调整睡前胰岛素的剂量；使用预混胰岛素者应监测空腹和晚餐前血糖，根据空腹血糖调整晚餐前胰岛素剂量，根据晚餐前血糖调整早餐前胰岛素剂量，空腹血糖达标后，注意监测餐后血糖以优化治疗方案。

3. 三联药物控制血糖

如果二联治疗疗效欠佳则选择三联治疗：上述不同机制的降糖药物可以三种药物联合使用。

4. 多次胰岛素治疗控制血糖

如三联治疗控制血糖仍不达标，则应将治疗方案调整为多次胰岛素治疗(基础胰岛素加餐时胰岛素或每日多次预混胰岛素)。

在胰岛素起始治疗的基础上，经过充分的剂量调整，如患者的血糖水平仍未达标或出现反复的低血糖，须进一步优化治疗方案。可以采用餐时+基础胰岛素(2~4 次/d)或每日 2~3 次预混胰岛素进行胰岛素强化治疗。

采用多次胰岛素治疗时应停用胰岛素促分泌剂。

(四) 对于糖尿病病程较长、老年、已经发生过心血管疾病的 2 型糖尿病患者，要注意预防低血糖，并充分评估强化血糖控制的利弊得失。建议采取降糖、降压、调脂(主要是降低低密度脂蛋白胆固醇)及应用阿司匹林治疗等综合管理措施，以预防心血管疾病和糖尿病微血管病变的发生。对于合并严重并发症的糖尿病患者，首选推荐至相关专科治疗。

八、糖尿病相关干眼的治疗

干眼的早期诊断和治疗对于避免并发症至关重要。糖尿病和非糖尿病干眼患者的当前治疗方案基本相同。

(一) 人工泪液

迄今为止，还没有针对 DES 的统一处理选项。包括表面活性剂和各种黏性剂在内的人工泪液的使用主要用于改善症状。人工泪液可暂时改善视力模糊和其他症状。抗炎作用药物不包含活性组分，例如生长因子，其包含在正常的人类泪液中。局部尽可能使用不含防腐剂人工泪液、凝胶或眼膏保持眼表湿润，必要时局部使用抗生素眼膏预防感染。

(二) 抗炎药物

最广泛使用的抗炎药物是糖皮质激素、非甾体抗炎药、环孢素 A、他克莫司、自体血清，以及几个新的药物正在进行临床试验。与没有糖尿病的 DES 患者相比，在 DMDES 的患者中，与局部用药相关的角膜上皮缺损或副作用更为常见。治疗期间需要对 DMDES 进行常规随访。正在开发一些有助于缓解症状的设备。

外用糖皮质激素可减轻干眼的症状和炎症水平，并防止角膜上皮损伤。局部糖皮质激素治疗可明显改善眼表疾病指数和树突状细胞密度。但是长期使用有引起细菌和真菌感染、眼内压升高和白内障等潜在风险。对于那些患有 DMDES 的患者，建议在短期（一或两周）应用较低浓度的类固醇。

为了避免局部类固醇的副作用，临床上更普遍使用非甾体抗炎药（NSAID）代替类固醇。普拉洛芬、溴芬酸水合钠和 0.05% 环孢素已在临床实践中应用。上述药物可增加泪液产生，抑制免疫反应并减少炎症引起的杯状细胞损伤。这些药物缓解了水缺乏性干眼的症状，并促进了角膜上皮的恢复，但它们并没有改善泪液的产生。

（三）血清类药物

临床上已显示自体血清滴眼液对 DES 有效。血清中包含免疫球蛋白、维生素 A、纤连蛋白、生长因子和抗炎细胞因子，它们是天然眼泪中必不可少的成分。在即往回顾性队列研究中，发现自体血清滴眼液对 50% 常规治疗无效的严重干眼患者是安全、有效的。自体血清滴眼液对持续性角膜上皮缺损的治疗是有益的。但是由于自体血清滴眼液没有防腐剂，具有诱发继发感染的潜在风险，因此将其用于治疗 DMDES 患者需要特别注意。

（四）其他药物

例如趋化因子受体拮抗剂，托法替尼，LFA-1 拮抗剂，瑞巴派特（喹啉酮衍生物、黏蛋白促分泌剂），MiM-D3（神经生长因子肽模拟物、黏蛋白促分泌剂），EBI 005（11 种生物治疗剂），地夸磷索（P2Y2 受体激动剂），RU-101（重组人血清白蛋白），KPI-121/ LE-MMP 0.25%，和 lifitegrast 5%（一种小分子整联蛋白拮抗剂）正在进行临床试验。在干眼动物模型中，靶向 LG 的基因疗法已被证明是一种替代方法，基于糖尿病干眼患者病情的发病机理的特异性治疗值得进一步研究。

在临床实践中，糖尿病患者定期接受眼底检查。已经提出，对眼表和泪液功能的检查也已成为糖尿病性眼科常规评估和随访的一部分。此外，建议使用不含防腐剂的人工泪液和抗炎药，以改善眼泪的高渗状态，并减少局部炎症反应。胰岛功能障碍或血糖控制不良的患者需要考虑保护角膜和预防 DMDES。

（五） 角膜上皮缺损、导致眼部刺激症状明显，影响日常生活及工作的患者，局部应用神经生长因子、自体血清可以促进上皮缺损愈合。也可给予包扎患眼或配戴软性角膜接触镜。上皮反复缺损、上皮剥脱患者，予羊膜遮盖，术后配戴软性角膜接触镜等促进角膜缺损灶愈合。

（六） 中重度干眼患者可行泪小点栓子植入，配戴湿房镜，延长泪液在眼表的停留时间，改善眼表环境。

（七） 对于部分药物治疗无效、羊膜移植无效、有继发角膜感染风险者，予结膜瓣遮盖，必要时联合睑缘缝合术。糖尿病相关干眼的发病机制仍然难以捉摸，目前仅有有限的特定干预措施。有必要进行额外的临床试验，以确认当前应用的药物在糖尿病相关干眼中的作用。此外，随着生物医学研究的发展，具有特定目标的其他药物以及基因和干细胞疗法将可用于治疗糖尿病中的干眼。

九、典型病例

【病例 1】

患者，男，65 岁，以双眼发红、干涩 2 年余，加重 2 个月为主诉就诊。患者 4 年前诊断为 2 型糖尿病，未规律口服二甲双胍 0.5g，否认高血压病史、免疫风湿性疾病，无全身及眼部手术史。在当地医院诊断为“干眼”，予玻璃酸钠滴眼液点眼，自觉症状稍有改善。但之后上述症状反复发作，近 2 个月逐渐加重，使用玻璃酸钠滴眼液点眼无任何改善。

入院查体：右眼视力 0.6，矫正 0.8，眼压 12.8mmHg，睑板腺开口阻塞，酯栓形成，角膜表面干燥，角膜尚透明。左眼视力 0.15，矫正无提高，眼压 14.3mmHg，睑板腺开口阻塞，酯栓形成，角膜表面粗糙、数根丝状物附着，大量点状上皮缺损，FL（+），基质无明显水肿（图 18-0-2）。

眼部特殊检查：泪液分泌试验，右眼 6mm/5min、左眼 4mm/5min；BUT，右眼 2.1s、左眼 1.8s；睑板腺照相，双眼睑板腺管缺失面积>2/3（图 18-0-3）；脂质层平均厚度，右眼 29 ICU、左眼 39 ICU。角膜共焦显微镜提示睑缘上皮反光增强，伴朗格汉斯细胞及大量炎症细胞浸润、睑板腺腺泡萎缩，腺泡反光紊乱不清，形态不规则，内含高反光物质（图 18-0-4）。

全身辅助检查：随机血糖 11.3mmol/L、尿葡萄糖+3mmol/L、糖化血红蛋白 8%。

临床诊断：左眼丝状角膜炎、双眼干眼、双眼睑板腺功能障碍、双眼年龄相关性白内障、2 型糖尿病。行双眼下泪小点栓塞，睑板腺 OPT 强脉冲激光治疗，按摩睑板腺后予妥布霉素地塞米松眼膏外用涂睑缘。局部使用自体血清点眼，双眼每天 4 次；0.02% 氟米龙滴眼液，双眼每天 3 次；晚间小牛血去蛋白提取物眼用凝胶涂眼，双眼每天 1 次。同时综合性医院内分泌专科治疗控制血糖。1 个月后复诊，患者双眼眼部症状明显改善，右眼视力 0.6，矫正 0.9，左眼视力 0.5，矫正 0.8，双眼角膜透明，上皮缺损已完全修复（图 18-0-5）。

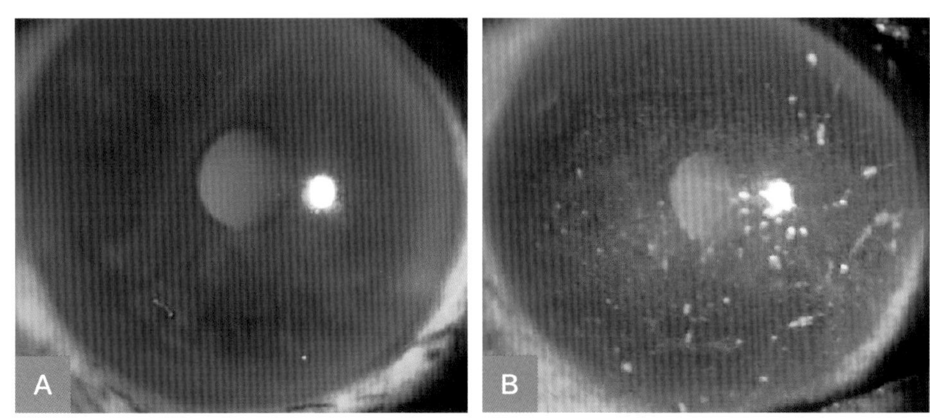

图 18-0-2 双眼角膜裂隙灯照相及荧光素钠染色

A. 右眼角膜上皮完整；B. 左眼角膜上皮粗糙、大量点状缺损，伴丝状物。

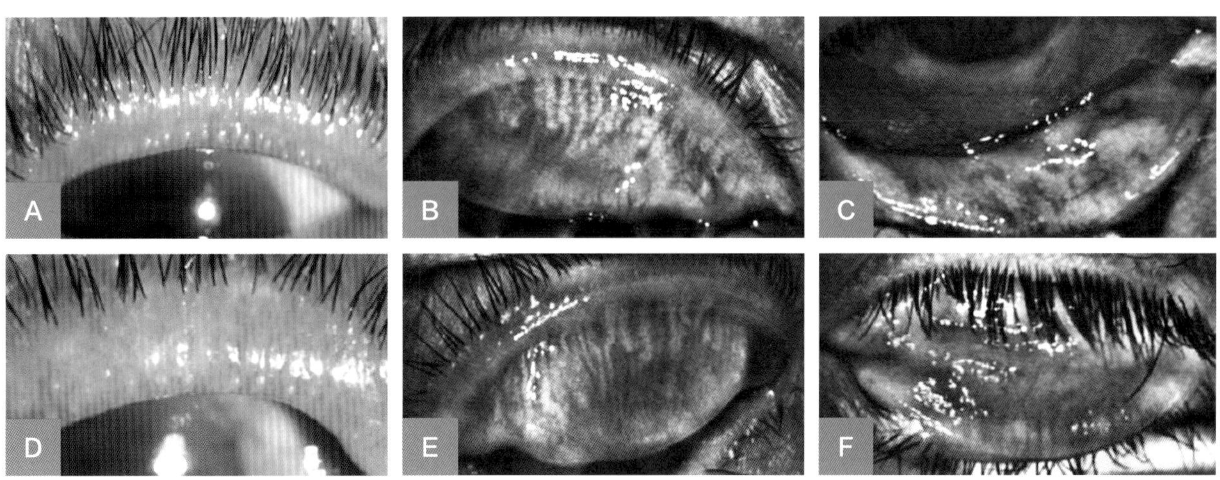

图 18-0-3 双眼睑缘充血圆钝，大量黄色酯栓堵塞睑板腺口，睑板腺缺失面积>2/3

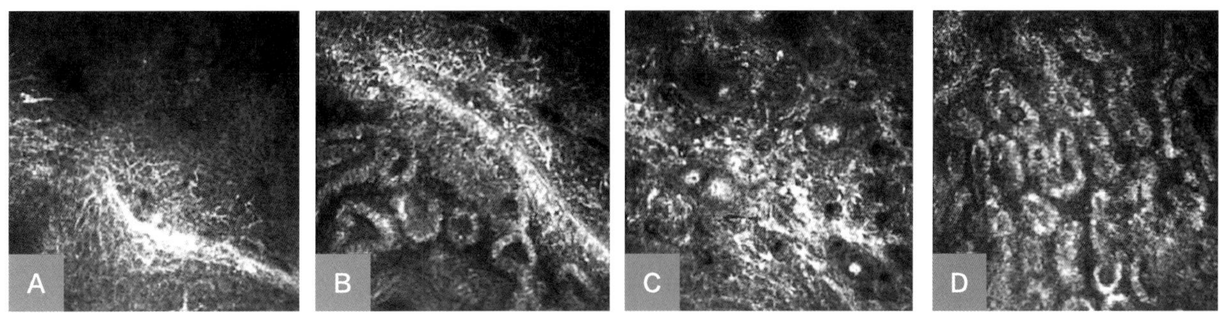

图 18-0-4 角膜共焦显微镜检查

A、B. 睑缘上皮反光增强，伴有朗格汉斯细胞，大量炎症细胞浸润；C、D. 睑板腺腺泡萎缩，腺泡反光紊乱不清，形态不规则，内含高反光物质。

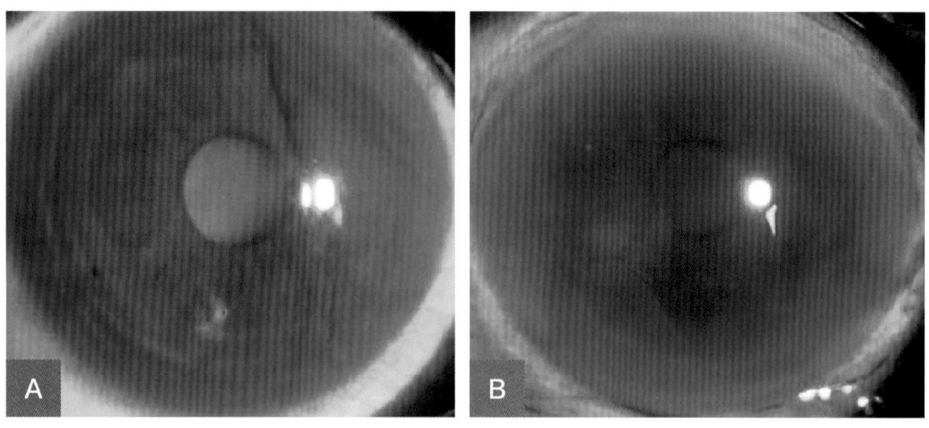

图 18-0-5 双眼角膜上皮完整

【病例 2】

患者，男性，63 岁，以左眼红痛伴视力下降 2 个月为主诉就诊。患者 6 年前诊断为 2 型糖尿病，未规律口服药物，未定期监测血糖。6 个月前因“左眼玻璃体积血”在当地医院行“左眼玻璃体切除、光凝、硅油填充术”，术后眼底恢复良好，术后 3 个月行“左眼硅油取出、白内障摘除联合人工晶状体植入术”，术后左眼视力 0.3，眼部无明显不适症状。但术后 2 个月开始出现左眼发红、刺痛、异物感，当地医院给予普拉洛芬滴眼液、左氧氟沙星滴眼液、生长因子滴眼液、玻璃酸钠滴眼液点眼，红痛、畏光流泪症状仍持续加重，伴视力明显下降。当地医院建议患者转诊至我院就诊。

入院查体：右眼视力 0.3，矫正 0.8，眼压 16.2mmHg，角膜透明，前房深、人工晶状体位正，眼底视盘色淡红、界清，视网膜平伏，黄斑中心凹反光清，可见散在小出血渗出灶。左眼视力 0.02，矫正无提高，眼压 18.1mmHg，下方角膜见片状不规则上皮缺损，伴大量点状上皮缺损，基质水肿，后弹力层皱褶，前房深，人工晶状体位正，眼底隐约可见视网膜平伏、细节窥不清（图 18-0-6）。

眼部特殊检查：泪液分泌试验，右眼 4mm/5min、左眼 2mm/5min；BUT，右眼 3.5s、左眼 2.9s；睑板腺照相，双

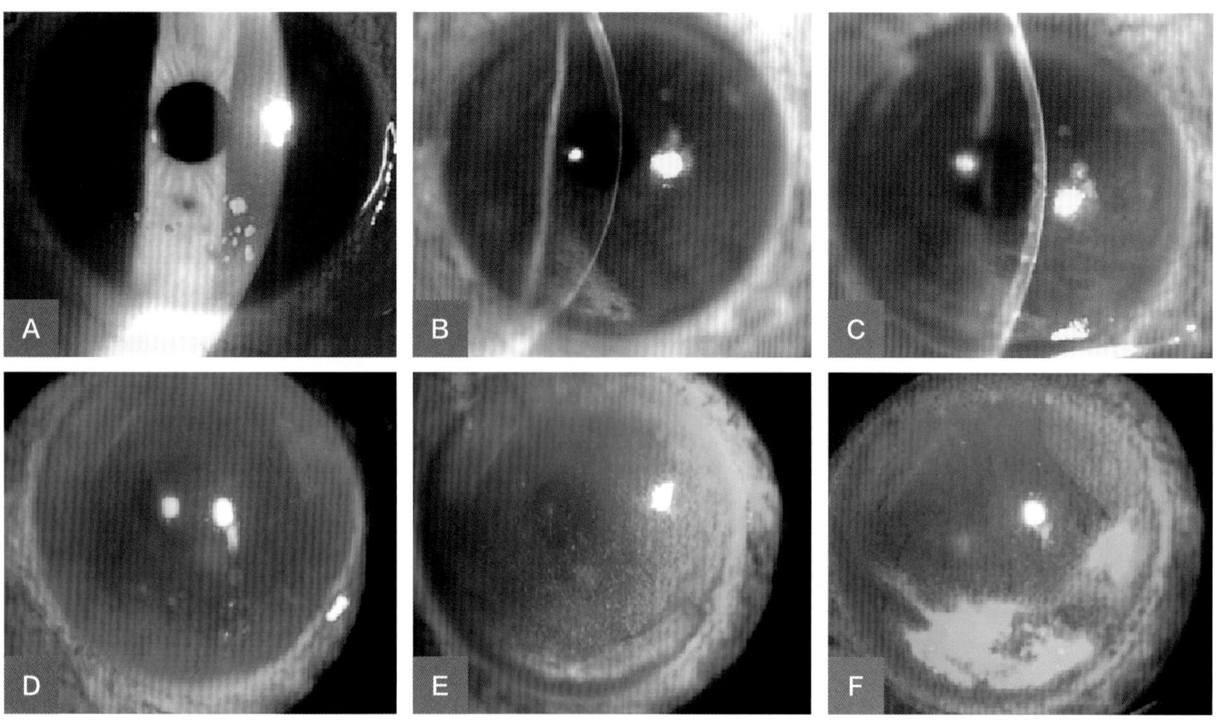

图 18-0-6 患者裂隙灯及角膜荧光素钠染色情况

A、D. 术后 2 个月；B、E. 术后 2 个半月；C、F. 我科初诊。

眼睑板腺缺失萎缩、腺管扭曲(图 18-0-7);脂质层平均厚度示右眼 42 ICU、左眼 53 ICU。

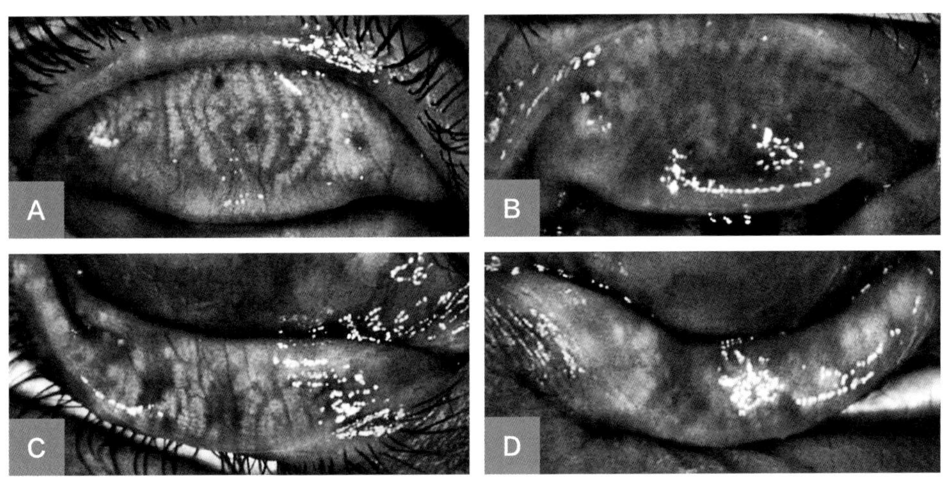

图 18-0-7 双眼睑板腺缺失萎缩、腺管扭曲

全身辅助检查:血糖 18mmol/L、糖化血红蛋白 8.7%。

临床诊断:左眼角膜上皮功能障碍、双眼人工晶状体眼、双眼糖尿病性视网膜病变、右眼屈光不正、2 型糖尿病。考虑患者全身血糖控制情况欠佳,经多次眼部手术,且术后局部使用大量滴眼液,是导致角膜上皮愈合不良的主要原因。因此,入院后停用之前所有滴眼液,左眼予配戴角膜绷带镜,自体血清滴眼液,双眼每天 4 次;无防腐剂玻璃酸钠滴眼液,双眼每天 4 次;夜间左眼妥布霉素地塞米松眼膏包扎。经上述治疗 3 天后,患者左眼症状明显缓解,视力 0.12,矫正 0.25,角膜上皮缺损大部分修复(图 18-0-8)。7 天后左眼无明显不适症状,视力 0.25,矫正 0.5,角膜上皮缺损基本修复,基质无明显水肿(图 18-0-9)。

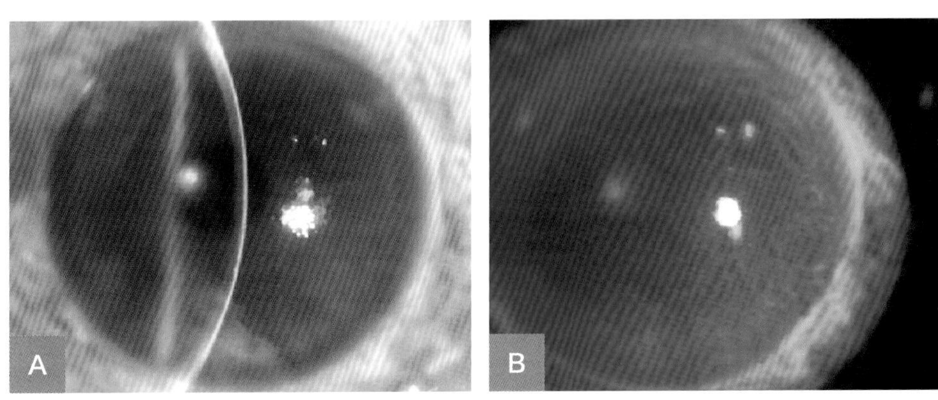

图 18-0-8 左眼角膜上皮缺损大部分修复

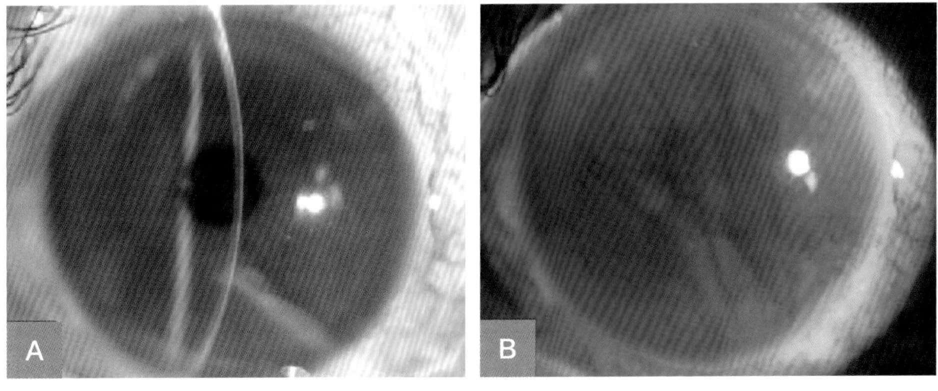

图 18-0-9 左眼角膜上皮缺损基本修复

【病例3】

患者，女性，54岁，以“左眼反复红痛、异物感，伴视力下降1年余”为主诉就诊。1年前开始无明显诱因出现左眼红痛、异物感，伴畏光流泪、视力轻度下降。在当地多家医院治疗，诊断为“干眼”“角膜炎”，予抗病毒、抗生素治疗，人工泪液点眼，症状好转，但之后多次出现反复。患者有糖尿病史2年，不规律服用二甲双胍控制血糖，从未监测血糖变化。

我院门诊初诊时查体：右眼视力0.25，矫正0.8，眼压14.2mmHg，角膜表面干燥透明，下方角膜见大量点状上皮缺损，FL（+）（图18-0-10A、B），前房中等深、晶状体透明，眼底未见明显异常。左眼视力0.12，矫正0.2，眼压13.4mmHg，角膜表面干燥，见条状上皮缺损，周围大量点状上皮缺损，FL（+），浅基质层水肿（图18-0-10C、D），前房中等深、晶状体透明，眼底未见明显异常。

眼部辅助检查：右眼泪液分泌试验8mm/5min，BUT 2.6s，脂质层厚度27 ICU；左眼泪液分泌试验4mm/5min，BUT测不出，脂质层厚度49 ICU。双眼睑板腺腺管缺失明显（图18-0-11）。

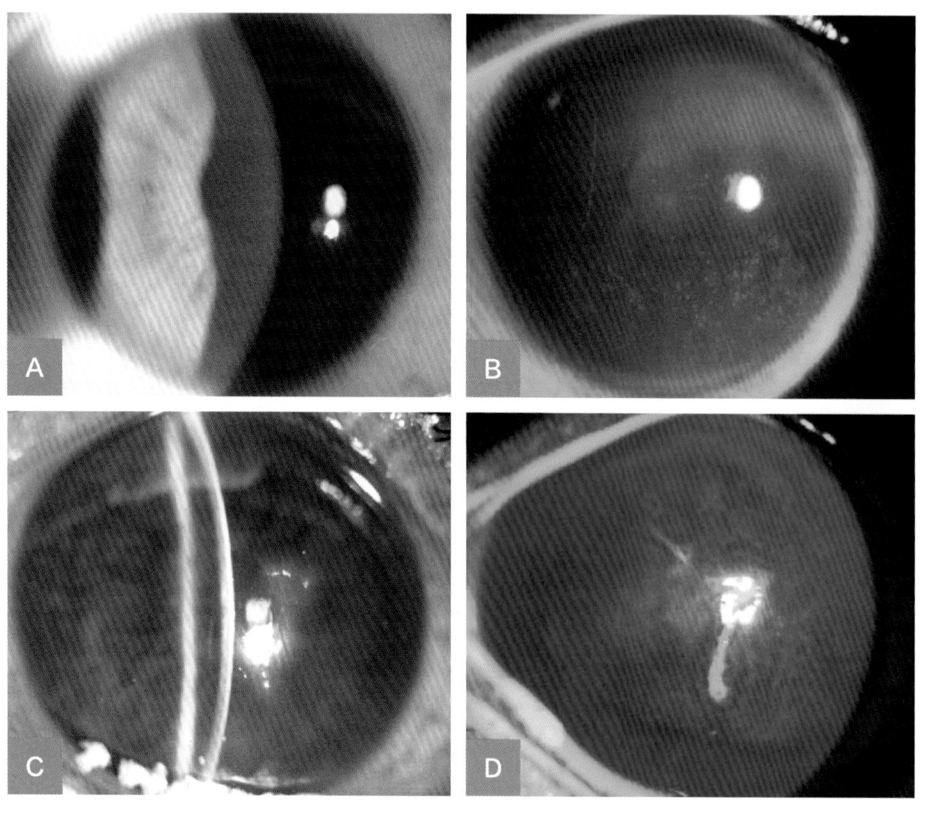

图18-0-10 患者初诊时裂隙灯及角膜荧光素钠染色情况

A、B. 右眼下方角膜上皮大量点染；C、D. 左眼角膜见条状上皮缺损。

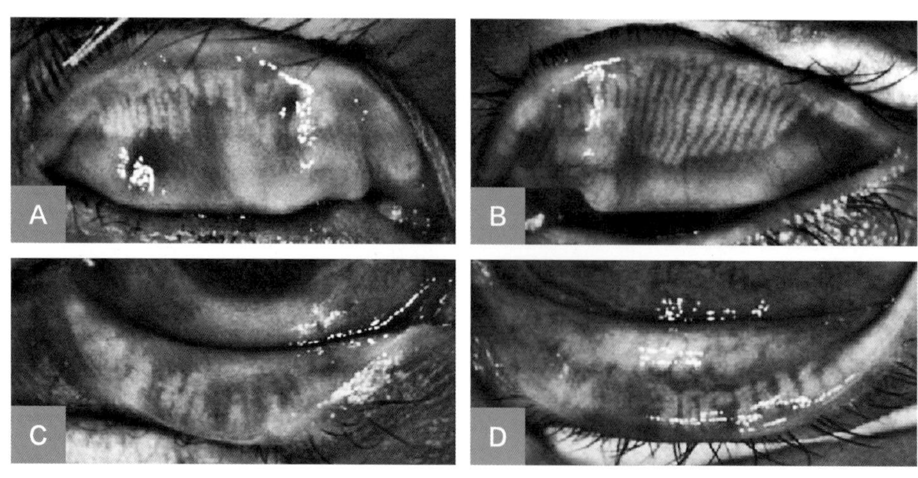

图18-0-11 双眼睑板腺腺管缺失

临床诊断：左眼角膜上皮缺损、双眼干眼、双眼睑板腺功能障碍、2 型糖尿病。使用 0.02% 氟米龙滴眼液，左眼每天 3 次；玻璃酸钠滴眼液，双眼每天 4 次；夜间使用小牛血去蛋白提取物眼用凝胶涂眼，双眼每天 1 次。建议患者内分泌科就诊控制血糖。

患者用药后知觉症状稍有改善，但在治疗 10 天后患者右眼无明显不适，左眼刺痛感明显加重。左眼视力 0.08，矫正无提高，角膜上皮缺损范围变大（图 18-0-12）。测血糖 18mmol/L、糖化血红蛋白 9.8%。

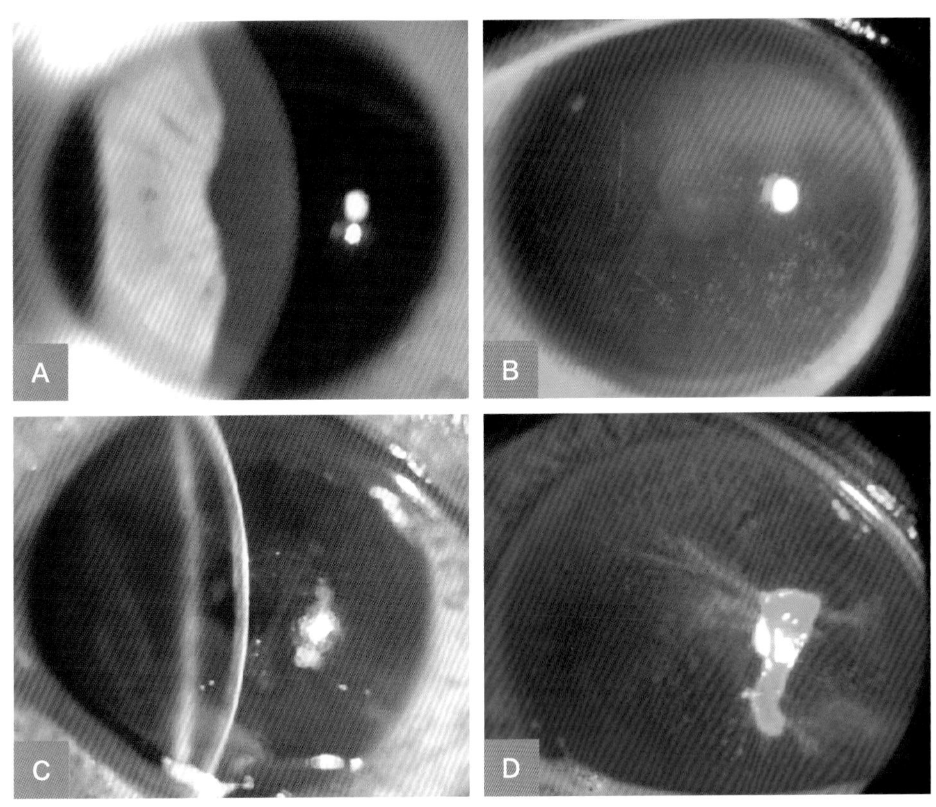

图 18-0-12　患者治疗 10 天后裂隙灯及角膜荧光素钠染色情况
A、B. 右眼角膜上皮点染减少；C、D. 左眼角膜上皮缺损变大。

给予配戴绷带镜，但患者无法耐受绷带镜，后在局麻下行"左眼羊膜移植术"，术后使用 0.02% 氟米龙滴眼液，左眼每天 3 次；玻璃酸钠滴眼液，双眼每天 4 次；夜间小牛血去蛋白提取物眼用凝胶涂眼，双眼每天 1 次。术后 1 个月复诊，患者左眼无明显不适、角膜上皮完整，视力 0.25，矫正 0.8，给予拆除角膜缝线（图 18-0-13）。

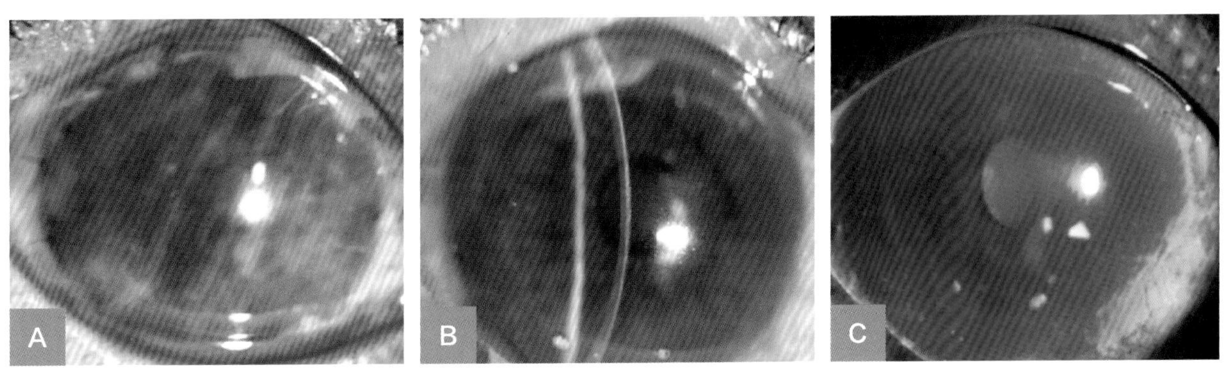

图 18-0-13　患者羊膜移植术后裂隙灯及角膜荧光素钠染色情况
A. 左眼羊膜移植术后 3 天；B、C. 左眼术后 1 个月角膜上皮完整。

【病例 4】

患者，女性，61 岁，以“双眼干涩 1 年，左眼红痛 8 天，加重伴视力下降 2 天”为主诉就诊。患者近 1 年因眼部干涩在当地医院多次就诊，诊断为“双眼干眼”，予人工泪液点眼。8 天前左眼无明显诱因出现红痛、畏光流泪、视力下降，当地医院就诊，诊断为“左眼角膜炎”，予口服阿昔洛韦片，局部予左氧氟沙星滴眼液、红霉素眼膏点眼，症状改善不明显，2 天前左眼红痛明显加重，视力明显下降。当地医院建议患者转到我院。患者 15 年前诊断为 2 型糖尿病，注射胰岛素治疗，血糖控制情况差。

入院查体：右眼视力 0.4，矫正 0.8，眼压 12mmHg，角膜表面干燥，可见中量点状上皮缺损，FL（+），前房中等，瞳孔圆，晶状体皮质轻度混浊（图 18-0-14A、B）。左眼视力手动/眼前 10cm，矫正无提高，眼压 7.1mmHg，8:00 至 9:00 位角膜缘内约 1mm 处可见直径约 2.5mm 的类圆形穿孔区，虹膜组织嵌顿，穿孔区上方见环形白色不规则致密病灶，中央角膜基质水肿明显，后弹力层皱褶，前房浅，瞳孔欠圆，其后眼内结构窥不清（图 18-0-14C、D）。

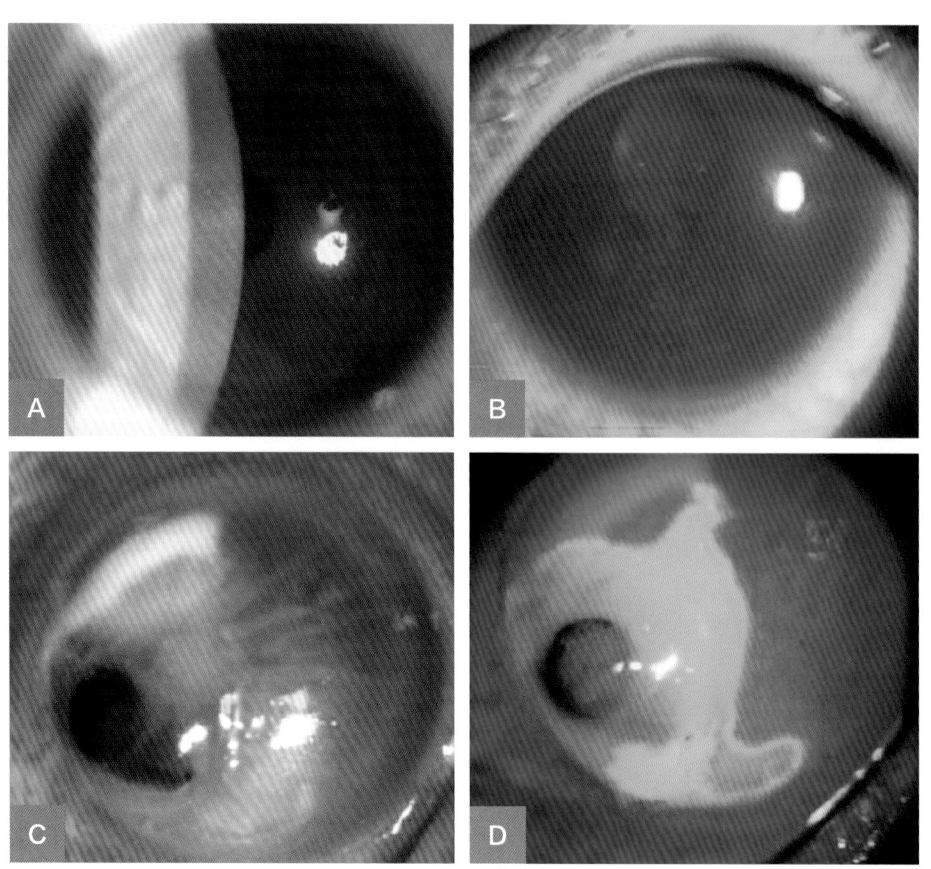

图 18-0-14 患者入院时裂隙灯及角膜荧光素钠染色情况

A、B. 右眼角膜中量点状上皮缺损；C、D. 左眼角膜见直径 2.5mm 穿孔区。

眼部辅助检查：眼部 B 超示左眼眼轴 22.6mm，左眼玻璃体混浊声像。血糖 23mmol/L、糖化血红蛋白 9.8%。前节 OCT 可见角膜穿孔、虹膜组织嵌顿（图 18-0-15）。

临床诊断：左眼角膜溃疡伴穿孔、左眼干眼、双眼年龄相关性白内障、2 型糖尿病。患者入院后立即请内科会诊控制血糖，在血糖控制稳定当天立即行“左眼穿透性角膜移植术”。术后 1 周，左眼视力 0.02，矫正 0.05（图 18-0-16）。

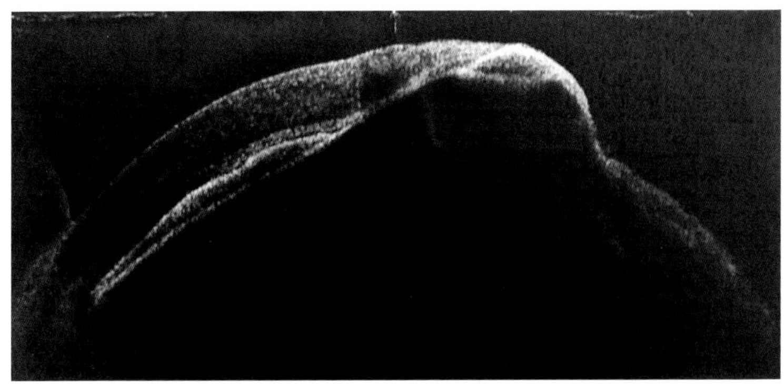

图 18-0-15 前节 OCT 可见角膜穿孔、虹膜嵌顿

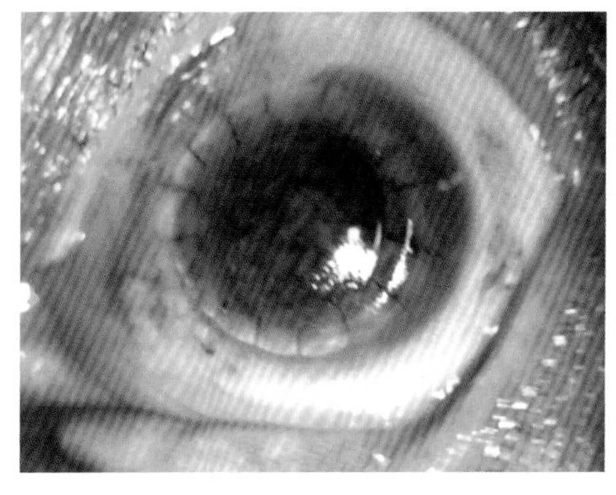

图 18-0-16 左眼视力 0.02，矫正 0.05

（方 颉 董 诺 吴护平）

参考文献

[1] 喻建锋，宋愈，朱妍，等. 2 型糖尿病患者干眼与糖尿病视网膜病变的相关分析. 国际眼科杂志. 2016，16(6):1187-1189.

[2] LV S，CHENG J，SUN A，et al. Mesenchymal stem cells transplantation ameliorates glomerular injury in streptozotocin induced diabetic nephropathy in rats via inhibiting oxidative stress. Diabetes Res Clin Pract，2014，104(1):143-154.

[3] 陈莉莉，陈子林，徐桂花，等. 糖尿病患者泪膜功能变化的研究[J]. 中华眼科杂志，2018，54(10):762-766.

[4] HE F L，ZHAO Z L，LIU Y，et al. Assessment of ocular surface damage during the course of type 2 diabetes mellitus [J]. Journal of Ophthalmology，2018，2018:1206808.

[5] 王晔，周庆军，谢立信. 糖尿病角膜病变发病机制的研究进展，2014，50(1):69-72.

[6] 席雷，张琛，赵少贞. 糖尿病性角膜病变的研究进展. 国际眼科纵览，2014，38(2):99-103.

[7] 郭建忠，陈胜.2 型糖尿病相关干眼发病机制的研究现状. 国际眼科杂志，2018，18(8):1424-1426.

[8] 罗荣莹，邓应平. 糖尿病性角膜病变研究进展. 中华实验眼科杂志，2018，36(6):472-476.

[9] 但婧，周庆军，谢立信. 晚期糖基化终末产物与糖尿病角膜病变关系的研究进展. 中华眼科杂志，2018，54(6):475-480.

[10] 赵抒羽，邹玉平. 糖尿病视网膜病变患者干眼发生率及原因探讨. 第三军医大学学报，2018，40(5):437-442.

[11] 刘芳. 2 型糖尿病眼表损害的临床特点. 长春：吉林大学，2016.

[12] ROLANDO M，REFOJO MF. Tear evaporimeter for measuring water evaporation rate from the tear film under controlled conditions in humans. Experimental eye research，1983，36(1):25-33.

[13] TIFFANY JM，TODD BS，BAKER MR. Computer-assisted calculation of exposed area of the human eye. Adv Exp Med Biol，1998，438:433-439.

[14] EHLERS N. On the size of the conjunctival sac. Acta Ophthalmologica，2010，43(1):205-210.

[15] MILLER KL，POLSE KA，RADKE CJ. Black-line formation and the “perched” human tear film. Current Eye Research，2002，25(3):155-162.

[16] KING-SMITH E，FINK B，HILL R，et al. The thickness of the tear film. Current Eye Research，2004，29(4-5):357.

[17] YOKOI N，BRON AJ，TIFFANY JM，et al. Relationship between tear volume and tear meniscus curvature. Archives of Ophthalmology，2004，122(9):1265-1269.

[18] ANTHONY JB，TIFFANY JM，YOKOI N，et al. Using osmolarity to diagnose dry eye: A compartmental hypothesis and review of our assumptions. Springer US，2002:1087.

[19] NORN MS. The conjunctival fluid，its height，volume，density of cells，and flow. Acta Ophthalmologica，1966，44(2):212-222.

[20] XU K，YU FS. Impaired epithelial wound healing and EGFR signaling pathways in the corneas of diabetic rats [J]. Invest Ophthalmol Vis Sci，2011，52(6):3301-3308.

[21] REHANY U，ISHII Y，LAHAV M. Ultrastructural changes in corneas of diabetic patients：An electron-microscopy study [J]. Cornea，2000，19(4):534-538.

[22] KAJI Y, USUI T, OSHIKA T. Advanced glycation end products in diabetic corneas [J]. Invest Ophthalmol Vis Sci, 2000, 41(2): 362-368.

[23] AIDA K, TAWATA M, IKEGISHI Y. et al. Induction of rat aldose reductase gene transcription is mediated through the cis-element, osmotic response element (ORE): Increased synthesis and/or activation by phosphorylation of ORE-binding protein is a key step [J]. Endocrinology, 1999, 140(2): 609-617.

[24] FRIEND J, KIORPES T C, THOFT R A. Diabetes mellitus and the rabbit corneal epithelium [J]. Invest Ophthalmol Vis Sci, 1981, 21(2): 31.

[25] CISARIK-FREDENBURG P. Discoveries in research on diabetic keratopathy [J]. Optometry, 2007, 72(11): 691-704.

[26] FUJISHIMA H., TSUBOTA K. Improvement of corneal fluorescein staining in post cataract surgery of diabetic patients by an oral aldose reductase inhibitor, ONO-2235 [J]. British Journal of Ophthalmology, 2002, 86(8): 860-863.

[27] 刘晓燕，朱学军. 糖尿病性角膜神经病变的研究进展[J]. 国际眼科杂志，2008，8(7)：1438-1440.

[28] 宁琳，高明宏. 2 型糖尿病患者眼表改变的临床特点[J]. 国际眼科杂志，2010，10(5)：911-912.

[29] TAVAKOLI M, PETROPOULOS I N, MALIK R A. Corneal confocal microscopy to assess diabetic neuropathy: An eye on the foot [J]. Diabetes Sci Technol, 2013, 7(5): 1179-1189.

[30] TAVAKOLI M, PETROPOULOS I N, MALIK R A. Assessing corneal nerve structure and function in diabetic neuropathy [J]. Clin Exp Optom, 2012, 95(3): 338-347.

第十九章　睡眠障碍相关干眼

众所周知，睡眠对人类的健康至关重要。越来越多的研究表明，高质量的睡眠对维持健康的眼表面也非常重要。睡眠缺乏或者睡眠功能障碍不但可以引起全身性疾病，同时可以直接或者间接地影响眼表面微环境，导致眼表微环境失衡，从而引起干眼。

一、睡眠障碍与干眼相关性的流行病学调查

现代社会人们的工作、生活方式发生巨大改变，睡眠时间相对减少，睡眠功能障碍的人群也越来越多，睡眠因素在干眼发生中的作用受到越来越多的重视。

一项在日本大阪开展的研究对 672 名从事视频终端工作的中青年进行调查，发现干眼患者睡眠障碍的患病率为 45%，且睡眠质量越差，干眼症状越严重。Han 等对韩国人群队列数据进行分析，发现干眼在有睡眠障碍人群中的发病率为 19.82%，而在无睡眠障碍人群中的发病率是 13.67%。另一项研究观察了睡眠时间从 4h/d 到超过 10h/d 的 5 组人群，发现平均每天睡眠时间少于 5h 的人干眼患病率明显较高。

一项在杭州开展的大样本量研究采用中文版匹兹堡睡眠质量指数表(PSQI)和眼表疾病指数(OSDI)量表来评估干眼和睡眠质量之间的关系。结果表明，干眼症状与睡眠功能呈现显著的相关性，主观睡眠质量差、入睡时间长、睡眠持续时间短、睡眠效率低、睡眠障碍和日间功能障碍均与干眼症状存在显著相关性，而且睡眠质量的改善可以缓解干眼症状，反之亦然。

二、昼夜节律与泪液分泌

昼夜节律由神经系统调节。褪黑素是昼夜节律信号分子，主要由松果体及一些眼部组织如睫状体、晶状体和视网膜产生。目前已在多种眼部组织如视网膜色素上皮、晶状体、巩膜、角膜中检测到褪黑素受体，人的泪液中也发现了褪黑素。人类泪液分泌存在昼夜节律，高峰在上午及下午的 6 点，然而泪膜破裂时间并没有明显的昼夜节律。泪液中的一些细胞因子/趋化因子在同一天中也存在变化，如 IL-10、IL-1β、IL-6、TNF-α 在早晨及傍晚略有增加，夜间 EGF、CX3CL1、CXCL10、VEGF 较高。泪液中乳酸脱氢酶(LDH)/苹果酸脱氢酶(MDH)在白天出现数值波动，但无明确规律，醒来时该比值较高，此后不久下降至稳定水平。泪液中的钙离子及蛋白浓度则在长时间闭眼后增加 2 倍左右。与睡觉前相比，过夜睡觉后睁眼时泪河高度明显增加，但泪液渗透压并没有显著变化。

三、睡眠与睑板腺、泪腺功能调节

泪腺在维持眼表微环境的平衡中发挥着非常重要的作用。研究发现，睡眠缺乏会引起泪腺的水液分泌减

少。小鼠在睡眠缺乏 2 天后，泪腺体积开始增大、重量增加，腺泡内囊泡数量增加。造成这些现象的原因并不是因为免疫细胞的激活及浸润。泪腺的 RNA 转录组分析结果显示，*TNF-α*、*IL*、*IFN* 等基因的表达在睡眠缺乏后并没有发生显著的变化。但是与增殖相关的基因如 *Ccnb1*、*Cdkn3* 等会发生一个动态的变化，在睡眠缺乏第 2 天，其表达量开始增加，但在第 10 天却趋于正常。睡眠缺乏引起泪腺腺泡肥大、中性脂肪酸以及脂质增加，与脂质相关的基因如 *Abcd4*、*Abcg2*、*Lipa* 等在睡眠缺乏之后会出现表达量下降。正常的泪腺会分泌大量的营养及功能蛋白，其分泌会受到交感神经以及副交感神经的调控，在睡眠缺乏之后，神经递质包括乙酰胆碱和多巴胺的浓度均存在不同程度的下降。泪腺分泌性蛋白基因如 *Lcnl1*、*S100all* 等表达上升，泪腺中的氨基酸水平如谷氨酰胺、天冬氨酸在睡眠缺乏第 2 天开始上升，并维持在一个高水平状态至第 10 天，但也有一些氨基酸在睡眠缺乏之后表达下降，如谷氨酸、天冬酰胺等。

目前，关于睡眠缺乏引起的睑板腺改变的报道比较少。睑板腺主要功能是分泌油脂，为泪膜提供脂质层。睡眠剥夺会引起脂质代谢的异常，最终引起脂肪肝和动脉粥样硬化。研究发现，短期的睡眠剥夺会引起泪腺和角膜的脂质堆积，泪腺的脂质代谢相关基因表达异常。睑板腺的脂质代谢非常旺盛，由此，我们可以推测睡眠障碍可能会影响睑板腺的功能。临床观察发现，睑板腺功能障碍（meibomian gland dysfunction，MGD）的患者大多睡眠质量较差。睡眠时间和 MGD 可能存在相关性。

四、睡眠障碍导致干眼的病理机制研究

干眼与睡眠缺乏的临床研究和动物模型研究表明，睡眠缺乏确实能够引发干眼的发生，睡眠缺乏引起的干眼具有独特的病理特征。短期睡眠剥夺的小鼠结膜组织中杯状细胞密度和 MUC5AC 表达有轻度增加，但无显著差异。此外，短期睡眠剥夺小鼠模型中，没有检测到炎症细胞和炎症因子的增加。而大量临床研究和动物模型均显示干眼时结膜杯状细胞密度降低，*MUC5AC* 基因表达下调，炎症因子表达升高和炎症细胞浸润。造成这种差异可能的原因是短期睡眠剥夺的时间太短，或者泪液缺乏的严重程度不足以引起炎症。

短期睡眠剥夺诱发干眼的机制还不是非常清楚。研究发现，在正常小鼠角膜上皮中，PPARα 的表达能够促进脂肪酸代谢，增强 TRPV6 表达和 Ezrin 磷酸化，进而促进正常形态的微绒毛形成，使泪膜有足够的附着力，保持正常的泪膜破裂时间，进而预防干眼。相比之下，在短期睡眠剥夺的小鼠中，PPARα 的表达受到抑制，引起脂肪酸合成下降，进一步导致降低 TRPV6 表达和 Ezrin 磷酸化状态，最终导致异常的微绒毛形成，泪膜黏附力被破坏，导致泪膜破裂时间缩短，引起干眼。

睡眠缺乏会影响全身多系统，因此可能有多种机制参与睡眠剥夺引起的眼表改变，比如：神经内分泌系统的改变、生物节律的改变、氧化应激的改变、脂质代谢的改变等。长期的慢性睡眠剥夺或睡眠功能障碍引起的干眼及其机制有待进一步研究。

五、睡眠障碍导致干眼的病理生理过程

1. 睡眠缺乏通过激素改变的影响引起干眼

自 Henrik Sjögren 发现糖耐量异常可以引起干眼以来，已发现多种激素对干眼发挥重要的作用，如雄激素、雌激素、促肾上腺皮质激素、胰岛素、甲状腺激素等，而这些激素的调节受到睡眠的影响。

性激素呈现脉冲式分泌，脉冲活动的增加与睡眠有关，睡眠中促性腺激素的增加是青春期的一个特性。成年期睾酮的变化节律仍然存在，睡眠相关的睾酮分泌增加仍较明显。绝经后的妇女促性腺激素的水平升高，但失去了原有的节律。研究证实，雌激素替代治疗可以改善主观和客观的睡眠质量。睡眠缺乏可导致大鼠、小鼠性激素分泌不足；Reynolds 等发现睡眠减少可以降低实验对象体内性激素结合球蛋白（SHBG）水平，且随着睡眠限制的时间延长，体内睾酮水平呈下降趋势。

促肾上腺皮质轴中两个重要的促肾上腺皮质激素和皮质醇也受昼夜节律的调控，异常的睡眠会干扰其分泌。如在睡眠剥夺时，睡眠或者觉醒对促肾上腺皮质轴活动的影响消失。睡眠中的多种激素，如生长激素、皮质醇、胰岛素等共同参与葡萄糖的代谢过程，维持睡眠中空腹血糖的稳定状态。如果睡眠出现问题，激素的水平变化，夜间的血糖水平也会不正常。白天甲状腺素浓度较低且维持稳定，晚间分泌增加并在入睡后不久达到夜间最高值；睡眠后期伴随甲状腺素分泌大幅降低，日间维持早晨醒后的水平。但是在睡眠被剥夺时，甲状腺素的分泌是正常时的 2 倍，此时睡眠对甲状腺素分泌的影响就充分体现出来了，即睡眠对甲状腺的分泌具有抑制作用，而睡眠剥夺可以解除这种抑制。

睡眠缺乏虽然可以导致众多激素的水平发生改变，但这些激素改变如何协同作用，导致干眼发生，仍有待进一步研究。

2. 睡眠缺乏通过炎症的影响引起干眼

干眼的核心机制是炎症，炎症细胞、细胞因子、趋化因子对干眼的形成和发展起着重要的作用。固有免疫系统和适应性免疫系统受主时钟和外周时钟的控制，一些免疫参数呈现节律性的变化，其中包括外周血细胞数或外周器官免疫细胞数，以及免疫细胞发育、迁移、增殖和应答等。

夜间睡眠中，机体外周血白细胞、粒细胞、单核细胞以及主要淋巴细胞亚群包括辅助性 T 细胞（$CD4^+$）、细胞毒性T细胞（$CD8^+$）和B细胞（$CD19^+$），在傍晚或深夜达到最大值，然后逐渐下降，在清晨达到最低值。同时，T 细胞产生 IL-2 及干扰素-γ（IFN-γ）等 Th1 型细胞因子水平增加，而单核细胞分泌 IL-10 和 IL-4 等 Th2 型细胞因子水平下降，在慢波睡眠期间，上述细胞因子水平变化尤其显著，从而有利于 Th1/Th2 平衡向 Th1 偏移，细胞免疫增强。此外，成熟抗原提呈细胞（APC）主要前体细胞分泌 IL-12 水平增强，IL-12 是诱导 Th1 型适应性免疫应答的关键细胞因子。总体来看，夜间睡眠促进免疫应答向 Th1 型免疫应答（IFN-γ 优势）偏移，在 3 点左右或延迟至 6 点半 Th1 型细胞因子水平达到峰值。

固有免疫系统中，自然杀伤（natural killer，NK）细胞是机体抗感染和抗肿瘤的第一道天然防线，其夜间活性的增加依赖于睡眠。外周血 NK 细胞数量和 NK 细胞活性在夜间早期阶段为最低值，上午达到最高值。与正常睡眠人群比较，睡眠不足人群的 NK 细胞杀伤活性下降约 1/4。在 19 点和 5 点时，循环外周血中 IL-6 浓度会呈现两个峰，这种波动似乎是由昼夜节律驱动。当睡眠剥夺时，IL-6 的夜间增加延迟，并且整夜睡眠剥夺可导致 IL-6 增加程度大约减少 50%。在睡眠缺乏或者睡眠功能障碍中，这些平衡将会被打乱。Thakur 等发现睡眠功能障碍中炎症因子发生变化。这些炎症因子的改变是否在睡眠障碍引起的干眼中发挥重要作用也需要进一步研究。

3. 睡眠缺乏对全身脂质代谢的影响

在青春期发育的过程中，睡眠缺乏会影响机体的代谢过程。研究显示，睡眠较差的 8~12 岁女孩会导致体内高密度脂蛋白降低，甘油三酯升高。睡眠质量的改善与总胆固醇的增加有关，而睡眠时间的减少与较低的脂质水平有关。睡眠剥夺可以导致肝脏的脂质氧化增加，如肝脏代谢产物乙酰辅酶 A、3β-羟基丁酸和某些酰基肉碱的含量显著增加。睡眠剥夺也会使肝脏易遭受氧化应激以及磷脂损伤，磷脂酰胆碱的浓度明显减低。另外，睡眠缺乏期间会导致血浆代谢物（主要是脂质及酰基肉碱）等增加。有研究显示，睡眠时间与高密度脂蛋白胆固醇水平呈 U 形关系。睡眠时间>7h 或<6h 都会使得血清中高密度脂蛋白水平面临着降低的风险。睡眠缺乏会影响脂质代谢，但同时脂质酶可能反过来在调节睡眠中发挥作用，并影响对睡眠剥夺产生的反应。在睡眠缺乏对人体血浆代谢组学的研究中发现，睡眠缺乏会导致胆汁酸、类固醇激素和三羧酸循环中间体等的升高。

人类的昼夜节律代谢可以协调人类生理的很多方面，内源性生物钟对多种人类代谢途径具有强烈的直接影响，如血浆中的部分脂肪酸也受到生理节律的调节，而睡眠缺乏则会影响到这一生理节律，从而影响到这类物质的代谢过程。Aalim M. Weljie 等人全面分析了睡眠受限的大鼠血清代谢产物的变化特征，他们发现其中大部分的变化集中在脂质代谢。在睡眠剥夺期间，血浆中的胆碱缩醛磷脂水平呈线性下降。因此，睡眠缺乏有可能通过影响全身的脂质代谢进而影响局部眼表的脂质代谢，从而造成睑板腺、泪腺的功能异常，导致干眼的发生。

总之，睡眠障碍导致干眼的病理生理过程非常复杂，全身和局部因素都参与其中，需要进行更深入的基础研究加以阐明。

六、阻塞性睡眠呼吸暂停综合征对睑板腺的影响

阻塞性睡眠呼吸暂停综合征（obstructive sleep apnea hypopnea syndrome，OSAS）是一种威胁生命的睡眠障碍性疾病，表现为氧饱和度降低和持续性呼吸暂停低通气发作持续超过 10s。OSAS 患病率在中年超重男性中尤其高，有症状患者为 2%~4%，无症状病例达到 24%。间歇性缺氧、血液循环去饱和、儿茶酚胺水平升高和影响睡眠觉醒周期构成了 OSAS 的主要病理生理机制。OSAS 导致的系统性高血压、动脉粥样硬化、内皮和自主神经功能障碍可能最终导致严重合并症，如：冠状动脉疾病、糖尿病、中风、充血性心力衰竭，甚至死亡。眼部血管健康也同样受到这些机制的影响，研究发现，OSAS 与眼睑松弛综合征（FES）等多种眼部病变相关。

最近，有研究对 36 名严重 OSAS 患者和 24 名中度 OSAS 患者进行眼部检查，发现严重 OSAS 患者的泪膜破裂时间（BUT）评分、Schirmer 测试、OSDI 干眼问卷评分、睑缘异常和睑板腺形态相对于中度 OSAS 组发生了明显改变。同时观察到睑板腺导管有的变细，有的肿大，有的变形，表明严重 OSAS 患者中有 MGD 的趋势。另有研究发现，OSAS 患者睑板腺的丢失可能是他们发生干眼的原因。

至于 OSAS 是如何引起睑板腺的形态改变以及功能障碍，目前还没有相关的报道。我们推测可能有以下原因：①在低氧的条件下会进一步刺激氧自由基的产生，进而破坏睑板腺；②有文献报道，间断性的低氧会促进 IL-1、IL-6、IL-8 和 TNF-α 等促炎因子的释放；③OSAS 引起的眼睑松弛综合征会导致睑板腺的鳞状上皮化生以及异常的角化。其中的机制有待进一步证明。

七、干眼对睡眠的影响

睡眠障碍会导致干眼的发生，而干眼也会反过来引起或加剧患者的睡眠障碍，形成恶性循环。

干眼患者的睡眠障碍可能与患者的抑郁和焦虑状态有关。研究显示，抑郁症在干眼患者中的发病率更高，且抑郁和焦虑评分与干眼患者的主观症状明显相关，但与 BUT、水性泪液分泌、角膜荧光素染色、MGD 评分均无明显相关性。另外，抑郁和焦虑还会通过多种途径导致睡眠障碍。也有研究发现，睡眠不良的干眼患者的 BUT 较睡眠良好者短、泪液分泌量较低，而干眼症状的严重程度和 MGD 评分在两者之间无显著差异。

2015 年，Ayaki M 等人使用匹兹堡睡眠质量指数表（PSQI）和医院焦虑抑郁量表（HADS）对 730 名眼病患者（包括眼表疾病、干眼、青光眼、白内障、人工晶状体植入、视网膜疾病）进行问卷调查。结果显示，在全部患者中，37.3% 的患者睡眠质量欠佳，45.5% 可能存在情绪障碍。而在各种类型的眼部疾病中，干眼患者的 PSQI 和 HADS 量表的平均得分均最高，这表明，相对于青光眼、白内障等传统印象中对生活质量影响较大的眼部疾病，干眼对睡眠和情绪的影响更明显。这可能是由于干眼所带来的干涩疼痛等不适症状引起的慢性应激，通过三叉神经通路造成睡眠和情绪障碍。该研究还发现，除干眼外，其他具有类似症状（如异物感、疼痛等）的眼表疾病的患者在 HADS 或 PSQI 上的得分并不高。

之后，该团队评估了干眼、慢性结膜炎、过敏性结膜炎等几种眼表疾病患者的睡眠和情绪状况，发现干眼患者的睡眠质量明显低于其他眼表刺激性疾病患者，且与干眼的严重程度显著相关。这进一步说明，干眼带来的长期不适感可能会导致患者产生焦虑、抑郁的心理，从而影响睡眠。

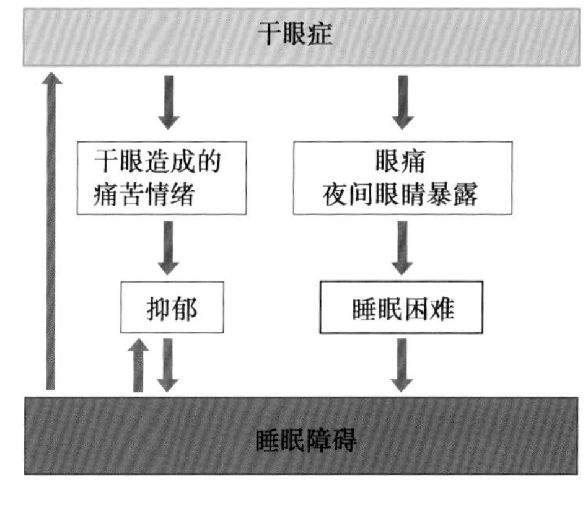

图 19-0-1 干眼与睡眠障碍之间的关系

综上，干眼所导致的睡眠障碍可能是由于抑郁、疼痛和夜间眼睛暴露，其特征是睡眠指数差、睡眠持续时间短、入睡时间长和主观睡眠差（图 19-0-1）。且干眼导致睡眠障碍在女性患者中比男性患者更普遍。

已有研究表明，干眼治疗可以显著改善患者的睡眠质量，且与较早时间确诊的患者相比，新确诊为干眼的患者睡眠质量改善情况更加显著。因此，医务工作者在临床工作中如果发现干眼患者有较严重的眼部不适症状，应考虑该患者可能伴有焦虑、抑郁及睡眠障碍，从而早期进行心理干预治疗，降低焦虑、抑郁、睡眠障碍给患者造成的不利影响。

八、睡眠障碍相关干眼的诊断与治疗

我们建议对所有临床诊断为干眼的患者增加睡眠情况方面的问诊。如果怀疑存在睡眠问题，建议进行 PSQI 问卷调查，以评估患者睡眠质量。必要时建议患者到睡眠专科检查诊断，进行睡眠方面的调理和治疗。

睡眠功能障碍包括器质性睡眠功能障碍与非器质性睡眠功能障碍。器质性睡眠功能障碍主要是躯体疾病或精神障碍症状导致的继发性失眠。非器质性睡眠障碍指各种心理社会因素引起的非器质性睡眠与觉醒障碍，包括失眠症、嗜睡症和某些发作性睡眠异常情况（如睡行症、夜惊、梦魇等）。

睡眠障碍的治疗包括非药物治疗与药物治疗。对于失眠症，主要是睡眠行为的调整，包括养成良好的睡眠习惯（规律的睡眠与起床）、限制睡眠时间、只在床上睡眠、避免午后喝咖啡及茶或酒、避免白天睡觉或短寐少于 30min。睡眠限制以及听音乐、锻炼等也有一定的效果。失眠引起明显的苦恼或社会功能受损，非药物治疗不能缓解者，可以考虑药物治疗，主要包括安眠药、抗抑郁药、褪黑素等。莫达非尼、阿莫达非尼、哌甲酯、苯甲胺、羟丁酸钠等对嗜睡症有一定的效果。睡眠觉醒节律障碍的诊断与治疗相对困难，避免影响睡眠节律的因素是治疗的关键，塔西米酮、褪黑素有一定的治疗作用。氯硝西泮对睡行症、夜惊及梦靥有较好疗效，苯(并)二氮以及褪黑素也有一定的作用。

睡眠障碍相关的干眼可以包含水液缺乏型干眼、脂质异常型干眼、黏蛋白异常型干眼，以及泪液动力学异常型干眼等多种类型，所以临床上大部分可以归类于混合型干眼。其中，水液缺乏型干眼与睡眠障碍引起的泪腺改变有关，脂质异常型干眼与睡眠障碍引起的睑板腺功能障碍有关，黏蛋白异常型干眼与睡眠障碍引起的角膜及结膜上皮细胞黏蛋白分泌异常有关，而泪液动力学异常型干眼与睡眠障碍引起的眼睑松弛和结膜松弛有关。

由于睡眠障碍相关的干眼可以包含干眼的所有类型，临床上怀疑睡眠障碍相关的干眼应进行全面的眼表检查和评估，针对具体患者的干眼类型和程度进行针对性治疗。具体治疗可以参考中国干眼专家共识：治疗(2020年)。

(欧尚坤　李　炜)

参考文献

[1] KAWASHIMA M, UCHINO M, YOKOI N, et al. The association of sleep quality with dry eye disease: the Osaka study. Clin Ophthalmol, 2016, 10: 1015-1021.
[2] HAN K T, NAM J H, PARK E C. Do Sleep Disorders positively correlate with dry eye syndrome? Results of national claim data. Int J Environ Res Public Health, 2019. 16(5): 878.
[3] LEE W, LIM S S, WON J U, et al. The association between sleep duration and dry eye syndrome among Korean adults. Sleep Med, 2015, 16(11): 1327-1331.
[4] YU X, GUO H, LIU X, et al. Dry eye and sleep quality: A large community-based study in Hangzhou. Sleep, 2019, 42(11): zsz160.
[5] RIVKEES S A. The development of circadian rhythms: From animals to humans. Sleep Med Clin, 2007, 2(3): 331-341.
[6] WIECHMANN A F, SUMMERS J A. Circadian rhythms in the eye: The physiological significance of melatonin receptors in ocular tissues. Prog Retin Eye Res, 2008, 27(2): 137-160.
[7] CARRACEDO G, CARPENA C, CONCEPCIÓN P, et al. Presence of melatonin in human tears. J Optom, 2017, 10(1): 3-4.
[8] ROMANO A, PEISICH A, MADJAROV B. The circadian rhythm of lacrimal secretion and its parameters, determined in a group of healthy individuals, and its potential diagnostic and therapeutic significance. Adv Exp Med Biol, 1994, 350: 93-97.
[9] PENA-VERDEAL H, GARCÍA-RESÚA C, RAMOS L, et al. Diurnal variations in tear film break-up time determined in healthy subjects by software-assisted interpretation of tear film video recordings. Clin Exp Optom, 2016, 99(2): 142-148.
[10] UCHINO E, SONODA S, KINUKAWA N, et al. Alteration pattern of tear cytokines during the course of a day: diurnal rhythm analyzed by multicytokine assay. Cytokine, 2006, 33(1): 36-40.
[11] BENITO M J, GONZÁLEZ-GARCÍA M J, TESÓN M, et al. Intra- and inter-day variation of cytokines and chemokines in tears of healthy subjects. Exp Eye Res, 2014, 120: 43-49.
[12] FULLARD R J, CARNEY L G. Diurnal variation in human tear enzymes. Exp Eye Res, 1984, 38(1): 15-26.
[13] HUTH S W, MILLER M J, LEOPOLD I H. Calcium and protein in tears: diurnal variation. Arch Ophthalmol, 1981, 99(9): 1628-1633.
[14] SHEN M, WANG J, TAO A, et al. Diurnal variation of upper and lower tear menisci. Am J Ophthalmol, 2008, 145(5): 801-806.
[15] GARCÍA N, TESÓN M, ENRÍQUEZ-DE-SALAMANCA A, et al. Basal values, intra-day and inter-day variations in tear film osmolarity and tear fluorescein clearance. Curr Eye Res 2014, 39(7): 673-679.
[16] TANG L, WANG X, WU J, et al. Sleep deprivation induces dry eye through inhibition of PPARalpha expression in corneal epithelium. Invest Ophthalmol Vis Sci, 2018, 59(13): 5494-5508.
[17] LI S, NING K, ZHOU J, et al. Sleep deprivation disrupts the lacrimal system and induces dry eye

disease. Exp Mol Med, 2018, 50(3): e451.
[18] ZHANG X, DE PAIVA C S, SU Z, et al. Topical interferon-gamma neutralization prevents conjunctival goblet cell loss in experimental murine dry eye. Exp Eye Res, 2014, 118: 117-124.
[19] LIN Z, LIU X, ZHOU T, et al. A mouse dry eye model induced by topical administration of benzalkonium chloride. Mol Vis, 2011, 17: 257-264.
[20] Murube J. Henrik Sjögren, 1899-1986. Ocul Surf, 2010, 8(1): 2-7.
[21] MANTELLI F, MORETTI C, MICERA A, et al. Conjunctival mucin deficiency in complete androgen insensitivity syndrome (CAIS). Graefes Arch Clin Exp Ophthalmol, 2007, 245(6): 899-902.
[22] ROSA S, BIASON-LAUBER A, MONGAN N P, et al. Complete androgen insensitivity syndrome caused by a novel mutation in the ligand-binding domain of the androgen receptor: Functional characterization. J Clin Endocrinol Metab, 2002, 87(9): 4378-4382.
[23] KRENZER K L, DANA M R, ULLMAN M D, et al. Effect of androgen deficiency on the human meibomian gland and ocular surface. J Clin Endocrinol Metab, 2000, 85(12): 4874-4882.
[24] COKSUER H, OZCURA F, OGHAN F, et al. Effects of hyperandrogenism on tear function and tear drainage in patients with polycystic ovary syndrome. J Reprod Med, 2011, 56(1-2): 65-70.
[25] BONINI S, MANTELLI F, MORETTI C, et al. Itchy-dry eye associated with polycystic ovary syndrome. Am J Ophthalmol, 2007, 143(5): 763-771.
[26] SRIPRASERT I, WARREN D W, MIRCHEFF A K, et al. Dry eye in postmenopausal women: A hormonal disorder. Menopause, 2016, 23(3): 343-351.
[27] SULLIVAN S D, SARREL P M, NELSON L M. Hormone replacement therapy in young women with primary ovarian insufficiency and early menopause. Fertil Steril, 2016, 106(7): 1588-1599.
[28] SULLIVAN D A, ROCHA E M, ARAGONA P, et al. TFOS DEWS Ⅱ Sex, Gender, and Hormones Report. Ocul Surf, 2017, 15(3): 284-333.
[29] ALVES M, DIAS A C, ROCHA E M. Dry eye in childhood: epidemiological and clinical aspects. Ocul Surf, 2008, 6(1): 44-51.
[30] LJUBIMOV A V. Diabetic complications in the cornea. Vision Res, 2017, 139: 138-152.
[31] KHAJAVI N, MERGLER S, BIEBERMANN H. 3-Iodothyronamine, a novel endogenous modulator of transient receptor potential melastatin 8? Front Endocrinol (Lausanne), 2017, 8: 198.
[32] ROCHA E M, MANTELLI F, NOMINATO L F, et al. Hormones and dry eye syndrome: an update on what we do and don't know. Curr Opin Ophthalmol, 2013, 24(4): 348-355.
[33] OH M M, KIM J W, JIN M H, et al. Influence of paradoxical sleep deprivation and sleep recovery on testosterone level in rats of different ages. Asian J Androl, 2012, 14(2): 330-334.
[34] SHIM J S, CHOI J H, PYUN J H, et al. Effect of sleep deprivation on the male reproductive system in rats. J Sex Med, 2017, 14: S116-S117.
[35] REYNOLDS A C, DORRIAN J, LIU P Y, et al. Impact of five nights of sleep restriction on glucose metabolism, leptin and testosterone in young adult men. Plos One, 2012, 7(7): e41218.
[36] GUYON A, MORSELLI L L, BALBO M L, et al. Effects of insufficient sleep on pituitary-adrenocortical response to crh stimulation in healthy men. Sleep, 2017, 40(6): zsx064.
[37] SCHUSSLER P, UHR M, ISING M, et al. Nocturnal ghrelin, ACTH, GH and cortisol secretion after sleep deprivation in humans. Psychoneuroendocrino, 2006, 31(8): 915-923.
[38] KHALYFA A, GOZAL D, MASA J F, et al. Sleep-disordered breathing, circulating exosomes, and insulin sensitivity in adipocytes. Int J Obes (Lond), 2018, 42(6): 1127-1139.
[39] SHIGIYAMA F, KUMASHIRO N, TSUNEOKA Y, et al. Mechanisms of sleep deprivation-induced hepatic steatosis and insulin resistance in mice. Am J Physiol Endocrinol Metab, 2018, 315(5): E848-E58.
[40] PEREIRA J C JR, ANDERSEN M L. The role of thyroid hormone in sleep deprivation. Med Hypotheses, 2014, 82(3): 350-355.
[41] RODRIGUES N C, da CRUZ N S, de PAULA NASCIMENTO C, et al. Sleep deprivation alters thyroid hormone economy in rats. Exp Physiol, 2015, 100(2): 193-202.
[42] HESSEN M, AKPEK E K. Dry eye: An inflammatory ocular disease. J Ophthalmic Vis Res, 2014, 9(2): 240-250.
[43] BRON A J, de PAIVA C S, CHAUHAN S K, et al. TFOS DEWS Ⅱ pathophysiology report. Ocul Surf, 2017, 15(3): 438-510.
[44] MAN K, LOUDON A, CHAWLA A. Immunity around the clock. Science, 2016, 354(6315): 999-1003.
[45] GANZ F D. Sleep and immune function. Crit Care Nurse, 2012, 32(2): e19-25.

[46] TAYLOR D J,KELLY K,KOHUT M L,et al. Is insomnia a risk factor for decreased influenza vaccine response? Behav Sleep Med,2017,15(4):270-287.

[47] LANGE T,DIMITROV S,FEHM H L,et al. Shift of monocyte function toward cellular immunity during sleep. Arch Intern Med,2006,166(16):1695-1700.

[48] PETROVSKY N,HARRISON L C. Diurnal rhythmicity of human cytokine production-A dynamic disequilibrium in T helper cell type 1/T helper cell type 2 balance? J Immunol,1997,158(11):5163-5168.

[49] FONDELL E,AXELSSON J,FRANCK K,et al. Short natural sleep is associated with higher T cell and lower NK cell activities. Brain Behav Immun,2011,25(7):1367-1375.

[50] VGONTZAS A N,PAPANICOLAOU D A,BIXLER E O,et al. Circadian interleukin-6 secretion and quantity and depth of sleep. J Clin Endocr Metab,1999,84(8):2603-2607.

[51] IRWIN M R,OPP M R. Sleep health:Reciprocal regulation of sleep and innate immunity. Neuropsychopharmacol,2017,42(1):129-155.

[52] CHRISTOFFERSSON G,VAGESJO E,PETTERSSON U S,et al. Acute sleep deprivation in healthy young men:Impact on population diversity and function of circulating neutrophils. Brain Behav Immun,2014,41:162-172.

[53] CARROLL J E,CARRILLO C,OLMSTEAD R,et al. Sleep deprivation and divergent toll-like receptor-4 activation of cellular inflammation in aging. Sleep,2015,38(2):205-211.

[54] THAKUR A,WILLCOX M D P,STAPLETON F. The proinflammatory cytokines and arachidonic acid metabolites in human overnight tears:Homeostatic mechanisms. J Clin Immunol,1998,18(1):61-70.

[55] KUULA L,PESONEN A K,KAJANTIE E,et al. Sleep and lipid profile during transition from childhood to adolescence. J Sleep Res,2016,177:173-178.

[56] SHIGIYAMA F,KUMASHIRO N,TSUNEOKA Y,et al. Mechanisms of sleep deprivation-induced hepatic steatosis and insulin resistance in mice. Am J Physiol-endoc M,2018,315(5):E848-E58.

[57] CHANG H M,MAI F D,CHEN B J,et al. Sleep deprivation predisposes liver to oxidative stress and phospholipid damage:A quantitative molecular imaging study. Comparative Study,2008,212(3):295-305.

[58] DAVIES S K,ANG J E,REVELL V L,et al. Effect of sleep deprivation on the human metabolome. Pnas,2014,111(29):10761-10766.

[59] LIN P,CHANG K T,LIN Y A,et al. Association between self-reported sleep duration and serum lipid profile in a middle-aged and elderly population in Taiwan:A community-based,cross-sectional study. BMJ Open,2017,7(10):e015964.

[60] THIMGAN M S,SUZUKI Y,SEUGNET L,et al. The perilipin homologue,lipid storage droplet 2,regulates sleep homeostasis and prevents learning impairments following sleep loss. Plos Biol,2010,8(8):e1000466.

[61] BELL L N,KILKUS J M,BOOTH III J N,et al. Effects of sleep restriction on the human plasma metabolome. Physiol Behav,2013,122:25-31.

[62] DALLMANN R,VIOLA A U,TAROKH L,et al. The human circadian metabolome. Proc Natl Acad Sci U S A,2012,109(7):2625-2629.

[63] WELJIE A M,MEERLO P,GOEL N,et al. Oxalic acid and diacylglycerol 36:3 are cross-species markers of sleep debt. Proc Natl Acad Sci U S A,2015,112(8):2569-2574.

[64] CHUA EC-P,SHUI G,CAZENAVE-GASSIOT A,et al. Changes in plasma lipids during exposure to total sleep deprivation. Sleep,2015,38(11):1683-1691.

[65] MCNAB A A. The eye and sleep apnea. Sleep Med Rev,2007,11(4):269-276.

[66] LEE W,NAGUBADI S,KRYGER M H,et al. Epidemiology of obstructive sleep apnea:A population-based perspective. Expert Rev Respir Med,2008,2(3):349-364.

[67] KOHLER M,STRADLING J R. Mechanisms of vascular damage in obstructive sleep apnea. Nat Rev Cardiol,2010,7(12):677-685.

[68] KOHLER M. Deleterious systemic effects of OSA:How much evidence do we need? Thorax,2015,70(9):817-818.

[69] WOOG J J. Obstructive sleep apnea and the floppy eyelid syndrome. Am J Ophthalmol,1990,110:314-315.

[70] HAYIRCI E,YAGCI A,PALAMAR M,et al. The effect of continuous positive airway pressure treatment for obstructive sleep apnea syndrome on the ocular surface. Cornea,2012,31(6):604-608.

[71] KARACA I,YAGCI A,PALAMAR M,et al. Ocular surface assessment and morphological alterations in meibomian glands with meibography in obstructive sleep apnea Syndrome. Ocul Surf,2019,17(4):771-776.

[72] MUHAFIZ E, OLCEN M, ERTEN R, et al. Evaluation of Meibomian glands in obstructive sleep apnea-hypopnea syndrome. Cornea, 2020, 39(6): 685-690.
[73] LABBE A, WANG Y X, JIE Y, et al. Dry eye disease, dry eye symptoms and depression: the Beijing Eye Study. Br J Ophthalmol, 2013, 97(11): 1399-1403.
[74] KITAZAWA M, SAKAMOTO C, YOSHIMURA M, et al. The relationship of dry eye disease with depression and anxiety: a naturalistic observational study. Transl Vis Sci Technol, 2018, 7(6): 35.
[75] MOULTON E A, BECERRA L, BORSOOK D. An fMRI case report of photophobia: Activation of the trigeminal nociceptive pathway. Pain, 2009, 145(3): 358-363.
[76] WU M, LIU X, HAN J, et al. Association between sleep quality, mood status, and ocular surface characteristics in patients with dry eye disease. Cornea, 2019, 38(3): 311-317.
[77] AYAKI M, KAWASHIMA M, NEGISHI K, et al. High prevalence of sleep and mood disorders in dry eye patients: survey of 1,000 eye clinic visitors. Neuropsychiatr Dis Treat, 2015, 11: 889-894.
[78] AYAKI M, KAWASHIMA M, NEGISHI K, et al. Sleep and mood disorders in dry eye disease and allied irritating ocular diseases. Sci Rep, 2016, 6: 22480.
[79] AYAKI M, TSUBOTA K, KAWASHIMA M, et al. Sleep disorders are a prevalent and serious comorbidity in dry eye. Invest Ophthalmol Vis Sci, 2018, 59(14): DES143-DES50.
[80] AYAKI M, TODA I, TACHI N, et al. Preliminary report of improved sleep quality in patients with dry eye disease after initiation of topical therapy. Neuropsychiatr Dis Treat, 2016, 12: 329-337.
[81] 亚洲干眼协会中国分会，中国医师协会眼科医师分会眼表与干眼学组. 中国干眼专家共识：治疗(2020年). 中华眼科杂志，2020，56：7.
[82] WOLFFSOHN J S, ARITA R, CHALMERS R, et al. TFOS DEWS Ⅱ Diagnostic Methodology report. Ocular Surface, 2017, 15(3): 539-574.
[83] BUYSSE D J, REYNOLDS C F, MONK T H, et al. The pittsburgh sleep quality index- a new instrument for psychiatric practice and research. Psychiat Res, 1989, 28(2): 193-213.

第二十章　甲状腺相关眼病与干眼

甲状腺相关眼病(thyroid associated ophthalmopathy，TAO)，又称 Graves 眼病，是由甲状腺疾病引起的累及眼眶组织的炎性损害，多见于 Graves 病，也见于甲状腺功能正常者、慢性淋巴性甲状腺炎。其发病过程主要影响眼眶组织、眼外肌，本质是一种器官特异性、自身免疫性疾病，是在遗传、免疫、环境等多种因素的共同作用下导致免疫功能紊乱的结果。

Graves 病是常见的自身免疫性疾病，约半数 Graves 病患者会发生 TAO。大量研究证实，TAO 可引起干眼及眼表微环境的变化。TAO 患者常出现眼部不适感，而干眼是最常见原因，约 65.2%~85% 的 TAO 患者合并干眼。TAO 患者的眼部症状在疾病发展过程中可呈现出周期性变化，在活动期症状加重，缓解期减轻。活动期大量细胞因子与趋化因子释放，介导一系列炎症反应，细胞因子与眼眶内成纤维细胞相互作用，导致眼眶脂肪化，透明质酸大量堆积，引起眶内组织和眼外肌水肿增粗，出现瞬目减少、眼球突出、眼睑退缩及眼睑闭合不全等眼部体征。由于睑裂增宽、眼睑退缩、眼球突出、局部炎症反应、代谢加快等等一系列因素，最终产生眼表损伤而引发干眼。

一、甲状腺疾病相关干眼的发病机制

TAO 合并干眼的发病机制目前尚不明确，迄今为止的研究主要认为与以下方面有关。

1. Graves 眼病患者眼睑回缩、上睑迟落、眼球突出及眼睑闭合不全等特征(图 20-0-1)，导致眼表暴露面积增大、暴露时间增长，泪液蒸发过快。

2. TAO 患者的泪腺功能受损，导致泪液质或量异常可能是 TAO 干眼的另一重要原因。研究发现，TAO 患者泪腺体积明显增大，增大程度与泪液中 IL-1β、IL-17α、IL-6 等炎症因子增加有关。TAO 患者泪腺组织发现有单核细胞浸润，泪腺上皮细胞及泪腺血管内皮细胞高表达细胞间黏附分子-1，泪腺腺泡细胞表达促甲状腺激素受体(TSHR)，提示在 TAO 发病过程中泪腺可能作为靶组织参与炎症反应并遭到损伤，导致泪液分泌减少。处于活动期 TAO 患者的泪腺体积，较稳定期大，并且体积大小与流泪、眼球突出度、炎症活动性、吸烟等因素有关。

3. 活动期 Graves 眼病患者促甲状腺激素(TSH)分泌增多导致 T 细胞炎症因子如 TNF-α 等释放过多，而

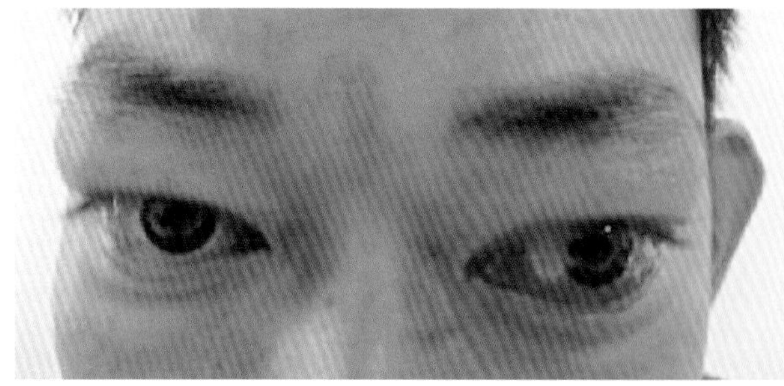
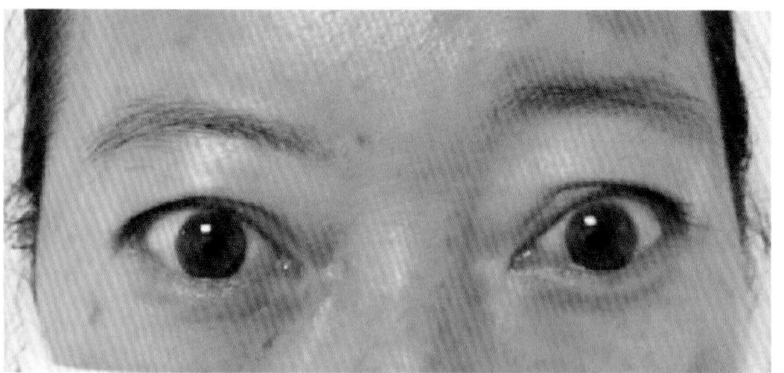

图 20-0-1 Graves 眼病患者眼睑回缩、上睑迟落、眼球突出

炎症因子随泪液分泌至眼表，激活炎症反应释放更多炎症因子、趋化因子的同时，吸引炎症细胞向眼表聚集，加剧炎症反应，进而引发连锁炎症反应，导致干眼的发生。

4. Graves 眼病患者的基础代谢率高，眼表的炎症反应使得患者眼部充血明显，眼表温度偏高导致泪液蒸发过强。

5. Graves 眼病患者眼轮匝肌肌力降低，瞬目减少，使得睑板腺脂质排出受阻，泪膜中的脂质减少，瞬目不全继发泪液动力学异常、泪膜形成不完全、泪膜稳定性下降，导致干眼。

6. Graves 眼病引起的角结膜病变，可破坏结膜杯状细胞，导致其黏液量分泌减少且成分改变。此外，角结膜上皮细胞凋亡增加泪液中的炎症因子及倒睫也可影响泪膜稳定性、角结膜上皮结构与形态。此外，TAO 患者的角膜神经纤维密度降低，出现神经芽、扭曲改变，角膜敏感度早期也出现下降，导致不全眨眼、泪腺分泌不足，泪膜稳定性下降。

7. ^{131}I 是治疗甲状腺功能亢进原发病的主要方法之一，能够特异性破坏甲状腺细胞，同时不损害周围组织，具有较好的疗效及安全性。研究发现，部分甲状腺功能亢进患者在接受 ^{131}I 治疗后，Schirmer 试验和泪膜破裂时间（BUT）出现下降、OSDI 评分升高、泪腺细胞形态及大小均发生改变，即使是低剂量 ^{131}I 也可能损伤泪腺，进而导致干眼。Aydogan 等发现 TAO 患者在接受 ^{131}I 治疗后，泪液黏蛋白和水分分泌减少，可能与放射性碘治疗损伤泪腺及结膜上皮细胞有关。

8. 眼眶放射治疗通过抑制眶内淋巴细胞增殖，进而发挥抗炎作用，对改善中重度或进展迅速的活动期 TAO 患者的眼部症状具有较好效果。有研究对接受眼眶放疗的 TAO 患者进行长期随访发现，放疗有增加 TAO 患者干眼发生的风险，并且干眼的发生率和缓解程度与放射剂量呈正相关，这可能与放疗破坏泪腺结构、造成泪腺分泌功能下降有关。

二、临床表现

常见的临床表现主要包括眼睑肿胀、眼睑退缩（Dalrymple 征）、上睑迟落（von Graefe 征）和瞬目反射减少、眼球突出、复视及眼球运动障碍、结膜充血水肿以及视力降低、视野缺损，眼底常见视网膜水肿、渗出，视盘苍白水肿，静脉迂曲扩张。严重者角膜暴露，继发角膜溃疡，甚至失明（图 20-0-2）。

研究发现，在早期尚未发生突眼的 TAO 患者中，半数以上患者已出现不同程度的干眼症状。实际临床工作发现干眼也普遍存在于早期的 TAO 患者。

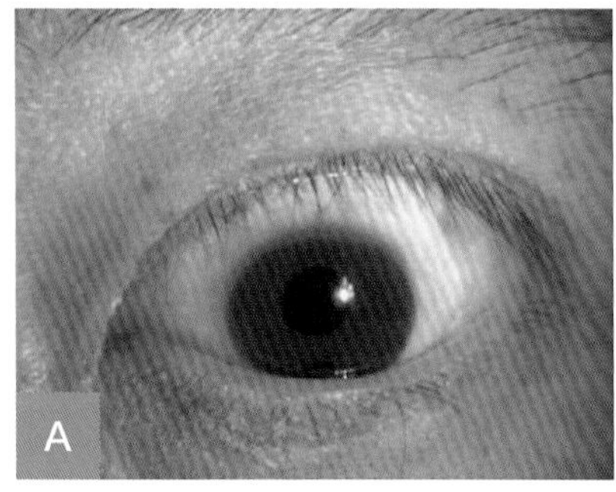

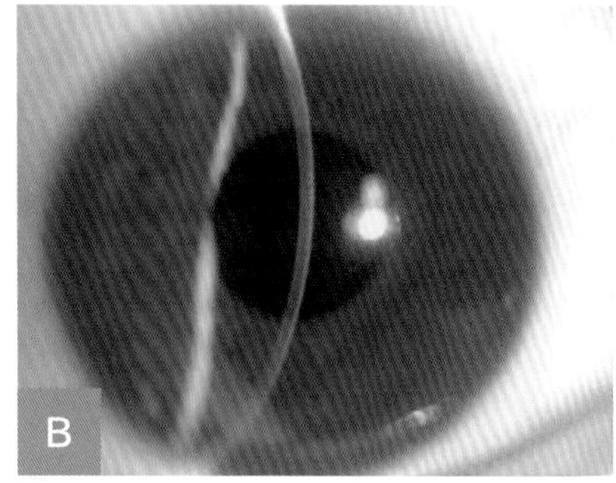

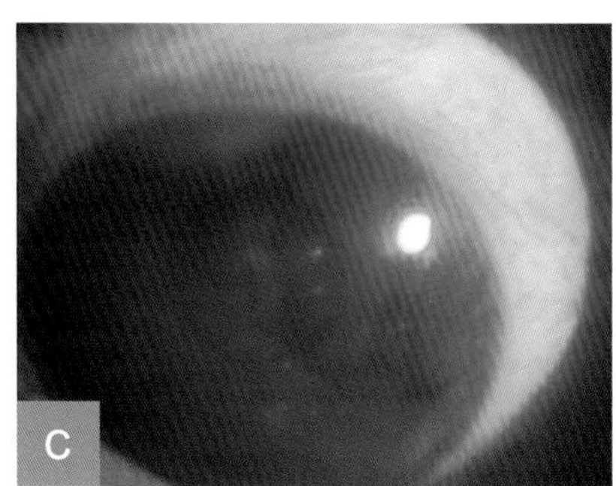

图 20-0-2 甲亢患者角膜上皮点状缺损，可见上睑迟落

三、诊断

TAO 的诊断没有单项的临床检查或实验室检查的“金标准”，临床上通过对眼球运动、眼球突出度测量、裂隙灯检查、视野和眼底检查等来确定临床活动性和严重性。Bartley 诊断标准是 TAO 诊断中最常使用的，主要包括：①眼睑出现退缩，合并甲状腺功能障碍或眼球突出或眼外肌的受累或视神经病变；②眼睑没有退缩，则必须要有甲状腺功能障碍，并且排除其他疾病导致的相似体征。

四、治疗

TAO 患者的治疗包括：全身治疗（糖皮质激素治疗、免疫治疗等）、眼部治疗（药物治疗、眼眶部放射治疗和手术治疗），以及心理治疗。目的在于减轻眼球突出、眼睑闭合不全等相关眼征，进而减少眼表的损伤。

1. 全身治疗

甲状腺功能异常的全身治疗应在内分泌科医生的指导下进行，如使用抗甲状腺药物（硫脲类衍生物）、碘和碘化物、放射碘治疗及 β 受体拮抗剂等。

（1）糖皮质激素：大剂量使用糖皮质激素仍是治疗中重度活动期 TAO 的首选方法。有口服、局部注射及静脉滴注 3 种给药途径，静脉使用的疗效及耐受性要优于口服。2016 年欧洲甲状腺学会/欧洲 Graves 眼病专家组（EUGOGO）发布的 Graves 眼病管理指南建议静脉使用甲泼尼龙的起始剂量为 500mg，每周 1 次，持续 6 周，随后减量到 250mg，每周 1 次，持续 6 周，一个疗程共计 12 周，累计剂量为 4.5g。大剂量静脉滴注糖皮质激素治疗不应持续超过 12 周，累计治疗剂量不应超过 8g。研究发现，激素治疗不仅能改善 TAO 患者的突眼、复视及眼球运动障碍等症状，还能一定程度改善干眼症状。Yoon 等研究发现，在糖皮质激素冲击治疗 2~4 周后，Graves 眼病患者的泪膜破裂时间及泪液分泌试验结果均有明显改善，可能与激素抑制眼表炎症有关，但长期使用应注意其副作用。结膜下注射曲安奈德可用于缓解眼睑肿胀及轻度的眼睑挛缩。

（2）免疫抑制剂：对于有糖皮质激素使用禁忌证的患者，可应用其他免疫抑制剂。环孢素 A（CsA）可以抑制 T 细胞聚集，并且降低眼表上皮细胞的凋亡。有研究发现，免疫抑制剂环孢素 A 与泼尼松联合使用的疗效要优于任一者的单用疗效。CsA 治疗 TAO，在患者接受 CsA 治疗 2 个月后，Schirmer、BUT 提高，OSDI 评分降低，结膜上皮细胞凋亡减少，MMP-9 表达有所下降。

（3）生物制剂：2016 年 EUGOGO 指南将利妥昔单抗作为推荐为静脉滴注大剂量糖皮质激素治疗无效时的二线治疗方案。

（4）其他：脱水剂用于减轻眼眶水肿。肉毒杆菌局部注射用于治疗眼睑回缩及眼睑闭合不全。

2. 眼部治疗

病变早期药物治疗以炎症反应为主，一线治疗仍是传统的糖皮质激素，照射治疗、免疫治疗、生物制剂则是常见的二线治疗方法。病变中后期继发干眼症、暴露性角膜炎等，则需要重视干眼方面的治疗。病变晚期药物治疗无效，则需选择手术治疗。

（1）糖皮质激素：糖皮质激素类滴眼液，对控制 TAO 患者的眼表炎症反应，尤其是活动期软组织病变明显的患者具有较好疗效。但长期使用应注意药物性青光眼、白内障等并发症。为避免长期使用激素导致的不良反应，一般建议在 TAO 病情活动期、炎症反应急性期短期冲击治疗。对伴有眶周软组织肿胀的患者，可选择曲安奈德行眶周注射。

（2）免疫抑制剂：局部使用环孢素 A 滴眼对控制 TAO 干眼患者的眼表炎症具有良好的效果。环孢素 A 通过抑制 T 淋巴细胞增殖、抑制淋巴细胞活化，减轻眼表炎症反应及由其产生的眼表损伤。

（3）干眼治疗

1）人工泪液：因 Graves 眼病患者早期即可伴随干眼，因此建议尽早使用人工泪液，尽量选用不含防腐剂的人工泪液点眼保持眼表湿润。建议 TAO 患者无论是否出现突眼，夜间使用眼用凝胶或抗生素眼膏涂抹保护眼表，尤其是眼睑闭合不全患者，使用眼膏或凝胶不仅可延长药物作用面积和时间，减少夜间泪液蒸发，从而缓解症状，避免眼表暴露性损伤。

2）对于干眼症状严重，可根据患者眼表情况选择配戴角膜绷带镜、巩膜镜，行泪道栓塞术，不仅能改善眼表症状，同时还可改善 TAO 患者的视觉效果。对于突眼、眼睑闭合不全的患者，建议将湿房镜作为日常配戴。

3）伴随睑板腺功能障碍的患者应定期行睑板腺热敷及按摩治疗。

4）对严重突眼、伴眼睑闭合不全的患者，常并发暴露性角膜炎，对已引发角膜病变者可根据患者眼表情况采取部分或完全眼睑缝合联合角膜移植术（图 20-0-3）。

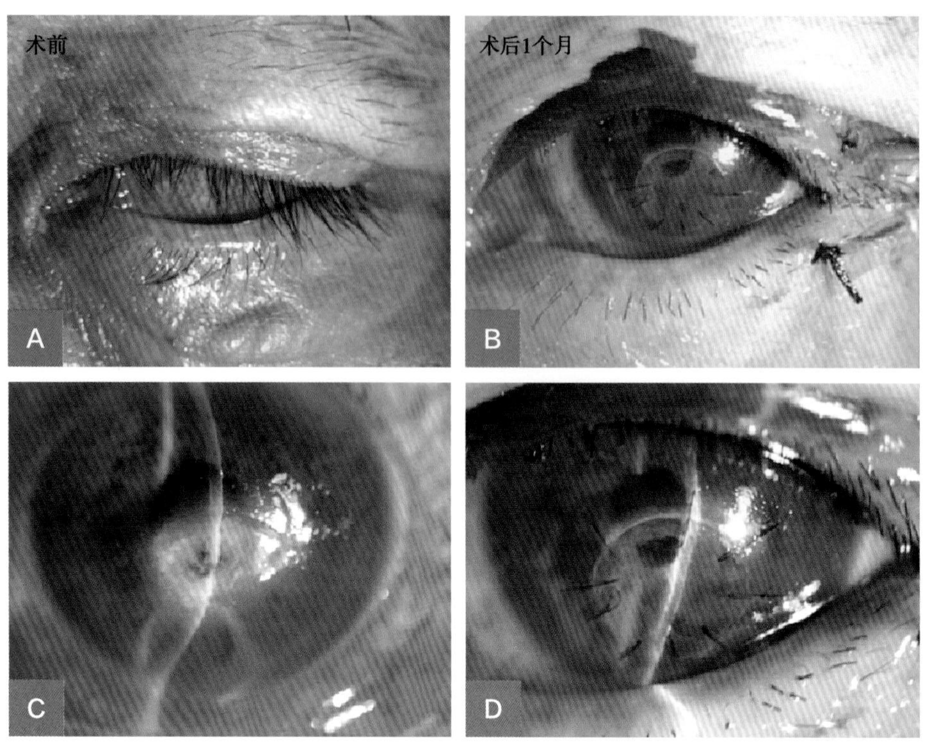

图 20-0-3 Graves 眼病眼睑闭合不全继发角膜溃疡，行板层角膜移植联合部分睑缘缝合
A、C. 术前裂隙灯照相；B、D. 术后 1 个月裂隙灯照相。

（4）照射治疗：通过抑制球后淋巴细胞和成纤维细胞浸润，改善局部软组织症状、眼外肌运动、减轻复视和视神经受累。对于药物治疗无效或有禁忌证的可行放射治疗，一般采用双颞侧投照，总量为 20~30Gy。研究发现，眼眶照射治疗能够在一定程度上改善患者的复视及眼球运动障碍，并且对于口服糖皮质激素治疗具有协同增效的作用。但临床发现部分患者在接受照射治疗后干眼症状较治疗前加重。

（5）手术治疗：对于病情稳定的眼睑、眼外肌病变及药物治疗无效并出现严重角膜病变的患者，临床上可视病变程度的不同采取相关手术治疗，选择手术顺序的基本原则为眼眶减压术、眼外肌矫正手术、眼睑手术。原则上手术应遵循既定的顺序，以避免前后手术交叉感染。

1）眼眶减压手术：眼球突出在 Graves 眼病早期即会出现。眼眶减压术是 Graves 眼病患者首选的手术治疗方式。对于眼球严重突出，眼睑无法闭合，角膜溃疡者均是其适应证。Doumit 对 15 例术前有干眼症状的 Graves 眼病患者行眼眶减压手术，术后其中 12 例患者干眼症状明显好转。2016 年 EUGOGO 共识建议超大剂量静脉滴注激素治疗（甲泼尼龙 500~1 000mg 连续治疗 3d 或在第 1 周内隔天冲击）2 周，疗效不明显或疗效欠佳，或视觉功能（视力/视野）迅速恶化者，应立即行眼眶减压手术。眼眶减压术目的在于改善 TAO 患者眼球突出，术后眼表暴露面积减少，眼部炎症及充血程度在一定程度上得到缓解、减轻，眼表细胞和结膜上皮细胞损伤修复，部分患者在术后眼部症状，尤其是干眼症状得到较大程度改善。

2）眼外肌矫正手术

复视及眼球运动障碍是 Graves 眼病常见的表现之一，受累的肌肉依次是下直肌、内直肌、上直肌及外直肌，可以采用眼外肌矫正手术进行治疗。有研究指出，手术切口的选择和手术所累及的肌肉条数均会影响眼表健康。因此，眼外肌矫正术后干眼症状不一定有所改善。

3）眼睑退缩手术（图 20-0-4）

结膜组织含有杯状细胞和外分泌腺 Krause、Wolfring，杯状细胞主要生成黏蛋白，构成泪膜最内层；中间水液层的基础分泌是由副泪腺 Krause 和 Wolfring 分泌，其在泪液的产生中扮演着重要角色。无论经皮提上睑

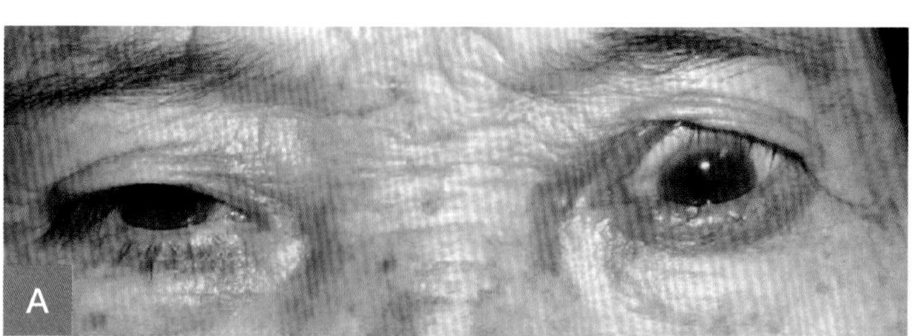

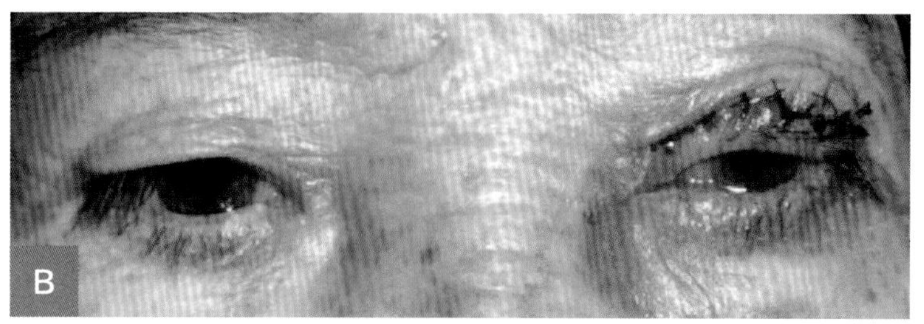

图 20-0-4　Graves 眼病眼睑退缩患者行上睑退缩手术
A. 术前；B. 术后。

肌延长术还是经结膜 Müller 肌切除术，都有可能对其造成损伤，从而引起泪液分泌系统功能障碍，导致干眼。George 等对 39 例采用了经结膜 Müller 肌切除术的 Graves 眼病患者进行研究，结果发现在术后有 11 例患者出现泪液分泌减少的现象。

4）眼睑缝合手术：由于 Graves 眼病患者眼睑张力大，使用传统的眼睑缝合术容易出现眼睑裂开。手术建议增大上下眼睑中内 1/3 及中外 1/3 的缝合面积，增强抗张力，保留中央 1/3 瞳孔区域获得部分视力，不影响日常生活。

3. 心理治疗

TAO 患者的生活质量常随病程进展出现明显下降，常因外观、复视、干眼等症状，严重影响患者阅读、使用视频终端、驾驶、娱乐等日常。部分患者因外观改变而产生自卑、自闭等障碍心理。因此，对此类患者的心理治疗及疏导也尤为重要。

五、病例分享

【病例 1】

患者，男性，45 岁，以“双眼反复干涩 3 年，左眼红痛、视力下降 1 个月”为主诉就诊。患者 3 年前开始出现双眼干涩、疲劳症状，在当地医院就诊诊断为“干眼”，不规律使用滴眼液点眼，症状时有反复。1 个月前无明显诱因出现左眼红痛，伴异物感明显、畏光流泪，视力轻度下降。在当地医院就诊，诊断为“左眼角膜炎”，给予促角膜上皮修复滴眼液点眼治疗、配戴角膜绷带镜，病情改善不明显，后到我院门诊就诊。患者 2 年前体检时确诊“甲状腺功能亢进”，现口服药物治疗，我院就诊前复查甲状腺功能 6 项指标均正常。

眼科查体：右眼视力 0.8，眼压 14mmHg，球结膜无明显充血，角膜透明。左眼视力 0.02，矫正 0.25，眼压 12.5mmHg，球结膜充血（++），中央偏下方角膜见片状上皮缺损，FL（+），基质浅层水肿（图 20-0-5）。

眼科特殊检查：角膜共聚焦显微镜提示左眼角膜上皮缺损，基底层夹杂中量活化免疫细胞，基质浅层伴团状纤维瘢痕高反光，未见明显炎症细胞浸润，内皮层结构大致正常，伴少量碎屑样高反光。前节 OCT 示左眼角膜上皮缺损、基质水肿增厚（图 20-0-6）。泪液分泌试验，右眼 6mm/5min、左眼 4mm/5min。泪河高度，右眼 0.07mm、左眼 0.04mm。泪液脂质层分析，右眼 39ICU、左眼 41ICU。双眼睑板腺Ⅱ度萎缩、腺管扭曲（图 20-0-7）。

临床诊断：左眼角膜上皮损伤、双眼干眼、双眼 Graves 眼病、甲状腺功能亢进。

治疗：给予甲泼尼龙粉针 80mg 全身静脉滴注，每天 1 次；局部使用妥布霉素地塞米松眼膏，左眼夜间包扎；自体血清滴眼液，滴左眼，每天 4 次；无防腐剂人工泪液，滴双眼，每天 4 次。治疗 3 天复诊，左眼裸眼视力 0.02，矫正 0.4，上皮缺损大部分修复、基质水肿减轻（图 20-0-8）。1 周后复诊，左眼矫正视力 0.6，角膜透明（图 20-0-9）。

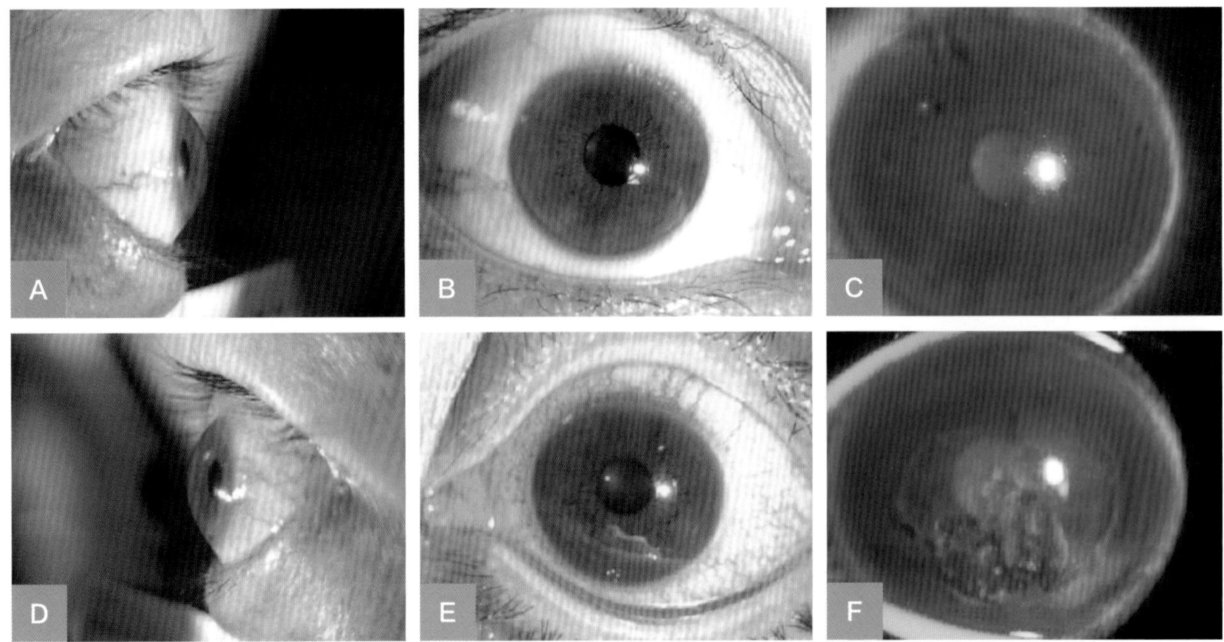

图 20-0-5 双眼裂隙灯照相

A、D. 双眼球突出；B、C. 右眼角膜尚透明；E、F. 左眼角膜上皮缺损。

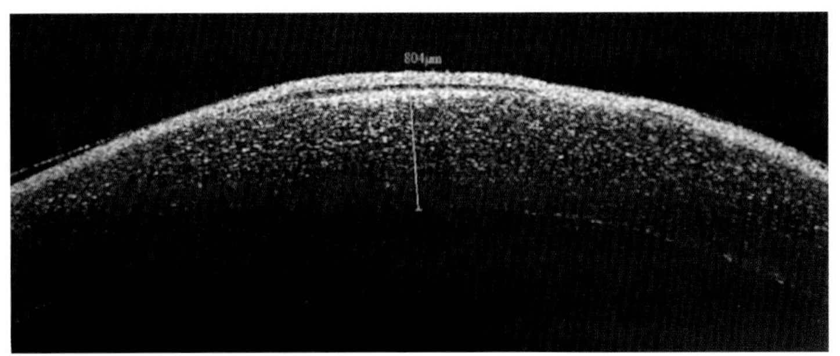

图 20-0-6 前节 OCT 显示左眼角膜上皮缺损、基质水肿

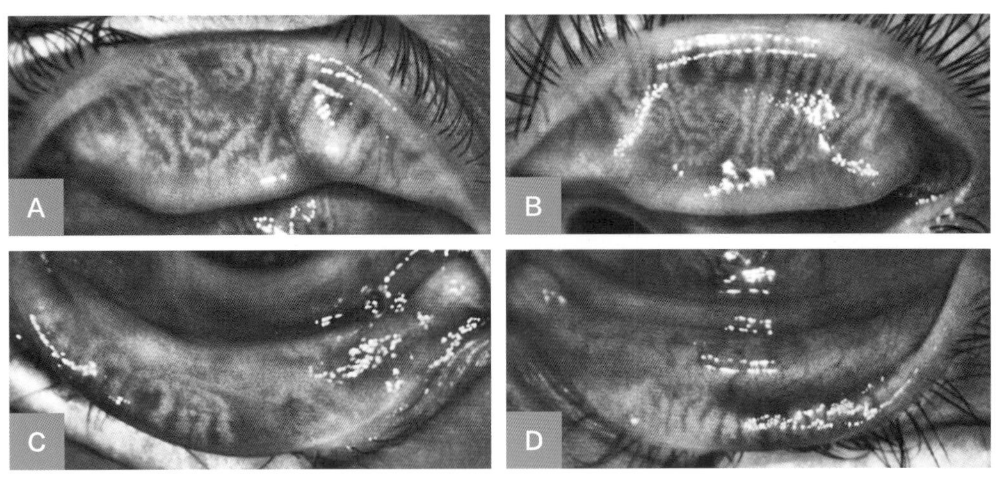

图 20-0-7 睑板腺照相

A、B. 双眼上睑板腺Ⅱ度萎缩伴腺管扭曲；C、D. 双眼下睑板腺Ⅱ度萎缩。

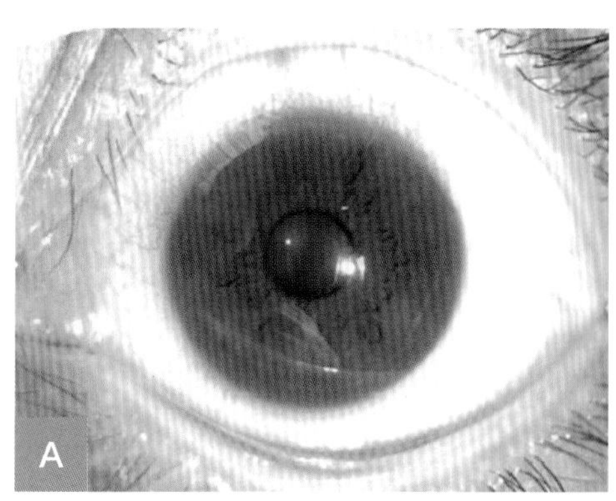
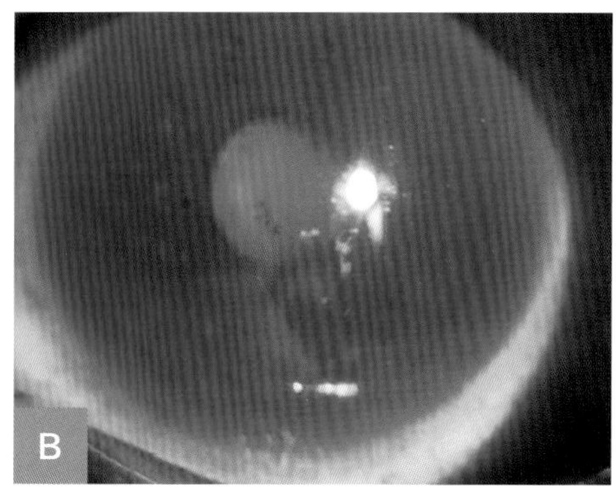

图 20-0-8　治疗 3 天左眼裂隙灯照相
A. 治疗 3 天左眼角膜上皮缺损修复、基质水肿减轻；B. 左眼角膜上皮缺损大部分修复。

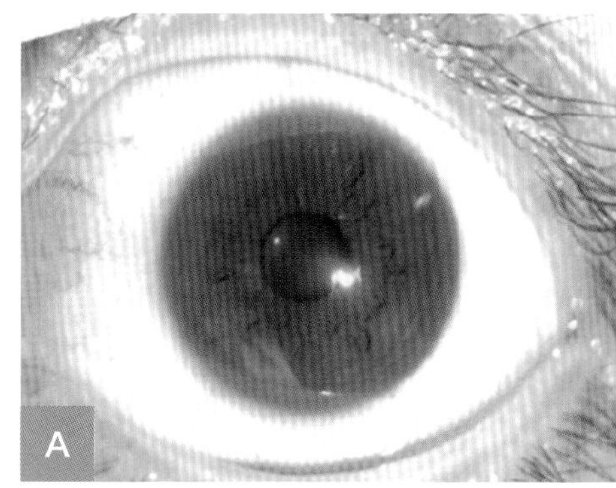
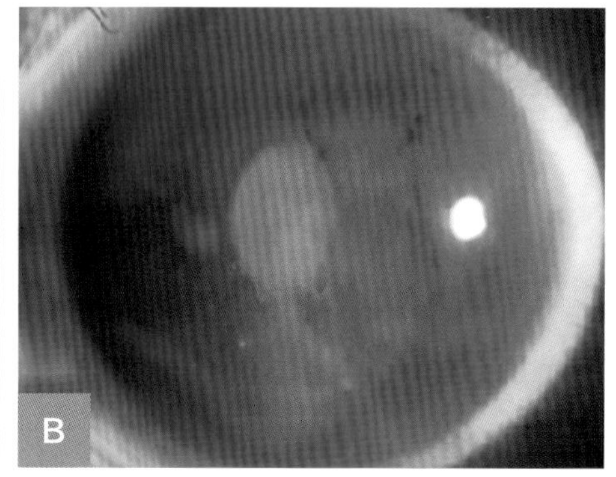

图 20-0-9　治疗 1 周左眼裂隙灯照相
A. 治疗 1 周左眼角膜透明；B. 左眼角膜上皮缺损基本修复，荧光素染色阴性。

【病例 2】

患者，男性，44 岁。以"双眼球突出、眼红、干涩 1 年余，视物重影 1 周"为主诉就诊。患者在 1 年多前发现双眼突出，之后出现眼红、干涩、异物感等不适症状，无眼球运动困难、视物重影等症状。半年前在当地医院就诊，行眼眶 CT 检查提示"Graves 眼病"，给予口服泼尼松片，局部给予人工泪液点眼。1 周前出现双眼视物重影，伴眼球运动困难，无畏光、流泪、疼痛，未伴全身无力。在当地医院行甲泼尼龙激素冲击治疗，治疗后症状无明显改善后到我院就诊。

眼科检查：右眼视力 0.6，矫正+1.25DS/−1.50DC × 75 → 0.9，眼压 24.0mmHg，上睑肿胀，平视时上睑缘位于角膜缘上方约 2mm，睑裂闭合尚可，眼球突出度检查 $21\overset{115}{\overline{\quad\quad}}20$mm，各方向运动均受限，下睑向内翻卷，睫毛接触角膜，角膜透明，KP（−），前房深度正常，周边前房>1/2CT，房闪（−），瞳孔圆，直径 3mm，直间接对光反射灵敏，晶状体透明，玻璃体透明，眼底未见明显异常。左眼视力 1.0，眼压 15.6mmHg，上睑肿胀，平视时上睑缘位于角膜缘上方约 3mm，睑裂闭合尚可，各方向运动均受限，角膜透明，KP（−），前房深度正常，周边前房>1/2CT，房闪（−），瞳孔圆，直径 3mm，直间接对光反射灵敏，晶状体透明，玻璃体透明，眼底未见明显异常。

全身辅助检查：甲状腺功能检测，TSHR（促甲状腺激素受体）抗体 1.89IU/L↑，T3、T4 正常，甲状腺球蛋白抗体正常，抗甲状腺过氧化物抗体正常，超敏 TSH 0.19μIU/mL↓。其余全身检查未见明显异常。

眼科特殊辅助检查：眼部 B 超提示右眼轴 24.1mm、左眼轴 24.1mm，双眼玻璃体混浊；眼外肌明显增厚，眼外肌宽度：右眼下直肌 7.6mm、内直肌 7.9mm、上直肌 5.0mm、外直肌 5.0mm，左眼下直肌 4.0mm、内直肌 6.0mm、上直肌 3.8mm、外直肌 4.3mm。眼眶 CT 示双眼球突出，右眼内直肌、下直肌、左眼上直肌肌腹明显增粗。

临床诊断：双眼甲状腺相关眼病、右眼下睑内翻倒睫。

治疗：给予甲泼尼龙 500mg 全身静脉滴注，每天 1 次；局部给予加替沙星眼用凝胶，涂双眼，睡前 1 次；左氧氟沙星滴眼液，滴双眼，每天 4 次；玻璃酸钠滴眼液，滴双眼，每天 4 次；3 天后甲泼尼龙减量为 250mg 静脉滴注。经治疗后，患者眼部症状及视物重影较治疗前改善。半年后患者因"视物重影加重、眼球转动困难、右眼胀痛”再次复诊。右眼球较半年前明显突出、伴眼睑闭合不全，角膜上皮粗糙(图 20-0-10)。全麻下行“经鼻内窥镜右眼眶内侧壁开眶+眶减压+脂肪去除术”，术后右眼球突出度明显改善(图 20-0-11)。

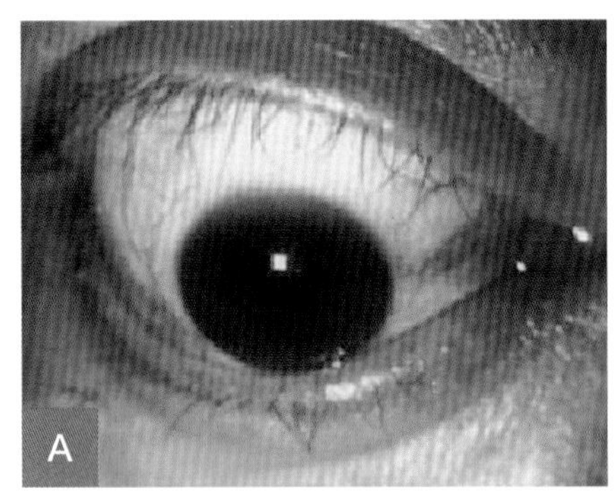
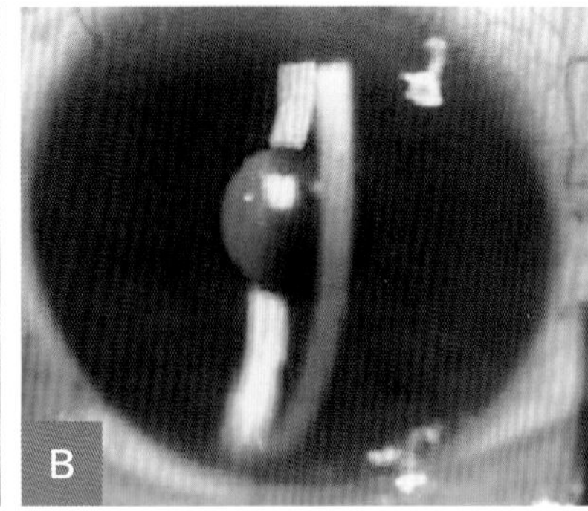
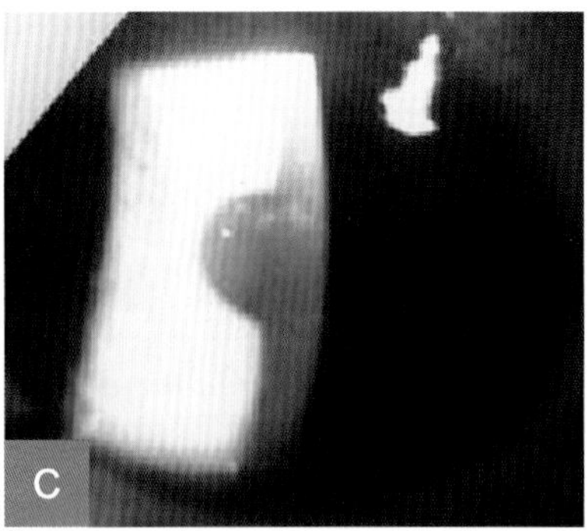

图 20-0-10 患者复诊时裂隙灯下所见
A. 术前右眼眼球明显突出，上睑迟滞，伴眼睑闭合不全；B、C. 右眼角膜上皮粗糙。

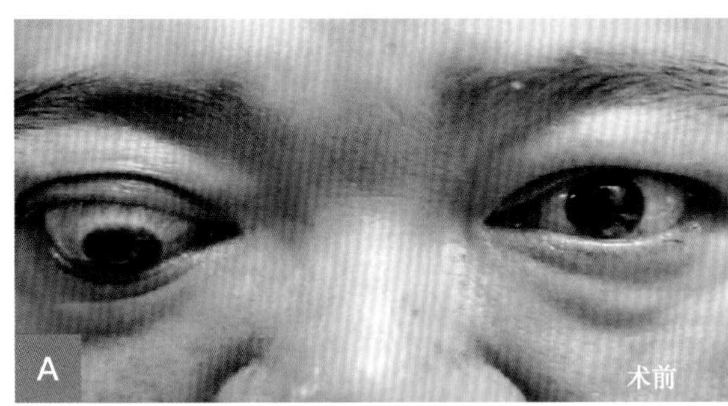

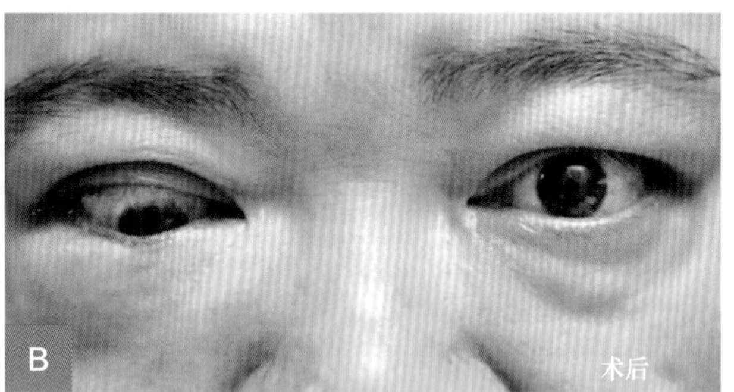

图 20-0-11 患者复诊时眼睑及眼位情况
A. 术前右眼球向前下方明显前突；B. 术后右眼球突出度改善。

1 年半后患者以“双眼反复干涩、刺痛，右眼红痛加重 1 个月余”为主诉再次就诊。患者来院前已在当地医院就诊，并使用左氧氟沙星滴眼液、妥布霉素滴眼液等治疗，症状改善不明显。

眼科检查：右眼视力 0.4，矫正无提高，眼压 15.5mmHg，右眼球明显突出，伴眼睑闭合不全，球结膜充血水肿明显(图 20-0-12)，角膜上皮粗糙，下方角膜缘内见月牙形白色浸润灶、病灶角膜融解变薄(图 20-0-13)。左眼视力 1.0，眼压 15.1mmHg，眼球尚未明显突出，球结膜轻度充血，角膜干燥，上皮少量点染(图 20-0-14)。

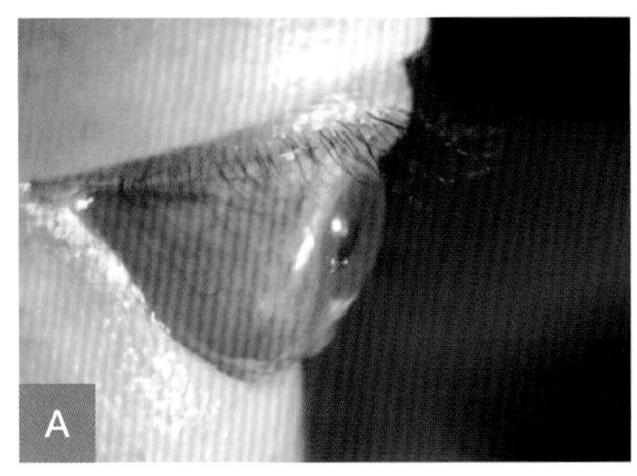
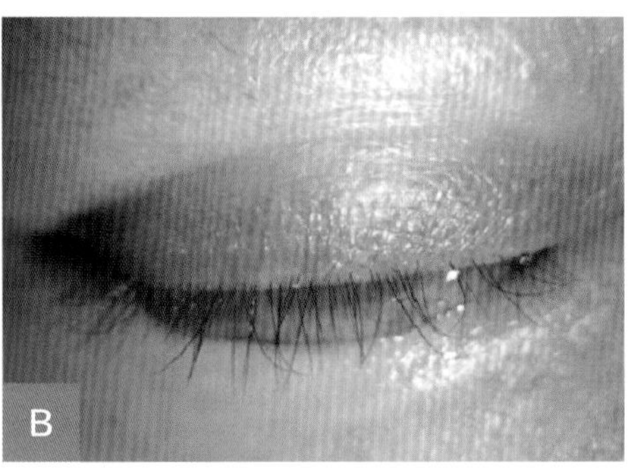

图 20-0-12 患者术后 1 年半再次复查时右眼所见
A. 右眼球突出、球结膜充血水肿明显；B. 右眼眼睑闭合不全。

治疗：局部给予莫西沙星滴眼液、加替沙星眼用凝胶、小牛血去蛋白提取物眼用凝胶、玻璃酸钠滴眼液点眼抗感染、促修复治疗。为避免角膜进一步融解，局部抗炎治疗3天后局麻下行"右眼紫外光核黄素角膜胶原交联术"，术后给予抗感染、促修复治疗。右眼角膜胶原交联术后第3天可见角膜病灶上皮缺损范围缩小(图20-0-15)，术后1周角膜上皮点染大部分修复，角膜病灶稳定，上皮仍有小片缺损(图20-0-16)。

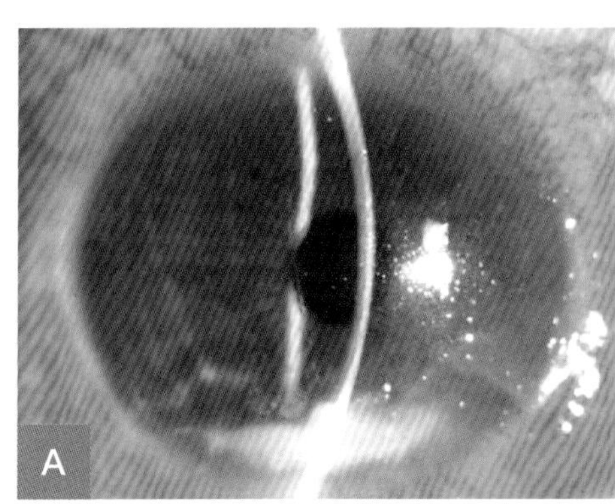

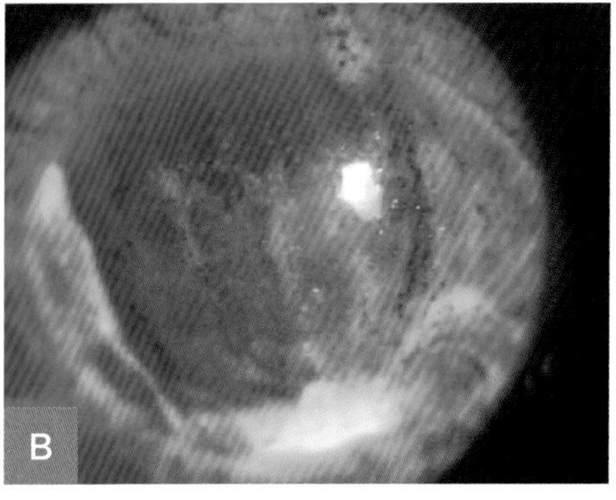

图20-0-13　患者术后1年半再次复查时右眼裂隙灯及角膜荧光素钠染色情况
A.右眼角膜上皮粗糙，下方角膜缘内见月牙形白色浸润灶；B.角膜上皮见片状、点线状缺损。

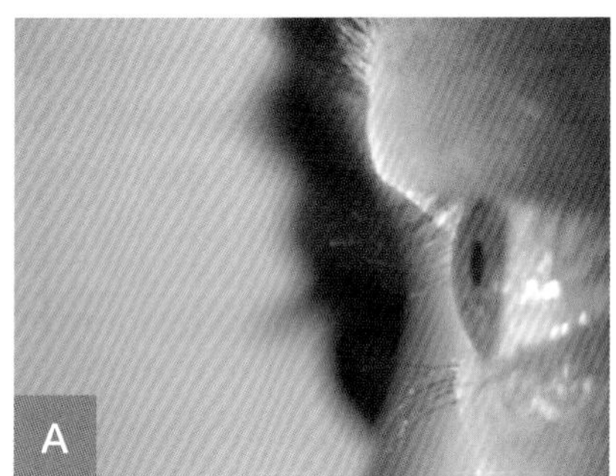

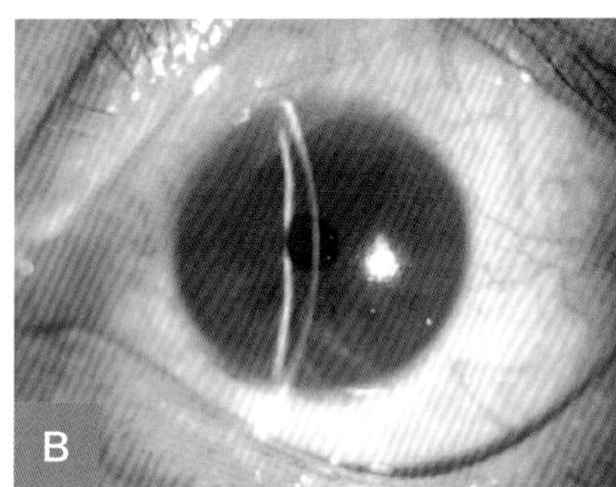

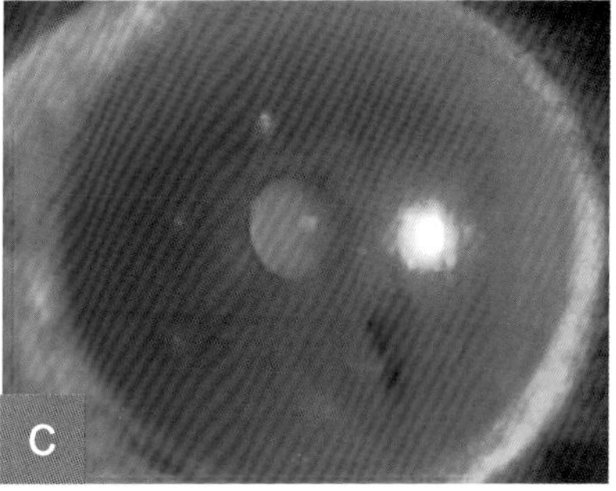

图20-0-14　患者左眼裂隙灯及角膜荧光素钠染色情况
A.左眼球尚未明显突出；B、C.左眼角膜表面干燥，上皮散在点状缺损。

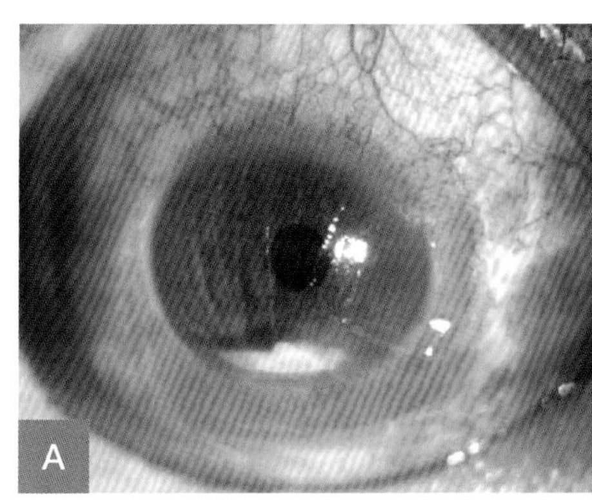

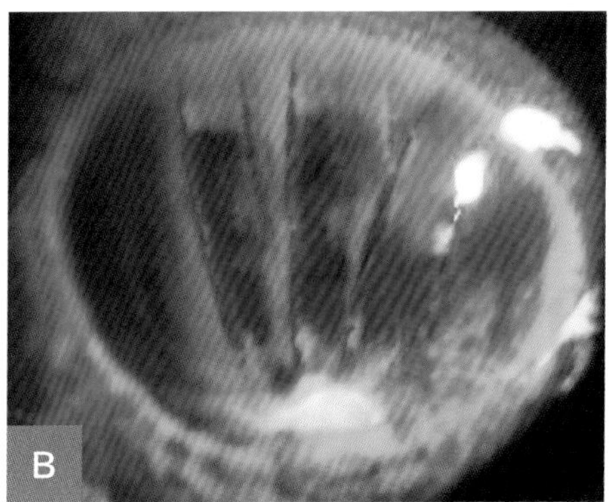

图20-0-15　右眼角膜胶原交联术后第3天
A.右眼角膜病灶局限；B.角膜上皮缺损范围缩小。

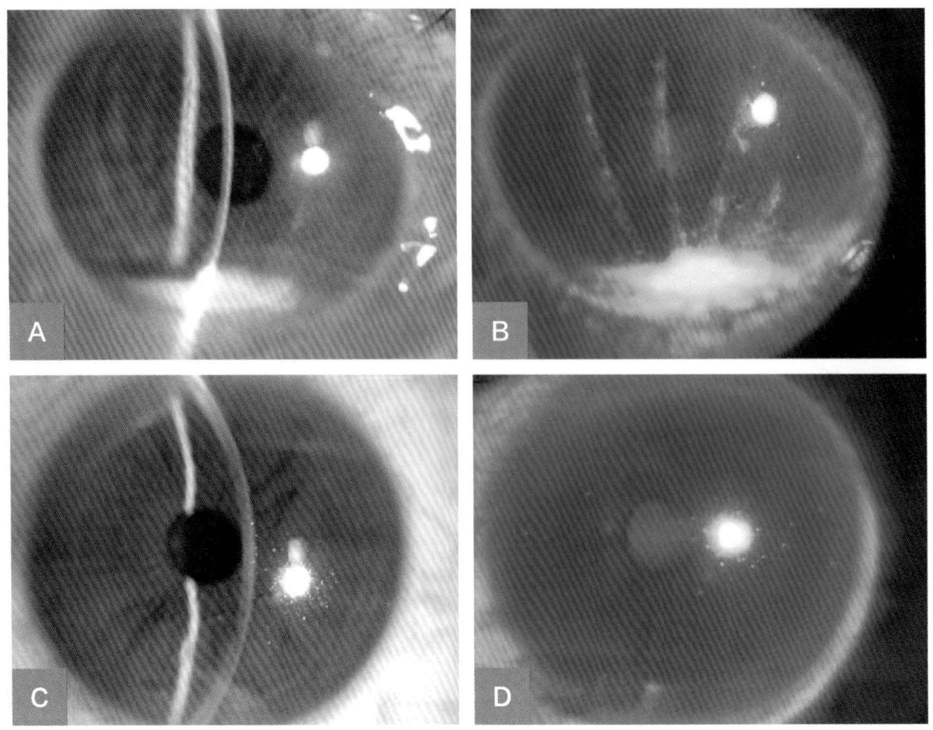

图 20-0-16 患者术后 1 周时裂隙灯及角膜荧光素钠染色情况
A、B. 右眼角膜胶原交联术后 1 周病灶缩小、上皮缺损进一步修复;C、D. 左眼角膜透明、上皮完整。

【病例 3】

患者,男性,73 岁,以“左眼反复发红、干涩、异物感 2 年,红痛加重伴视力下降 10 天”为主诉就诊。患者近 2 年来双眼不间断出现干涩、异物感症状,不规律使用聚乙烯醇滴眼液点眼。10 天前因熬夜 2 天后出现左眼发红、疼痛、异物感、畏光流泪明显,伴视力轻度下降。在当地医院住院治疗,给予配戴角膜绷带镜,全身阿昔洛韦静脉滴注,局部使用更昔洛韦眼用凝胶、左氧氟沙星滴眼液、小牛血去蛋白提取物滴眼液治疗 10 天,病情无明显好转后求诊我院。患者确诊甲状腺功能亢进 23 年,经治疗好转,近 10 年未曾用药。曾有关节痛 1 年。

眼部查体:左眼视力 0.5,矫正+2.00DS/+1.50DC × 45 → 0.7⁺,眼压 7.8mmHg,眼睑闭合不全,睑裂高度约 2mm,暴露下方角巩膜(图 20-0-17A),4:00 至 6:00 位角膜缘内见斜椭圆形白色病灶,病灶上皮缺损,FL(+),基质水肿,余角膜透明,病灶周边可见少量新生血管长入(图 20-0-17B、C),前房深度正常,晶状体皮质灰白色混浊。

辅助检查:甲状腺功能检查,促甲状腺激素 0.001 1mIU/L↓,三碘甲状腺原氨酸>9.22nmol/L↑,甲状腺激素>308.88nmol/L↑,游离三碘甲状腺原氨酸>30.72pmol/L↑,游离甲状腺素>64.35pmol/L↑,甲状腺过氧化物酶

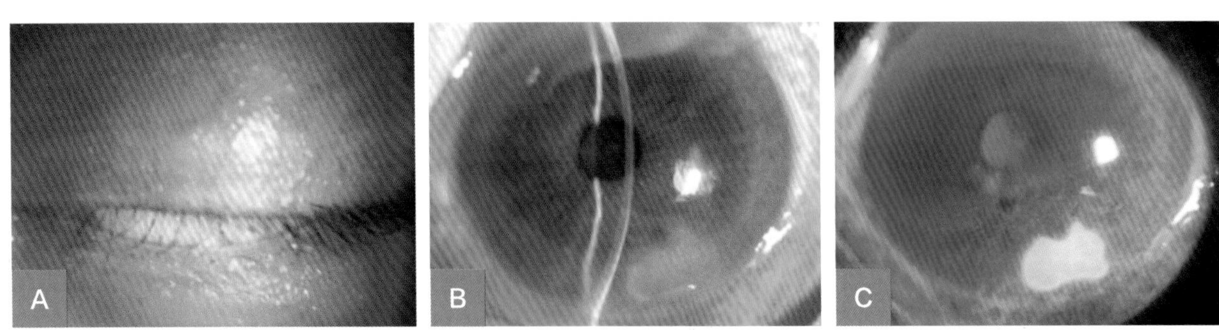

图 20-0-17 左眼眼前段照相
A. 左眼眼睑闭合不全;B、C. 4:00 至 6:00 位角膜缘内见白色病灶,上皮缺损,基质水肿。

抗体 314.39IU/mL，甲状腺球蛋白抗体 181.30IU/mL↑。

眼部特殊检查：角膜共聚焦显微镜检查提示左眼角膜病灶上皮糜烂，基质浅层可见少量炎症细胞浸润。

临床诊断：左眼暴露性角膜炎、眼睑闭合不全、双眼甲状腺相关眼病。考虑患者已配戴绷带镜，且药物保守治疗效果欠佳，局麻下行羊膜覆盖（图 20-0-18）。术后 30 天复诊羊膜融解，给予拆除缝线，可见病灶上皮基本修复（图 20-0-19）。

TAO 对眼表泪液系统的影响主要是通过免疫性眼表炎症以及突眼相关的眼表暴露。因此，需要在有效的全身和局部抗炎的基础上，参照暴露性角膜炎的治疗原则，个性化进行眼表修复和稳定微环境。部分患者可结合泪小点栓塞、羊膜移植、角膜胶原交联等技术手段稳定眼表。然而，眼眶减压手术仅在部分大型眼科机构开展。当前，中重度 TAO 的临床处理仍十分棘手。

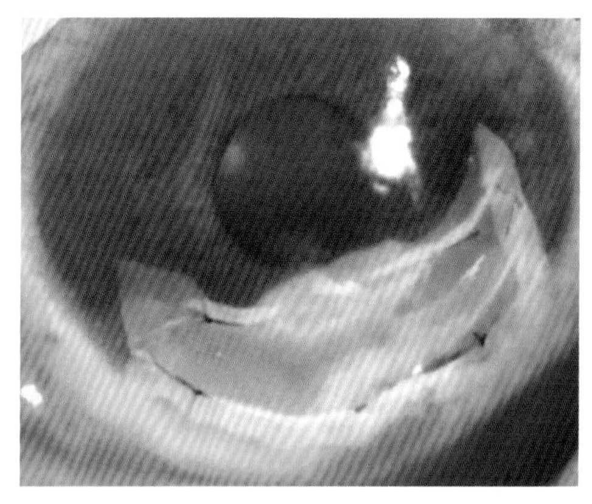

图 20-0-18 左眼羊膜及缝线在位

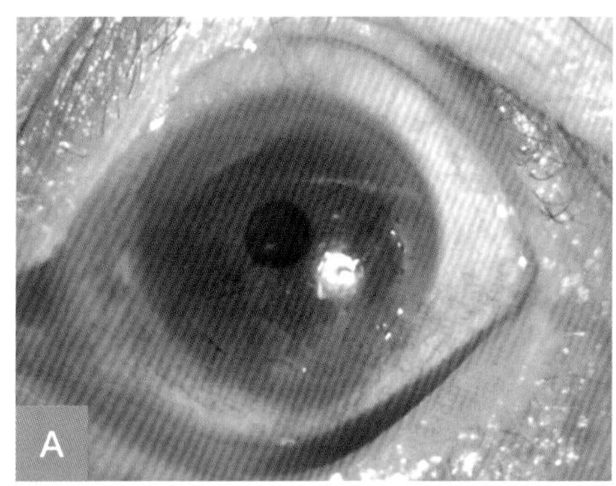

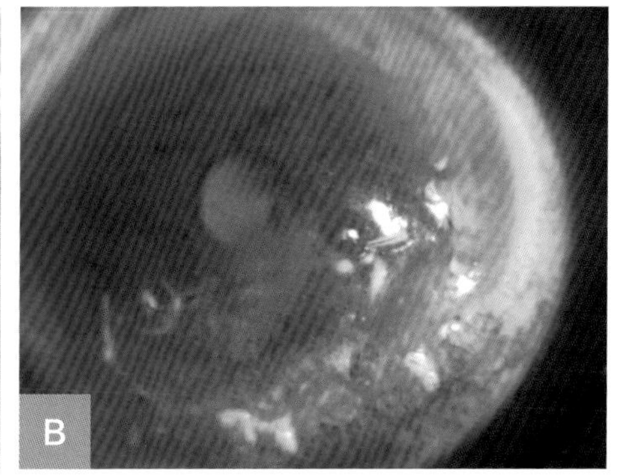

图 20-0-19
A. 术后 30 天羊膜融解，病灶角膜上皮缺损基本愈合；B. 荧光素染色见角膜病灶上皮愈合。

（方 颉 吴护平）

参考文献

[1] ROLANDO M，REFOJO M F. Tear evaporimeter for measuring water evaporation rate from the tear film under controlled conditions in humans. Exp Eye Res，1983，36（1）：22-33.

[2] TIFFANY J M，TODD B S，BAKER M R. Computer-assisted calculation of exposed area of the human eye. Adv Exp Med Biol，1998，438：433-439.

[3] EHLERS N. On the size of the conjunctival sac. Acta Ophthalmol，2010，43（1）：205-210.

[4] MILLER K L，POLSE K A，RADKE C J. Black-line formation and the "perched" human tear film. Curr Eye Res，2002，25（3）：155-162.

[5] KING-SMITH E，FINK B，HILL R，et al. The thickness of the tear film. Curr Eye Res，2004，29（4-5）：357.

[6] YOKOI N，BRON A J，TIFFANY J M，et al. Relationship between tear volume and tear meniscus curvature. Arch Ophthalmol，2004，122（9）：1265-1269.

[7] ANTHONY J B，TIFFANY J M，YOKOI N，et al. Using osmolarity to diagnose dry eye：A compartmental hypothesis and review of our assumptions. Adv Exp Med Biol，2002，506（Pt 8）：1087-1095.

[8] NORN M S. The conjunctival fluid，its height，volume，density of cells，and flow. Acta Ophthalmol，1966，44（2）：212-222.

[9] EHLERS N. The precorneal film. Biomicroscopical，histological and chemical investigations. Acta Ophthalmologica Supplementum，1965，SUPPL 81：1.

[10] PAULSEN F P，FÖGE M，THALE A B，et al. Animal model for the absorption of lipophilic

substances from tear fluid by the epithelium of the nasolacrimal ducts. Invest Ophthalmol Vis Sci, 2002, 43(10):3137-3143.

[11] MATHERS W D, DALEY T E. Tear flow and evaporation in patients with and without dry eye. Ophthalmol, 1996, 103(4):664-669.

[12] BARTALENA L, BALDESCHI L, DICKINSON A J, et al. Consensus statement of the European group on Graves'orbitopathy (EUGOGO) on management of Graves' orbitopathy. Thyroid, 2008, 18(3):333-346.

[13] BARTALENA L, BALDESCHI L, BOBORIDIS K, et al. The 2016 European thyroid association/European group on Graves' orbitopathy guidelines for the management of Graves' orbitopathy. Eur Thyroid J, 2016, 5(1):9-26.

[14] 中华医学会内分泌学分会编写组. 中国甲状腺疾病诊治指南-甲状腺功能亢进症. 中华内科杂志, 2007, 46(17):876-882.

[15] BRUSCOLINI A, ABBOUDA A, LOCURATOLO N, et al. Dry eye syndrome in non-exophthalmic Graves' disease. Semin Ophthaimol, 2015, 30(5-6):372-376.

[16] HUANG D, LUO Q, YANG H, et al. Changes of Lacrimal Gland and Tear Inflammatory Cytokines in Thyroid-Associated Ophthalmopathy. Invest Opthalmol Vis Sci, 2014, 55(8):4935.

[17] ANJA K, ECKSTEIN, ANDREAS, et al. Dry eye syndrome in thyroid-associated ophthalmo- pathy: lacrimal expression of TSH receptor suggests involvement of TSHR-specific autoantibodies. Acta Ophthalmol Scan, 2004, 82(3):291-297.

[18] BINGHAM C M, HARRIS M A, REALINI T, et al. Calculated computed tomography volumes of lacrimal glands and comparison to clinical findings in patients with thyroid eye disease. Ophthal Plast Recons, 2014, 30(2):116-118.

[19] KOCA G, ACAR U, ATILGAN H I, et al. Changes in conjunctival cytology and tear function tests with radioiodine treatment for hyperthyroidism. Ann Nucl Med, 2013, 27(8):791-792.

[20] AYDOGAN F, AYHAN TUZCU E, AYDOGAN A, et al. Effect of radioactive iodine therapy on lacrimal gland functions in patients with hyperthyroidism. Clin Nucl Med, 2014, 39(4):315-318.

[21] BHANDARE N, MOISEENKO V, SONG W Y, et al. Severe dry eye syndrome after radiotherapy for head-and-neck tumors. Int J Radiat Oncol, 2012, 82(4):1501-1508.

第三篇 重症干眼相关治疗

第二十一章　角膜缘干细胞体外扩增移植术

角膜上皮的干细胞被发现特异性地存在于角膜缘——角膜与结膜分界的解剖部位。角膜缘上皮干细胞为正常及损伤角膜状态上皮再生的最根本来源。1986 年时 Schermer 等人发现分化的角膜细胞特异蛋白角蛋白 K12 在除角膜缘基底细胞外的所有角膜上皮细胞都有表达,从而提出了角膜缘上皮干细胞存在于角膜缘基底细胞层的假说。在生物体一生中干细胞具有无限增殖的潜能,并有不对称分裂的特点:即一个子细胞保留干细胞特性,而另一个子细胞则向终末细胞分化,而后一个子细胞被称为瞬时扩增细胞(TA)。TA 细胞较干细胞有更快的增殖速度,但增殖潜能有限。在某未知的信号启动后,TA 细胞失去分裂能力而成为终末分化细胞。角膜缘干细胞在角膜损伤后的再生和修复作用中起着关键性作用。角膜缘干细胞也起着角膜和结膜之间的屏障作用(图 21-0-1)。

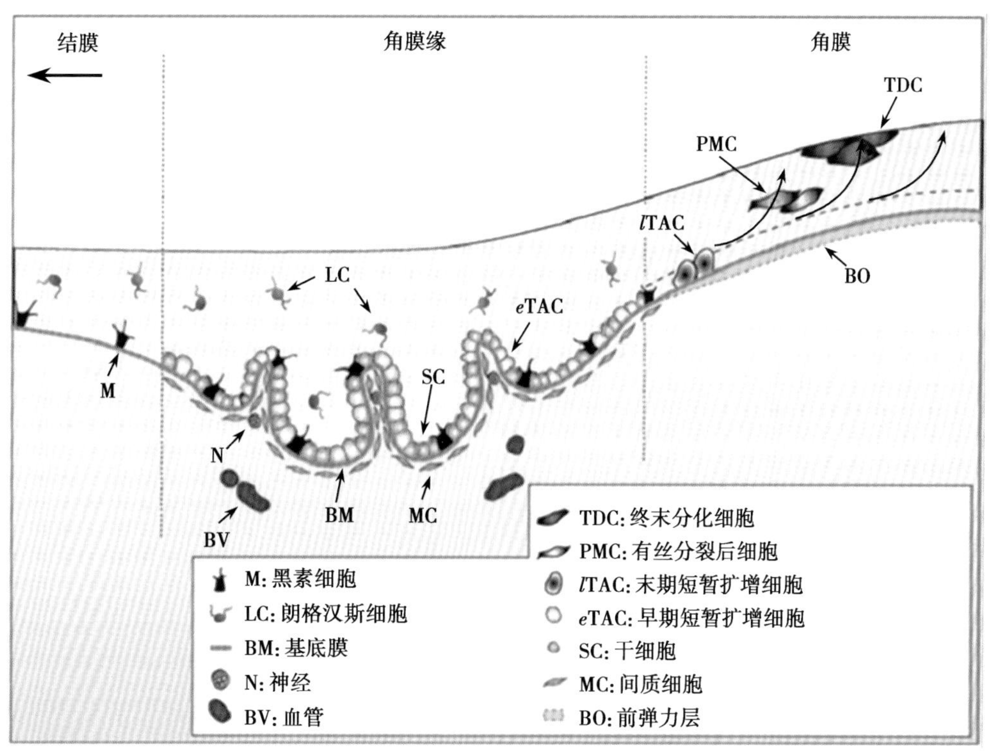

图 21-0-1　角膜缘干细胞及所处微环境模式图

一、角膜缘干细胞缺乏及分类

在角巩膜缘处存在于角膜的未角化复层鳞状上皮向结膜的含有黏蛋白分泌性杯状细胞的未角化复层柱状上皮转化。此部位有 7~10 层细胞层，细胞间连接与角膜细胞相似。角膜缘有栅栏样排列的特殊结构，称 Vogt 栅栏。角膜缘干细胞可能存在于基底层的 Vogt 栅栏中。

当正常角膜的角膜缘干细胞受损后可能会导致角膜上皮增殖能力差、持续性上皮缺损、角膜新生血管形成、角膜瘢痕形成、角膜结膜化，从而引起视力降低、眼部不适、眼表不稳定等临床表现。根据角膜缘干细胞缺乏的病因可分为原发性和继发性。

原发性角膜缘干细胞缺乏主要与维持干细胞功能的基质微环境的异常有关。此种类型的角膜缘干细胞缺乏的疾病有：先天性无虹膜、先天性红斑角化病、与多发性内分泌功能紊乱有关的角膜炎、神经营养性角膜病变(神经性和缺血性)、慢性角膜缘炎。

继发性角膜缘干细胞缺乏更为常见，为外在因素导致角膜缘干细胞被破坏而引起，如化学伤(最为常见，图 21-0-2)或热烧伤、Stevens-Johnson 综合征、瘢痕性眼类天疱疮(OCP)、多次手术或冷冻伤、隐形眼镜配戴、严重的微生物感染。在春季卡他性角结膜炎(VKC)的病例中，慢性的角膜缘炎症可能会导致基质破坏，从而引起急性角膜缘干细胞缺乏的发生。我们推想，长期患有 VKC 的患者，其长期的角膜缘炎症可能影响了干细胞的微环境，导致基质微环境异常，或者通过相邻的嗜酸性粒细胞等炎症细胞毒性产物的作用直接损伤干细胞。

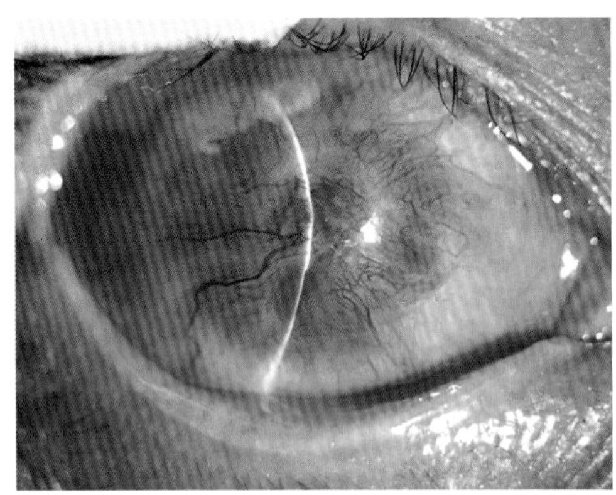
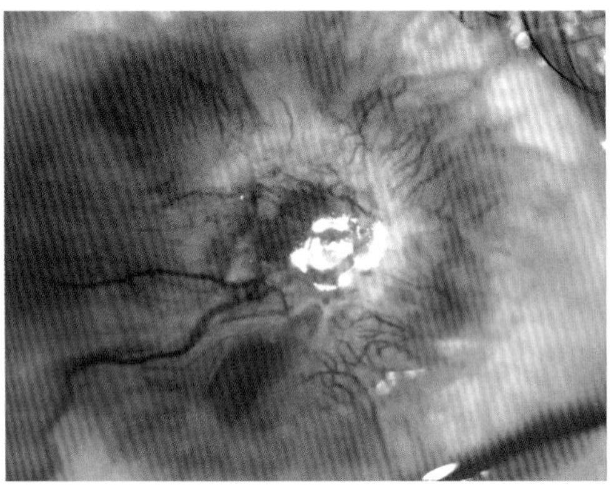

图 21-0-2 黄某，51 岁，右眼酸烧伤后 5 个月，视力眼前手动

角膜缘干细胞缺乏按照缺损的程度也可分为部分或完全性。在部分或扇形角膜缘干细胞缺乏中，角膜缘干细胞的缺乏只局限在角膜缘的某一部位，而其余部位有完整角膜缘干细胞。在完全性或弥漫性角膜缘干细胞缺乏中，角膜缘干细胞全部受损或功能障碍，从而导致整个角膜的结膜化。如果存在于结膜穹窿的结膜干细胞也受到损伤，将发生眼表鳞状上皮化生，如 OCP 和 Stevens-Johnson 综合征的疾病后期。

二、角膜缘干细胞缺乏的诊断

(一) 临床及组织病理学特征

角膜缘干细胞缺乏的临床特点为上皮混浊、角膜结膜化、新生血管形成、慢性炎症(可表现为复发糜烂和持续性上皮缺损)，在严重的病例中可能发生整个眼表的鳞状上皮化生。

角膜缘干细胞缺乏(LSCD)可通过角膜上结膜细胞的存在诊断。应用印迹细胞学可帮助 LSCD 的确诊。印迹细胞学标本通过 PAS 染色可显示杯状细胞。但是印迹细胞中无杯状细胞并不能完全排除角膜缘干细胞缺乏的存在，细胞角蛋白单克隆染色同样可以辅助区分结膜和角膜上皮细胞。只有 CK3 和 CK19 被认为可以区分人角膜和结膜上皮。CK3 阳性染色见于正常人角膜上皮细胞全层但结膜上皮细胞缺乏，而 CK19 染色阳性则见于结膜上皮细胞而角膜上皮细胞缺乏。通过印迹细胞中 CK19 的存在和 CK3 的缺乏可将 LSCD 分类。最新的研究表明 ΔN-p63α 和 ABCG2 可能为干细胞主要的潜在标志物。

(二) 检查

仔细的病史采集和全面的检查在所有患者中都是必须的。在确定治疗方案前必须进行仔细的裂隙灯及其他检查。

1. 裂隙灯检查　LSCD 患者的临床检查是最为重要的。检查者必须特别仔细地观察是否有上皮混浊、角膜结膜化、新生血管形成和慢性炎症的存在(可表现为复发性糜烂和持续性上皮缺损)。在严重的病例中可能会观察到整个眼表的鳞状上皮化生。所有的患者都必须行裂隙灯检查记录 LSCD 的严重程度,对角膜缘 Vogt 栅栏受损情况及供体眼状况也应进行正确的评价。另外,在手术前必须排除任何眼表炎症的存在,否则会影响手术预后。

2. 印迹细胞学　在确诊 LSCD 中印迹细胞学是重要的检查方法。在印迹细胞学检查中,用醋酸纤维素滤纸按压于眼表取表层细胞印痕迹。用 0.5% 丙美卡因局部麻醉后,用滤纸轻轻按压眼表 3~5s。为了取得更多印迹细胞,在取材之前先让患者睁眼使眼干燥。用乙醇细胞固定喷雾剂以一定的距离轻轻地喷洒在膜表面固定细胞,然后将固定好的细胞放回原有的包装盒送到实验室。每一个标本都要在周围做好记号表明其来源。

标本用 HE 或 PAS 染色验证是否有杯状细胞的存在。印迹细胞学发现角膜表面存在杯状细胞和结膜上皮细胞可诊断角膜缘干细胞缺乏。细胞角蛋白(CK3 和 CK19)免疫染色可以用于评估 LSCD 的严重性。

3. 角膜厚度超声测量法　对欲行角膜缘干细胞移植的患者,角膜厚度的测量是整个病情检查的重要部分。在行角膜表层切除术去除纤维血管翳准备植床时,此测量提供了角膜切除深度的信息。有些情况,特别是在眼表化学伤后期患者中,瘢痕化的角膜非常薄,可能在去除血管翳或行角膜切除术时导致角膜穿孔。另外,根据角膜厚度,选择在角膜缘干细胞移植术后行板层角膜移植术或深板层角膜移植术。

4. 眼底评估　所有手术前的患者都必须进行眼底评估。在介质透明度允许的患者可行间接眼底检查,而在角膜混浊阻碍了眼底检查的患者则行超声 A 和 B 扫描评估患者眼后段。

5. 超声生物显微镜　在继化学伤引起的继发性青光眼可发生严重的角膜混浊,这时需要超声生物显微镜来测量角膜区。

6. 泪膜状态　准备行角膜缘干细胞移植的患者须评估泪膜状态。有报道称,术前泪膜功能对于 Steven-Johnson 综合征患者眼表重建的成功起着决定性作用。泪膜中的眼表环境因子可能会对手术预后有影响。

7. 附属器结构检查　角膜缘干细胞移植前须对眼附属器进行仔细的检查并对病变干预至正常,否则会影响手术的预后。应注意检查患眼是否有睑内翻、眼睑瘢痕、眼睑闭合不全等疾病,并予以治疗处理。如果合并多种眼附属器异常,则术后移植片的结果会变差,并且如不先治疗会损害上皮修复。移植前后的眼睑错位和闭合手术对于眼表上皮的完整是必须的,并且常须行多次手术。

三、角膜缘干细胞体外培养

成功的角膜缘干细胞移植可促进角膜损伤的愈合、稳定角膜表面而避免持续性上皮缺损的发生、减少角膜新生血管形成、恢复眼表的光滑、最大地提高矫正视力,并增加了随后的板层或穿透性角膜移植术的移植物存活率。体外角膜缘组织扩增的优势在于使用了更少的组织,重点强调了疾病眼有限的可利用角膜缘组织及对健康供体眼的潜在危害的减轻。另一个被提出的优点为,由于体外培养的角膜缘干细胞移植物缺乏抗原提呈的朗格汉斯细胞,培养的角膜缘干细胞的角膜-角膜缘异体移植和亲属结膜-角膜缘异体移植可以降低移植排斥反应(图 21-0-3)。

(一) 组织筛选

体外角膜缘干细胞培养具有传播来源于患者及实验室操作人员携带的细菌、病毒的危险。出于这些原因,须考虑供体组织的筛选和培养产生的交叉传播的危险。所有来源于异体或自体的供体组织及人羊膜在使用前须进行人免疫缺陷病毒(HIV)、人 T 细胞淋巴瘤病毒、肝炎病毒和梅毒等的检查。

(二) 角膜缘干细胞获取

根据疾病的严重程度及偏侧性,角膜缘干细胞可取自自体患眼对侧眼(见图 21-0-3)或亲属或供体眼,行体外扩增培养。对于不完全性 LSCD 患者,可从同侧眼获取角膜缘干细胞,而对于单侧眼严重的 LSCD 患者,可从另一只眼取得干细胞(患者同意情况下)。双侧严重 LSCD 患者,须从亲属或供体取得异体角膜缘干细胞。

(三) 自体角膜上皮细胞

根据患者年龄选择局部或全身麻醉获取自体角膜缘干细胞。用浅层板层活检取弦向直径 2~3mm 并扩至角膜缘外 1mm 和透明角膜中央 1mm 的角膜缘组织,得到自体培养的细胞。自体活检组织自裂隙灯活组织镜检查或共聚焦显微镜下可见到角膜缘腺窝的角膜部位。角膜缘活检组织不能包含 Tenon 囊,但必须有 Vogt 栅

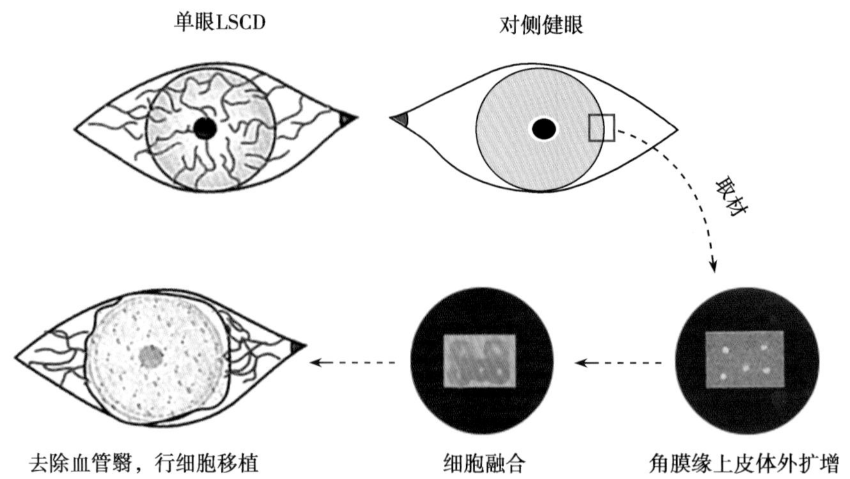

图 21-0-3 角膜缘干细胞体外扩增后移植模式图

栏。获取的自体角膜缘活体组织放于磷酸盐缓冲液中转到组织库并立即处理。

术后抗生素滴眼，每天 4 次，持续 2 周。类固醇激素滴眼液逐渐减量，持续 4~6 周或者待供体部位上皮完全恢复。

（四）供体异体角膜缘干细胞

异体角膜缘干细胞可取自来源于眼库冷储存的供体角膜。供体年龄及角膜摘除时间都是选择的重要因素。供者年龄应小于 40 岁，而死亡摘除眼球时间应小于 6h 为佳。

（五）亲属异体角膜缘干细胞

从亲属供体取得角膜缘干细胞方法同自体取材相似。

（六）角膜缘干细胞培养技术

取得的组织用磷酸盐缓冲液（PBS）清洗后加分散酶 Dispase Ⅱ 于 37℃孵育 30min，然后将上皮细胞层轻轻地从基质上刮下。然后将分离的上皮用胰酶-乙二胺四乙酸消化成单个悬浮细胞后用角膜上皮培养基中和胰酶。

（七）培养基

培养基的成分在细胞培养特别是上皮细胞培养中非常重要。配制改良的 HCE 培养基：9.7g/L 的 MEM 培养基中加入 16.2g/L 的 Ham F12 血清、0.01mg/L 表皮生长因子、0.25mg/L 胰岛素、0.1mg/L 霍乱毒素及氢化可的松。培养基用 0.21mm 的膜滤过器真空汞过滤。在使用前加入自体血清或者 10% 胎牛血清（FCS）。

培养基中经常用到动物产品如胎牛血清、3T3 成纤维细胞制品。这就引出了动物病毒或朊病毒传播可能性的重要安全问题。为了减少此风险的发生，一些学者已成功地使用受体的自体血清替代胎牛血清加入培养基。Nakamaura 等人用体外实验和一项临床非对照研究对胎牛血清和自体血清进行了评估，得出它们作用相当的结论。Schwab 等人报道当细胞被分离开始培养后即使用无血清培养液培养。

两种主要的体外培养角膜缘干细胞方法为组织块培养体系和悬浮培养体系。

（八）组织块培养体系

此方法使用了羊膜组织同时作为培养细胞的基质和载体。在使用羊膜前用冷冻储存、酶消化，然后化学处理或物理刮擦羊膜去除羊膜上皮细胞。将活检取得的角膜缘组织分成 4~6 小块，放置并使其黏附于羊膜基底膜表面。黏附后即将整个羊膜和其上的活检组织浸于培养基中。培养基中含有营养成分及分裂素可使角膜缘干细胞增殖并从活检组织块中迁移覆盖于整个羊膜表面，这个过程大概需要 24~28 天。每隔一天更换培养基，持续 10~24 天，并且每天用相差显微镜观察细胞生长。

在角膜缘干细胞移植术中首选此方法，因为准备较为简单，还因为没有使用酶解而保持了角膜上皮完整性。

3T3 和组织块共培养体系是此体系的改良版，即在细胞培养皿底部添加一层暂停生长的 3T3 成纤维细胞。3T3 成纤维细胞是鼠来源的原始细胞，具有很高的增殖能力。用射线或丝裂霉素 C 处理使其生长停滞后可刺激生长因子的产生，从而促进上皮的生长。以此抑制角膜上皮细胞的分化并使角膜缘干细胞扩增。

（九）悬浮培养体系

此方法使用分离酶消化基底层胶原使上皮细胞从基质分离下来，用胰酶将细胞簇消化成单个悬浮细胞。悬浮的细胞接种于羊膜上或底层覆盖有一层生长停滞 3T3 成纤维细胞的塑料组织培养皿上。加入培养液培养 21~24 天。

当细胞开始融合，将上皮植片使用软性角膜接触镜、油性纱布、胶原膜或纤维蛋白凝胶移植到眼表。纤维蛋白被证明可以作为载体支撑维持干细胞。当悬浮单个角膜缘干细胞接种于羊膜后，共培养于底层覆盖有一层生长停滞的 3T3 成纤维细胞的培养皿中。

（十）增殖试验

细胞生长情况可用直接观察法、整体染色计数、组织病理、免疫组化、胸腺嘧啶掺入和使用细胞周期标志物的流式细胞术来评估。

（十一）手术步骤

移植术在角膜缘活检后 10~24 天进行。行 360°结膜环切术并使结膜和 Tenon 层凹陷。去除角膜表面异常上皮组织和相邻的上皮下的纤维血管组织，准备基质植床。使用激光或局部 10% 肾上腺素止血。从离角膜缘 2~3mm 处开始行角膜纤维血管翳切除。分离粘连睑球，有需要则重建穹窿。为了防止结膜向角膜内长入，术后结膜区域涂抹丝裂霉素 C（0.04%，5min），然后大量冲洗。

培养干细胞羊膜移植物上皮面朝上置于植床上。用 10-0 缝线将移植物在角膜缘外 2mm 处连续缝合固定，结膜覆盖移植物周围后用 7-0 缝线缝合。庆大霉素及地塞米松结膜下注射后配戴绷带式角膜接触镜。另外，随着 Firin 胶的出现，可用胶将培养干细胞的羊膜黏附在受体角膜上。

软性角膜接触镜技术可使角膜缘干细胞直接长过角膜接触镜。在浅表纤维血管组织去除后将带干细胞层的角膜接触镜放于眼表。在此技术中，如果角膜接触镜脱落，可以换新的直接放于眼表。此方法不用缝线，使用大概 21 天或者待角膜上皮细胞更新完（图 21-0-4）。

（十二）辅助手术

根据瘢痕角膜的厚度，在培养干细胞移植手术时选择板层角膜成形术（只涉及前方或基质中间），或深前板层角膜成形术（涉及基质后部）。

（十三）术后治疗

术后治疗的目的是控制炎症、预防感染用药、保护移植物和防止移植排斥反应发生。防腐剂类固醇和抗生素滴眼液（0.5% 氯霉素）在术后 24h 局部滴眼用药，每日 4 次，持续 8 周。接受异体移植物的患者接受每天 3.5mg/kg 口服环孢素或者 1mg/kg 泼尼松龙类固醇，口服泼尼松龙逐渐减量至四周后停药，口服环孢素持续 6 个月。

（十四）效果

临床使用体外培养角膜缘干细胞治疗角膜缘干细胞缺乏最早由 Pellegrini 等人于 1997 年描述。根据他们的长期临床跟踪（大于两年），证实了重生角膜上皮的稳定性和患者舒适度及视敏度的极大改善。

对体外培养角膜缘干细胞移植的随诊发现，眼表需 6 周恢复稳定。

用于描述成功结果的指标有稳定、透明的眼表上皮重建，角膜结膜化的消退、持续性上皮缺损的恢复、角膜新生血管的消退。

有许多证实培养干细胞移植的成功报道被发表。Schwab 等人在 24 个眼表疾病且对标准药物和手术治疗无效的患者进行了培养角膜缘干细胞移植术。10 个患者接受自体移植、4 个患者接受异体移植。在 10 个行自体移植手术的患者中 6 个术后结果成功，而行异体移植的患者都有成功结果（根据视力提高或恢复、角膜重生上皮的稳定和无眼表疾病及复发来评价）。角膜化学伤或热伤的治疗成功率一般高于眼表类天疱疮和 Stevens-Johnson 综合征患者。因为在后两者疾病中，角膜缘和结膜病变会导致一种对移植细胞有害的环境。

图 21-0-5 为我们行体外扩增的角膜缘干细胞移植术后 3 个月。本组所有病例均为严重的化学伤、热烧伤或爆炸伤患者，术前角膜血管翳覆盖全角膜，除病例 4 血管翳较薄，隐约可见瞳孔，其余病例术前角膜损伤程度均不可预见。术中发现病例 6 角膜基质透明度较好，术后视力得到了较大提高。由此可见，组织工程角膜上皮移植术后患者视力预后主要与患者角膜基质损伤程度有关。当然，术前也需要评估内眼病变的可能性，如并发性青光眼、白内障以及视网膜病变等。

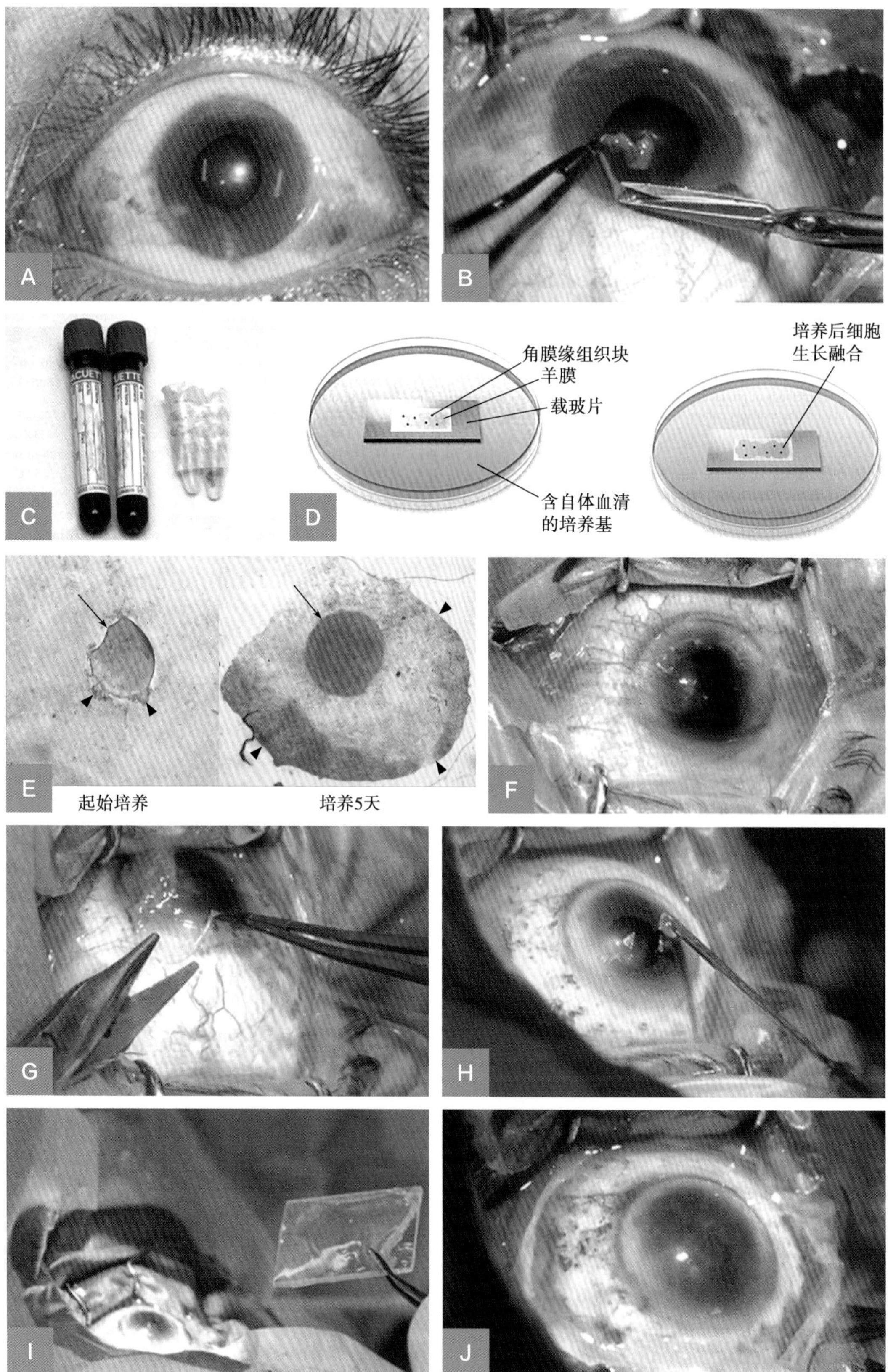

图 21-0-4 组织工程角膜上皮的构建及移植过程

A. 为健康对侧眼;B. 角膜缘组织取材;C. 抽取患者自体血清;D. 角膜缘组织体外培养模式图;E. 角膜缘组织体外实例;F. 伴有血管翳的 LSCD;G. 去除血管翳;H. 覆加纤维蛋白胶;I. 将长有角膜缘干细胞的羊膜植片置于手术创面;J. 整个植片缝合于病灶处。

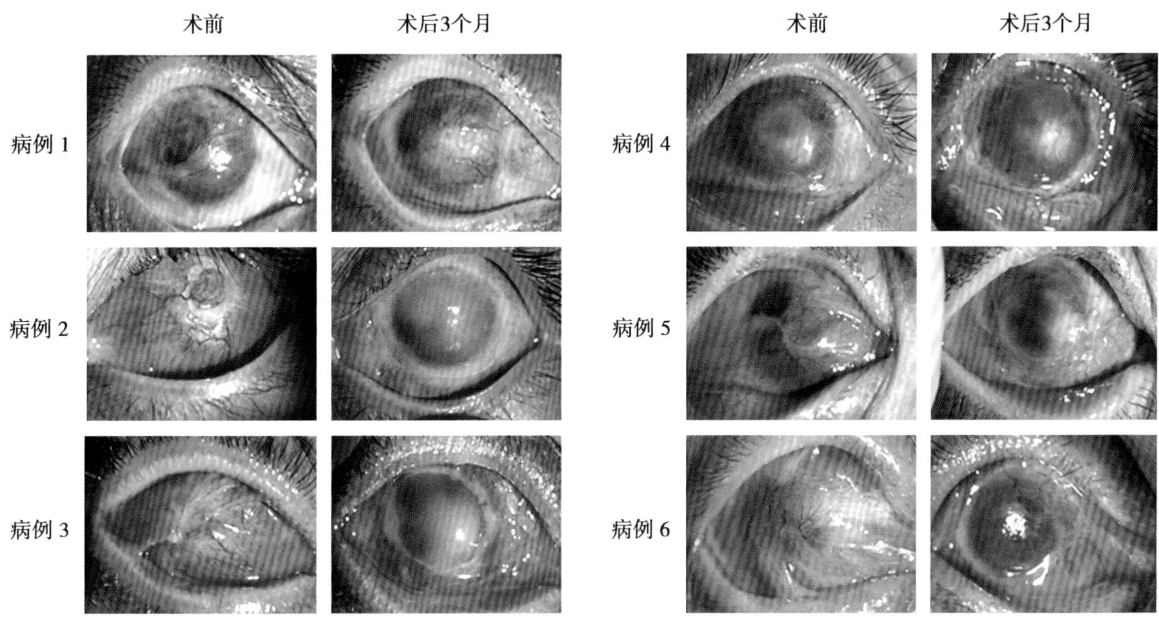

图 21-0-5　组织工程角膜缘干移植术的短期疗效观察

本组病例的病例 1 在术后随访时发现移植区角膜上皮愈合不良，术后 2 个月时角膜仍见点状荧光染色，3 个月时出现角膜表面新生血管翳重新长入的情况。通过回顾分析该患者细胞体外培养过程，我们发现该患者来源的自体角膜缘干细胞在培养过程中生长缓慢，推测在培养过程中干细胞没有得到有效扩增，细胞在移植后不能维持上皮完整性，导致炎症持续存在，新生血管再次长入。因此，组织工程角膜上皮的质量对手术成功与否将发挥重要作用。由于目前还没有一种有效评估组织工程角膜上皮质量的客观方法，因此以患者自体细胞为基础的个体化治疗还存在质量控制问题需要解决。另外，患者角膜缘微环境的破坏程度也有可能影响移植术后角膜缘干细胞的存活、增殖以及分化，从而影响术后上皮的愈合。

（十五）并发症

并发症在角膜缘干细胞移植的术中和术后均可能发生。

1. 术中并发症　包括睑球粘连分离时的眼肌损伤、在浅表角膜成形术时发生出血和偶尔的角膜穿孔，特别是当下层角膜较薄且有瘢痕时。

2. 术后并发症　术后可发生多种并发症，包括：

（1）细菌性角膜炎：培养干细胞移植后细菌性角膜炎在异体移植中有被报道，而在自体移植中没有，特别是免疫抑制的患者容易发生。须遵循标准管理协议行角膜刮擦及微生物检查，使用高浓度抗生素和睫状肌麻痹剂滴眼控制感染。

（2）角膜缘移植物排斥反应：急性排斥反应表现为剧烈的角膜缘部扇形出血、水肿、浸润，间断角膜上皮病变和上皮缺损。在低程度的排斥反应中，可能有轻度的或弥散的角膜缘周边出血、角膜缘周围区肿胀、间断角膜上皮病变和上皮不规则。经典上皮排斥反应表现为于弥漫性结膜炎症相关的上皮排斥或弥散点状角膜上皮病变。

（3）其他并发症：后期并发症包括新生血管的复发和睑球粘连形成。培养干细胞的脱落也有被报道。这些患者中并发青光眼有时非常难于治疗，可能需要小梁切除术或引流术控制眼内压。

（十六）体外培养角膜缘干细胞移植后角膜移植术

在角膜缘 LSCD 患者，单纯穿透性角膜移植是没有效果的。因为在穿透性角膜移植中移植到中央角膜表面的瞬时扩增细胞只有有限的生存时间和增殖能力。可以在体外培养角膜缘干细胞移植后行深前板层角膜移植手术或深前穿透性角膜移植手术。

Fogla 等人使用培养干细胞移植合并深前板层角膜移植术治疗晚期化学伤的患者取得了很好的结果。

Sangwan 等人报道了在培养角膜缘干细胞移植后，待眼表稳定后，再行穿透性角膜移植术的结果。手术分为两阶段进行，其中在第一阶段，用培养角膜缘干细胞移植行眼表重建；第二阶段进行穿透性角膜移植术

(PKP)恢复视力。PKP 通常在角膜缘干细胞移植后 3 个月后进行。

在 Sangwan 等人报道的 15 个病例中,穿透性角膜移植术平均进行时间为在行培养角膜缘干细胞移植术后 7 个月。受体角膜植床准备用比植片小 0.5mm 的一次性手持环钻切割。植片使用 10-0 尼龙线间断缝合固定。但在此情况下行 PKP,手术中将会遇到一些特别的困难。因为大多数病例为化学伤,有一些胶原融解,且患者进行过血管翳的切除(可能使用浅角膜移植术),所以植片和供体角膜厚度可能会有较大的差异,从而造成植片和植床连接困难。许多患者有眼前段紊乱合并复杂白内障,而需要行晶状体切除术和玻璃体切除术。术后眼表稳定,且 87% 的患者动态最佳矫正视力(BCVA)>20/200,而 53% 患者 BCVA>20/60。

在角膜移植术中切除的疾病角膜片可做进一步研究使用。Pauklin 等人发现在行穿透性角膜移植术时,取得的培养干细胞移植术后患者的切除标本显示了角膜表型标志物阳性,伴随炎症标志物的下降。这证实了这个方法重建眼表上皮的潜能。

(十七)角膜缘上皮组织的体外保存

供体角膜在经穿透性角膜移植后剩余的环状角膜缘组织,如果不能及时利用,在临床上常作为无用废物而丢弃。近几年厦门大学眼科研究所及附属厦门眼科中心等单位建立了简易高效的角膜缘上皮组织体外保存方法(图 21-0-6)。

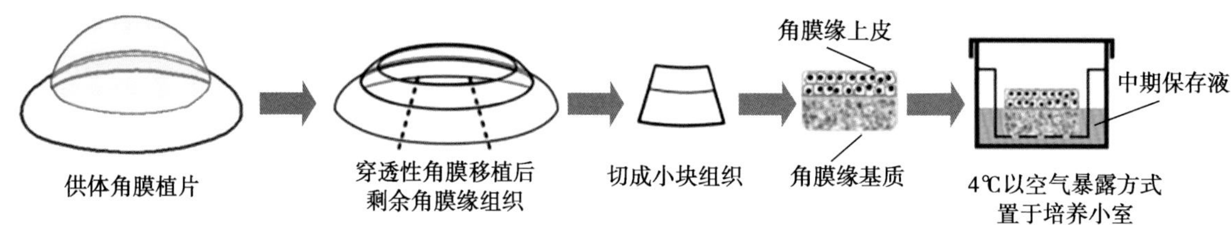

图 21-0-6 低温空气暴露保存模式图

此方法简易方便,使用常规的悬挂式细胞培养小室,通过添加常规的中期保存液或普通培养基,在普通冰箱的 4℃条件下可实现人角膜缘上皮组织的体外保存,保存 8 天后角膜缘上皮仍保持较完整的上皮结构和较高的干细胞克隆形成率,相较于角膜片组织的浸没保存方法,低温空气暴露可有效地提高角膜缘上皮组织的实用效率(图 21-0-7,图 21-0-8)。

此方法保存的角膜缘组织亦可直接用于异体移植,厦门大学附属厦门眼科中心以保存 6~8 天的角膜缘组织,针对角膜缘干细胞部分缺失的患者开展异体移植,在术后 1 周及 1 个月经裂隙灯观察,患者角膜上皮缺失程度获得不同程度的缓解,获得了与新鲜角膜缘组织移植相同的治疗效果(图 21-0-9)。

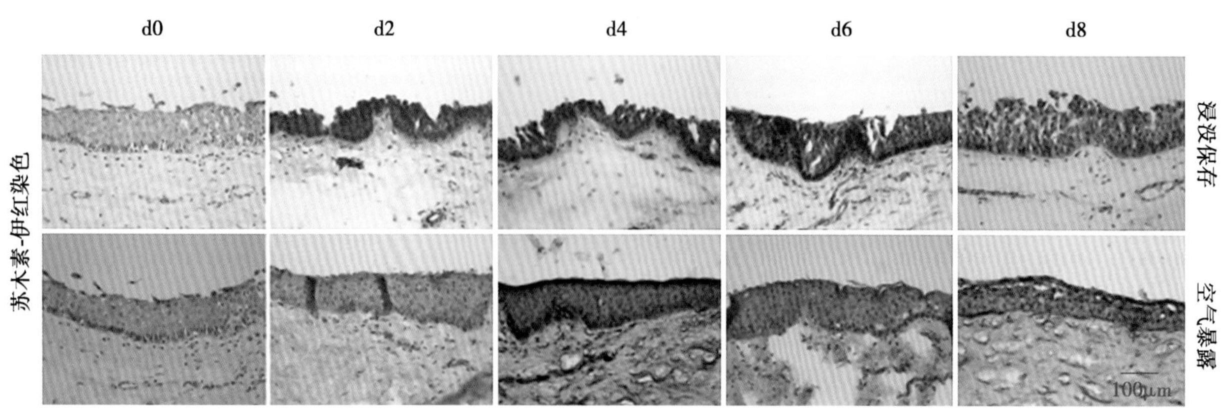

图 21-0-7 经低温空气暴露和常规浸没保存模式下角膜缘组织苏木素-伊红染色比较

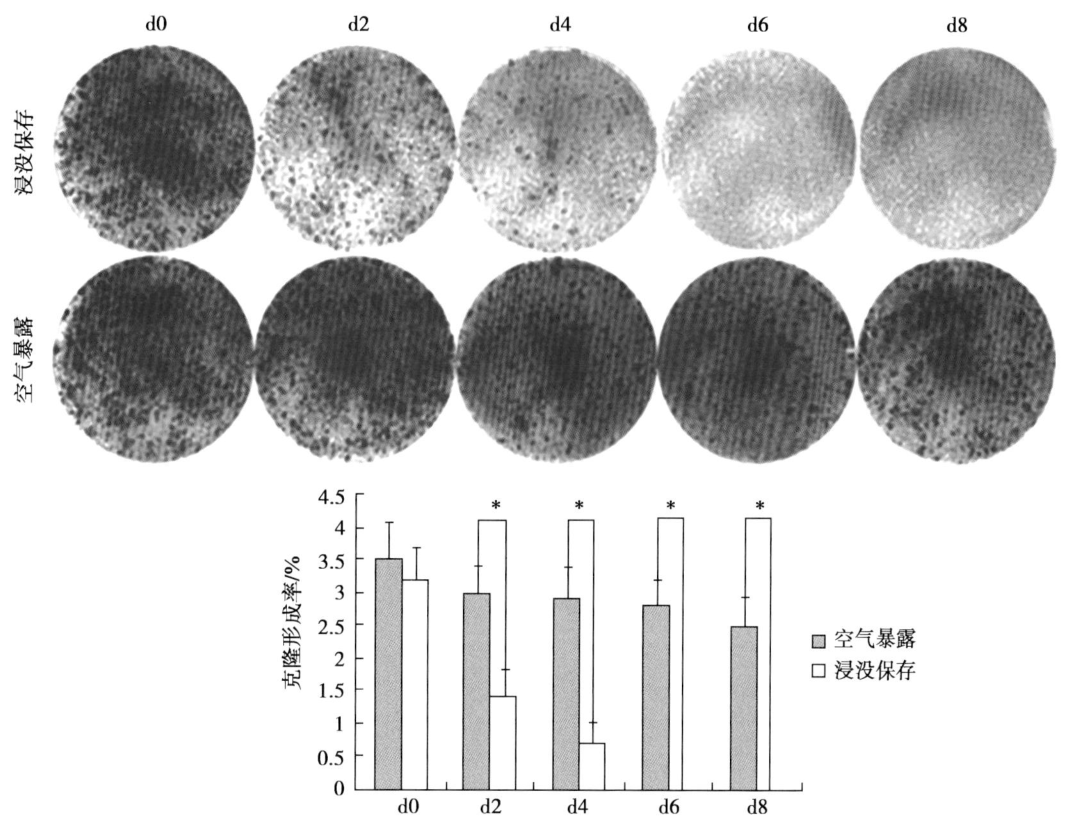

图 21-0-8 经低温空气暴露和常规浸没保存模式下角膜缘干细胞克隆形成率分析

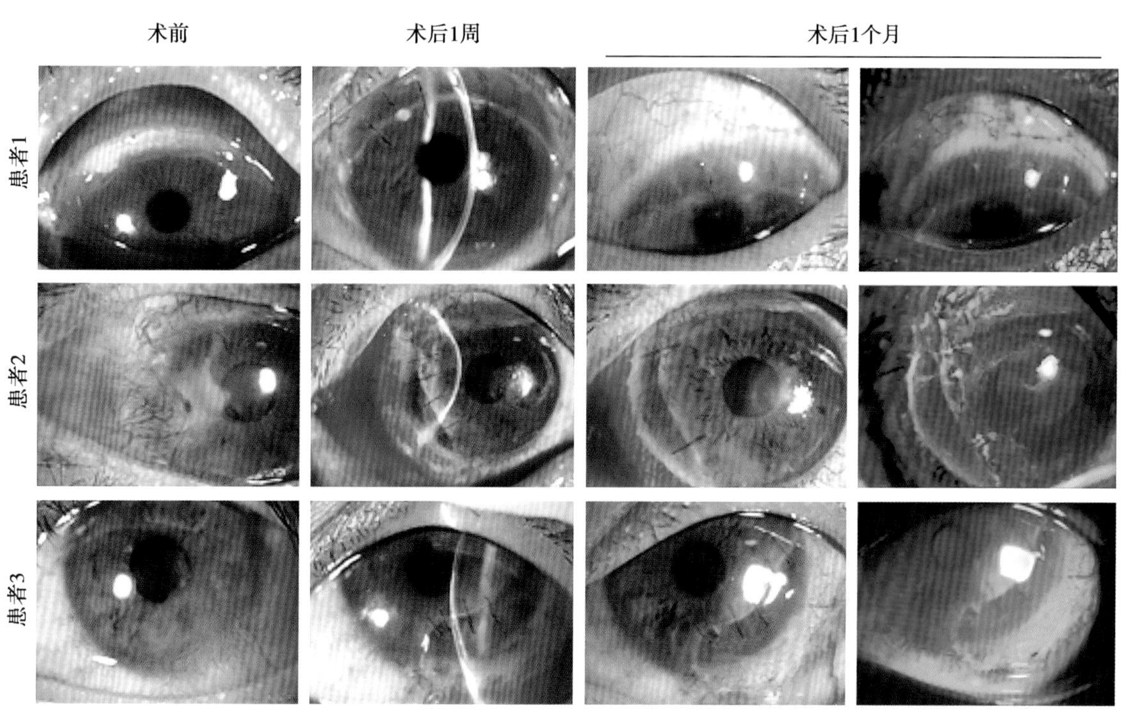

图 21-0-9 以低温空气暴露保存后的角膜缘组织行异体移植术效果

（李 程 李 炜）

参考文献

[1] BURMAN S,SANGWAN V. Cultivated limbal stem cell transplantation for ocular surface reconstruction. Clin Ophthalmol,2008,2(3):489-502.

[2] CHUNG EH,DEGREGORIO PG,WASSON M,et al. Epithelial regeneration after limbus-to-limbus debridement. Expression of alpha-enolase in stem and transient amplifying cells. Invest Ophthalmol Vis Sci,1995,36(7):1336-1343.

[3] DAYA SM,BELL RW,HABIB NE,et al. Clinical and pathologic findings in human keratolimbal allograft rejection. Cornea,2000,19(4):443-450.

[4] DAYA SM,WATSON A,SHARPE JR,et al. Outcomes and DNA analysis of ex vivo expanded stem cell allograft for ocular surface reconstruction. Ophthalmology,2005,112(3):470-477.

[5] DESOUSA JL,DAYA S,MALHOTRA R. Adnexal surgery in patients undergoing ocular surface stem cell transplantation. Ophthalmology,2009,116(2):235-242.

[6] DI GIROLAMO N,CHUI J,WAKEFIELD D,et al. Cultured human ocular surface epithelium on therapeutic contact lenses. Br J Ophthalmol,2007,91(4):459-464.

[7] DONISI PM,RAMA P,FASOLO A,et al. Analysis of limbal stem cell deficiency by corneal impression cytology. Cornea,2003,22(6):533-538.

[8] ELDER MJ,HISCOTT P,DART JK. Intermediate filament expression by normal and diseased human corneal epithelium. Hum Pathol,1997,28(12):1348-1354.

[9] GRUETERICH M,ESPANA EM,TOUHAMI A,et al. Phenotypic study of a case with successful transplantation of ex vivo expanded human limbal epithelium for unilateral total limbal stem cell deficiency. Ophthalmology,2002,109(8):1547-1552.

[10] KOIZUMI N,INATOMI T,SUZUKI T,et al. Cultivated corneal epithelial stem cell transplantation in ocular surface disorders. Ophthalmology,2001,108(9):1569-1574.

[11] KOIZUMI N,INATOMI T,SUZUKI T,et al. Cultivated corneal epithelial transplantation for ocular surface reconstruction in acute phase of Stevens-Johnson syndrome. Arch Ophthalmol,2001,119(2):298-300.

[12] LEKHANONT K,CHOUBTUM L,CHUCK RS,et al. A serum- and feeder-free technique of culturing human corneal epithelial stem cells on amniotic membrane. Mol Vis,2009,15:1294-1302.

[13] LI C,DONG N,WU H,et al. A novel method for preservation of human corneal limbal tissue. Invest Ophthalmol Vis Sci,2013,54(6):4041-4047.

[14] NAKAMURA T,INATOMI T,SOTOZONO C,et al. Successful primary culture and autologous transplantation of corneal limbal epithelial cells from minimal biopsy for unilateral severe ocular surface disease. Acta Ophthalmol Scand,2004,82(4):468-471.

[15] NAKAMURA T,INATOMI T,SOTOZONO C,et al. Transplantation of cultivated autologous oral mucosal epithelial cells in patients with severe ocular surface disorders. Br J Ophthalmol,2004,88(10):1280-1284.

[16] NAKAMURA T,INATOMI T,SOTOZONO C,et al. Transplantation of autologous serum-derived cultivated corneal epithelial equivalents for the treatment of severe ocular surface disease. Ophthalmology,2006,113(10):1765-1772.

[17] PELLEGRINI G,DELLAMBRA E,GOLISANO O,et al. p63 identifies keratinocyte stem cells. Proc Natl Acad Sci U S A,2001,98(6):3156-3161.

[18] PAUKLIN M,STEUHL KP,MELLER D. Characterization of the corneal surface in limbal stem cell deficiency and after transplantation of cultivated limbal epithelium. Ophthalmology,2009,116(6):1048-1056.

[19] PELLEGRINI G,TRAVERSO CE,FRANZI AT,et al. Long-term restoration of damaged corneal surfaces with autologous cultivated corneal epithelium. Lancet,1997,349(9057):990-993.

[20] RAMA P,BONINI S,LAMBIASE A,et al. Autologous fibrin-cultured limbal stem cells permanently restore the corneal surface of patients with total limbal stem cell deficiency. Transplantation,2001,72(9):2478-2485.

[21] SANGWAN VS. Limbal stem cells in health and disease. Biosci Rep,2001,21(4):385-405.

[22] SANGWAN VS,MURTHY SI,VEMUGANTI GK,et al. Cultivated corneal epithelial transplantation for severe ocular surface disease in vernal keratoconjunctivitis. Cornea,2005,24(4):426-430.

[23] SANGWAN VS,MATALIA HP,VEMUGANTI GK,et al. Clinical outcome of autologous cultivated limbal epithelium transplantation. Indian J Ophthalmol,2006,54(1):29-34.

[24] SANGWAN V,MATALIA H,VEMUGANTI G,et al. Early results of penetrating keratoplasty

following cultivated limbal epithelium transplantation. Investigative Ophthalmology & Visual Science, 2004, 45: U33.

[25] SCHERMER A, GALVIN S, SUN TT. Differentiation-related expression of a major 64K corneal keratin in vivo and in culture suggests limbal location of corneal epithelial stem cells. J Cell Biol, 1986, 103(1): 49-62.

[26] SCHWAB IR. Cultured corneal epithelia for ocular surface disease. Trans Am Ophthalmol Soc, 1999, 97: 891-986.

[27] SCHWAB IR, REYES M, ISSEROFF RR. Successful transplantation of bioengineered tissue replacements in patients with ocular surface disease. Cornea, 2000, 19(4): 421-426.

[28] SHIMAZAKI J, AIBA M, GOTO E, et al. Transplantation of human limbal epithelium cultivated on amniotic membrane for the treatment of severe ocular surface disorders. Ophthalmology, 2002, 109(7): 1285-1290.

[29] SHIMAZAKI J, SHIMMURA S, FUJISHIMA H, et al. Association of preoperative tear function with surgical outcome in severe Stevens-Johnson syndrome. Ophthalmology, 2000, 107(8): 1518-1523.

[30] SHORTT AJ, SECKER GA, RAJAN MS, et al. Ex vivo expansion and transplantation of limbal epithelial stem cells. Ophthalmology, 2008, 115(11): 1989-1997.

[31] TALBOT M, CARRIER P, GIASSON CJ, et al. Autologous transplantation of rabbit limbal epithelia cultured on fibrin gels for ocular surface reconstruction. Mol Vis, 2006, 12: 65-75.

[32] TSAI RJ, LI LM, CHEN JK. Reconstruction of damaged corneas by transplantation of autologous limbal epithelial cells. N Engl J Med, 2000, 343(2): 86-93.

[33] TSENG SC. Regulation and clinical implications of corneal epithelial stem cells. Mol Biol Rep, 1996, 23(1): 47-58.

[34] VEMUGANTI GK, FATIMA A, MADHIRA SL, et al. Limbal stem cells: Application in ocular biomedicine. Int Rev Cell Mol Biol, 2009, 275: 133-181.

[35] ZIESKE JD. Perpetuation of stem cells in the eye. Eye (Lond), 1994, 8(Pt 2): 163-169.

第二十二章 重症角结膜干燥症的唾液腺移植相关手术

重症角结膜干燥症，目前尚无统一的定义，根据 2017 年 DEWS Ⅱ认可的干眼严重程度分级，该种类型的干眼患者，包括严重、持续眼部不适，Schirmer 试验≤2mm/5min，泪膜瞬间破裂或不能形成，可伴有不同程度的视力下降，结膜角化，角膜鳞化，主要是因为化学伤、热烧伤、药物过敏、感染、类天疱疮、Stevens-Johnson 综合征等引起，最终导致眼表衰竭、角膜混浊、溃疡等并发症，视力严重下降，甚至失明或丧失眼球。对于轻症的角结膜干燥症患者，可通过人工泪液、泪点封闭、泪道栓塞等得以治疗，但这些方法难以对重症角结膜干燥症患者起效，所以对重症患者一直以来尚缺乏有效治疗方法。

为探求持久性、生理性泪液分泌替代物，首先能够想到的就是各种能够分泌液体的组织，如口腔、鼻、消化道黏膜等多种黏膜组织，都被用于研究，但都不能提供足够的"泪液"起到润滑作用，都不能为一个健康的角膜植片提供一个稳定的环境稳定眼表。随着研究的深入发现，唾液的成分在很大程度上都和泪液很相似，都包括大量的白蛋白、免疫球蛋白、生长因子、黏蛋白以及脂质成分，所不同的是唾液中含有大量的酶类，如淀粉酶，但是经过大量的研究证明淀粉酶对眼表结构没有损害作用，于是出现了很多关于唾液腺用于治疗干眼的报道。唾液腺包括大唾液腺和小唾液腺，前者包括腮腺、舌下腺以及下颌下腺，而后者在唇黏膜、颊部黏膜以及腭部黏膜中广泛存在。本章节关于重症角结膜干燥症的手术治疗，也主要从这些腺体出发，包括腮腺导管移植、自体舌下腺移植、自体颌下腺移植以及唇腺移植等方法。

第一节 腮腺导管移植

早在 1951 年，Filato 与 Chevaljev 首先将腮腺导管移植到结膜下穹窿部，行涎管-结膜显微吻合治疗重症干眼取得了一定的疗效后，相继多位医生报道了该方法（Benett 1957；Pierce 1960；张汗承 1965；Tardy 1969；Crawfor 1970；Sharma 1972 等），并在一定程度上进行了改良。国内报道较多的是张汗承等人，他们通过 42 年对 40 眼行腮腺导管移植术，并通过对手术前后泪流和视力的变化，以及干眼病因、手术方法、腺管长度等方面予以总结,认为对于没有特效治疗的重症干眼,腮腺导管移植不失为一种可以考虑的临床方法。

腮腺导管移植,从严格意义上说,实为腮腺导管改道。该手术步骤如下:腮腺原位不动,将腮腺导管游离后,直接植入结膜囊,导管长度不够可采用口腔黏膜延长或静脉搭桥。具体手术步骤经过如从外S形切口到内切口,去神经支配腮腺导管改道术等一系列改良,可有效缓解缺泪症状,对重症干眼的治疗有一定的疗效,但与此同时也发现该手术缺点较多:①首先,腮腺分泌量大,造成"泪液"太多,尤其是在咀嚼时引起反射性泪溢,影响美观,且频繁擦拭多余泪液又会导致外伤性角结膜炎,甚至角膜溃疡;②手术难度大,且由于手术野较大,术后常出现下睑畸形、瘢痕化及睑内翻等并发症;③腮腺导管分泌的液体与内源性泪液在成分上存在较大差异,即腮腺只分泌浆液,而真正的泪液是浆、黏液混合物;④术后长期随访有报道黏液囊肿形成等。正是由于这些缺点,腮腺导管移植治疗重症角结膜干燥症逐渐被临床淘汰。近年来提出的失神经支配腮腺导管改道,通过切断鼓室神经,不仅减少泪液分泌,减轻泪溢,而且其分泌的"唾液泪液"成分更接近于泪液,不过该方法尚处于动物实验阶段,未推广到临床应用。

第二节　自体舌下腺移植

从解剖学角度看,舌下腺位于口底舌下,为最小的一对大唾液腺,可移植入泪腺窝,而且其分泌液主要为黏液,含有少量浆液,更接近泪液,舌下腺每日分泌量约15~25mL,能满足泪腺每日基础分泌3mL的需要。因此从理论上讲,舌下腺游离移植治疗重症干眼是可行的。1986年Murube等对5例患者进行了舌下腺移植,将自体舌下腺移植到泪腺窝,结果2例移植舌下腺坏死,3例存活的患者中只有1例患者Schirmer试验由0mm增加到2mm,其余2例存活腺体无功能。从此以后很少有舌下腺移植治疗重症干眼的临床报道。

第三节　自体颌下腺移植

颌下腺是涎腺的一成对器官,位于颌下三角与颈深筋膜浅层所形成的颌下腺鞘内,人体颌下腺呈扁椭圆形,重约10~20g,借颈突下颌韧带与腮腺相邻,颌下腺与颌下腺鞘之间有疏松结缔组织,易于剥离,方便手术游离颌下腺。颌下腺为混合分泌腺,分泌液成分接近于内源性泪液,尤其是分泌物中含有黏蛋白,提供泪膜中起重要作用的黏液,有利于维持正常眼表生理状态。颌下腺在切除了神经支配的同时,又有反射性分泌功能和少量神经再生,既保证了基础分泌率,又不会产生进食的泪溢并发症。

1. 手术方法　手术一般在全麻下由眼科医生和口腔外科医生共同配合完成。①供区处理(图22-3-1):患侧颞侧行半冠状切口,暴露颞浅动静脉;②摘取颌下腺(图22-3-2):游离颌下腺及其导管,结扎相应动静脉,切断其支配神经;③移植颌下腺(图22-3-3):将游离颌下腺置于颞肌窝内,切断颞浅动静脉,行颞浅动脉-颌外动脉及颞浅静脉-面前静脉或颌外动脉伴行静脉端端吻合,并将颌下腺导管口固定于上穹窿部。

2. 国内外研究进展及手术疗效　自体颌下腺移植治疗重症干眼,是近几年比较热门的话题,也是目前应

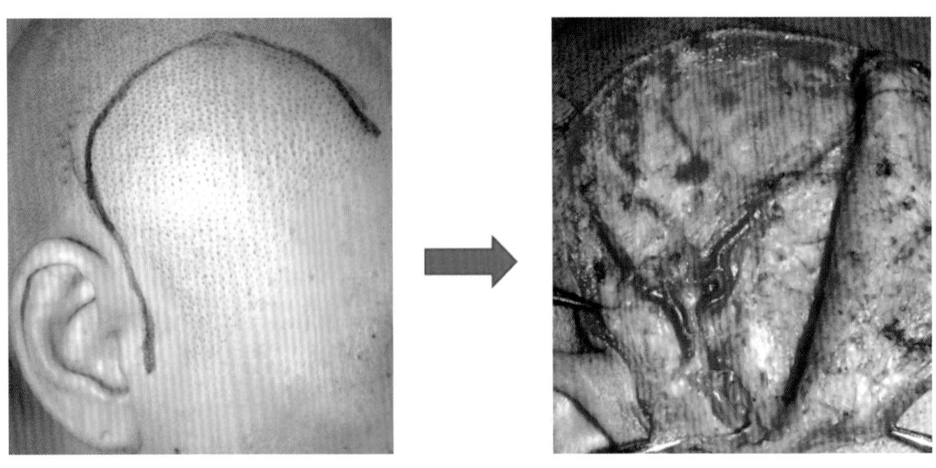

图22-3-1　步骤①供区处理

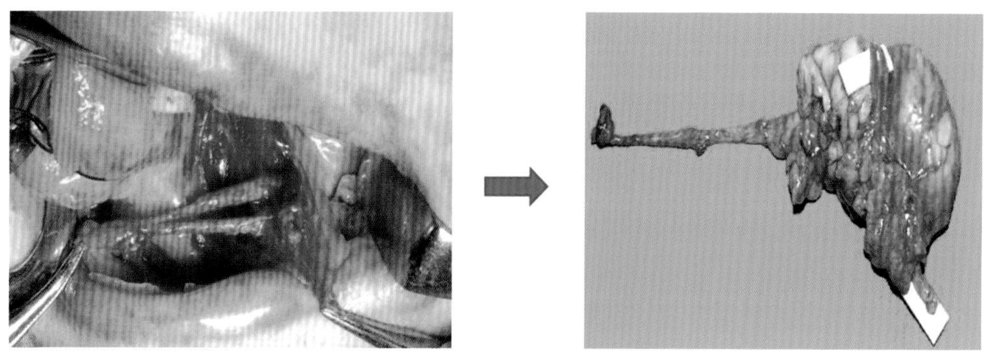

图 22-3-2　步骤②摘取颌下腺

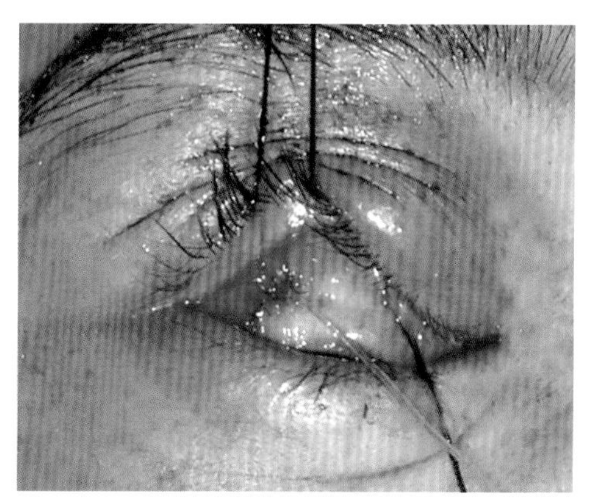

图 22-3-3　步骤③移植颌下腺，并将其导管开口于穹窿部结膜

用临床最多的手术治疗之一。1986 年 Murube 等首次对 3 例重症干眼的患者实施了自体颌下腺移植，结果 2 例获得了成功。后来，Kumar 等对该手术进行了实验研究，证实了自体颌下腺移植可适当增加角结膜干燥症泪液量，移植腺体分泌的唾液不会对眼部结构造成破坏，是治疗角结膜干燥症的有效方法。1992 年 Macleod 等在动物实验基础上，用自体颌下腺移植治疗重症角结膜干燥症 8 例（12 眼），患者术后 1 年角结膜干燥症状减轻，"泪液"分泌增加，但角膜的病理生理却很难改善。Geerling 等对自体颌下腺移植治疗重症干眼有较多的临床研究，对 34 例（42 眼）长达 7 年的随访观察，通过 Schirmer 试验、干眼症状的改善以及 99mTc 核素显像证实了 32眼移植颌下腺存活，7 例因为血管吻合术失败，2 例导管堵塞，1 例因机体对移植腺体产生了自身抗体而失败。

1998 年我国贾广学等应用自体颌下腺移植再造泪腺治疗重症角结膜干燥症 5 例（6 眼），均获得移植成功。术后患者自述眼部干涩不适缓解并逐渐消失，移植侧眼泪量增加，Schirmer 试验结果为 10~15mm/5min，明显高于术前 0~2mm/5min，视力也有不同程度的提高。自 1999 年以来，首都医科大学附属北京同仁医院与北京大学口腔医院合作，利用血管化颌下腺移植治疗重症角结膜干燥症 106 例，治疗成功 93 例（成功率 88%），并通过对其中 50 例随访 1~3 年，角结膜干燥症状消失，视力提高两行或以上者 48 例，主观评定满意 45 例，术后 1 年停用人工泪液及术后超过 3 年的患者结膜出现杯状细胞。行板层角膜移植术患者 15 例随访 2 年，5 例植片透明，10 例混浊，通过进一步分析，考虑角膜植片失败的原因可归结如下：高危植床，急性排斥致植片融解；结膜组织增殖及新生血管长入；唾液泪液分泌不稳定造成间歇性干眼。但可通过全身应用免疫抑制剂以及补充人工泪液减轻排斥。

自体颌下腺移植手术可使泪液分泌量明显增加，能有效地改善泪液缺乏，且中远期疗效稳定，术后患者视力及自觉症状也得到不同程度的改善。自体颌下腺移植联合眼表重建及角膜移植术，能有效治疗严重眼干燥症，减少眼表损伤及炎症浸润，改善眼表功能，是一种行之有效的方法。

3. 并发症　该方法仍有一些并发症，如腺体积液、坏死、失功能，导管阻塞、泪溢等，而且手术本身尚存在一些问题，如移植颌下腺失去交感和副交感神经支配，调控其分泌的机制尚不清楚；颌下腺移植术后 5 天~3 个月，移植腺体的分泌量明显减少，进入休眠期，容易导致导管阻塞，影响手术成功率。有报道研究了辣椒素、异丙肾上腺素等能增加移植腺体的分泌。移植术后唾液泪液的分泌对眼表结构和功能的长期影响，以及如何提高颌下腺移植术后行角膜移植的成功率等，尚有待于进一步的深入研究。

第四节 唇腺移植

以唇腺移植为代表的小唾液腺移植逐渐应用于治疗重症角结膜干燥症，小唾液腺在唇部、颊部及腭部的黏膜中大量存在，它们可以连同其表面的黏膜组织一起被移植到眼睑的穹窿部，以增加眼表的润滑作用和减轻干眼的症状，尤其唇腺移植目前受到广泛关注，其原理如下：①唇腺为小唾液腺，约 10% 的唾液由唇腺分泌；②唇腺为基础分泌，不受食物刺激、温度影响；③分泌物为浆黏液，脂质、黏蛋白成分含量较高，更接近泪液；④唇腺易取，手术相对简单。

1. 手术方法

手术须在全麻下，由眼科医生和口腔科医生共同完成。具体步骤如下：

（1）制作唇腺移植片：经过常规口腔消毒后，由口腔科医生完成取材工作，我们采用从患眼同侧取富含腺泡的唇腺组织，约 2.5cm × 2.0cm 大小，放入生理盐水中，唇部经电凝止血后用油纱覆盖创面。将取下的唇腺移植片用眼科剪水平均分为二，即各约 2.5cm × 1.0cm，备用。

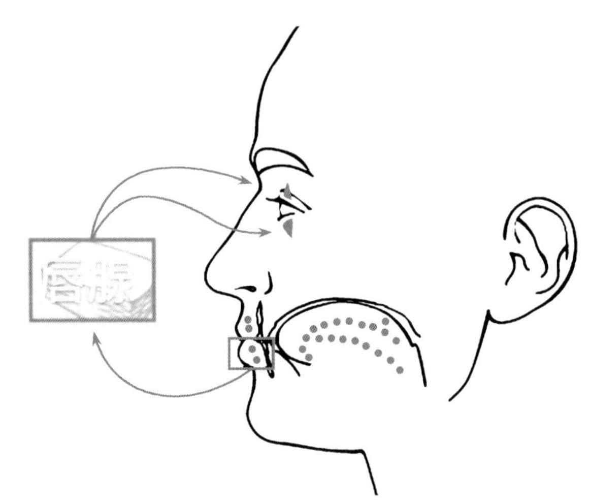

图 22-4-1 唇腺移植示意图

（2）唇腺移植(图 22-4-1，图 22-4-2)：眼科常规消毒铺巾后，用 4-0 丝线牵引固定上、下眼睑，暴露上、下穹窿(本步骤亦可分开进行，即分别暴露上、下穹窿)。从上穹窿部水平剪开结膜，一般从内眦一直到外眦为止，分离结膜下组织，注意避免损伤下方的肌肉，有睑球粘连的患者先行粘连分离，制作植床后，取其中一个唇腺移植片，用 8-0 可吸收缝线将其固定于穹窿部。唇腺组织需黏膜面向上，先固

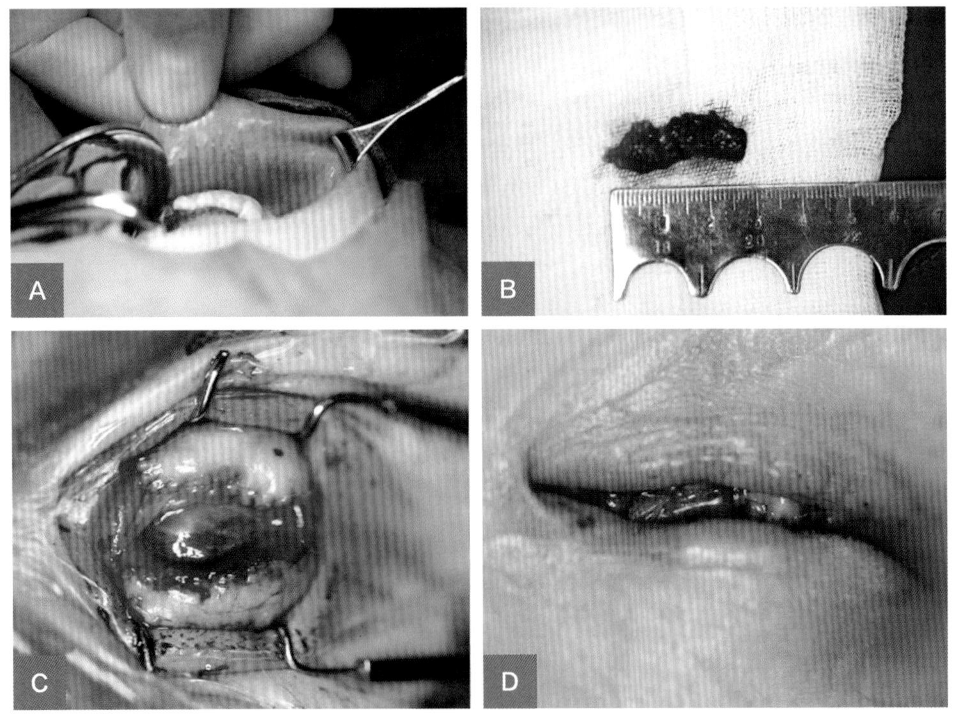

图 22-4-2 唇腺移植手术过程图

A. 从患眼同侧下唇部取材，图中可见黏膜下丰富的腺泡；B. 取下备移植的唇腺组织，大小约 2.5cm × 2.0cm；C. 移植到上、下方穹窿部的唇腺腺体；D. 术毕外眼像，眼睑略隆起，但外观尚满意。

定内、外眦部，再间隔 2~3mm 将其与结膜固定。同样方法进行下方唇腺移植。术毕涂妥布霉素地塞米松眼膏，包眼。

（3）术后处理：术后眼部予以抗生素滴眼液以及肝素钠配药后点眼，全身口服抗生素 3 天。口腔科处理：用氯己定漱口水漱口，口腔科复查口腔情况。

2. 国内外研究进展及疗效分析

小唾液腺移植治疗重症干眼首先是由 Murube 于 1998 年提出的，他对小唾液腺移植做了体外实验和临床研究，在他临床观察的 6 例患者中，5 例腺体存活，4 例的眼表润滑度提高，而且干眼的症状也有一定程度的好转。Soares 等对 21 例患者（37 眼）进行唇腺移植，术后腺体存活率为 97.2%，通过长期随访观察，术后 91.9% 的病例干眼症状改善、眼表润滑、视力提高，停用人工泪液。Geerling 等对 17 例患者进行了唇腺移植，通过 3 年的随访，大于 90% 的移植唇腺存活，而且疗效稳定。Marinho 等通过对 14 例化学烧伤和 Stevens-Johnson 综合征的患者进行唇腺移植，也得到以上类似的积极结论。

唇腺移植治疗重症干眼，手术较自体颌下腺移植简单易行，更容易被眼科医生接受，而且术后移植腺体存活率高，“泪液”分泌稳定持久，症状改善明显，所以该方法将有广泛的临床应用前景。但是它也有植片坏死、泪溢、睑内翻、上睑下垂以及暂时性唇部知觉减退等并发症，尚须进一步的研究。目前首都医科大学附属北京同仁医院已有相关研究，并取得良好疗效，而本文作者系该研究的主要负责人之一，故对该手术有较为深刻的认识，在此与大家分享。

研究通过对经过眼科检查确诊为重症角结膜干燥症 8 例患者行自体唇腺移植手术，其中 6 例因为药物过敏导致 Stevens-Johnson 综合征，并且在患者全身免疫反应静息后再行手术；2 例无明确病因，但通过使用人工泪液、行泪道栓塞术，症状仍不缓解，其中 1 例合并丝状角膜炎，并且该例患者考虑为免疫相关因素导致干燥综合征可能性大，但术前行唇腺活检未见明显的淋巴细胞浸润灶，腺体无破坏。其中男性 4 例，女性 4 例。年龄 16~48 岁（平均年龄 29 岁 ±13 岁），术后随访时间 6 个月。

所有患者移植的腺体早期表现为苍白的缺血状态，球结膜水肿，但一般术后 7 天左右，移植腺体逐渐开始血管化，并出现分泌现象，患者眼表湿润增加，眼干症状逐渐好转（图 22-4-3~图 22-4-5）。1 例患者的下方穹窿部移植腺体出现融解坏死，但经过对症治疗后，仍有部分腺体残留并存活，即移植腺体均存活，腺体存活率为

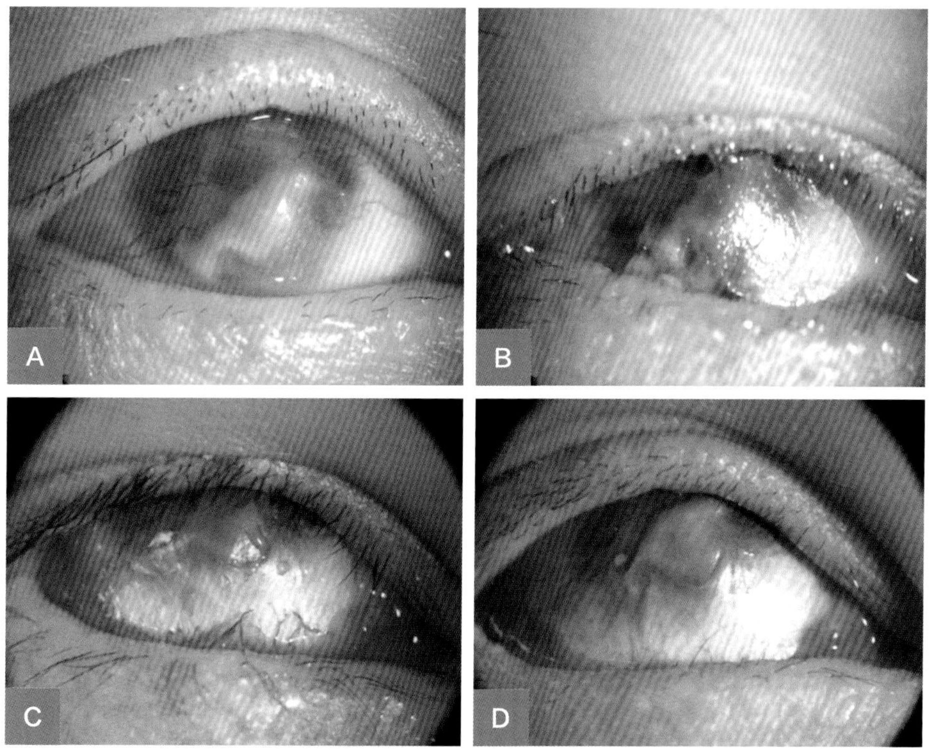

图 22-4-3　病例 1 患者自体唇腺移植术后照片
A~D 分别为术前、术后 1 周、术后 3 个月、术后 6 个月外眼像。

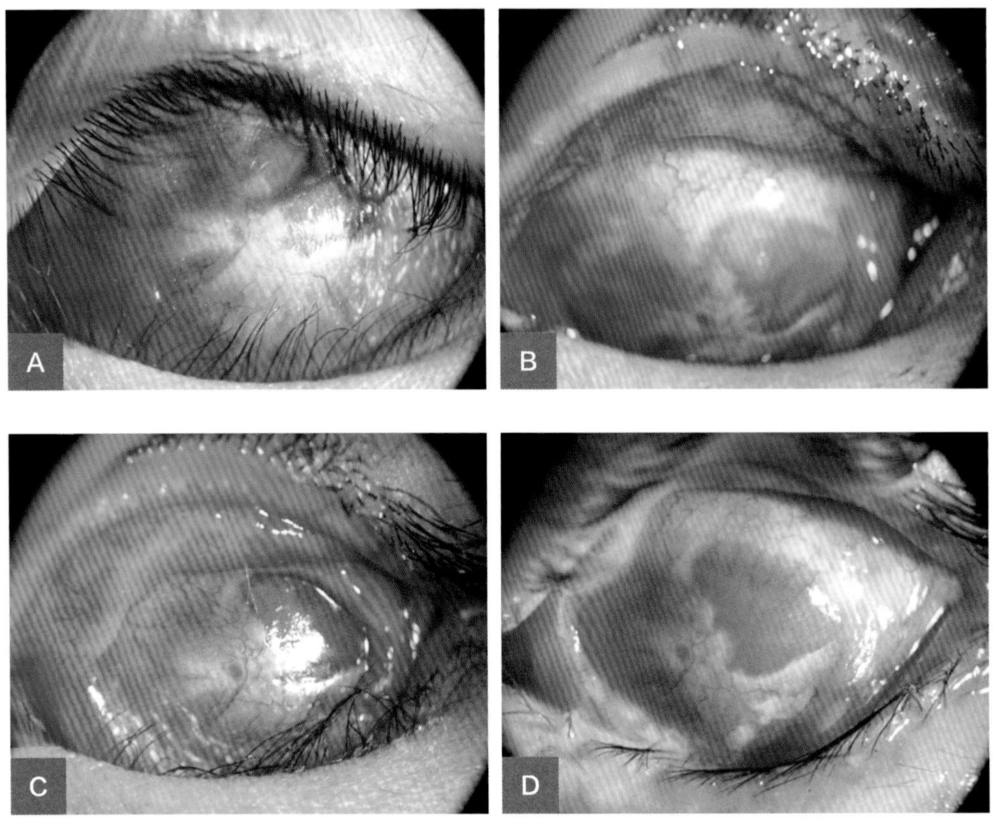

图 22-4-4 病例 2 患者行自体唇腺移植术后照片
A~D 分别为术前、术后 1 周、术后 3 个月、术后 6 个月外眼像。

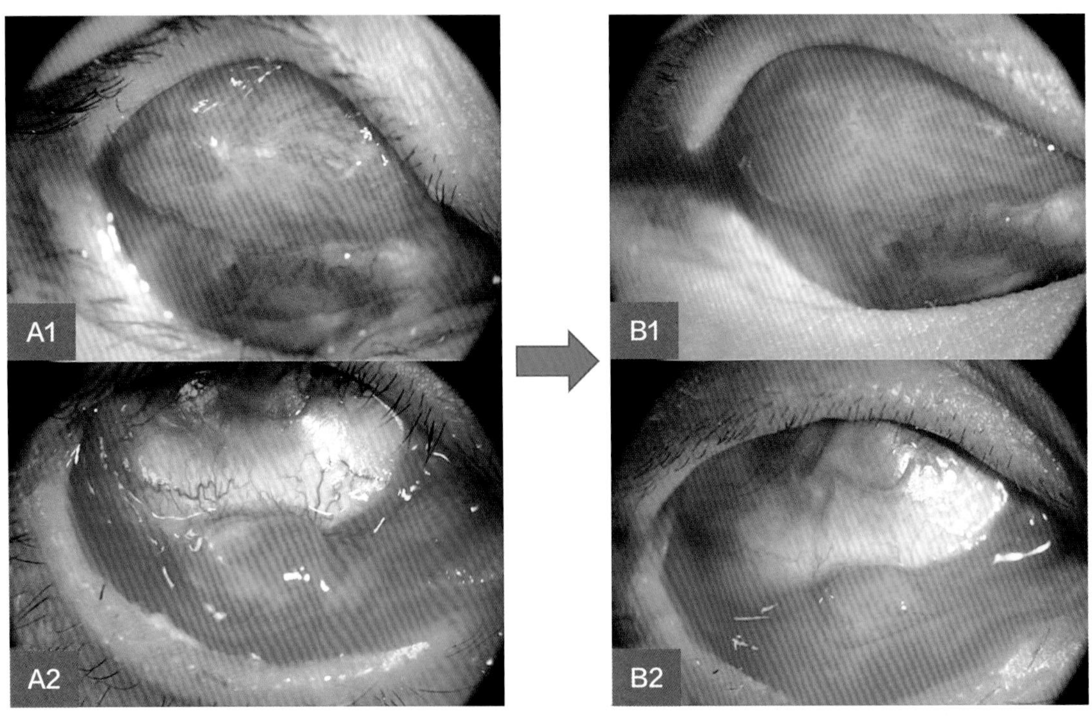

图 22-4-5 唇腺移植术后移植腺体情况
A1、A2 为术后 3 个月;B1、B2 为术后 6 个月。

100%。术后早期患者唇部取材部位会出现疼痛，一般术后 7 天左右疼痛逐渐减轻或者消失，口腔科检查创面修复良好，但患者患侧麻木会持续较长时间，约 1~6 个月。

所有患者术后不同时间段的 SⅠt 均较术前明显增加，但在观察期间不同时间段泪液量有波动，详见表 22-4-1。泪液镜检查结果显示术后不同时间段，所有患者泪液镜检查泪膜评分均较术前无改善，图 22-4-6 示 1 例患者术前、后的泪液镜检查评分均为 5 级。

表 22-4-1　术前、后 Schirmer Ⅰ试验（SⅠt）结果　　单位：mm/5min

病例	术前	术后			
		1 周	1 个月	3 个月	6 个月
1	0	13	18	24	22
2	1	未测 *	6	8	8
3	1	6	8	9	8
4	0	4	10	8	6
5	0	6	11	6	5
6	0	4	5	4	3
7	0	8	12	10	6
8	0	12	12	16	14

* 该患者术后 7 天出现下方移植腺体坏死，予以对症治疗，故未行泪液分泌检查。

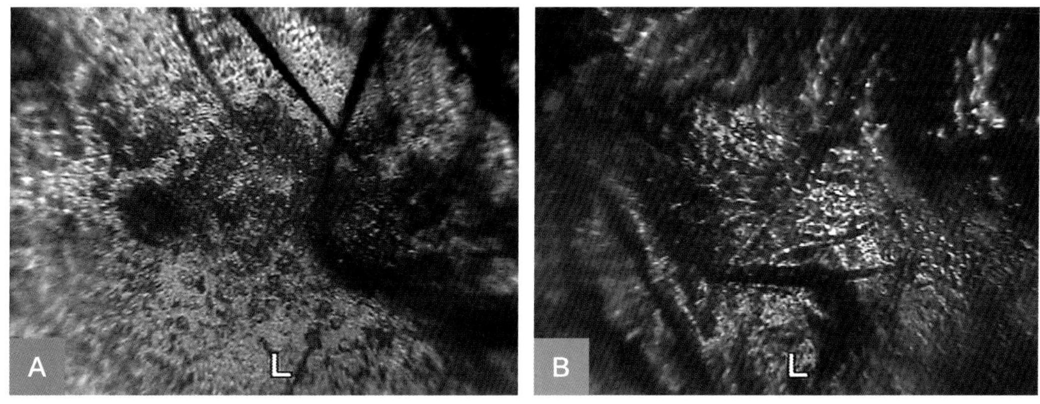

图 22-4-6　自体唇腺移植术前、后泪液镜检查（病例 4）：评分均为 5 级
A. 为术前；B. 为术后 3 个月。

3. 手术适应证及禁忌证

唇腺移植手术适用于基础唾液分泌良好的重症角结膜干燥症患者，即：①重症角结膜干燥症患者，Schirmer Ⅰ ≤2mm/5min，泪膜破裂时间（BUT）<2s，传统治疗方法无效，包括自体颌下腺移植失败的患者，尤其合并角结膜器质性病变，如角膜上皮缺损、角膜结膜化、结膜鳞化、新生血管翳等；②唇腺功能良好者，对于类似 Sjögren 综合征等自体免疫性疾患所致重症干眼患者，一般同时亦累及唾液腺，不适宜行唇腺移植术，而该类患者是否能行异体唇腺移植，尚待进一步研究。禁忌证：唇腺功能不良者。

4. 并发症及处理

（1）移植腺体坏死：术后严格观察移植腺体血管化情况，对于术后 3 天移植腺体仍然苍白者，应予以肝素钠配药点眼，改善微循环。

（2）眼睑外观异常：术后早期眼睑部隆起，一般待炎症反应减轻，隆起逐渐消失，晚期出现睑内翻、上睑下垂等，可予以行相应手术治疗。

（3）唇部早期疼痛不适，后期麻木感：暂无有效处理方法，术中取材尽量减少创面。

（4）泪溢：可考虑行移植腺体部分切除，即减量手术。

综上所述，重症干眼的泪腺替代性手术治疗为其开辟了新的领域，上述四种手术治疗各有利弊，总的来说后两者利大于弊，成功率高，疗效稳定，在临床上应用较多。在三种大唾液腺移植治疗重症干眼的手术中，血管化自体颌下腺移植体现出了它的优势，并在临床上得到较为广泛的应用。它在手术成功率、术后泪液分泌、眼表改善方面都有明显的作用，而且并发症相对较少。但是，该种方法对手术要求高，一般要求眼科医生和口腔科医生配合方能完成，而且手术难度相对大，这就极大地限制了它在临床的应用。于是唇腺移植应运而生，它对手术技术要求低，而且疗效好，故目前受到广泛重视，但其临床研究仍比较局限，腺体长期存活情况、腺体的分泌、唾液泪液及其对眼表的影响等多方面尚须进一步研究。

（罗顺荣　吴护平）

参考文献

［1］ The definition and classification of dry eye disease：Report of the definition and classification subcommittee of the International Dry Eye WorkShop（2007）. Ocul Surf，2007，5（2）：75-92，163-178.

［2］ BEHRENS A，DOYLE JJ，STERN L，et al. Dysfunctional tear syndrome：A Delphi approach to treatment recommendations. Cornea，2006，25（8）：900-907.

［3］ SCHRODER C，HAKIM SG，COLLIN JR，et al. Long-term follow-up after autologous submandibular gland transplantation in scarring keratoconjunctivitis with absolute dry eyes. Ophthalmologe，2003，100（12）：1079-1084.

［4］ OHBA E，DOGRU M，HOSAKA E，et al. Surgical punctal occlusion with a high heat-energy releasing cautery device for severe dry eye with recurrent punctal plug extrusion. Am J Ophthalmol，2011，151（3）：483-487.

［5］ DASTJERDI MH，HAMRAH P，DANA R. High-frequency topical cyclosporine 0.05% in the treatment of severe dry eye refractory to twice-daily regimen. Cornea，2009，28（10）：1091-1096.

［6］ CHEN M，GONG L，SUN X，et al. A comparison of cyclosporine 0.05% ophthalmic emulsion versus vehicle in Chinese patients with moderate to severe dry eye disease：An eight-week，multicenter，randomized，double-blind，parallel-group trial. J Ocul Pharmacol Ther，2010，26（4）：361-366.

［7］ ROSENBERG ES，ASBELL PA. Essential fatty acids in the treatment of dry eye. Ocul Surf，2010，8（1）：18-28.

［8］ GEERLING G，HONNICKE K，SCHRODER C，et al. Quality of salivary tears following autologous submandibular gland transplantation for severe dry eye. Graefes Arch Clin Exp Ophthalmol，2000，228（1）：45-52.

［9］ GEERLING G，DANIELS JT，DART JK，et al. Toxicity of natural tear substitutes in a fully defined culture model of human corneal epithelial cells. Invest Ophthalmol Vis Sci，2001，42（5）：948-956.

［10］ SCHRODER C，HAKIM SG，COLLIN JR，et al. Long-term follow-up after autologous submandibular gland transplantation in scarring keratoconjunctivitis with absolute dry eyes. Ophthalmologe，2003，100（12）：1079-1084.

［11］ ZHANG L，ZHU ZH，DAI HJ，et al. Application of 99mTc-pertechnetate scintigraphy to microvascular autologous transplantation of the submandibular gland in patients with severe keratoconjunctivitis sicca. J Nucl Med，2007，48（9）：1431-1435.

［12］ 吴珺，邹留河，潘志强，等．重症角膜结膜干燥症自体颌下腺移植术后眼表长期追踪．眼科研究，2008，26（05）：362-365.

［13］ SOARES EJ，FRANCA VP. Transplantation of labial salivary glands for severe dry eye treatment. Arq Bras Oftalmol，2005，68（4）：481-489.

［14］ GEERLING G，RAUS P，MURUBE J. Minor salivary gland transplantation. Dev Ophthalmol，2008，41：243-254.

［15］ MARINHO DR，BURMANN TG，KWITKO S. Labial salivary gland transplantation for severe dry eye due to chemical burns and Stevens-Johnson syndrome. Ophthal Plast Reconstr Surg，2010，26（3）：182-184.

［16］ HOLLAND EJ，CHAN CC，WETZIG RP，et al. Clinical and immunohistologic studies of corneal rejection in the rat penetrating keratoplasty model. Cornea，1991，10（5）：374-380.

[17] PANIELLO RC. Submandibular gland transfer for severe xerophthalmia. Laryngoscope, 2007, 117 (1): 40-44.

[18] 罗顺荣, 邹留河, 闫超, 等. 自体唇腺移植治疗重症干眼. 中华眼科杂志. 2013. 49(1): 5.

第二十三章　瘢痕性眼表疾病的人工角膜移植术

第一节　瘢痕性眼表疾病概述

眼表瘢痕性疾病可由物理及化学损伤、手术、感染、免疫性眼皮肤黏膜异常、药物及各种系统性疾病引起，是导致严重视功能障碍甚至失明的主要原因之一。它可与眼睑位置异常、干眼及角膜病变互为因果，形成恶性循环，最终造成严重的视力损害，治疗及预后均不理想。眼表瘢痕性疾病的诊断需要综合考虑病史、全面而详细的全身及局部辅助检查，关键是确定病因及病情的准确评估，在治疗时兼顾药物和手术治疗，终末期患者通常需要眼表重建手术，包括各类黏膜移植、眼睑整形手术、角膜移植手术等，但失败率仍然较高，传统治疗并不理想。终末患者通常需要进行人工角膜移植手术。

眼表瘢痕性疾病的主要病因包括：

（一）物理或化学性损伤

各种物理因素均可造成眼表损伤，眼表由于受到眼睑瞬间反射保护，通常可免于热烧伤直接影响，但眼附属器的损伤，使得眼睑的结构功能受到破坏。灼热的磁性异物嵌入眼内是最可能直接造成眼表热烧伤的原因之一。其他因素，如微波、激光及电离辐射也会造成热损伤。激光的波长越长，损伤越重。电离辐射通过造成细胞死亡及破坏血管从而导致组织损害、纤维化及妨碍正常细胞增殖。

化学伤是造成眼表瘢痕的最常见原因，酸性物质与眼表组织接触后，即与组织内的蛋白质结合，造成凝固性坏死，从而形成屏障，阻止酸性物质向深部组织扩散，故酸性化学伤常局限于眼表组织。但一部分强酸可快速向深部组织渗透，如氢氟酸，由于分子量低，如同碱性物质一样迅速扩散，可造成极严重的眼前段损伤。而碱性化学伤，由于氢氧离子（OH^-）与角膜上皮层的脂质发生皂化作用，蛋白变性。它们在角膜基质层与胶原结合，造成组织自融。碱性物质进入前房，进一步造成内眼并发症。阳离子决定碱性物质的渗透能力。最初的损伤后，随之发生角膜修复和炎症反应，后者使角膜细胞及多形核白细胞产生自由基及胶原酶，临床表现为无菌性角膜溃疡、角膜穿孔、角膜上皮延迟修复等。

此外，瘢痕性眼表疾病也见于机械性外伤，眼前段手术，如大的翼状胬肉切除也可并发结膜瘢痕形成。

（二）感染

不同类型的微生物感染，均可造成结膜瘢痕形成，细菌性或病毒性膜状或假膜状结膜炎，形成眼皮下结瘢的结局。带状疱疹病毒可引起具有黏膜下瘢痕的慢性浆液性结膜炎，累及眼睑皮肤也造成眼睑瘢痕及睑缘错位，随之发生眼睑功能损伤及知觉减退，进一步加剧眼表损伤。沙眼衣原体感染造成沙眼（血清型 A、B、Ba 及 C 型，引起成人包涵体性结膜炎的血清型 C 至 K 型）是发展中国家主要致盲眼病，衣原体侵袭结膜上皮细胞，产生炎症反应。受感染眼的病理多为上皮下血管扩张，形成上皮下滤泡的炎症浸润，滤泡坏死后发生上皮下纤维化、血管化。反复感染或合并细菌感染，更加速瘢痕化形成。

（三）眼皮肤疾病

许多眼皮肤疾病都会产生眼表瘢痕，包括：瘢痕性类天疱疮、天疱疮、大泡性类天疱疮、疱疹性皮炎、IgA 病、多形性红斑、Stevens-Johnson 综合征、中毒性表皮融解坏死、慢性特异性角结膜炎及尿粪卟啉症等。

瘢痕性类天疱疮是了解较多的眼皮疾病，可能为原因不明的自身免疫性疾病，常双眼发病，但一眼可远较另一眼严重，患者表现为反复发作性的轻度和非特异性结膜炎症，约有 10%~43% 的患者累及皮肤。临床过程各不相同，轻重交替出现。应用免疫荧光技术证实，在结膜基底膜有 IgG、IgM、IgA 和补体存在，提示疾病可能代表一种细胞毒性（Ⅱ型）起效反应，导致上皮下纤维化和表皮化。组织病理学发现角膜上皮下炎性浸润依病情活动与否，有较大差异。活动期中性粒细胞及巨噬细胞异常活跃，而 T 淋巴细胞参与整个病程。

天疱疮的自身抗体存在于表皮，而大泡性类天疱疮的自身抗体位于表皮下基底膜，常伴有大泡样皮肤病损及口腔黏膜损害，累及结膜者少见，但可发生和造成眼表瘢痕。

疱疹样皮炎的特征为 IgA 和补体呈颗粒状沉积于表皮基底膜，当 IgA 呈线状沉着，则称为线状 IgA 病。累及黏膜者少见，但这两种疾病都可波及结膜，结膜结瘢程度远较瘢痕性炎天疱疮为轻。

Stevens-Johnson 综合征及中毒性表皮融解坏死，除造成皮肤病损外，也常出现急性卡他性或伪膜性结膜炎。起病急，常在服用某种药物或感染后发病。全身皮质、黏膜受累时包括口腔、咽部、口唇、呼吸系统及结膜，都可引起大泡性损害，急性期在眼部表现为典型的卡他性或伪膜性结膜炎。免疫复合物沉积于黏膜上皮下微血管系统，造成毛细血管坏死，非特异性炎症反应，以及酷似胶原性病症特征和纤维蛋白样变性，推测可能是一种Ⅲ型起效反应慢性期，结膜瘢痕为最突出症状。

慢性非特异性角结膜炎常伴有呼吸系统变态反应和湿疹性皮炎。皮肤改变常累及眼睑，反复发作结膜炎症，导致结膜下瘢痕形成及穹窿部缩短，疾病过程可能部分与Ⅰ型起效反应参与有关。但有证据表明，异常激活的 $CD4^+$ T 细胞，包括白介素-2 受体，巨噬细胞显著增多，提示可能为一种更为复杂的免疫反应过程。

尿粪卟啉症为卟啉症的异常类型，往往伴有日晒性皮损及血管性结膜炎，也可导致瘢痕形成。

(四) 药物

局部或全身药物应用都可造成结膜瘢痕改变，有些情况酷似瘢痕性类天疱疮变化。引起结膜瘢痕药物包括毛果芸香碱、二乙氧膦酰硫胆碱、溴化邻羟苯基三甲胺、肾上腺素、噻吗心胺、三氟胸苷、疱疹净（碘苷）等，但服用这些药物出现类似的瘢痕性类天疱疮临床表现。

(五) 全身疾病

红斑痤疮和 Sjögren 综合征可导致结膜慢性炎症，引起结膜结痂、炎性肠病、慢性移植物抗宿主疾病、免疫复合物疾病，癌旁综合征也可引起结膜轻度瘢痕化。

第二节 人工角膜的术前评估

严重的结膜瘢痕可致杯状细胞的破坏、泪腺及睑板腺开口闭塞，使泪液的质与量均发生改变，造成严重干眼。倒睫造成持续性机械性损害，若合并睑内翻等眼睑异常，则加重刺激，加速泪液蒸发甚至暴露性角膜炎。若原发病变累及角膜缘，可造成干细胞数量减少或功能障碍，进而造成角膜上皮持续性缺损、上皮修复不良或角膜基质血管化。当病变持续存在或进展，角膜可发生慢性炎症、上皮鳞状化生、瘢痕形成及假性胬肉、深层新生血管、溃疡甚至穿孔。更严重的是，这类疾病所伴随的眼表泪液系统异常对常规干眼的治疗方法很不敏感，为改善视力而进行的常规角膜移植手术失败率非常高，主要是排斥反应发生率高、上皮愈合不良、植片溃疡等。因此瘢痕性眼表疾病一直是眼表领域的棘手问题。近年来，随着角膜缘干细胞移植、体外扩增眼表上皮细胞移植的显著进展，在一定程度上提高了瘢痕性眼表疾病的疗效和预后，但总体疗效仍不理想，最大的问题仍是排斥反应和上皮愈合不良、植片溃疡。因此，人工角膜移植在这类高危患者中具有显著适应证。

然而，手术治疗以及人工角膜移植属于没有选择下的选择，人工角膜移植属于最后的选择。瘢痕性眼表疾病首先应给予非手术治疗，目的包括消除外源性刺激，控制内源性疾病，减轻炎症，恢复眼表正常生理环境。这些在本书其他章节以及对应疾病的诊疗常规中均有阐述，本处不再赘述。而常规手术治疗则包括泪小点/泪小管栓塞，倒睫、睑内翻及其他眼睑异常的手术修复，结膜移植及结膜囊重建、羊膜移植、全板层及次全板层角膜移植、穿透性角膜移植、异体环形角膜缘干细胞移植、体外扩增角膜缘干细胞/上皮细胞移植、口唇黏膜移植、颌下腺移植、睑缘缝合术等。根据不同患者的病情特点，这些治疗既可以是某个阶段的最佳治疗，也可以是为后期人工角膜移植术创造条件。

人工角膜移植通常是前述所有治疗均无效的情况下方才考虑，且一般适合双眼条件均差的患者。因此，术前需要进行详细的评估。

(一) 病史

详细询问发病史，尤其是重要的系统疾病的详细病史及治疗经过。眼部症状的持续时间，属发作性或是渐进性；单眼还是双眼发病，如为单眼患者，不应忽视对侧眼情况；准确了解既往手术史。此外，由于化学烧伤患者评估视神经损伤程度通常较为困难，应特别关注有无青光眼病史及治疗情况。

(二) 视力

在国内，这类患者须进行光感、光定位的准确评估，建议多次检查；此外进行必要的屈光检查；视野检查很重要，但通常无法进行准确检查，可使用强光源进行粗略测试。另外，虽然视力下降的主因在角膜及眼表疾病，但这类患者眼部受损严重，术前难以准确判断有无合并晶状体疾病、视网膜疾病、视神经疾病。

（三）眼压

在存在严重角膜病变甚至合并不规则组织增生的情况下测量眼压是十分困难的，准确性、可靠性均欠理想。无论使用非接触式眼压计、压平眼压计、回弹式眼压计，均可能给出错误读数。指测眼压只能给出大致印象，但对有经验的医师而言，指测法却是评估这类患者的最可信方法。

（四）瞬目及泪液分泌

泪液分泌量及泪膜稳定性对选择人工角膜的类型具有很大意义。对使用含有角膜组织片的人工角膜而言，泪液分泌量过少对移植上的角膜具有致命影响。考虑到泪液分泌测试的可重复性一般，建议多次使用Schirmer试验评估泪液分泌量。除泪液分泌量外，还需要考虑瞬目不良、慢性暴露等情况。评估时应在患者完全不知情的情况下观察其瞬目频率和瞬目的完全性。

（五）裂隙灯检查

裂隙灯检查是整个评估的基础。不同原因引起的眼表改变不同，尤其相对特异性的表现，但终末期的表现大体相似，以角膜结膜鳞状化生、角膜缘干细胞功能障碍为两种主要类型。对于早期眼表瘢痕性疾病来说，首先应仔细检查，通过裂隙灯检查判断泪河高度是否降低，来判断早期干眼迹象。有无表层点状角膜炎、局灶性或广泛性角膜变薄，丝状角膜炎等。进行角膜荧光素钠染色、虎红染色或丽丝胺绿染色等。对于伴有眼睑结构异常患者，如倒睫、瘢痕性睑内翻等都应认真检查。结膜的改变包括结膜下纤维化，眼皮角化，睑球粘连，睑缘粘连，结膜囊缩窄。此外，尽可能进行眼底检查。大部分患者眼底很难观察清楚，但应尝试观察和记录，特别是黄斑区及周边视网膜情况。

（六）特殊检查

必须进行眼部B超检查，以排除视网膜脱离，评估玻璃体混浊程度，辅助判断有无人工晶状体，测量眼轴用于辅助选择人工角膜的合适度数等。B超检查看不到视杯并不能提示视神经不存在病变；长期高眼压者可能存在视盘凹陷。

从多数报道及手术经验看，视网膜电图或视觉诱发电位检查对人工角膜术前评价的价值不大。前节OCT及UBM在一定程度上有助于判断角膜病变层次及前房和房角情况。印迹细胞学检查是评价眼表瘢痕性疾病的一种有价值方法。可以提供病情的严重程度及干眼情况。对于一些特殊病种如瘢痕性眼类天疱疮（OCP），可能还需要进行组织取材及免疫染色。

第三节　人工角膜的类型及手术方法

Quensgsy在1771年首次提出了人工角膜的概念，距今已有2个世纪了。成功植入用于修复角膜的报道近六十年前才正式报道。尽管还存在各式各样的问题，但人工角膜不失为一种常规角膜移植之外的选择。现代的人工角膜有两种基本设计类型："螺母螺栓式"人工角膜和"贯通型"人工角膜。"螺母螺栓式"人工角膜的代表性产品是Boston Ⅰ型人工角膜（Ⅰ型Kpro）。它是一个双盘（领扣）设计，两个盘之间有螺栓，前盘和螺栓是一体相连，后板则是独立的。螺栓全部穿过角膜将角膜移植片固定在两个盘之间，后板存在多个小孔以利于角膜移植片的营养供应和水化。"贯通型"人工角膜的代表为Ⅱ型Kpro，由一个穿过角膜、位于角膜与眼睑之间的光学栓以及穿过角膜的支架组成。角膜中央开放以便于光学镜柱等结构可通过缝线固定于角膜或周边组织。光学镜柱也可以通过角膜、筋膜、软骨或眼睑固定。两种设计的人工角膜使用的材料一般由聚丙烯等高分子材料制成，材料的成分决定了人工角膜的组织相容性。为提高组织相容性，多种材料的人工角膜都曾被详细研究，如牙齿、骨片等。人工角膜表面可有胶原蛋白，软裙式盘可由陶瓷、钽钛合金、生物高聚物（多肽）、微生物材料制成。

人工角膜移植术一般用于晚期角膜疾病，如穿透性角膜移植效果欠佳、眼表面功能严重障碍、排斥反应高发，尤其另一眼功能差者。如果准备做"螺母螺栓式"人工角膜移植术还应详细检查未被累及的角膜结构，因为需要正常的角膜来支撑人工角膜，这种手术方式对于严重干眼患者或多次移植失败的疾病有效。严重的结膜瘢痕化伴穹窿缩窄者常常见于瘢痕性类天疱疮或Stevens-Johnson综合征，可以考虑"贯通型"人工角膜移植术。

(一)"贯通型"人工角膜移植

"贯通型"人工角膜移植术常在基础麻醉下进行。首先结膜下注射1%利多卡因及肾上腺素,360°剪开角巩缘处球结膜,将睑部泪腺分离,夹紧后切除,烧灼防止形成假通,因为术后眼部结构会压迫人工角膜。内外侧直肌自附着点切除、烧灼,上下睑板、睑缘切开。角膜已变薄的患者先做穿透性角膜移植。角膜移植要选择大植片,如植片直径12mm,植床直径11mm。虹膜根部切除,植入人工晶状体,前节玻璃体切除,然后在周边部角膜预置几根"7-0"双针尼龙线以便固定人工角膜有孔结构。人工角膜的光学镜柱部分尺寸要与切除角膜部分的尺寸相符。通过中央区开放的部分插入植入物支架,植入物进入前房,植入物前部分在角膜外,将植入物底座固定后,植入物的支架完全通过角膜。预置的缝线通过孔将底座固定于角膜表面并结扎。术前可以准备一条筋膜或软骨,环钻在软骨或筋膜上穿通取出大小与角膜植片相当的组织,然后将其置于眼表面,再将人工角膜穿过这一层,"6-0"可吸收线缝合各层组织。人工角膜移植手术切口常位于上睑下1/3处厚度为全角膜厚度。最后将上、下睑缘缝合。

【病例1】

患者朱某,女性,84岁,离休干部,双眼干涩、异物感、视力逐渐下降10年。

现病史:患者自2008年始自觉双眼干涩、异物感、眼痒等不适,视力缓慢下降,在多个外院诊治,曾诊断为"双眼Stevens-Johnson综合征",效果不佳。曾至北京就诊,眼科诊断为"双眼瘢痕性类天疱疮,双眼睑内翻,双眼倒睑,双眼年龄相关性白内障",遂行"右眼上下睑内翻矫正术,左眼上睑内翻矫正术",但疗效仍欠佳。自2008年至今,患者长期接受泪液替代(右旋糖酐羟丙甲纤维素、玻璃酸钠、羧甲基纤维素钠等)、抗炎(妥布霉素地塞米松、氯替泼诺混悬滴眼液、普拉洛芬滴眼液、泼尼松片等)、促修复(重组成纤维细胞生长因子滴眼液,碱性成纤维细胞生长因子凝胶,小牛血去蛋白提取物眼用凝胶等)、免疫调控(环孢素滴眼液及胶囊、他克莫司)治疗,并定期拔除倒睫、冲洗结膜囊等。但病情无明显好转,且缓慢加重。2009年6月在我院诊断为"双眼瘢痕性类天疱疮",行"右眼羊膜移植术"。2011年3月曾于我院行右眼睑球粘连分离联合结膜囊重建,角膜缘干细胞移植术,羊膜移植术,术后效果不佳。保守治疗同前,但疗效仍欠佳,病情逐渐加重。患者既往及2012年7月再次就诊时患眼如图23-3-1~图23-3-7所示。

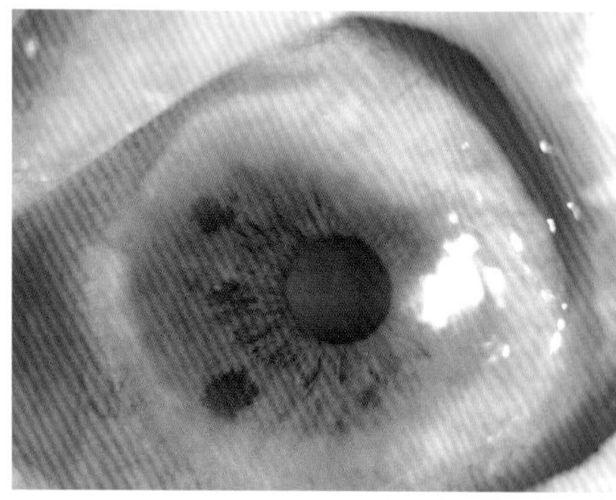
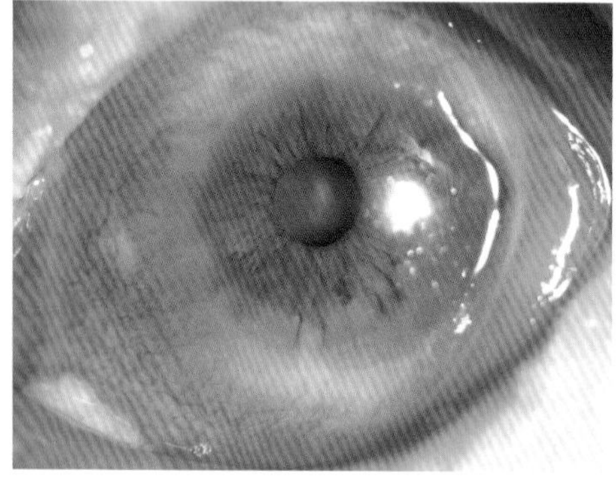

图23-3-1 患者右眼(左图)及左眼(右图)裂隙灯所见(2008年8月)

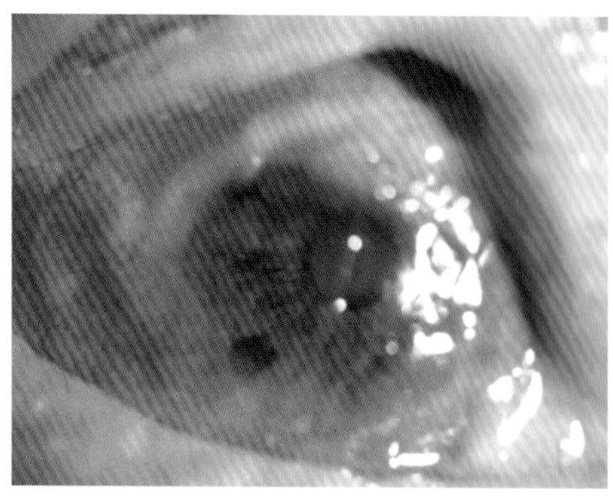
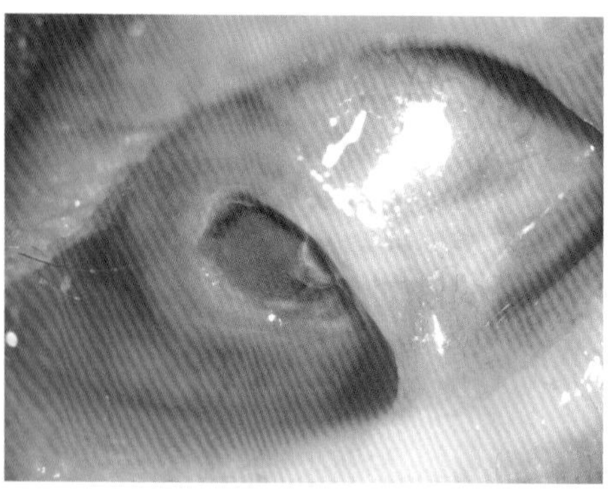

图23-3-2 患者右眼(左图)及左眼(右图)裂隙灯所见(2008年12月)

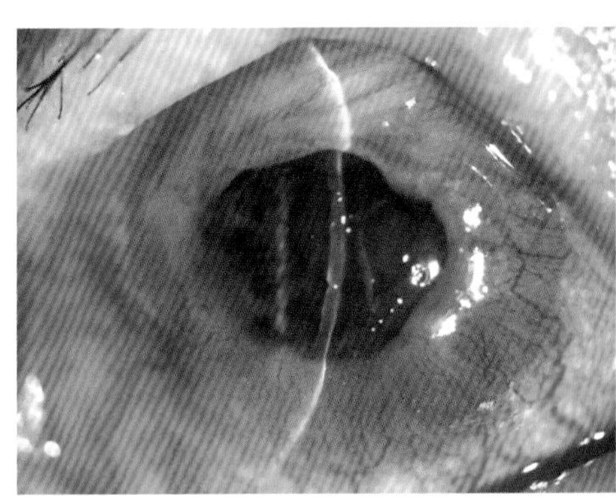
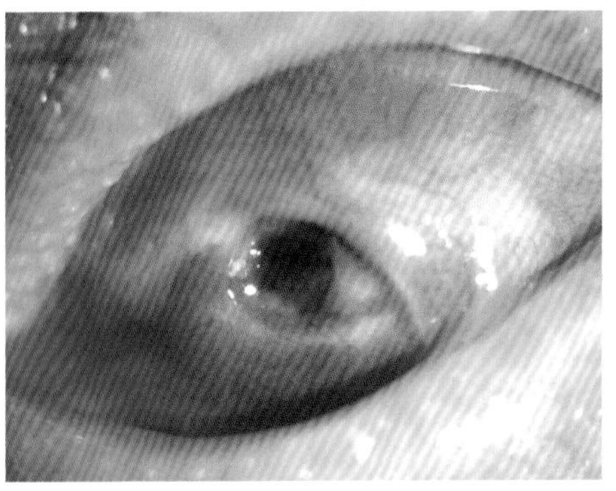

图 23-3-3　患者右眼(左图)及左眼(右图)裂隙灯所见(2009 年 1 月)

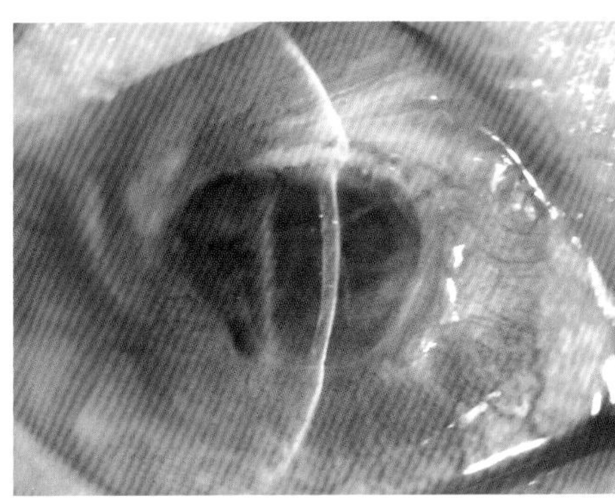
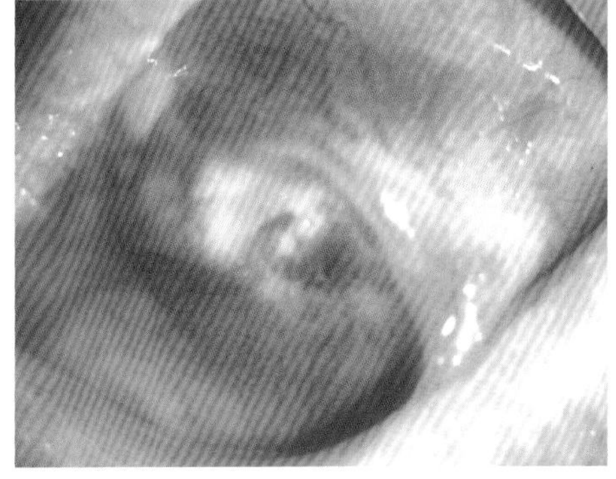

图 23-3-4　患者右眼(左图)及左眼(右图)裂隙灯所见(2009 年 2 月)

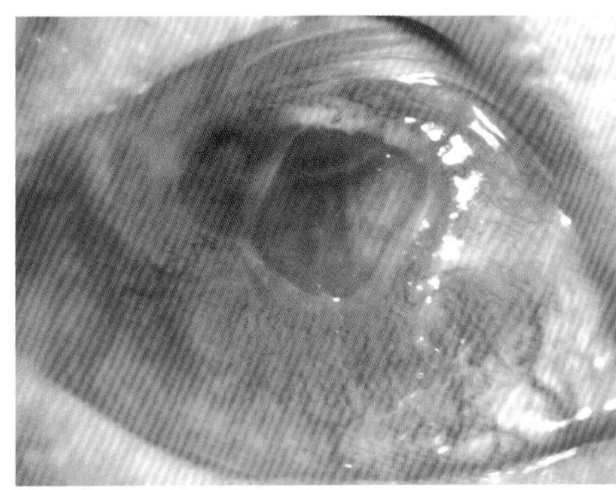
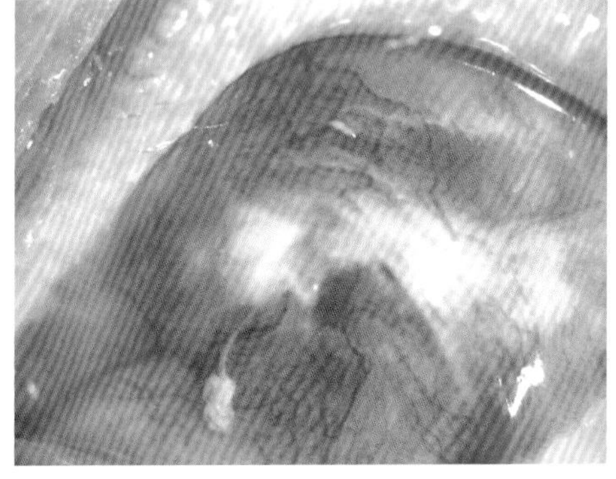

图 23-3-5　患者右眼(左图)及左眼(右图)裂隙灯所见(2009 年 4 月)

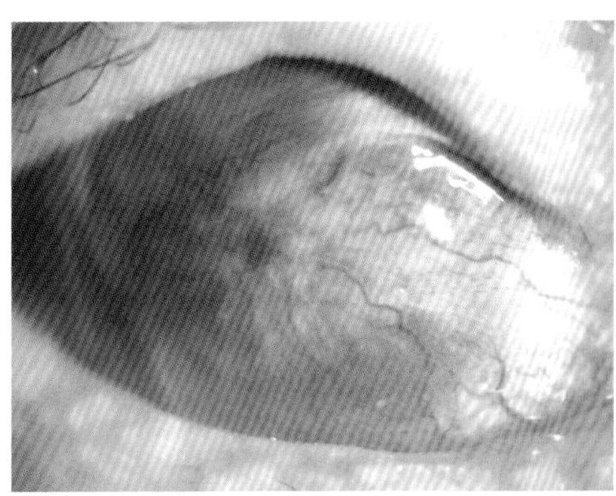
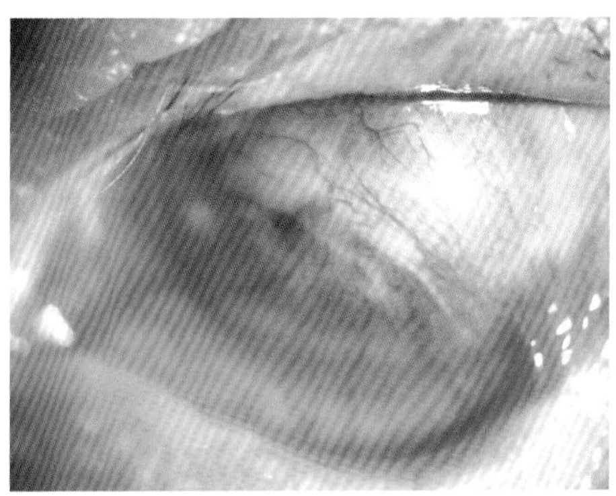

图 23-3-6　患者右眼(左图)及左眼(右图)裂隙灯所见(2009 年 7 月)

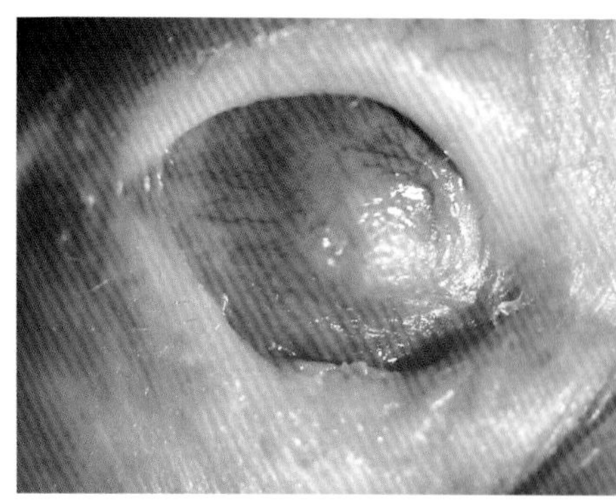
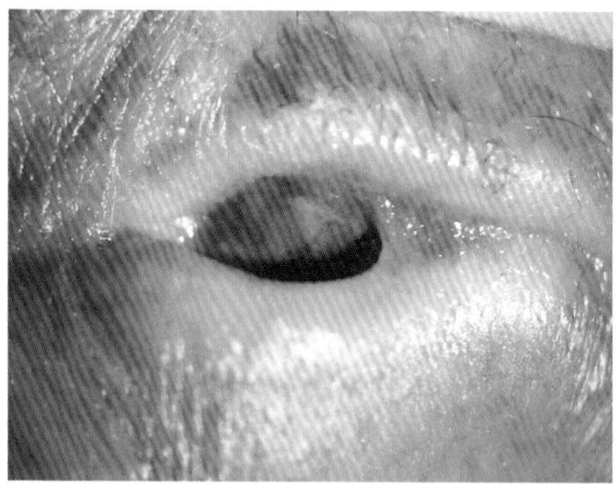

图 23-3-7 患者右眼(左图)及左眼(右图)裂隙灯所见(2012 年 7 月)

查体:初诊时(2008 年 8 月)双眼视力均为 0.1,针孔视力 0.4,眼压正常。双眼睑缘弧度不规整,泪小点均闭塞,倒睫伴轻度内翻,结膜囊轻度缩窄伴少量分泌物,睑球粘连,结膜瘢痕形成,角结膜表面干燥,角膜上皮散在缺损,角膜基质水肿伴少量新生血管长入;双眼晶状体灰白色混浊,多次 Schiemer I 检测泪液分泌量双眼均小于 5mm/5min。随着病情进展,视力逐渐下降,结膜囊进一步缩窄,睑球粘连、睑内翻加重,角膜大量不规则纤维血管增生。

既往史:患者长期有反复口腔溃疡史,脐周溃疡史,鼻咽黏膜炎、咽喉炎发作史,有浅表性胃炎、食管炎、便秘史,慢性气管炎史,否认"糖尿病"史,长期于相关科室随访。

此时患者的泪液分泌试验结果均为 0mm,结膜囊极度缩窄,睑球粘连显著,全角膜纤维血管化且局部存在浅层溃疡。考虑到患者既往多次药物、手术干预效果差,拟行人工角膜移植术(Moroz)。术前 B 超:右眼眼轴 28.7mm,左眼眼轴 28.5mm,尽管有双眼巩膜后葡萄肿声像,但视神经未见凹陷,指测眼压 Tn,手术预期视力提高的可能性较大。由于 Moroz 人工角膜属于贯通型人工角膜,要求一期手术植入金属支架,等待支架邻近组织纤维化,具备足够强度后,行二期的镜柱植入。

2013 年 7 月,患者于局麻下行一期手术,即"左眼结膜囊成形、直肌离断、左耳软骨取材、耳软骨移植、Moroz 人工角膜支架植入、异体板层角巩膜缘移植、下睑板切除、睑裂缝合术"。手术主要过程如下:①眼表瘢痕组织切除、分离;角膜层间分离;②金属支架植入患者角膜层间;③耳软骨取材、修剪;④耳软骨缝合固定;⑤环形角巩膜缝合加固;⑥置中央缝线促纤维化,可作为二期手术标记;⑦下睑板切除;⑧睑缘缝合(图 23-3-8)。

完成一期手术后,主要给予预防性全身及局部抗生素治疗,暂不需要特殊处理。等待炎症稳定,预计纤维化完成后,可择期行二期手术。图 23-3-9 为一期手术后 1 个月和 3 个月时的眼部外观。

患者在一期手术后 4 个月接受了二期手术。主要步骤如下:①分离粘连的睑裂及结膜瘢痕;②置眼内灌注;③环钻切除镜柱区组织;④使用特制针头旋出镜柱区的预置螺栓;⑤晶状体切除(灌注压配合);⑥旋入光学镜柱;⑦拆除眼内灌注、缝合巩膜;⑧睑裂部分缝合,适当调整镜柱角度(图 23-3-10),完成手术。术后如图 23-3-11 所示。

瘢痕性眼类天疱疮(OCP)临床上全身主要表现为慢性全身皮肤反复出现不对称分布的不明原因的疱疹,65% 的患者以脱屑性牙龈炎为首发症状,25% 的患者咽喉部及食道、生殖器受累,出现吞咽不适、食道缩窄、生殖器疱疹。而在眼部,OCP 的最早期表现为以乳头增生为主、单眼反复发病的慢性结膜炎,2 年内可逐渐受累对侧眼。结膜逐渐出现充血水肿、分泌物增多、溃疡形成,可致大量结膜上皮纤维化、瘢痕化(最先可见于结膜穹窿部),向上看时上睑结膜可见白线,最终结膜杯状细胞大量凋亡,泪腺导管堵塞,眼睑形态及其功能异常,可表现为倒睫,睑球粘连,难治性干眼,角结膜感染(最常见致病菌为金黄色葡萄球菌),角膜损伤,角膜血管化、溃疡,眼表上皮鳞状化生甚至失明。

目前关于 OCP 的诊断共识:①全身黏膜出现大范围的水疱及瘢痕(65% 的患者以脱屑性牙龈炎为首发表现),25% 患者皮肤可出现四肢及腹股沟等处的张力性大疱。②单侧或双侧反复出现的原因不明的非感染因素的慢性结膜炎。③典型的临床体征,如结膜瘢痕化,穹窿部结膜浅窄(有研究表明,有 86% 的 OCP 患者,出现不同程度的结膜浅窄),睑球粘连,结膜下纤维组织增生肥厚,难治性干眼,角膜血管翳等。④直接免疫荧光或免疫过氧化物酶结膜活检,示线状免疫复合物(IgG、IgM、IgA、补体 C3)沉积于表皮基底膜区域。其中,目前认为,

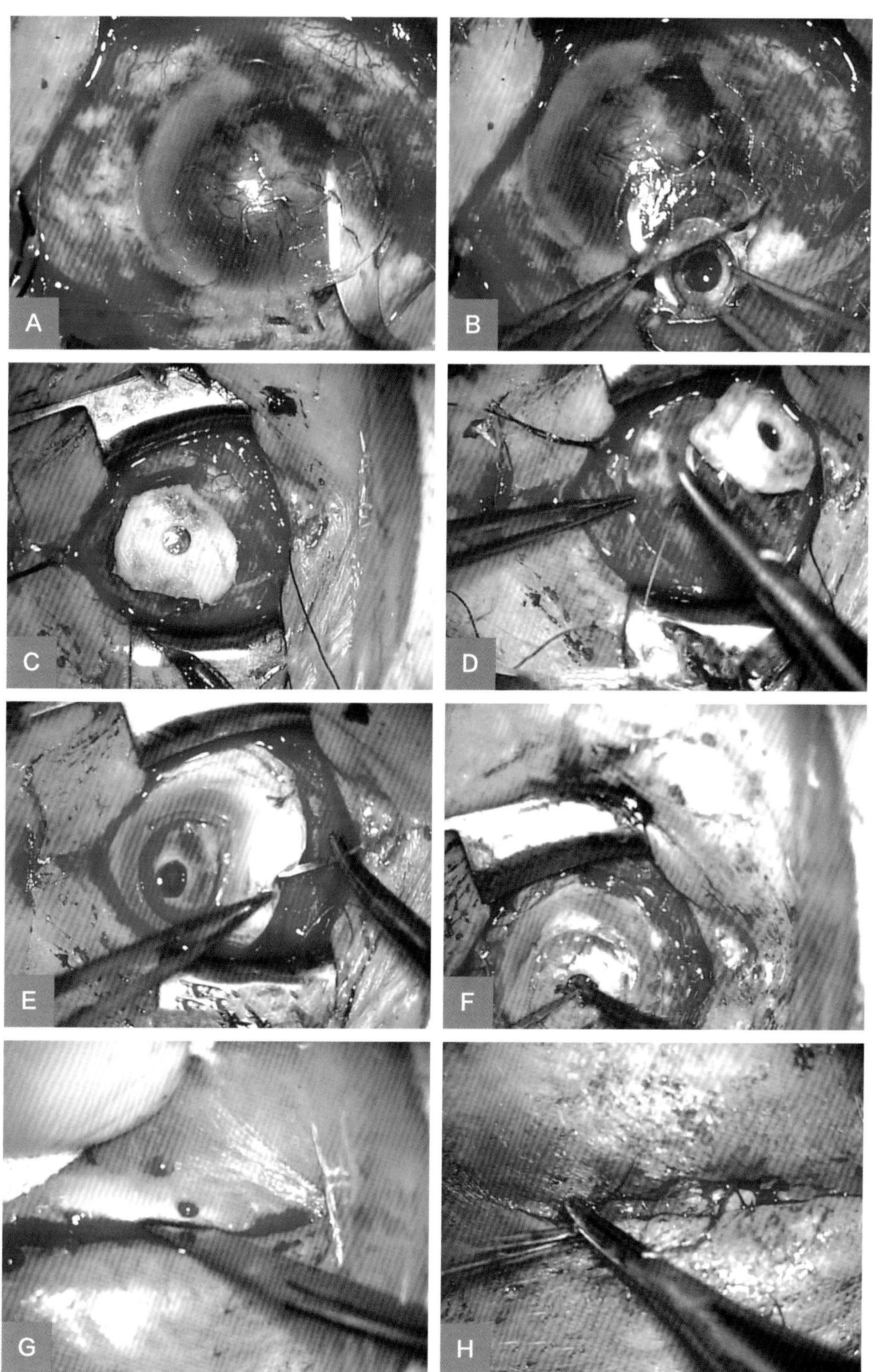

图 23-3-8 Moroz 人工角膜一期手术主要步骤

A. 眼表瘢痕组织切除、分离；角膜层间分离，形成可植入支架的板层间隙；B. 金属支架植入角膜层间，使中心的圆环位于角膜中央；C. 耳软骨取材、修剪，使用环钻制作软骨材料中心的圆孔；D. 使软骨中心圆孔与金属支架的圆环位置重合，缝合固定耳软骨；E. 取异体角巩膜材料制作环形角巩膜材料，缝合加固于周边角膜位置；F. 在软骨圆孔中放置缝线结，以促进纤维瘢痕化，另外该缝线也可在二期手术时辅助定位角膜中心点；G. 下睑板切除；H. 睑缘缝合。

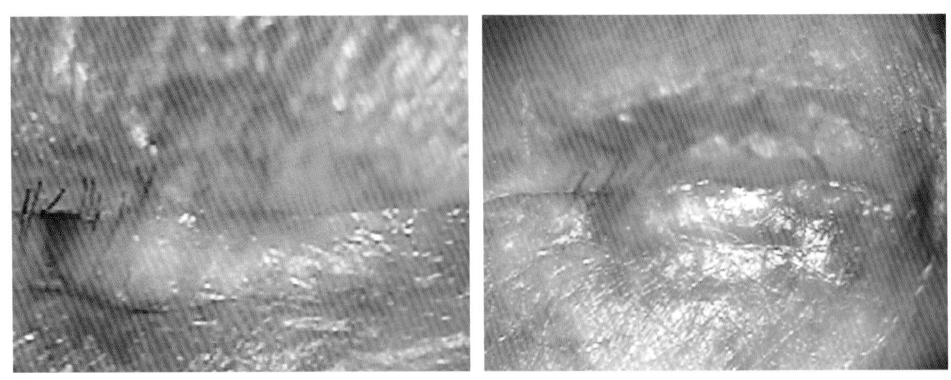

图 23-3-9 左图为一期手术后 1 个月，右图为一期手术后 3 个月

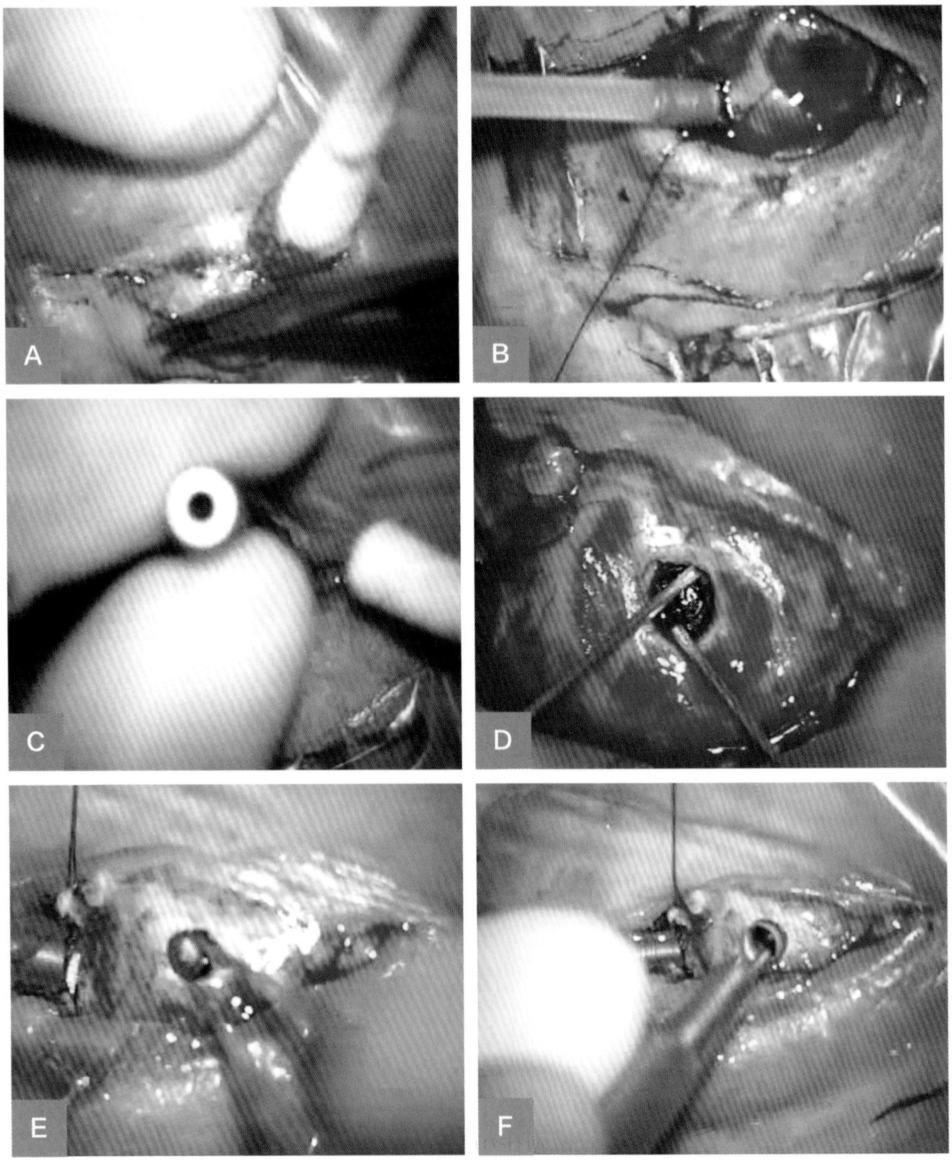

A
B
C
D
E
F

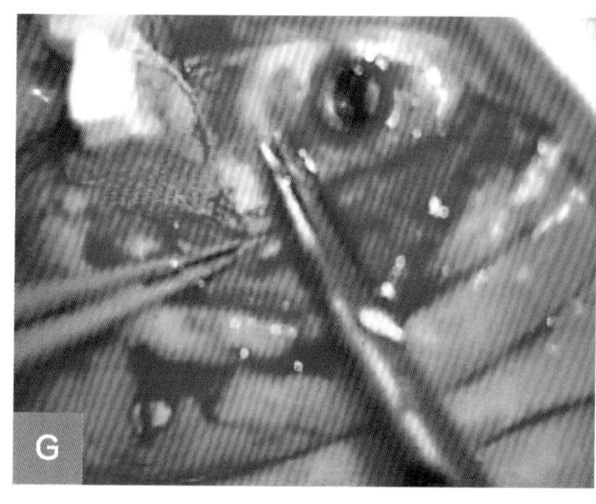

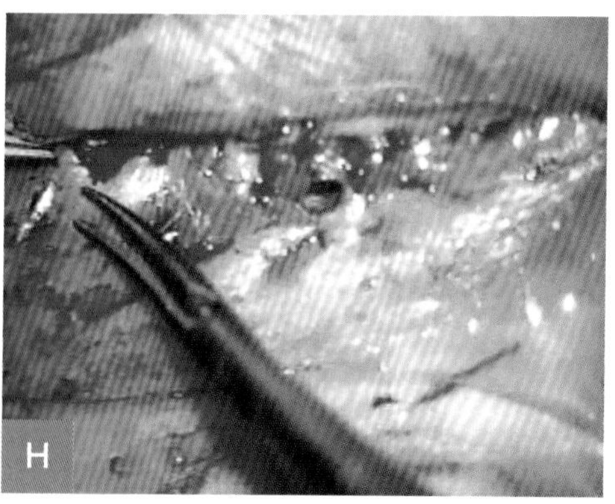

图 23-3-10　Moroz 人工角膜移植二期手术主要步骤

A. 分离粘连的睑裂及结膜瘢痕；B. 置眼内灌注；C. 环钻切除镜柱区前部的纤维组织；D. 使用特制针头旋出镜柱区的预置螺栓；E. 晶状体切除（调整灌注压以配合组织排出）；F. 旋入光学镜柱；G. 拆除眼内灌注、缝合巩膜；H. 睑裂部分缝合，期间适当调整镜柱角度。

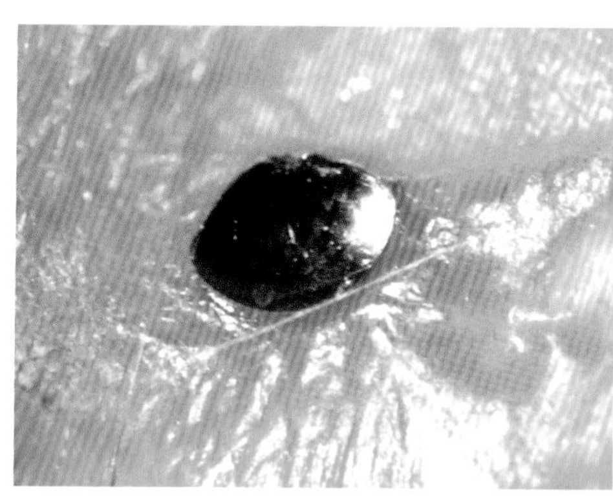

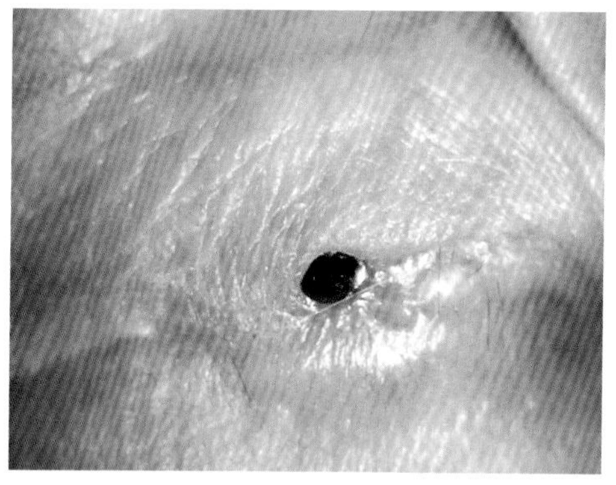

图 23-3-11　患者二期人工角膜移植术后 3 个月

裸眼视力指数/眼前 30cm，-9.50DS 矫正至 0.6。

利用直接免疫荧光或免疫过氧化物酶技术的口腔受累黏膜活检（不建议结膜活检，可能导致原有的结膜炎症加剧），发现线状免疫复合物（IgG、IgM、IgA、补体 C3）沉积于表皮基底膜区域是 OCP 诊断的金标准。然而，由于免疫荧光学检查存在约 20% 的假阴性率，且许多医院可能没有开展此项检查技术，因此，认识 OCP 的病情发展规律、临床表现及病理检查特征对于 OCP 的诊断具有重要意义。

鉴别诊断：OCP 通常需要和 Stevens-Johnson 综合征、特应性角结膜炎、副肿瘤型天疱疮等相鉴别。Stevens-Johnson 综合征慢性期可出现结膜瘢痕，睑内翻，难治性干眼等，但多有服药史，急性发病，全身伴随发热、皮肤大面积斑疹、破溃、胃肠道溃疡、肾炎、生殖器疱疹等一系列病变。特应性角结膜炎男性多见。虽有睑球粘连的临床表现，但多伴随特应性皮炎及过敏史，且全身不会出现皮肤疱疹。副肿瘤型天疱疮突出表现为全身黏膜大范围糜烂，常有眼部表现，多表现为结膜炎症反应，瘢痕形成，甚至可以发生角膜融解。但其发病与淋巴系统肿瘤相关，如霍奇金淋巴瘤、非霍奇金淋巴瘤、胸腺瘤等，预后较差。

OCP 的治疗包括药物治疗及手术治疗两个方面。

1. 药物治疗

氨苯砜为轻度及中度瘢痕性类天疱疮的首选药物。但氨苯砜容易导致溶血性贫血、皮疹、腹泻等相关副作用，须引起重视。吗替麦考酚酯通过选择性地抑制免疫系统，抑制嘌呤生物合成肌苷单磷酸脱氢酶，能与氨苯砜联合用药，控制大部分的轻中度炎症反应。McCluskey 报道，通过 15 个月的随访，83% 重症 OCP 患者在使用甲氨蝶呤后，症状完全控制，23% 的患者出现药物副作用。因此对于病情发展较快、较重的患者建议使用甲氨蝶呤。但在长期使用甲氨蝶呤过程中，有可能导致不可逆的肺纤维化病变，需要密切观察。另外，糖皮质激素对于控制 OCP 活动性炎症有明显效果，如果与其他免疫抑制剂联合应用效果更加理想。对于上述治疗措施效果欠佳的患者，El Darouti 等人使用了抗 TNF-α 药物，发现亦能取得较好的效果。考虑到本病治疗的系统性，需要眼科医师及相应专科密切配合，共同完成治疗。

2. 眼部手术治疗

OCP 患者伴随严重并发症时，可以手术治疗。手术的主要目的在于解决倒睫及睑球粘连，恢复正常眼表结构。一般认为，手术时机须选择在眼部炎症及瘢痕化基本控制时进行，否则会加剧病情的发展。且手术后，必须联合使用药物治疗，否则手术效果只能维持较短时间。本例患者在 OCP 发展过程中，逐渐出现睑球粘连且逐渐加重，影响眼球运动，有手术指征。治疗过程中，在某些炎症基本控制后，曾进行睑球粘连分离联合羊膜移植治疗，取得了一定的效果。但在病情持续进展后，考虑常规治疗意义不大，遂进行了人工角膜移植术。

【病例 2】

患者沈某，男性，71 岁，双眼 Stevens-Johnson 综合征，双眼视力均为眼前指数。保守治疗无效后，行右眼 Moroz 式人工角膜移植，分一期（图 23-3-12）和二期手术（图 23-3-13）。

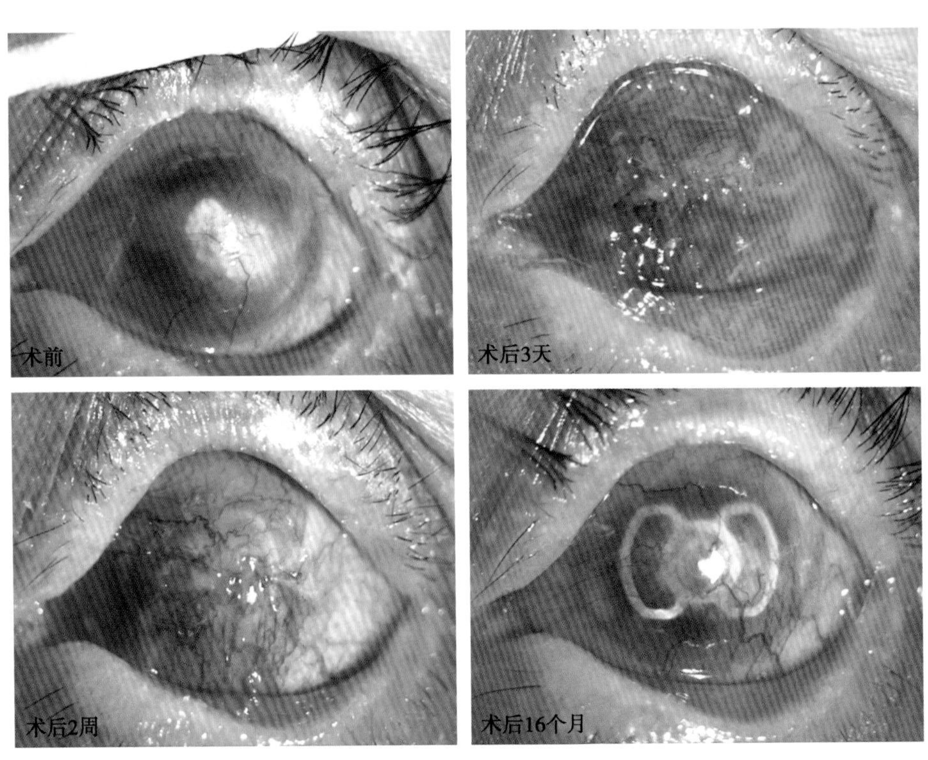

图 23-3-12 该患者行 Moroz 人工角膜移植一期手术，术前及术后 16 个月裂隙灯照相

该患者虽然双眼表面均已经形成较为稳定的纤维血管翳，不适症状轻，但视力显著下降，生活无法自理。患者术前多次查 Schirmer 试验结果均在 0~2mm/5min，提示进行常规角膜移植术后极易出现植片上皮愈合不良甚至溃疡穿孔等并发症，而体外扩增角膜缘干细胞移植也同样面临较高概率的上述并发症。术前多次查双眼光感均良好，回弹眼压正常，B 超等提示眼后段形态正常，因此，人工角膜移植术是最为合适的手术方案。

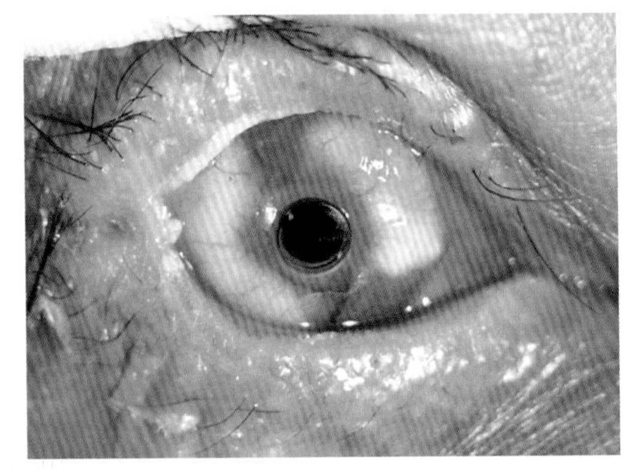

图 23-3-13 该患者行 Moroz 人工角膜移植二期手术后 1 年，裸眼视力 1.0

【病例 3】

患者，张某，男，72 岁，左眼角膜移植术后 4 年，红痛伴视力下降 3 年。

既往史：40 余年前因双眼被“氢气”炸伤，于外院多次诊治，曾先后接受 3 次双眼角膜移植术。其中，20 年前行左眼角膜移植术时曾联合行左眼白内障囊外摘除术。10 余年前因“右眼角膜穿孔”于外院行“右眼睑缘缝合术”。有心肌梗死病史 4 年，治疗后未再服药治疗。

眼部情况如下（图 23-3-14）：

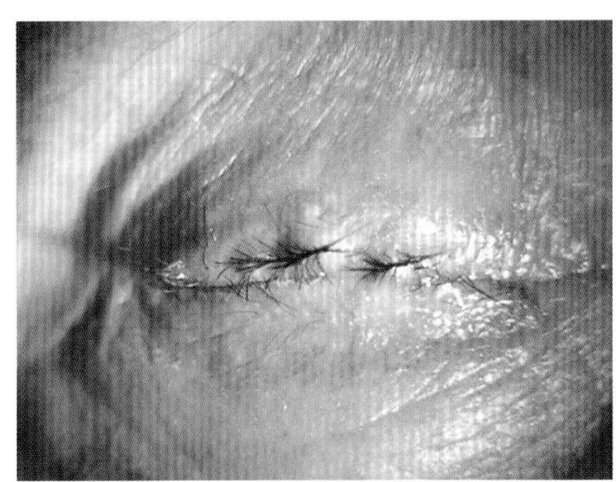
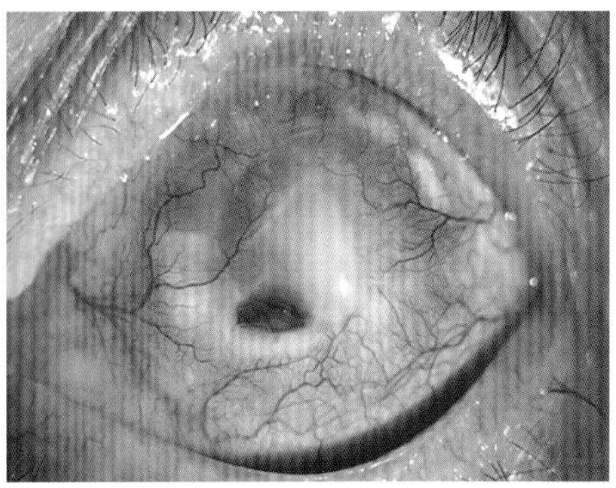

图 23-3-14　患者裂隙灯下所见
右眼睑缘缝合状态（左图）。左眼角膜植片变薄，下方菲薄近穿孔，周边 360°可见纤维血管翳长入角膜（右图）。

眼部检查：右眼视力光感/眼压，指测眼压 T-1，左眼视力手动/50cm，眼压 13.8mmHg。

入院诊断：左眼角膜植片融解近穿孔，左眼人工晶体眼，双眼角膜移植状态，右眼睑缘缝合术后，双眼陈旧性爆炸伤。

治疗过程：入院后完善相关辅助检查，于全身麻醉下行“左眼板层角膜移植、人工晶体取出、人工角膜支架植入、人工角膜镜柱植入、耳软骨移植、玻璃体切除术、气液交换、结膜囊成形术”。

术后 1 个月（图 23-3-15）时，左眼视力 0.15，-5.00DS→0.5，指测眼压 Tn。

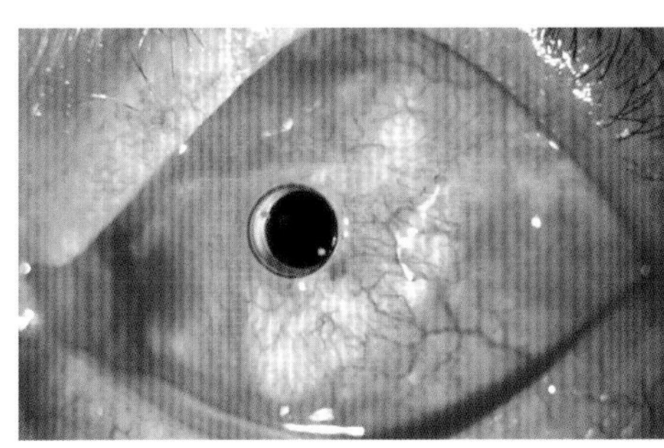
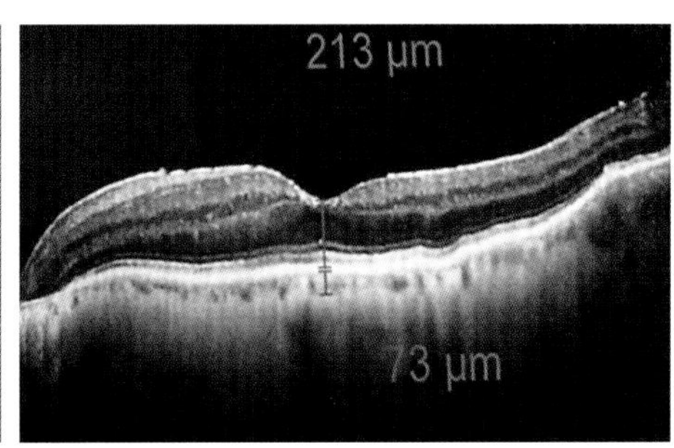

图 23-3-15　患者左眼人工角膜移植术后 1 个月所见。镜柱透明位正，耳软骨在位（左图）。后节 OCT 显示黄斑区视网膜轻微水肿，但各层结构清晰（右图）。

该患者右眼仅存光感，左眼仅手动视力，生活无法自理。左眼多次角膜移植术后出现角膜近穿孔，且角膜植片新生血管较多，角巩膜缘缺血，推测角膜缘干细胞的功能极差。如再次行常规角膜移植手术，术后极易出现植片上皮愈合不良、植片排斥、溃疡穿孔等并发症。体外扩增角膜缘干细胞移植不仅难以获得自体的正常干细胞，手术预后也同样欠理想。所幸患者左眼光感及光定位均良好，B 超提示仅有轻微的视乳头凹陷，符合人工角膜移植手术指征。

重度角结膜爆炸伤患者在疾病晚期常因角膜和角膜缘干细胞的严重损害，进而出现角膜全层混浊和新生血管而失明。此外，这类患者还常伴有严重的眼睑和结膜囊的结构功能异常。因此，常规的穿透性角膜移植、板层角膜移植或联合环状同种异体角膜缘移植等治疗方案均无法长期维持植片透明，难以改善患者视力。人工角膜移植是这类严重角膜病变患者复明的良好选择。

（二）“螺母螺栓式”人工角膜移植

此类人工角膜移植术可以在基础麻醉或常规局麻下进行。其本质与常规的穿透性角膜移植基本相同，主要不同点在于植入物的成分和结构不同。置上下直肌牵引缝线后，前房穿刺，注入黏弹剂，清除中央区角膜上皮，环钻部分穿透中央区角膜，环钻的尺寸取决于人工角膜的型号。最后角膜缘及球结膜切口用间断缝合，植入物尺寸不同及材料不同可以设计不同的手术方式。代表性的人工角膜为 Boston Ⅰ型人工角膜。该型人工角膜应在环钻穿透中央角膜步骤完成前或完成时组装完毕，亦可事先组装完成后放入保存液中，等待受体眼做好准备后使用。

【典型病例】

患者张某，男性，69 岁，Stevens-Johnson 综合征，多次穿透性角膜移植失败后，行 Boston Ⅰ型人工角膜移植。术后 2 个月复查，矫正视力 0.4（图 23-3-16）。

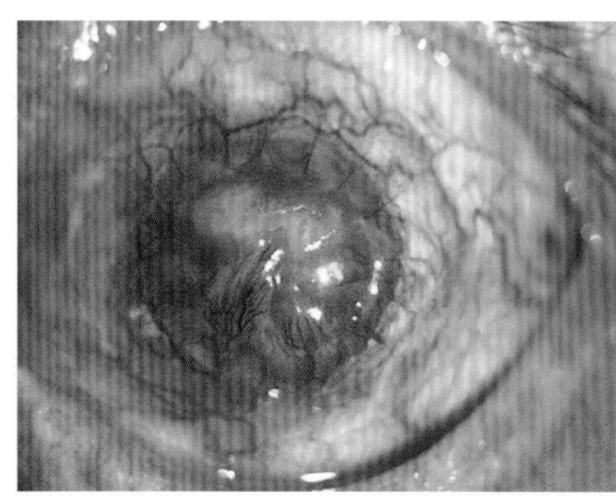
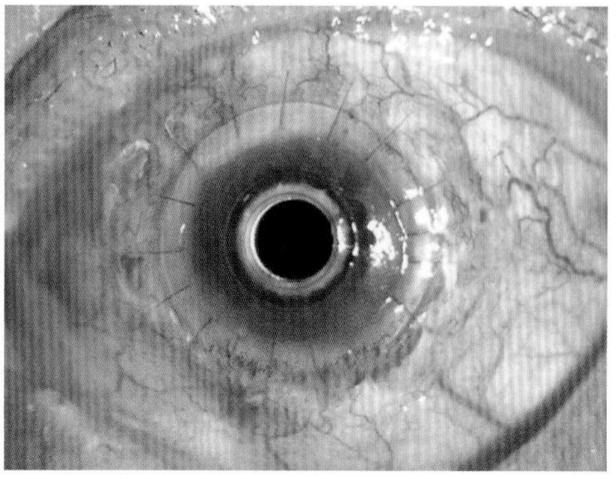

图 23-3-16 患者行人工角膜移植术前像（左图）和 Boston Ⅰ型人工角膜移植术后 2 个月（右图），矫正视力 0.4

第四节 术后护理及常见并发症

（一）术后检查和护理

术后第一天必须检查患者并作详细记录，包括术后夜间反应和疼痛情况。进行视力检查，指测法估计眼压。仔细进行裂隙灯检查，Boston Ⅰ型手术者应仔细观察角膜接触镜位置、移植区创口及对合情况，前房炎症程度、虹膜瞳孔及眼内情况等。尽可能进行眼底镜检查，可使用后节 OCT 检查黄斑区视网膜。Ⅱ型手术或米赫式手术者注意观察眼部皮肤结节及镜面表面清洁度。皮肤可能出现回缩或增生覆盖镜面。可使用纱布、棉签清洁镜面的凸起面，可使用酒精、生理盐水或平衡液清洁镜面边缘及周围皮肤。

Boston Ⅰ型术后标准用药包括：氟喹诺酮类滴眼液，泼尼松龙滴眼液，一般开始为每日 4 次，1~2 周后可减量为每日 2 次，大多数需终生用药，可作适当调整。如术后炎症反应较重，可单次使用曲安奈德球周注射，可选择口服类固醇激素，但过早大剂量使用的话可能影响移植片的创口愈合。术后早期可全身使用抗生素。如怀疑高眼压，常规抗青光眼药物有效。可滴用散瞳药后观察瞳孔扩大的效应，辅助判断药物的渗透性。每次复查均应观察黄斑及视盘，必要时进行视野检查。Ⅱ型手术或米赫式手术者尽可能进行眼底检查，可使用全景眼底照相及后节 OCT。但该类手术后常规抗青光眼滴眼液无明显疗效，需要口服碳酸酐酶抑制剂。

（二）术后常见并发症及处理

人工角膜移植术后并发症很多，有眶蜂窝组织炎、眼内炎、房水生成物减少、植入物处伤口不愈合房水渗漏、植入物脱出、后膜形成、青光眼、视网膜脱离、眼球痨等。较常见如下：

1. 青光眼

青光眼是人工角膜移植术后最常见问题之一。首次是术前已有的青光眼在术后极易恶化；术前无青光眼史者术后可发生青光眼，这在化学烧伤或自身免疫性疾病的患者中更为突出。青光眼的发生机制可能是炎症引起的房角堵塞或关闭。眼压测量上的困难进一步加剧了诊断和治疗的复杂性。

目前大多数抗青光眼滴眼液对于 Boston Ⅰ型人工角膜移植术后有效，但在 Boston Ⅱ型或国内米赫式人工角膜移植术后疗效不明显，可能是与Ⅱ型术后药物在眼部穿透力断崖式下降、无法进入前房有关。口服碳酸酐酶抑制剂有效，但对磺胺过敏患者也不能使用，长期应用也可能存在全身并发症，进一步限制了其疗效。因此，患者常需要进行青光眼引流阀植入手术。但传统的引流阀植入手术后，引流阀周围容易形成厚膜或增生，妨碍房水引流。近年出现了一些新的引流阀的品种以及手术改良，在一定程度上减少了上述问题的发生率。

2. 炎症

这类患者既往的多次手术史和慢性炎症史，可引起术后炎症、继发性青光眼、人工角膜后膜，甚至视网膜前膜等问题。标准治疗方法是使用糖皮质激素，可常规局部使用泼尼松龙等，必要时可使用 20~40mg 曲安奈德球周加强注射。通常不口服类固醇激素，主要原因是长期使用的风险较大。对于Ⅱ型或米赫氏人工角膜移植术后，则只能使用球周或 Tenon 囊下注射，或使用全身类固醇激素来控制眼内炎症。免疫抑制剂则很少使用。但如患者仍存在活动性全身免疫性疾病，则可使用，但建议相应专科会诊指导治疗。

3. 人工角膜后膜形成

术前有长期炎症病史的患者常在人工角膜移植术后的植片后表面或镜柱后表面附近逐渐形成一层膜。这种后膜通常可以使用 YAG 激光治疗，但能量不宜过大，避免人工角膜的损伤或留下痕迹。激光治疗后建议球周注射曲胺奈德 40mg。但若后膜变得较厚，可能需要手术治疗，可以通过角膜缘切口切除。部分患者需要眼后段医师配合进行三通道的后膜切除手术。个别严重的患者可能需要重新手术更换植片，并在术后加大抗炎药物剂量。

4. 眼内感染

早期的人工角膜移植术后细菌性眼内炎并不少见，且当前仍有一定的发生率。术前预防性使用抗生素，术后规范、长期、足量使用氟喹诺酮类抗生素，高危患者配合使用万古霉素等方法可显著降低眼内炎症发生率。如出现突发眼红痛、视力突然下降，前房纤维蛋白沉着等表现，应立即采取细菌性眼内炎的标准诊断和治疗流程。而人工角膜表面真菌生长导致角膜炎或眼内炎的可能性极低，但有报道发生于 OCP 或 Stevens-Johnson 综合征患者。对可疑物应进行病原学检查。

5. 角膜渗漏或融解

接受人工角膜移植的患者大多经历了多次手术，其角膜厚度较薄，而人工角膜须植入角膜板层间或进行穿透移植，植入层间及缝合难度均较大，且术后角膜更容易变薄，发生融解。发病早期患者往往无明显症状，大多在复诊时由医师发现，这是一类严重威胁人工角膜稳定性的并发症，未及时处理和延误治疗均会造成人工角膜脱出，甚至丧失视力的风险。通常需要进行加固手术，强化术后随访及用药。

人工角膜移植术后各种并发症的发生会严重危及人工角膜的稳定性和视功能，甚至影响全眼球。并发症一旦发生，将给患者带来沉重的生理、心理和经济负担。青光眼、角膜或邻近结膜巩膜融解（图 23-3-17）和渗漏、眼内感染等并发症需要引起患者及医护人员的高度重视，早期发生，针对性处理，切实做好与患者和家属的积极沟通和讲解宣教，多方配合，延长人工角膜的使用年限。

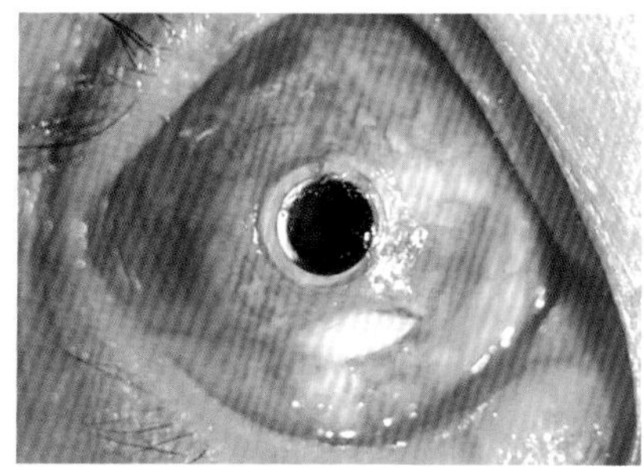
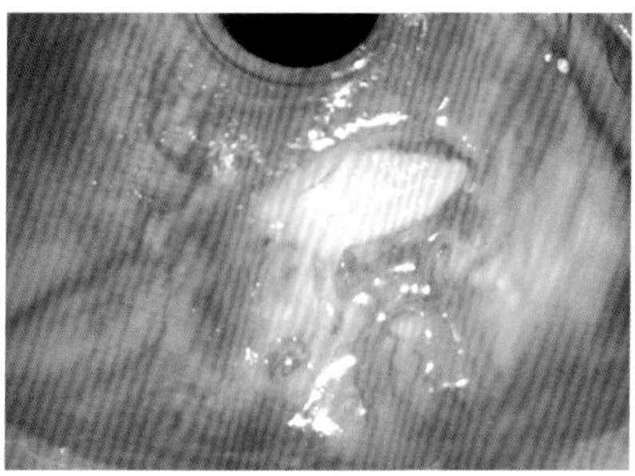
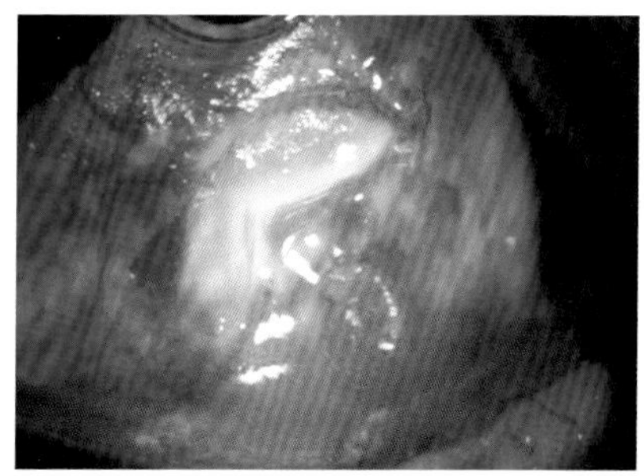

图 23-3-17　人工角膜移植术后下方结膜、巩膜融解裂隙灯照相

使用人工角膜移植治疗瘢痕性眼表疾病是一项难度大、挑战性高的工作，涉及患者评估、适应证选择等，要求术者具备丰富的眼前后节及眼整形手术经验。术者具有关键性作用，需要综合判断患者特点及严重程度，确定手术方案，尽可能获得相对满意的治疗效果，取得视功能的进步。尽管人工角膜移植还存在不少问题，但其不失为终末期眼表衰竭的最后手术选择。

（林志荣　谢智文　吴护平）

参考文献

[1] SHALABY BARDAN A,AL RAQQAD N, ZAREI-GHANAVATI M,et al. The role of keratoprostheses. Eye(Lond),2018,32(1):7-8.

[2] LAM FC,LIU C. The future of keratoprostheses (artificial corneae). Br J Ophthalmol,2011,95(3):304-305.

[3] LIU C,PAUL B,TANDON R,et al. The osteo-odonto-keratoprosthesis (OOKP). Semin Ophthalmol,2005,20(2):113-128.

[4] HAUGSDAL JM,GOINS KM,GREINER MA, et al. Boston type 1 keratoprosthesis for primary congenital glaucoma. Br J Ophthalmol,2016,100(3):328-331.

[5] LEKHANONT K,JONGKHAJORNPONG P,CHUEPHANICH P,et al. Boston type 1 keratoprosthesis for gelatinous drop-like corneal dystrophy. Optom Vis Sci,2016,93(6):640-646.

[6] JIRASKOVA N,ROZSIVAL P,BUROVA M, et al. Alphacor artificial cornea:Clinical outcome. Eye,2011,25(9):1138-1146.

[7] YAGHOUTI F,NOURI M,ABAD JC,et al. Kerato-prosthesis:Preoperative prognostic categories. Cornea,2001,20(1):19-23.

[8] HOLLICK EJ,WATSON SL,DART JKG,et al. Legeais BioKpro Ⅲ keratoprosthesis implantation: Long term results in seven patients. Br J Ophthalmol,2006,90(9):1146-1151.

[9] AKPEK EK,HARISSI-DAGHER M,PETRARCA R,et al. Outcomes of Boston keratoprosthesis in aniridia:A retrospective multicenter study. Am J Ophthalmol,2007,144(2):227-231.

[10] PHILLIPS DL,GOINS KM,GREINER MA,et al. Boston type 1 keratoprosthesis for iridocorneal endothelial syndromes. Cornea,2015,34(11):1383-1386.

[11] NOURI M,TERADA H,ALFONSO EC, et al. Endophthalmitis after keratoprosthesis: Incidence,bacterial causes,and risk factors. Arch Ophthalmol,2001,119(4):484-489.

[12] TAN A,TAN DT,TAN XW,et al. Osteo-odonto keratoprosthesis:Systematic review of surgical outcomes and complication rates. Ocul Surf,2012,10(1):15-25.

[13] LEE R,KHOUEIR Z,TSIKATA E,et al. Long-term visual outcomes and complications of Boston keratoprosthesis type Ⅱ implantation. Ophthalmology,2017,124(1):27-35.

[14] LEE WB,SHTEIN RM,KAUFMAN SC, et al. Boston keratoprosthesis:Outcomes & and complications:A report by the American academy of ophthalmology. Ophthalmology,2015,122(7):1504-1511.

[15] DOHLMAN C,HARISSI-DAGHER M. The Boston keratoprosthesis:A new thread less design. Digital J Opthalmol,2007,13:3.

[16] 胡健,黄一飞.Boston Ⅰ型人工角膜术后角膜融解综述[J]. 解放军医学院学报,2018,39(12):1117-1119.

[17] 杨青华,陈兵,王丽强,等.超声诊断视盘凹陷在评价重症化学性眼外伤手术预后中的价值[J]. 解放军医学院学报,2014,35(12):1188-1190.

[18] 王丽强,黄一飞,JAMES CHODOSH,等.波士顿人工角膜临床应用及其进展[J]. 中华眼科杂志,2014,50(04):307-312.

[19] 王丽强,黄一飞,宫玉波,等.自体角膜为载体Boston 人工角膜治疗复杂性角膜盲[J]. 中华眼视光学与视觉科学杂志,2012,14(08):453-456.

[20] 黄一飞,王大江,王丽强,等.人工角膜在治疗严重化学烧伤眼中的研究[J]. 中华眼科杂志,2007,43(04):297-302.

[21] 董莹,黄一飞,王丽强,等.人工角膜植入术前视觉电生理检查的意义[J]. 中国伤残医学,2006,14(03):16-18.

[22] 黄一飞,王丽强,王凤翔.人工角膜植入术的临床研究[J]. 中华眼科杂志,2003,39(10):5-8.

[23] 陈家祺,杨斌,刘祖国,等.临时人工角膜用于严重眼外伤的眼前后段联合手术[J]. 中华眼科杂志,1998,34(06):34-37.